ATLAS OF

Osteopathic Techniques

정형도수 치료학

군자출판사

정형도수 치료학

Atlas Of Osteopathic Techniques

첫째판 1쇄 인쇄 | 2010년 10월 15일
첫째판 1쇄 발행 | 2010년 10월 25일

지 은 이 Alexander S. Nichols · Evan A. Nicholas
옮 긴 이 고은경 · 김기열 · 김정훈 · 남형천 · 박돈목 · 서현규 · 오덕원
윤성원 · 정경희 · 정명균 · 정호발 · 최병옥 · 황돈영 · 황적원
발 행 인 장주연
편집디자인 김희진
표지디자인 박미나
발 행 처 군자출판사
등 록 제 4-139호(1991. 6. 24)

본 사 (110-717) 서울특별시 종로구 인의동 112-1 동원회관 BD 6층
Tel. (02) 762-9194/5 Fax. (02) 764-0209
대 구 지 점 Tel. (053) 428-2748 Fax. (053) 428-2749
광 주 지 점 Tel. (062) 228-0252 Fax. (062) 228-0251
부 산 지 점 Tel. (051) 893-8989 Fax. (051) 893-8986

ISBN 978-89-6278-328-5

정가 40,000원

역 자 소 개

고은경	마산대학 물리치료과 교수
김기열	대원대학 물리치료과 교수
김정훈	인천적십자병원 물리치료사
남형천	경북전문대학 물리치료과 교수
박돈목	극동정보대학 물리치료과 교수
서현규	대구보건대학 물리치료과 교수
오덕원	대전대학교 물리치료학과 교수
윤성원	을지병원 물리치료사
정경희	다빈치엑스티 연구팀장
정명균	홍익병원 물리치료센터 실장
정호발	백석대학교 물리치료학과 교수
최병옥	을지대학교 물리치료학과 교수
황돈영	안산1대학 물리치료과 겸임교수
황적원	을지대학교 물리치료학과 겸임교수

헌 사

"Dr. Nick"

1974년 저자들의 아버지인 Nicholas S. Nicholas, DO, FAAO는 필라델피아 단과대의 정골의학(PCOM) 분야의 정골원리와 임상과의 학과장으로, 정골기법 해부학을 처음으로 발간하였다. 그의 목표는 그 당시 일반적으로 사용되는 정골도수기법들을 많이 출판하는 것이었다. 그 책들은 기법들을 배우고 있는 의대생들이 참고하도록 하며 구두 시험에 있어서 좀 더 객관적으로 평가될 수 있도록 기술들의 표준화가 되도록 하는데 있다.

Nicholas S. Nicholas, DO는 1939년 Kirksville 대학 정골요법과를 졸업하였으며, 산업의학과 스포츠의학을 전공한 일반의사였다. 그는 환자를 볼 때 정골기술들을 일반적으로 사용했는데, 임상적 결과 때문에 의대생들에게 이러한 기술들을 가르치는 것에 매우 흥미로워했었다. 애정 어린 Dr. Nick으로 학생들에게 알려진 그는 1946년 PCOM에서 강의를 시작했고, 1974년 정골원리와 임상과의 학과장이 되었다. 1974년 그는 PCOM의 교수가 되어 해부학의 첫판을 포함한 기술들을 발전시켰다. 같은 과 교수들로는 David Heilig, DO, FAAO, Robert England, DO, FAAO, Jerome Sulman, DO 그리고 Katherine England, DO 등이 있다.

학생들은 도움을 받았고 PCOM시험 동안 보여 진 것처럼 기술들을 배우려는 그들의 시도들은 향상되었다. 이 책이 알려진 만큼 PCOM 동창생들과 다른 정골 의사들 역시 임상실습을 하는 동안 표준화된 기술들의 고찰 또는 참고서로서, 이 책에 대한 필요성을 알 수 있었다. 그러나 병환 때문에 Dr. Nick은 단지 두 번째 개정판만을 출판할 수 있었다.

해가 지날수록 해부학은 비디오테잎과 개정판들이 대신하게 되었다. 해부학이 시작된 시기부터 정골의학에서 배우고 있는 정골기술의 유명한 방식들은 대략 세 개에서 열 두 개의 특징적인 방식들로부터 시작되어 왔다. 많은 방식들은 혼란을 초래할 만큼 유사점들이 많고, 이것은 개정판을 발간하도록 하고 현재의 임상수준을 최신화시키도록 하는데 원인이 되었다.

우리는 이 책을 Dr. Nick에게 바치며 그가 이 책을 선사하기를 원했던 그의 전 제자들과 그가 가르쳤던 미래의 정골 의사들 모두는 정골 도수 기법들에 관한 방대한 작업에 대해 감사해야 할 것이다.

서 문

정골의학은 19세기 말부터 21세기 초까지 학교와 임상에 있어 많은 변화들을 겪었다. 과학적 사실들과 생물학적 과정들은 진화되어 발전되었고, 이러한 진화에 의해 건강을 유지하려는 노력과 신체 기능은 정골의학 과목에 직접적인 영향을 주었다.

정골의학대학 재학 기간 중 우리는 정골요법 기술의 세 가지 또는 네 가지 양식들 만을 배웠다. 그때 이래로 많은 새로운 진단과 치료 과정들은 정골요법 치료의 정보들에 포함되어 현재 열두 개 이상의 독립적인 양식들이 존재한다. 이들 양식들 중 일부는 비슷하고 해부학 장에서 설명된 것처럼 양식들은 미묘한 차이로 구별되며 개별적으로 지명된 범주들로 개발되어왔다.

이러한 추가와 변화들로 인해 정골의학 학생들과 임상가들은 이러한 기술들을 배우고 기억하려는 데 있어 훨씬 많은 어려움을 겪고 임상가들은 어떤 기술이 어떤 환자에게 적용될 것인지 결정하는 데 점차 복잡한 과정에 직면하게 되었다. 학문과 임상을 돕기 위해 우리는 점차적으로 정골요법 의사들에게 일반적으로 사용되는 기술들과 임상적으로 효과적인 기술들을 편집하였다. 이러한 노력의 결과가 정골요법 기술들의 해부학이다.

정골의학의 필라델피아 단과대에서 기술 해부학의 전통은 1949년 Samuel Rubinstein, DO의 정골요법 기술의 출판으로 거슬러 올라간다. 이 책은 두 명의 매우 존경받는 Otterbein Dressler, DO와 John Eimerbrink, DO에게 헌사되었다. 그의 서문에서 Dr. Rubinstein은 "책의 이러한 형태의 필요성은 시간이 흐를수록 점차 분명해진다" 왜냐하면 의사와 환자의 다양한 자세와 기법 사용 시의 힘의 분산들을 시각적으로 기록해야 하는 필요성 때문이라고 논평하였다. 그러나 다른 어떤 예도 N.S. Nicholas, DO, FAAO가 1974년에 정골기술의 해부학을 출간하기 전까지는 재생산된 것이 없다.

가르치는 모든 기간 동안 많은 임상실습 과정의 의사들은 정골기술 해부학의 새 개정이 없는지 물어왔다. 우리의 첫 번째 대답은 다른 책들이 출판되어 왔었다는 것이었다. 그러나 이러한 참고서적들은 정골의학 임상의 철학과 원리들에 집중되어 사용빈도 수가 많은 기술들이 극히 적었다. 개정되고 폭 넓은 기술들의 해부학에 대한 필요성은 점차 분명해졌고, 우리는 정직하고 매우 구성이 잘된 쉬운 정골요법 기술들을 철학과 원리를 포함한 개요들을 교과서에 포함시켰다. 이러한 자료는 학생들과 임상가들이 과정들을 추론하고 임상 현장에서 그에 대한 사용을 세분화시키는 것을 이해하는 데 목적이 있다.

정골기술 해부학에서 주요한 개선들 가운데 하나는 기법과 관련된 과정의 단계에 대하여 천 개 이상의 컬러 사진들로 표현되어 있다는 것이다. 기법에 대한 사진들은 같은 쪽 또는 옆쪽에 그에 대한 설명과 함께 나열되어 임상현장에서 사용하기 쉽게 되어있다. 새로운 사진들은 특별히 저자들과 전문사진작가의 지도 아래 새로 만들어졌다. 사진 상에 직접 화살표와 다른 주석들이 독자들에게 기법에 대한 지침이 되도록 한다. 사용하기 쉽도록 짜여진 구성과 함께 이러한 사진들과 주석들의 정확성은 이 책이 실험실과 임상에서 모두 유용하게 사용되도록 한다.

또한 정골의학에서 일반적으로 사용되는 다양한 진단 과정들이 이 책에 수록되어 있다. 이러한 설명들은 근골격계 구조 검사, 국소의 관절가동범위 평가, 층마다의 촉진 검사 그리고 척추와 골반 부위의 구획별 검사를 포함한다. 또한 독자가 특별한 치료를 진단 기준에 맞출 수 있도록 진단이 포함되어 있다. 이것은 의사가 기능장애의 특성과 이를 치료하는 데 가장 적합한 기술을 이해해야 하기 때문에 중요하다.

우리는 이 책을 두 가지 부분으로 구성하였다. 분야 1은 진단에서의 정골요법의 원리들이고, 분야 2는 정골요법의 도수 기법들이다. 분야 1의 순서는 우리가 자료를 정골의학을 전공하는 학생들에게 제시하는 것과 유사하며, 이는 정골요법의 근골격계 검진을 수행하는데 있어 가장 적절하면서도 안전한 방법임을 고수하는 것이다. 우리는 분야 2를 우리가 기법 양식에 따라 전통적인 양식이라고 생각하는 것으로 구성하였고, 독자는 먼저 양식을 결정한 후 적절한 단원으로 넘어가 그 단원 내에 있는 세부적인 해부학적 부분에 대해 찾아가도록 하였다.

우리는 독자가 정골요법 교육의 학부과정, 레지던트과정 그리고 평생의학 교육과정을 포함한 모든 단계들에서 이것이 유용하기를 바란다. 우리는 이 교과서를 통해 이러한 기법들을 수행하는데 더욱 자신감을 가질 것이며, 따라서 독자들이 환자들을 좀 더 잘 도울 수 있도록 희망한다. 의사로서 우리는 우리의 마음과 손을 사용하도록 훈련받으며, 정골요법 의사로서 자주 임상에서 그렇게 하는 것이 우리 고유의 임무임을 되새긴다. 정골의학의 필라델피아 단과대학의 약속처럼, "마음과 손."

A.S. Nicholas
E.A. Nicholas

감사의 글

정골기술 해부학은 미국에서 백 년이 넘도록 다양하게 사용된 도수 기법들과 현재 다른 국가들에서 사용되는 기법들을 시대별로 하나의 연속선상에 묶어놓은 노력이다. 우리는 분명히 다른 어떤 기법들을 고안하지도 않았고, 우리의 기술을 따른 것도 없다. 우리를 이러한 직업으로 이끌었던 많은 정골요법 의사들은 우리에게 이러한 기술들을 가르쳐왔고, 이것이 그들의 유산을 지속시킬 수 있는 것으로 희망한다.

아주 극소수의 의사들은 특별히 감사를 받아야만 한다. 먼저, 우리는 아버지인 Nicholas S. Nicholas에게 감사한다. 그의 치료를 받은 환자들의 대단한 긍정적인 감정을 수년간 지켜보면서 우리는 다른 직업을 선택할 수 없었으며, 다른 직업은 그가 했던 일들에 비해 작은 것들로 보여졌기 때문이다. 두 번째로 우리는 David Heilig에게 감사한다. 우리의 아버지는 여러번 Heilig가 정골요법의 진단과 기법에서 가장 능력 있는 의사라고 언급했다. 우리는 그를 충분히 알고 있고, 후에 그에게 가르침을 받았다. 우리는 25년 이상을 생각과 기법들을 공유하며 그 옆에서 일했다. 우리는 그의 동료라는 것만으로 감사했었다.

많은 시절동안 우리의 친구이자 동료인 Water Ehrenfeuchter는 또한 이 책의 기법들을 발전시키고 PCOM에서 초기 기술들을 집필한 것들에 대해 인정받아야 한다. 그의 근에너지 기법은 특별히 책의 한 단원에서 하나의 기법으로 사용되었고, 그의 흔적은 다른 단원들에서도 발견된다.

우리는 역할 모델들, 스승, 그리고 임상가들에게 60년 이상 그들의 모든 지지와 논평들에 대해 감사한다; Beryl Arbuckle, Marvin Blumberg, Albert D'Alonzo, Henry D' Alonzo, Fairman Denlinger, Katherine England, Robert England, Wayne English, Robert Kappler, Anthony Leone, Paul T. Lloyd, Robert Meals, Ida Schmidt, Edward Stiles, James Stookey, Jerome Sulman, Galen D. Young, Galen S. Young, 그리고 Abraham Zellis. 좀 더 최근에 우리는 우리의 친구들과 동료들인 Denise Burns, William Thomas Crow, John Jones와 Michael Kuchera로부터 중요한 정보를 받아왔다.

우리는 이러한 노력을 같이 한 PCOM의 많은 정골도수의학 회원들을 잊을 수 없다. 우리 분야와 관련된 모든 분은 우리의 결과에 영향을 주었으나, 일부는 미리 앞서 결과적으로 이 책에 다다르게 한 입문서들에서 그것들의 생각, 편집, 사진, 삽화, 그림들을 선별해야만 했다; Sandra Ranieri-Costa, Daniel Csazar, Todd Feathers, Troy Henning, Payce Handler-Haly, Thomas Hal, Sheryl Lynn Oleski, Concetta Oteri, Tara Heinz-Lawlor, David Glusko, David Keller, Lauren Noto-Bell, Francisco Laboy, Scott Peerenboom, KelliYoung. Kylie Johnston-

Kanze에게 머리뼈 단원에서 그의 작업에 대해 특별한 감사를 전한다.

이 작업을 함께 도왔던 PCOM의 다른 분에게도 감사를 전한다; Nimi Patel과 Nicholas Rossi(방식); Brad Taicher(컴퓨터 기술), Patrick Soto와 Justin Snyder(의학 삽화).

이러한 가능성을 Lippincott Williams & Wilkins사로 부터 준 Donna Balado에게 감사하며, 그들의 편집과 삽화 그리고 마지막으로 작업이 완성되도록 이끌어주고 특별한 것으로 보일 수 있도록 해준 Keith Donnellen과 Brett MacNaughton에게 감사한다.

우리는 또한 이 기획이 완성되는 동안 참을성을 가지고 함께한 부인들 Benita와 Vicki에게 감사한다.

대표역자 서문

A.S. Nicholas와 E.A. Nicholas에 의해 저술된 본 저서는 정골요법 치료법 중에서 도수치료부분만을 집필한 책이다. 이미 국내에는 정골요법에 관한 몇 권의 책들이 번역되어 출판되었다. Greenman의 정형물리치료학(Principles of Manual Medcine, 3판, Philip E. Greenman, 대한정형도수치료학회 역), 정골의학 도수치료기법의 완성(Eileen L. Digiovanna, 대한척추교정치료학회 역), Bourdillons 척추교정 물리치료학(개정 6판, Edward R. Isaacs, 대한척추교정물리치료학회 역) 등이 그것들이다.

본 저서의 7장~18장에 나와 있는 연부 조직 기법, 근막이완 기법, 역 스트레인 기법, 근에너지 기법, 고속 저폭 기법, 자세이완 기법, 스틸 기법, 내장 기법, 림프 기법, 두개골 정골 치료법 등은 정골요법 도수치료법의 12분야이며, 국내에서 많은 치료사들이 임상에서 적용하고 있고 각 내용이 한권의 책으로 독립되어 번역서들로 출판되어 있다.

의학 및 물리치료분야 등에서 의사, 한의사, 물리치료사 등에게 부드러우면서도 정확하고 후유증이 없는 정골요법의 치료법들이 소개되고 있으며, 환자들 역시 이러한 치료법들을 선호하며 치료 결과에 만족하는 것도 사실이다. Osteopathy(정골요법)가 최고의 치료법은 아니라고 생각한다. 왜냐하면 다른 수기치료법들도 좋은 치료의 결과들이 나타나고 있고 증명되고 있기 때문이다.

앞으로 임상가들은 여러 도수치료에 대한 성공 사례들을 소개하고, 그것들이 근거중심에 의한 치료임을 인식시키고 도수치료가 국민들의 보건향상에 기여하고 있음을 증명하여, 그에 합당한 보상을 국가로부터 받아야할 것이다.

요즘 근골격계 치료의 추세는 약물에 의한 치료보다는 임상가들의 손을 통하거나 본인의 노력을 통한 자가 치료법 또는 운동을 통하여 극복하려는 치료법이 대세이며 이것이 옳다고 믿는다. 그런 의미에서 A.S. Nicholas 와 E.A. Nicholas에 의해 저술된 "Atlas of Osteopathic Technique"의 번역서 "정형도수 치료학"이 도수치료에 관심이 많은 임상가들에게 의미 있는 지침서가 되길 바란다.

번역하는 과정에서 정확한 의미를 전달하고자 하였으나 부족한 부분이 많았음을 고백하며 번역(飜譯)이 아니라 오히려 반역(反譯)이 되어 독자들을 혼란스럽게는 하지는 않을지 걱정이 앞섭니다. 독자 여러분들께서 이런 점을 낱낱이 지적해주시면 보다 더 정확한 의미가 전달되도록 수용하여 차후에는 더 정확한 번역서가 되도록 하겠습니다.

끝으로 이 책이 출판되는데 힘써 주신 군자출판사 사장님과 직원 여러분들의 노고에 감사를 드리며 번역에 힘써 주신 여러 교수님들과 임상에 계신 선생님들께 심심한 감사의 마음을 전합니다.

2010. 10. 15

이학박사 최 병 옥

목 차

PART 1 Osteopathic Principles in Diagnosis

PART 2 Osteopathic Manipulative Techniques

PART

1

정골요법 원칙

Osteopathic Principles in Diagnosis

정골요법 진단에는 이학적 검사의 모든 고전적인 방법(관찰, 촉진, 청진)들이 포함된다. 게다가 몇몇 특별한 기법들은 정골의학에서 가장 흔하지만 대중의학에서는 덜 사용된다. 이러한 기법들은 척추 움직임의 기본 축(x-, y-, z-축)의 식별성의 체절간 평가와 조직 구조(tissue texture) 평가의 섬세한 방법과 관계가 있다. 다음 장에서 대칭, 비대칭 기타 등을 평가하기 위해, 이러한 축에서 특별한 기준점(landmark)의 관찰과 촉진을 이용하여 환자를 평가하는 세 평면 움직임에서의(three-plane motion) 진단에 대하여 논할 것이다.

정골요법 검진의 원칙

Principles of the Osteopathic Examination

1

정골요법 원리 (철학)

OSTEOPATHIC PRINCIPLES(PHILOSOPHY)

미국의 정골요법 의학 대학 협회 내에 있는 ECOP(Educational Council on Osteopathic Principles)에서는 생체역학, 신경과학, 그리고 정골요법의 원리와 임상 분야의 가장 최신의 기본적 지식을 평가하는 데에 기본목표로 하고 있다. 기초과학의 데이터베이스 뿐만 아니라 정골요법의 원리와 실습에 관한 가장 최근의 경향을 끊임없이 연구함으로써, 이 협회는 정골요법을 가르치기 위한 언어적 표본을 정립하려고 정골요법 의학 전문용어 사전을 만들어내고 있다. 그 협회는 본래 미국의 모든 정골요법 학교에서 사용하기 위해 일치되고, 통합된 정골요법 전문용어를 전개하기 위해 만들어 졌다. Nicholas S. Nicholas, DO, FAAO가 그의 정골요법 테크닉에 관한 지도서 원판을 발행한 이유 중의 하나가 이러한 노력을 돕기 위한 것이였다. 그와 그의 동료, David Heiling, DO, FAAO는 PCOM(Philadelphia College of Osteopathic Medicine)의 대표들 중 한 분으로서, 이 위원회의 최고 오래된 회원들이다. 시간이 지나, 정골요법 전문용어 심사 위원회와 함께, ECOP는 정골요법 전문 용어를 빈번하게 최신판으로 갱신하고, 미국 정골요법 협회 연간서적과 정골요법 시술자들이 사용하는 사전으로 매 해마다 발행한다. 이것은 현재 '정골요법에 관한 기본서(Foundation for Osteo-pathic Medicine)' 로 각 각 간행되고 있다.

ECOP의 전문용어 사전에서는 정골요법의 근본원리를 "살아있는 유기체의 구조(해부학)와 기능(생리학)적 기능 단위의 개념을 포함한 확장된 과학적 지식에 기반한 건강 관리의 개념" 으로 정의 하고 있다. 정골요법의 철학은 다음과 같은 원칙들을 강조한다. (a) 인간은 역동적인 기능적 단위이다. (b) 그 인체는 자연적으로 자가치유할 수 있는 자가조정의 메카니즘을 가지고 있다. (c) 합리적인 치료는 이와 같은 원칙에 기반을 둔다. (1) 이 지도서에 서술되어 있는 진단과 치료의 기술적 방법에 관한 유용성들은 위와 같은 원칙에 모두 입각한다.

구조적 요소들 STRUCTURAL COMPONENTS

구조와 기능

근골격계에서 근원막과 관절의 부분들에 관한 구조적, 기능적 개념은 정골요법의 진단과 치료기법을 이해하기 위한 기본적 개념이다. 예를 들어, 근육의 기시와 정지에 관한 지식은 근에너지기법을 수행하는 데 있어 중요하다. 척추관절의 구조를 이해하는 것은 척추의 역학을 평가하고, 대각선 위치의 경추의 골단관절과 짝 관절의 움직임을 고려하여 필수적인 HVLA(high-velocity, low-amplitude) 교정운동과 같은 기법을 사용시 힘의 방향을 고려할 때 도움이 된다.

장벽 개념

장벽은 정골요법 테크닉의 이해와 적용에 있어서 중요한 개념이다. 정골요법 의학에서, 움직임에 있어서 다양한 장벽은 고전적으로 정상적인 생리학적 움직임의 틀 안에 있다고 기술되어 왔다.

특정적인 범위 안에서 가장 큰 범위의 움직임 해부학적 범위이고, 그 범위의 수동적 제한이 해부학적 장벽으로 기술된다. (1) 이 장벽은 제한점을 넘었을 경우, 조직에 손상을 가하거나 아탈구나 뼈의 위치 변화와 같은 결과를 초래할 수 있는 움직임이 발생할 수 있다는 것을 이해하는 데에 매우 중요하다. 정골요법 테크닉은 이러한 장벽을 넘는 움직임은 절대 가하지 않는다.

움직임의 생리학적 범위는 해부학적 구조와 관절, 근원막과 골이 정상적인 상태의 능동적 움직임의 제한지점까지이다. (1) 생리학적 움직임의 끝범위 지점을 생리학적 장벽이라 한다. 탄력적 장벽으로 불리는 용어는 생리학적 장벽과 해부학적 장벽사이의 움직임을 서술하는데 사용되고, 이것은 근원막과 인대를 수동적으로 스트레칭할 수 있는 부수적인 장벽이다.

기능장애*의 상태가 나타날 때, 움직임이나 기능의 감소가 나타나며, 제한성 장벽과 생리학적 장벽의 사이가 논증 될 것이다(1). 제한성 장벽, 총체적인 기능장애 패턴의 주요한 면이 접골치료(Osteopathic treatment)로 없어지거나 최소화 될 수 있다. 손 끝으로 다루는 기술이 능동적인 힘과 통합하여 제한성 장벽을 없애려고 시도하지만 이 힘은 해부학적 장벽의 반동이 가능할 때에 한해서 유지될 것이다. 병리학적 장벽은 더욱 영구적이다. 그것은 연부 조직, 골극의 발달, 그리고 퇴행적인 변화 안에서 구조물과 연관되어 있을 것이다(예: 골관절염).

환자가 그 이상의 손상을 입는 것을 피하기 위해, 치료사는 진단이나 치료적 기술들을 가지고 정상적인 조직의 탄력성과 그것을 유지하는 데 제한을 이해해야 한다. 여러 가지 장벽들은 완전하게 이해되어야만 하는데, 그것이 치료사가 치료적 선택을 바꾸도록 하거나(예: 간접적, 직접적) 또는 치료하는 동안 조직이나 관절의 직접적인 움직임을 제한하게 할 것이다.

척추역학에서 기본적인 움직임의 운동력을 묘사하는 접골원리(Osteophthic principless)의 체계는 움직임의 자유와 연관되는 자세적인 것이나 움직임의 비대칭성에 기초를 두고 있다(1). 명백하게, 이 비대칭들은 다른 방법으로 묘사되어 있다. 움직임의 방향을 제한했던 것이 가장 오래된 방법이었다. 과거에는 관절이 열려있는 지 닫혀있는 지에 대해서도 포함되어 있었다. 이것 또한 촉진에 의한 역학적인 것에 기초하고 있다. 오늘날 행해지고 있는 치료 체계는 움직임의 제한이나 혹은 비대칭과 움직임이 가장 자유로운 곳의 방향에 기초를 둔 생체역학이라 불린다. 이 움직임의 자유는 또한 쉽고 자유롭고 헐겁다 라고도 불린다. 근막진단의 발견에서 일반적으로 자유와 제한이 동시에 사용되는 것을 볼 수 있다(i.e., 헐겁다. 조인다; 쉽다, 묶이다; 그리고 자유롭다. 제한되었다). 아직 이 용어들은 몇몇 환자에게는 움직임이 대칭적이거나 혹은 일반적으로 제한된다는 문제점으로 보여지기 때문에 사용되지 않는다.

진단과 치료에서 가장 중요한 원리 중 하나는 정상적 움직임의 제한들 안에서의 조직, 관절이나 다른 구조물들의 조절이다. 그러므로, 치료기술 안에서의 움직임은 정상 생리학적 제한 안에 있어야 한다. 확실히, 움직임은 항상 해부학적 제한 안에서 행해져야 한다. 움직임이 해부학적 제한지점에 가까워질수록 위험성은 높아지지만 효과는 미미한데 반해 우리의 철학은 효과는 여전히 높게 지속되면서 생리학적 제한은 지키고 더 안전한 공간을 남겨둔 채 움직임을 조절하는 것이다.

예를 들어, HVLA 기술에서 제한 장벽까지 채우는 것을 견딜 수 있다면 그것을 채울 것이다. 움직임은 이런 장벽이 작용하는 것을 필요로 한다. 그러나 움직임의 정도는 단지 1에서 2정도 일 것이나(그것도 생리학적 제한 안에서), 반면 실제 정상적 움직임의 생리학적 장벽은 5에서 6 정도 그 이상이다.

신체 기능장애 STRUCTURAL COMPONENTS

신체 기능장애는 접골교정(Osteopathic manipulation)의 진단적 특징에서 나타난다. ECOP의 신체 기능장애 정의는 다음과 같다:

> 관련요소: 머리뼈, 관절, 근막 구조, 관련된 혈관, 림프, 신경의 요소: 신체 기능장애는 접골 교정치료를 통해 치료할 수 있다. 신체 기능장애의 자세와 움직임면에서 세 개의 변수 중 최소한 하나의 변수를 사용하여 잘 묘사될 수 있다. (a) 촉진과 인접된 구조물들의 위치; (b) 움직임이 자유로울 때의 방향 (c) 움직임이 제한적일 때의 방향.

신체 기능장애와 관련된 특징들은 조직의 짜임새, 비대칭, 움직임의 제한, 그리고 민감성과 관련이 있다(기억하라: TART). 접골용어의 용어집은 진단을 위해 있어야만 하는 것 중 어떤 하나라도 진술하고 있다. 신체 기능장애의 진단을 위해 우리가 사용했던 최초의 발견은 움직임의 제한(그리고 존재한다면 움직임의 비대칭도 관련이 있다), 그리고 조직 짜임새의 변화들이다. 민감성(몇몇은 예민함을 선호한다)은 문제가 나타나면 발생되는 것 중 하나일 수 있다. 민감성은 아마도 압박하는 동안 촉진으로 환자들 또는 치료사들이 그것이 통증이라는 것을 믿어주길 바라기 때문에 나타내게 된다. 통증은 아마도 한 영역에서 존재한다. 그러나 최초의 기능장애나 문제는 다른 곳에 있다. 그러므로 우리는 민감성(예민함 또는 통증)이 앞서 말한 특징들의 약증이 될 수 있다고 믿는다. 그리고 실습에서 그것은 제한된 방법으로 사용되었고, 대부분은 카운터스트레인 기법을 쓸 때 사용되었다.

이런 특징들 중 어떤 성질은 특별하게 공적이고 만성적인 상태들이다. 증가된 열, 습기, 과긴장성 등은 급성기에서 공통적인 것들이다. 만성적 문제에서는 감소된 열, 탈수 위축, 그리고 조직의 늘어남이 더 공통적이다.

근막-관절의 구성요소
MYOFASCIAL-ARTICULAR COMPONENTS

신체 기능장애의 요소로는 근막과 관절의 구성요소도 포함되는데, 촉진* 검사는 평가의 중요한 부분이다. 촉진은 근막이나 관절의 구성요소인지 혹은 둘다 인지를 결정할 것이고 가장 적절한 치료계획의 발전을 이끌 것이다. 기능불능의 특별한 형태들은 정해진 기법에 의해 가장 잘 치료된다. 예를 들어, 근막에서 주요한 조직 요소의 비정상은 근막수준(예: 근막이완)에서 변화를 가장 잘 일으키는 기법에 의해 가장 잘 치료되나 반면 다른 기법은 손상받은 특별한 조직(예: HVLA)에는 실질적인 영향을 주지 않을 수 있다. 반면, 관절 기능불능들 예를 들어 HVLA는 관절 기술로 가장 잘 치료되며 근막 이완은 적절하지 않은 것이다.

내장-자율신경계의 구성요소들
VISCERAL-AUTONOMIC COMPONENTS

일부 기능불능들은 한 부분(예: 유착이 있는 소장)에 직접적인 영향을 줄 수 있으나, 반면 다른 기능불능들은 좀 더 반사적으로 중요할 수 있다(예: 부정맥-체성내장 반사). 체성 기능불능은 자율신경계 내에서 반응들에 영향을 줄 수 있으며 많은 증상 현상들로 나타나며 또는 내장문제들이 체성 구성요소들을 가지고 나타난다(3).

검사 순서 ORDER OF EXAMINATION

정골요법의 신체 검사의 순서는 환자의 과거력과 임상적 상태에 기초를 둔다. 일반적으로 신체적으로 환자에게 영향을 최소화하고 최소의 조직 반응과 부수적인 반사 자극이 초래되는 단계로 검사를 시작하는 것이 가장 좋다.

일반적인 관찰

시술자는 정적 자세 검사를 시작하고 그 다음 동적 자세(보행과 국소 부위의 관절가동범위)를 검사하는 것이 추천된다. 안정성을 위해 능동적 국소 범위 검사로 관절가동범위와 기능을 관찰하는 안전하다. 이러한 방식으로 환자를 검사한 후 시술자는 수동관절가동범위(ROM) 검사로 환자의 제한 범위를 결정한다. 수동범위들은 전형적으로 능동 범위 평가 동안 약간 큰 것이 당연하다. 이 지점에서 어떤 비대칭 또는 비정상들을 인식한 후, 촉진 검사를 하는 것이 타당하다.

계층별 검사 LAYER-BY-LAYER PALPATION

촉진검사는 어떤 내장운동, 피부, 발달이상들에 대한 문제를 관찰하는 것으로 시작된다. 다음 검사로는 체온 평가가 진행되기도 한다. 시술자는 현재에는 조직 성분을 평가하기 위해 계층검사 접근 후 환자와 대면할 수 있다. 이러한 접근은 검사자가 표층부터 심층까지 기능불능 상태에 있는 특별한 조직들과 그 크기를 결정하기 위해 각 해부학적 층을 구별하여 검사해나가도록 해준다. 조직들은 점차적으로 층마다 그 깊이를 통해 손가락 또는 손으로 촉진하여 약하게 압력을 더해 감으로써 평가되어진다. 시술자는 또한 조직 순응도(compliance)에서 동적인 액체의 흐름과 변화 그리고 조직의 성분의 질적인 것을 관찰해야만 한다. 내장기관 표면을 촉진하는 동안 장기의 운동은 그 기관의 본래 특성의 움직임과 함께 평가될 수 있다.

우리가 일반적으로 사용하는 또 다른 방법은 다양한 척추 상태에서 근육의 긴장도를 알아보기 위해 환자가 앉아있거나 엎드린 자세에서 척추주위근(paravertebral m.)에 타진(percussion)을 주는 선별(screening) 검사이다. 등뼈와 허리뼈에서 타진에 대해 돌림 요소와 관련하여 과도한 고실(hypertympanic) 반응이 나타난다.

검사 평가에서 이러한 단계들은 어떤 육안 그리고 세부적인 조직 성질의 변화들을 유발시키는 것과 더불어 환자의 문제점과 연관된 국소의 세부적인 움직임과 자세를 평가한다. 평가에서 마지막 단계는 환자 문제점과 관련된 관절 요소가 있는지를 결정하는 것이다. 이것은 관절을 조절하고 관절이 세부적으로 작은 운동호가 정상 범주(분절간 운동 검사)에서 발생되는 것과 관련한다. 시술자는 운동이 정상이며 대칭적인지 또는 병리가 제한적 운동으로 기본 축에서 비대칭이 있는지 없는지를 결정하도록 세 가지 축에서 운동 검사를 시도한다. 예를 들어, C1 분절은 정상적인 생리적 돌림 범위 내에서 제한될 수 있으며 돌림 시 양측의 대칭적 제한을 보이거나(예: 30도 좌, 우) 한 방향에서의 움직임보다 자유도가 더 커서(예: 오른 쪽으로 30도 왼쪽으로 40도) 비대칭적 움직임을 나타낼 수도 있다. 전에 언급했듯이 체성 기능불능을 설명하는 가장 일반적인 것은 비대칭적 제한과 관련된 것이나 대칭적 제한들이 임상에서 보일 수 있다.

차례로 계층별 촉진검사를 수행한 후 분절간 운동 평가를 완수하는데 시술자는 기능불능과 관련된 특정 조직(예: 근육, 인대, 관절낭), 그것이 나타나는 범위(예: 단일 분절, 국소적), 그리고 과정이 급성, 아급성, 또는 만성인지 결정할 수 있다. 이러한 결정들이 시술자가 체성 기능불능인지 기능불능에 대한 것인지를 가장 적절한 치료 계획으로 발전시키기는 준비할 수 있게 해준다.

REFERENCES

1. Glossary Review Committee, Educational Council on Osteopathic Principles of the American Association of Colleges of Osteopathic Medicine. Glossary of Osteopathic Terminology.
2. Ward R (ed). Foundations for Osteopathic Medicine. Philadelphia: Lippincott Williams & Wilkins, 2003.
3. Nicholas AS, DeBias DA, Ehrenfeuchter W. et al. A Somatic Component to Myocardial Infarction. Br Med J 1985;29:13-17.

골질환의 정적 근골격계 검사

Osteopathic Static Musculoskeletal Examination

2

골질환의 구조적인 검사는 정적요소와 동적요소를 가지고 있다. 시술자들은 일반적으로 뼈와 근막시점의 명백한 구조적 비대칭을 인정하기 위해, 정서 기능의 원인을 측정하는 정보로부터 추론하기 위한 이론으로 정적 검사를 사용한다. 그러므로 시각적 검사와 함께 시술자들은 연속적인 특정 검사들을 이끌어 낼 수 있다.

검사실에서 환자의 보행을 관찰할 수 있으므로 보행에 대한 관찰은 정적검사를 우선으로 할지도 모른다. 많은 기준들은 엉덩관절과 무릎관절에서의 골관절염처럼 명백한 통증과 비대칭적 경향을 만든다. 요추에서의 퇴행성 추간판 척주증(척추굳음증, spondylosis), 긴장(strain)과 삠(염좌, sprain)을 포함하는 급성 문제들, 시각적 보행관찰과 보행평가 전, 후에 실시되는 연합된 정적 검사는 시술자들이 환자들의 임상적, 생리학적인 상태를 이해하는데 도움을 줄 것이고, 또한 통증과 해로움을 주는 다른 방법에 있어서 검사부위를 피하도록 도와 줄 것이다. 그러므로 이런 형태들은 정밀한 검사의 생리학적 접촉과 함께 동적검사에서 보다 환자에게 덜 영향을 미치고, 이로 인해 환자에게 통증이나 손상을 덜 야기할 것이다.

예를 들어, 10쪽에서 보여주는 **그림 2.1**에서 묘사된 비대칭적 소견을 가진 환자는 왼쪽 요추면의 굽힘(bending)과 오른쪽에서 중간 흉추면 굽힘(bending) 제한과 함께 흉요추의 운동제한 및 비대칭이 나타남을 예상할 수 있다. **그림 2.1**에서 보여지는 소견들 또한 시술자들이 엉덩관절, 골반 그리고 팔이음뼈(견갑대)의 운동범위에 영향을 미치는 왼쪽, 오른쪽 넓은 등근, 허리근 그리고 척주세움근의 비대칭적 긴장을 염려하도록 야기한다.

그러므로 남아있는 검사를 실행하기 전에 환자의 신체적 본질에 있어 가장 완전한 이해를 발달시키기 위해 시술자들은 환자를 앞쪽면, 뒤쪽면, 그리고 가쪽면(시상면과 관상면)에서 관찰해야 한다. 이 면들은 발 또는 머리에서 시작되어 질 것이다. 우리는 일반적으로 중력이 접촉되는 발에서 시작하는 것을 권유한다.

정적인 근골격계의 구조적 검사는 시술자들이 나무를 보기 위해 숲을 볼 수 있도록 도와주는 특정한 해부학적 기준점으로 사용된다. 때때로 가벼운 비대칭은 놓칠 수 있지만 두 가지의 정렬이나 세 가지의 몇몇 해부학적 기준점들은 척추의 높이(level)를 찾아내는 데 있어 중요하다. 어깨뼈의 척주는 대표적으로 T3 높이(Level)에 있고, 어깨뼈 후각은 T7 가시돌기 높이와 T8의 가로돌기 높이(level)에 있다(**그림 2.2**). 몇몇 기준점들은 더 많은 임상적으로 중요한 기준점들은 찾아내는 것을 보조한다. 유양돌기와 하악각은 일반적으로 C1 가로돌기에서 초보들이 쉽게 촉진하는 것을 돕는데 사용된다(**그림 2.3**). 부리돌기(coracoid process), 위팔뼈의 두갈래근고랑(bicipital groove), 위팔뼈의 크고 작은 거친면(greater and lesser tuberosity)들과 같은 다른 기준점들은 또 다른 힘줄(건, Tendon)과는 구별하도록 돕는다. 그래서 회전낭대증후군(rotator cuff syndrome)과는 다른 체성 문제들 사이에서 차이가 난다(**그림 2.4**). 대부분 공통적으로 수평적 대칭 또는 수평적 비대칭을 정하기 위해 기준점(landmark)*들을 사용한다.(**그림 2.1~2.9**) 수평적 단계면(견쇄관절, 귓볼과 눈)에서 정강거친면(tibial tuberosity), 위앞엉덩뼈가시(전상장골극, anterior superior iliac tuberosities), 위뒤엉덩뼈가시(후상장골극, posterior superior iliac spine), 엉덩뼈능선(엉덩뼈능선, iliac crest), 젖꼭지(유두, nipples), 어깨와 같은 기준점들은 이와 같은 목적으로 종종 사용된다.

비대칭은 체성기능장애를 측정하는 3가지 요소 중 하나(누름통증(tenderness) 또는 민감성(sensitivity)은 더 많이 주관적)이고 체성기능장애를 위한 진단을 발달시키는 데 있어 기본적인 단계의 하나이다.

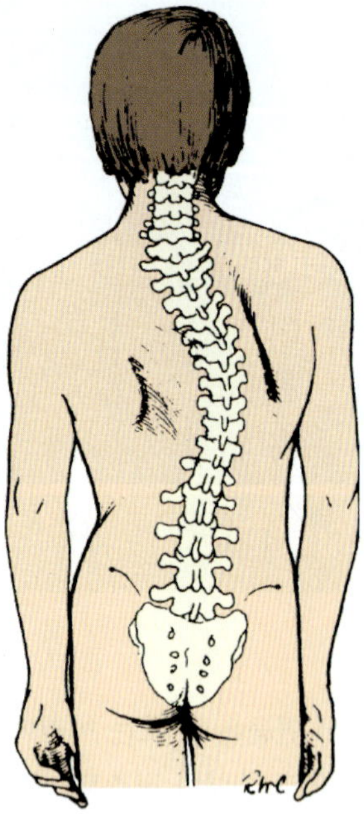

그림 2.1 척추옆굽음증의 비대칭성(modified with permission from netlina SM. The Lippincott Manual, 7th ed. Baltimore, Lippincott Williams & Wilkins 2001)

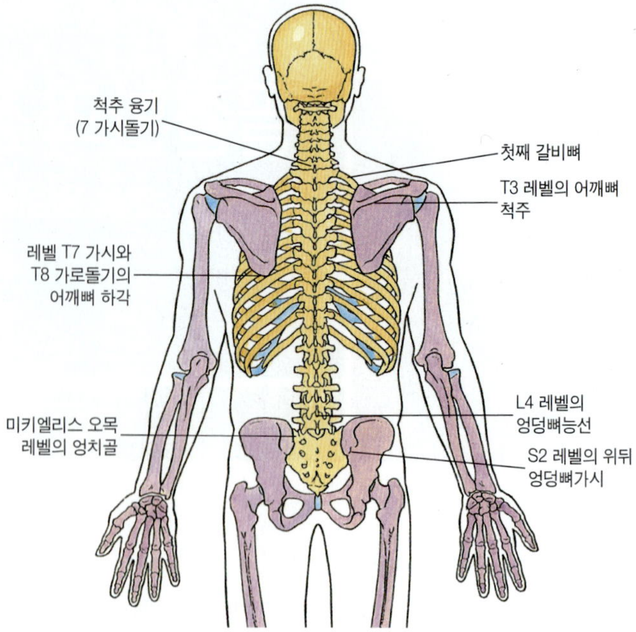

그림 2.2 척추높이에서 어깨뼈 기준점과의 관계(Modified from Pre makur K.Anatomy and Physiology, 2nd ed. Baltimore: Lippincott Williams & Wilkins 2004, With permission)

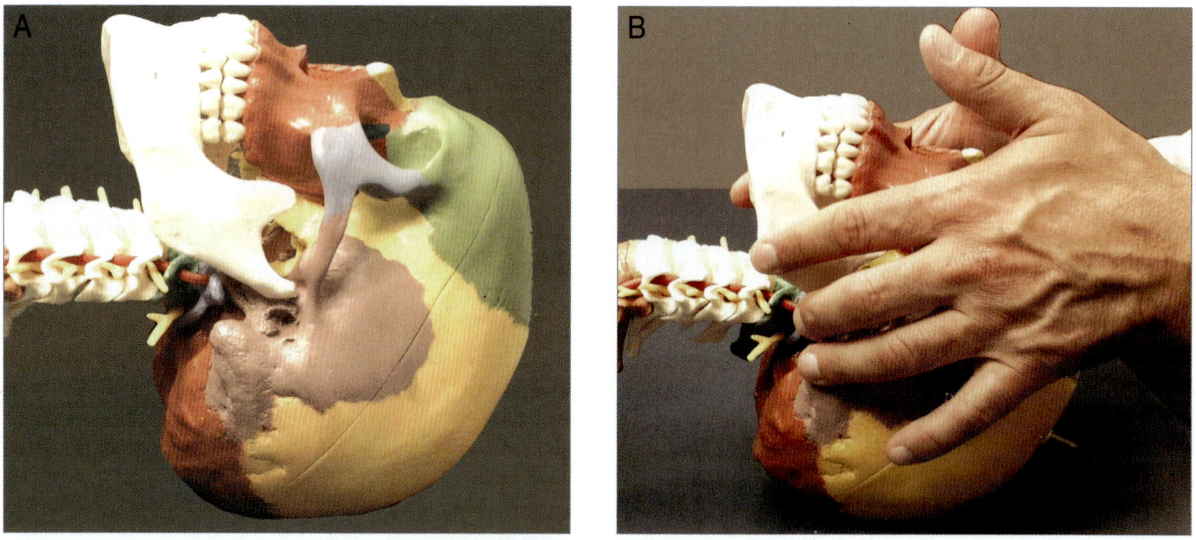

그림 2.3 A와 B. 경추 가로돌기를 찾아내기 위한 기준점들

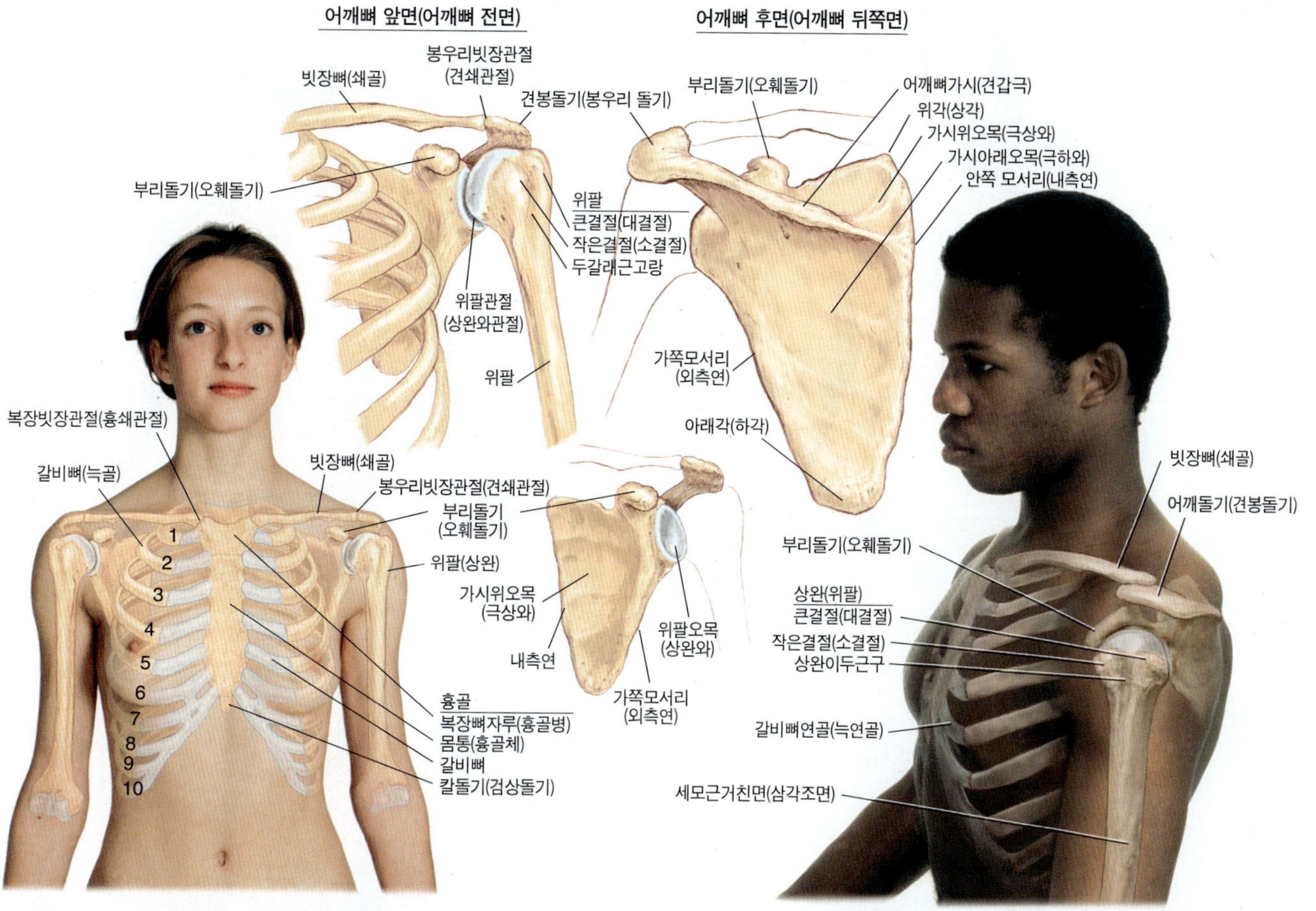

그림 2.4 팔이음대의 기준점들의 중요성(Reprited With Permissiom from Clay JH, Pound DM. Basic Clinical Massage Therapy: Integrating Anatomy and Treatment Baltimore: Lippincott Williams & Wilkins, 2003)

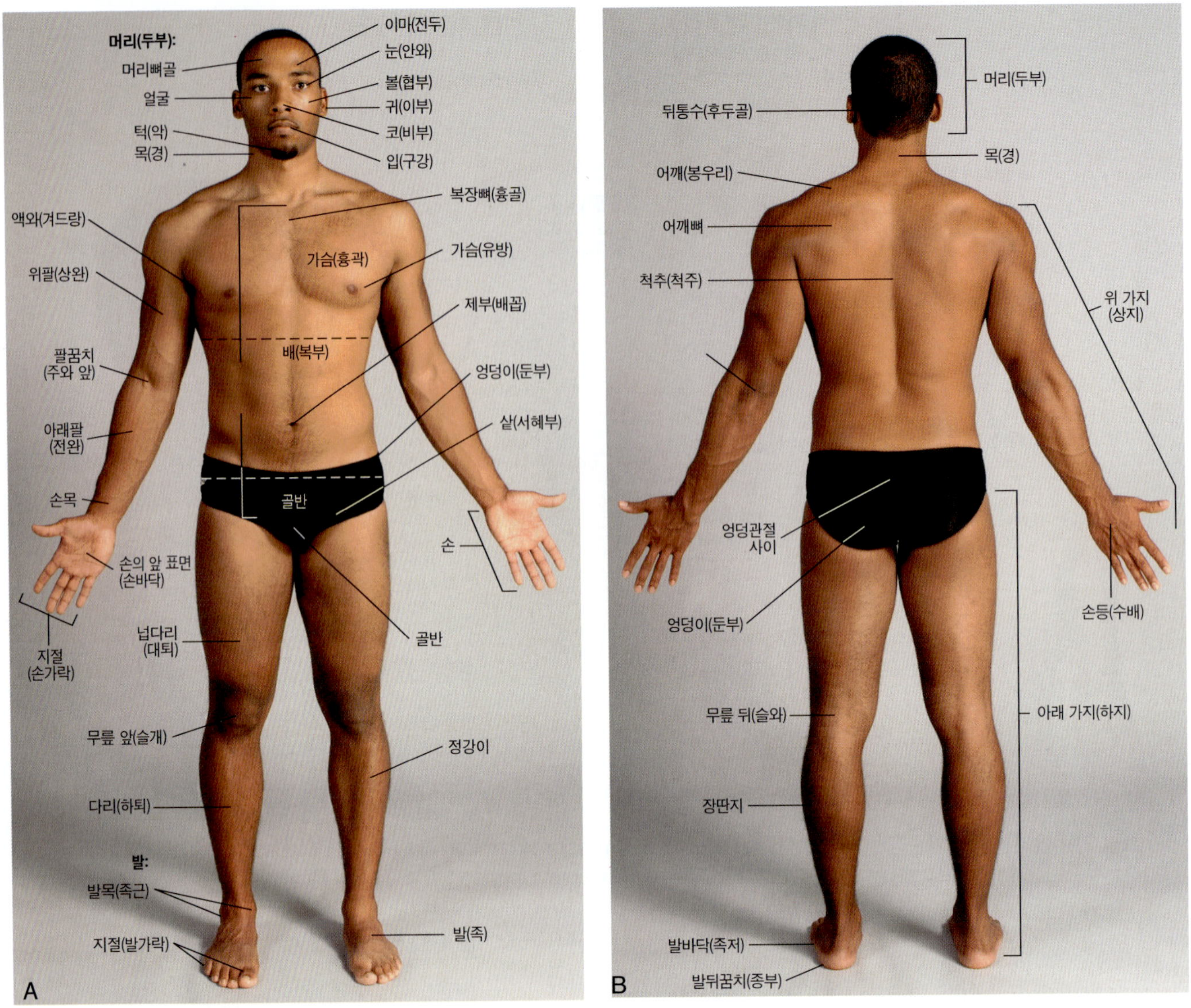

그림 2.5 **수평면 높이(horizontal levelness)을 정하는 것을 돕기 위한 기준점**(Reprited With Permission from Promakur K. Anatomy and Physiology 2nd ed Baltimore: Lippincott Williams & Wilkins, 2004)

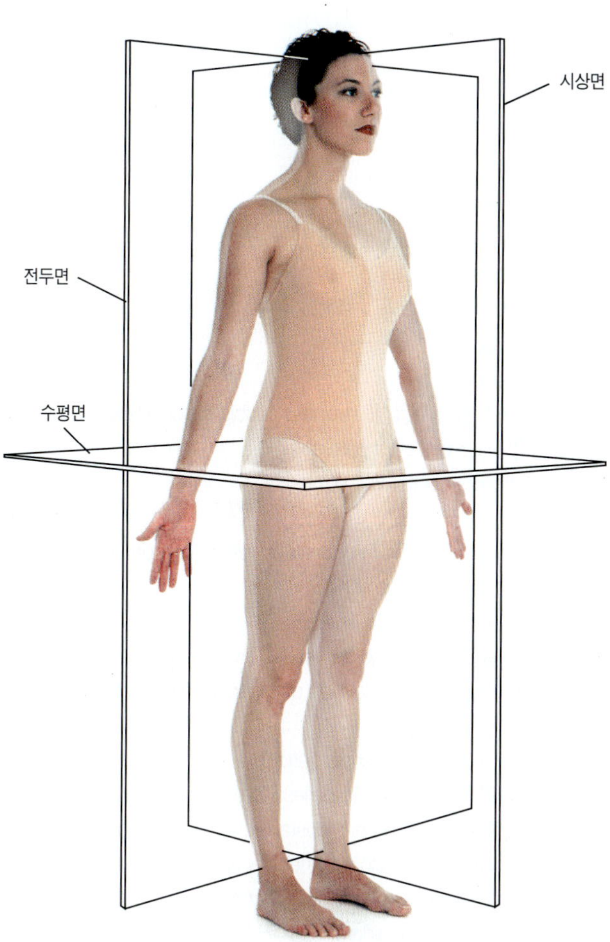

그림 2.6 신체면. 이마면은 전면과 후면, 외측면을 보조한다 (Reprited With Permissiom from Clay JH, Pound DM. Basic Clinical Massage Therapy: Integrating Anatomy and Treatment Baltimore: Lippincott Williams & Wilkins , 2003)

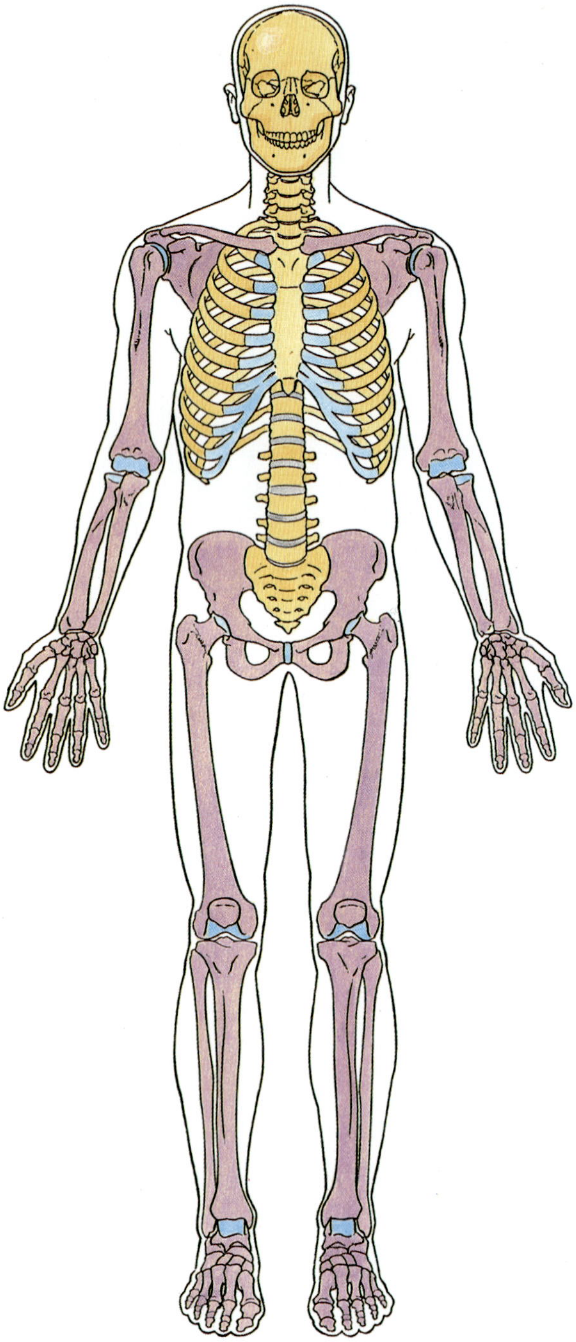

진찰 노트(On examination note):

- 안쪽 중력의 선(Midgravitational line)
- 가쪽 신체 선(Lateral body line)
- 자세평가(Position of test)
  - 엎침(Pronation)
  - 뒤침(Supination)
  - 정강이뼈 거친면의 수평선(Levelness of tibial tuberosities)
- 무릎뼈의 수평선(Levelness of patellae)
- 앞 위 장골(Anterior superior iliac spines)
  - 높이(Level)
  - 앞뒤쪽: 돌림의 돌출부(Anteroposterior: rotational prominence)
- 엉덩뼈의 돌출부(Prominence of hips)
- 엉덩뼈능선, 수평선(Iliac crests, levelness)
- 엉덩뼈능선을 넘은 충만(Fullness over iliac crest)
- 엉덩뼈능선과 아래팔의 관계(Relation of forearms to iliac crests)
  - 한쪽이 길다(One longer)
  - 앞뒤쪽의 관계(Anteroposterior relation)
  - 몸으로부터의 (근접한) 거리(Nearness to body)
- 갈비뼈활의 돌출부(Prominence of costal arches)
- 가슴의 대칭과 비대칭(Thoracic symmetry or asymmetry)
- 복장뼈각의 돌출부(Prominence of sternal angle)
- 어깨의 자세(Position of shoulders)
  - 수평한지 수평하지 않은지(Level or unlevel)
  - 앞뒤쪽의 관계(Anteroposterior relations)
- 복장뼈와 빗장뼈 끝의 돌출부(Prominence of sternal end of clavicle)
- 목빗근의 돌출부(Prominence of sternocleidomastiod muscles)
- 결합선 위치(Direction of symphysis menti)
- 얼굴의 대칭 (머리의 척추옆굽음증)(Symmetry of face(any scoliosis capitis))
- 코의 편향(Nasal deviation)
- 눈의 수평선(Level of eyes)
- 속눈썹활의 수평선(눈썹)(Level of supraciliary arches(eyebrows))
- 어깨와 신체로부터 머리 자세와의 관계 (Head position relative to shoulders and body)

그림 2.7 앞쪽의 점 참조(Premakur K. Anatiomy and Physiology, 2nd ed. Baltimore: Lippincott Williams & Wilkins, 2004, with permission 로부터 일부 수정하였다).

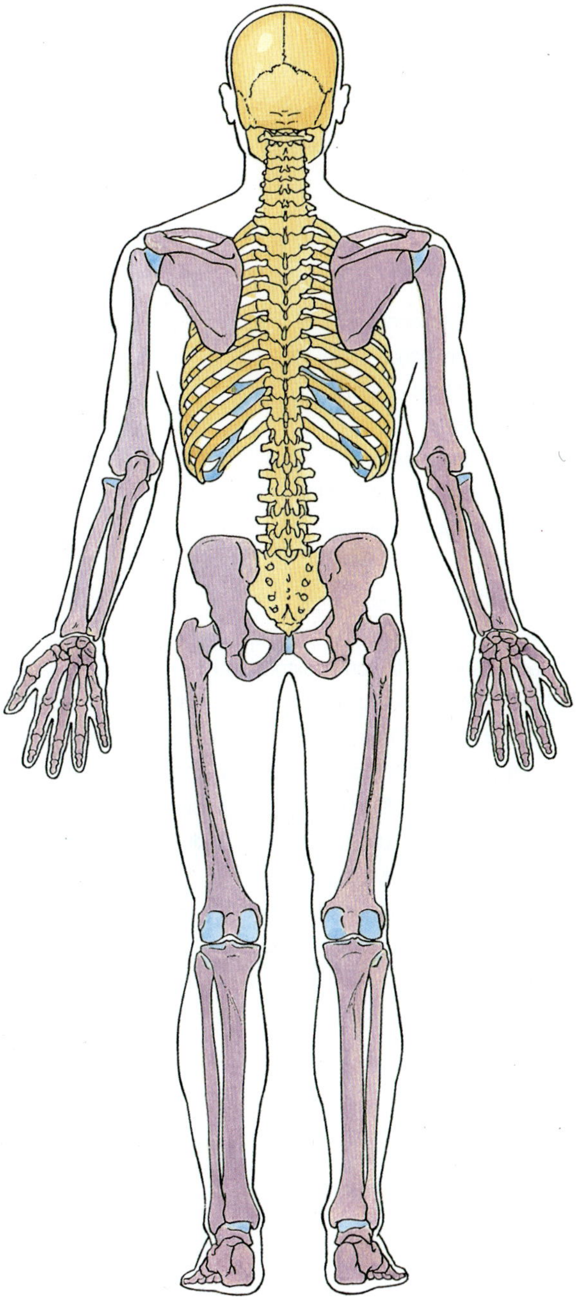

진찰 노트(On examination note)

- 안쪽 중력의 선(Midgravitational line)
- 아킬레스힘줄: 곧은지, 굽었는지?(Achilles tendon: straight, curved?)
- 발의 자세(Position of feet)
- 바로누운 자세의 중앙선과의 관계(굽었는지, 등등)
  (Relation of supine to midline(curves, etc.))
- 얇은 가시근의 돌출부(Prominence of sacrospinalis muscle mass)
- 장딴지근의 대칭(Symmetry of calves)
- 넓적다리의 대칭 (주름도 포함)(Symmetry of thighs(including and folds))
- 볼기의 대칭(Symmetry of buttocks)
- 가쪽 신체 선(Lateral body lines)
- 장딴지근 상부 큰 결절의 수평선(Levelness of greater trochanters)
- 위 뒤 엉덩뼈의 돌출부(Prominence of posterior superior iliac spines)
- 위 뒤 엉덩뼈의 높이(Levelness of posterior superior iliac spines)
- 엉덩뼈능선의 수평선(바로누운자세, 엎드려 누운자세, 앉은자세, 선 자세)
  (Levelness of iliac crests(supine, prone, sitting, standing))
- 엉덩뼈능선을 넘은 충만(Fullness over iliac crests)
- 어깨뼈의 돌출부(Prominence of scapula)
- 어깨뼈와 그 부분의 자세(Position of scapula and its parts)
- 허벅다리 중간쯤(어깨에서 늘어뜨린 손가락 끝)의 수평선과 관계
  (Levelness and relation of fingertips to body)
- 팔 (관계)(Arms(relations))
- 어깨의 수평선(Levelness of shoulder)
- 목과 어깨의 각도(Neck-shoulder angles)
- 귓불의 수평선(Level earlobes)
- 꼭지돌기의 수평선(Level of mastoid processes)
- 안쪽 척추의 선을 통과한 곧은 두정의 선이 신체와 관계된 자세
  (Position of body relative to a straight vertical line through the midspinal line)
- 목 뒤의 근육(더 돌출되었는지, 같은지. 등등)
  (Posterior cervical muscle mass(more prominent, equal, etc.))
- 머리의 자세: 가쪽으로 가는 경향(Head position: lateral inclination)

그림 2.8 뒤쪽의 점 참조(Premakur K. Anatiomy and Physiology, 2nd ed. Baltimore: Lippincott Williams & Wilkins, 2004 로부터 허가 받고 일부 수정하였다).

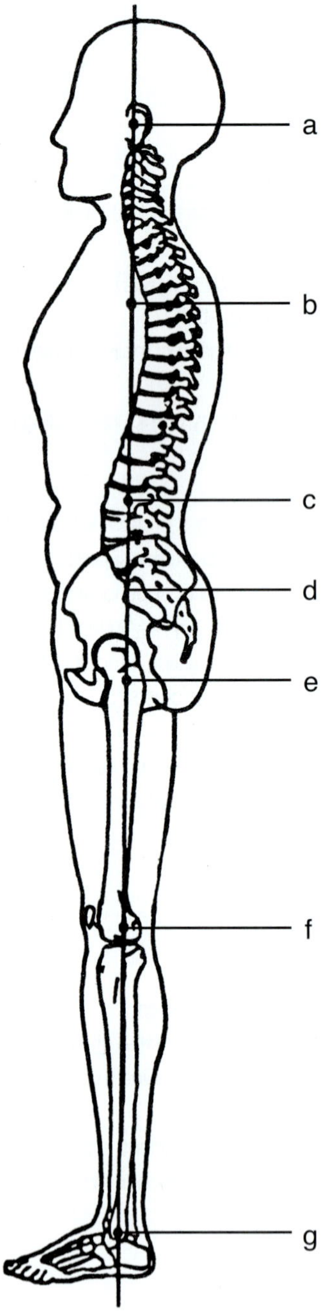

진찰 노트(On examination note)

- 가쪽 안쪽 중력의 선(Lateral midgravitational line)
  - a 바깥귀길(외이도)(External auditory canal)
  - b 가쪽 위팔뼈머리(Lateral head of the humerus)
  - c 제3 허리뼈(Third lumbar vertebra)
  - d 제3 등뼈의 앞(Anterior third of the sacrum)
  - e 넓다리뼈 상부의 큰 결절(Greater trochanter of the femur)
  - f 가쪽 무릎의 관절구(Lateral condyle of the knee)
  - g 가쪽 복사뼈(Lateral malleolus)
- 앞뒤쪽의 신체 선(Anterior posterior body line)
- 발: 만곡과 편평한 정도(Feet: degree of arching or flatness)
- 무릎: 굽힘과 폄의 정도(Knees: degree of flexion or extension)
- 척추뼈의 만곡부: 증가, 감소 또는 정상(Spinal curves: increase, decreased, or normal)
  - ◦ 목의 척추앞굽음증: 뒤가 오목한 상태(Cervical lordosis: posterior concavity)
  - ◦ 가슴의 척추뒤굽음증: 뒤가 볼록한 상태(Thoracic kyphosis: posterior convexity)
  - ◦ 허리의 척추앞굽음증: 뒤가 오목한 상태(Lumbar lordosis: posterior concavity)
  - ◦ 엉치뼈, 엉치뼈와 허리사이의 각도(Sacrum, lumbosacral angle)
- 팔: 몸까지 관계된 자세(Arms: position relative to body)
- 배: 돌출부 또는 편평한 곳Abdomen: prominence or flatness)
- 머리 : 어깨와 몸과의 관계(Head: relation to shoulder and body)

그림 2.9 가쪽의 점과 안쪽 중력선 참조(AACOM. 로부터 허가받고 일부 수정하였다. Copyright 1983-2006. All rights reserved.).

3 척추 국소 운동 범위
Spinal Reglonal Range of Motion

국소 운동 검사(regional motion testing)는 움직이는 능력을 척추 축의 움직임을 통하여 평가할 수 있고 그들의 능력을 퇴행성관절염, 근육긴장, 염증, 삔(염좌) 등과 같은 통증이 있는 움직임에 반영할 수 있다. 정적인 실험은 나중에 수행될 분절내의 움직임에 대해 기대하는 움직임 패턴의 증거가 될 것이다. 정상적으로 받아들여지는 범위는 환자들의 체형에 의존한다. 그 범위는 환자의 유형마다 다양하며, 용어도 다르다. 중배엽성 환자는 중간범위에 있고, 외배엽성(long linear) 환자는 상위범위(high range)에 있고, 내배엽성(brevilineal)은 기대하는 움직임이 하위범위(lower range)에 있다.

목뼈 CERVICAL SPINE

앞쪽굽힘과 뒤쪽굽힘(굽힘과 폄), 능동

Forward Bending and Backward Bending(Flexion and extension), Active

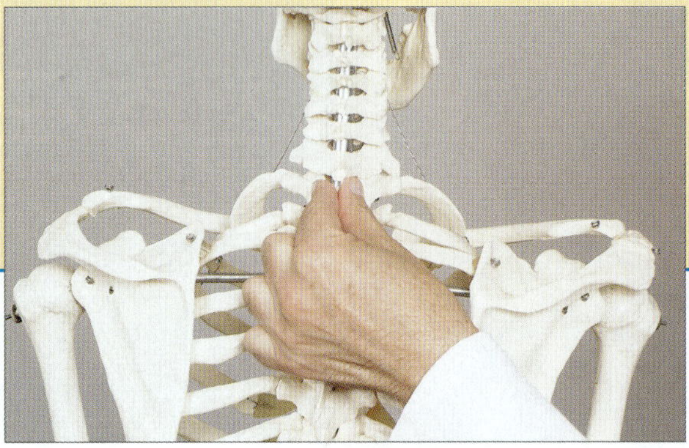

그림 3.1 3단계

1. 환자를 앉힌다.
2. 시술자는 환자 옆에 선다.
3. 시술자는 C7-T1 가시돌기 사이(그림 3.1)나 가시돌기를 촉진한다(그림 3.2 & 3.3).
4. 환자는 머리와 목을 통증이 없는 정도까지 가능한 굽힘하도록 지시를 받는다(그림 3.4).
5. 앞쪽굽힘 정도를 적는다. 정상적인 목뼈의 굽힘 정도는 45~90도 정도이다.
6. 환자는 생리학적으로 가능하고 통증이 없는 정도까지 폄하도록 지시를 받는다(그림 3.5).
7. 뒤쪽굽힘 정도를 적는다. 정상적인 목뼈의 폄 정도는 45~90도 정도이다.

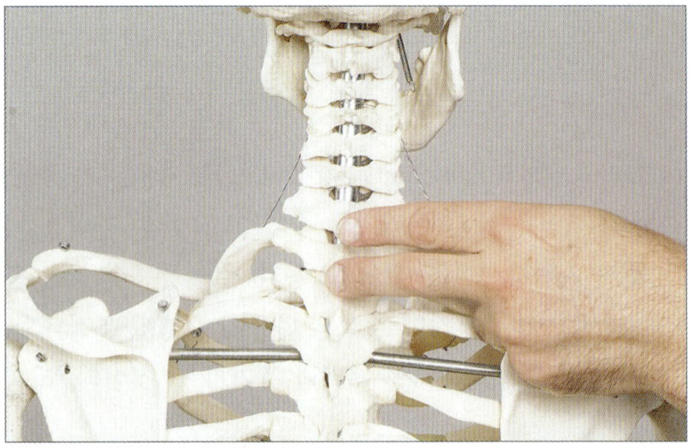

그림 3.2 3단계

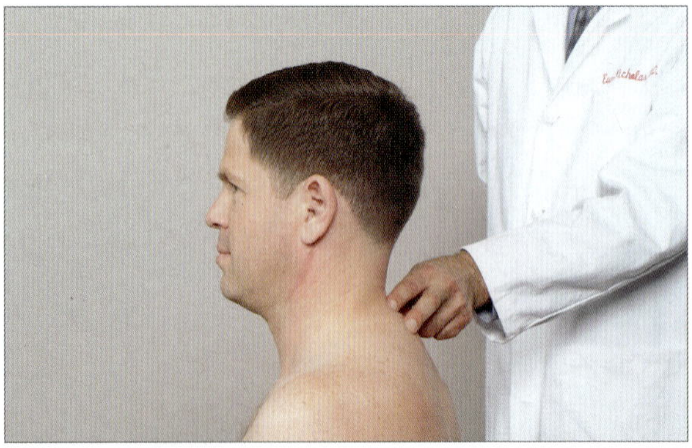

그림 3.3 3단계

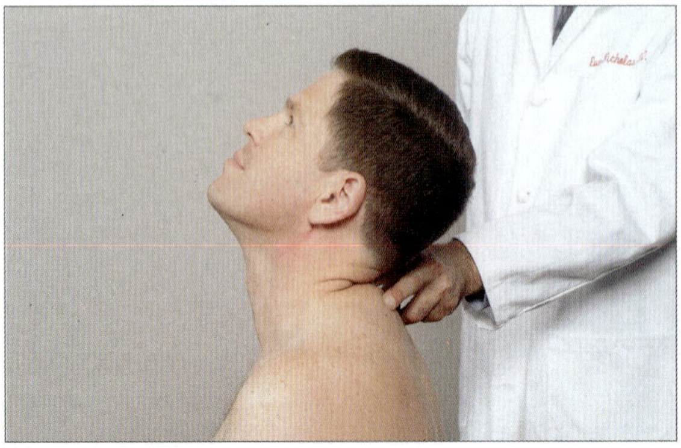

그림 3.5 6단계, 신전운동

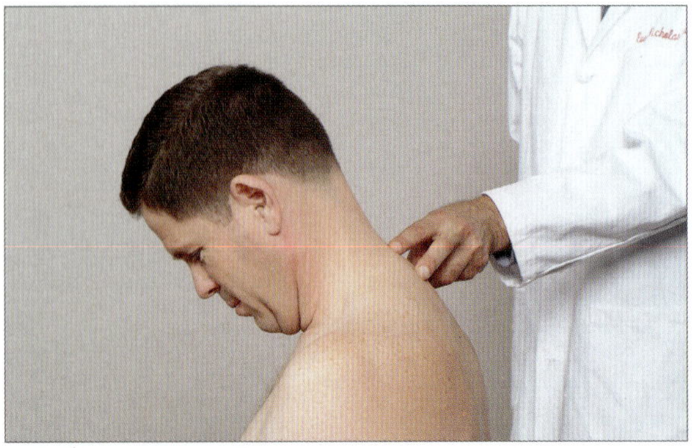

그림 3.4 4단계, 굽힘운동

목뼈 CERVICAL SPINE

앞쪽굽힘과 뒤쪽굽힘(굽힘과 폄), 수동

Forward Bending and Backward Bending(Flexion and extension), Active

1. 환자를 앉힌다.
2. 시술자는 환자 옆에 선다.
3. 시술자는 C7-T1 가시돌기 사이(그림 3.6)나 가시돌기를 촉진한다(그림 3.7 & 3.8).
4. 시술자는 C7과 T1을 관찰하면서 환자의 머리와 목을 굽힘 시키고 T1에 움직임이 관찰되면 멈춘다(그림 3.9)
5. 굽힘된 정도를 적어둔다. 목뼈의 정상적인 굽힘 정도는 45~90도 정도이다.
6. 시술자는 C7과 T1을 관찰하면서 환자의 머리와 목을 뒤로 폄 시키고 T1의 움직임이 관찰되면 멈춘다(그림 3.10)
7. 폄된 정도를 적어둔다. 목뼈의 정상적인 폄 정도는 45~90도 정도이다.

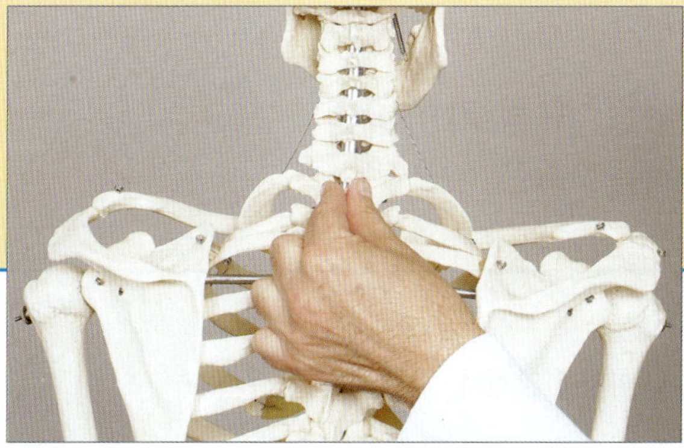

그림 3.6 3단계

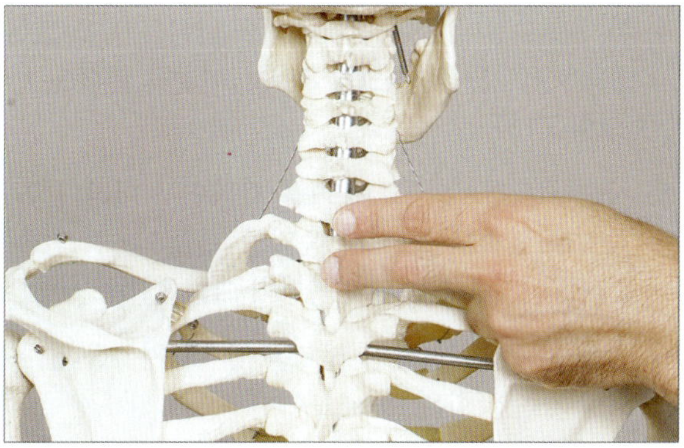

그림 3.7 3단계

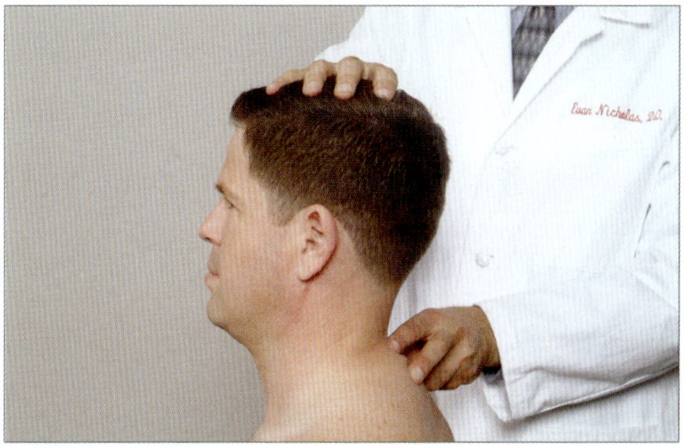

그림 3.8 3단계

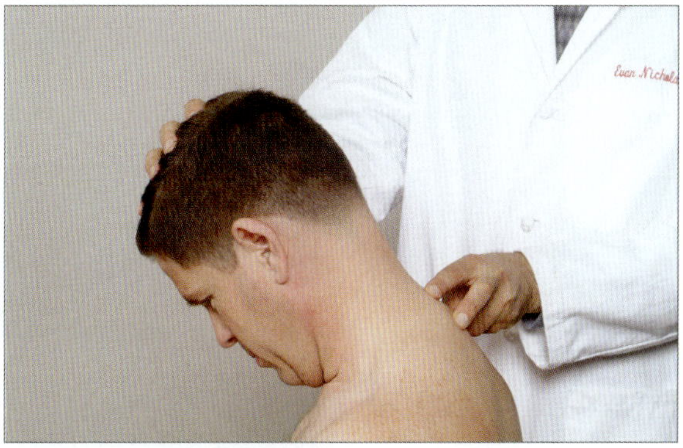

그림 3.9 4단계, 굽힘운동

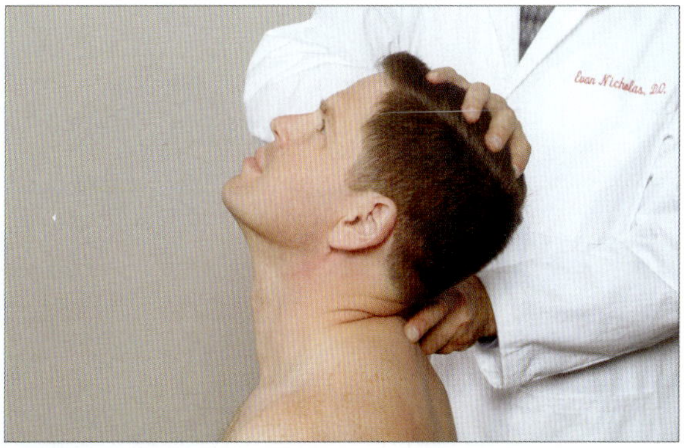

그림 3.10 6단계, 신전운동

목뼈 CERVICAL SPINE

능동, 수동 가쪽굽힘

Side Bending, Active and Passive

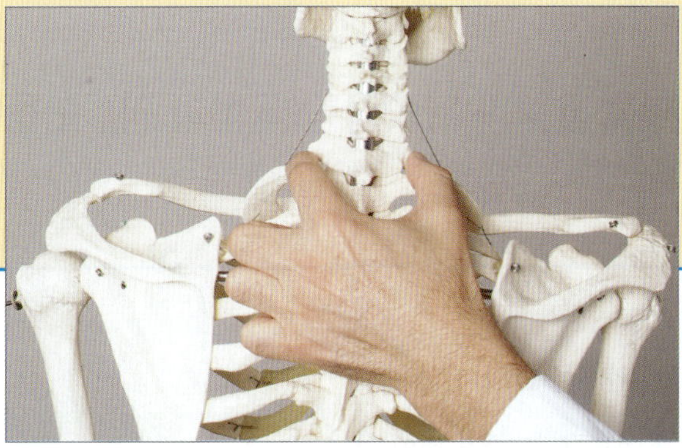

그림 3.11 3단계

1. 환자를 앉힌다.
2. 시술자는 환자 옆에 선다.
3. 시술자는 C7과 T1의 가로돌기를 촉진한다(그림 3.11).
4. 환자가 고통이 없는 범위내에서 머리와 목을 오른쪽으로 굽히도록 지시한다(그림 3.12). 이것을 왼쪽도 반복한다(그림 3.13).
5. 시술자는 환자의 C7과 T1을 살피면서 머리와 목을 오른쪽으로 굽히고, T1에서 움직임이 감지되면 멈춘다(그림 3.14). 이것을 왼쪽도 반복한다(그림 3.15).
6. 능동, 수동 가쪽 굽힘 정도를 둘 다 기록한다. 목뼈에서 정상 가쪽 굽힘은 30~45도이다.

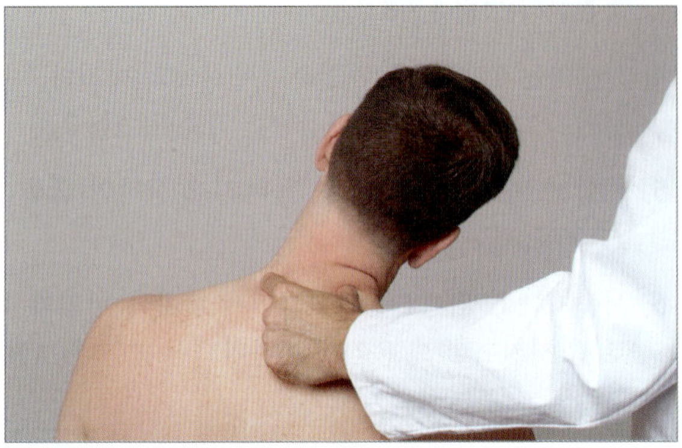

그림 3.12 3단계, 오른쪽 능동 가쪽 굽힘

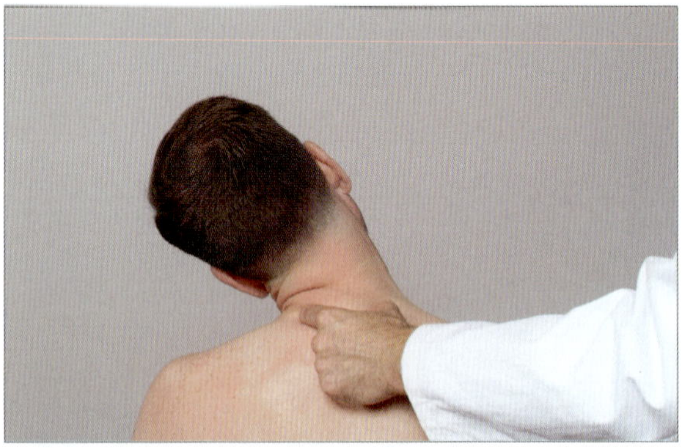

그림 3.13 4단계, 왼쪽 능동 가쪽 굽힘

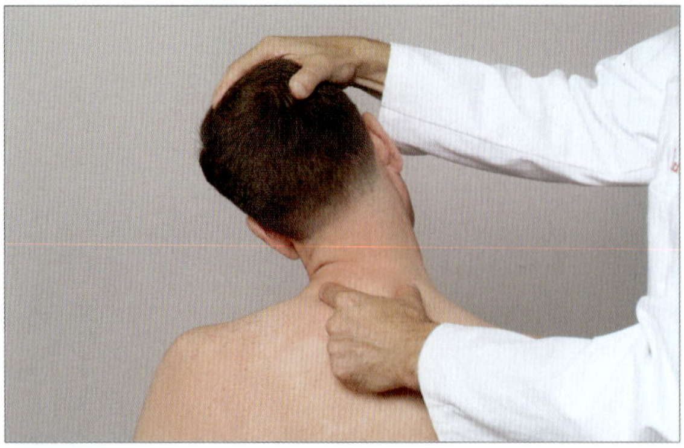

그림 3.15 5단계, 왼쪽 수동 가쪽 굽힘

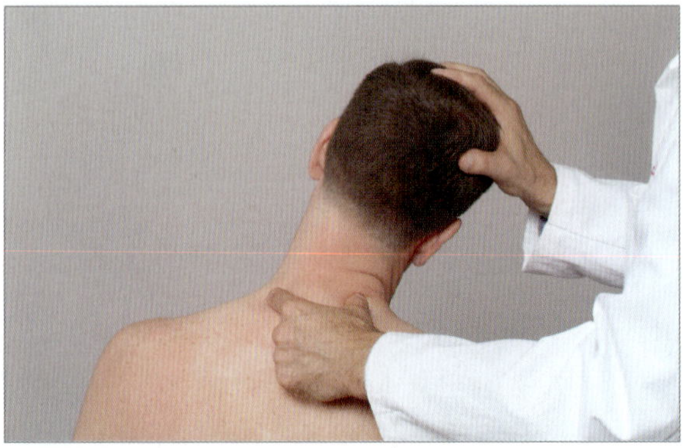

그림 3.14 5단계, 오른쪽 수동 가쪽 굽힘

목뼈 CERVICAL SPINE

능동, 수동 돌림

Rotation, Active and Passive

1. 환자를 앉힌다.
2. 시술자는 환자 옆에 선다.
3. 시술자는 C7과 T1의 가로돌기를 촉진한다(그림 3.16).
4. 환자가 고통이 없는 범위내에서 머리를 오른쪽으로 돌림하도록 지시한다(그림 3.17). 이것을 왼쪽도 반복한다(그림 3.18).
5. 시술자는 환자의 C7과 T1을 살피면서 머리를 오른쪽으로 돌림하고, T1에서 움직임이 감지되면 멈춘다(그림 3.19). 이것을 왼쪽도 반복한다(그림 3.20).
6. 능동, 수동 돌림 정도를 둘 다 기록한다. 목뼈에서 정상 돌림은 70~90도이다.

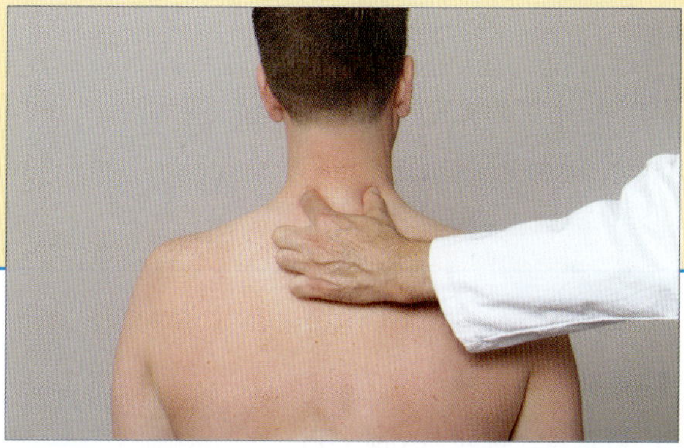

그림 3.16 3단계

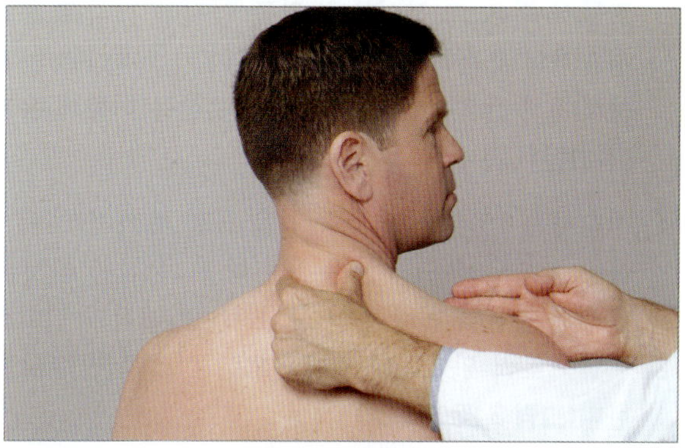

그림 3.17 4단계, 오른쪽 능동 돌림

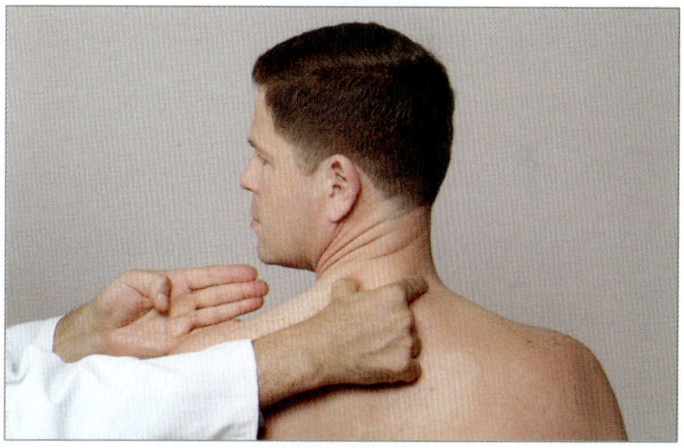

그림 3.18 4단계, 왼쪽 능동 돌림

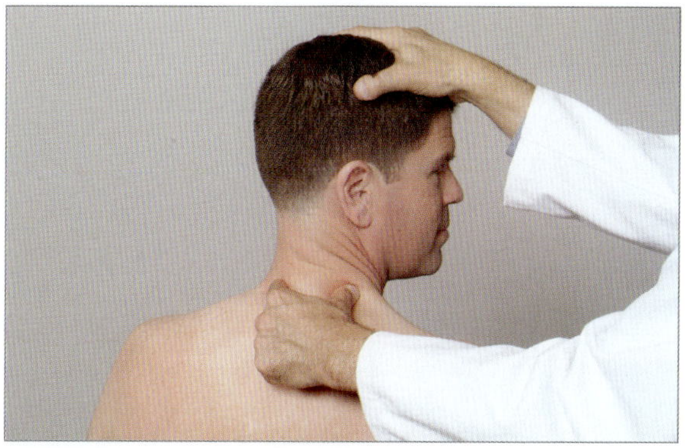

그림 3.19 5단계, 오른쪽 수동 돌림

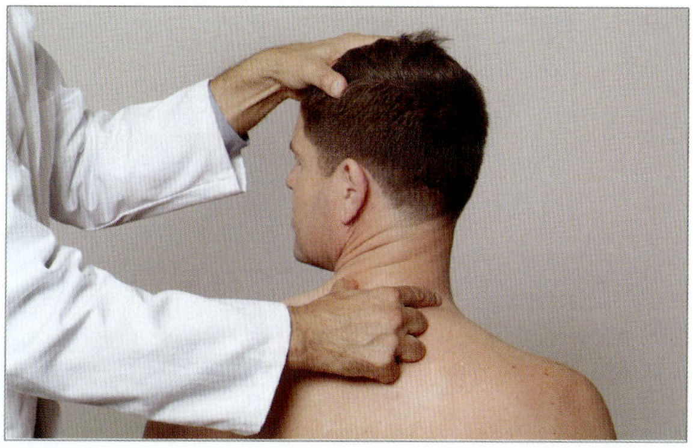

그림 3.20 5단계, 왼쪽 수동 돌림

등뼈 THORACIC SPINE

T1에서 T4까지 수동 가쪽 굽힘

T1 to T4 Side Bending, Passive

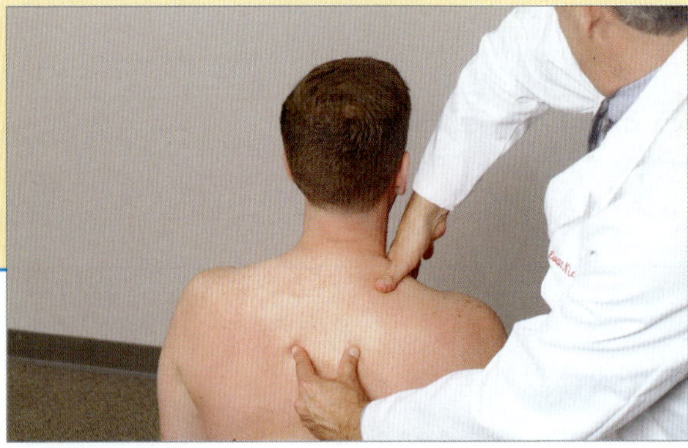

그림 3.21 3단계

1. 환자를 앉힌다.
2. 시술자는 환자 뒤쪽에 선다.
3. 시술자는 T4와 T5의 움직임을 살피기 위해, T4와 T5의 가로돌기 혹은 그 사이틈을 왼쪽 엄지나 검지로 촉진한다. 시술자의 오른쪽 엄지와 검지 사이 가장자리를 환자의 T1 높이에 중간선에서 가장 가까운 오른쪽 어깨에 올려 놓는다(**그림 3.21**).
4. 시술자는 T5 위 T4의 움직임을 느낄 때까지 T4의 척추뼈 몸통 쪽으로 부드러운 용수철 힘을 가한다. 이것은 T4의 척추뼈 몸통이 똑바른 선이 되려는 아래팔의 영향력이 일어남으로써 완료된다(**그림 3.22**). 이것을 반대쪽도 반복한다(**그림 3.23 & 3.24**).
5. 각 면에서 수동 가쪽 굽힘 정도를 기록한다. T1에서 T4까지의 정상 가쪽 굽힘은 5~25도이다.

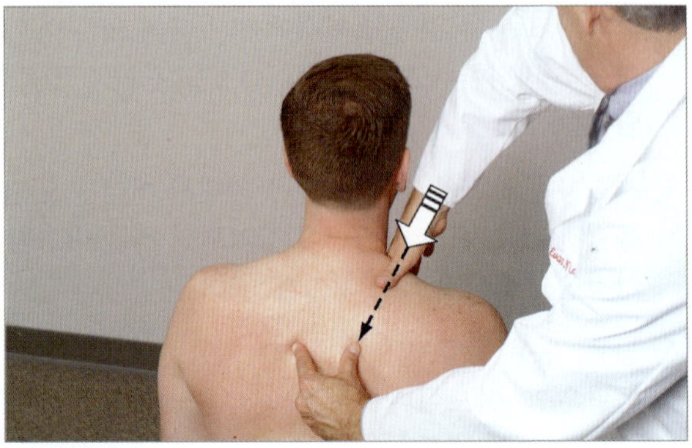

그림 3.22 4단계, 오른쪽 가쪽 굽힘

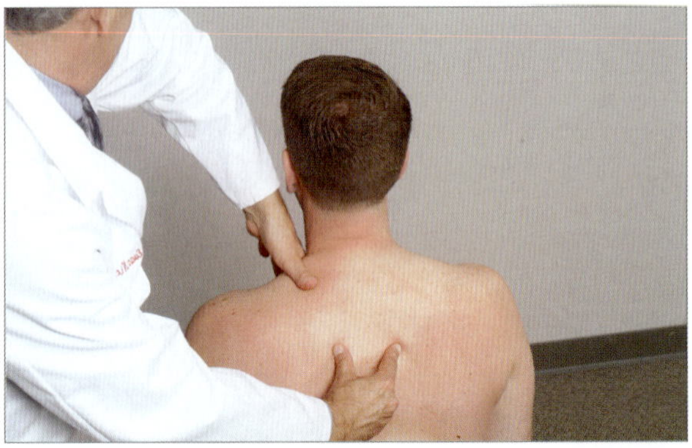

그림 3.23 4단계

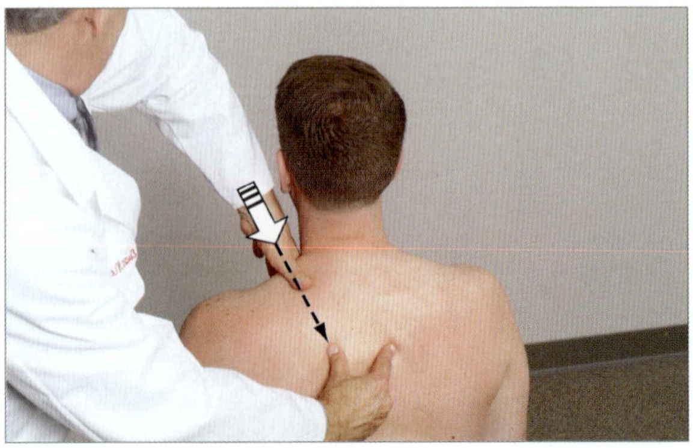

그림 3.24 4단계, 왼쪽 가쪽 굽힘

등뼈 THORACIC SPINE

T5에서 T8까지 수동 가쪽 굽힘

T5 to T8 Side Bending, Passive

1. 환자를 앉힌다.
2. 시술자는 환자 뒤쪽에 선다.
3. 시술자는 T8와 T9의 움직임을 살피기 위해, T8와 T9의 가로돌기 혹은 그 사이틈을 왼손으로 촉진한다. 시술자의 오른쪽 엄지와 검지 사이 가장자리를 환자의 목과 어깨뼈 봉우리 돌기의 바닥사이 오른쪽 어깨 중간에 올려 놓는다 (그림 3.25).
4. 시술자는 T9 위 T8의 움직임을 느낄때 까지 T8의 척추뼈몸통 쪽으로 부드럽게 도약적인 힘을 가한다. 이것은 T4의 척추뼈몸통이 똑바른 선이 되려는 아래팔의 영향력이 일어남으로써 완료된다(그림 3.26). 이것을 반대쪽도 반복한다(그림 3.27 & 3.28).
5. 각 면에서 수동 가쪽 굽힘 정도를 기록한다. T5에서 T8까지의 정상 가쪽 굽힘은 10~30도이다.

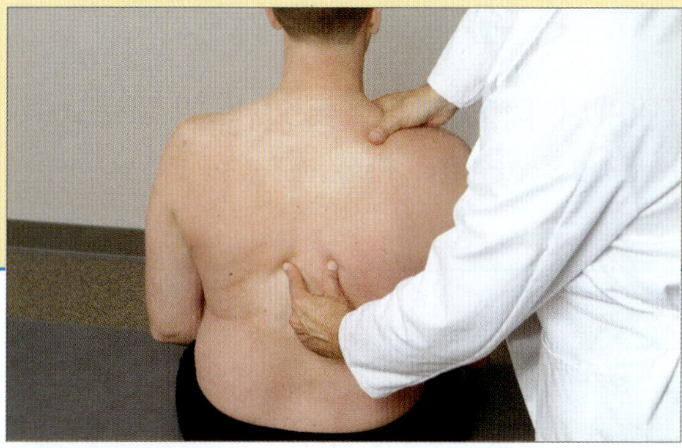

그림 3.25 3단계

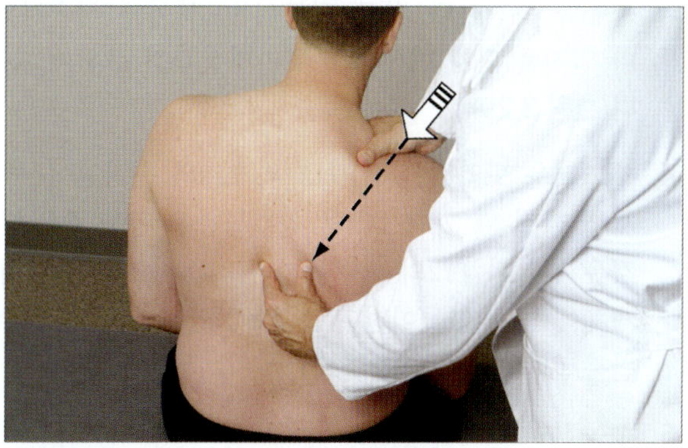

그림 3.26 4단계, 오른쪽 가쪽 굽힘

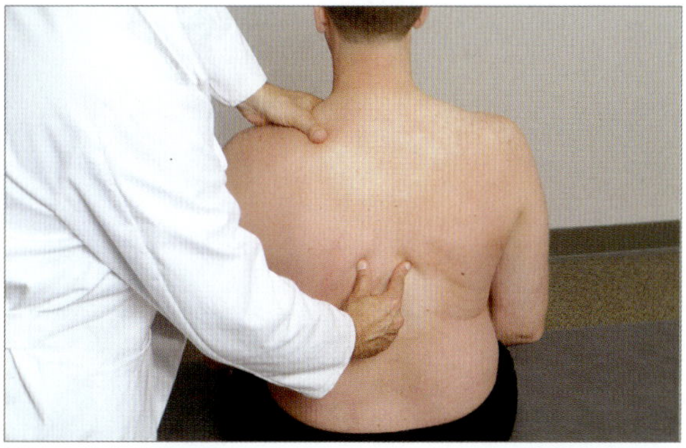

그림 3.27 4단계

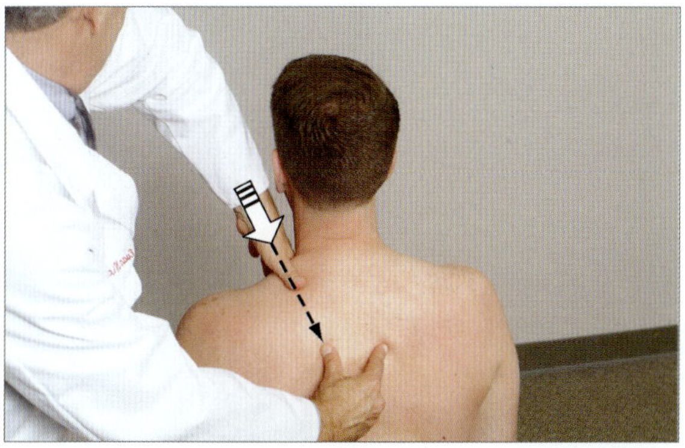

그림 3.28 4단계, 왼쪽 가쪽 굽힘

등뼈 THORACIC SPINE

T9에서 T12까지 수동적인 가쪽 굽힘

T9 to T12 Side Bending, Passive

1. 환자를 앉힌다.
2. 시술자는 환자 뒤쪽에 선다.
3. 시술자의 왼손으로 T12와 L1의 가로돌기나, 그 틈사이의 운동을 촉진한다. 표면(피부섬유) 사이에 시술자의 시지나 엄지를 환자 어깨의 봉우리빗장관절 부위에 올려놓는다(그림 3.29).
4. 부드러운 도약적인 힘은 L1 위 T12의 움직임이 시술자에게 느껴질 때 까지 T12의 척추몸통을 향해 유도된다. 이것은 전완과 T12의 척추몸통과 직접적으로 일치하고, 매개체에 의해 만들어진다(그림 3.30) 이것은 반대편에서도 반복된다(그림 3.31 & 3.32).
5. 수동적인 가쪽굽힘(side bending)의 정도는 각각의 면 위에 주목된다. T9에서 T12의 정상적인 가쪽굽힘(side bending)은 20~40도 정도이다.

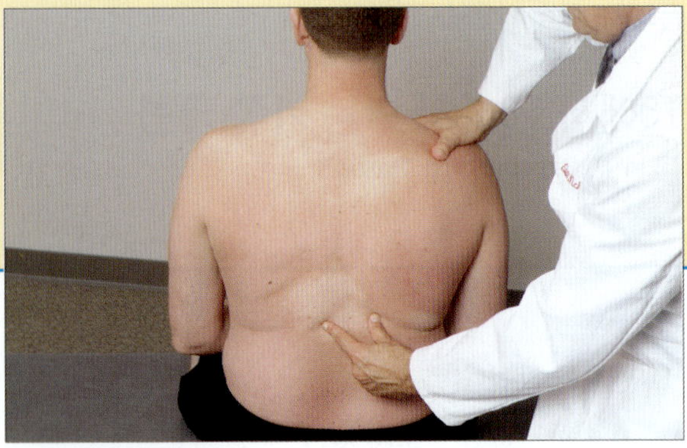

그림 3.29 3단계

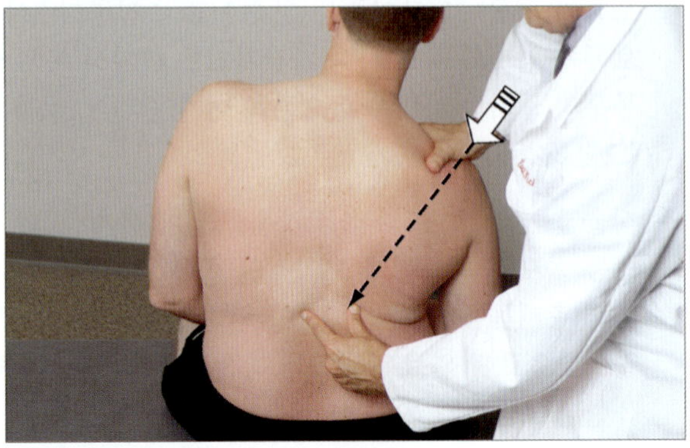

그림 3.30 4단계, 오른쪽 가쪽 굽힘

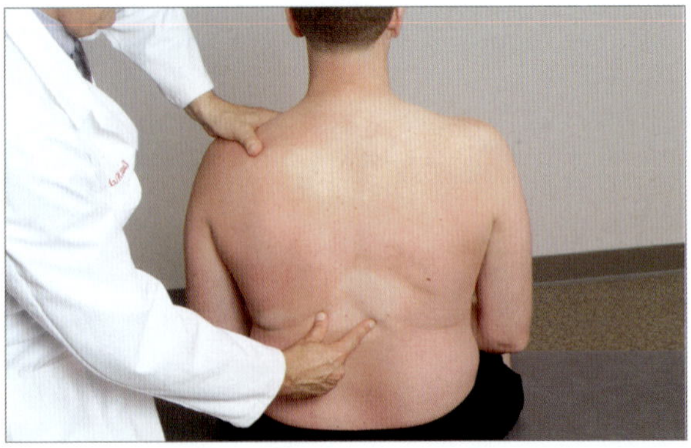

그림 3.31 4단계

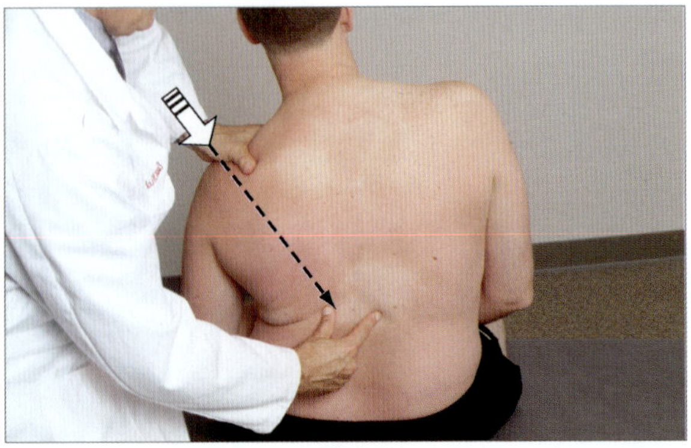

그림 3.32 4단계, 왼쪽 가쪽 굽힘

등뼈 THORACIC SPINE

T9에서 T12까지 능동적인 돌림

T9 to T12 Rotation, Active

1. 환자는 자리에 앉고, 팔은 교차시키고, 팔꿈치는 V형태로 만든다.
2. 시술자는 환자의 측면에 서고, 환자의 돌림운동에 사용된 T12와 L1의 가로돌기를 촉진한다(그림 3.33).
3. 환자는 운동의 기능과 무통의 한계까지 오른쪽으로 윗몸(체간)을 돌림시키도록 훈련을 받는다(그림 3.34). 이것은 왼쪽에서도 반복된다(그림 3.35).

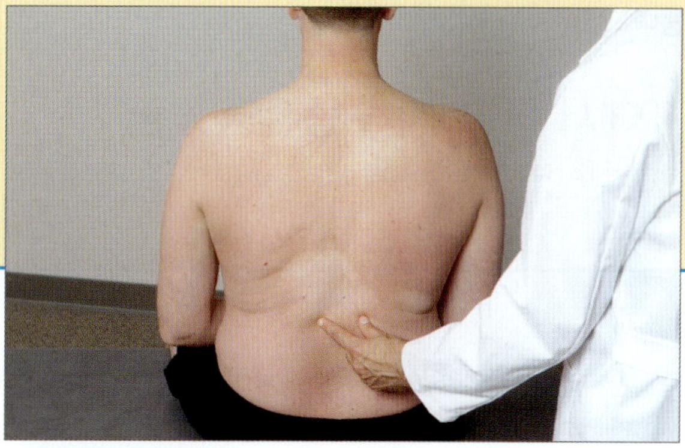

그림 3.33 2단계

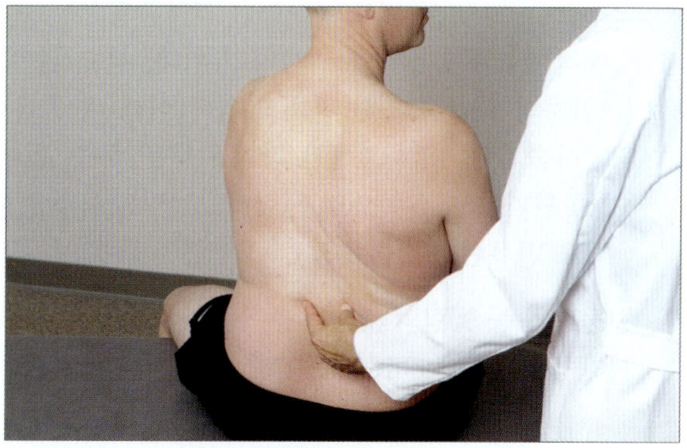

그림 3.34 3단계, 오른쪽 능동 돌림

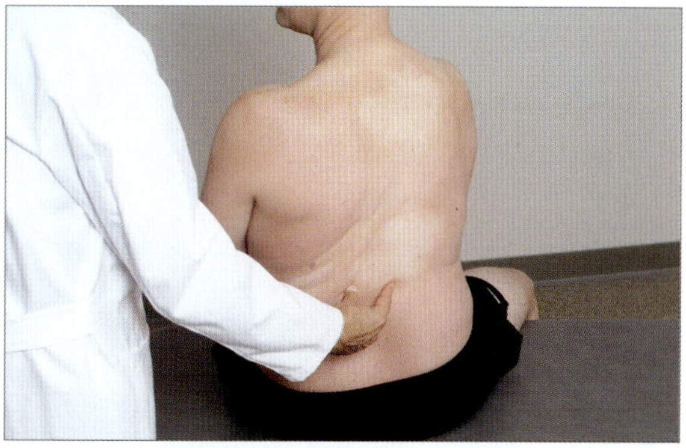

그림 3.35 3단계, 왼쪽 능동 돌림

등뼈 THORACIC SPINE

T9에서 T12까지 수동적인 돌림

T9 to T12 Rotation, Passive

1. 환자는 자리에 앉고, 팔은 교차시키고, 팔꿈치는 V형태로 만든다.
2. 시술자는 환자의 측면에 서고, 환자의 돌림운동에 사용된 T12와 L1의 가로돌기를 촉진한다(그림 3.33).
3. 수동적으로 우측돌림을 검사하기 위해, 시술자는 오른손을 환자의 팔꿈치 또는 반대쪽 왼쪽 어깨 위에 올려놓는다. 시술자는 T12-L1에서 감시운동을 하는 동안(그림 3.36) 환자를 오른쪽으로 돌림하게 한다. 이것은 반대편에서도 반복된다(그림 3.37).
4. 능동과 수동 돌림의 정도는 주목된다. T9에서 T12의 정상적인 돌림은 70~90도 정도이다.

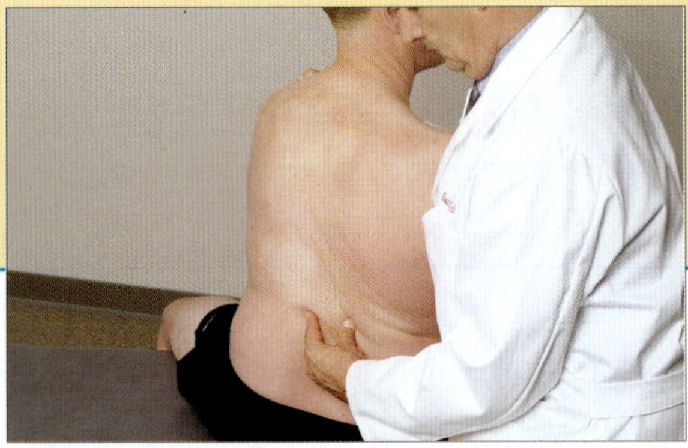

그림 3.36 3단계, 오른쪽 수동 돌림

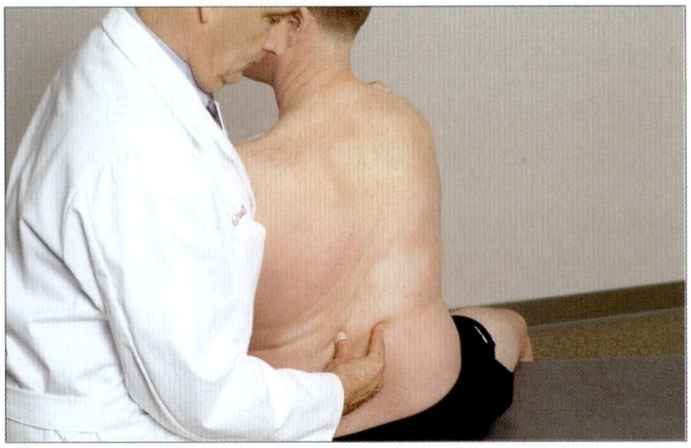

그림 3.37 3단계, 왼쪽 수동 돌림

허리뼈 LUMBAR SPINE

앞쪽굽힘과 뒤쪽굽힘(굽힘과 폄), 능동

Forward Bending and Backward Bending(Flexion and extension), Active

1. 환자는 발을 어깨너비로 벌려 중립자세로 선다.
2. 시술자는 환자의 시상면을 보도록 환자의 옆에 선다(그림 3.38).
3. 환자는 운동에 있어서 기능적이고 무통을 제한하기 위해서 무릎을 구부리지 않고 손이 발에 닿도록 체간을 굽힘한다(그림 3.39).
4. 능동적인 굽힘의 각도를 기록한다. 정상적인 요추의 굽힘 각도는 70~90도 정도이다.
5. 그 다음 운동은 요추범위에서 폄을 검사하는 것이다. 환자는 발을 어깨너비로 벌려 중립자세로 선다. 시술자가 환자의 상지를 지지하는 동안 환자는 운동에 있어서 기능적이고 무통을 제한하기 위해 체간을 폄하도록 지시받는다(그림 3.40).
6. 능동적인 폄의 각도를 기록한다. 정상적인 요추의 폄 각도는 30~45 정도이다.

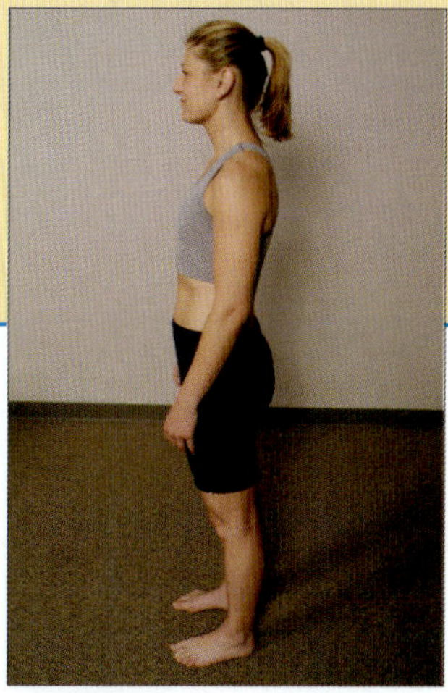

그림 3.38 2단계

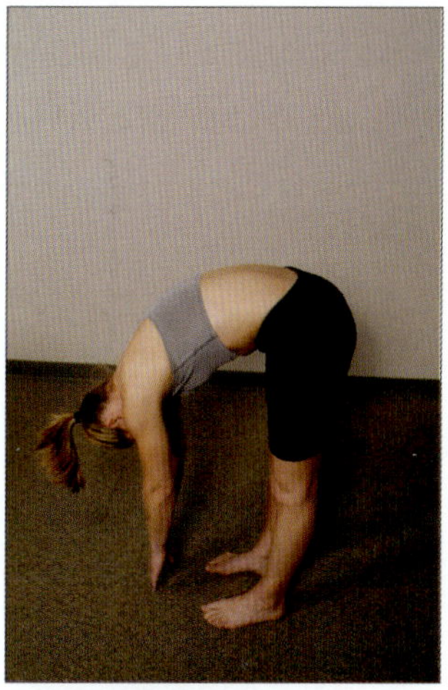

그림 3.39 3단계, 굽힘운동

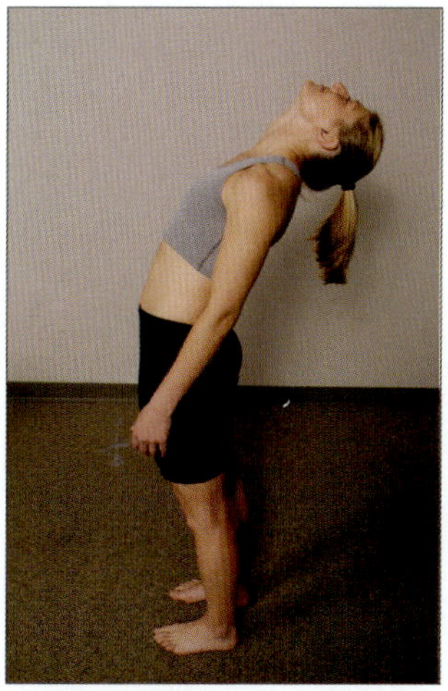

그림 3.40 5단계, 신전운동

허리뼈LUMBAR SPINE

능동적인 측방 굽힘

Side Bending, Active

1. 환자는 발을 어깨너비로 벌려 중립자세로 선다.
2. 시술자는 환자의 관상면을 보도록 환자의 뒤에 선다(그림 3.41).
3. 환자는 운동에 있어서 기능적이고 무통을 제한하기 위해 오른손을 무릎쪽으로 뻗어 내리도록 지시받는다(그림 3.42). 반대쪽을 반복한다(그림 3.43).
4. 능동적인 가쪽 굽힘의 각도를 기록한다. 정상적인 요추의 가쪽굽힘 각도는 25~30도 정도이다.

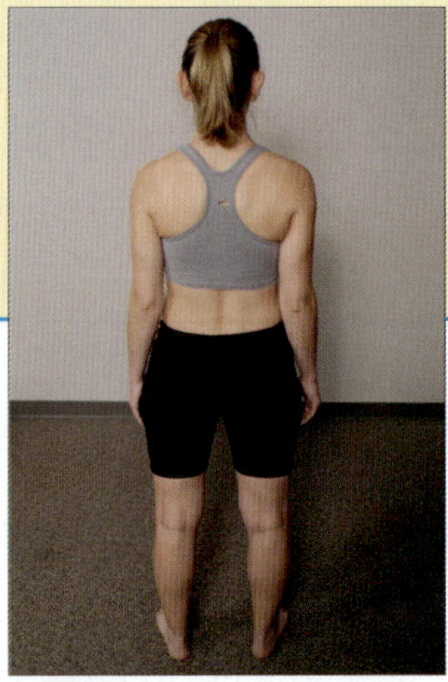

그림 3.41 2단계

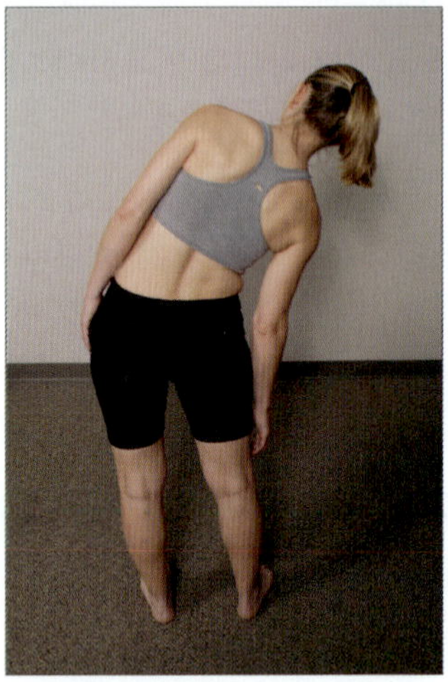

그림 3.42 3단계, 오른쪽 수동 가쪽 굽힘

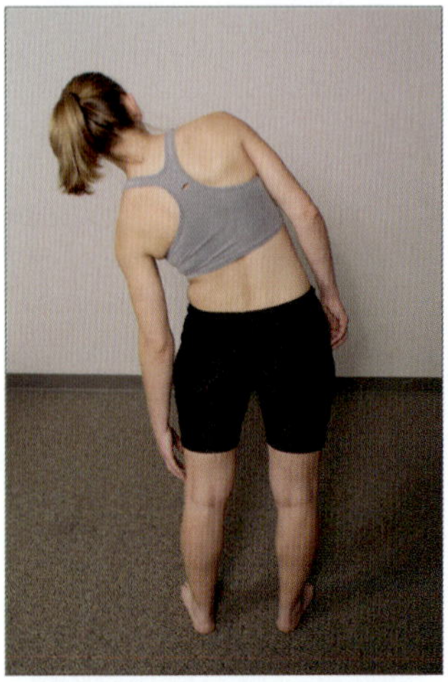

그림 3.43 3단계, 왼쪽 수동 가쪽 굽힘

허리뼈 LUMBAR SPINE

수동적인 가쪽 굽힘과 함께 능동적인 엉덩이 처짐 검사

Side Bending, Passive, with Active Hip Drop Test

1. 환자는 발을 어깨너비로 벌려 중립자세로 선다.
2. 시술자는 환자의 이마면을 보도록 환자의 뒤에 선다. 시술자의 눈은 요추 높이에 위치시킨다(그림 3.44).
3. 환자는 양쪽다리에 대칭적으로 체중부하를 유지하다가 오른쪽 천골바닥의 회선을 일으키기 위해 빠르게 오른쪽 무릎 굽힘을 한다. 따라서 골반은 왼쪽으로의 측면 전위 보상을 일으킨다(그림 3.45). 반대쪽으로 반복한다(그림 3.46).
4. 왼쪽 허리의 가쪽 굽힘을 기록한다. 정상적인 요추의 가쪽 굽힘 각도는 25~30도 정도이다.

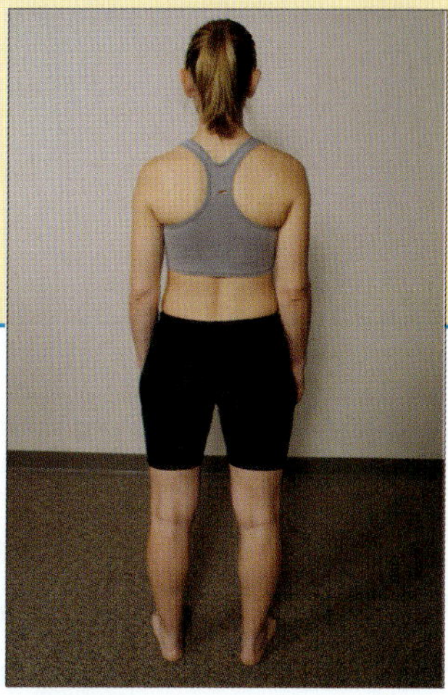

그림 3.44 2단계

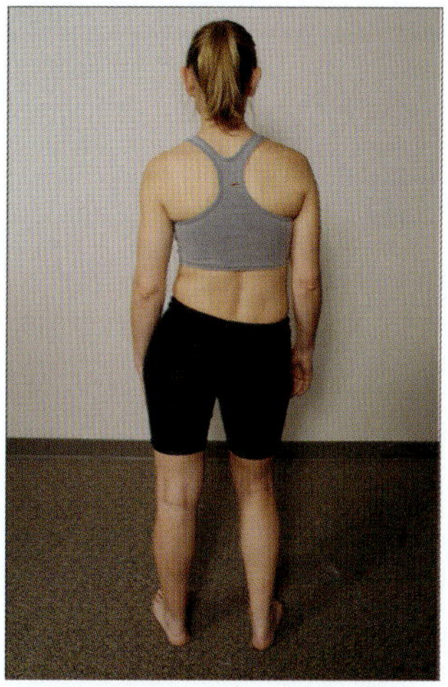

그림 3.45 3단계, 왼쪽 능동 가쪽 굽힘

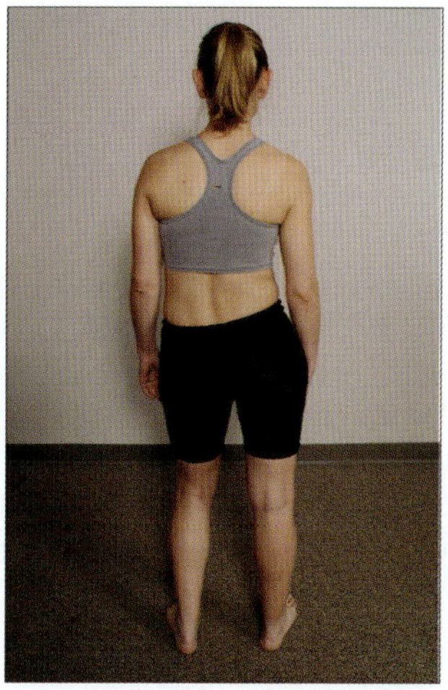

그림 3.46 3단계, 오른쪽 능동 가쪽 굽힘

정상 척추 능동 수동검사를 위한 운동 범위

	Guides to Evaluation of Permanent Impairment(AMA)(1)	Angus Cathie, D.O.(2)			Revised PCOM(3)		
목뼈 운동의 정상 각도							
굽힘	50	90			45-90		
폄	60	45			45-90		
가쪽굽힘(오/왼)	45	30-40			30-45		
돌림(오/왼)	80	90			70-90		
등뼈 운동의 정상 각도							
		T1-3	T4-8	T8-L1	T1-4	T5-8	T9-12
굽힘	45						
폄	0						
가쪽굽힘(오/왼)	45	35	45		5-25	10-30	20-40
돌림(오/왼)	30			90			70-90
허리뼈 운동의 정상 각도							
굽힘	60+				70-90		
폄	25				30-45		
가쪽굽힘(오/왼)	25	25			25-30		
돌림(오/왼)							

Flexion = forward bending; Extension = backward bending; R/L, right and left
굽힘= 앞쪽 굽힘; 폄=뒤쪽 굽힘; 오/왼, 오른쪽과 왼쪽

1. Reprinted with permission from Cocchiarella L, Andersson G (eds). Guides to the Evaluation of Permanent Impairment. 5th ed. New York. American Medical Association, 2001
2. Cathie A, Philadelphia College of Osteopathy From Dr. Cathie' s PCOM(OPP) notebook, published in THE D.O., June 1969 and reprinted in the 1974 Yearbook of the American Academy of Osteopathy. Colorado Springs, CO: American Academy of Osteopathy, 1974, p.72
3. Nicholas A. Osteopathic Manipulative Medicine Manual. Philadelphia: Philadelphia College of Osteopathic Medicine, 2006.

정골요법 계층별 촉진
Osteopathic Layer-by-Layer Palpation

4

검사 순서 EXAMINATION SEQUENCE

1. 관찰
2. 체온
3. 피부양상과 구성
4. 근막
5. 근육
6. 건
7. 인대
8. 홍반마찰장애

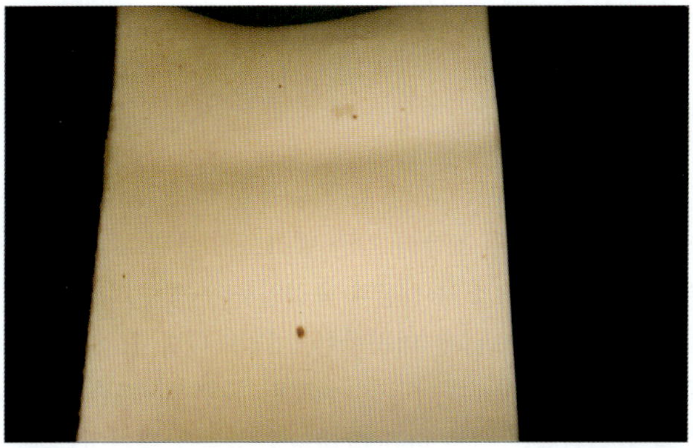

그림 4.1 환자를 시각적으로 관찰한 것

관찰 OBSERVATION

검사자는 환자를 촉진하기 전, 해부학적 변화, 피부병소, 비대칭성, 이상, 감염, 외상의 징후들을 검사하기 위해 손상부위를 시진하여야 한다. 환자는 좀 더 완벽하게 검사를 수행하기 위해서 안전한 자세를 취한다. 이 때 주요 관심사는 신체장애와 그것과 자연스레 관련된 효과의 변화이다. 검사자는 손상 부위의 신체장애에 나타나는 단서들을 시진해야 한다(예: 충혈, 비정상적 모발양상, 모반, 소낭발진)(그림 4.1).

체온 TEMPERATURE

온도는 손목 안쪽이나 손의 등쪽 새끼두덩을 이용해 평가되어 진다. 검사자는 손목이나 손을 검사할 부위 몇 인치 아래에 위치하고, 척추주위 부분을 평가하기 위해 척추의 양 방향을 동시에 두 손을 다 사용하여 검사한다(그림 4.2).

척추주위부분을 촉진함으로써, 대사과정, 외상 등의 이차적 효과(심한 만성섬유염증)로 열 분포가 바뀔 수 있다. 몸의 다른 부분들을 촉진함으로써 열의 복사작용이 일어 날 수 있다(예: 사지, 배). 만약 궁금한 부위를 열에 의한 상태로도 판단할 수 없을 때, 검사자는 촉진하는 손과 그 부위를 약하고 적당한 힘으로 접촉할 수 있다.

피부양상과 구성 SKIN TOPOGRAPHY AND TEXTURE

손가락 끝 부분으로 부드럽게 촉진시 필요한 압력만을 제공한다. 압력은 과도한 피부의 끌림(마찰)이나 피부에서 부드럽게 미끄러지기 위해 손가락 패드를 사용한다. 검사자의 조상 색이 변해서는 안된다. 검사자가 환자를 촉진 할 때 중요한 것은 검사에 대한 자연스러운 설명과 검사를 계속하기 전에 환자가 어떻게 받아들이나 하는 것이다. 그러므로 가능한 한 전문적이고, 또 확신을 가지고 촉진을 하기위해서는 정신

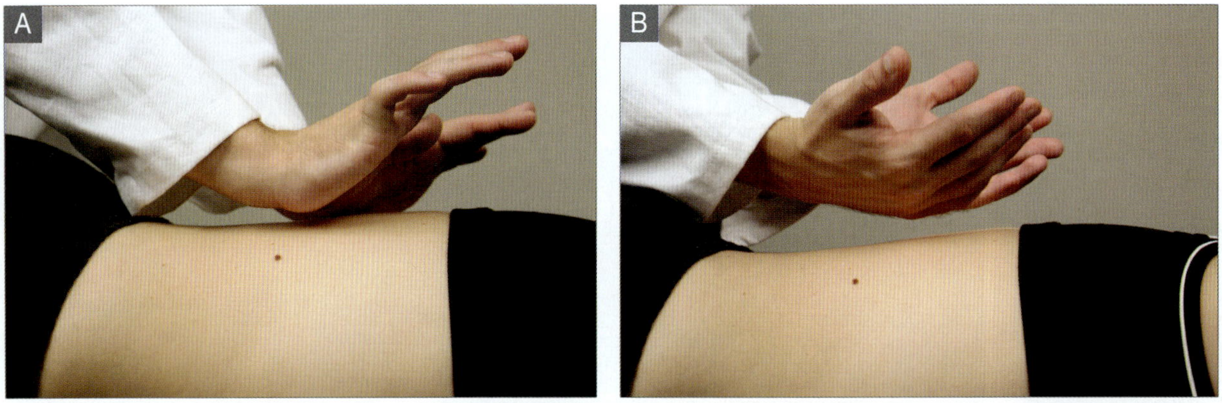

그림 4.2 A와 B. 열의 비대칭성 평가

적으로 준비하는 것이 중요하다.

피부의 양상과 구성은 습도, 유질, 비후, 조도 등의 증가와 감소 검사를 위해 평가된다.

근막 FASCIA

검사자는 근력평가를 위해 손을 이동시키고, 조금씩 압력을 더한다. 이 압력은 조상의 약한 발적을 일으킬 것이다. 수축과 이완 시 장애요소의 긴장과 움직임을 분명히 하기 위해 검사자는 손을 부드럽게 머리방향, 머리반대방향, 왼쪽, 오른쪽, 시계 방향, 시계반대방향 등으로 움직인다(그림 4.3). 최소의 압력변화는 서로 다른 상태의 근막들을 평가하는 데 도움이 된다.

근육 MUSCLE

근육은 심부조직이다. 그러므로 다음에 나오는 정도의 압력을 적용해야 한다. 검사자는 근육의 밀도와 힘줄의 많고 적음, 압력에 대한 저항, 점도 등과 같은 근육요소들을 평가하

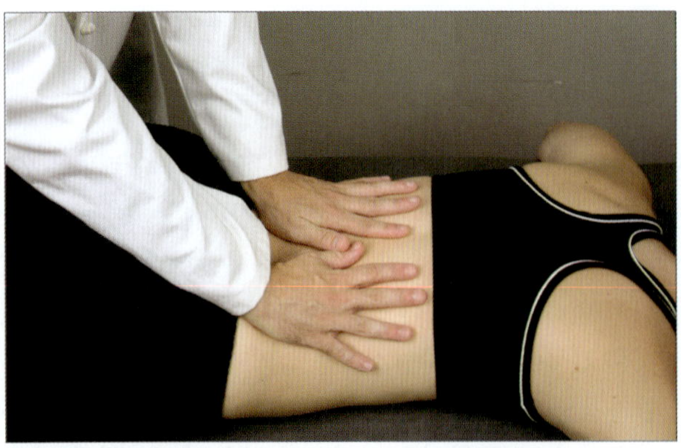

그림 4.3 수축과 이완 시(외압) 근막의 비대칭성 평가

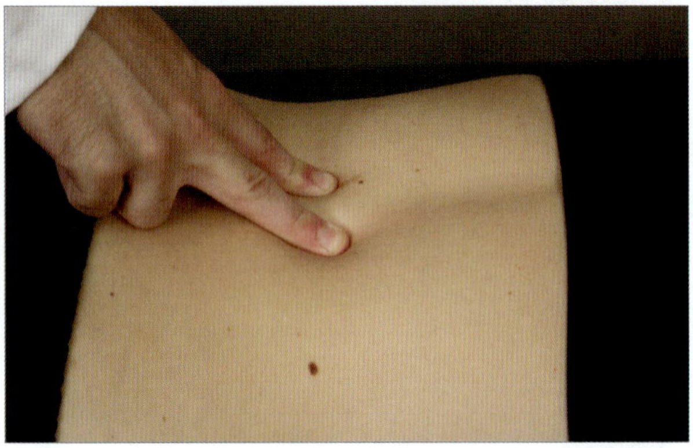

그림 4.4 근육의 깊은 촉진에 의한 조상의 창백반응

기 위해 약한 압력을 점점 더하면서 가한다. 이 압력은 검사자의 조상에 창백현상을 야기시킨다(그림 4.4).

건 TENDONS

건은 근육과 뼈를 연속적으로 따라가면서 촉진할 수 있다. 섬유의 비후, 탄력의 변화 등을 기록해야 한다.

인대 LIGAMENTS

인대는 관절운동의 제한, 과운동성(관절이완), 중등이 나타날 때 고려되어야 한다. 명백히, 인대는 여러 형태에 따라 해부학적 구조에 의존하여 촉진할 수 있다.

홍반마찰장애 ERYTHEMA FRICTIONRUB

마지막 단계에서 홍반마찰에의 장애 검사 시 검사자는 두 번째 또는 세 번째 손가락을 척추주위에 위치한 다음, 척추의 머리쪽에서 꼬리쪽으로 내려가면서 두 번 또는 세 번 빠르게

자극을 준다. 창백이나 발적은 이차적 기능장애를 일으키는, 척추분절 혈관운동신경의 변화에 의해 평가된다. 이것은 일반적으로 전형적이 것은 아니다. 이것을 검사하는 목적은 부분기능장애와 관련 있는 척추중앙의 자율신경계 변화를 확인하는 것이다(**그림 4.5**).

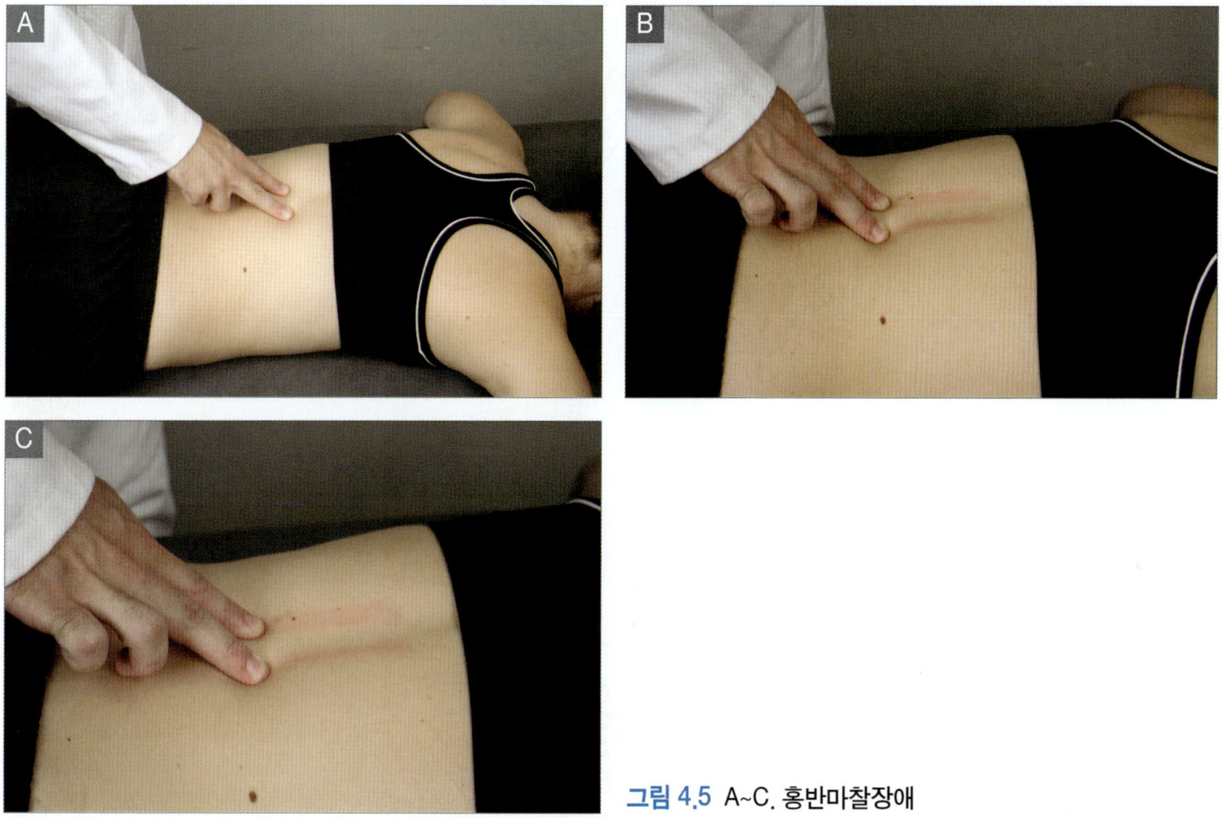

그림 4.5 A~C. 홍반마찰장애

등뼈 국소부위의 단층

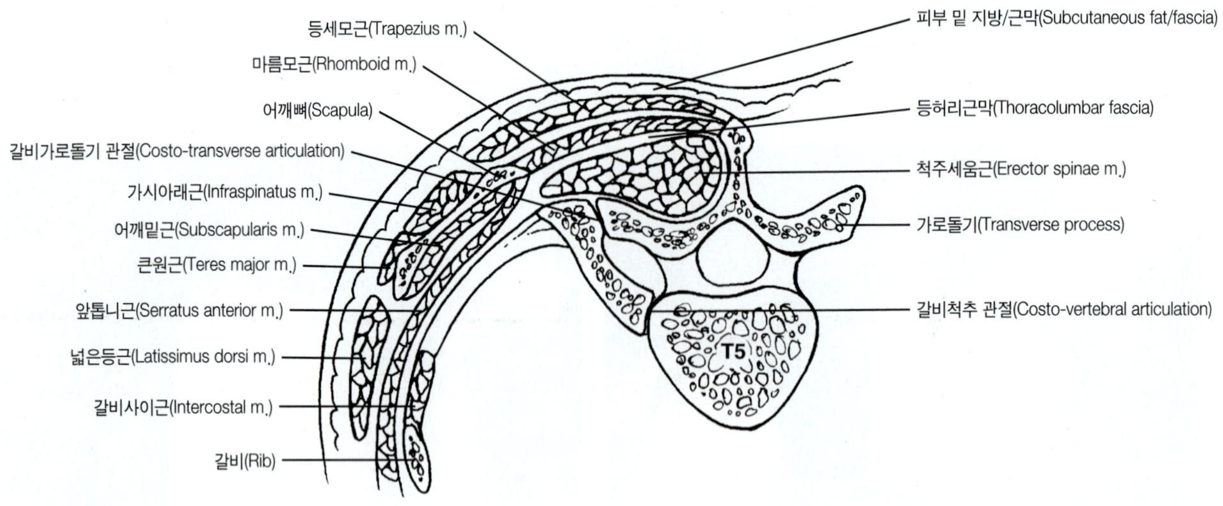

허리뼈 국소부위의 단층

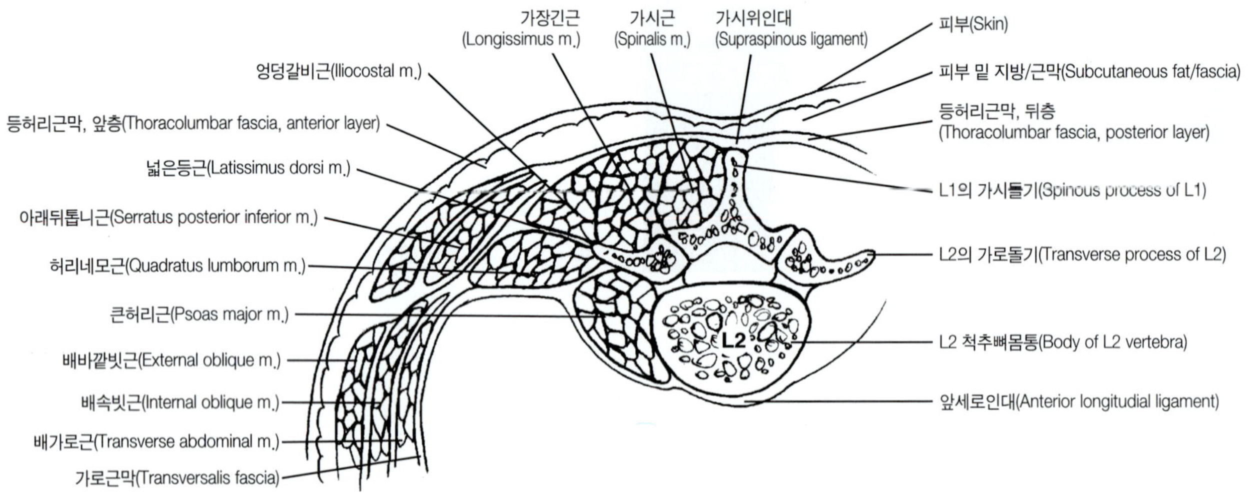

마디사이 움직임 검사
Intersegmental Motion Testing

5

마디사이 움직임 검사(intersegmental motion testing)는 고전적으로 척추 관절의 평가를 의미한다. 이 장에서는 척추, 골반, 갈비뼈, 사지 등의 관절에 움직임을 일으키기 위한 기법으로 고려하였다. 관절에 따라, 움직임의 평가는 굽힘과 폄; 돌림; 측방굽힘과 돌림의 결합; 앞쪽, 뒤쪽, 가쪽 병진 운동; 관절면의 분리와 접근; 뒤틀림 움직임 등을 포함한다.

척추 운동 검사(spinal motion testing)에서 시술자는 삼면 운동(three plane motion)과 측방굽힘과 돌림(쌍 운동) 사이의 관계를 평가하고자 한다. 시술자는 쌍 운동 상태와 관절의 신체 기능장애가 1형(반대쪽) 패턴인지 2형(같은 쪽) 패턴인지를 확인할 수 있다(**그림 5.1 & 5.2**). 등과 허리부위에서 1형 기능장애 패턴이라면, 검사는 마디(segment)가 쌍 운동의 중립적 위치에 있을 때 종료한다. 기능장애가 2형 쌍 운동 패턴을 나타낸다면, 시술자는 굽힘과 폄 운동이 기능장애의 쌍 운동과 관계된지를 확인하여야 한다. 목뼈에서, 이와 같은 쌍 운동 관계는 등뼈와 허리뼈 부위의 쌍 운동과는 다른 생체역학적 규칙을 따른다. 목뼈에서, 굽힘, 폄, 중립 성분은 1형이나 2형 쌍 운동 패턴을 찾을 수 있을 것이다. 혹은 C1-C2의 움직임에서는 쌍 운동이 전혀 없을 것이다.

몇 몇 시술자는 검사시 굽힘과 폄 운동으로 시작하는 것

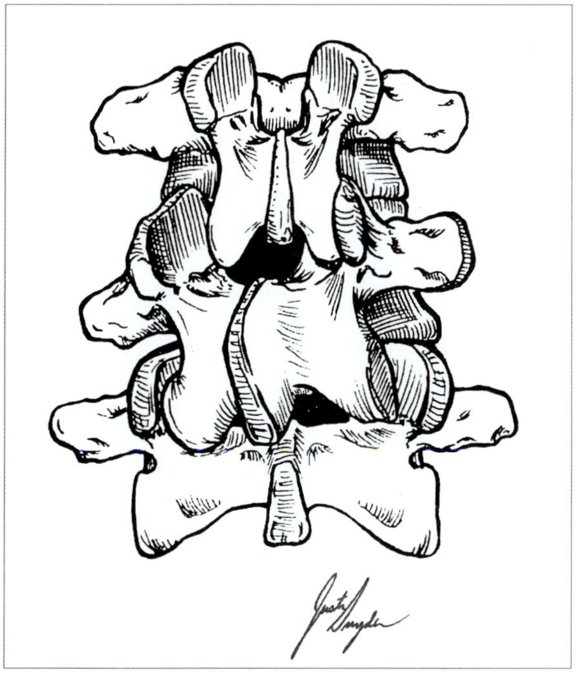

그림 5.1 1형 척추 쌍 운동

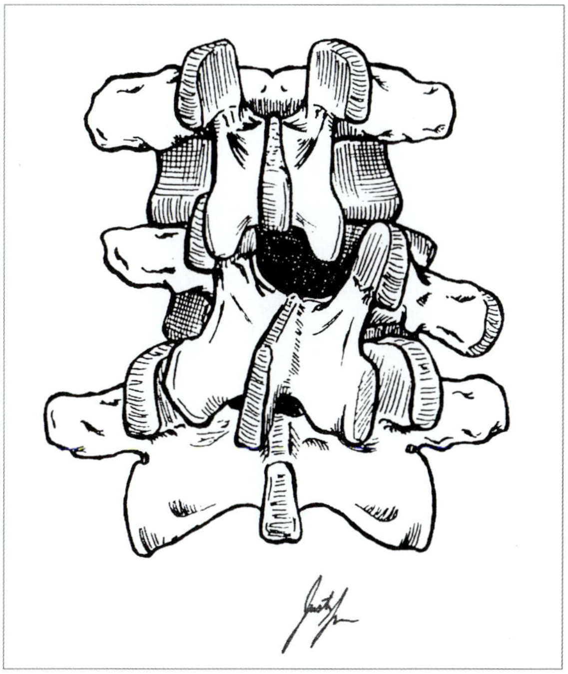

그림 5.2 2형 척추 쌍 운동

을 선호하며, 1형과 2형 기능장애를 결정하기 위해 돌림과 측방굽힘을 수행한다. 생체역학적 패턴이 특수한 부분에서는 독특하기 때문에 쉽게 검사할 수 있는 여러 가지 움직임이 있다. 예를 들어, C2와 C7에서는 처음에 측방굽힘을 검사하는 것이 좋을 것이다. 그러나 언제나 짝을 이룬 부분을 동시에 검사하는 것이 좋으며, 쌍 운동 검사 전·후에 굽힘과 폄을 검사하는 것도 좋을 것이다. 근 에너지기법(muscle energy technique)과 같은 정골 도수 기법(osteopathic manipulative techniques)을 수행할 때와 같이 세 축이 모두 다뤄질 때도 그럴 것이다. 쌍 운동은 언제나 통일되어야만 한다.

가능한 관절의 움직임(질과 양)을 검사하는 방법은 다양하다. 대부분 뼈의 경계(bony landmarks)(예: 목 관절돌기)를 빠르게 자극하는 신체적 접촉을 통해 직접적으로 관절의 움직임을 유도하는 방법을 선호한다. 우리는 이러한 움직임 검사의 형태를 양성(positive)이라는 단어를 사용하여 언급한다. 기능장애의 굽힘과 폄을 허리뼈 스프링 검사(lumbar spring test)를 통해 수행하는 것이 양성 움직임 검사(positive motion testing)의 예이다. 허용되는 자극을 통해 가능한 움직임을 파악할 수 있으며, 시술자는 이런 위치에서 발생되는 촉지된 움직임을 매우 확신한다.

시각적 암시를 사용하는 것은 다른 일반적인 방법이다. 이 방법에서 시술자는 환자가 능동적인 움직임의 범위를 통해 운동함으로써 표면에 있는 해부학적 경계면(대칭과 비대칭)의 변화를 찾는다. 우리는 이러한 움직임 검사의 형태를 언급할 때 추정적인(presumptive)이라는 단어를 사용한다. 추정적 움직임 검사의 예로는 엉치엉덩관절 부위의 기능장애를 평가하기 위해 선 자세나 앉은 자세에서 굽힘(앞 굽힘) 검사 등을 수행하는 것이다. 이러한 움직임 검사의 형태는 시술자가 평가하고자 하는 관절의 움직임 감소나 비대칭(기능장애)을 명확하게 확인하기 어렵다. 관절에서 움직임 기능장애보다 많은 자세 요인(예: 엉치뼈 바닥(sacral base)의 높이 차이, 넙다리근의 긴장)이 이러한 검사를 통해 거짓 양성을 일으키므로, 사용이 제한된다.

마디사이 움직임 검사에서 움직임을 더 쉽게 나타내기 위해, 다음의 약자는 삼면 진단에서 x, y, z 성분을 표현하기 위해 정골의학 분야에서 일관되게 사용되며, 기능장애의 자유 움직임 특징을 설명하기 위해 다음 장에서 굽힘(Flexion)=F; 폄(Extension)=E; 중립(Neutral)=N; 오른쪽 측방굽힘(Sidebending right)=SR; 왼쪽 측방굽힘(Sidebending left)=SL; 오른쪽 돌림(Rotation right)=RR; 왼쪽 돌림(Rotation left)=RL 등으로 사용하였다.

허리 마디사이 움직임 검사 LUMBAR INTERSEGMENTAL MOTION TESTING

L1에서 L5-S1까지 돌림, 짧은 지레 방법, 엎드린 자세(예: L4)

L1 to L5-S1 Rotation, Short-Lever Method, Prone(L4 Example)

1. 환자는 치료대에 얼굴을 내놓을 수 있는 구멍이 있다면 머리를 중립에 위치하여 엎드리거나 편안한 쪽으로 머리를 돌려서 엎드린다. 머리가 돌아간 쪽은 수동적으로 돌림의 영향이 증가할 것이다.
2. 시술자는 테이블 옆에 서서 엄지손가락으로 4번째 허리뼈 가로돌기(엉덩뼈능선 높이)를 촉지한다(**그림 5.3 & 5.4**).
3. 시술자는 왼쪽과 오른쪽 돌림의 자유를 평가하기 위해 왼쪽과 오른쪽 4번째 허리뼈 가로돌기에 배쪽 방향의 자극으로 강하게 번갈아 누른다(**그림 5.5 & 5.6**).
4. 오른쪽 가로돌기가 앞쪽으로 더 쉽게 움직이거나(하얀색 화살표) 왼쪽 가로돌기에 저항이 느껴진다면, 그 분절은 왼쪽 돌림에 더 자유롭다(왼쪽 돌림)(**그림 5.7**).
5. 왼쪽 가로돌기가 더 쉽게 앞쪽으로 움직이거나(하얀색 화살표) 오른쪽 가로돌기에 저항이 느껴진다면, 그 분절은 오른쪽 돌림에 더 자유롭다(오른쪽 돌림)(**그림 5.8**).
6. 예를 들어 4번째 허리뼈의 왼쪽 가로돌기는 왼쪽 돌림 기능장애에서 정적 촉지에서 뒤쪽으로 더 튀어나왔을 것이다.
7. 시술자는 각 각의 허리뼈에 대해 이와 같은 순서로 평가를 실시하고 돌림 운동의 자유를 기록한다.

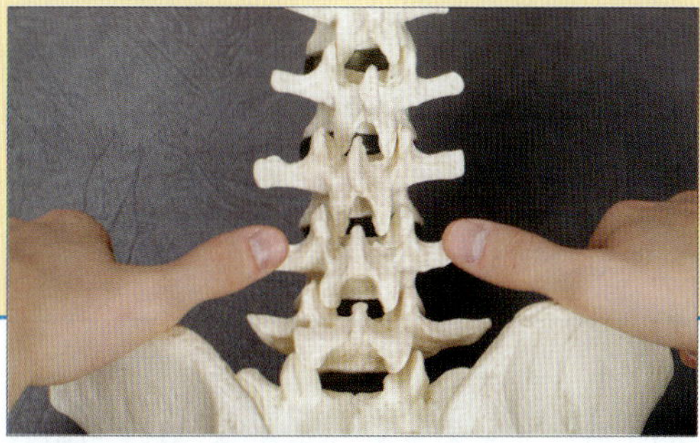

그림 5.3 2단계, 뼈대 위에 손 위치

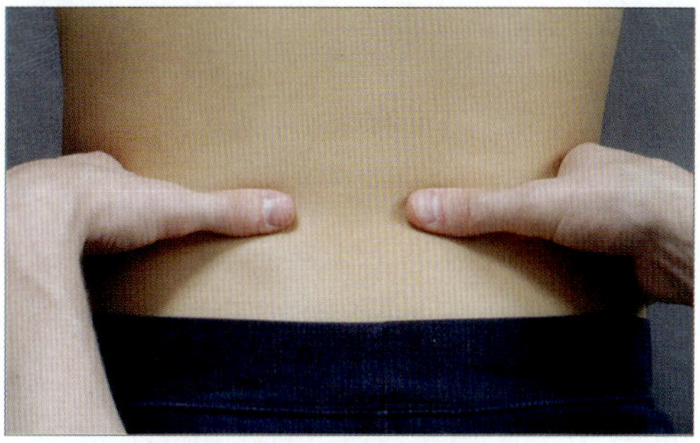

그림 5.4 2단계, 환자 위에 손 위치

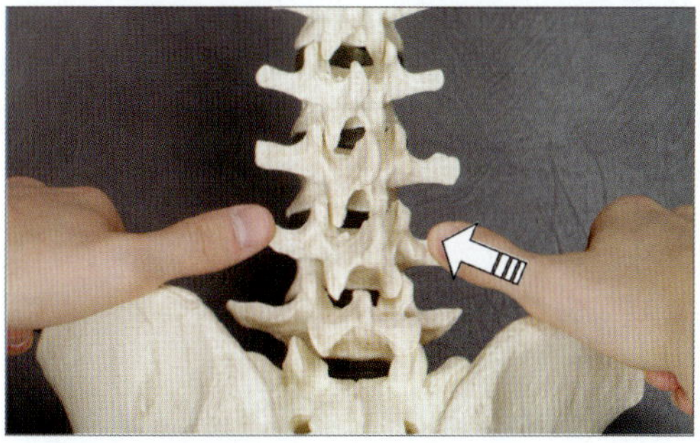

그림 5.5 2단계, 뼈대, 왼쪽 돌림

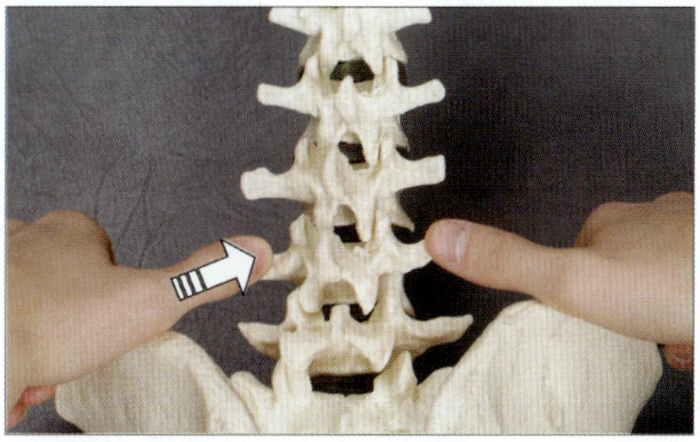

그림 5.6 3단계, 뼈대, 오른쪽 돌림

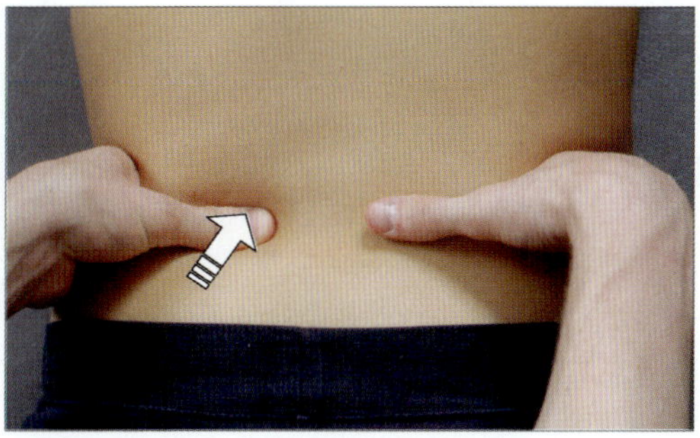

그림 5.8 5단계, 오른쪽 돌림

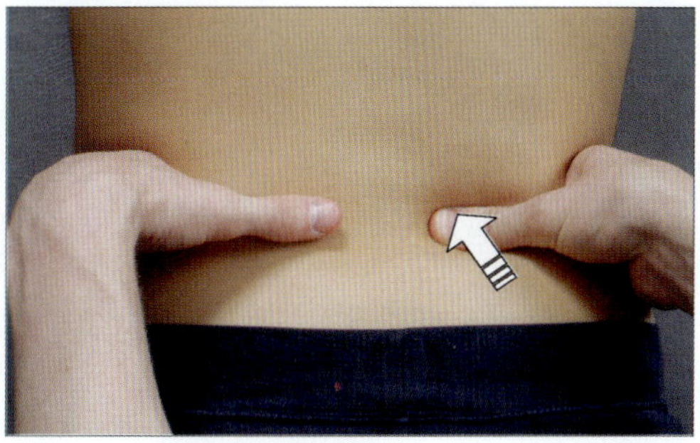

그림 5.7 4단계, 왼쪽 돌림

허리 마디사이 움직임 검사 LUMBAR INTERSEGMENTAL MOTION TESTING

L1에서 L5-S1까지 측방굽힘, 변위 짧은 지레 방법, 엎드린 자세(예: L4)

L1 to L5-S1 Side Bending, Translational Short-Lever Method, Prone(L4 Example)

1. 환자는 치료대에 얼굴을 내놓을 수 있는 구멍이 있다면 머리를 중립에 위치하여 엎드리거나 편안한 쪽으로 머리를 돌려서 엎드린다.
2. 시술자의 엄지를 가로돌기의 뒤옆쪽에 위치한다(그림 5.9 & 5.10).
3. 시술자는 왼쪽과 오른쪽의 측방굽힘의 자유를 평가하기 위해서 교대로 왼쪽과 오른쪽으로 병진 활주운동을 시행한다.
4. 엄지손가락이 분절을 왼쪽에서 오른쪽으로 더 쉽게 전이시킨다면, 그 분절은 왼쪽 측방굽힘이 더 쉬우며, 측방굽힘 왼쪽이라고 말한다(그림 5.11 & 5.12).
5. 엄지손가락이 분절을 오른쪽에서 왼쪽으로 더 쉽게 전이시킨다면, 그 분절은 오른쪽 측방굽힘이 더 쉬우며, 측방굽힘 오른쪽이라고 말한다(그림 5.13 & 5.14).
6. 시술자는 가가의 허리뼈에 대해 이와 같은 순서로 평가를 실시하고 측방굽힘 운동의 자유를 기록한다.

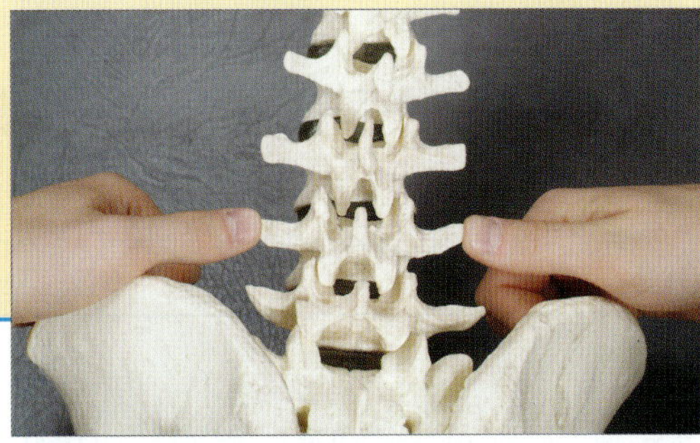
그림 5.9 2단계, 뼈대 위에 손 위치

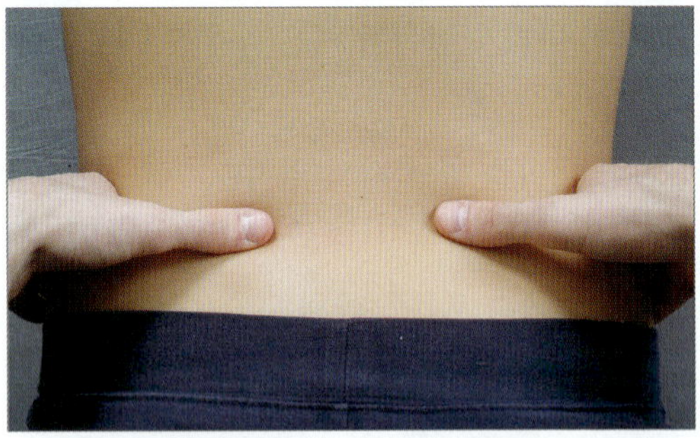
그림 5.10 2단계, 환자 위에 손 위치

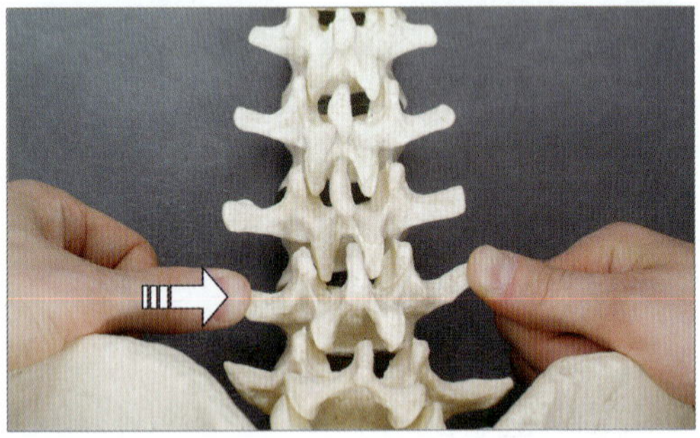
그림 5.11 4단계, 뼈대 위에 왼쪽 측방굽힘

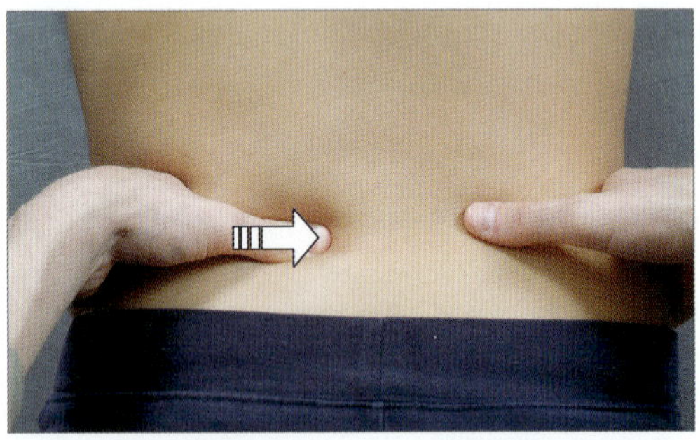
그림 5.12 4단계, 환자 위에 왼쪽 측방굽힘

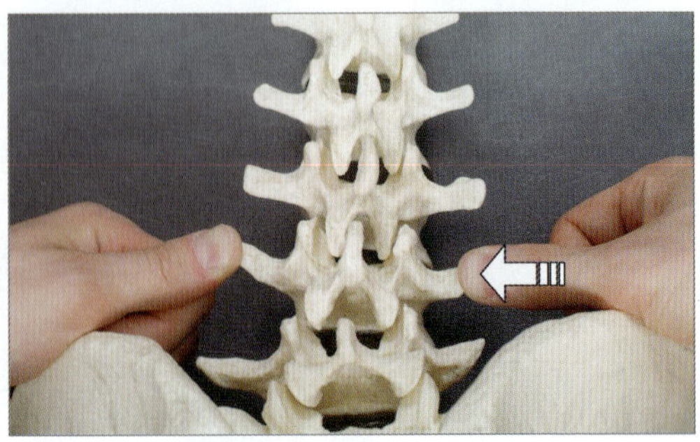
그림 5.13 5단계, 뼈대위에 오른쪽 측방굽힘

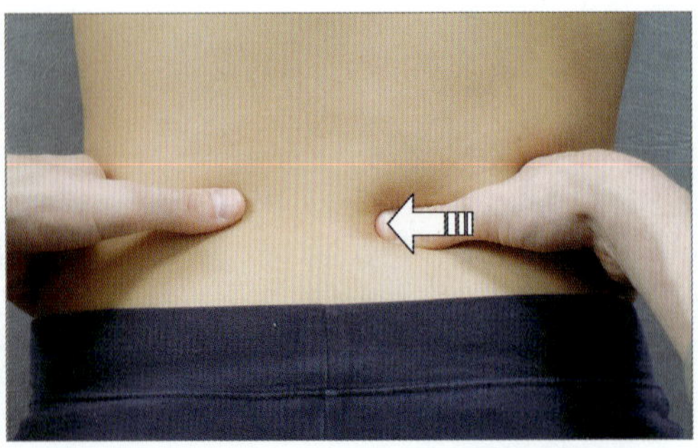
그림 5.14 5단계, 환자위에 오른쪽 측방굽힘

허리 마디사이 움직임 검사 LUMBAR INTERSEGMENTAL MOTION TESTING

L1에서 L5-S1까지 2형, 폄(스핑크스 자세)과 굽힘, 엎드린 자세

L1 to L5-S1 Type 2, Extension(Sphinx Position) and Flexion, Prone

1. 돌림과 측방굽힘 요소가 2형 패턴(같은 쪽이 쉬운 패턴)으로 짝지워진 것을 기록한 후에, 시술자는 엄지손가락을 엎드려 누운 환자의 가로돌기의 뒤옆쪽에 놓는다(그림 5.15).
2. 환자는 등허리 부위를 펴기 위해 팔굽관절로 지지하고, 가슴을 들어 올리도록 지시받는다(그림 5.16).
3. 시술자는 이 자세에서 돌림과 측방굽힘의 요소를 재평가한다. 이들 요소가 향상된다면, 폄 기능장애이다(그림 5.17). 기능장애 요인이 비대칭이라면, 굽힘(중립) 기능장애이다.
4. 몇몇 시술자는 상대적인 굽힘을 증가시키기 위해 환자가 무릎가슴 닿기 자세를 취하도록 하며, 기능장애 돌림과 측방굽힘 요소를 재측정한다. 기능장애 요소가 이 자세에서 대칭적으로 나타난다면, 굽힘 기능장애이다. 이 자세에서 비대칭이 된다면, 폄 기능장애이다(그림 5.18).
5. 시술자는 알고 있는 2형 쌍 운동 패턴 중 한 가지만 실시하면 된다. 가장 편안한 검사를 실시한다.
6. 시술자는 도출되는 움직임의 자세와 자유에 대한 특이사항을 경과노트에 기록한다.

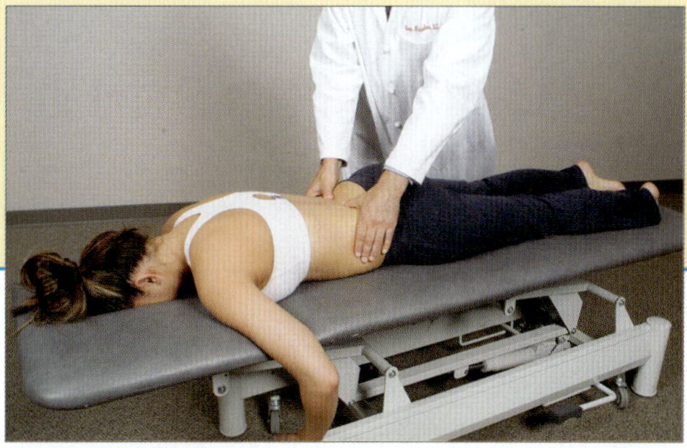

그림 5.15 1단계

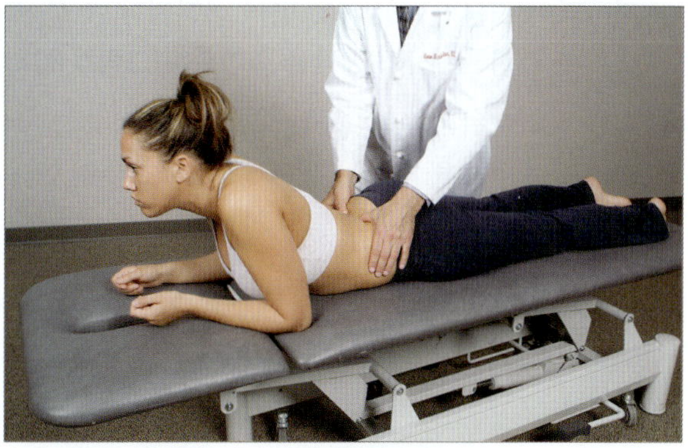

그림 5.16 2단계, 허리뼈 스핑크스 자세

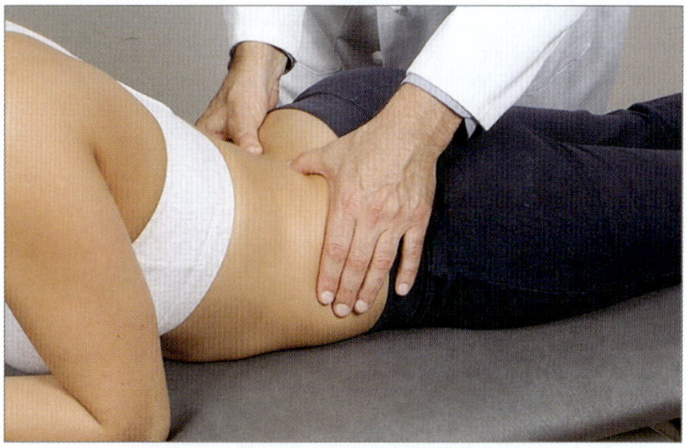

그림 5.17 3단계, 폄은 비대칭을 증가시킴

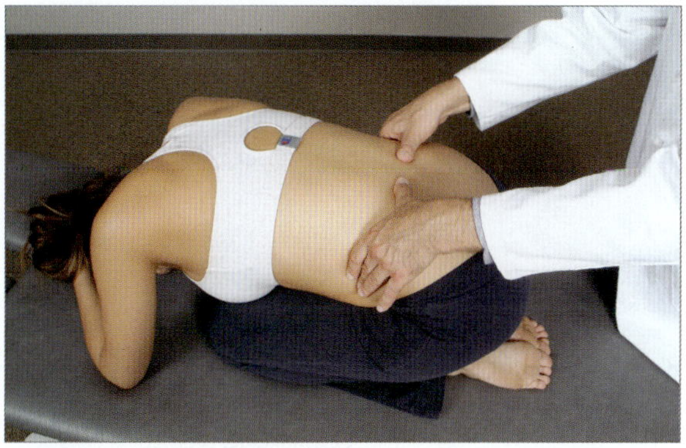

그림 5.18 4단계, 굽힘

허리 마디사이 움직임 검사 LUMBAR INTERSEGMENTAL MOTION TESTING

L1에서 L5-S1까지 수동적 굽힘과 폄, 가쪽 누운 자세

L1 to L5-S1 Passive Flexion and Extension, Lateral Recumbent Position

1. 환자는 가쪽으로 누운 자세를 취한다.
2. 시술자는 환자의 얼굴쪽 치료대에 선다.
3. 시술자의 머리쪽 손의 손가락으로 L5-S1의 가시돌기를 촉지하거나(**그림 5.19**), 다섯 번째 허리뼈와 첫 번째 엉치뼈 사이의 가시돌기사이 공간을 촉지한다(**그림 5.20**).
4. 시술자의 꼬리쪽 손은 환자의 굽혀진 다리를 조절하며, 넓적다리는 자세를 취하는 동안 균형과 조절을 위해 환자의 정강뼈 거친면에 댄다(**그림 5.21**).

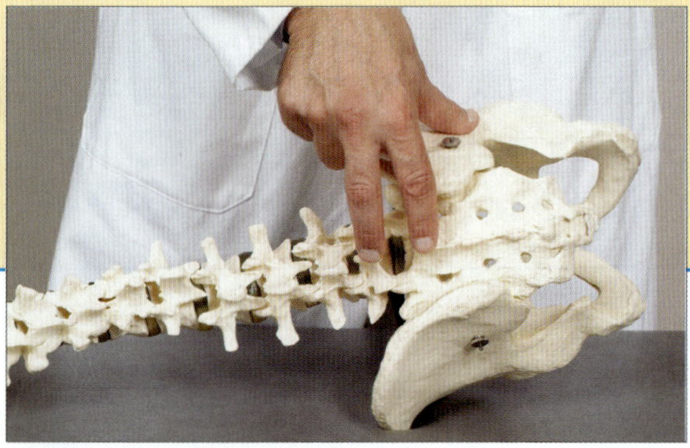

그림 5.19 3단계, 가시돌기의 촉지

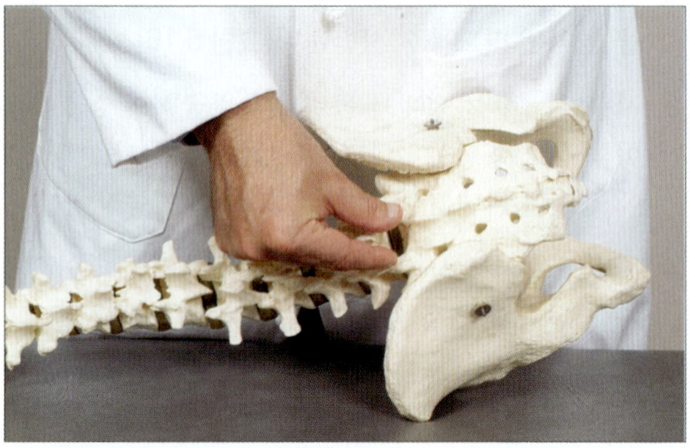

그림 5.20 3단계, L5-S1 사이공간의 촉지

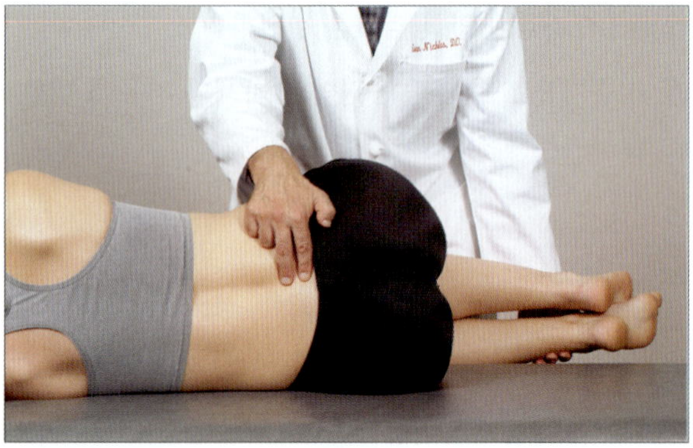

그림 5.21 4단계

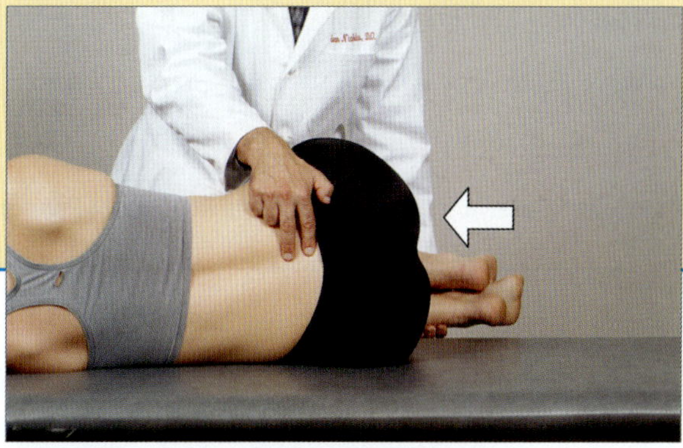

그림 5.22 5단계, 굽힘, 가시돌기 분리

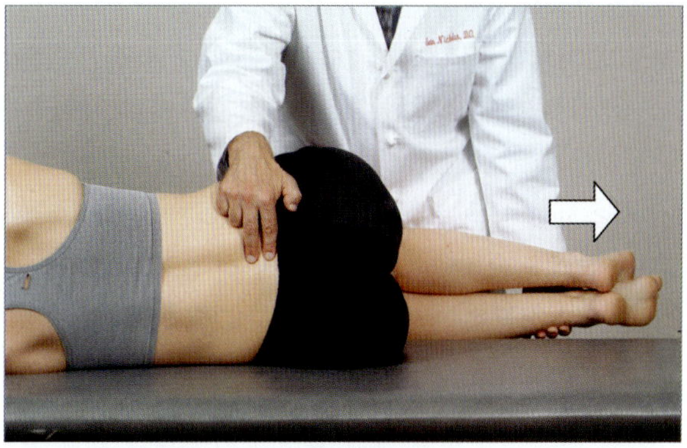

그림 5.23 5단계, 폄, 가시돌기 접근

5. 시술자는 머리쪽 손이 S1에 대한 L5의 굽힘과 폄의 상대적 자유를 결정하기 위해 가시돌기를 지속적으로 측정하고 있는 동안 꼬리쪽 손과 넓적다리로 환자의 엉덩관절을 천천히 굽히거나 편다(**그림 5.22 & 5.23**).
6. 시술자는 아래 분절에 대한 위 분절의 굽힘과 폄 능력을 평가한다. L5가 S1에 대해 대칭적으로 구부러지거나 펴진다면, 이 때 L5는 중립이라고 한다. 만약 두 분절사이에 비대칭적 움직임이 있다면, 기능장애는 두 분절에서 윗 분절이 쉽게 움직이는 방향으로 이름을 붙이면 된다(예: L5가 굽힘 쪽으로 쉽게 움직인다면, L5는 굽힘이다; 만약 폄 쪽으로 더 자유롭게 움직인다면, L5는 폄이다).
7. 시술자는 각각의 허리뼈 분절에 이와 같은 단계로 검사를 수행한다.
8. 시술자는 도출되는 움직임의 자세와 자유에 대한 특이사항을 경과노트에 기록한다.

허리 마디사이 움직임 검사 LUMBAR INTERSEGMENTAL MOTION TESTING

L1에서 L5-S1까지 수동적 측방굽힘, 가쪽 누운 자세(예: L5-S1)

L1 to L5-S1 Passive Side Bending, Lateral Recumbent Position(L5-S1 Example)

1. 시술자는 환자의 엉덩관절을 약 90도 굽히면서, 환자의 다리를 부드럽게 치료대 밖으로 움직인다(**그림 5.24**).
2. 시술자는 L5가 S1에 대해 중립이 될 때까지 천천히 환자의 엉덩관절을 굽히거나 편다.
3. 시술자의 머리쪽 손은 L5의 왼쪽과 오른쪽 가로돌기를 촉지하거나(**그림 5.25**), 두 가로돌기사이의 사이공간을 촉지한다.
4. 시술자의 꼬리쪽 손이 천천히 환자의 발과 발목을 위쪽으로 들어올릴 때 머리쪽 손은 발이 들어올려진 쪽의 가로돌기가 접근하는 것을 파악한다(**그림 5.26**).
5. 시술자는 머리쪽 손이 환자의 아래 발쪽의 가로돌기가 접근(또는 누워 있는 쪽의 반대쪽 가로돌기의 분리)하는 것을 파악하면서 환자의 발과 발목을 낮춘다(**그림 5.27**).
6. 시술자는 왼쪽 측방굽힘과 오른쪽 측방굽힘으로 두 분절 중 윗 분절(L5)의 능력을 평가한다. 이 검사에서, 측방굽힘은 발과 발목이 움직이는 쪽에서 발생한다.
7. 시술자는 각 분절의 허리뼈에 이러한 단계로 검사를 수행한다.
8. 시술자는 도출되는 움직임의 자세와 자유에 대한 특이사항을 경과노트에 기록한다.

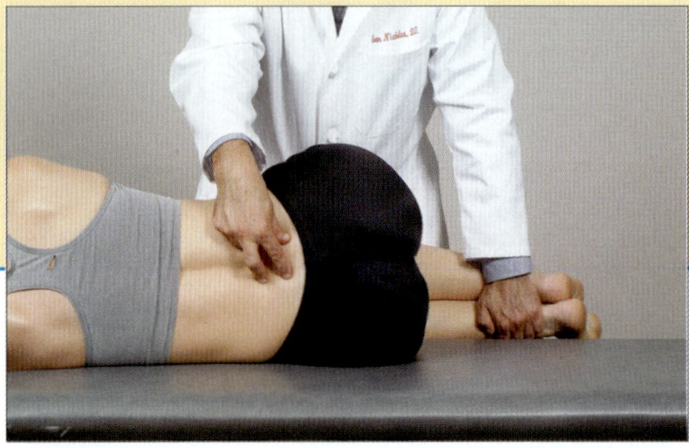

그림 5.24 1단계

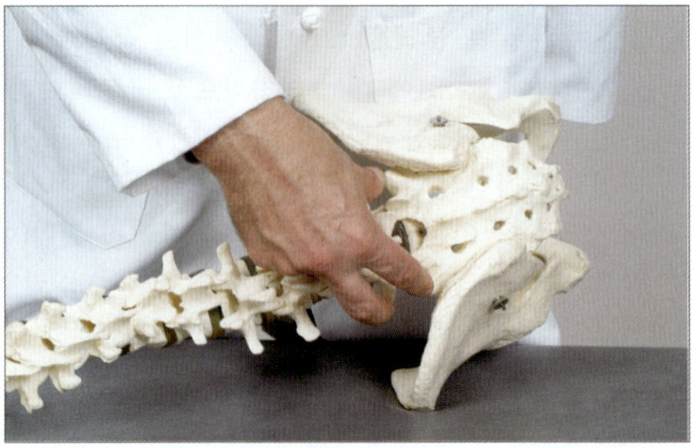

그림 5.25 3단계, L5 가로돌기의 촉지

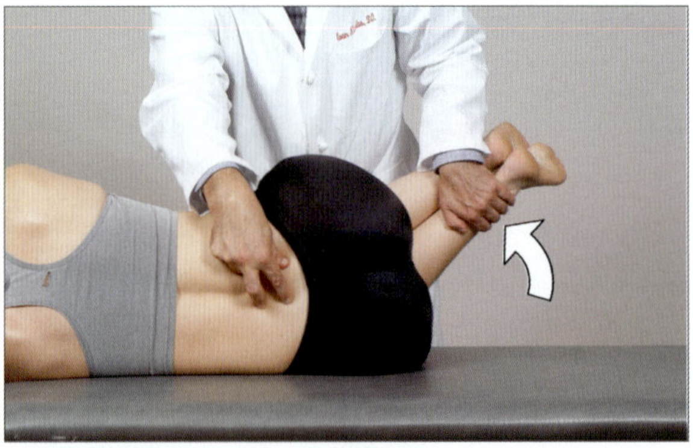

그림 5.26 4단계, 오른쪽 측방굽힘

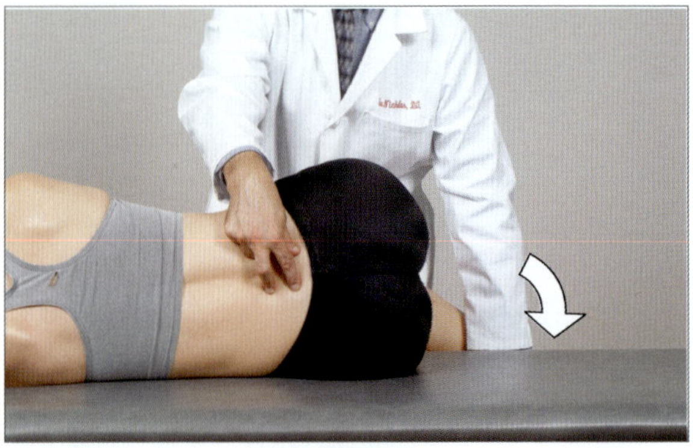

그림 5.27 5단계, 왼쪽 측방굽힘

가슴 마디사이 움직임 검사 THORACIC INTERSEGMENTAL MOTION TESTING

T1에서 T4까지 측방굽힘, 가쪽 누운 자세 (긴 지레)

T1 to T4 Side Bending, Lateral Recumbent Position(Long Lever)

1. 환자는 치료대 모서리에 가쪽 누운 자세를 취한다.
2. 시술자는 환자의 얼굴쪽에서 환자 앞에 앉는다.
3. 시술자는 머리쪽 손을 환자의 머리 아래에 놓고 조심스럽게 치료대에서 들어올리는 동안 꼬리쪽 손은 기능장애 분절의 가로돌기 위에 놓거나 가로돌기사이 공간에 놓는다(그림 5.28).
4. 시술자는 관련된 분절의 가로돌기나 가로돌기사이의 공간을 파악하는 동안 환자의 머리를 조심스럽게 들어올린다. 측방굽힘은 머리가 움직이는 쪽에서 발생한다. 이것은 반대쪽 가로돌기의 분리와 윗 분절 가로돌기의 접근을 알 수 있다(그림 5.29).
5. 시술자는 아래쪽(치료대쪽) 가로돌기의 접근과 반대쪽 가로돌기의 분리를 파악하면서 치료대쪽으로 머리를 부드럽게 낮추도록 움직인다(그림 5.30). 다시 한번 말하지만, 머리가 움직이는 쪽이 측방굽힘이 발생하는 쪽이다.
6. 시술자는 움직임이 자유롭고, 편한 측방굽힘을 정하기 위해 T1-T4 부위에 이러한 단계를 반복하고, 특이사항을 경과노트에 기록한다.

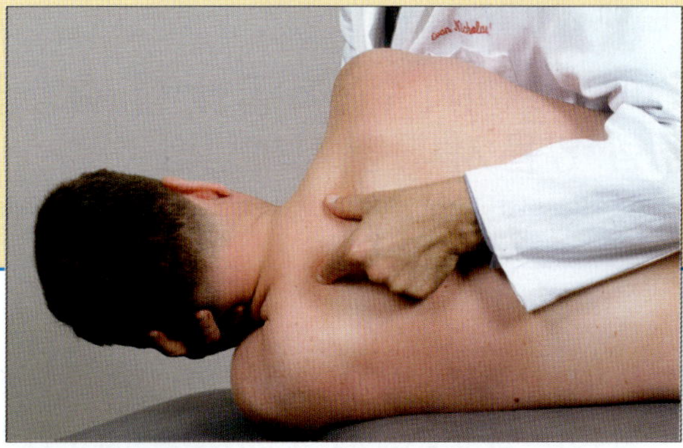

그림 5.28 3단계

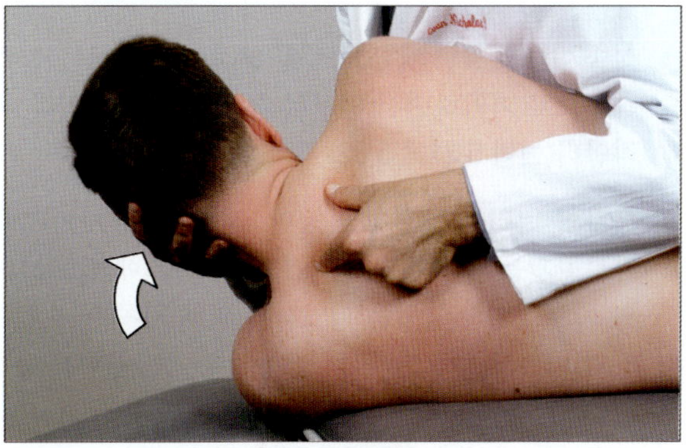

그림 5.29 4단계, 오른쪽 측방굽힘

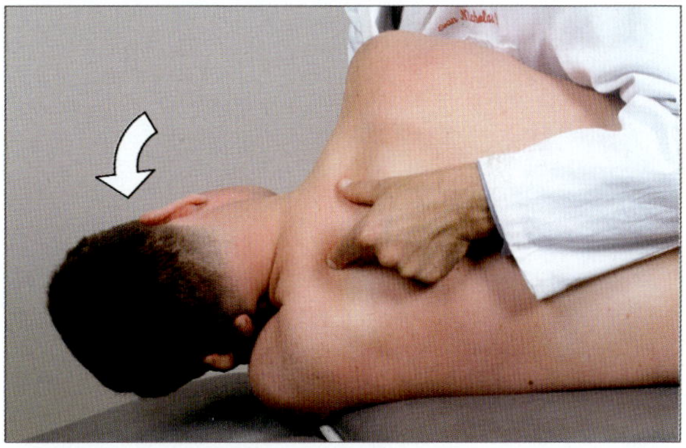

그림 5.30 5단계, 왼쪽 측방굽힘

가슴 마디사이 움직임 검사 THORACIC INTERSEGMENTAL MOTION TESTING

T1에서 T4까지 수동적 굽힘, 폄, 측방굽힘, 돌림, 앉은 자세, 긴 지레 방법

T1 to T4 Passive Flexion, Extension, Side Bending, and Rotation, Seated, Long-Lever Method

1. 환자는 앉고, 시술자는 환자 뒤에 선다.
2. 시술자는 한 손으로 환자의 머리를 조절하고 다른 손의 집게손가락과 가운데손가락으로 T1과 T2의 가시돌기를 촉지한다.
3. 시술자는 다양한 방향으로 윗 분절이 움직이는 능력을 지속적으로 파악하면서 천천히 환자의 머리를 앞과 뒤로 움직인다(**그림 5.31 & 5.32**).
4. 환자의 머리를 조절하는 동안, 시술자는 T1과 T2의 왼쪽 가로돌기를 촉지하고, 왼쪽 T2 가로돌기에 접근하는 왼쪽 T1 가로돌기의 능력을 평가하기 위해 왼쪽 어깨쪽으로 환자의 머리를 움직인다. 이것이 왼쪽 측방굽힘을 유도한다(**그림 5.33**). 오른쪽 측방굽힘을 유도하기 위해 이것을 오른쪽으로 반복한다(**그림 5.34**).

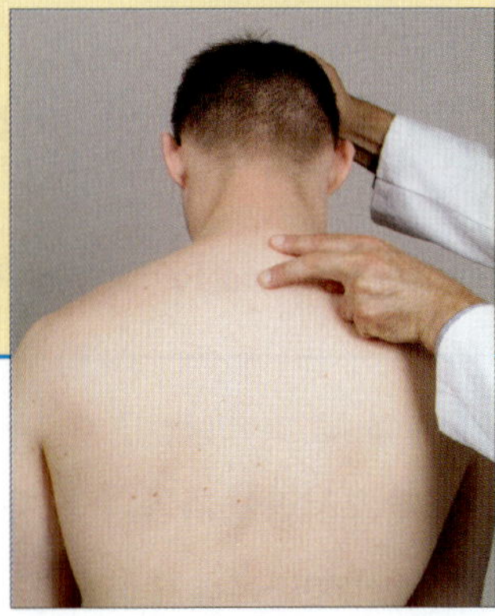

그림 5.31 3단계, 굽힘, 가시돌기 분리

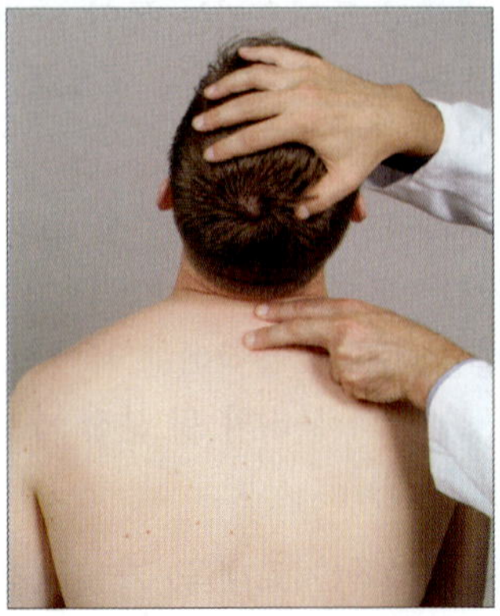

그림 5.32 3단계, 폄, 가시돌기 접근

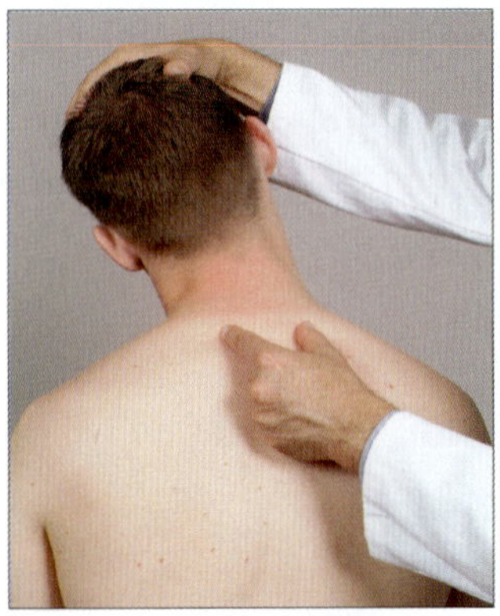

그림 5.33 4단계, 왼쪽 측방굽힘

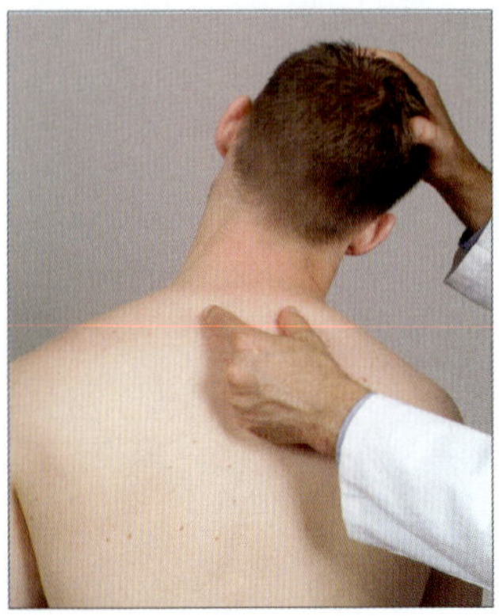

그림 5.34 4단계, 오른쪽 측방굽힘

5. 왼쪽 가로돌기를 주시하면서, 시술자는 천천히 환자의 머리를 왼쪽으로 돌린다. 이것이 왼쪽 돌림을 평가하는 것이다; 이 때 같은 쪽으로 가로돌기의 뒤쪽 움직임이 동시에 감지된다(**그림 5.35**). 오른쪽 돌림을 유도하기 위해 오른쪽으로 반복한다(**그림 5.36**).
6. 시술자는 T2-T3, T3-T4, 그리고 T4-T5 등 각각의 분절 높이에 이와 같은 단계를 수행한다.
7. 시술자는 도출되는 움직임의 자세와 자유에 대한 특이사항을 경과노트에 기록한다.

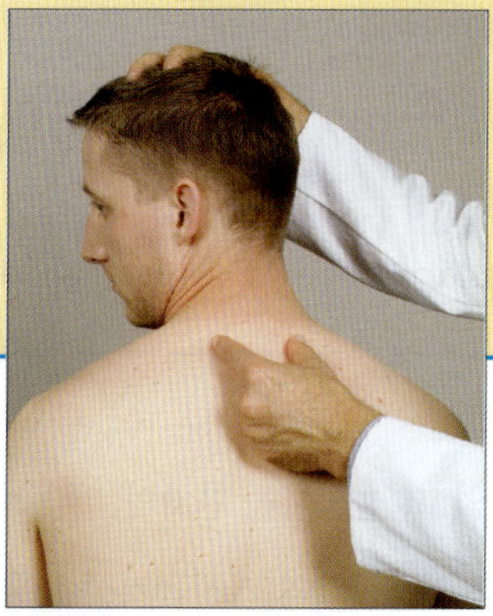

그림 5.35 5단계, 왼쪽 돌림

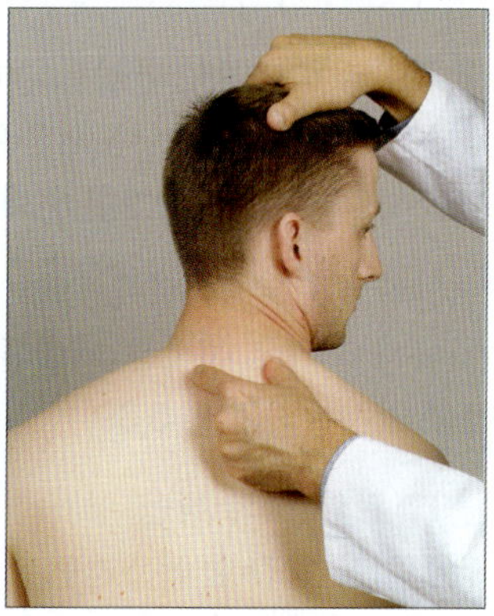

그림 5.36 5단계, 오른쪽 돌림

가슴 마디사이 움직임 검사 THORACIC INTERSEGMENTAL MOTION TESTING

T1에서 T12까지 수동적 굽힘과 폄, 변위 방법, 앉은 자세(예: T6-T7)

T1 to T12 Passive Flexion and Extension, Translatory Method, Seated(T6-T7 example)

1. 환자는 앉고, 시술자는 환자의 뒤옆쪽에 선다.
2. 시술자는 T6와 T7의 가시돌기사이에 한 손의 엄지손가락과 집게손가락을 위치하거나, 집게손가락과 가운데손가락으로 T6와 T7의 가시돌기를 촉지한다(그림 5.37).
3. 환자는 앞쪽으로 V 형태로 팔짱을 낀다. 시술자는 왼손을 T6-T7 사이공간에 위치하면서 오른쪽 팔과 손은 팔짱낀 환자의 팔꿈치 아래 놓는다(그림 5.38).
4. 시술자는 왼쪽 손으로 T7 위에 T6의 굽힘을 감지하면서, 환자에게 아래팔 위로 이마를 기대면서 앞쪽으로 완전히 이완하라고 지시한다(그림 5.39).
5. 시술자는 T7 위의 T6의 폄을 평가하기 위해 앞쪽 손으로 환자의 팔꿈치를 약간 들어올리면서 뒤쪽 손으로 부드럽게 가시돌기나 가시돌기사이 공간을 앞쪽으로 밀거나 활주시킨다. 이것을 가시돌기 접근이라 언급한다(그림 5.40). 환자는 근긴장 없이 완전히 이완하도록 하며, 과도하게 젖히지 말아야만 한다.
6. 4단계와 5단계를 각 각의 등뼈 분절에 수행한다.
7. 시술자는 도출되는 움직임의 자세와 자유에 대한 특이사항을 경과노트에 기록한다.

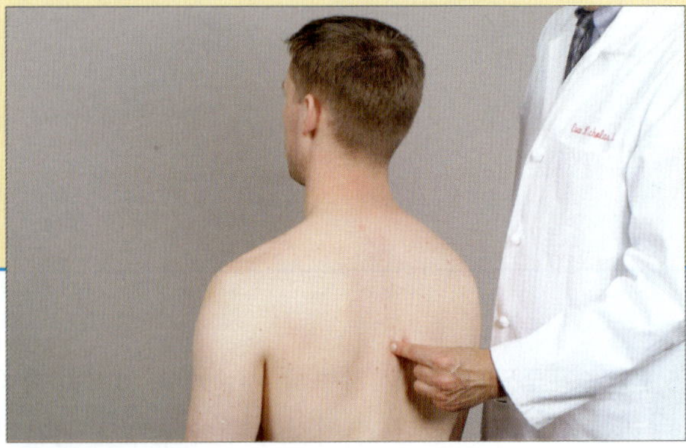

그림 5.37 2단계

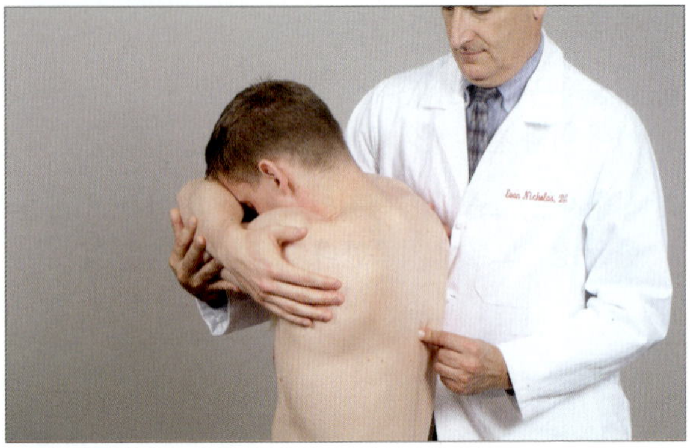

그림 5.38 3단계

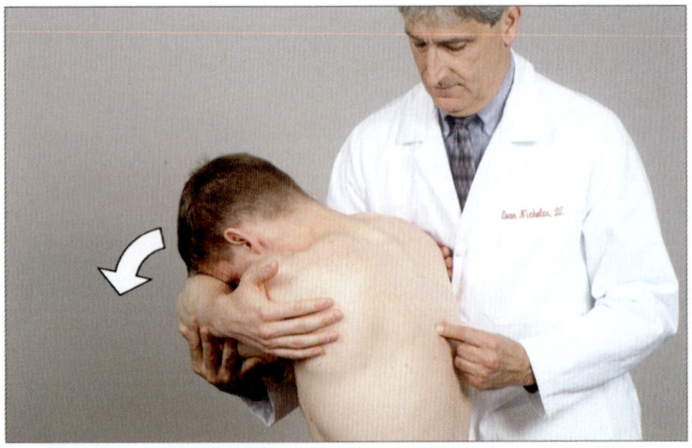

그림 5.39 4단계, 굽힘, 가시돌기 분리

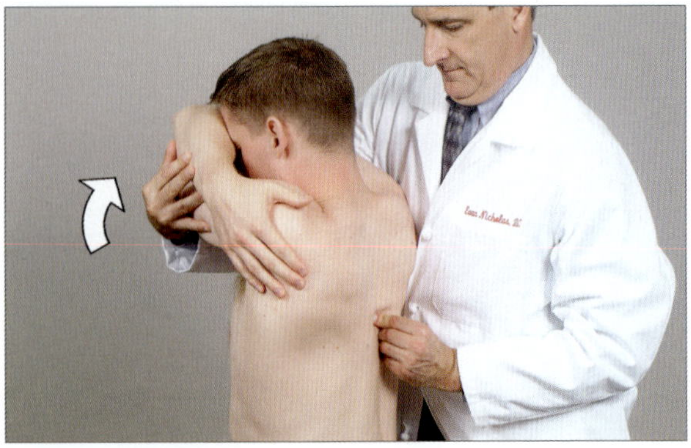

그림 5.40 5단계, 폄, 가시돌기 접근

가슴 마디사이 움직임 검사 THORACIC INTERSEGMENTAL MOTION TESTING

T1에서 T12까지 변위 방법(수동적 측방굽힘), 앉은 자세

T1 to T12 Translatory Method(Passive Side Bending), Seated

1. 환자는 앉고, 시술자는 환자 뒤쪽 옆으로 선다.
2. 시술자는 T6와 T7의 가시돌기사이에 왼쪽 엄지손가락과 집게손가락을 위치시킨다(그림 5.41). 시술자의 왼쪽 엄지손가락과 집게손가락이 T6의 가시돌기를 번갈아 촉지한다.
3. 시술자는 환자의 오른쪽 어깨에 오른쪽 겨드랑이를 올려놓고 오른쪽 팔을 환자의 가슴을 가로질러 환자의 왼쪽 어깨 위에 손을 올려놓는다(그림 5.42).
4. 시술자의 오른쪽 겨드랑이는 왼쪽 손이 T6-T7 가시돌기사이 공간을 환자의 왼쪽으로 밀거나 활주시킬 때 환자의 오른쪽 어깨를 아래쪽으로 누른다. 이것이 T7에 대한 T6의 오른쪽 측방굽힘을 일으키는 왼쪽 변위 효과이다(그림 5.43).
5. 시술자는 왼쪽 손이 T6-T7 가시돌기사이 공간을 환자의 오른쪽으로 활주시킬 때 오른쪽 손으로 환자의 왼쪽 어깨를 아래쪽으로 누른다(그림 5.44).
6. 이러한 단계를 각 각의 등뼈 분절 높이에서 오른쪽과 왼쪽 측방굽힘을 평가하기 위해 실행한다.
7. 시술자는 도출되는 움직임의 자세와 자유에 대한 특이사항을 경과노트에 기록한다.

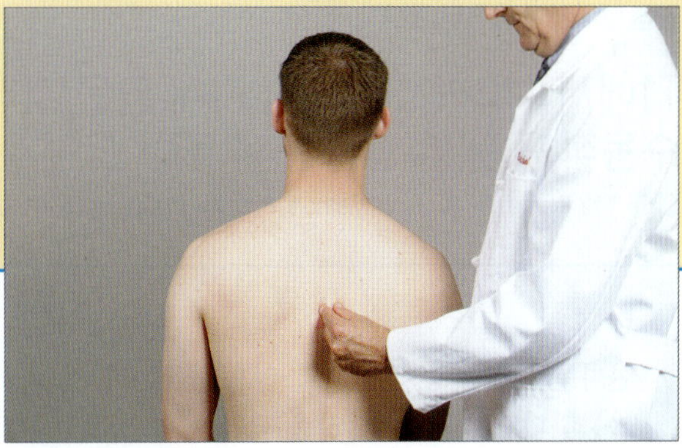

그림 5.41 2단계

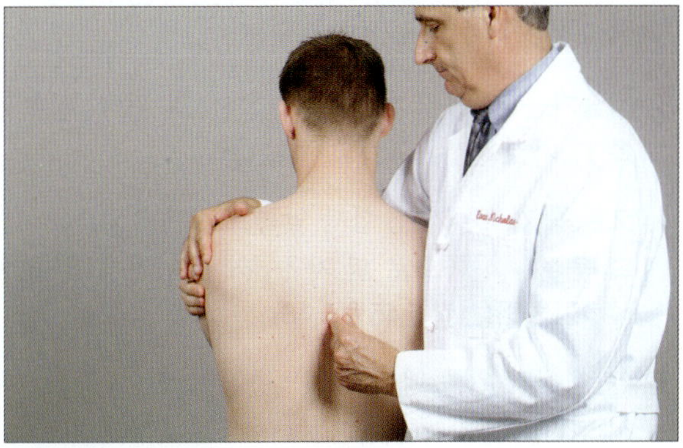

그림 5.42 3단계

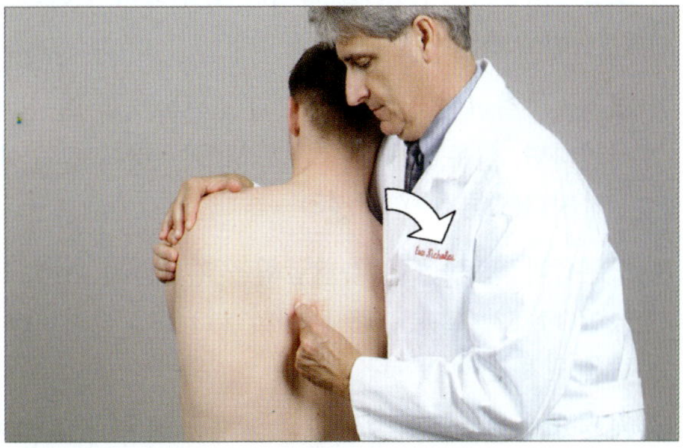

그림 5.43 4단계, 오른쪽 변위 측방굽힘

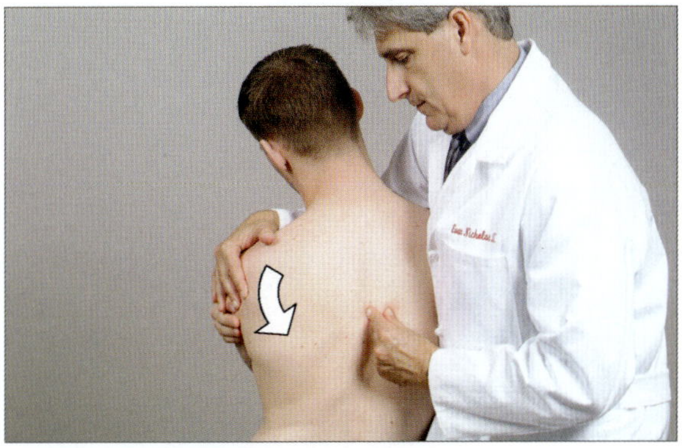

그림 5.44 5단계, 왼쪽 변위 측방굽힘

가슴 마디사이 움직임 검사 THORACIC INTERSEGMENTAL MOTION TESTING

T1에서 T12까지 엎드린 자세 짧은 지레 방법, 수동적 돌림, 측방굽힘(예: T7)

T1 to T12 Prone Short-Lever Method, Passive Rotation, Side Bending(Example T7)

1. 환자는 머리를 중립에 놓고, 엎드려 눕는다. 이 자세가 불가능하다면, 환자는 머리를 편안한 쪽으로 돌려도 괜찮다. 경과노트에 어떠한 변화라도 기록한다.
2. 시술자는 치료대의 한 쪽에 서서 엄지손가락이나 집게손가락으로 T7 가로돌기를 촉지한다.
3. 시술자는 잘 움직이는 쪽을 평가하기 위해, 왼쪽과 오른쪽 T7 가로돌기를 교대로 누른다.
4. 오른쪽 가로돌기가 쉽게 앞쪽으로(속으로) 움직인다면, 그 분절은 왼쪽으로 더 자유롭게 돌아가게 되며, 반대도 마찬가지다(그림 5.45 & 5.46).
5. 4단계에서 왼쪽 가로돌기는 층간(layer by layer) 촉지에서 더 도드라지게(뒤쪽으로) 촉지될 것이다.
6. 다음으로, 측방굽힘을 평가하기 위해 엄지손가락으로 가로돌기의 가장 가쪽면을 촉지하여, 왼쪽과 오른쪽으로 번갈아 변위 활주시킨다.
7. 엄지손가락이 분절을 왼쪽에서 오른쪽으로 더 쉽게 이동시킨다면, 왼쪽 측방굽힘이 발생하는 것이고, 반대도 마찬가지다(그림 5.47 & 5.48).
8. 오른쪽과 왼쪽 돌림, 측방굽힘을 평가하기 위해 각 분절 높이(T1-T2, T2-T3, T3-T4에서 T11-T12 까지)에서 위와 같은 단계를 시행한다.
9. 시술자는 도출되는 움직임의 자세와 자유에 대한 특이사항을 경과노트에 기록한다.

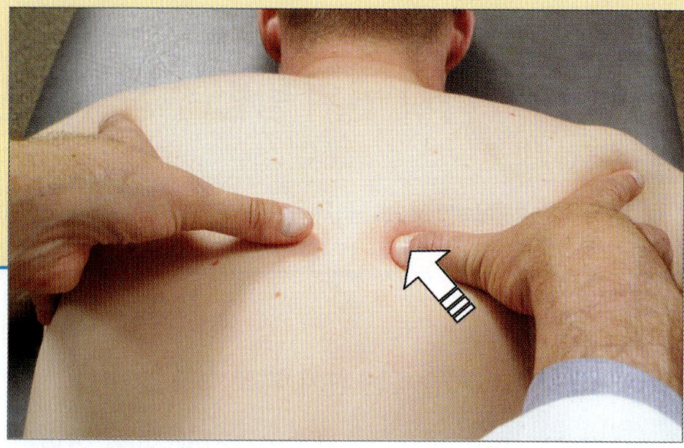

그림 5.45 4단계, 왼쪽 돌림

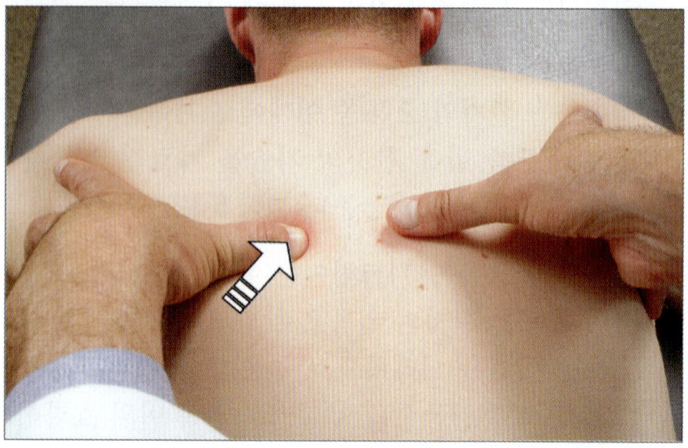

그림 5.46 4단계, 오른쪽 돌림

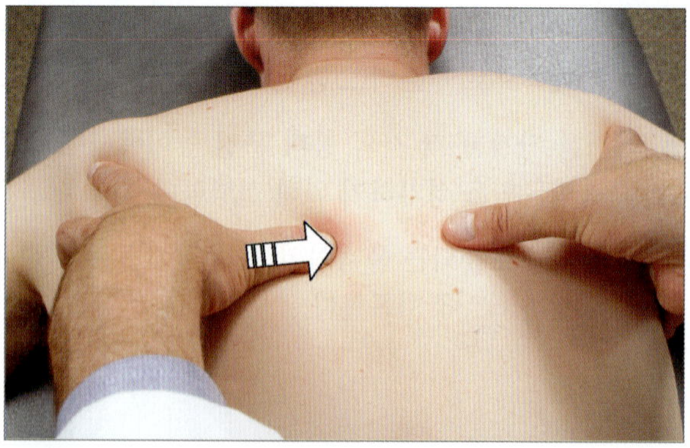

그림 5.47 7단계, 왼쪽 측방굽힘

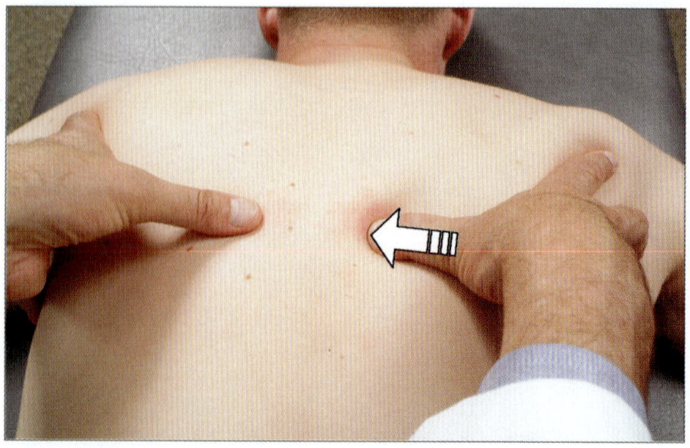

그림 5.48 7단계, 오른쪽 측방굽힘

가슴 마디사이 움직임 검사 THORACIC INTERSEGMENTAL MOTION TESTING

T8에서 T12까지 긴 지레 방법, 수동적 굽힘과 폄, 옆으로 누운 자세

T8 to T12 Long-Lever Method, Passive Flexion and Extension, Lateral Recumbent

1. 환자는 엉덩관절과 무릎관절을 구부리고 옆으로 누운자세(태아 자세)를 취한다.
2. 시술자는 환자를 마주보고 치료대 옆에 서서, 꼬리쪽 손으로 환자의 양쪽 무릎의 정강뼈 결절을 조절한다.
3. 시술자의 머리쪽 손의 검지손가락과 가운데손가락으로 T1과 L1의 가시돌기나 그 사이공간을 촉지한다(그림 5.49).
4. 시술자는 환자의 엉덩관절을 천천히 구부리기 위해 환자의 무릎을 가슴으로 가져갈 때, 머리쪽 손으로 가시돌기의 분리를 감지한다(굽힘, 그림 5.50).
5. 시술자는 환자의 엉덩관절을 펴기 위해 환자의 무릎을 가슴에서 벌릴때, 머리쪽 손으로 가시돌기의 접근을 감지한다(폄, 그림 5.51).
6. 이러한 단계를 각 각의 분절 높이의 굽힘과 폄을 평가하기 위해 수행한다.
7. 시술자는 도출되는 움직임의 자세와 자유에 대한 특이사항을 경과노트에 기록한다.

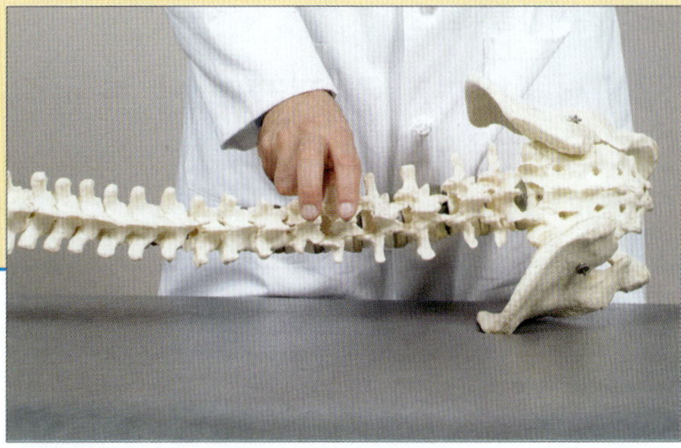

그림 5.49 3단계, T12-L1의 가시돌기

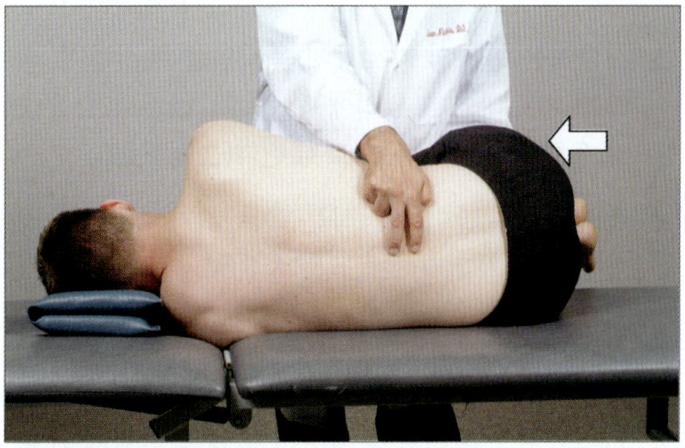

그림 5.50 4단계, 굽힘

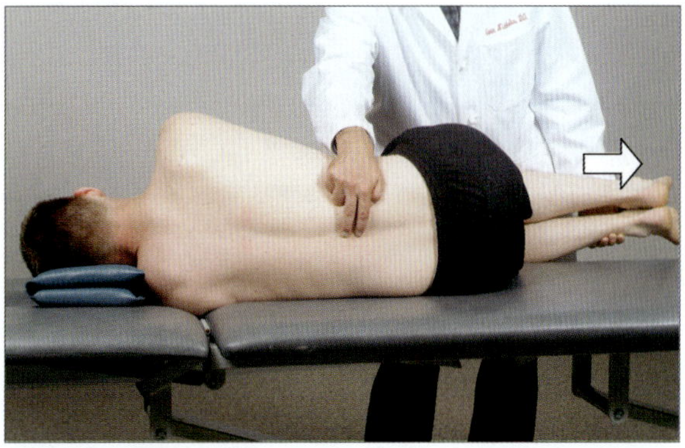

그림 5.51 5단계, 폄

가슴 마디사이 움직임 검사 THORACIC INTERSEGMENTAL MOTION TESTING

T8에서 T12까지 긴 지레 방법, 수동적 측방굽힘, 옆으로 누운 자세

T8 to T12 Long-Lever Method, Passive Side Bending , Lateral Recumbent

1. 환자는 엉덩관절과 무릎관절을 구부리고 옆으로 눕는다(태아 자세).
2. 시술자는 환자를 마주보고 치료대 옆에 서서, 꼬리쪽 손으로 환자의 양쪽 무릎의 정강뼈 결절을 조절한다.
3. 시술자는 환자의 가로돌기 움직임을 주시하며, 환자의 다리를 치료대의 모서리에서 뗀 후, 천천히 발을 천장쪽으로 올렸다가, 바닥쪽으로 내린다(그림 5.52).
4. 측방굽힘은 발이 이동하는 쪽으로 가로돌기의 접근이 파악될 때 평가된다(그림 5.53 & 5.54).
5. 이러한 단계를 각 각의 등뼈 분절 높이의 오른쪽과 왼쪽 측방굽힘을 평가하기 위해 수행한다.
6. 시술자는 도출되는 움직임의 자세와 자유에 대한 특이사항을 경과노트에 기록한다.

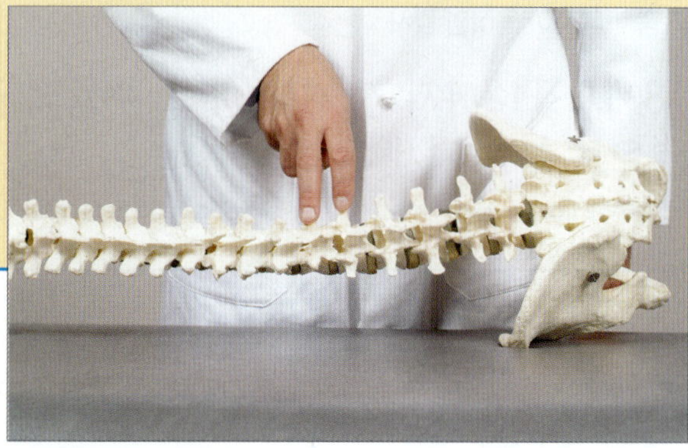

그림 5.52 3단계

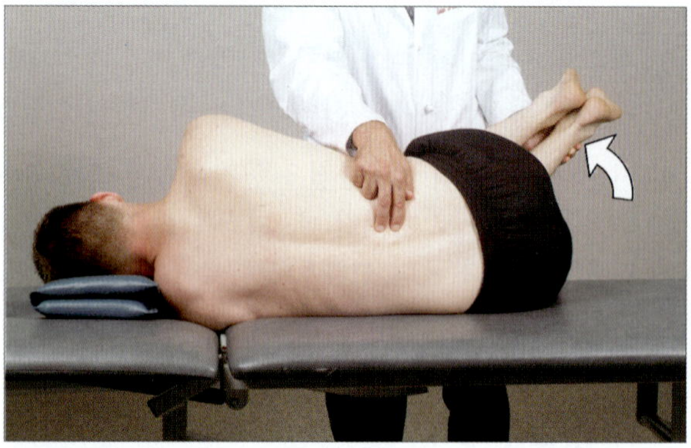

그림 5.53 4단계, 오른쪽 측방굽

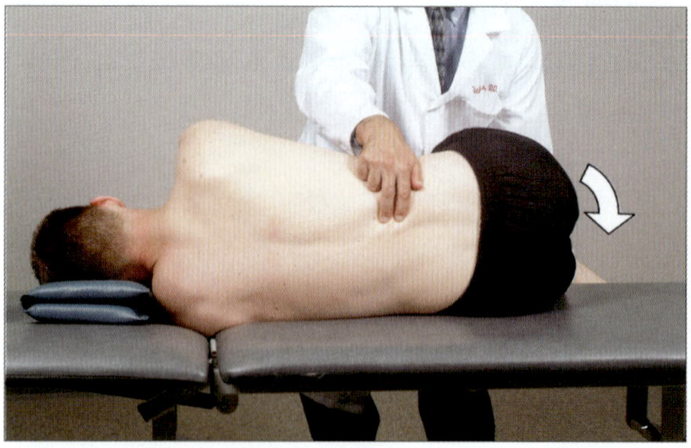

그림 5.54 4단계, 왼쪽 측방굽힘

갈비뼈 움직임 검사 COSTAL MOTION TESTING

갈비뼈의 역학

Costal Mechanics

호흡에서 복장뼈와 갈비뼈는 동시에 움직이고, 들이쉴 때 앞뒤지름과 가쪽 지름의 복합된 패턴이 가슴을 확장시키며, 날숨시 앞뒤 지름과 가쪽 지름이 감소된다. 복장뼈와 첫 번째~열 번째 갈비뼈는 들숨시 머리쪽으로 올라가고 꼬리쪽으로 내려가며, 날숨시에는 반대로 움직인다(그림 5.55).

들숨시 갈비뼈의 운동 Rib Excursion with Inhalation

척추뼈와 복장뼈의 부착부는 정상적으로 숨을 들이쉬는 동안 가슴을 확장시키기 위해 특별한 움직임 벡터를 증가시키도록 연합된다. 확장은 두 가지 중요한 벡터경로를 통해 움직인다. 이러한 패턴이 양쪽 첫 번째~여섯 번째 척추복장 갈비뼈와 일곱 번째~열 번째 척추연골 갈비뼈에서 펌프 손잡이(pump handle) 축과 양동이 손잡이(bucket handle) 축으로 발생된다고 설명한다(그림 5.56 & 5.57).

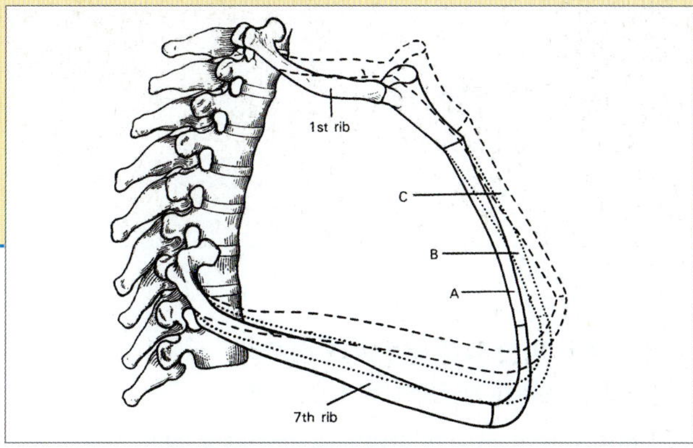

그림 5.55 복장뼈와 갈비뼈의 움직임을 보여주기 위한 자세로 첫 번째와 일곱 번째 갈비뼈의 외측면. A: 평상시 날숨. B: 조용한 들숨. C: 깊은 들숨.(Clemente CD로 부터 허가받아 사용. Gray' s Anatomy, 30th American ed. Baltimore: Lippincott Williams & Wilkins, 1985.)

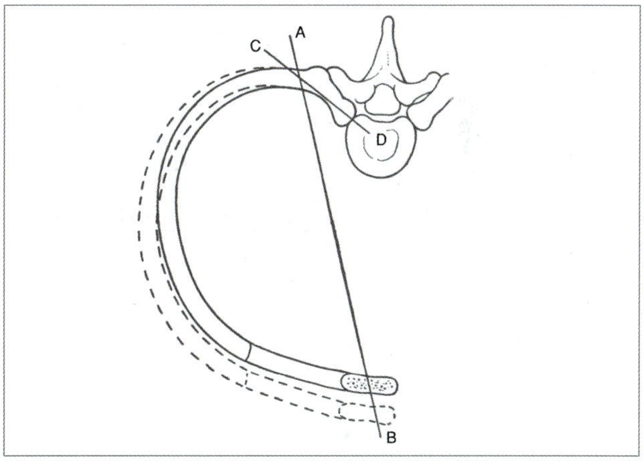

그림 5.56 척추복장 갈비뼈의 움직임 축(AB와 CD). 점선은 들숨시 예상되는 갈비뼈의 위치를 나타냄. (AACOM의 허가를 받아 사용함. Copyright 1983-2006. All right reserved.)

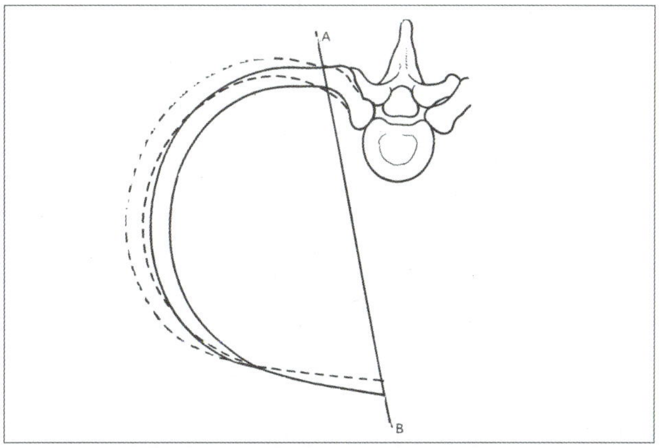

그림 5.57 척추연골 갈비뼈의 움직임 축(AB). 점선은 들숨시 예상되는 갈비뼈의 위치를 나타냄. (AACOM의 허가를 받아 사용함. Copyright 1983-2006. All right reserved.)

갈비뼈 움직임 검사 COSTAL MOTION TESTING

갈비뼈의 역학

Costal Mechanics

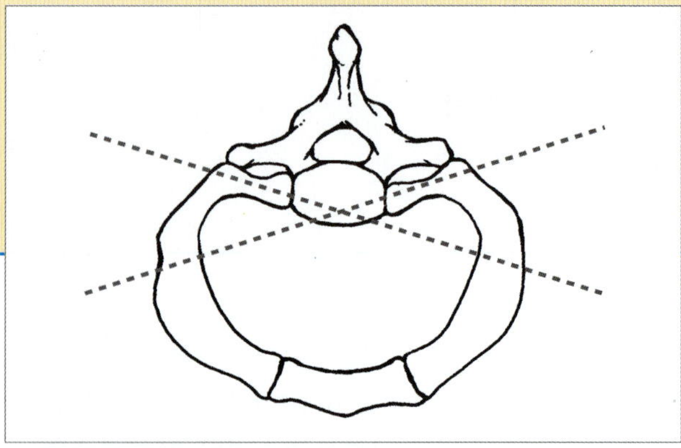

그림 5.58 첫 번째 늑골: 가장 관상면에 가까움, 순수한 펌프 손잡이 갈비뼈 운동을 허용

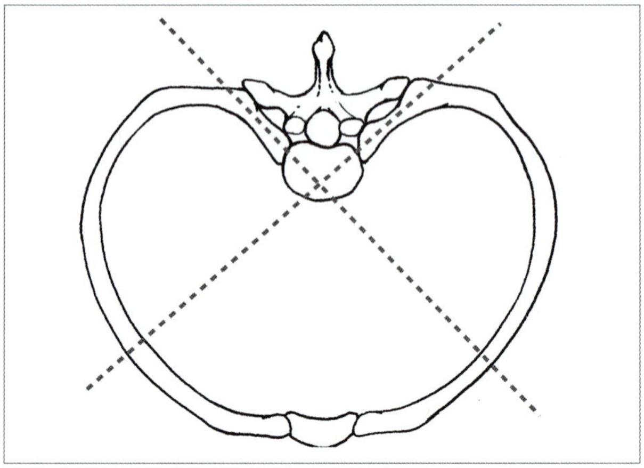

그림 5.59 여섯 번째 늑골: 관상면에서 멈, 첫 번째 갈비뼈보다 가장 양동이 손잡이 운동을 크게 허용

첫 번째와 여섯 번째 갈비뼈의 경사각

Angle of Inclination of the Axes of Rib 1 and Rib 6

갈비가로돌기 관절은 갈비뼈를 움직이게 하는 돌림축을 통해 각을 생성하기 위해 각 각의 척추뼈 높이에서 갈비척추 관절과 연합한다. 그러므로, 갈비뼈는 이와 같은 특별한 돌림축 안에서 움직이며, 이 각은 윗 갈비뼈에서 부터 아래 갈비뼈까지 변화한다. 관상면과 가쪽 신체선과 관련된 이 각은 정상 호흡시에 생성되는 갈비뼈의 움직임이 앞쪽 빗장중간서서 가장 큰지 또는 가쪽 빗장-중간겨드랑선에서 큰지를 결정한다. 첫 번째~열 번째 갈비뼈는 각 각의 돌림축에서 몇 가지 공통된 움직임 지표를 가지고 있다. 그러나, 위쪽 갈비뼈의 움직임 패턴은 관상축이 우세하며, 아래쪽 갈비뼈에서는 관상축보다는 시상축에서 더 우세하게 관계한다. 이러한 차이가 위쪽 갈비뼈에서 펌프 손잡이 운동 패턴을 우세하게 생성하고, 아래쪽 갈비뼈에서 양동이 손잡이 운동 패턴을 우세하게 만든다(**그림 5.58 & 5.59**).

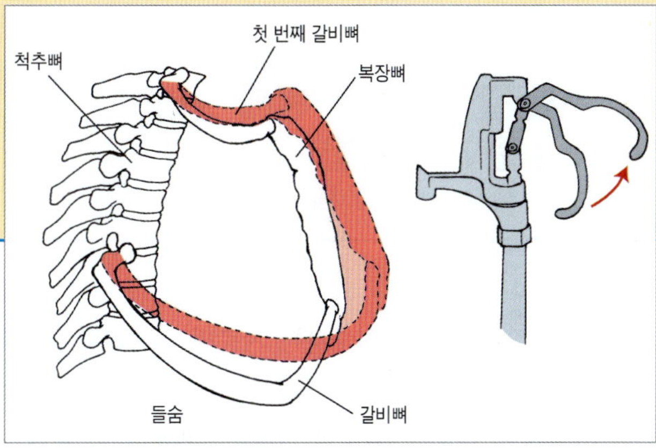

그림 5.60 펌프 손잡이 갈비뼈 운동. (Reprinted with permission from Clay JH, Pounds DM. Basic Clinical Massage Therapy: Integrating Anatomy and Treatment. Baltimore: Lippincott Williams & Wilkins, 2003).

펌프 손잡이 갈비뼈 운동 Pump Handle Rib Motion

갈비뼈의 움직임을 나타내는 펌프 손잡이 갈비뼈 운동(pump handle rib motion)이라는 단어는 물 펌프의 손잡이의 움직임과 비교할 수 있다. 이 움직임은 공간에 고정된 하나의 축이 있고, 축 주위를 돌아서 반대편 끝으로 이동한다(그림 5.60).

양동이 손잡이 갈비뼈 운동 Bucket Handle Rib Motion

갈비뼈의 움직임을 나타내는 양동이 손잡이 갈비뼈 운동(Bucket Handle Rib Motion)은 양동이의 테두리를 올리고 내릴 수 있는 양동이의 손잡이의 움직임과 비교할 수 있으며, 같은 쪽으로 내려진다. 이 운동은 공간에서 움직임을 위해 고정된 두 점 사이에 존재하는 유일한 돌림축에 의해 생성된다(그림 5.61).

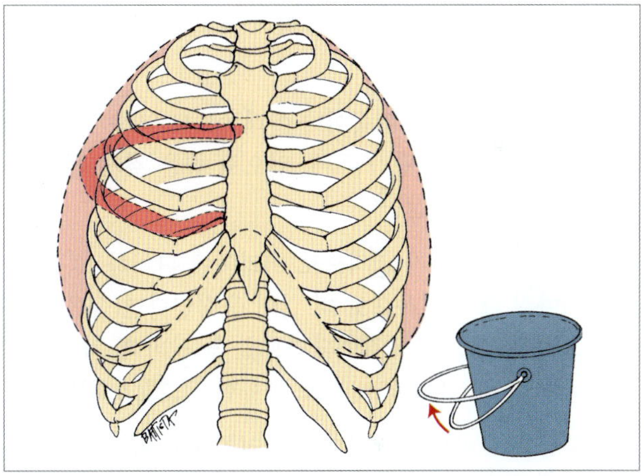

그림 5.61 양동이 손잡이 갈비뼈 운동(Bucket Handle Rib Motion). (Reprinted with permission from Clay JH, Pounds DM. Basic Clinical Massage Therapy: Integrating Anatomy and Treatment. Baltimore: Lippincott Williams & Wilkins, 2003).

갈비뼈 움직임 검사 COSTAL MOTION TESTING

첫 번째 갈비뼈와 두 번째 갈비뼈, 바로 누운 자세 방법

Upper Ribs 1 and 2, Supine Method

1. 환자는 바로 눕고, 시술자는 치료대의 머리쪽에 서거나 앉는다(또는 환자가 앉을 수도 있다).
2. 시술자는 복장빗장관절의 빗장뼈아래에서 첫 번째 갈비뼈를 촉지한다(빗장뼈 위의 위치가 사용될 수도 있다)(**그림 5.62**).
3. 시술자는 갈비뼈가 튀어나왔는지 혹은 위쪽이나 아래쪽에 위치하는지를 결정하기 위해 증상쪽이나 양쪽에 대해 상대적인 위쪽(머리쪽)과 아래쪽(꼬리쪽)의 관계를 파악한다.
4. 환자는 시술자가 위쪽이나 아래쪽으로 양쪽 첫 번째 갈비뼈의 움직임을 평가할 때, 입으로 숨을 깊게 들이쉬거나 내쉬도록 지시받는다.
5. 증상쪽 갈비뼈가 정적으로 머리쪽에 위치하거나 숨을 들어마실 때 머리쪽으로 더 많이 움직인다면(숨을 내쉴 때, 꼬리쪽으로 덜 움직인다면), 들숨 갈비뼈 기능장애(inhalation rib dysfunction)로 분류한다(**그림 5.63**).
6. 증상쪽 갈비뼈가 정적으로 꼬리쪽에 위치하거나 숨을 들어마실 때, 머리쪽으로 덜 움직인다면(숨을 내쉴 때, 꼬리쪽으로 더 움직인다면), 날숨 갈비뼈 기능장애(exhalation rib dysfunction)(**그림 5.64**).
7. 다음으로 시술자는 첫 번째 갈비뼈가 촉지된 곳에서 가쪽과 아래로 한 손가락 폭 위치에 두 번째 갈비뼈를 촉지할 수 있으며, 단계 3과 6을 반복한다(**그림 5.65**).
8. 가장 자유로운 증상쪽 갈비뼈의 움직임을 경과노트에 기록한다(들숨과 날숨은 호흡모형에 기초하거나 또는 올림과 내림은 구조적 모형에 기초하였다).

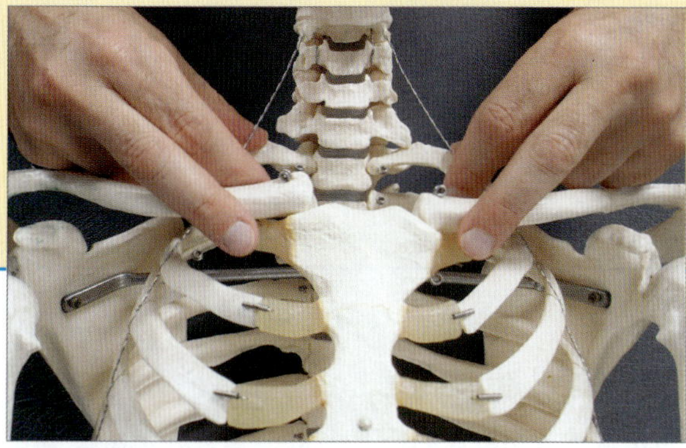
그림 5.62 2단계, 첫 번째 갈비뼈의 촉지

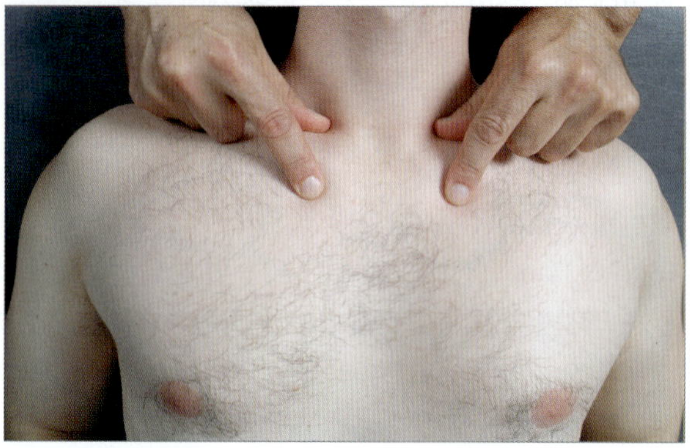
그림 5.63 5단계, 들숨 갈비뼈 기능장애

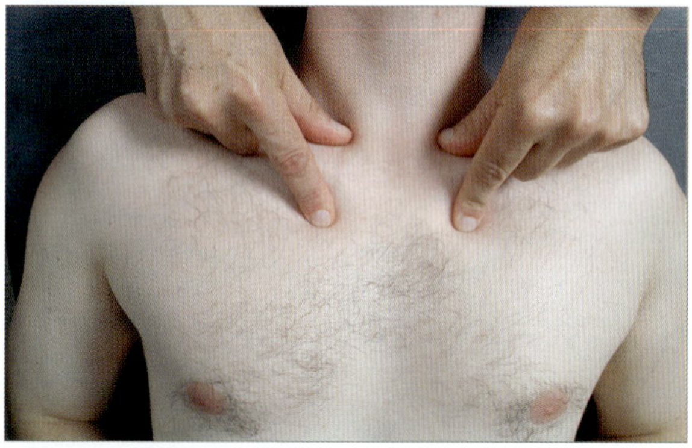
그림 5.64 6단계, 날숨 갈비뼈 기능장애

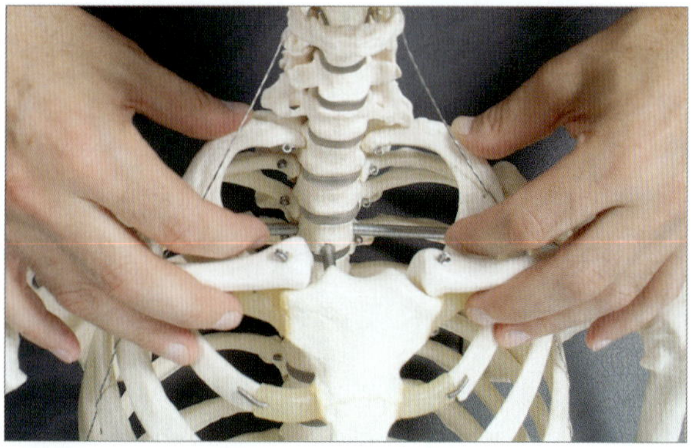
그림 5.65 7단계, 두 번째 갈비뼈의 촉지

갈비뼈 움직임 검사 COSTAL MOTION TESTING

첫 번째 갈비뼈, 올라감, 앉은 자세 방법

First Rib, Elevated, Seated Method

1. 환자는 앉으며, 시술자는 환자 옆에 선다.
2. 시술자는 양쪽의 첫 번째 갈비뼈의 갈비연골관절의 가쪽에서 뒤가쪽면을 촉지한다(**그림 5.66**). 주의: 등세모근의 가장자리를 뒤쪽으로 당겨야 할 것이다(**그림 5.67**).
3. 시술자는 엄지손가락과 나머지 손가락으로 견고하게 잡고, 각 각의 갈비뼈에 교대로 아래쪽(꼬리쪽)으로 힘을 가한다(**그림 5.68 & 5.69**).
4. 시술자는 양쪽 갈비뼈의 상대적인 머리쪽이나 꼬리쪽으로의 관계나 증상쪽 갈비뼈가 반대쪽 갈비뼈와 비교하여 위쪽으로 튀어나왔는지 확인한다.
5. 갈비뼈가 튀어나왔거나 통증이 있거나, 반대쪽과 비교하여 아래쪽으로 압박할 때, 덜 탄력적이라면, 올림 갈비뼈 기능장애(elevated rib dysfunction)라고 부른다.
6. 이 결과는 경과노트에 올림 첫 번째 갈비뼈 기능장애라고 기록한다. 이것은 기능장애의 비호흡적 모형이다.

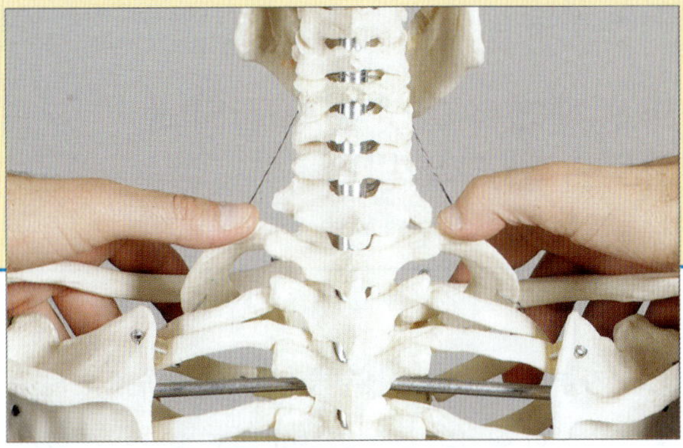

그림 5.66 2단계, 첫 번째 갈비뼈의 촉지

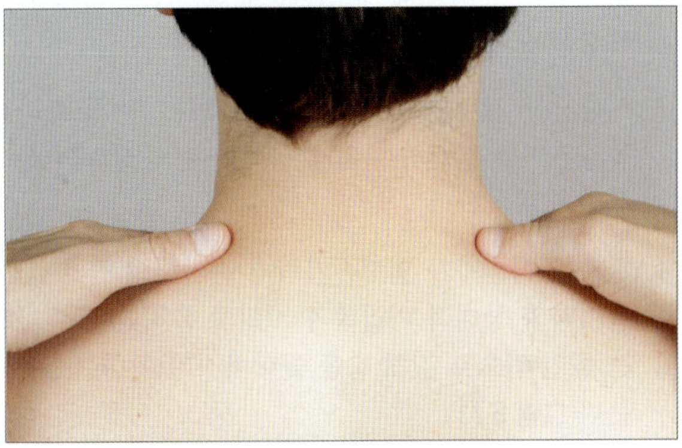

그림 5.67 3단계, 첫 번째 갈비뼈의 촉지

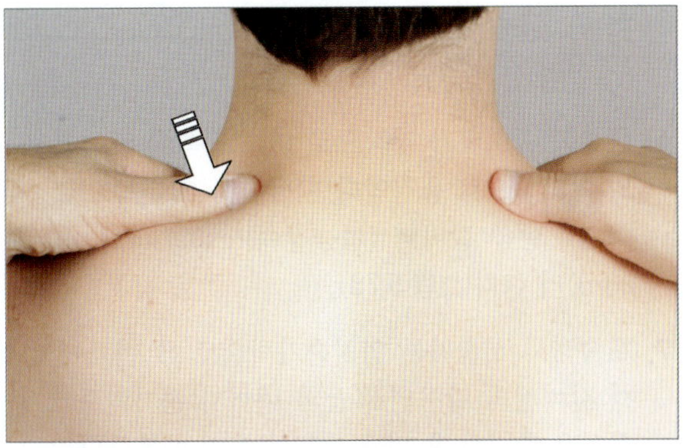

그림 5.68 3단계, 세 번째 갈비뼈의 촉지

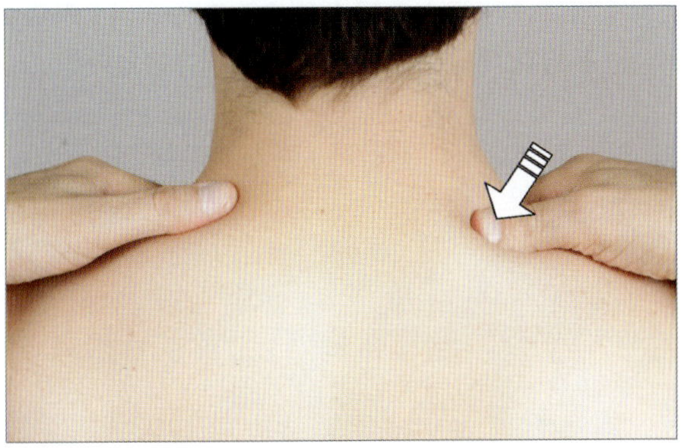

그림 5.69 3단계

갈비뼈 움직임 검사 COSTAL MOTION TESTING

세 번째에서 여섯 번째 갈비뼈, 바로 누운 자세 방법

Upper Ribs 3 to 6, Supine Method

1. 환자는 바로 눕고, 시술자는 환자의 가쪽에 선다.
2. 시술자의 엄지는 펌프 손잡이 운동 촉지하기 위해 양쪽의 세 번째 갈비뼈의 갈비연골 관절에 놓고, 양동이 손잡이 운동의 촉지를 위해 두 번째, 세 번째 손가락 끝을 중간겨드랑선에 놓는다(**그림 5.70**).
3. 시술자는 갈비뼈가 위쪽이나 아래쪽으로 돌출되거나 덜 돌출된지를 결정하기 위해 양쪽 또는 증상쪽의 상대적 치우침을 관찰한다.
4. 환자는 시술자가 엄지손가락과 손가락의 끝으로 각 각의 갈비뼈의 상대적 머리쪽과 꼬리쪽 움직임을 촉지하고 있는 동안 입으로 깊게 숨을 들어마시거나 내쉬도록 지시받는다(**그림 5.71**).
5. 증상쪽 갈비뼈가 정적으로 더 머리쪽에 위치하고, 들숨시 더 머리쪽으로 움직인다면(날숨시, 꼬리쪽으로 덜 움직인다면), 들숨 갈비뼈 (기능장애)(inhalation rib (dysfunction))라 한다(**그림 5.72**).
6. 증상쪽 갈비뼈가 정적으로 더 꼬리쪽에 위치하고, 들숨시 덜 머리쪽으로 움직인다면(날숨시, 꼬리쪽으로 더 움직인다면), 날숨 갈비뼈 (기능장애)(exhalation rib (dysfunction))라 한다(**그림 5.73**).
7. 계속해서 시술자는 엄지손가락으로 네 번째에서 여섯 번째 갈비뼈의 갈비연골 끝과 나머지 손가락으로 중간겨드랑선을 촉지한 후 단계 3에서 6까지 반복한다.
8. 증상쪽에서 가장 자유로운 갈비뼈의 움직임을 경과노트에 기록한다(들숨과 날숨은 호흡모형에 기초하였으며, 또는 올림과 내림은 구조적 모형에 기초하였다).

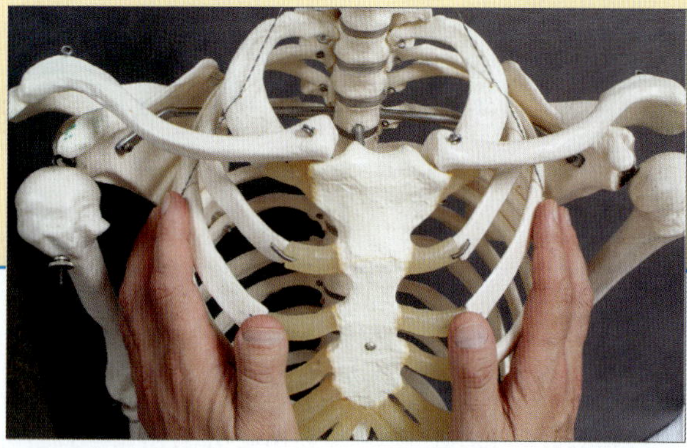
그림 5.70 2단계

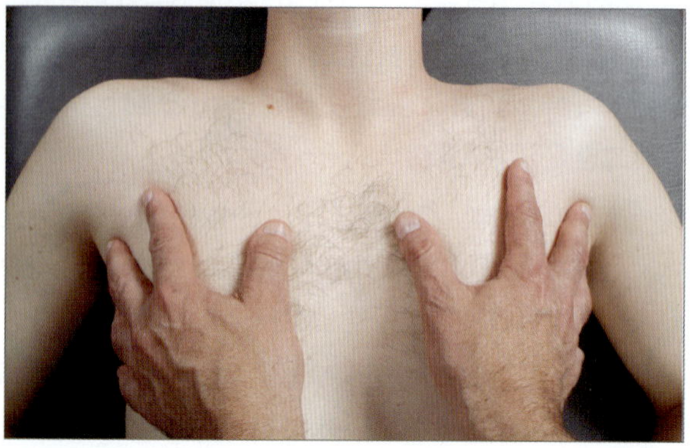
그림 5.71 4단계

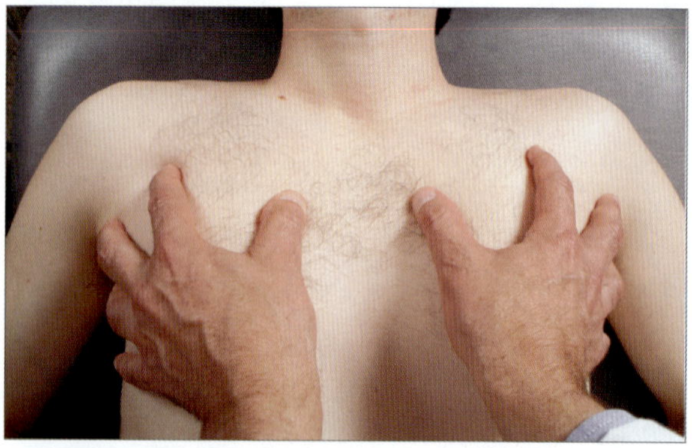
그림 5.72 5단계, 들숨 갈비뼈

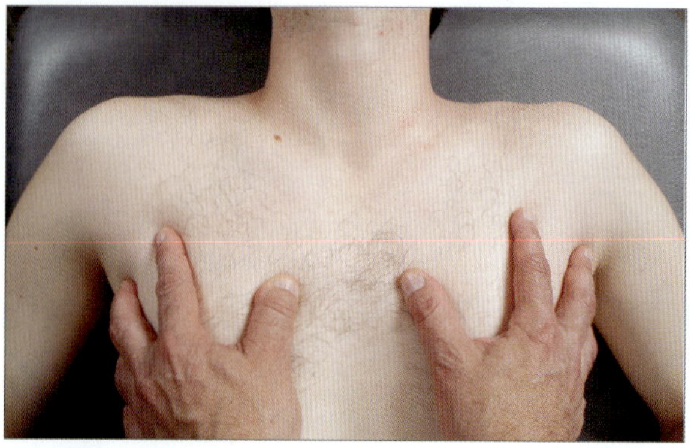
그림 5.73 6단계, 날숨 갈비뼈

갈비뼈 움직임 검사 COSTAL MOTION TESTING

일곱 번째에서 열 번째 갈비뼈, 바로 누운 자세 방법

Lower Ribs 7 to 10, Supine Method

1. 환자는 바로 눕고, 시술자는 환자의 가쪽에 선다.
2. 시술자의 엄지는 펌프 손잡이 운동을 촉지하기 위해 양쪽의 일곱 번째 갈비뼈의 갈비연골 관절에 놓고, 양동이 손잡이 운동의 촉지를 위해 두 번째, 세 번째 손가락 끝을 중간겨드랑선에 놓는다(**그림 5.74 & 5.75**).
3. 시술자는 갈비뼈가 위쪽이나 아래쪽으로 돌출되거나 덜 돌출된지를 결정하기 위해 양쪽 또는 증상쪽의 상대적 치우침을 관찰한다.
4. 환자는 시술자가 엄지손가락과 손가락의 끝으로 각 각의 갈비뼈의 상대적 머리쪽과 꼬리쪽 움직임을 촉지하고 있는 동안 입으로 깊게 숨을 들어마시거나 내쉬도록 지시받는다.
5. 증상쪽 갈비뼈가 정적으로 더 머리쪽에 위치하고, 들숨시 더 머리쪽으로 움직인다면(날숨시, 꼬리쪽으로 덜 움직인다면), 들숨 갈비뼈 (기능장애)(inhalation rib (dysfunction))라 한다(**그림 5.76**).
6. 증상쪽 갈비뼈가 정적으로 더 꼬리쪽에 위치하고, 들숨시 덜 머리쪽으로 움직인다면(날숨시, 꼬리쪽으로 더 움직인다면), 날숨 갈비뼈 (기능장애)(exhalation rib (dysfunction))라 한다(**그림 5.77**).
7. 계속해서 시술자는 엄지손가락으로 여덟 번째에서 열 번째 갈비뼈의 갈비연골 끝과 나머지 손가락으로 겨드랑선 중간을 촉지한 후 단계 3에서 6까지 반복한다.
8. 증상쪽에서 가장 자유로운 갈비뼈의 움직임을 경과노트에 기록한다(들숨과 날숨은 호흡모형에 기초하였으며, 또는 올림과 내림은 구조적 모형에 기초하였다).

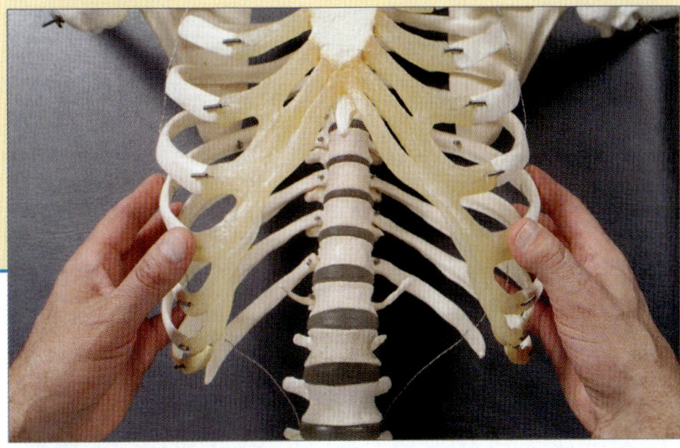

그림 5.74 2단계

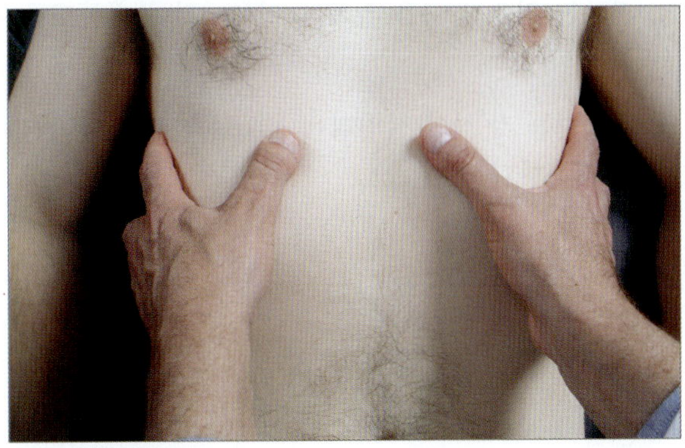

그림 5.75 2단계

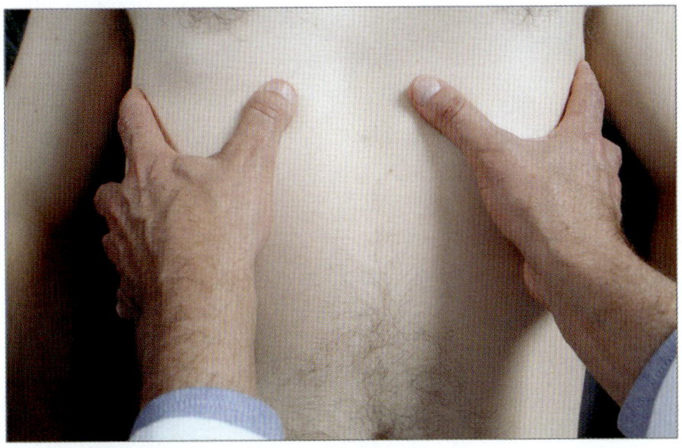

그림 5.76 5단계, 들숨 기능장애

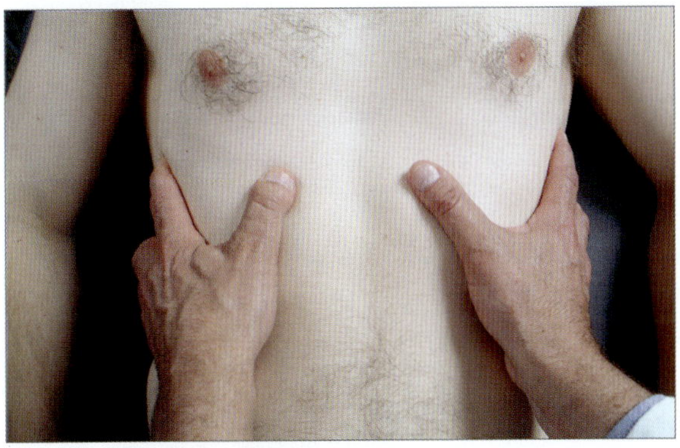

그림 5.77 6단계, 날숨 기능장애

갈비뼈 움직임 검사 COSTAL MOTION TESTING

열 한 번째와 열 두 번째 뜬 갈비뼈, 엎드려 누운 자세 방법

Floating Ribs 11 and 12, Prone Method

1. 환자는 엎드려 눕고, 시술자는 환자의 가쪽에 선다.
2. 시술자의 엄지와 엄지두덩은 양 쪽의 열 한 번째 갈비뼈를 촉지한다(그림 5.78 & 5.79).
3. 환자는 입으로 숨을 깊게 들어마시거나 내쉬도록 지시받는다.
4. 시술자는 각 각의 갈비뼈에 비대칭적 움직임이 일어나는지 기록한다.

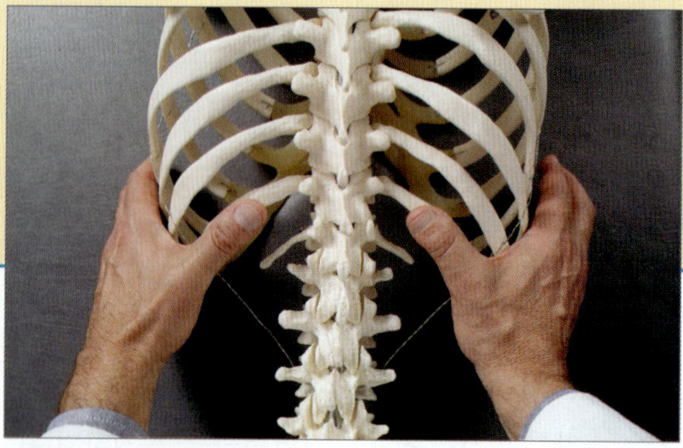

그림 5.78 2단계

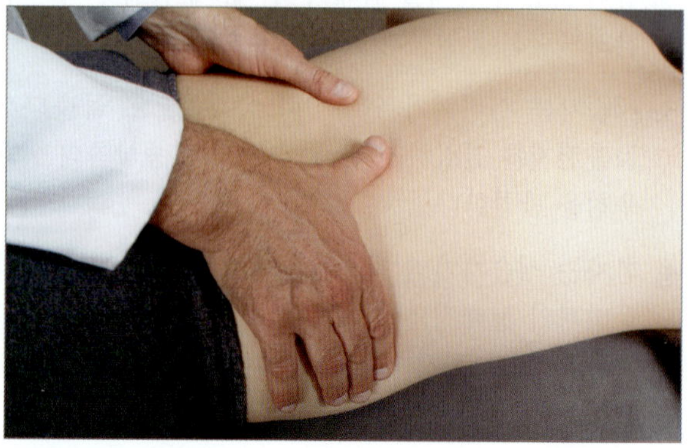

그림 5.79 2단계

5. 환자의 증상쪽 갈비뼈가 반대쪽 갈비뼈보다 들숨시 더 뒤쪽이나 아래쪽으로 움직이거나 날숨시 앞쪽이나 위쪽으로 덜 움직인다면, 들숨 갈비뼈(기능장애)(inhalation rib (dysfunction))라 한다(그림 5.80).

6. 환자의 증상쪽 갈비뼈가 반대쪽 갈비뼈보다 날숨시 더 앞쪽이나 위쪽으로 움직이거나 들숨시 뒤쪽이나 아래쪽으로 덜 움직인다면, 날숨 갈비뼈(기능장애)(exhalation rib (dysfunction))라 한다(그림 5.81).

7. 결과를 경과노트에 기록한다.

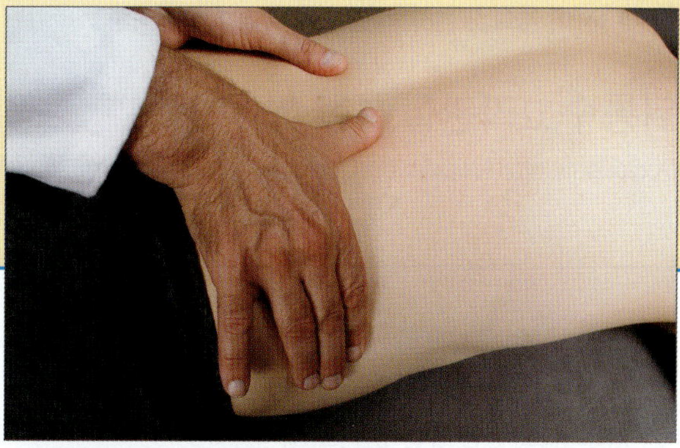

그림 5.80 5단계, 들숨 기능장애

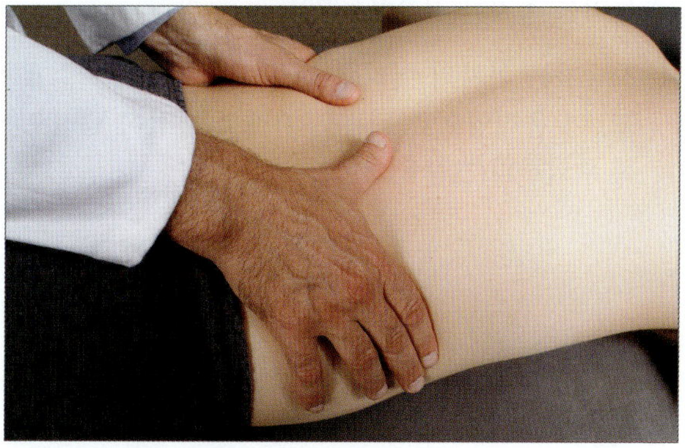

그림 5.81 6단계, 날숨 기능장애

목 마디사이 움직임 검사 CERVICAL INTERSEGMENTAL MOTION TESTING

뒤통수고리관절, 1형 쌍 운동

Occipitoatlantal Articulation(Occiput-C1), Type Ⅰ Coupling Motion

1. 환자는 치료대에 바로 눕는다.
2. 시술자는 치료대의 머리쪽에 앉는다.
3. 시술자는 검지손가락이나 가운데손가락으로 C1의 가로돌기를 촉지한다(그림 5.82).
4. 시술자는 환자의 머리를 앞과 뒤쪽으로 부드럽게 움직이고, 이 움직임으로 뒤통수 아래로 분절이 내려오지 않도록 주의한다(그림 5.83).

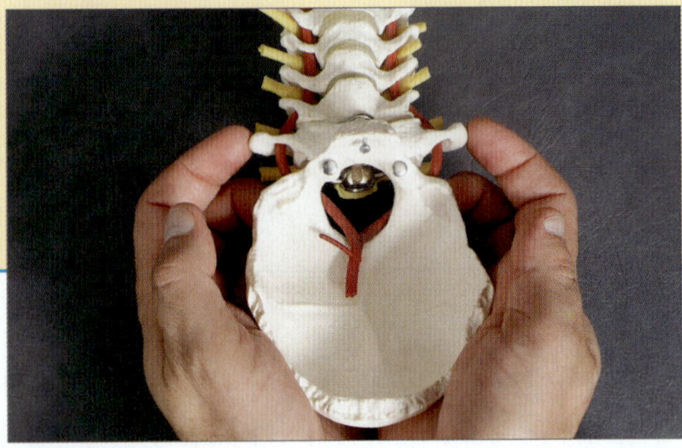

그림 5.82 3단계, C1 가로돌기

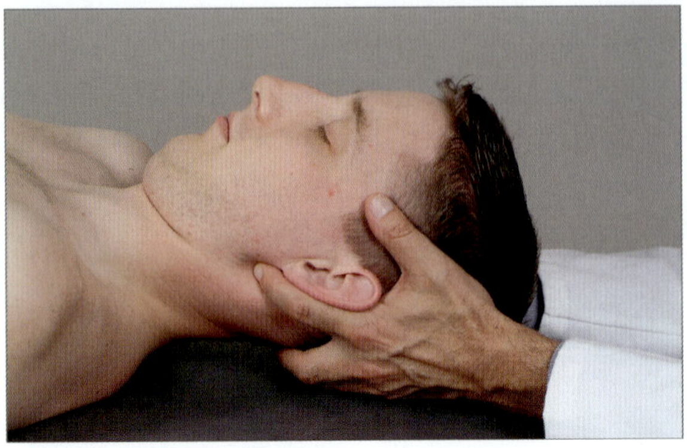

그림 5.83 A. 4단계, 굽힘

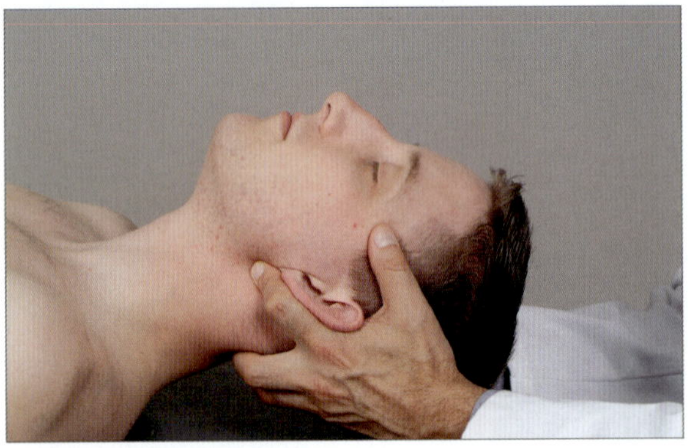

그림 5.83 B. 4단계, 폄

5. 시술자는 환자의 머리를 치료대에서 떼고 앞과 뒤로 부드럽게 병진운동을 실시하지만, 아래쪽 목 분절의 움직임이 유도되지 않도록 주의한다(그림 5.84).

6. 측방굽힘과 돌림을 평가하기 위해, 시술자는 C1에서 부터 C7 까지 어떠한 움직임도 유발시키지 않으면서 C1 위의 뒤통수를 왼쪽과 오른쪽으로 아주 조금만 변위시킨다(그림 5.85 & 5.86).

7. 이러한 단계를 통해 굽힘이나 폄의 자유나 한 쪽으로 측방굽힘이나 돌림이 더 잘 나타나는 비대칭적 움직임 패턴 등을 평가할 수 있다.

8. 시술자는 도출되는 움직임의 자유와 위치의 결과를 경과 노트에 기록한다.

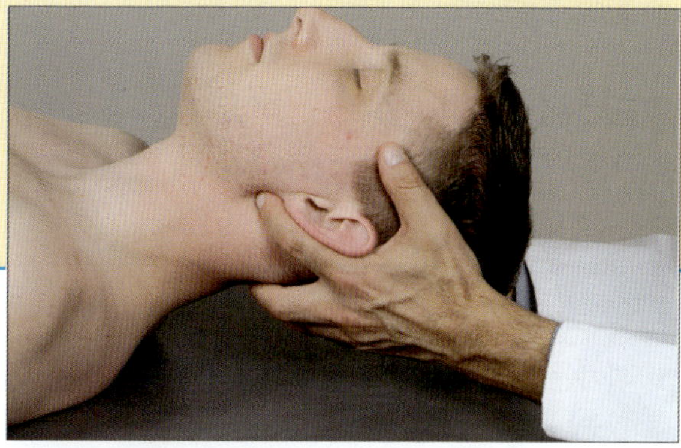

그림 5.84 A. 5단계, 폄

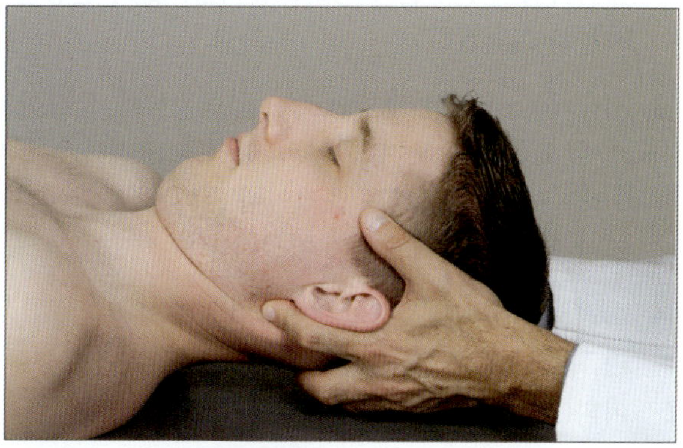

그림 5.84 B. 5단계, 굽힘

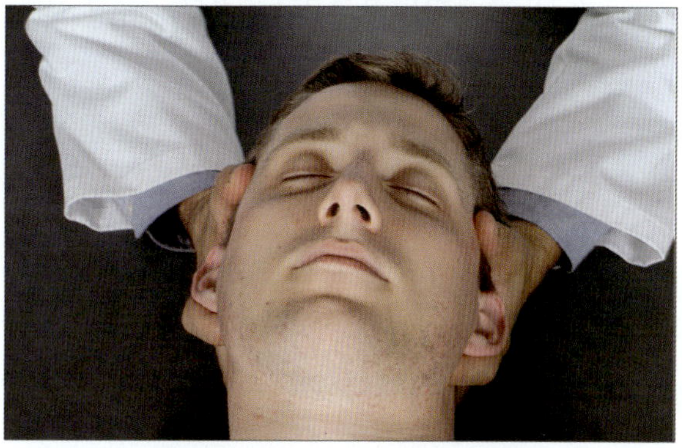

그림 5.85 6단계, 왼쪽 측방굽힘/돌림 짝 운동

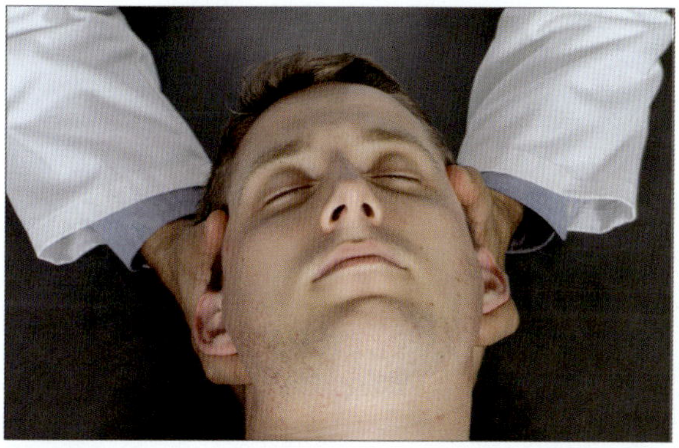

그림 5.86 6단계, 오른쪽 측방굽힘/돌림 짝 운동

목 마디사이 움직임 검사 CERVICAL INTERSEGMENTAL MOTION TESTING

고리중쇠관절, 돌림

Atlantoaxial Articulation (C1-C2), Rotation

1. 환자는 치료대에 바로 눕고 시술자는 치료대의 머리쪽에 앉는다.
2. 시술자는 집게손가락으로 고리뼈(C1)의 가로돌기와 가운데손가락과 반지손가락으로 중쇠뼈(C2)의 관절돌기를 촉지한다(그림 5.87).
3. 시술자는 어떠한 방향으로도 측방굽힘과 굽힘이 일어나지 않도록 주의하며, 환자의 머리를 천천히 돌린다(그림 5.88). (아래쪽 목뼈의 움직임이 없이 이 부위에서만 움직임이 일어날 수 있도록 유지한다.)
4. 머리를 돌릴 때, 시술자는 중쇠뼈(C2)의 움직임을 주시하며, 움직임이 느껴지면 멈춘다. 이것은 관절의 운동제한이다(그림 5.89).
5. 반대 방향으로 단계 4를 반복한다(그림 5.90).
6. 시술자는 도출되는 움직임의 자유와 위치의 결과를 경과노트에 기록한다.

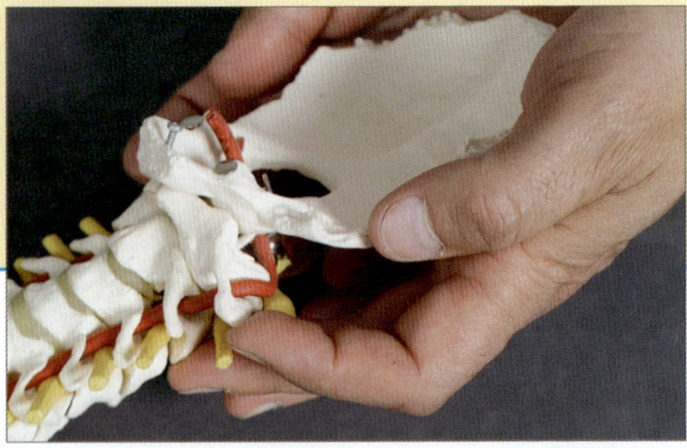

그림 5.87 2단계, 고리뼈의 가로돌기와 C2 관절돌기

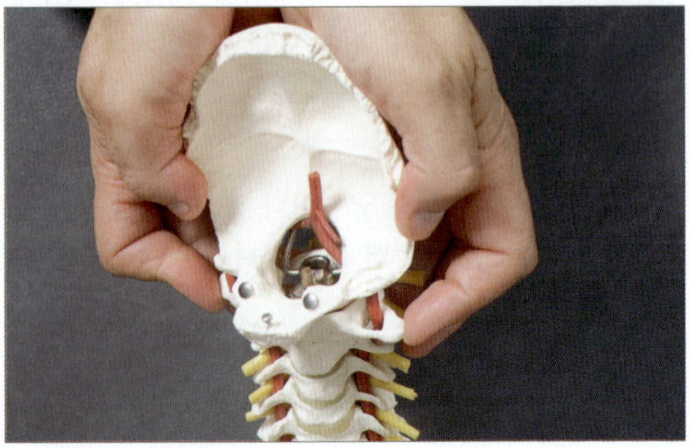

그림 5.88 3단계, 오른쪽 돌림

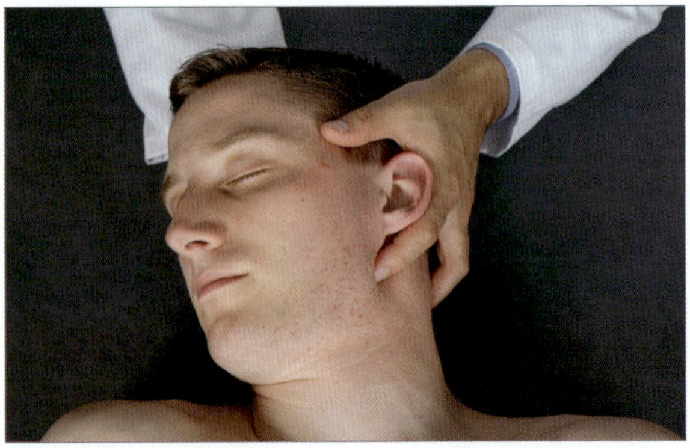

그림 5.89 4단계, C2가 움직이기 시작할 때 멈춤

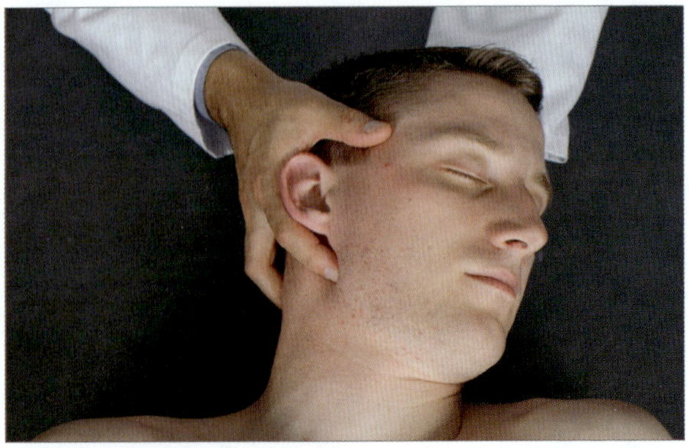

그림 5.90 5단계, 반대방향으로 돌림

목 마디사이 움직임 검사 CERVICAL INTERSEGMENTAL MOTION TESTING

고리중쇠관절, 바로 누운 자세, 번갈아 구부린 자세로

Atlantoaxial (C1-C2), Supine, with Flexion Alternative

1. 환자는 치료대에 바로 눕는다.
2. 시술자는 치료대의 머리쪽에 앉는다.
3. 시술자는 편하게 수동적 제한이 이뤄지도록 환자의 머리를 천천히 구부려(앞쪽으로 구부리고), 뒤통수고리관절과 C2에서 C7까지 자유로운 쌍 운동을 분절적으로 제한하도록 한다(그림 5.91).
4. 시술자는 편하게 오른쪽과 왼쪽 수동적 운동 제한이 이뤄지도록 교대로 천천히 환자의 머리를 돌린다(그림 5.92 & 5.93).
5. 시술자는 어떠한 제한이나 비대칭적 돌림에 주의를 기울인다.
6. 시술자는 비대칭이 나타나면 우선적으로 기록한다(C1-RR 또는 C1-RL).
7. 주의: 이런 종류의 운동 검사는 머리와 목을 편 상태에서 절대로 시행하지 않는다. 우리는 가정으로 검사를 권유하지 않으며, 반면에 머리를 중립 자세로 놓고, 앞서 말한 C1 돌림검사의 실시는 긍정적인 검사이며, 대부분의 환자에게 적용할 수 있다.

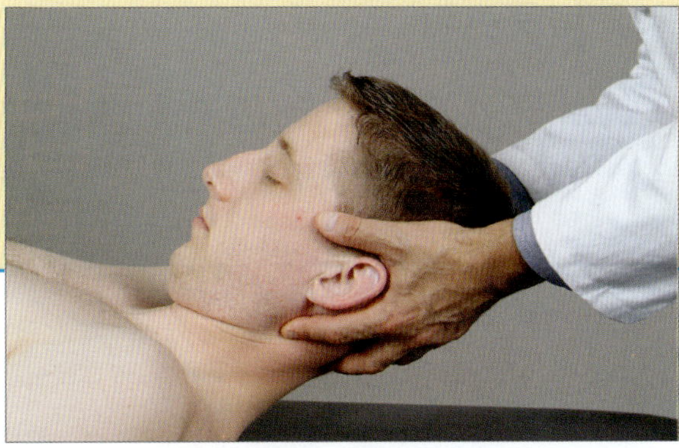

그림 5.91 3단계, 머리를 구부리고 C1 돌림

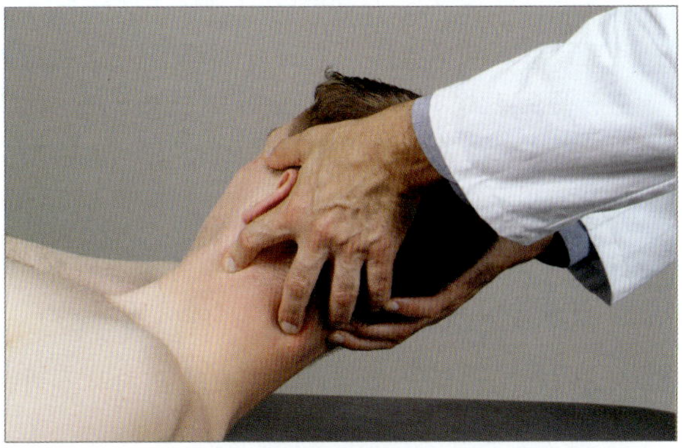

그림 5.92 4단계, 머리를 구부리고 C1 오른쪽 돌림

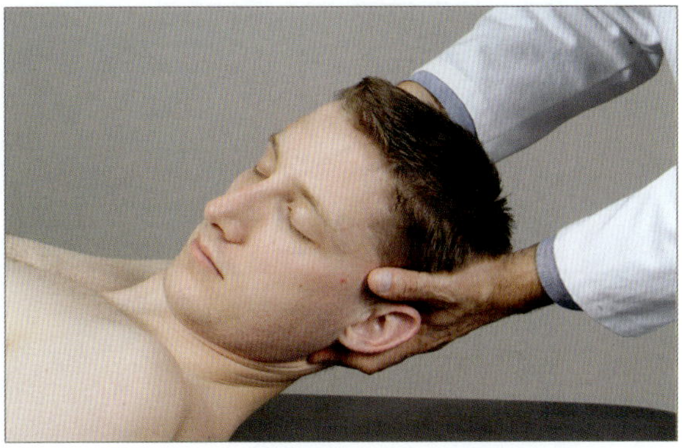

그림 5.93 4단계, 머리를 구부리고 C1 왼쪽 돌림

목 마디사이 움직임 검사 CERVICAL INTERSEGMENTAL MOTION TESTING

C2에서 C7까지 관절, 짧은 지레 변위효과, 2형 운동

C2 to C7 Articulations, Short-Lever Translatory Effect, Type II Motion

1. 환자는 치료대에 바로 눕고, 시술자는 치료대의 머리쪽에 앉는다.
2. 시술자는 검지손가락과 가운데손가락의 바닥면으로 분절의 관절돌기를 평가할 수 있도록 촉지한다(그림 5.94 & 5.95).
3. 측방굽힘의 비대칭을 평가하기 위해, 관절돌기의 왼쪽에서 오른쪽으로 병진운동을 시도하고(그림 5.96, 왼쪽 측방굽힘), 다음으로 오른쪽에서 왼쪽으로 시도한다(그림 5.97, 오른쪽 측방굽힘).
4. 각 각의 목뼈 분절은 자세의 비대칭이 증가되는지를 결정하기 위해 굽힘, 폄, 그리고 중립자세에서 평가한다.
5. 시술자는 도출되는 움직임의 자유와 위치의 결과를 경과노트에 기록한다.

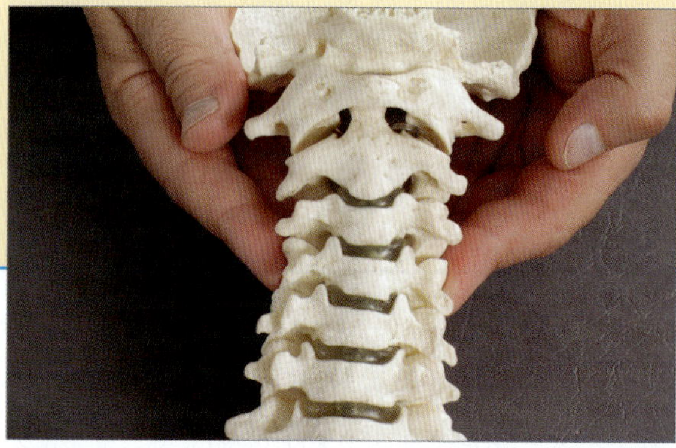

그림 5.94 2단계, 뼈대에 목뼈 관절 기둥

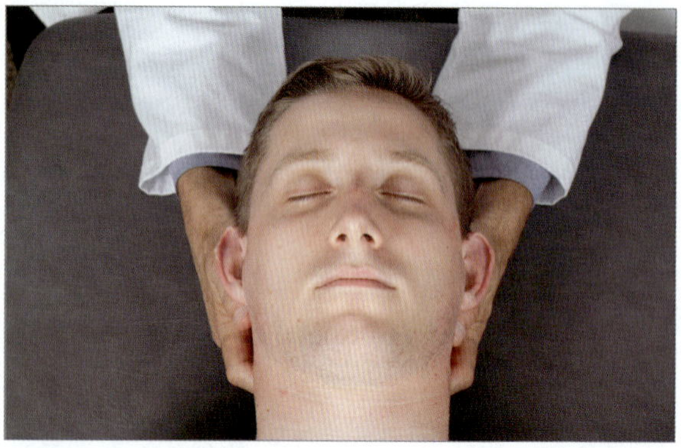

그림 5.95 2단계, 환자의 목뼈 관절 기둥

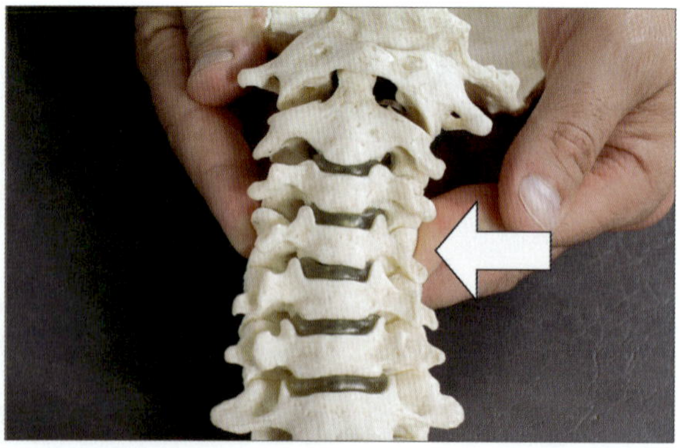

그림 5.96 A. 4단계, 왼쪽 측방굽힘

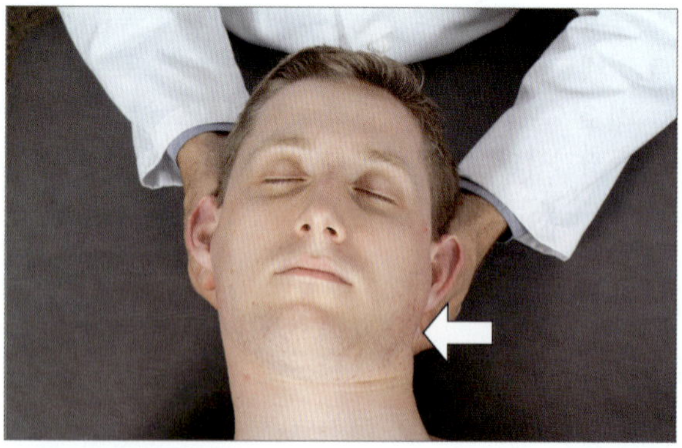

그림 5.96 B. 4단계, 왼쪽 측방굽힘

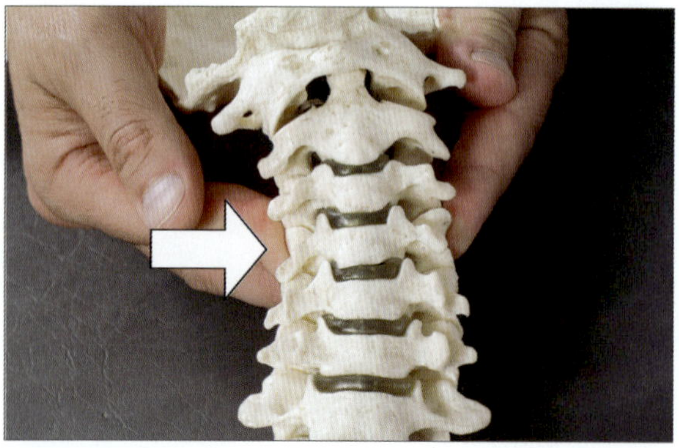

그림 5.97 A. 4단계, 오른쪽 측방굽힘

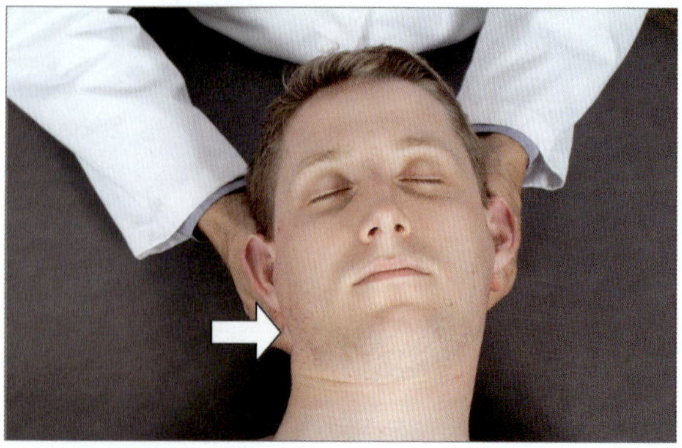

그림 5.97 B. 4단계, 오른쪽 측방굽힘

목 마디사이 움직임 검사 CERVICAL INTERSEGMENTAL MOTION TESTING

C2에서 C7까지 관절, 긴 지레 방법, 2형 운동(예: C3SRRR 또는 SLRL)

C2 to C7 Articulations, Long-Lever Method, Type II Motion(e.g., C3SRRR or SLRL)

1. 목뼈 마디사이 운동은 긴 지레 방법으로 평가할 수 있다. 측방굽힘 능력에 기능장애를 보이는 분절 높이에서 원을 그리듯이 귀를 어깨쪽으로 움직인다(그림 5.98).
2. 측방굽힘이 제한되는 끝부분에서 약간의 돌림은 측방굽힘의 범위를 증가시킬 것이다(그림 5.99).
3. C2를 평가하기 위해 머리를 중립에 놓고, 평가되는 굽힘은 각 각의 경사진 분절을 약 5~7도 증가시킨다. 관절돌기는 측방굽힘/돌림시 제한이 나타날 때까지 오른쪽에 위치하며, 다음으로 왼쪽에 실시한다(그림 5.100 & 5.101).
4. C2에서 C7은 시상면을 고려하지 않고 같은 쪽 측방으로 구부리고 돌리므로, 시술자는 각 각의 분절(C2-C7)에 비대칭을 증가시키는 자세(굽힘, 폄, 또는 중립)나 굽힘과 폄의 우세를 먼저 평가하여야만 한다.
5. 시술자는 세 가지 모든 면에서 나타나는 운동의 자유와 자세를 경과노트에 기록해야 할 것이다(F, E, 또는 N-굽힘과 폄 우세가 없다면, SRRR 또는 SLRL).

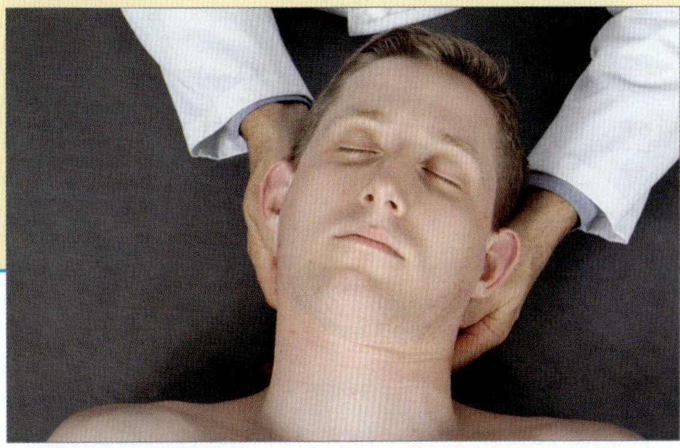

그림 5.98 1단계, 귀 어깨 닿기 방법

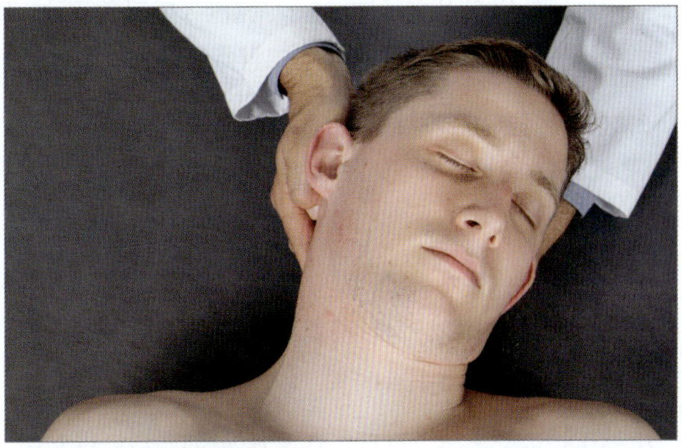

그림 5.99 2단계, 돌림 첨가

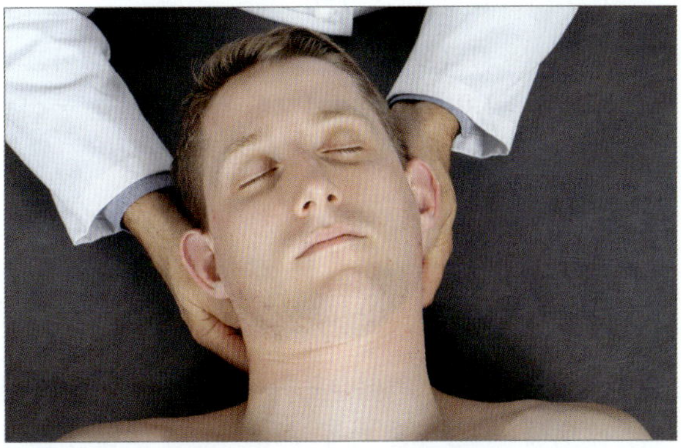

그림 5.100 3단계, 오른쪽 측방굽힘/돌림

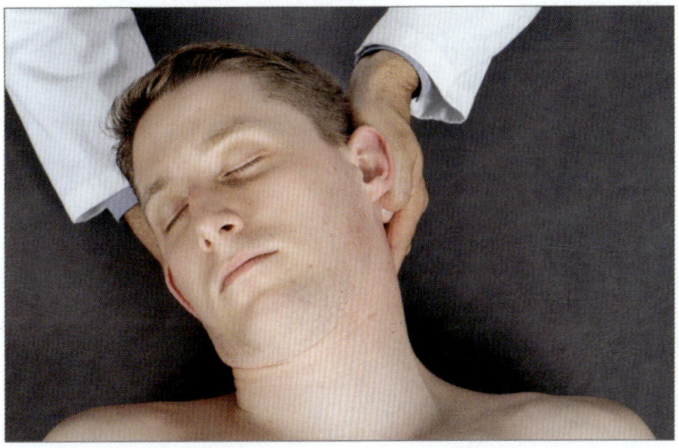

그림 5.101 3단계, 오른쪽 측방굽힘/돌림

관절 움직임 검사 SACROILIAC JOINT MOTION TESTING

엉치뼈에 대한 골반(엉덩엉치관절), 앞뒤 돌림, 바로 누운 자세, 긴 지레(다리 길이)

Pelvis on Sacrum(Iliosacral), Anteroposterior Rotation, Supine, Long Lever(Leg Length)

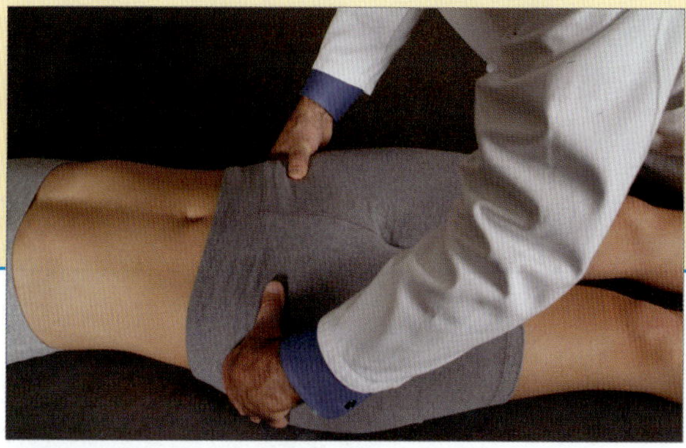
그림 5.102 3단계, 앞위엉덩뼈가시의 촉지

1. 환자는 치료대에 바로 눕니다.
2. 시술자는 환자의 엉덩관절의 치료대쪽에 선다.
3. 시술자는 환자의 앞위엉덩뼈가시(ASISs)와 안쪽 복사를 촉지하고, 양쪽을 비교하여 기록한다(머리쪽 또는 꼬리쪽, 대칭적 혹은 비대칭적 패턴)(그림 5.102).
4. 시술자는 한 쪽의 엉덩관절과 무릎관절을 구부리도록 유도한다. 이 때 시술자의 손은 환자의 무릎과 발목을 조절한다(그림 5.103).
5. 시술자는 환자의 엉덩관절을 130도 굽힌 후, 가쪽 돌림을 시행하고, 마지막에 시작자세인 중립위치로 돌아가기 위해 편다(그림 5.104).
6. 시술자는 운동 검사쪽 ASIS가 원래 자세보다 더 머리쪽에 위치하는지 기록한다. 이러한 변화는 이차적으로 뒤쪽 돌림을 자유롭게 할 것이다.
7. 시술자는 환자의 엉덩관절을 90도 굽힌 후, 안쪽 돌림을 시행하고, 마지막에 시작자세인 중립위치로 돌아가기 위해 편다(그림 5.105).
8. 시술자는 운동 검사쪽 ASIS가 원래 자세보다 더 꼬리쪽에 위치하는지 기록한다. 이러한 변화는 이차적으로 앞쪽 돌림을 자유롭게 할 것이다.
9. 양쪽의 관절이 앞쪽이나 뒤쪽으로 돌림의 자유를 평가하기 위해 이 검사를 반복하며, 자유롭지 않다면, 관절은 한 방향으로만 자유롭거나 제한된다.
10. 시술자는 도출되는 움직임의 자유와 위치의 결과를 경과 노트에 기록한다.

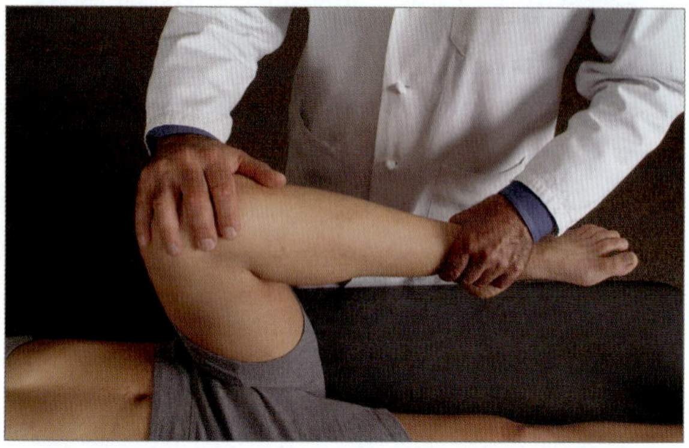
그림 5.103 4단계

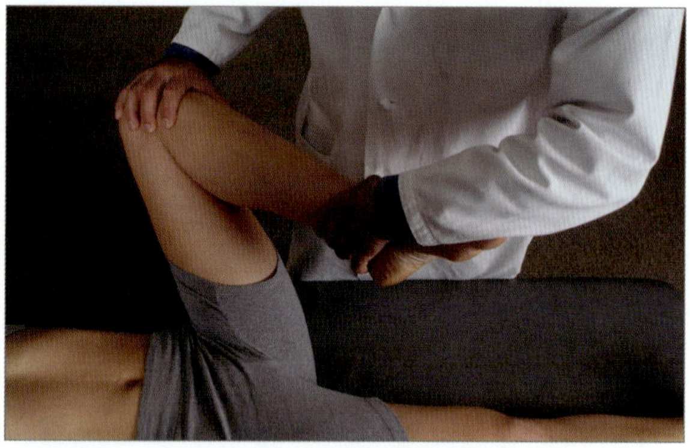
그림 5.104 5단계, 굽힘, 가쪽 돌림, 폄

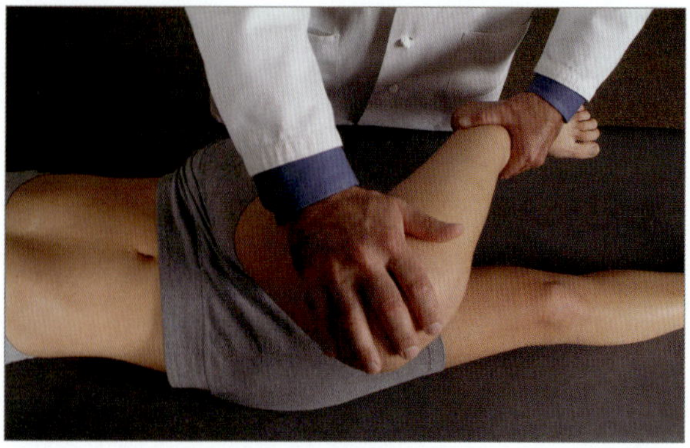
그림 5.105 7단계, 굽힘, 안쪽 돌림, 폄

관절 움직임 검사 SACROILIAC JOINT MOTION TESTING

엉치엉덩관절과 골반 기능장애, 골반(예: 무명골 돌림, 엇갈림, 안쪽 벌어짐-바깥 벌어짐), 선 자세 굽힘 검사

Sacroiliac Joint and Pelvic Dysfunctions, Pelvic(e.g., Innominate Rotation, Shear, Inflare-Outflare), Standing Flexion Test

1. 환자는 양 발을 어깨넓이로 벌리고 똑바로 선다.
2. 시술자는 환자의 뒤에 서거나 환자의 뒤위엉덩뼈가시(PSISs) 높이에 눈을 두고 무릎 서기자세를 취한다.
3. 시술자의 엄지는 환자의 PSIS의 아래쪽에 위치한다. PSIS를 움직임을 유도할 수 있는 뼈의 표시점으로 하기 위해, 피부나 근막을 끌지 말고, PSIS 위에 손가락을 견고하게 유지한다(그림 5.106).
4. 환자는 능동적으로 앞으로 구부리도록 지시받으며, 통증이 없는 범위에서 발가락을 닿도록 노력한다(그림 5.107).
5. 이 검사는 움직임의 끝범위에서 엄지가 머리쪽으로 더 움직이면 양성이다(그림 5.108). 양성 기립 굽힘 검사(a positive standing flexion test)는 엉치엉덩관절(sacroiliac joint)이 특별한 형태의 기능장애가 아니라면, 기능장애인 측을 확인할 수 있다. 양성 결과는 엉덩엉치(iliosacral) 관절의 기능장애(엉치뼈에 대한 골반)를 나타내는 것을 의미한다. 이것은 보통 엉치엉덩(sacroiliac) 관절의 기능장애(골반에 대한 엉치뼈)를 제외하고 앉은 자세 굽힘 검사의 결과와 비교된다. 기능장애의 종류와 상관없이, 문제는 엉치엉덩 관절에 있다.
6. 이것은 엉치엉덩관절의 기능장애와 관련될 수 있는 비대칭을 반영하는 추정적 검사이다. 이것은 실제로 유효한 운동이 도출되는 더 특별한 운동 검사로 대치할 수 없다.
7. 시술자는 도출되는 움직임의 자유와 위치의 결과를 경과노트에 기록한다.

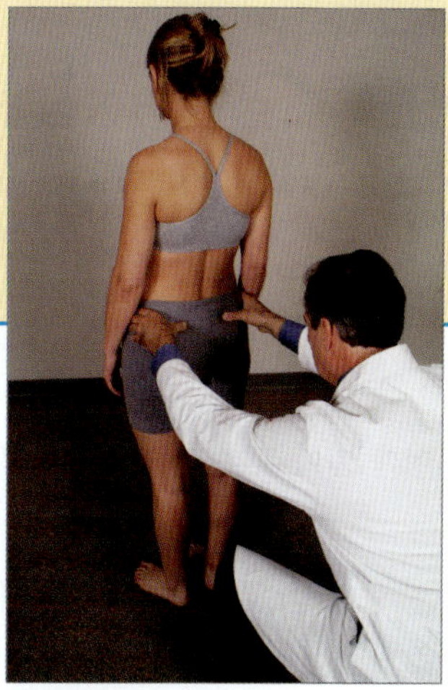

그림 5.106 3단계

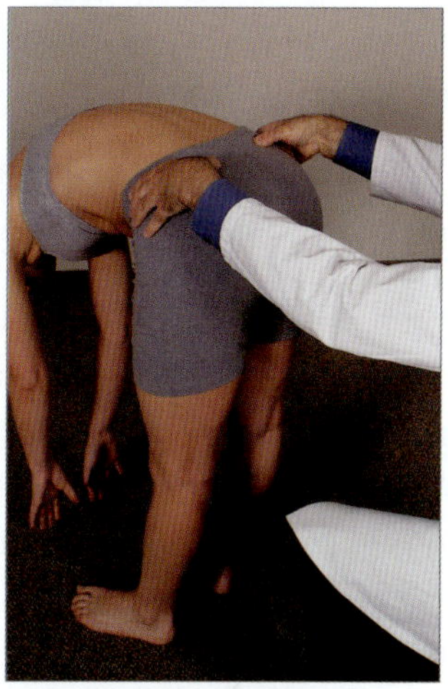

그림 5.107 4단계, 앞으로 굽힘

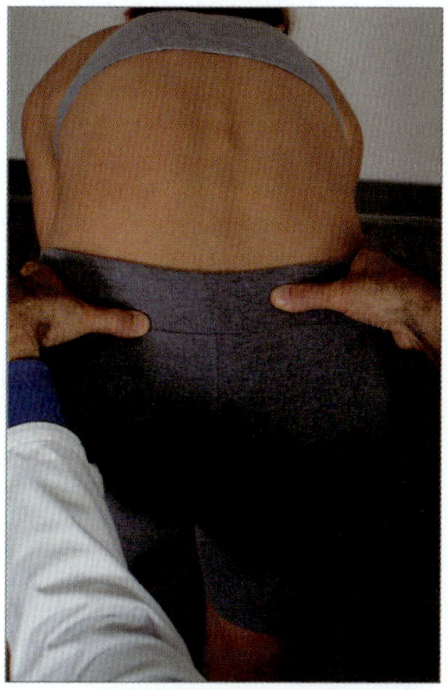

그림 5.108 5단계, 오른쪽 양성 기립 굽힘 검사

관절 움직임 검사 SACROILIAC JOINT MOTION TESTING

엉치엉덩관절과 골반 기능장애, 골반(무명골) 또는 엉치뼈, 앉은 자세 굽힘 검사

Sacroiliac Joint and Pelvic Dysfunctions, Pelvic(Innominate) or Sacral, Seated Flexion Test

1. 환자는 어깨 넓이로 바닥에 발을 벌리고 치료대나 의자에 앉는다.
2. 시술자는 환자의 뒤에 서거나 환자의 뒤위엉덩뼈가시(PSISs) 높이에 눈을 두고 무릎 서기자세를 취한다.
3. 시술자의 엄지손가락은 환자의 PSIS의 아래쪽에 놓으며, PSIS를 움직임을 나타낼 수 있는 뼈의 표시점으로 하기 위해, 피부나 근막을 끌지 말고, PSIS 위에 손가락을 견고하게 고정한다(그림 5.109).
4. 환자는 통증이 없는 범위까지 가능한 앞으로 구부리도록 한다(그림 5.110).
5. 이 검사에서 움직임의 끝범위에 엄지가 머리쪽으로 더 움직이면 양성이다(그림 5.111). 양성 앉은 자세 굽힘 검사(a positive seated flexion test)는 특별한 형태의 기능장애가 아니라면, 엉치뼈(골반에 대한 엉치엉덩관절 이나 엉치뼈) 기능장애인 쪽을 결정할 수 있다. 음성 검사는 무명골 돌림과 같이 엉치뼈에 대한 골반의 기능장애를 나타내는 것이다.
6. 이것은 엉치엉덩관절의 기능장애와 관계되는 비대칭을 반영하는 추정적 검사이다. 이러한 검사는 실제적 운동이 가능한 특별한 운동 검사로 대치할 수 없다.
7. 시술자는 도출되는 움직임의 자유와 위치의 결과를 경과 노트에 기록한다.

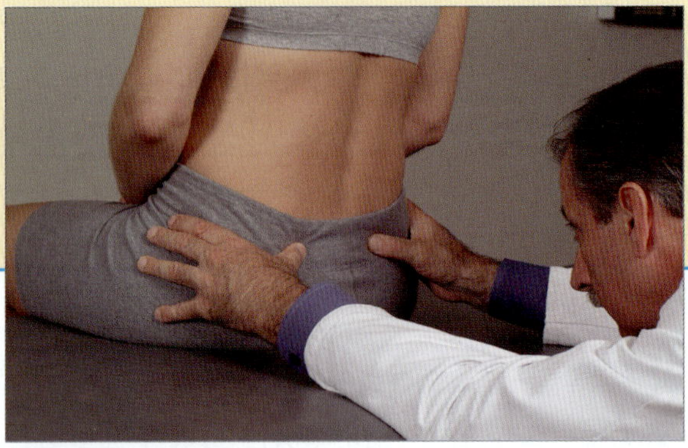

그림 5.109 3단계

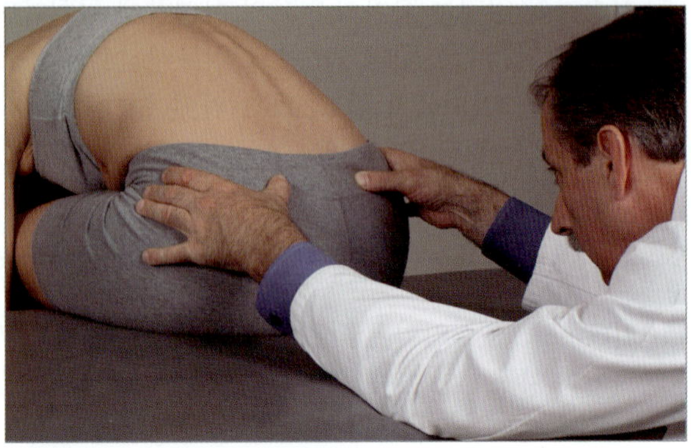

그림 5.110 4단계, 앞으로 굽힘

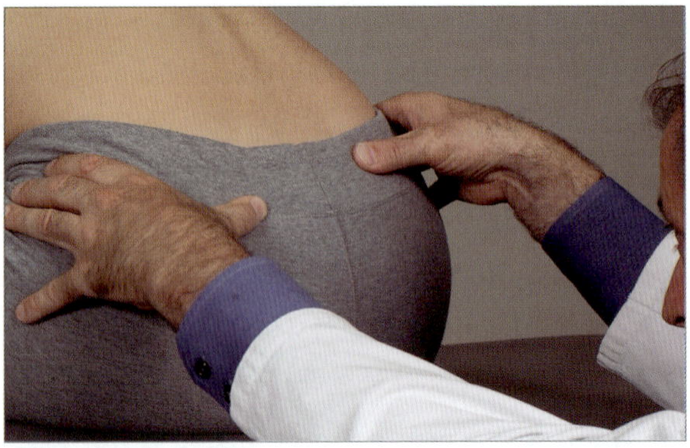

그림 5.111 5단계, 양성 앉은 자세 굽힘 검사

관절 움직임 검사 SACROILIAC JOINT MOTION TESTING

엉치엉덩관절 운동, 엉치뼈에 대한 골반(엉덩엉치 기능장애), 엎드린 자세 앞 뒤 돌림, 긴 지레

Sacroiliac Joint Motion, Pelvis on Sacrum(Iliosacral Dysfunction), Anteroposterior Rotation Prone, Long Lever

1. 환자는 치료대에 엎드려 눕는다.
2. 시술자는 환자의 한 쪽 엉덩관절 높이에 선다.
3. 시술자는 머리쪽 손의 검지손가락과 가운데손가락의 바닥면을 엉치뼈와 PSIS가 닿아있는 엉치엉덩관절에 놓는다; 또는 엄지손가락을 엉치뼈에 놓는다면 검지손가락은 PSIS에 놓는다(그림 5.112). 반대쪽 엉치엉덩관절을 촉지한다면, 반대쪽 표시점에 손을 접촉시킨다.
4. 시술자의 다른 손은 정강뼈 결절 부위의 환자의 완전히 편(뻗친) 다리를 잡는다(그림 5.113).
5. 시술자는 부드럽게 편 다리를 들어올린 후, 엉치뼈에 대한 PSIS의 움직임을 주시하면서 천천히, 조금씩 내린다(그림 5.114). 시술자는 다리를 정중선을 넘겨 이동시킨 후(그림 5.115), 가쪽으로 움직인다(그림 5.116). 운동의 자유뿐만 아니라 운동의 질과 양을 파악한다.
6. 반대쪽에도 반복한다.
7. 이러한 운동검사를 통해 관절운동 제한이나 운동 비대칭을 결정할 수 있다(예: 제한된 엉치엉덩관절, 뒤쪽으로 자유).
8. 이것은 선 자세 굽힘 검사와 앉은 자세 굽힘 검사와 비교될 수 있기 때문에 양성 검사이며, 좀 더 추정적이다.
9. 시술자는 도출되는 움직임의 자유와 위치의 결과를 경과노트에 기록한다.

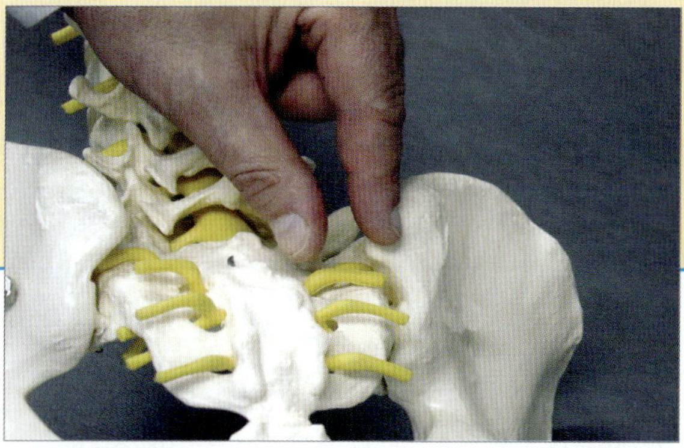
그림 5.112 3단계

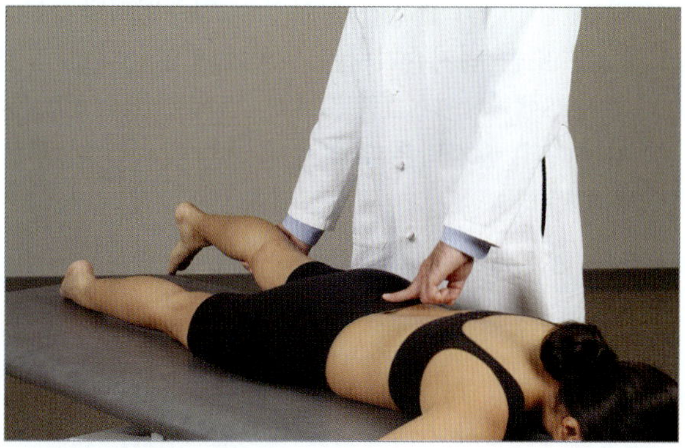
그림 5.113 4단계

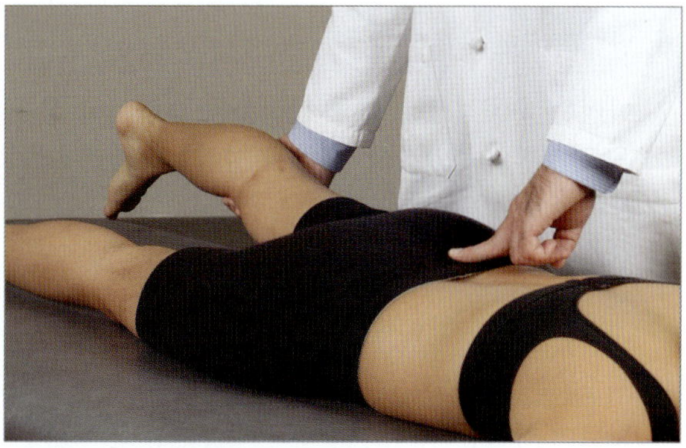
그림 5.114 5단계

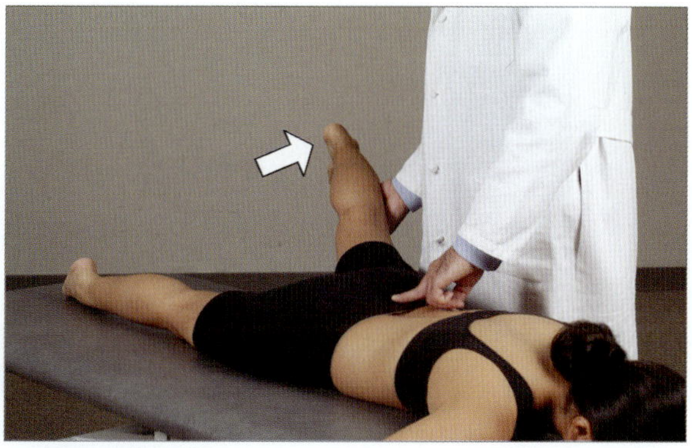
그림 5.116 5단계

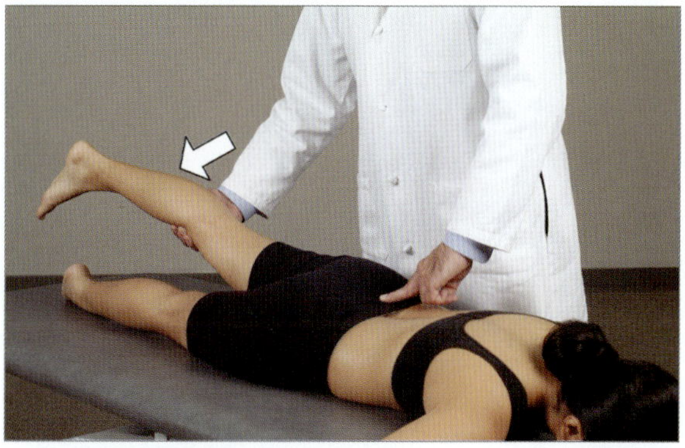
그림 5.115 5단계

관절 움직임 검사 SACROILIAC JOINT MOTION TESTING

엉치엉덩관절 운동, 엉치뼈에 대한 골반(엉덩엉치 기능장애), 안쪽 벌어짐-바깥 벌어짐 엎드린 자세, 긴 지레

Sacroiliac Joint Motion, Pelvis on Sacrum(Iliosacral Dysfunction), Inflare-Outflare Prone, Long Lever)

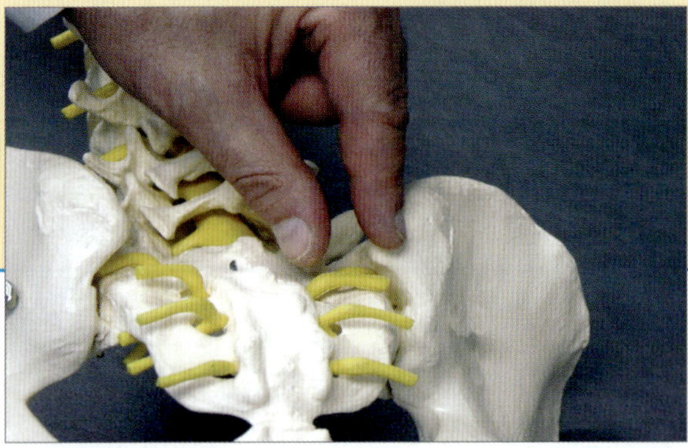

그림 5.117 3단계

1. 환자는 치료대에 엎드려 눕는다.
2. 시술자는 환자의 한 쪽 엉덩관절 높이에 선다.
3. 시술자는 머리쪽 손의 검지손가락과 가운데손가락의 바닥면을 엉치뼈와 PSIS가 닿아있는 엉치엉덩관절의 위에 놓는다. 또는 엄지손가락을 엉치뼈에 놓는다면 검지손가락은 PSIS에 놓는다(그림 5.117). 반대쪽 엉치엉덩관절을 촉지한다면, 손가락은 위에서 설명한 것처럼 반대쪽 표시점에 놓는다.
4. 시술자는 환자의 발목을 잡고 환자에게 다리(무릎)가 약 90도 구부려지도록 지시한다(그림 5.118).
5. 시술자는 발목을 안쪽과 가쪽으로 움직임으로써 엉덩관절의 안쪽돌림과 가쪽돌림을 유도한다(그림 5.119 & 5.120). 이것으로 엉치엉덩관절이 접근하거나(바깥 벌어짐) 분리된다(안쪽 벌어짐).
6. 반대쪽에도 반복한다.
7. 이러한 운동검사를 통해 관절운동 제한이나 운동 비대칭을 결정할 수 있다(예: 제한된 엉치엉덩관절, 안쪽 벌어짐 자유).
8. 이것은 선 자세 굽힘 검사와 앉은 자세 굽힘 검사와 비교될 수 있기 때문에 양성 검사이며, 좀 더 추정적이다.
9. 시술자는 도출되는 움직임의 자유와 위치의 결과를 경과노트에 기록한다.

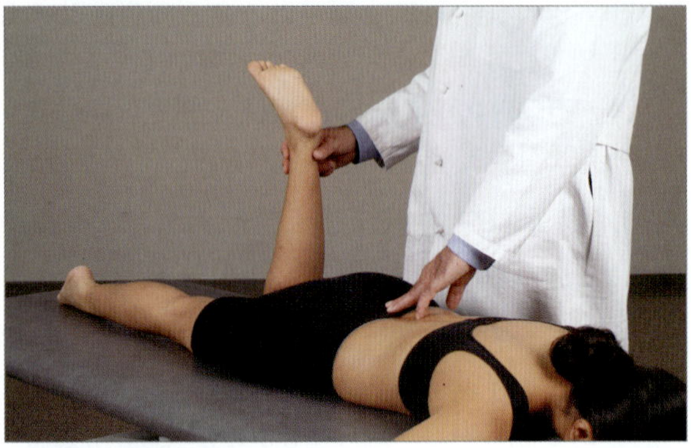

그림 5.118 4단계

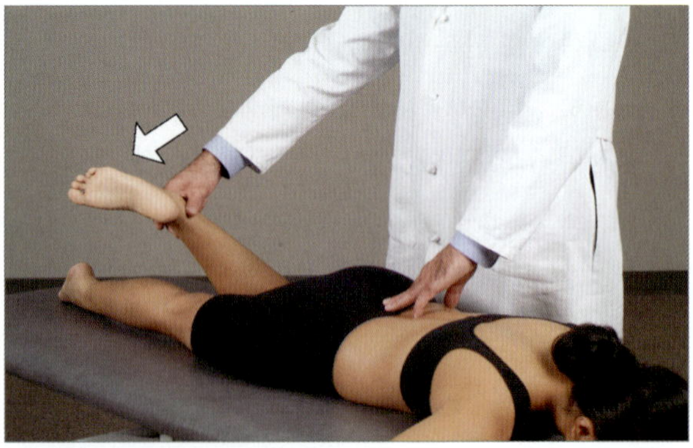

그림 5.119 5단계

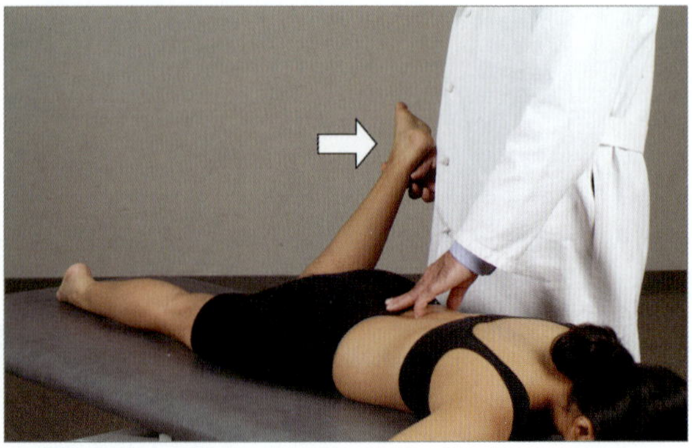

그림 5.120 5단계

관절 움직임 검사 SACROILIAC JOINT MOTION TESTING

엉치엉덩관절 운동, 일반적 제한, 엎드린 자세, 짧은 지레

(Sacroiliac Joint Motion, General Restriction, Prone, Short Lever)

1. 환자는 치료대에 엎드려 눕는다.
2. 시술자는 환자의 한 쪽 엉덩관절 높이에 선다.
3. 시술자는 환자의 PSIS 위에 엄지두덩을 놓는다(그림 5.121).
4. 시술자는 엄지두덩으로 환자의 PSIS에 약하거나 중간정도의 충격을 가한다(그림 5.122).
5. 시술자는 양 쪽의 운동의 질(끝 느낌)과 양을 기록한다.
6. 이것은 엉치엉덩관절의 큰 제한을 결정할 수 있는 양성검사이지만, 기능장애의 특성을 결정할 수는 없다.
7. 시술자는 도출되는 움직임의 자유와 위치의 결과를 경과노트에 기록한다.

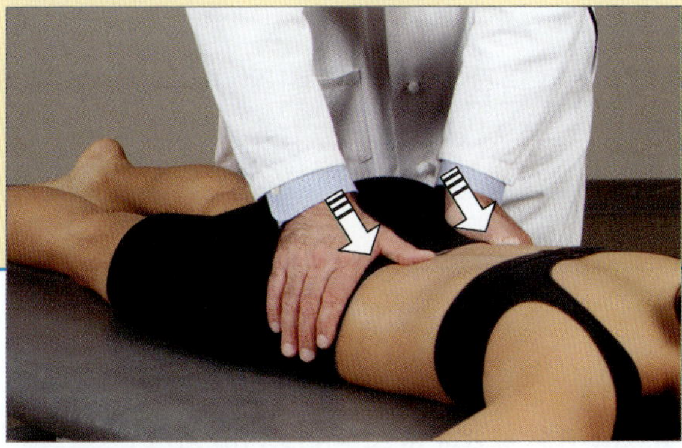

그림 5.121 3단계

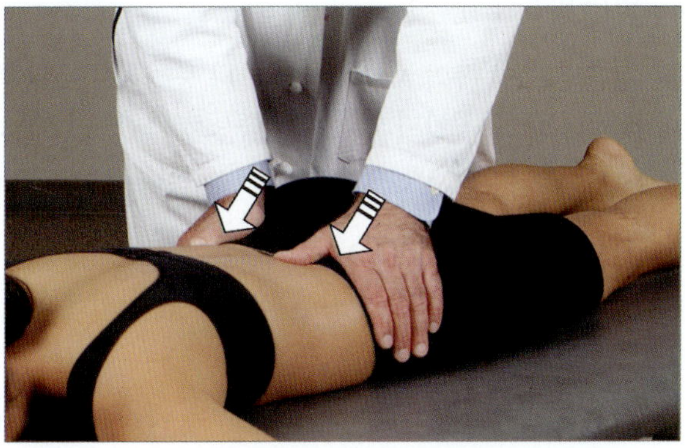

그림 5.122 4단계, 엄지두덩 충격으로 엎드린 자세 짧은 지레

관절 움직임 검사 SACROILIAC JOINT MOTION TESTING

엉치엉덩관절 운동, 일반적 제한이나 앞뒤 돌림, 바로 누운 자세, 짧은 지레

Sacroiliac Joint Motion, General Restriction or Anteroposterior Rotation, Supine, Short Lever

1. 환자는 치료대에 바로 눕는다.
2. 시술자는 환자의 한 쪽 엉덩관절에 선다.
3. 시술자의 손바닥이나 엄지두덩을 환자의 ASIS 아래에 놓는다(그림 5.123).
4. 시술자는 양 쪽의 ASIS에 약하거나 중간정도의 충격을 교대로 가한다(뒤쪽이나 약간 머리쪽으로 가한다)(그림 5.124).
5. 시술자는 양 쪽의 운동의 질(끝 느낌)과 양을 기록한다.
6. 이것은 엉치엉덩관절의 큰 제한을 결정할 수 있으며, 우세한 운동이 나타나는 것을 결정할 수 있다(앞쪽으로 또는 뒤쪽으로 돌림)
7. 뒤쪽 무명골 기능장애가 나타난다면, 증상쪽이나 제한된 쪽은 머리쪽 움직임이 우세할 것이다(그림 5.125).
8. 앞쪽 무명골 기능장애가 나타난다면, 증상쪽이나 제한된 쪽은 꼬리쪽 움직임이 우세할 것이다(그림 5.126).
9. 시술자는 도출되는 움직임의 자유와 위치의 결과를 경과노트에 기록한다.

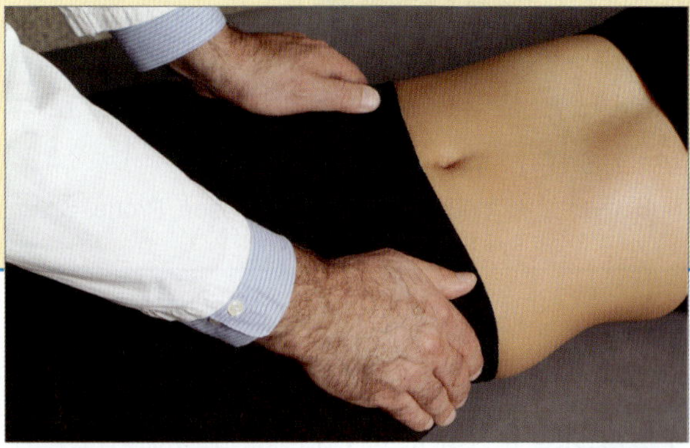

그림 5.123 3단계

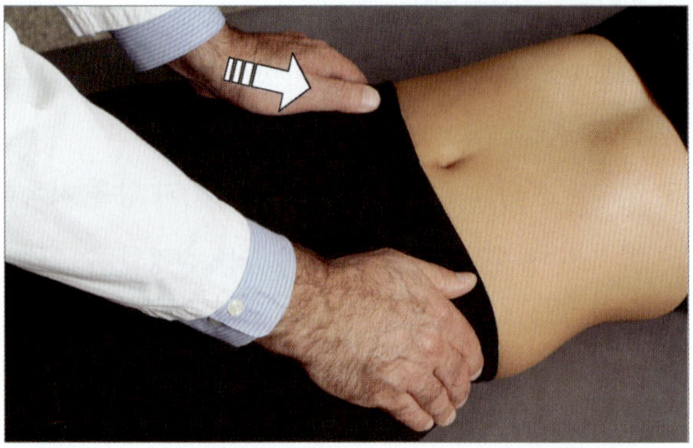

그림 5.124 A. 4단계, 오른쪽에 엄지두덩 충격으로 바로 누운 자세 짧은 지레

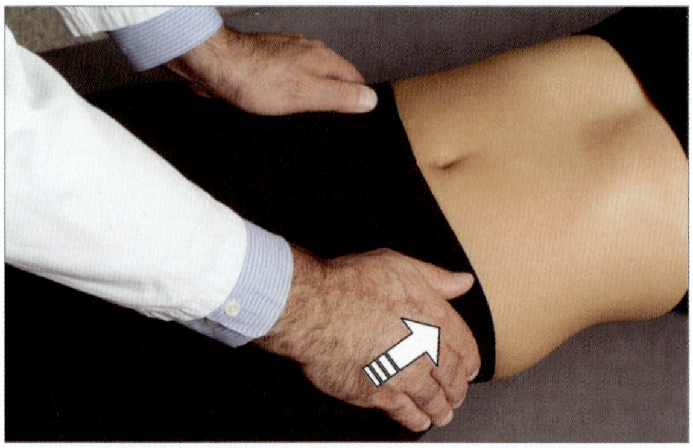

그림 5.124 B. 4단계, 왼쪽에 엄지두덩 충격으로 바로 누운 자세 짧은 지레

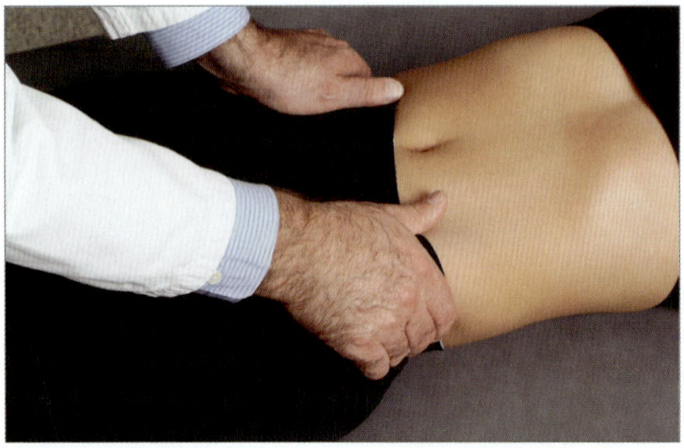

그림 5.126 8단계

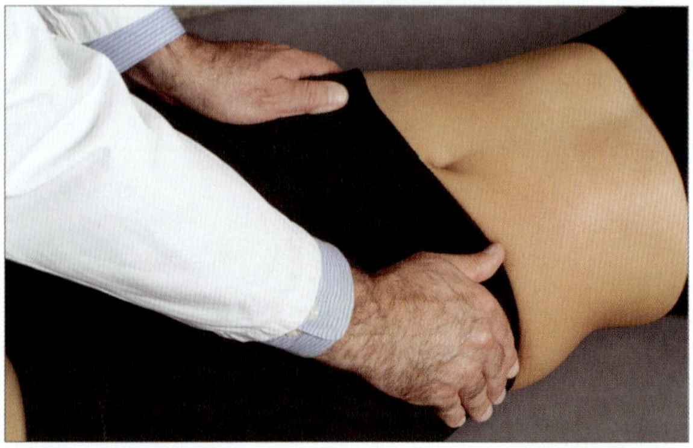

그림 5.125 7단계

PART

2

정골도수 기법

Osteopathic Manipulative Techniques

6 정골도수 기법의 원리
Principles of Osteopathic Manipulative Techniques

정골 도수 기법(Osteopathic manipulative techniques, OMT)은 광범위하다. 어떤 기법은 여러 가지 이름으로 알려져 있거나, 많은 새로운 기법이 만들어지며, 또 몇 가지 기법은 잊고 지내는 동안 새롭게 등장하기도 한다. 이러한 변화를 문헌적으로 철저히 조사하여, 마침내 정골의학원리 교육협의회(Educational Council on Osteopathic Principles, ECOP)가 등장하게 되었으며, 정골의학 용어에 대한 용어집(www.aacom.org/om/Glossary.doc)을 이 책에 기술한 형태로 표준화시켰다.

직접과 간접 기법 DIRECT AND INDIRECT TECHNIQUE

때때로 치료기법에 근본적으로 영향을 주는 제한과 해부학적 영역에 따라 OMT의 원리를 이해하는 것이 더 쉽다. 첫 번째 원리는 제한성 장벽의 특성과 방향과 관계가 있다. 이러한 원리의 사용으로, 대부분의 기법이 직접(direct)과 간접(indirect)으로 분류될 수 있다. 그러므로, 심한 제한성 장벽(꽉 조이고, 팽팽한)에 적용하는 기법은 직접기법으로 분류하고, 제한성 장벽이 거의 없을 때(자유롭고, 느슨한) 적용하는 기법을 간접기법으로 분류한다.

두 번째 원리는 기능장애를 일으키는 해부학적 형태와 주요하게 관계가 있다(예: 근육과 관절의 비교). 근육 기능장애가 일차적이라는 것을 결정하기 위해, 두 번째 원리는 HVLA 기법(High-velocity, low-amplitude techniques)이나 두개 부위의 정골요법(Osteopathy in the cranial field) 보다 연부조직기법이나 근 에너지기법 같은 기법을 사용하도록 의사에게 지시한다.

일반적으로 직접기법은 심한 제한성 장벽에 적용하고, 간접기법은 제한성 장벽이 거의 없을 때 적용하며, 가장 일반적으로 묘사되는 제한성 장벽은 생리적 장벽의 가장자리에 있다(그림 6.1). 그러나, 가끔 기능장애의 상태가 정상 휴식시 중립 지점의 양쪽에 제한성 장벽을 일으키곤 한다. 이런 양측성 제한성 장벽은 중립에서의 거리가 일반적으로 대부분 비대칭이지만, 대칭적이나 같은 거리일 수도 있다(그림 6.2 & 6.3).

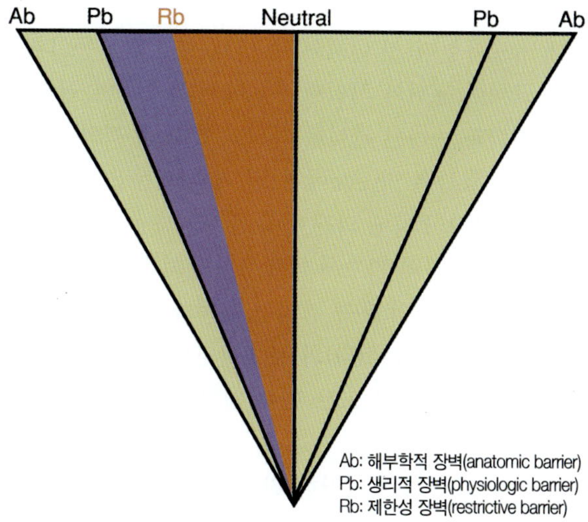

그림 6.1 정상 생리적 장벽(Pb)과 제한성 장벽(Rb)이 나타나는 반대쪽의 비대칭적 운동범위

그림 6.2와 6.3에 기술한 장벽 검사는 촉지 검사에서 유도되는 자유와 구속의 제한성 장벽을 치료하는 것이 가능하다는 것을 보여준다.

척추운동의 생리적 원리는 많은 사람들이 설명하고 있으며, 대부분 Harrison Fryette가 제시한 원리를 정골의학 교육

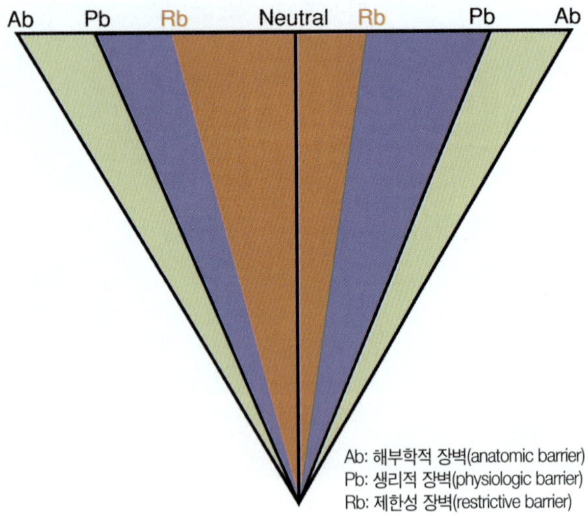

그림 6.2 두 제한성 장벽(Rb)이 비대칭으로 제한된다.

기관에서 교육한다(첫 번째와 두 번째 생리적 운동의 원리). 이러한 규칙이 등뼈와 허리뼈 부위에서 특수하며, 목뼈가 움직이는 역학과는 다른 관계를 가지고 있다. 우리의 비미국인 도수의학 동료들은 Fryette에게 몇 가지 의문을 제기하였지만, 아직 다른 연구자에 의해 인용된(예: White와 Panjabi, 쌍운동) 이러한 결과의 기초에 대해서는 동의한다(1).

C. R. Nelson(그의 운동 원리는 운동의 세 가지 생리적 원리 중 세 번째로 고려된다)의 부연설명으로 우리는 한 면에서 시작한 척추운동이 모든 면에 영향을 미친다는 것을 알 수 있었다(2).

정골의학 교과서는 이러한 원리들을 기술하였으나, 잠재적으로 비대칭적 운동제한을 야기하는 관절은 하나의 제한

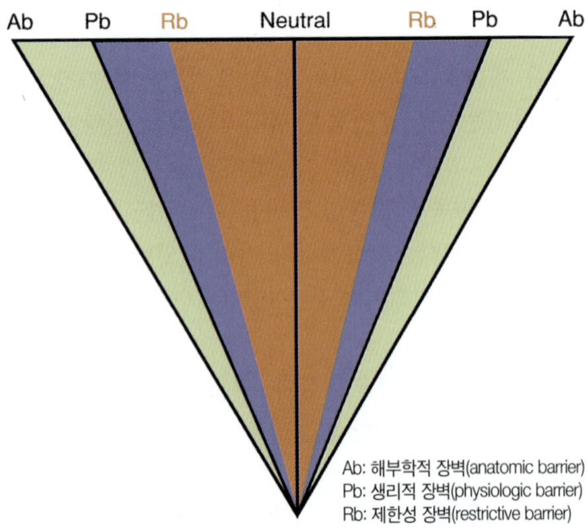

그림 6.3 두 제한성 장벽(Rb)이 대칭적으로 제한된다.

성 장벽 환경하에 놓이게 된다. 우리의 임상적 관찰을 통해 이와 같은 견해를 확장시킨 것이 **그림 6.2**와 **6.3**과 관계가 있다. 이것은 또한, 간접적 수단(국제적으로 수행되며, 교육되어지고 있다)으로 HVLA 기법(High-velocity, low-amplitude techniques)과 같은 직접기법을 적용하는 것이 가능케 하였다. 직접기법이나 간접기법의 실행을 위해 가장 중요한 기준은 검사에 속한 조직의 순응과 검사나 치료된 특수 영역의 정상 생리적 운동을 이해하는 것이다.

체성 기능장애 SOMATIC DYSFUNCTION

앞에서 언급하였듯이, 체성 기능장애는 OMT를 위해 불려지는 진단적 기준이다. 한 부분에서 기능장애의 특성이 다른 부분의 또다른 기능장애와의 차이점을 파악하기 위해 신체검사에서 나타난 다양한 특성을 의사에게 보낸다. 그러므로, 의사는 하나의 기능장애를 파악하기 위해 사용할 한 가지 기법을 선택해야 하며, 또 다른 기능장애를 위해 또 다른 기법이 필요할 것이다. 환자가 부분적 운동장애가 나타나지만 마디사이 운동이 정상이라면, 해부학적 관절면에 초점을 맞춘 기법은 제안되지 않을 것이다. 또는 검사에서 목 통증이 나타나는 환자가 척추옆 근육의 과긴장과 압통은 나오지만 특별한 압통점이 없다면, 이런 환자에게는 근막기법(myofascial technique)이 유익하며, 카운터스트레인 압통점이 나오지 않으므로 카운터스트레인 기법은 유익하지 못하다.

몇몇 환자는 내장질환에 대한 체성요인이 나타나고, 이러한 요인에 대한 치료는 제한된 효과를 나타내지만, 일차적 체성 기능장애와 이차적 내장 요인을 가진 환자는 특별한 OMT 적용(체성적으로나 내장적으로)에 잘 반응한다. 체성 기능장애를 나타나는 또 다른 요인들은 치료계획 수립시에 사고과정의 변화를 가져올 것이다. 내장과 자율신경 영향, 림프 울혈, 그리고 심한 부종은 OMT 적용이 가능한지를 재평가하여야 하며, 가능한 많은 기법이 이러한 상태에 적용될 것이다.

금기증 CONTRAINDICATIONS

OMT의 금기증은 새로운 기법의 개발과 수정된 기법의 발달, 그리고 질병과정의 좀 더 깊은 이해를 통해 수 년간의 임상적용을 통해 엄청나게 변화하였다. 직접접근과 간접접근이 혼합된 매우 부드러운 방법에서부터 강한 방법까지 OMT를 수행하는 능력은 임상적으로 나타나는 사례들에 대해 일반적으로 의사결정할 수 있도록 다양한 OMT 접근을 가능하게 하였다. 이와 같은 사례들에 접근할 때 종종 기법적용을 위

해 선택할 수 있는 환자의 자세만 변화하곤 하며, 전체 기법 범주에 금기증을 고려하지 않는다. 골절, 탈구, 암, 감염, 뼈속질염과 같은 상태는 이 위치에 직접적으로 OMT를 적용하는 것은 금기증이다. 그러나, 문제부위의 몸쪽이나 먼쪽에 관련된 체성 기능장애에는 OMT의 적용이 가능할 수도 있다.

Down 증후군, 류마티스 관절염, Klippel-Feil 증후군, 연골형성부전증, 난장이증, 임신, 근긴장과 삠, 급성 척추사이원반탈출증, 급성 염증 상태, 해부학적 불안정성, 과운동성, 인공관절삽입물, 심각한 내장질환 양상 등과 같은 상태에 대해 OMT 적용에 대한 의사의 견해가 바뀌고 있다. 이러한 상태들은 전체적으로 OMT 적용은 금기증이거나, 특별한 부위에 특수한 기법만 금기증일 것이다. 의사의 임상적 판단과 기법에 대한 완전한 이해가 OMT를 적용할 수 있는지를 결정하는 기준이다.

정골 도수 치료 처방
OSTEOPATHIC MANIPULATIVE TREATMENT PRESCRIPTION

사용될 기법은 기본적으로 체성 기능장애의 특성이나 가장 뚜렷한 양상을 통해 선택할 수 있다. 이와 같은 기법의 도해서에서는 정골 도수 기법을 열 두 가지로 분류하고 있다. 각 장에는 특수한 기법과 기법의 사용과 적용의 원리를 설명하는 머리말이 있다. 치료계획을 선택하는 동안 고려될 수 있는 기능장애 영역(관절, 근막, 내장, 혈관, 림프관 등)은 신체검사의 결과에 따라 하나 혹은 그 이상의 기능장애 수준에 특수한 기법을 사용하는 것을 결정하는데 영향을 줄 것이다(예를 들어, HVLA 기법(High-velocity, low-amplitude techniques) vs 근 에너지기법 vs 촉진된 자세 이완, 근막 이완이나 이들의 조합). 이것은 각 장의 기법에서 좀 더 명확하게 논의하기로 하겠다.

OMT의 처방은 약 처방과 비슷하다: 기법의 종류는 선택되는 약물의 종류와 비교할 수 있다; OMT 기법을 적용하는 방법이나 자세는 약물투여 경로와 비교할 수 있다; OMT를 적용하는 힘과 직접 혹은 간접으로 적용은 약물의 용량이나 강도와 비교할 수 있다; OMT 반복횟수, 시간, 기간은 투여되는 약물의 양과 투약 빈도와 비교할 수 있다.

예를 들어, 허리 추간판성 척추굳음증(lumbar discogenic spondylosis), 허리뼈 협착증, 허리 체성 기능장애 등으로 이차적으로 만성 요통을 호소하는 70세 환자는 수 주-수 개월 동안 매주 관절기법이나 근막 연부조직 기법의 적용으로 치료될 수 있다. 그러나, 축구연습 중 삠으로 인해 이차적으로 급성 요통을 호소하는 16세 환자는 2-4주 동안 매주 2~3일 정도 간접 근막이완기법, 근 에너지기법, 카운터스트레인 기법 등을 조합하여 적용하면 치료할 수 있다.

OMT의 성공을 인도하는 단순한 규칙은 Foundations for Osteopathic Medicine(2)에 제시한 용법의 지침대로 수행하는 것이다. 일반적으로, 기능장애의 특성과 임상적으로 나타나는 양상, 중증도와 상태에 따른 에너지를 고갈의 영향, 환자의 나이, 그리고 상태가 급성인지 혹은 만성인지 등을 이해하고 있어야 한다.

REFERENCES

1. White A, Panjabi M. Clinical Biomechanics of the Spine. 2nd ed. Philadelphia: Lippincott Williams & Wilkins, 1990.
2. Ward R(ed). Foundations for Osteopathic Medicine. Philadelphia: Lippincott Williams & Wilkins, 2003.

연부 조직 기법
Soft Tissue Techniques

7

기법의 원리 TECHNIQUE PRINCIPLES

연부 조직 기법은 "직접적인 기법은, 촉진을 통해 조직의 반응과 움직임의 변화를 관찰하는 동안, 일반적으로 근육의 이는끝과 닿는끝의 가쪽신장(lateral stretching), 선형신장(linear stretching), 심부압박(deep pressure), 당김(traction), 분리(separation); 또한 근막기법(myofascial technique)을 가하는 것이다.' 라고 The Education Council on Osteopathic Principle(ECOP)(정골 의학 원리 교육학회)에 의해 정의되어졌다(1). 연부조직 기법들의 몇 가지는 신체의 상태를 변화시키고(gel-sol) 조직의 재 활동을 일으키는(fascial creep) 열역학의 효과에 대해서는 근막이완요법과 유사하다. 그러나 시술자가 이러한 반응을 일으키는 특수한 도수 기법은 약간 다르다. 근 근막 이완 요법과 연부조직기법이 가장 구별되는 점은 근 근막 이완 요법의 힘은 환자 안으로 좀 더 깊게 유도된 다는 것과 그 힘은 율동적이고 교대의(압박을 하고 또는 하지 않고)방식으로 시행된다는 것이다(2).

힘은 문제가 있는 조직에 영향을 미치기 위해 충분히 깊게 유도되어야 하겠지만, 치료하는 동안에는 환자가 편안하고 알맞게 받아들일 수 있도록 부드럽게 한다. 단지 이 규칙에서 제외할 것은 억제 압박(inhibitory pressure) 방법이다. 이것은 시술자가 일정 시간 이상을 깊게 힘을 가하거나(예: 30초 이상)조직이 이완될 때 까지(예, 길이의 증가나 긴장도의 감소를 목적으로) 지속적으로 사용하기 위해 선택할 것이다.

기법의 분류 TECHNIQUE CLASSIFICATION

직접적 기법 DIRECT TECHNIQUE

직접적 기법은 제한성 장벽의(긴장, 뭉친) 방향으로 근막 조직이 움직여진다. 직접적 기법을 사용하기 위해, 시술자는 근건(musculotendinous)의 이는끝과 닿는끝의 용어, 근육과 근막의 깊이, 근육의 형식(type) 같은 치료되고 있는 조직의 해부학적인 관계를 이해해야 한다. 방향, 깊이 그리고 압박의 힘은 구역에서 구역으로 정상의 해부학적 변화의 원인이 있는 치료가 되어야 할 특수한 지역에 다양하게 적용될 것이다.

기법의 형태 TECHNIQUE STYLES

평행 당김 PARALLEL TRACTION

평행 당김은, 치료되고 있는 근막 구조가 근육의 기시와 정시에서 접촉(실시)되고, 치료에 사용되는 힘은 근건 축에 평행한 방향으로 적용되며, 구조의 길이는 전체적으로 길어진다. 한 손은 이는끝의 근위부에, 한 손은 닿는끝의 근위부에, 아니면 양 손은 동시에 각기 반대방향으로 힘을 가한다. 이것은 치료되고 있는 근막 조직의 길이를 증가시킬 것이다.

수직 당김 PERPENDICULAR TRACTION

수직당김은, 문제가 있는 근막 구조의 이는끝과 닿는끝 사이의 중앙지점에서 시행되고, 수직 힘은 장축으로부터 멀어지게 가한다.

직접 억제 압박 DIRECT INHIBITORY PRESSURE

직접 억제 압박은, 다루어져야 할 근막 구조는 과긴장이 있는 근육의 근건부의 위에 직접적인 힘을 가한다. 그러나 근육의 힘살(belly)에 깊고 집중적으로 가해지는 압박은 통증의 부작용과 상처를 낼 수 있다. 그러므로 압박은 건이나 근건접합부에 직접적으로 가해져야 할 것이다.

적응증 INDICATIONS

1. 움직임의 제한, 조직의 질감의 변화, 민감도를 빠르게 확인하기 위한 근골격계 검진의 방법으로 사용할 수 있다.
2. 근육의 과긴장, 근긴장도, 근막긴장도, 근경련을 감소시킨다.
3. 짧아지고 비탄력적이어진 조직, 국소의 증가된 섬유성 근막 조직, 분절 사이의 가동범위를 신장시키고 탄력을 증진시킨다.
4. 국소적인 물리력과 열역학적 효과, 원위부에 순환을 증가시킴에 의한 반사현상(예: 체성-체성 또는 체혈관성 반사)을 통하여, 치료되어야 할 특정부위에 순환을 증진시킨다.
5. 국소적 또는 원위부의 팽윤(swelling)과 부종(edema)을 감소시키기 위해 정맥과 림프의 배수를 증진시키고, 전체 면역 반응을 잠재적으로 증진시킨다.
6. 저긴장성 근육의 신장 반사를 자극한다.
7. 환자의 안정을 도모한다.
8. 다른 정골 도수 기법이나 의학적인 관리와 더불어 환자의 보호기전(guarding)을 감소시킨다.
9. 다른 정골 기법의 효과를 증가시킨다.
10. 환자에게 이 기법에 대한 감각을 제공함으로써 시술자와 환자와의 관계를 증가시킨다.

금기증 CONTRAINDICATION

상대적인 금기증 RELATIVE CONTRAINDICATIONS

보통 의학적 통념상의 규칙으로써 원인에 따라 사용한다. 예를 들어, 나이든 골다공증 환자에게는 흉늑관절과 골반 부위위로 가해지는 연부조직 엎드린 자세에서의 압박 기법(prone pressure technique)은 금기시된다. 그러나 외측으로 누운자세(Side lying)방법은 보다 안전하게 시행될 수 있다. 또한 급성 염좌나 좌상이 있는 근막, 인대, 활막성 구조물들에 접촉과 신장을 가함으로써 상태를 악화시킬 수 있다. 그러므로, 상황에 맞게 적용해야하고, 연부조직 기법은 상처나 염증이 안정화되기 전까지는 중단되어야 한다.

연부조직 기법의 사용에 있어서 다른 주의해야 할 사항들 :

1. 급성 염좌나 좌상
2. 골절이나 탈골
3. 신경학적이거나 혈관학적인 손상
4. 골다공증(osteoporosis)과 골감소증(osteopenia)
5. 악성종양. 악성 종양이 있는 곳에 가장 제한을 둔다. 그러나, 악성 종양의 형식이나 손상받은 림프에 따라 다른 원위 부위에서 치료가 행해질 수 있다.
6. 감염(예: 골수염)

절대 금기증 ABSOLUTE CONTRAINDICATIONS

시술자는 손상 받은 부위의 위나 아래쪽의 근접한 곳에 기법을 적용하거나, 어떤 이익을 얻기 위하여 환자의 다른 자세나 기법을 절대로 적용해서는 안된다.

일반적인 고려사항과 규칙 GENERAL CONSIDERATIONS AND RULES

1. 환자는 편안하고 이완되어 있어야 한다.
2. 시술자는 에너지를 가장 효율적으로 사용할 수 있는 자세를 취하고 상지의 힘이나 에너지 대신에 몸무게를 이용할 수 있도록 한다.
3. 초기에 힘은 낮은 강도로 느리게 리드미컬하게 적용되어야만 한다. 열이 발생되고 조직이 반응을 시작함으로써, 만일 임상적으로 지시되었고 환자가 견뎌 낼 수 있다면 압력은 점차로 증가될 것이다. 그러나 속도는 여전히 느리고 리드미컬하게 유지되어야 한다.
4. 적용된 힘은 항상 편안해야하고 통증을 유발하지 않아야 한다. 편안함과 기분 좋은 경험은 의도된 효과이다.
5. 결코 뼈에 직접적인 힘을 가해서는 안된다. 그리고 근육의 힘살에 가해지는 압력은 제한한다.
6. 이것은 마사지나 마찰기법이 아니다. 결코 환자의 피부를 당신의 손으로 문지르거나 마찰시켜서는 안 된다. 시술자의 손을 피부에 댄 채로 옮기지 말고, 직접적인 힘을 가하고 이동시켜서는 안된다.
7. 힘을 적용하기에 좋은 방법을 결정한다.
   a. 근-힘줄 조직의 장축으로 당김을 야기하기 위해 수직으로 밀거나 당긴다.
   b. 장축으로 평행하게 당김을 적용함에 의해 근섬유의 이는끝과 닿는끝 사이의 거리를 증가시킨다.

★ 시술자의 머리 쪽 손(cephalad), 꼬리 쪽 손(caudad)의 기준은 누워있는 환자이다.

목부위CERVICAL REGION

당김, 바로누운자세

Traction, Supine

1. 환자는 바로 누운자세로 치료테이블위에 눕는다.
2. 시술자는 환자의 머리 쪽으로 서거나 앉는다.
3. 시술자는 한 손의 엄지와 검지손가락 사이로 뒤통수를 부드럽게 감싸 안는다. 다른 한 손은 환자의 이마를 가로로 잡거나 턱의 아래 부분을 잡는다(**그림 7.1 & 7.2**)(턱관절-temporomandibular joint-의 기능장애가 있는 환자에게는 원인에 따라 사용한다).
4. 시술자는 머리와 목의 신전을 피하기 위하여 약간 굴곡된 중립 자세에서 양 손으로 머리쪽으로 당김을 시행한다. 뒤통수 쪽을 받치고 있는 손은 뒤통수 뼈를 문지르거나 뒷머리유양봉합을 압박해서는 안된다(**그림 7.3**).
5. 이 당김의 힘은 느리게 가해지고 또한 풀어진다. 힘은 환자가 인내할 수 있는 범위에 따라 증가될 것이다.
6. 이 기법은 또한 지속적인 당김으로도 사용될 것이다.
7. 이 기법은 만족할만한 성과를 얻을 때까지 2~5분 동안 시행한다. 이것은 특히 퇴행성 디스크 병변이 있는 환자들에게 도움이 될 것이다.
8. 턱관절의 기능장애가 있는 환자는, 아래턱뼈 대신에 이마(forehead) 위로 손을 위치시켜서 기법을 수행한다(**그림 7.4**).
9. 기법의 효율을 평가하기 위해 조직의 긴장을 재평가한다.

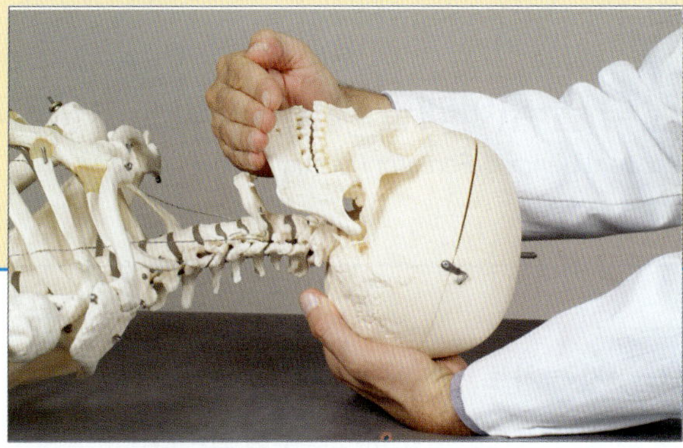

그림 7.1 3단계, 골격

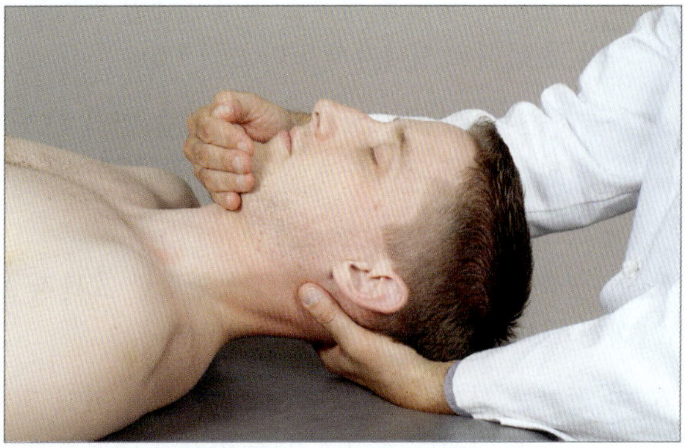

그림 7.2 3단계, 환자

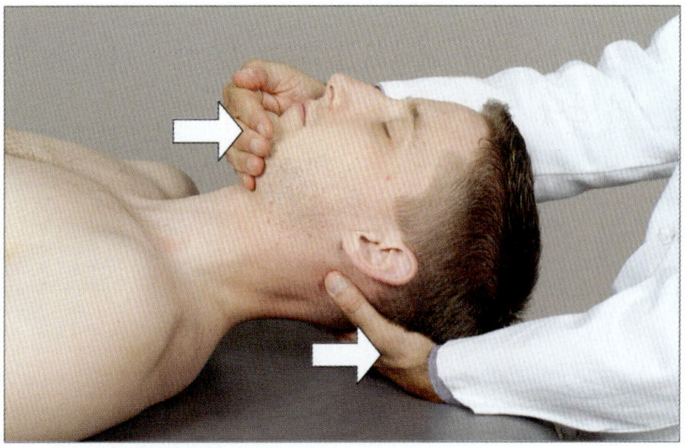

그림 7.3 4단계

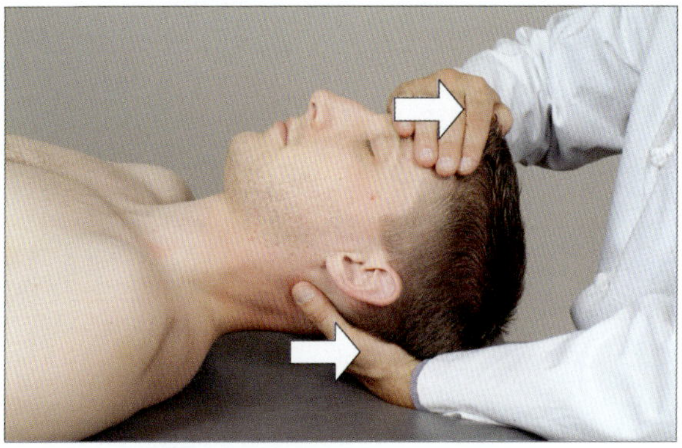

그림 7.4 8단계

목부위CERVICAL REGION

앞쪽 굴곡(아래팔 지렛목), 바로누운자세

Forward Bending(Forearm Fulcrum),Supin

1. 환자는 치료 테이블에 바로 눕는다.
2. 시술자는 테이블의 머리 부분에 앉는다.
3. 시술자는 한 손으로 환자의 목을 부드럽게 굴곡 시켜, 다른 한 손이 손바닥을 아래로 하여 반대편 어깨를 향해 환자의 목 아래로 지나가게 한다(그림 7.5).
4. 시술자는 팔꿈치쪽으로 환자의 전완을 따라 환자의 머리를 회전시킨다. 그리하여 경추 근육의 한쪽면(unilateral)만 신장한다(그림 7.6).
5. 이 신장은 보통 2~3분 동안 만족할만한 효과가 보일 때까지 필요한 횟수만큼 여러 번 반복한다.
6. 이 절차는 환자의 반대편 목을 치료하기 위해 역행된다. 환자의 목 아래로 넣었던 손을 환자의 어깨위에 올릴 수 있고(그림 7.7), 4단계와 5단계는 반대편 방향으로 신전이 반복될 수 있다(그림 7.8).
7. 조직의 긴장은 기법의 효과를 평가하기 위해 재평가 되어야 한다.

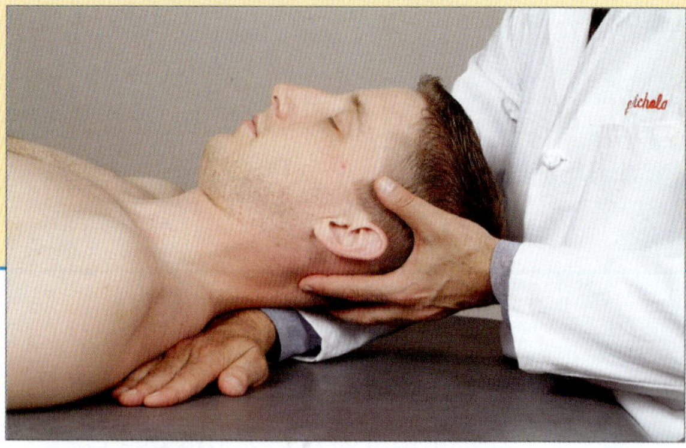

그림 7.5 3단계

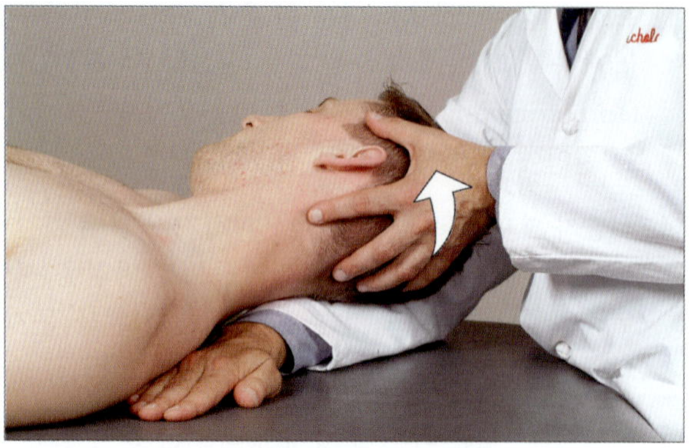

그림 7.6 4단계, 오른쪽 돌림

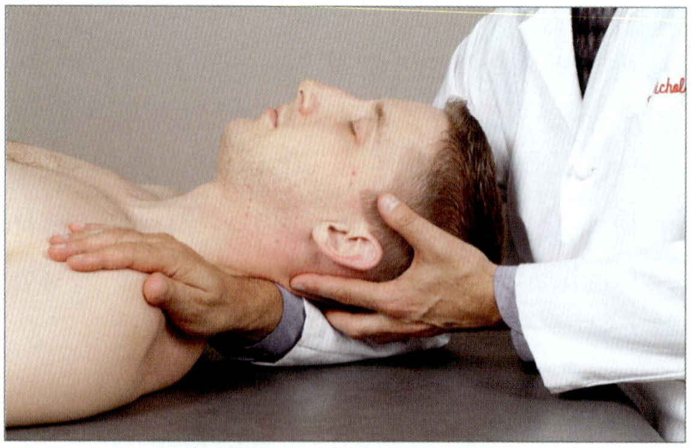

그림 7.7 6단계, 중간

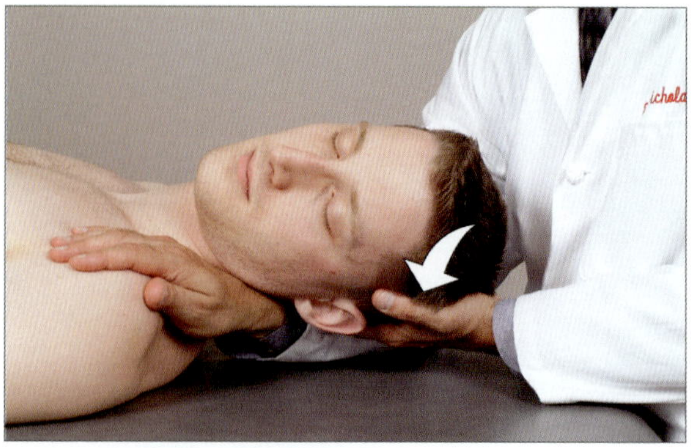

그림 7.8 6단계, 왼쪽 돌림

목부위CERVICAL REGION

양쪽 지렛목, 바로누운자세

Forward Bending-Bilateral Fulcrum,Supine

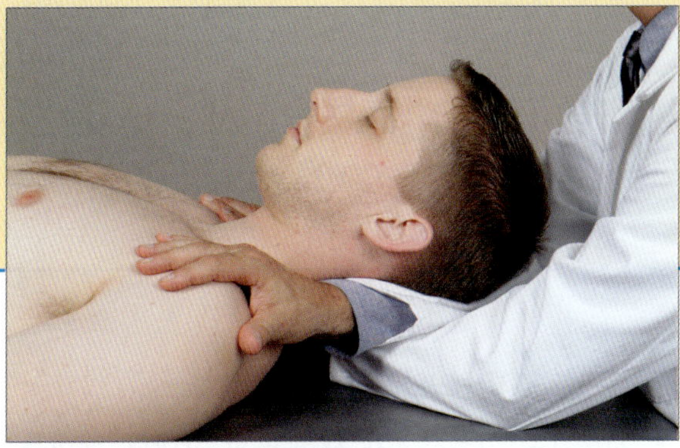

그림 7.9 3단계

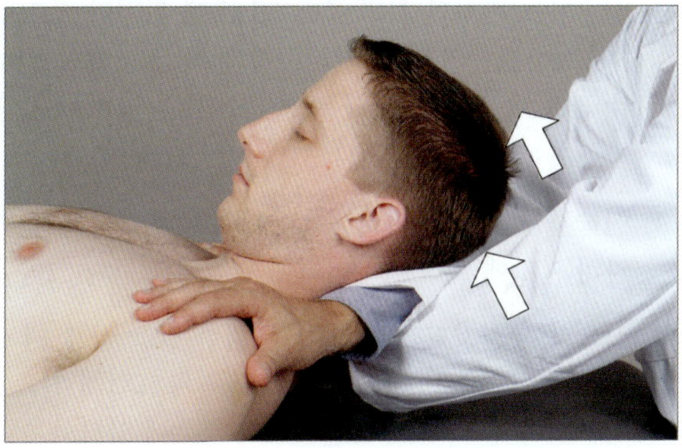

그림 7.10 4단계

1. 환자는 치료 테이블에 바로 눕는다.
2. 시술자는 테이블의 머리 부분에 앉는다.
3. 시술자는 팔을 환자의 머리 아래에서 교차시키고 손바닥은 환자의 어깨 앞부분위에 위치시킨다(그림 7.9).
4. 시술자의 전완으로 환자의 목을 부드럽게 굴곡시켜, 경추 근육에 장축의 신장을 적용한다(그림 7.10).
5. 이 기법은 부드럽고 리드믹한 성향으로 또는 신장을 지속시키는 방법으로 수행될 것이다.
6. 기법의 효율을 평가하기 위해 조직의 긴장을 재평가한다.

목부위 CERVICAL REGION

반대쪽 당김, 바로누운자세

Contralateral Traction, Supine

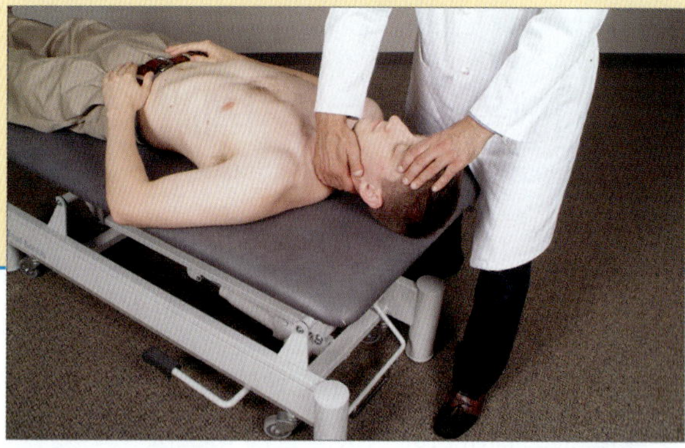

그림 7.11 3단계

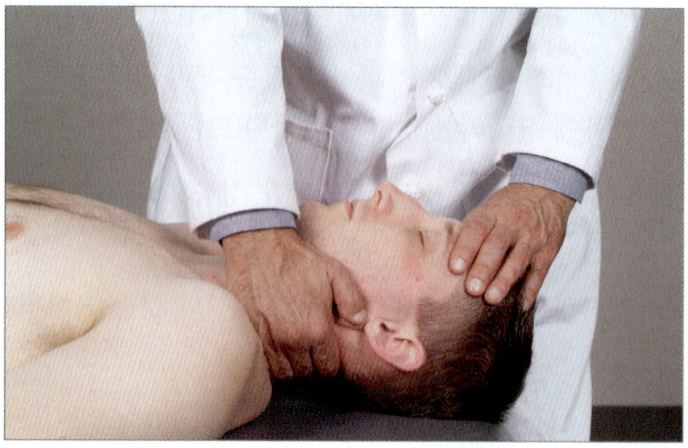

그림 7.12 4단계

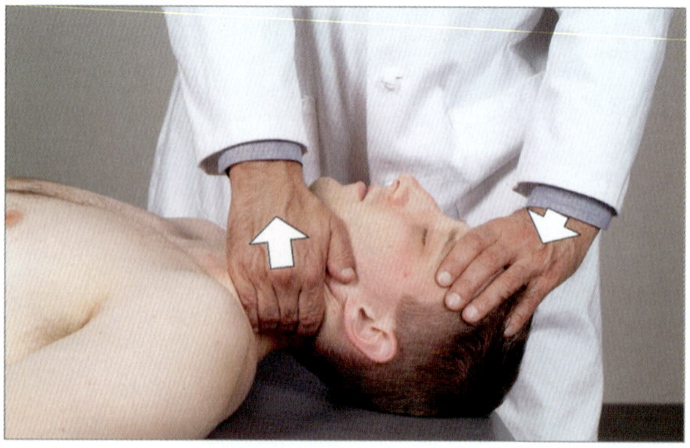

그림 7.13 5단계

1. 환자는 치료 테이블에 바로 눕는다.
2. 시술자는 치료하고자 하는 곳의 반대편, 테이블의 외측면에 선다.
3. 시술자는 환자의 꼬리 쪽(caudad)에 위치한 손으로, 치료하고자 하는 경추 근육(시술자가 서있는 쪽의 반대편 경추 근육)을 손가락의 안쪽 면(Pad)으로 닿게 하기 위해 목 둘레를 감싼다(그림 7.11).
4. 시술자는 환자의 머리 쪽(cephalad)에 위치한 손으로, 환자의 이마에 올려놓아 머리에 안정성을 준다(그림 7.12).
5. 시술자는 환자의 꼬리 쪽에 위치한 팔을 곧게 펴고, 척추주위근육(paravertebral muscles)을 부드럽게 위쪽으로 끌어올린다(흰 화살표, 그림 7.13). 경추에 약간의 신전이 가해진다.
6. 이 기법은 매우 부드럽게 리드믹하게 시행되고, 유날법(Kneading)으로 시행될 수 있고 지속적인 압력을 가하는 방법으로 사용될 수도 있다.
7. 기법의 효율을 평가하기 위해 조직의 긴장을 재평가한다.

목부위CERVICAL REGION

요람과 함께 당김, 바로누운자세

Cradling With Traction, Supine

1. 환자는 치료 테이블에 바로 눕는다.
2. 시술자는 테이블의 머리 부분에 앉는다.
3. 시술자의 손가락은 환자의 양쪽 목 아래 부분에 놓고, 손가락 끝은 목뼈의 가시돌기 외측에, 그리고 손가락 면은 관절지주(articular pillars) 위에 놓여있는 척추 주위 근육들에 접촉시킨다(**그림 7.14**).
4. 시술자는 부드럽게 중간정도의 힘으로 배쪽(ventrally)으로 끌어 올리면서 머리 방향(cephalad)으로 세로(longitudinal)축의 당김을 실시한다(stretch)(**그림 7.15 & 7.16**).
5. 이 척추 근육에 가해진 당김력은 천천히 이완되어야 한다.
6. 목뼈 주변의 다른 근육들도 신장시키기 위하여, 시술자의 손은 목뼈의 다른 높이에 재위치 시키고, 4단계와 5단계를 다시 실시한다.
7. 이 기법은 매우 부드럽게 리드믹하게 시행되고, 유날법으로 시행될 수 있고 지속적인 압력을 주는 방법으로 사용될 수도 있다.
8. 기법의 효율을 평가하기 위해 조직의 긴장을 재평가한다.

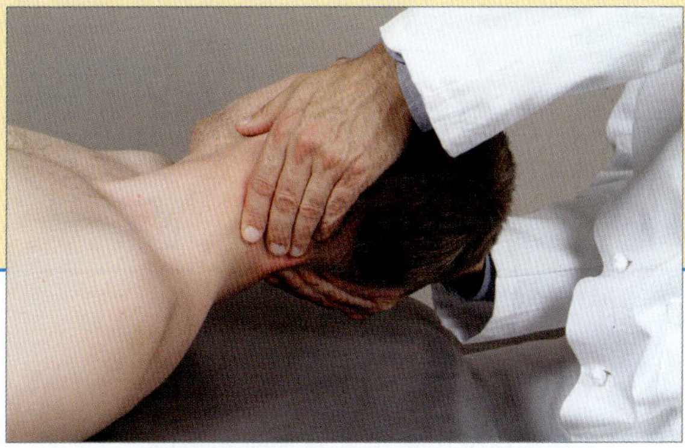

그림 7.14 3단계

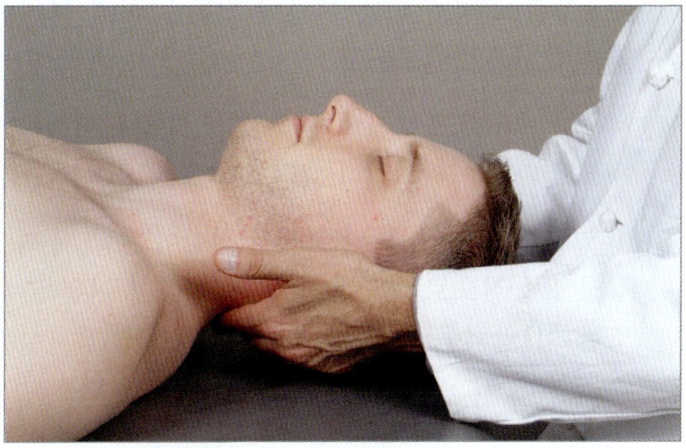

그림 7.15 4단계

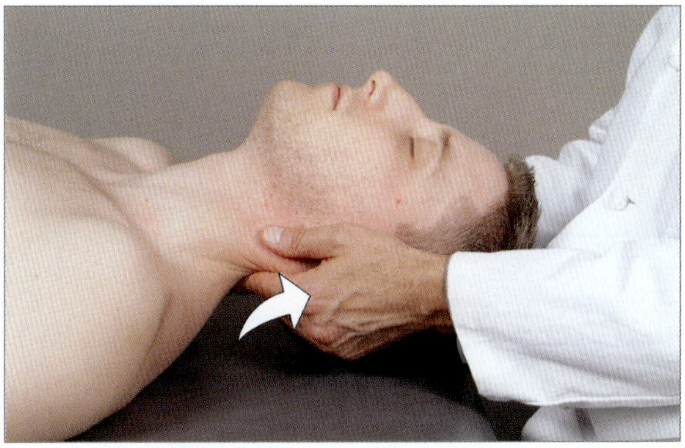

그림 7.16 4단계

목부위CERVICAL REGION

뒤통수 밑 이완, 바로누운자세

Suboccipital Release, Supine

1. 환자는 치료 테이블에 바로 눕는다.
2. 시술자는 테이블의 머리 부분에 앉는다.
3. 시술자의 손가락의 안쪽 면은 등세모근과 바로 밑에 있는 근육들을 만지기 위해 환자의 뒤통수 아래 지역의 바로 밑을 받친다(그림 7.17).
4. 시술자는 느리고 부드럽게 몇 초간 위쪽을 향하는 압력을 가하고 다시 이완시킨다(그림 7.18 & 7.19).
5. 이 압력은 2분 동안이나 조직의 질감이 변할 때 까지 부드럽게 율동적으로 재적용 되었다가 다시 이완될 것이다. 또한 이 압력은 좀 더 지속적인 억제 형태(Inhibitory style)로써 30초에서 1분 가량 계속될 수 있다.

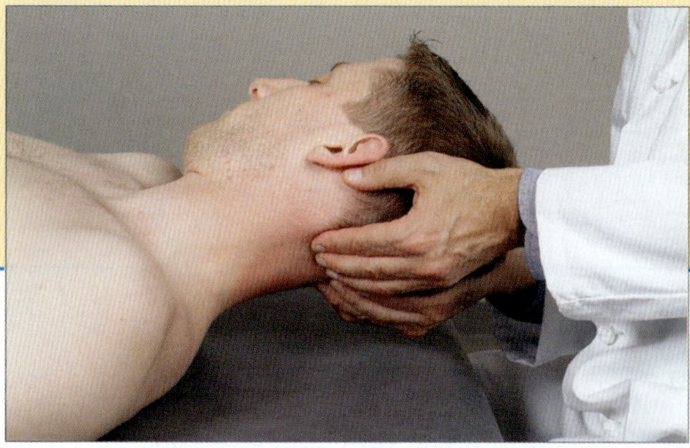

그림 7.17 3단계

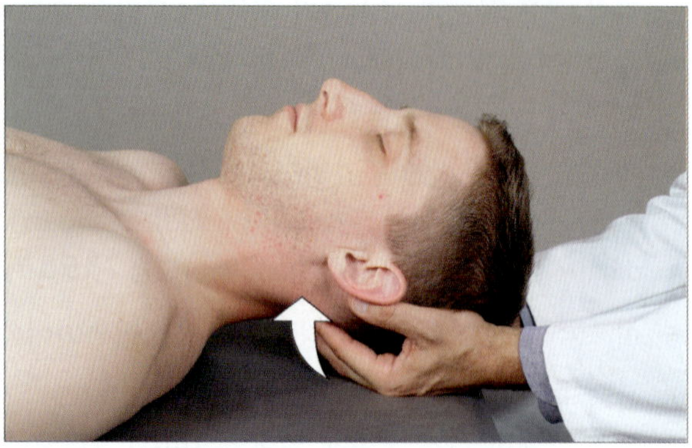

그림 7.18 4단계

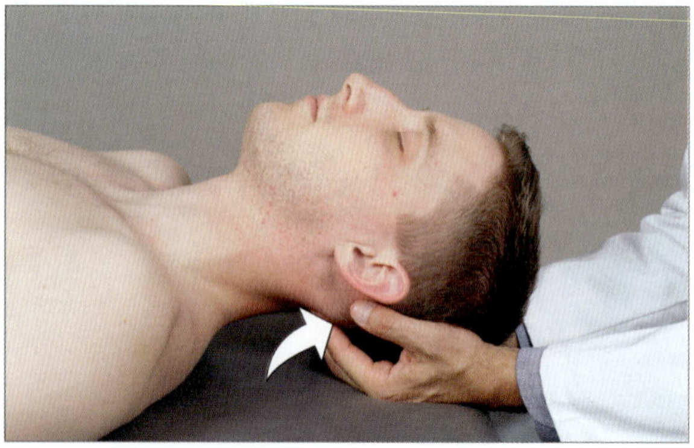

그림 7.19 4단계

목부위CERVICAL REGION

회전, 바로누운자세

Rotation, Supine

1. 환자는 치료 테이블에 바로 눕는다.
2. 시술자는 테이블의 머리 부분에 앉는다.
3. 시술자는 손으로 컵 모양을 만들어서 환자의 양 아래턱관절 부위에 위치시키고, 바깥쪽 귓바퀴 위로 압박이 가해지지 않도록 한다(그림 7.20).
4. 시술자는 부드럽게 천천히 환자가 수동적으로 견딜 수 있는, 탄성 한계의 제한성 장벽까지 머리를 돌리고 3~5초간 유지시킨다(그림 7.21).
5. 그 후에 시술자는 부드럽게 머리를 반대편으로 같은 방법으로 돌리고 3~5초간 유지시킨다(그림 7.22).
6. 기법의 효율을 평가하기 위해 조직의 긴장을 재평가한다.

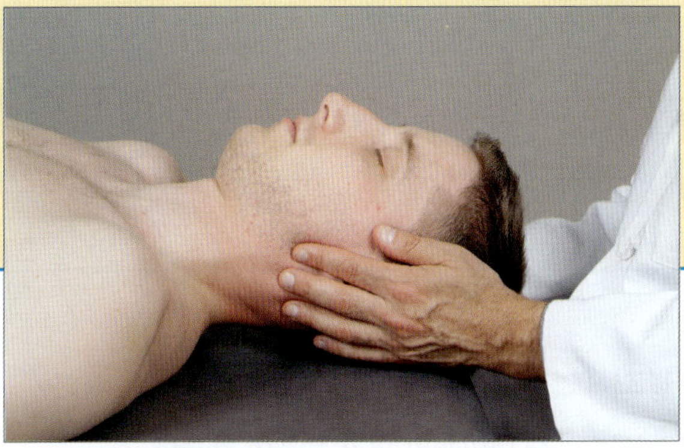

그림 7.20 3단계

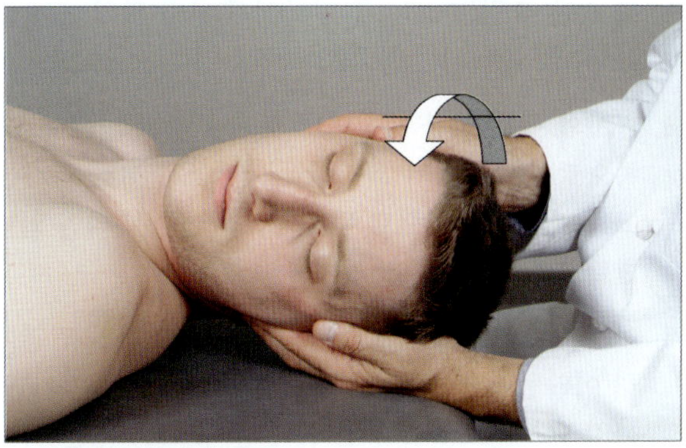

그림 7.21 4단계

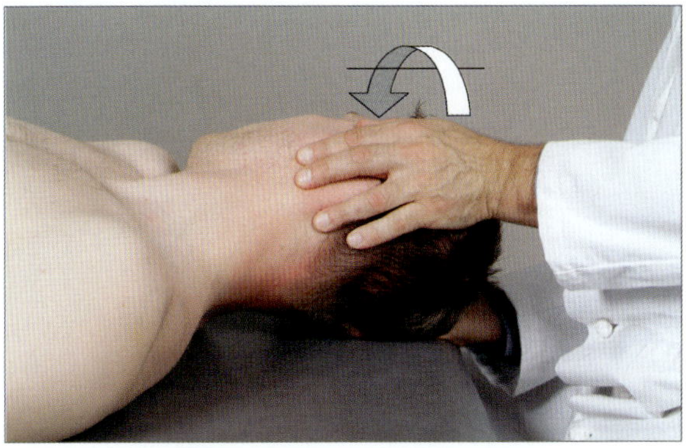

그림 7.22 5단계

목부위 CERVICAL REGION

집개손가락 요람, 바로누운자세

Forefingers Cradling, Supine

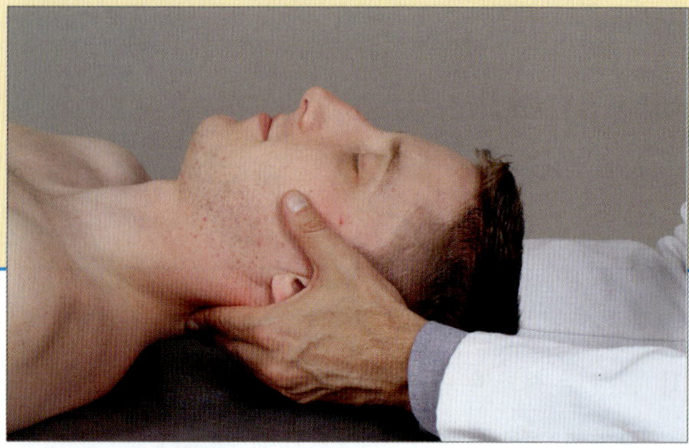

그림 7.23 3단계

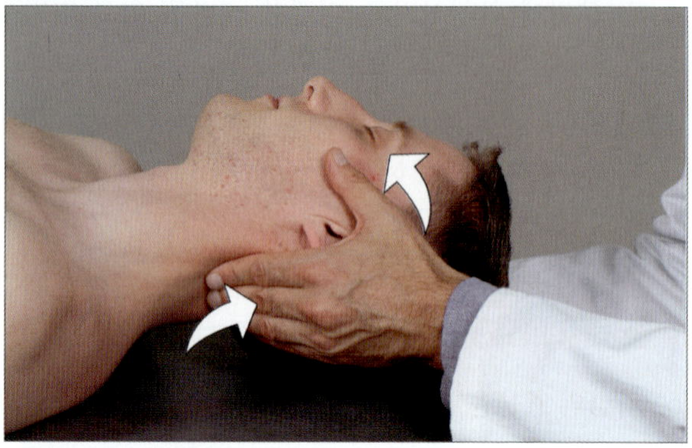

그림 7.24 4단계

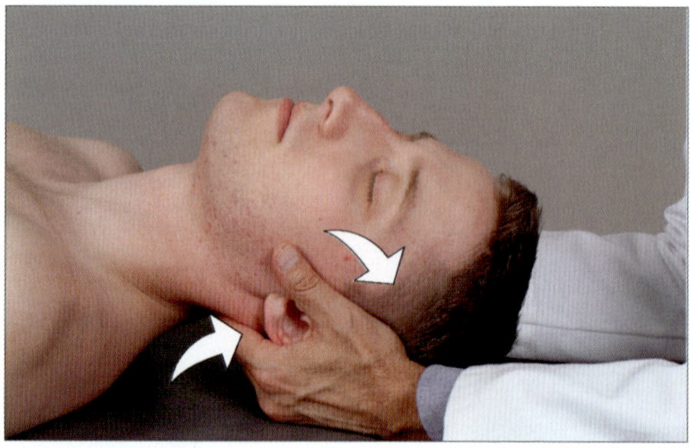

그림 7.25 4단계

1. 환자는 치료 테이블에 바로 눕는다.
2. 시술자는 테이블의 머리 부분에 앉는다.
3. 관절돌기의 근위부에서, 손가락은 목뼈 주변 조직위에 놓고 손은 요람(Cradle)을 만들어서 관자 위치(temporal regions)에 놓는다(그림 7.23).
4. 환자의 목은 약간 뒷 방향으로 구부리고(폄extension) 한쪽으로 외측굴곡과 회전(rotation)의 순서로 자세를 취하고 손가락의 앞면으로 뒷목의 조직에 계속적인 압박을 가한다(그림 7.24 & 7.25).
5. 이것은 부드럽고 율동적인 방법으로 조직의 긴장이 충분히 이완될때 까지 또는 관절 가동 범위의 증가가 있을 때까지 반복적으로 수행된다. 일반적으로 2~3분 사이로 진행한다.

목부위CERVICAL REGION

엄지 받침, 바로 누운 자세

Thumb Rest, Supine

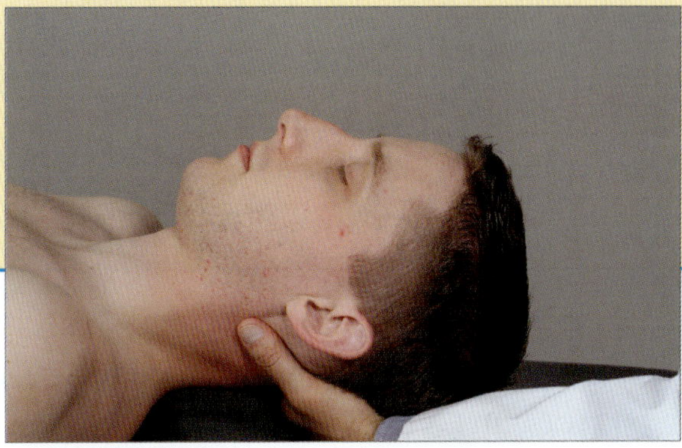

그림 7.26 3단계

1. 환자는 침대위에 바로 누운 자세를 취하고 베개는 있어도 되고 없어도 된다.
2. 시술자는 침대의 머리 부분에 서거나 앉는다.
3. 시술자의 한 손은 엄지와 손가락 앞쪽으로 컵 모양을 만들어 뒷목 지역을 받친다(그림 7.26).
4. 시술자의 다른 한 손은 관자와 이마 위에 위치시키고 엄지 손가락에 대응하여 부드럽게 약간의 신전과 회전(rotation)을 가한다(그림 7.27 & 7.28).
5. 이 움직임은 매우 조금만 준다.
6. 긴장(압박)은 천천히 이완되고 천천히 재 적용된다.
7. 이 압박은 반대편에도 반대로 적용된다.

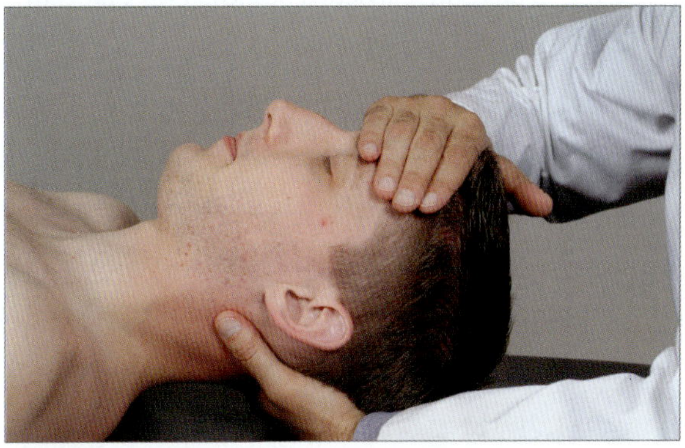

그림 7.27 4단계

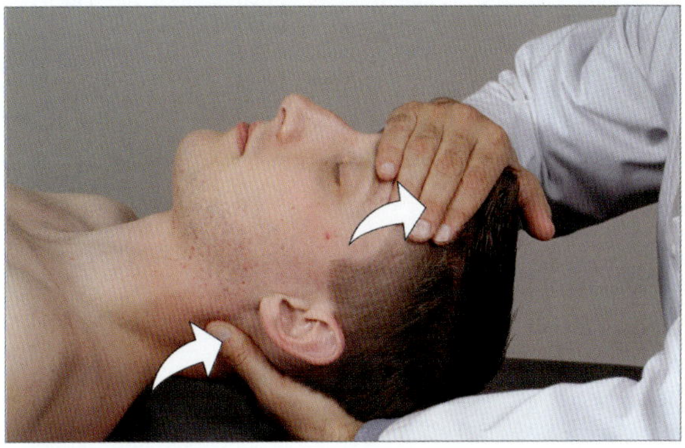

그림 7.28 4단계

목부위CERVICAL REGION

어깨 차단과 연결, 바로 누운 자세

Coupling with Shoulder Block, Supine

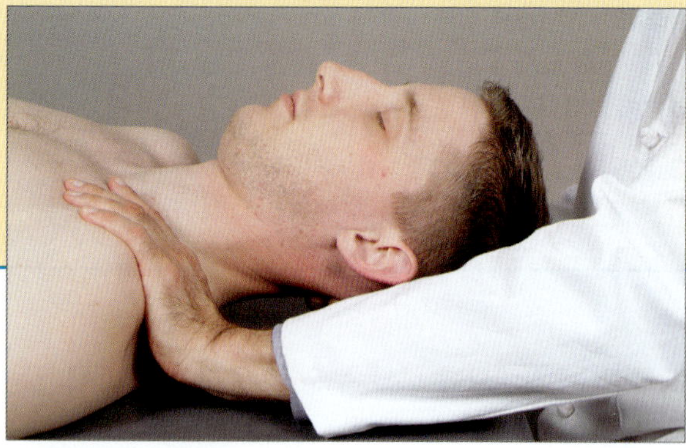

그림 7.29 2단계

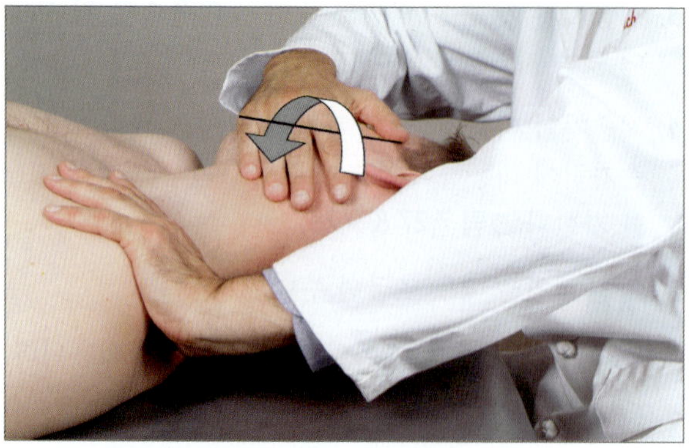

그림 7.30 A. 3~4단계, 앞쪽 머리 조절

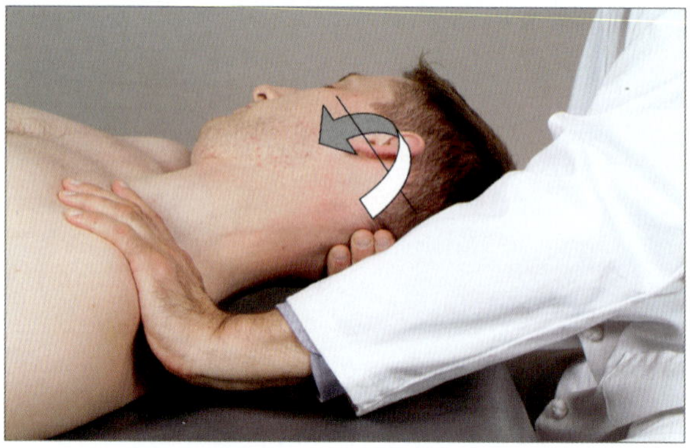

그림 7.30 B. 3~4단계, 교대, 뒤쪽 머리 조절

1. 환자는 치료 테이블 위에 바로 눕고, 시술자는 침대의 머리 쪽에 앉거나 선다.
2. 시술자의 한 손은 환자의 치료가 되어야 할 쪽의 봉우리빗장관절(acromioclavicular joint) 꼭대기에 올려 놓는다(그림 7.29).
3. 시술자의 다른 손은 봉우리빗장관절에 놓은 손과 같은 쪽으로부터 환자의 머리를 조종하기 위하여 중심선을 가로질러 놓고, 부드럽게 반대쪽으로 머리를 민다(그림 7.30).
4. 시술자는 머리를 탄성 한계의 제한점이 있는 곳까지 머리를 돌리고 이 움직임은 3~5초간 유지하며, 중립자세로 천천히 돌아온다.
5. 조직의 긴장이 풀어지고 동작의 범위가 증진될 때까지 이는 리드미컬하고 부드럽게 반복되어야 한다.
6. 시술자의 손은 반대로 가고, 반대쪽에서 재시행될 것이다.

목부위CERVICAL REGION

가쪽 당김, 앉은 상태에서(예: 왼쪽 목뼈주위 근육의 과긴장,얼굴의 비탄력적임, 기타)

Lateral Traction, seated-Example:Left Cervical Paravertebral Muscle Hypertonicity, Fascial Inelasticity, and Others

1. 환자는 치료 테이블에 앉는다.
2. 환자가 시술자의 가슴에 편하게 기댈 수 있도록 환자의 뒤에서 오른쪽 가슴을 머리에 대어준다.
3. 시술자는 오른손과 전완을 컵 모양으로 만들고 매우 부드럽게 귀 주위를 감쌈으로써 환자의 턱 아래를 지나게 한다(그림 7.31).
4. 시술자의 왼손은 상부 등세모근과 빗장뼈 상부 지역에 해당하는 왼쪽 어깨 위에 올려놓는다(그림 7.32).
5. 시술자의 오른손은 부드럽게 환자의 머리를 오른쪽으로 돌리고 왼손이 왼쪽 어깨에서 꼬리 쪽으로 향하는 힘을 주는 동안 오른손은 머리 쪽 당김(cephalad traction)을 시행한다(그림 7.33).
6. 이 방법은 부드럽게 율동적인 성향을 갖으며, 지속적인 압력을 주는 방법으로도 사용될 수 있다.
7. 적용 된다면, 이 기법은 반대편에는 반대로 기법이 들어가야 한다.
8. 기법의 효율을 평가하기 위해 조직의 긴장을 재평가한다.

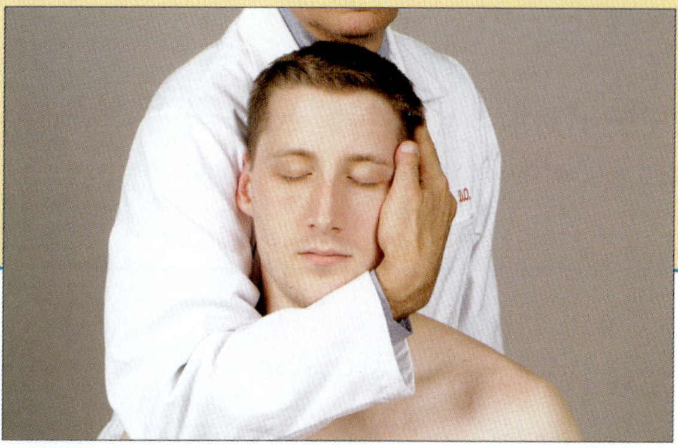

그림 7.31 3단계

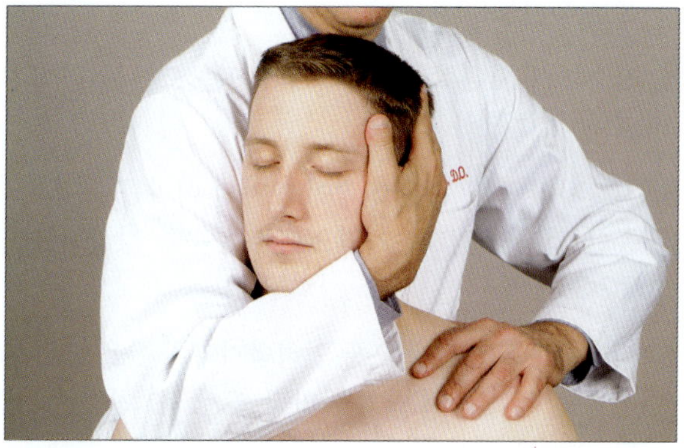

그림 7.32 4단계

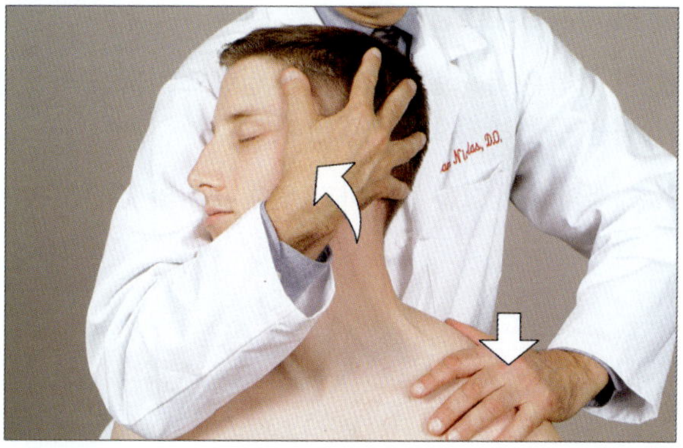

그림 7.33 5단계

목부위CERVICAL REGION

앉은 자세의 당김(예: 오른쪽 무릎의 사용)

Sitting Traction-Example,Using Right Knee)

1. 환자는 테이블 위에 앉는다.
2. 시술자는 환자의 왼편 뒤쪽으로 앉는다.
3. 시술자의 오른쪽 발을 무릎(knee)과 엉덩이(hip)를 굽힌 채로 올려놓는다.
4. 시술자의 오른쪽 팔꿈치(elbow)는 오른쪽 허벅지 위에 위치시킨다.
5. 시술자의 오른 손은 왼손이 환자의 이마를 고정하고 있는 동안 엄지와 검지손가락으로 뒤통수를 감싼다(그림 7.34 & 7.35).
6. 시술자는 부드럽게 오른쪽 허벅지와 무릎을 오른 발의 뒤꿈치를 들어 올려(발의 발바닥 쪽 굽힘) 천천히 상승시킨다. 이렇게 해서 목을 당긴다(그림 7.36).
7. 당김은 시술자가 원래의 자세로 뒤꿈치를 내려놓음으로서 해제된다(그림 7.37).
8. 이 기법은 부드럽게 율동적인 성향으로 또는 지속적인 압력을 주는 방법으로 시행된다.
9. 기법의 효율성을 평가하기 위해 조직의 긴장도를 재평가 한다.

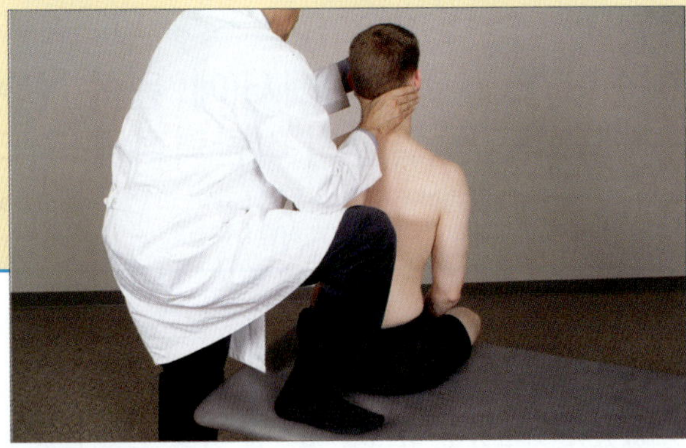

그림 7.34 5단계

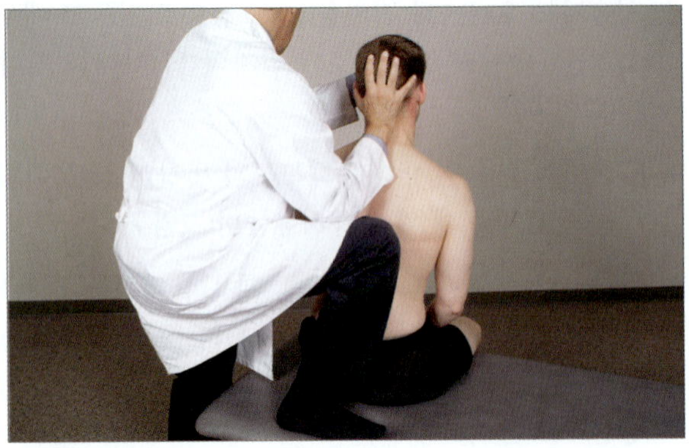

그림 7.35 5단계, 다른 손 자세

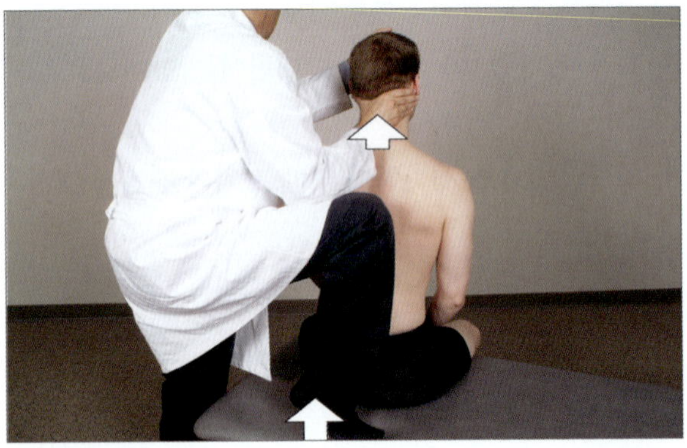

그림 7.36 6단계

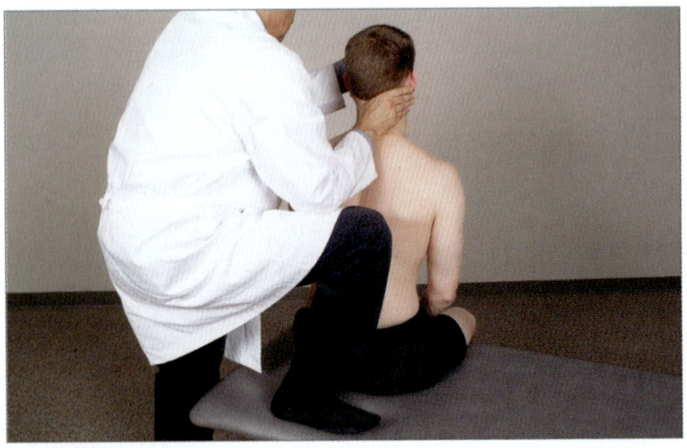

그림 7.37 7단계

목부위CERVICAL REGION

머리와 가슴 자세, 앉은 자세

Head and chest position, seated

1. 환자는 침대 위에 앉는다.
2. 시술자는 환자의 앞에 앉고, 균형을 위해서 한 다리를 다른 다리 앞에 놓는다.
3. 환자의 이마뼈(forehead)는 시술자의 빗장뼈아래오목(infraclavicular fossa)과 복장뼈(sternum)에 기대게 한다(그림 7.38).
4. 시술자의 손가락의 앞면은 관절지주에 덮여있는 목뼈주위근육의 안쪽에 접하게 된다(그림 7.39).
5. 시술자는 뒤로 기대고, 환자를 시술자 쪽으로 끌어당긴다. 그 이유는 시술자가 연부조직을 충분이 잡고, 동시에 부드럽게 머리 쪽으로의 당김을 주어 수직의 힘을 가하기 위함이다. 이것은 세로의 당김 효과(longitudinal effect)이다(stretch)(그림 7.40).
6. 이 기법은 부드럽게 율동적으로, 그리고 유날법(마사지)적인 성향으로 시행되거나 지속적으로 가해지는 압력을 줄 수 있다.
7. 기법의 효율성을 평가하기 위해 조직의 긴장도를 재평가한다.

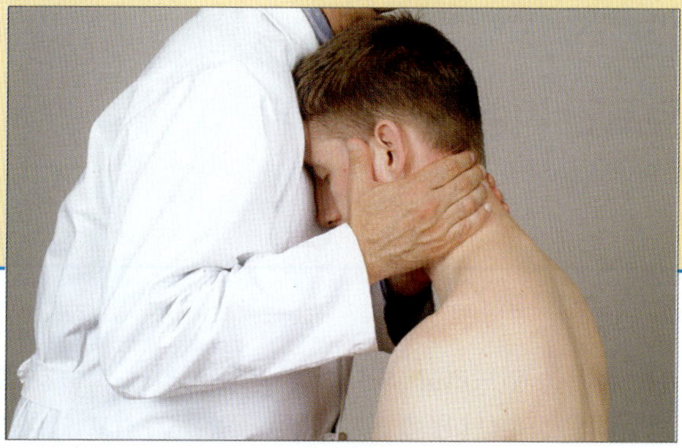

그림 7.38 3단계

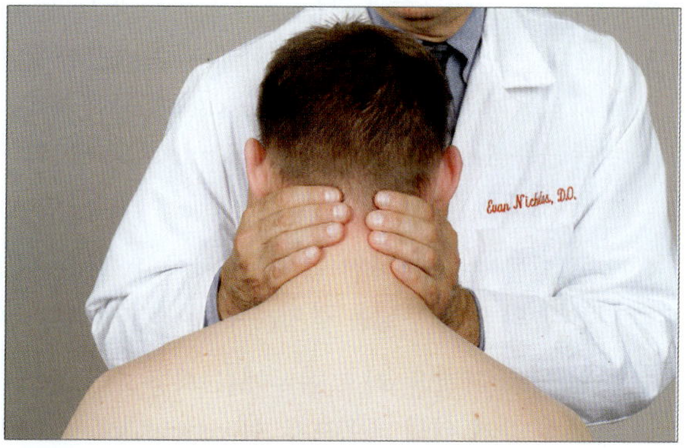

그림 7.39 4단계

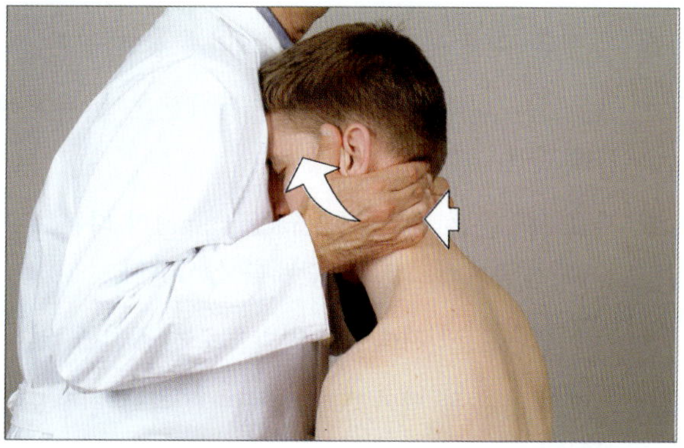

그림 7.40 5단계

가슴부위THORACIC REGION

엎드린 자세에서의 압박

Prone Pressure

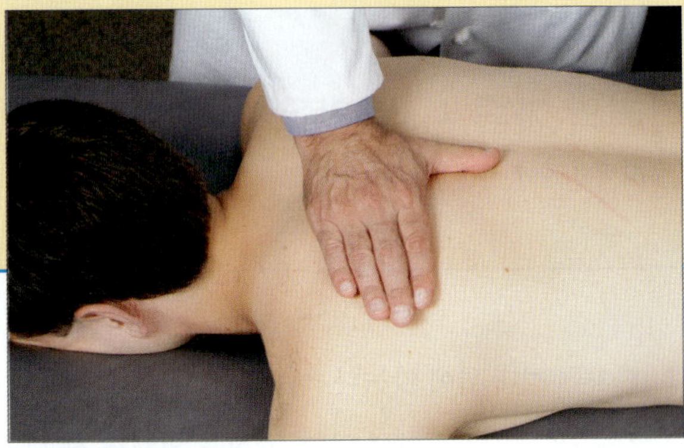

그림 7.41 3단계

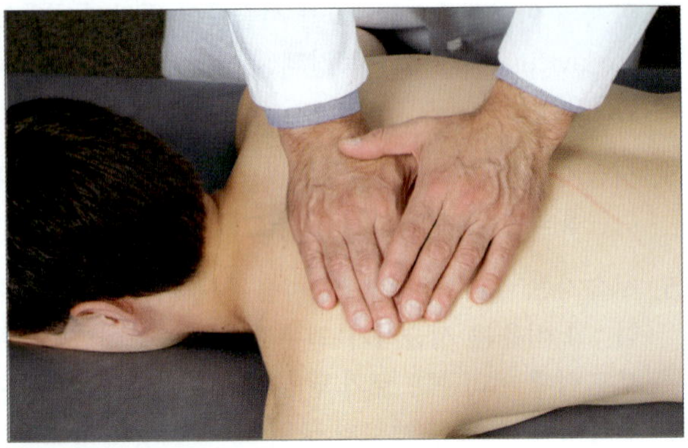

그림 7.42 4단계

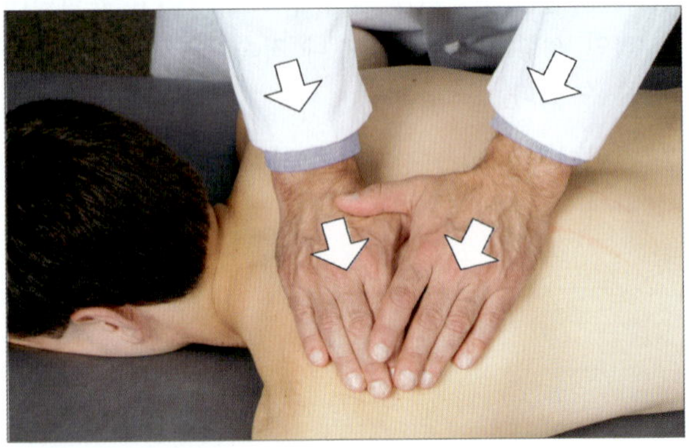

그림 7.43 5단계

1. 환자는 엎드리고, 되도록 환자의 머리는 시술자 쪽을 향하게 한다(만약 침대가 얼굴 구멍을 가지고 있다면 머리는 중립에 유지한다).
2. 시술자는 치료하고자 하는 쪽의 반대편에 선다.
3. 시술자는 엄지와 엄지두덩사이에 시술자의 반대편, 척추뼈가로돌기위(transverse process)에 있는 환자의 척추주변등근육(thoracic paravertebral musculature)의 안쪽을 놓는다(그림 7.41).
4. 밑에 있는 손의 모아진 엄지손가락이나 그 손 자체 위에 다른 손의 엄지 두덩을 겹치게 위치시킨다(그림 7.42).
5. 5. 팔꿈치 관절은 펴고 몸무게를 사용하여, 연부조직을 확실히 잡기 위해 배쪽으로 힘(ventral;downward)을 주고 나서 바깥쪽으로 척추주변등근육을 미는 힘을 가한다(그림 7.43).
6. 이 힘은 몇 초 동안 지속되고 느리게 놓아준다.
7. 5단계와 6단계는 부드럽고 율동적으로, 마사지처럼 몇 차례 반복된다.
8. 시술자의 손은 등척추(thoracic spine)의 다른 부분에 손을 재 접촉시키고 5, 6, 7단계를 실시한다.
9. 이 기법은 깊고 지속적인 압박으로 사용될 수 있다.
10. 기법의 효율을 평가하기 위하여 조직의 긴장도를 재평가한다.

가슴부위 THORACIC REGION

두 손을 사용한(고양이 걸음) 자세에서 압박하기

Prone Pressure With Two Hands(Catwalk)

1. 환자는 엎드리고, 되도록 환자의 머리는 시술자 쪽을 향하게 한다(만약 침대가 얼굴 구멍을 가지고 있다면 머리는 중립에 유지한다).
2. 시술자는 치료하고자 하는 쪽의 반대편에 선다.
3. 시술자는, 시술자의 반대편에 있는, 환자의 척추뼈가로돌기위에 있는 척추주변등근육의 안쪽면 위에 손바닥을 위치시킨다(**그림 7.44**).
4. 시술자는 꼬리 쪽 손으로 환자의 근육과 근막을 잡기 위해 아래로 압박하는 힘을 준다(**그림 7.45**).
5. 더하여, 가쪽(lateral)으로 환자의 근막 구조가 편안함을 느끼는 탄성제한이 있는 범위까지 힘을 준다(**그림 7.46**).
6. 이 힘은 몇 초 동안 고정시키고 나서 천천히 이완시킨다.
7. 압력을 꼬리 쪽 손에서 이완하고 나면, 머리 쪽 손으로 하방가쪽(downward latera)으로 힘을 가하기 시작한다(**그림 7.47**).
8. 하방 그리고 가 쪽으로 가해지는 힘의 조화와 압력의 이완됨은 양 손 사이에서 교대로 적용된다.
9. 이 기법은 몇 초 동안 율동적으로 적용한다.

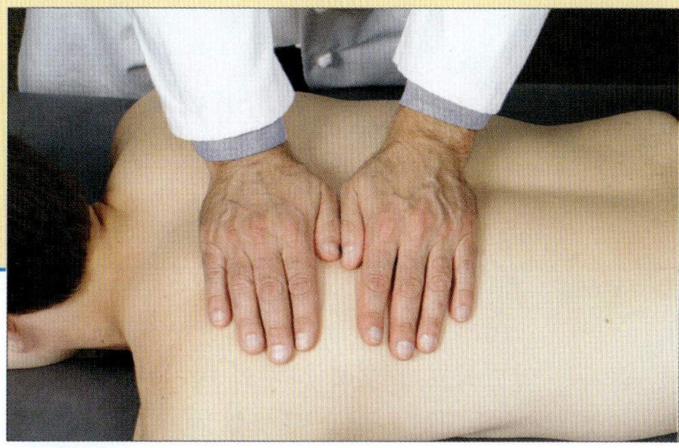

그림 7.44 3단계

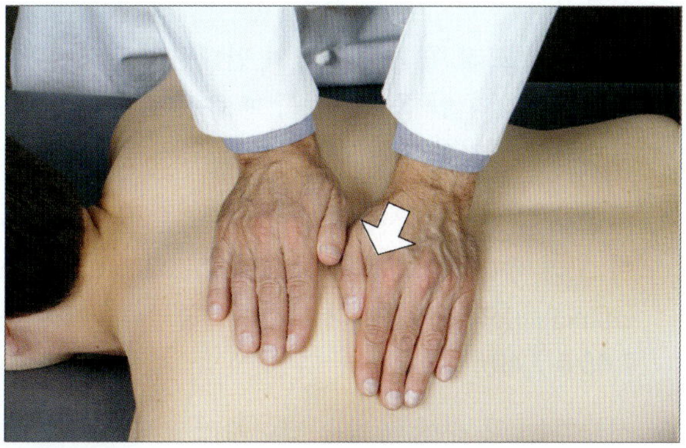

그림 7.45 4단계

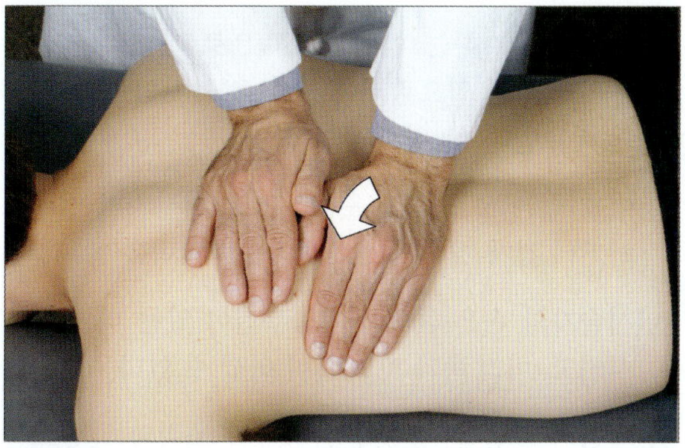

그림 7.46 5단계

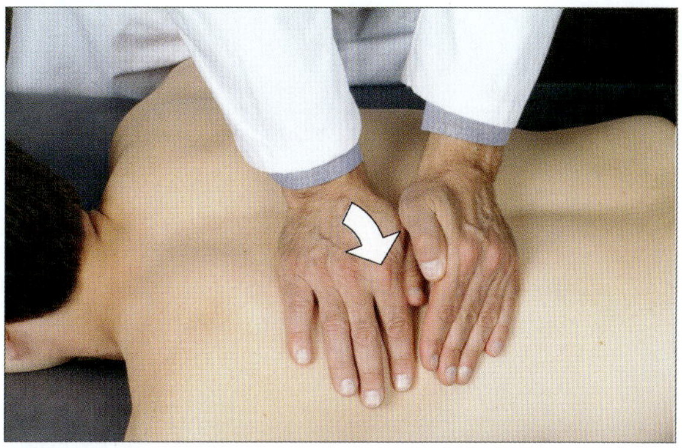

그림 7.47 7단계

가슴부위 THORACIC REGION

반대누름을 엎드린 자세에서 가하기

Prone Pressure with Counterpressure

1. 환자는 엎드리고, 되도록 환자의 머리는 시술자 쪽을 향하게 한다(만약 침대가 얼굴 구멍을 가지고 있다면 머리는 중립에 유지한다).
2. 시술자는 침대의 아무 쪽에나 선다.
3. 시술자의 꼬리 쪽 손은 시술자 반대편의 환자의 양 쪽 척추주변등근육의 안 쪽 면 위를, 한 손은 손끝이 머리 쪽을 향하게하고 엄지와 엄지두덩 사이에 위치시킨다.
4. 시술자 쪽 부위는 시술자의 머리 쪽 손 끝(cephalad hand)이 꼬리 쪽(caudad)을 향하게 한 후 새끼두덩(hypothenar eminence)으로 시술자의 척추주변등근육을 잡아준다(**그림 7.48 & 7.49**).
5. 시술자는 양 손에 조직을 잡아주기 위해 수직으로 부드럽게 힘을 가하고, 각 손가락이 향한 방향으로, 분리(separation)와 신연(distraction) 효과를 생성시킨다(**그림 7.50**).
6. 배쪽으로 가하는 힘과 세로축으로 가해지는 신장은 늑골우리 손상을 일으킬 수 있으므로 환자의 상태에 따라 다르게 적용한다(예: 심한 골다공증).
7. 이 기법은 부드럽고, 율동적으로, 마사지적 성향으로 실시하거나 깊게 지속적으로 가해지는 압력을 사용할 수 있다.
8. 시술자의 손은 들어서 기능부전이 있는 다른 곳에 재위치시키고, 머리 쪽과 꼬리 쪽이 바뀔 수 있다.
9. 기법의 효율을 평가하기 위하여 조직의 긴장도를 재평가한다.

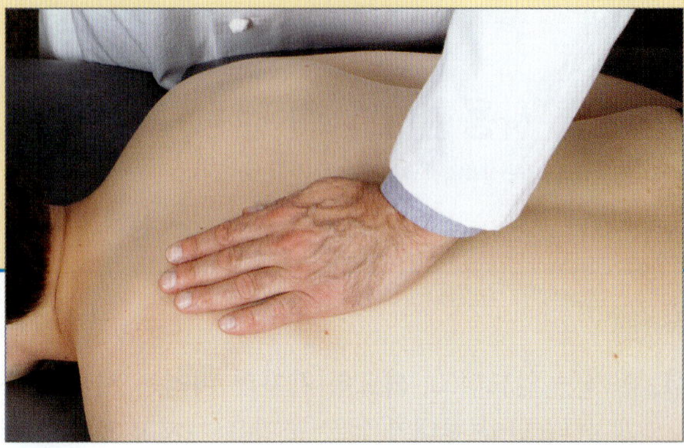

그림 7.48 4단계

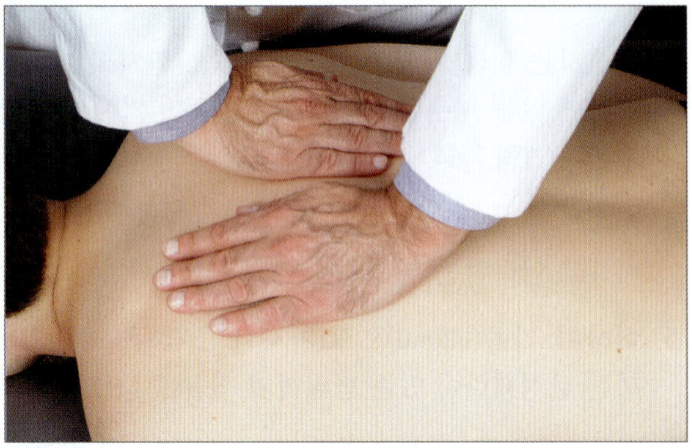

그림 7.49 4단계

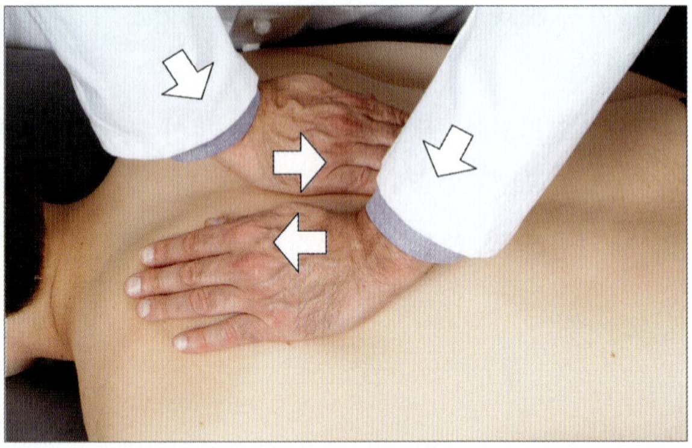

그림 7.50 5단계

가슴부위 THORACIC REGION

옆 누움 자세, 한쪽 지레의 사용

Side Leverage, Lateral Recumbent

1. 환자는 치료될 면이 아래로 가게 옆으로 눕는다.
2. 시술자는 환자의 얼굴 쪽으로 침대의 옆 부분에 앉는다.
3. 시술자는 꼬리 쪽 손으로 환자의 어깨를 넘어 엄지와 엄지 두덩을 환자가 누워있는 쪽(아래에 깔린 쪽) 상위 등척추뼈 가로돌기(upper thoracic transverse processes)위에 있는 척추주변근육의 안쪽 면 위에 올려놓는다(그림 7.51).
4. 시술자의 머리 쪽 손은 환자의 머리 아래, 바깥쪽 귓바퀴 주변을 잡아 머리를 감싸 안는다(그림 7.52).
5. 시술자의 머리 쪽 손은 부드럽게 목과 상위 등 부위의 굽힘을 일으키기 위해 머리를 들어 올린 후에, 부드러운 힘으로 배 쪽으로 그리고 외측으로 힘을 적용한다. 시술자는 조직이 탄성한계에서 편안함을 느낄 때 까지 약간의 굽힘을 더 한다(그림 7.53).
6. 5단계는 부드럽고 율동적으로 마사지적 기법이나 깊고 지속적으로 가해지는 압력을 몇 차례 반복된다.
7. 시술자의 꼬리 쪽 손은 상부등척추뼈가로돌기의 다른 부위에서 5와 6단계의 동작을 수행할 수 있다(그림 7.54).

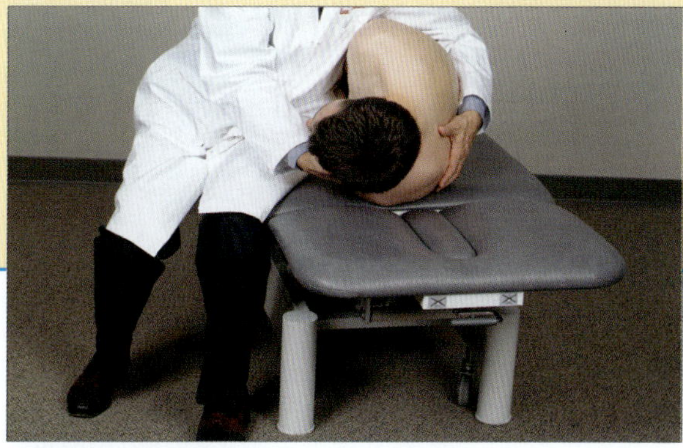

그림 7.51 3단계

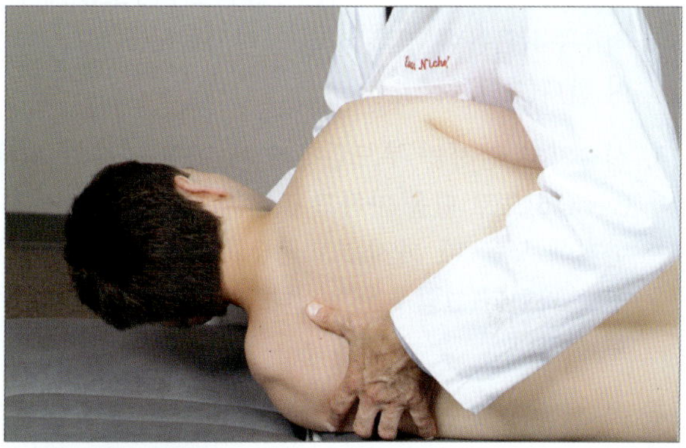

그림 7.52 4단계

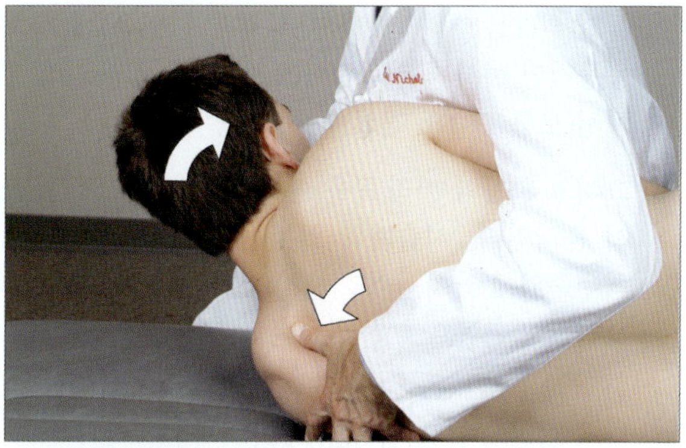

그림 7.53 5단계

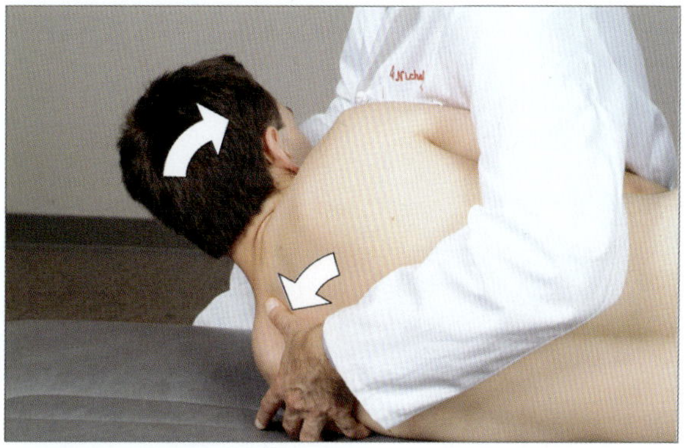

그림 7.54 7단계

가슴부위THORACIC REGION

양쪽 엄지 누름, 엎드린 자세

Bilateral thumb pressure, Prone

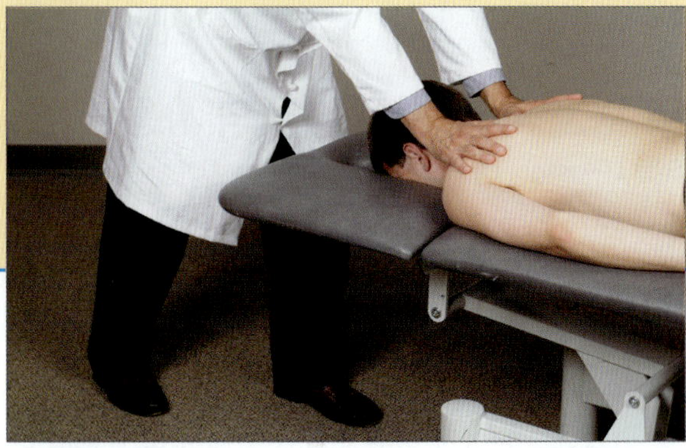

그림 7.55 2단계

1. 환자는 엎드리고, 되도록 환자의 머리는 시술자 쪽을 향하게 한다(만약 침대가 얼굴 구멍을 가지고 있다면 머리는 중립에 유지한다.)시술자는 침대의 머리쪽에 위치한다.
2. 시술자의 양 엄지손가락은 T1의 척추가로돌기 위에 있는 척추주위근육에 접촉 시키고 바깥쪽(out laterally)로 펴듯이 한다(그림 7.55).
3. 시술자의 엄지는 부드럽게 연부 조직을 잡기 위해 배 쪽(ventral)으로 힘을 가하고 조직의 편안함이 느껴지는 탄성한계에 닿을 때 까지 꼬리쪽(caudad) 그리고 바깥쪽으로 힘을 가한다(그림 7.56). 절대로 피부를 문지르는 일이 없도록 한다.
4. 이 신장은 몇 초 동안 유지되고, 부드럽게 풀어진다. 부드럽게, 율동적으로, 그리고 마사지같은 느낌으로 반복한다.
5. 엄지손가락은 다른 등분절(thoracic segment)의 척추가로돌기 위(T1, T3나 T12까지 계속될 수 있음)에 계속해서 이 율동적인 마사지를 등굽이(thoracic kyphosis)의 끝(apex)에서(보통 T7-T8) 진행할 수 있다.
6. 그리고 환자의 머리 쪽을 향하여 서고 환자의 골반 높이에서 움직인다. 시술자의 엄지는 T12의 척추가로돌기위의 척추주위에 위치시키고 엄지의 방향은 환자의 머리쪽으로 그리고 바깥쪽으로 편다(그림 7.57).
7. 시술자는 T12에서 T1까지 마사지를 반복하거나 깊고 지속적인 압박을 가한다(그림 7.58).
8. 기법의 효과를 평가하기 위하여 조직의 긴장도를 재평가한다.

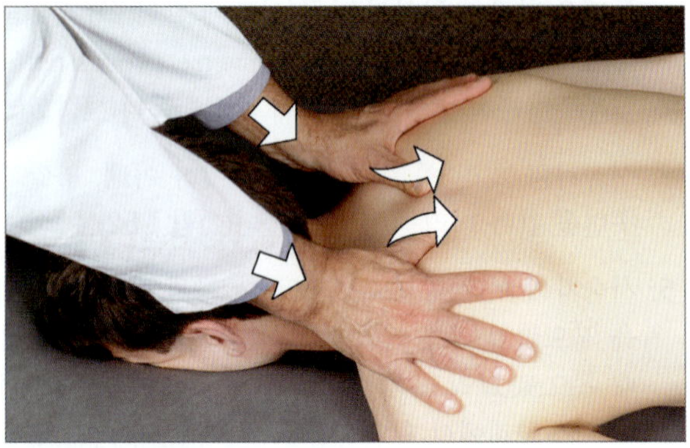

그림 7.56 3단계

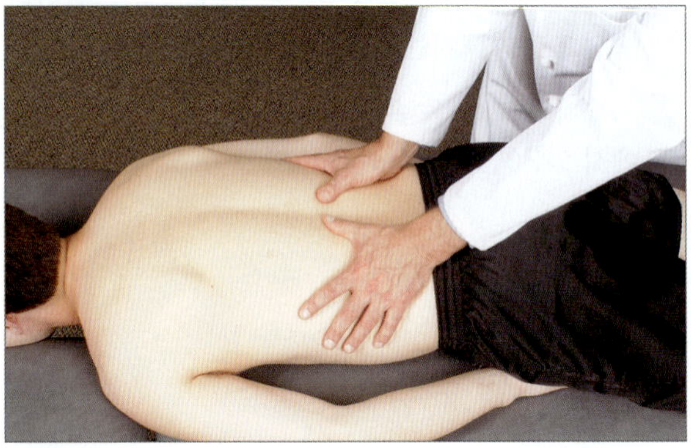

그림 7.57 6단계

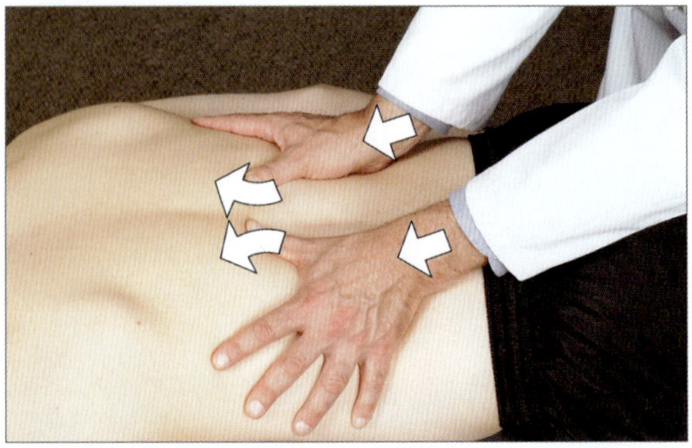

그림 7.58 7단계

가슴부위 THORACIC REGION

등세모근, 억제성 누름, 바로누운자세

Trapezius, Inhibitory Pressure, Supine

1. 환자는 치료 테이블에 바로 눕는다.
2. 시술자는 테이블의 머리쪽에 앉는다.
3. 시술자의 엄지손가락은 등세모근의 후면에 엄지 두 개정도의 깊이로 눕히고(손가락 안쪽 면이 닿도록), 검지 손가락과 세 번째 손가락(손가락 안쪽 면이 아래를 향하게)은 손가락 두 개정도의 깊이 아래로 상부승모근의 앞쪽 면 위에 올려놓는다(**그림 7.59**). 엄지손가락과 다른 손가락들의 앞면은 만일 시술자가 더 편하게 느낀다면 반대로 놓을 수 있다(**그림 7.60**).
4. 시술자는 부드럽게 엄지와 손가락들 사이로 등세모근에 문지르는 힘을 가한다(**그림 7.61**)
5. 이 압력은 조직의 질감이 변할 때 까지 1~2분 정도 시행한다.

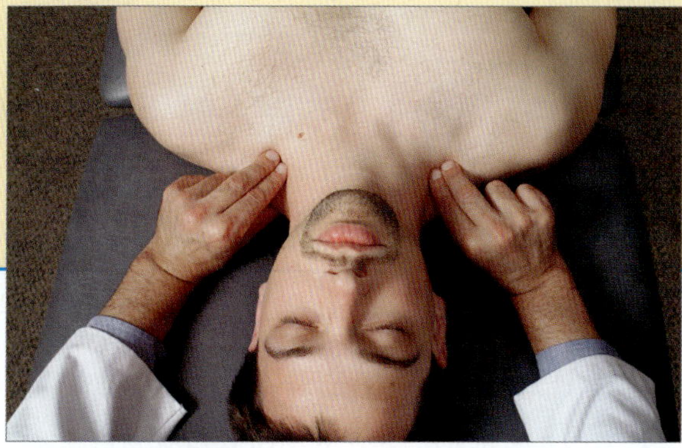

그림 7.59 3단계

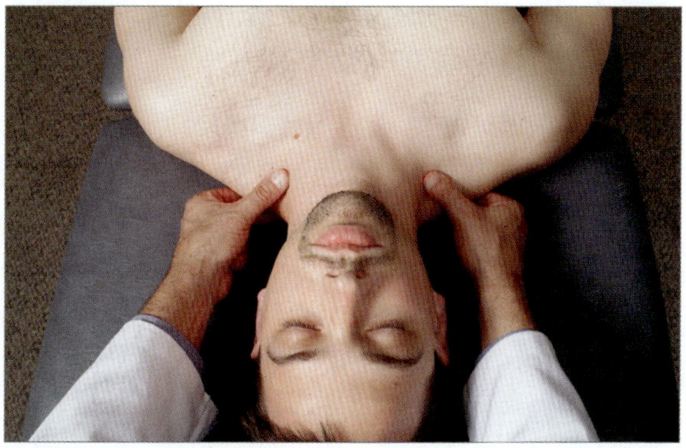

그림 7.60 3단계, 다른 자세

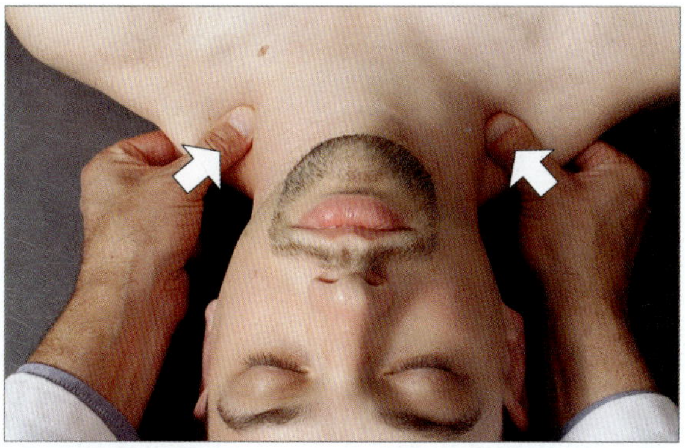

그림 7.61 4단계

가슴부위 THORACIC REGION

어깨차단과 함께 위 가슴, 옆 누움 자세

Upper Thoracic with Shoulder Block, Lateral Recumbent

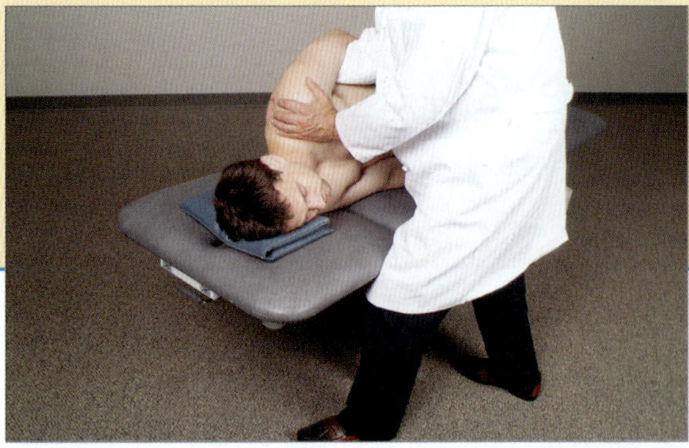

그림 7.62 3단계

1. 환자는 치료하고자 하는 쪽을 위로하고 옆으로 눕는다.
2. 시술자는 환자의 얼굴 쪽 침대 옆면에 선다.
3. 시술자의 꼬리 쪽 손은 환자의 팔 아래를 지나고, 손가락의 안쪽 면은 등척추뼈가로돌기 위에 놓인 척추주변근육의 안쪽 면에 댄다(그림 7.62).
4. 시술자의 머리 쪽 손은 어깨의 앞쪽 면에 대어 반대로 작용하는 힘을 제공한다(그림 7.63). 지침: 환자의 팔은 거의 120도 가량 구부려져 있을 것이고, 필요하다면 시술자의 어깨를 만진 손 쪽의 팔로 환자의 팔을 들어 올려 줄 수 있다(그림 7.64).
5. 시술자의 꼬리 쪽 손은 조직을 충분히 감싸 쥐기 위해 배 쪽(ventral)으로 부드러운 힘을 가하고 등 쪽 척추주위근육의 신장을 배 쪽으로 가한 힘에 대한 수직방향으로 일으키기 위해 환자의 가쪽(lateral)로 당긴다(그림 7.65).
6. 이 신장은 몇 초 동안 유지하고 풀어준다.
7. 5단계와 6단계는 부드럽고 율동적으로 마사지 같은 방법으로 반복된다.
8. 시술자의 꼬리 쪽 손은 등척추의 다른 손상 받은 높이에 재위치 될 수 있고 5~7단계는 각 손상된 높이에서 시행된다.
9. 이 기법은 깊고 지속적인 압력을 사용하여 시행된다.
10. 기법의 효과를 평가하기 위하여 조직의 긴장도를 재평가 한다.

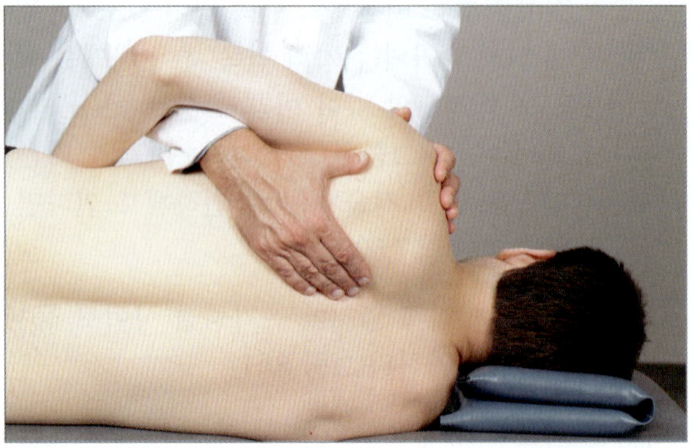

그림 7.63 4단계

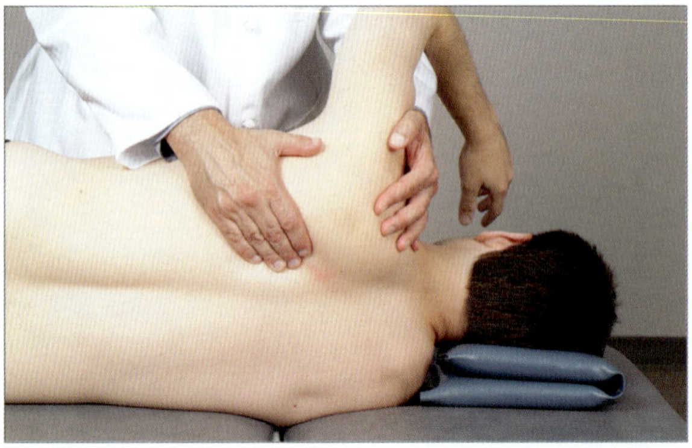

그림 7.64 4단계, 다른 자세

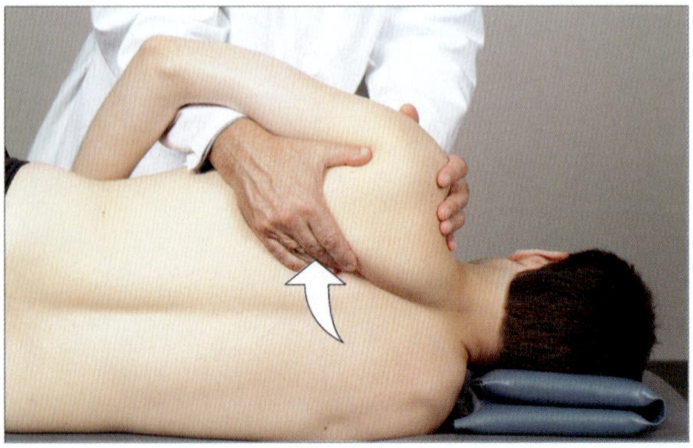

그림 7.65 5단계

가슴부위 THORACIC REGION

어깨 아래 하부 등부위, 옆으로 누운 자세

Lower Thoracics Under the Shoulder, Lateral Recumbent

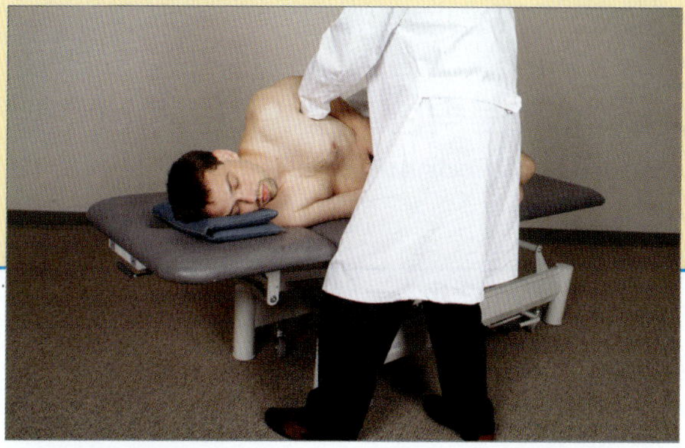

그림 7.66 3단계

1. 환자는 치료하고자 하는 면이 위로가도록 눕는다.
2. 시술자는 환자의 얼굴이 있는 쪽으로 침대의 옆면에 선다.
3. 시술자는 환자의 팔 아래로 양 손을 집어넣어 등척추뼈가로돌기위에 있는 척추주변 근육의 안쪽을 손가락의 안쪽면으로 촉지 한다(그림 7.66 & 7.67).
4. 시술자의 손은 연부조직을 충분히 잡아주기 위해 배 쪽으로의 힘을 가하고, 등척추주변근육의 신장을 배 쪽으로 가한 힘의 수직 방향으로 일으키기 위해 외측으로 끌어당긴다(그림 7.68).
5. 이 신장은 몇 초간 지속되었다가 천천히 이완된다.
6. 4단계와 5단계는 부드럽고, 율동적으로, 마사지적 성향으로 반복된다.
7. 시술자의 손은 다른 손상 받은 등척추주변근육에 재 위치되고, 4단계와 6단계를 반복한다.
8. 이 기법은 깊고 지속적으로 가해지는 압력으로 시행된다.
9. 이 기법의 결과를 평가하기 위하여 조직의 긴장도를 재평가한다.

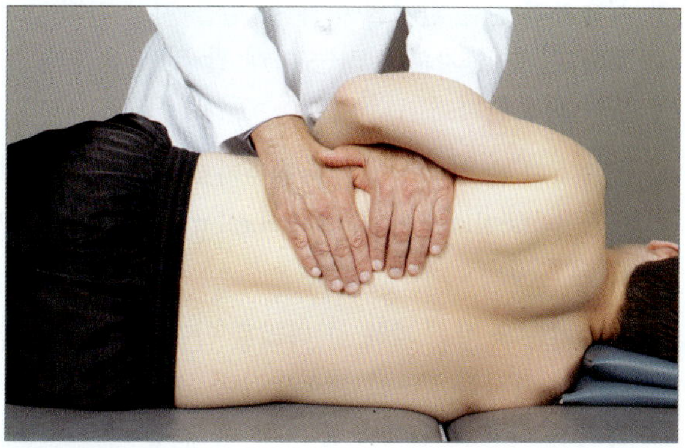

그림 7.67 3단계

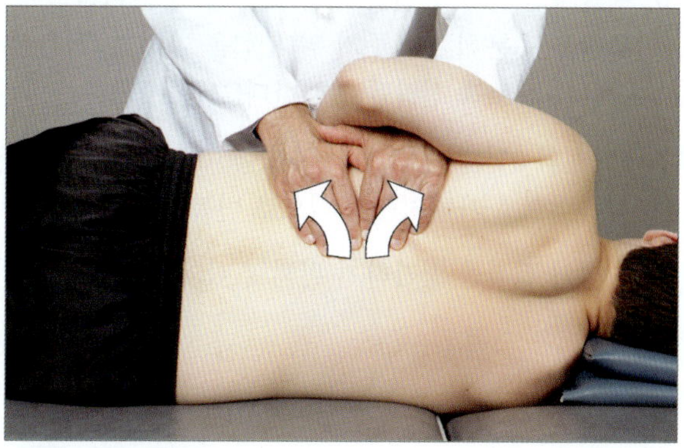

그림 7.68 4단계

가슴부위THORACIC REGION

과도하고 부족한 기법, 앉은 자세

Over and Under Technique, seated

1. 환자는 안자은 자세로 팔을 교차시키고, 앞쪽 팔오금(antecubital fossa)을 엄지로 건다(그림 7.69).
2. 시술자는 환자의 앞에 선다.
3. 시술자의 손은 환자의 아래 팔 밑을 지나 환자의 어깨 위로 올린다. 환자의 머리는 아래 팔 위에 올려 놓을 수 있도록 허용한다.
4. 시술자의 손가락의 앞면은 척추가로돌기위의 척추뼈주변등근육(the thoracic paravertebral musculature)을 만진다(그림 7.70).
5. 시술자는 균형을 위해 한 다리를 약간 뒤에 놓고, 뒤로 기대면서 환자를 앞으로 끌어당긴다. 시술자는 팔의 교차를 레버로 사용하여 계속 환자의 아래 팔(forearm)을 위로 올려, 약간의 등의 신전이 일어나도록 한다(그림 7.71).
6. 시술자의 손가락 안쪽 면은 배쪽 그리고 머리쪽으로 연부조직을 충분히 잡아주기 위해 힘을 가하고, 척추뼈주변등근육의 세로축 신장을 진행한다(그림 7.72).
7. 5단계와 6단계는 몇 초간 부드럽고 율동적으로 혹은 깊고 지속적으로 가해지는 압력으로 반복된다.
8. 기법의 결과를 평가하기 위해 조직의 긴장은 재평가된다.

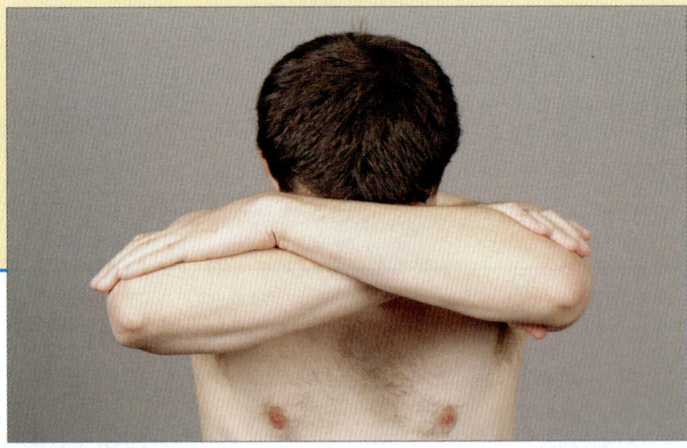

그림 7.69 1단계

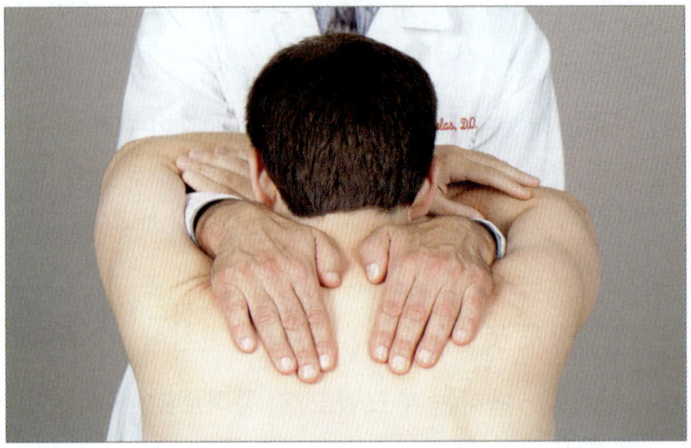

그림 7.70 4단계

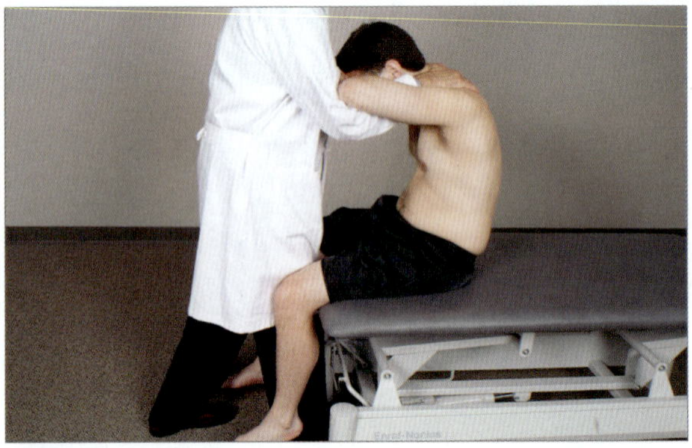

그림 7.71 5단계

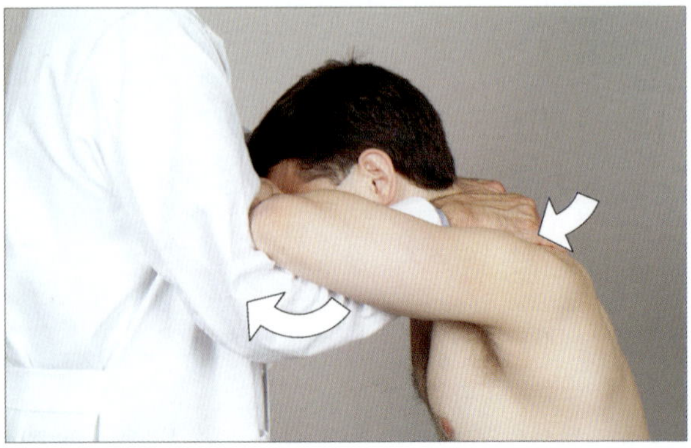

그림 7.72 6단계

목 마디사이 움직임 검사 CERVICAL INTERSEGMENTAL MOTION TESTING

중간등의신전, 앉은 자세

Midthoracic Extension, Seated

1. 환자는 목 뒤를 손으로 감싸고 침대의 끝에 앉는다.
2. 시술자는 환자의 옆면에 선다.
3. 시술자는 환자의 윗 팔 아래를 지나 먼 쪽 팔꿈치를 잡는다. 환자의 다른 팔꿈치는 시술자의 앞쪽 팔오금 근처에 올려놓는다.
4. 손가락의 방향은 환자의 머리쪽, 시술자의 손은 컵모양을 만들어서 척추뼈등가시돌기(the thoracic spinous processes)위에 놓고, 양쪽 척추주변근육을 한쪽은 엄지두덩으로, 다른 한쪽은 소지두덩으로 각각 접촉한다(그림 7.73 & 7.74).
5. 시술자는 팔꿈치쪽 손으로 약간의 등 폄(extension)을 일으키기 위해서 환자의 팔꿈치를 들어올리고 동시에, 척추주변근육에 위치한 손은 세로축 신장을 적용하기 위해 연부조직을 충분히 잡아, 배쪽 그리고 머리쪽으로 부드럽게 힘을 가한다(그림 7.75). 주의: 가시돌기를 직접적으로 누르거나 등척추를 과신전(hyperextention)되게 하지 않도록 한다.
6. 이 기법은 부드럽고 율동적으로 혹은 깊고 지속적으로 가해지는 압력으로 시행될 것이다.
7. 시술자의 등 쪽 손은 등척추의 다른 부위에 재위치 될 수 있고, 5단계와 6단계를 수행할 수 있다.
8. 기법의 결과를 평가하기 위해 조직의 긴장은 재평가된다.

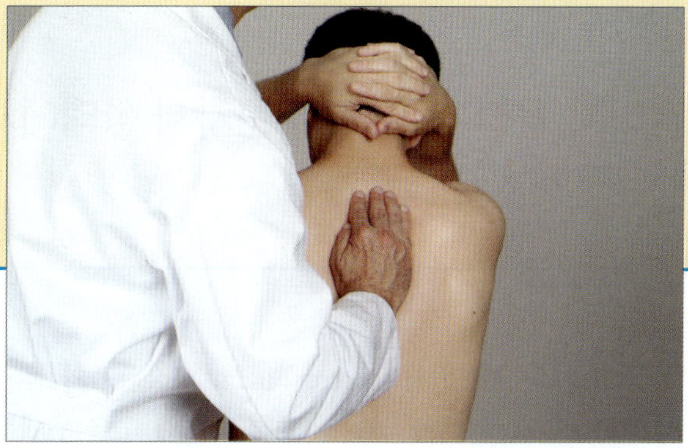

그림 7.73 4단계

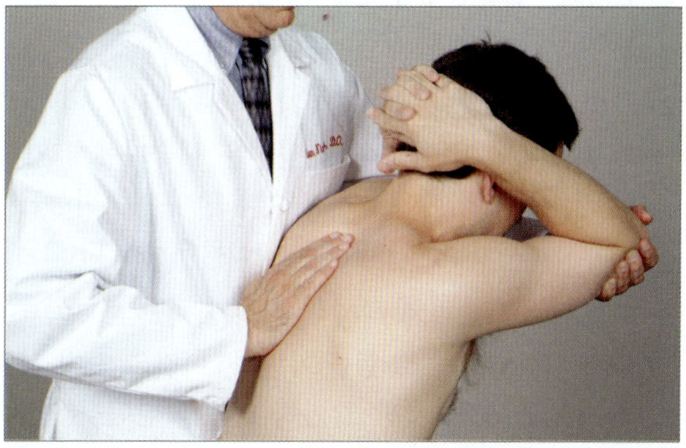

그림 7.74 4단계

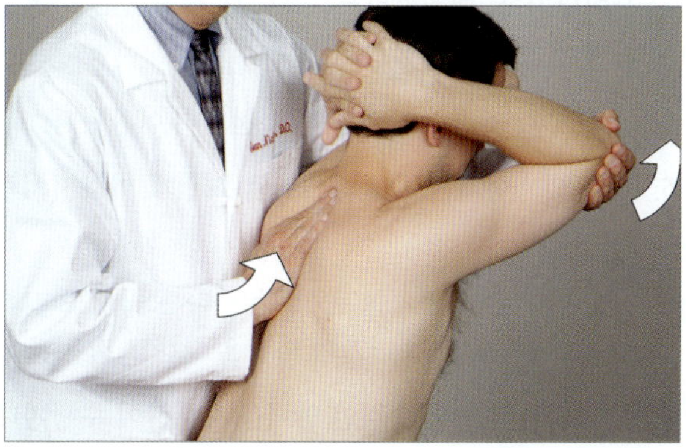

그림 7.75 5단계

가슴부위THORACIC REGION

갈비뼈 올리기, 바로 누운자세 상태에서 폄

Rib Raising, Supine Extension

이 과정은 내장몸반사(viscerosomatic reflexes)의 몸 구성성분(somatic components)를 치료하기 위해 수술 후에 일반적으로 사용하고 있다.

1. 환자는 치료 침대나 병원 침대에 바로 눕고 시술자는 치료할 면 쪽의 침대 옆쪽으로 선다.
2. 시술자는 손바닥을 위로해서 환자의 등척추아래에 접촉하고(그림 7.76) 손가락의 앞면은 시술자에게 가까운 쪽의 가시돌기와 가로돌기 사이의 척추뼈주변등근육(thoracic paravertebral musculatrure)위에 놓는다(그림 7.77).
3. 시술자는 부드럽게 배쪽으로 힘을 가하고 척추주변등근육에 수직 외측으로 힘을 가한다. 이것은 침대 위에 팔꿈치 올림을 통한 하방 압력에 의해 촉진된다(연부조직을 끌기위해, 손목과 손에서 배쪽의 지레 활동을 생산하기 위해 축을 만들어내어서). 손가락은 계속 시술자쪽으로 끌어당기고, 척추주변등근육에서 수직으로 외측 신장을 가한다(그림 7.78).
4. 이 신장은 몇 초동안 지속되고 천천히 이완된다.
5. 3단계와 4단계는 율동적으로 부드럽게 마사지처럼 여러번 시행된다.
6. 시술자의 손의 위치는 손상 받은 다른 곳에도 그대로 적용되고 3단계에서 6단계의 과정은 그대로 적용된다.
7. 이 기법은 깊고 지속적인 압력을 사용하여 수행된다.
8. 기법의 결과를 평가하기 위하여 조직의 긴장도를 재평가한다.

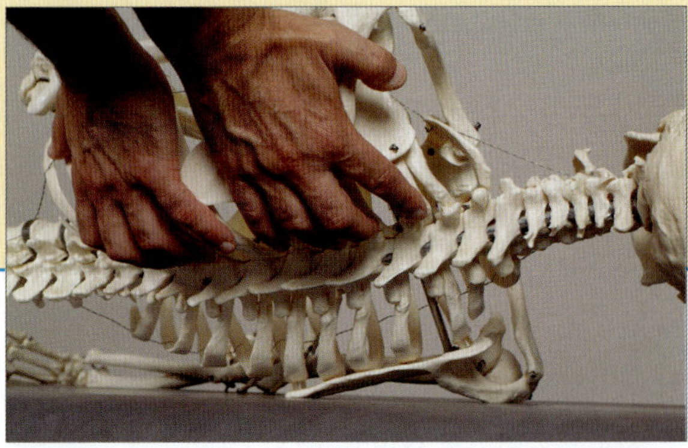

그림 7.76 2단계

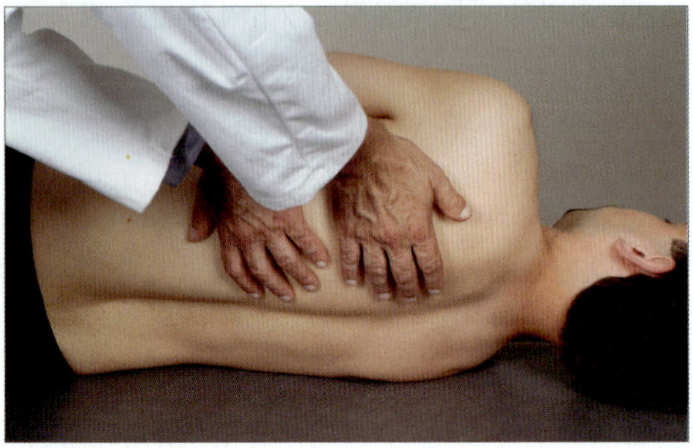

그림 7.77 2단계

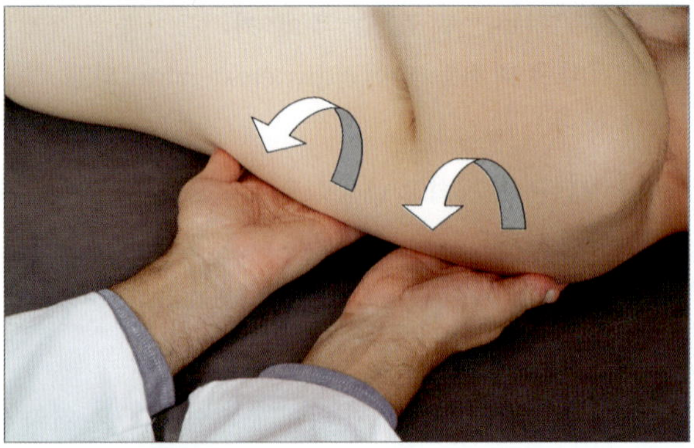

그림 7.78 3단계

허리부위 LUMBAR REGION

엎드린 자세에서의 압박
Prone Pressure

1. 환자는 엎드려 눕고, 얼굴은 시술자를 향하게 한다(만일 침대에 얼굴구멍이 있다면 머리는 중립에 놓도록 한다).
2. 시술자는 치료하고자 하는 부위의 반대방향, 침대 옆에 선다(그림 7.79).
3. 시술자는 엄지와 엄지두덩을 가로돌기 위에 있는 척추주변허리근육(lumbar paravertebral musculature)의 안쪽 지점(medial aspect)위에 놓는다(그림 7.80).
4. 시술자의 다른 손은 먼저 올려 놓은 손의 벌려진 엄지손가락(abducted thumb)위에 올려 놓는다(그림 7.81).
5. 팔꿈치는 펴고 체중을 실어서 조직을 충분히 잡아주기 위해 배쪽으로 부드러운 힘을 가하고, 곧이어 척추뼈주변허리근육에 외측으로 수직 압력을 가한다(그림 7.82).
6. 이 힘은 몇 초 동안 지속되었다가 천천히 이완된다.
7. 5, 6 단계는 몇 번 부드럽게 율동적으로 반복될 수 있다.
8. 시술자의 손은 허리척추뼈(Lumbar spine)의 다른 위치에 다시 놓이게 되고, 5~7단계를 반복한다.
9. 이 기법은 매우 깊게 지속적으로 수행된다.
10. 기법의 결과를 평가하기 위하여 조직의 긴장도를 재평가한다.

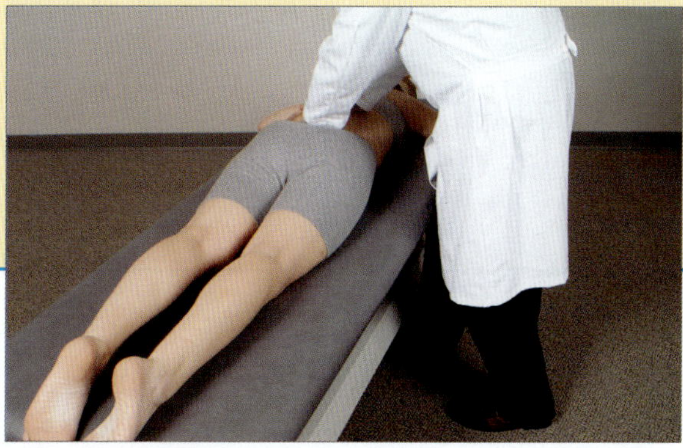
그림 7.79 2단계

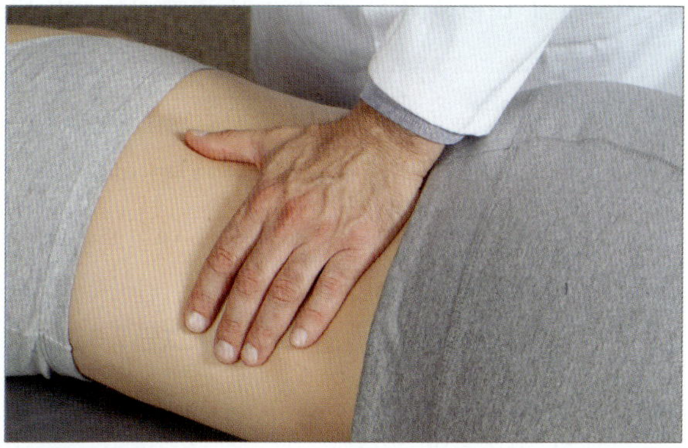
그림 7.80 3단계

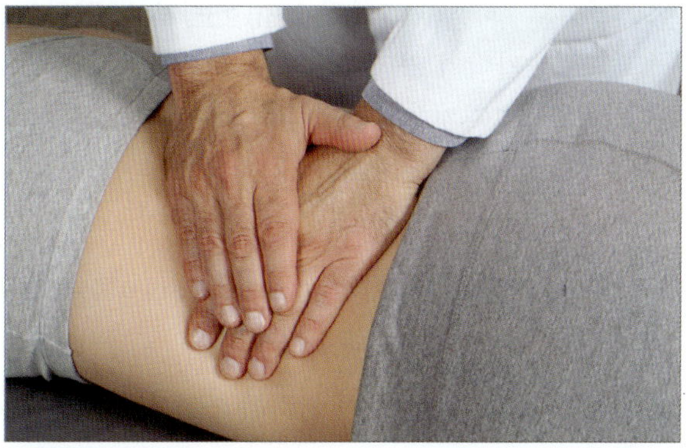
그림 7.81 4단계

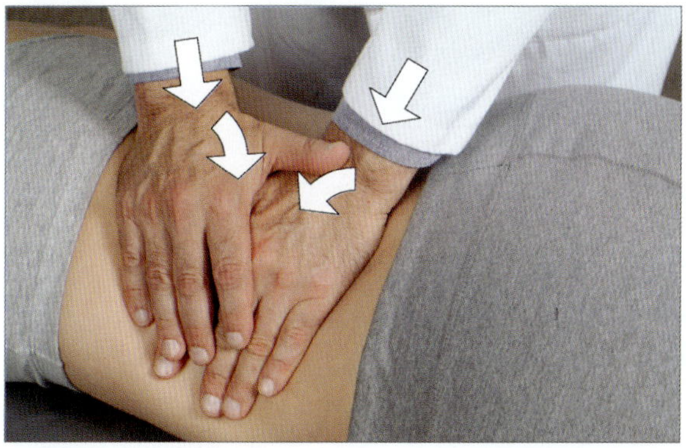
그림 7.82 5단계

허리부위 LUMBAR REGION

엎드린 자세에서 당김

Prone Traction

1. 환자는 엎드려 눕고, 얼굴은 시술자를 향하게 한다(만일 침대에 얼굴구멍이 있다면 머리는 중립에 놓도록 한다).
2. 시술자는 환자의 골반 옆에 서도록 한다.
3. 시술자의 머리쪽 손(cephalad)의 손꿈치를, 환자의 엉치뼈바닥(base of sacrum)위에 올려 놓는다. 이때 손가락의 방향은 꼬리뼈 쪽이다(**그림 7.83**).
4. 시술자는 이것 둘 다를 따르거나 하나만 따른다.
   a. 시술자의 꼬리쪽 손은 손가락은 머리쪽을 향하게 한 뒤, 척추뼈허리가시돌기위에 놓고, 엄지두덩과 새끼두덩을 척추주변근육에 접촉시킨다(**그림 7.84**).
   b. 손은 허리척추뼈(lumbar spine)에서 멀리 떨어진 척추뼈의 척추주변근육(paravertebral soft tissues)위에 엄지두덩과 소지두덩 근처의 면으로 접촉할 것이다.
5. 시술자는 양 손에 배쪽(ventral)으로 부드러운 힘을 가하고, 각 손가락이 가리키는 방향으로 분리(separation) 또는 신연(distraction)시킨다(**그림 7.85**).
6. 이 기법은 부드럽고 율동적으로 마사지처럼 또는 깊게 지속적인 압박이 적용된다.
7. 시술자의 꼬리쪽 손은 허리 척추뼈의 다른 높이에서 재위치 되고, 4~6단계가 반복된다.
8. 기법의 결과를 평가하기 위하여 조직의 긴장도를 재평가한다.

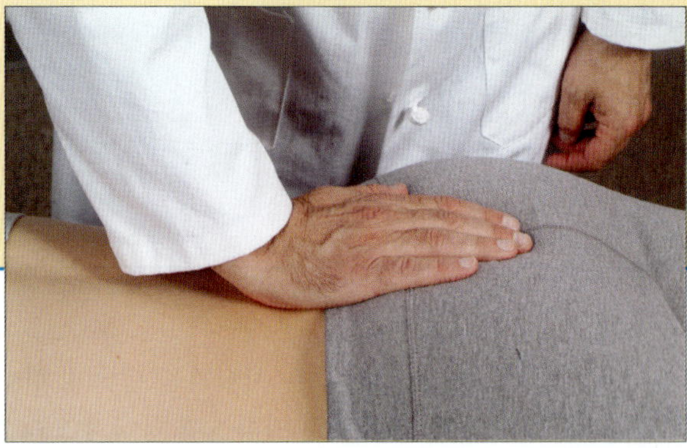

그림 7.83 3단계

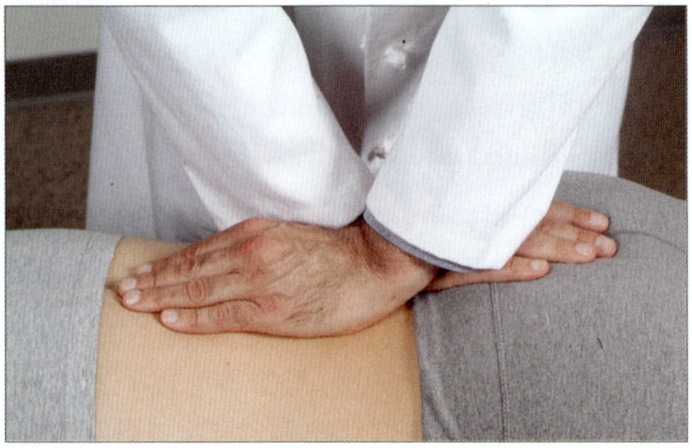

그림 7.84 4a단계

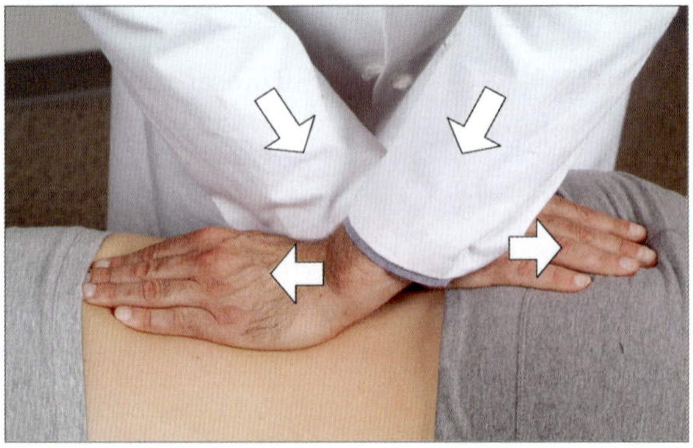

그림 7.85 5단계

허리부위 LUMBAR REGION

양쪽 엄지로 압박하기, 엎드린 자세

Bilateral Thumb Pressure, Prone

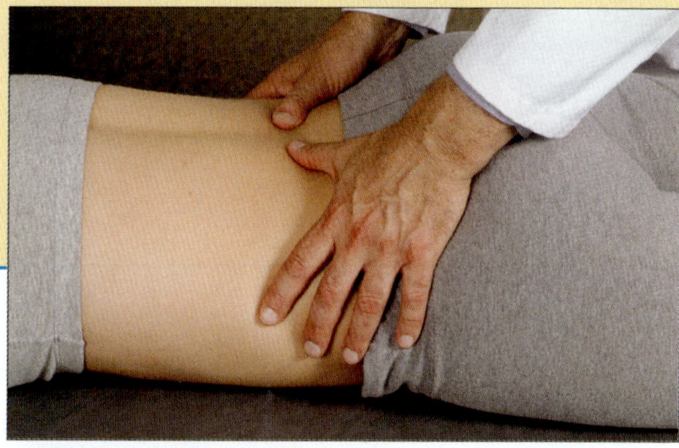

그림 7.86 4단계

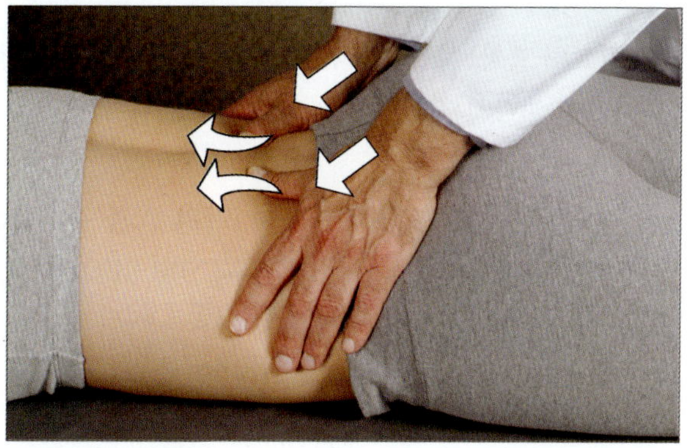

그림 7.87 4단계

1. 환자는 엎드려 눕고, 얼굴은 시술자를 향하게 한다(만일 침대에 얼굴구멍이 있다면 머리는 중립에 놓도록 한다).
2. 시술자는 환자의 넓적다리(thigh)나 무릎 정도의 높이로 침대의 옆에 선다.
3. 시술자의 엄지는 손가락을 바깥쪽으로 펼치고 L5의 가로돌기 위에 있는 척추주변근육위(paravertebral muscles), 척추뼈의 양쪽 옆에 위치시킨다(그림 7.86).
4. 시술자의 엄지는 조직을 충분히 잡아주기 위해 배쪽(ventral)그리고 머리쪽(cephalad)으로 부드럽게 힘을 가하고, 조직의 움직임의 제한이나 벽이 느껴질 때 까지 외측으로 당긴다(그림 7.87). 주의: 엄지로 피부를 문질러서 상처가 나게 하거나 마찰이 생기도록 하면 안된다.
5. 이 신장(stretch)는 몇 초 동안 고정되고, 천천히 풀어준다. 그리고 부드럽고 율동적으로 반복한다.
6. 시술자의 엄지손가락은 허리척추의 모든 부위에 재위치시키고, 4단계와 5단계를 반복한다.
7. 이 기법은 매우 깊게, 지속적으로 가해지는 압력으로 시행될 수 있다.
8. 기법의 결과를 평가하기 위하여 조직의 긴장도를 재평가한다.

허리부위 LUMBAR REGION

가위 기법, 엎드린 자세

Scissors Technique, Prone

1. 환자는 엎드려 눕고, 얼굴은 시술자를 향하게 한다(만일 침대에 얼굴구멍이 있다면 머리는 중립에 놓도록 한다).
2. 시술자는 치료하고자 하는 부위의 반대방향, 침대 옆에 선다(그림 7.88).
3. 치료하고자 하는 쪽의 무릎이나 정강뼈거친면(tibial tuberosity)에 가까운 쪽(proximal)을 꼬리쪽 손으로 잡는다(그림 7.89).
4. 시술자는 환자의 다리를 들어, 가위 효과(scissors effect)를 내기 위하여 다른 다리 쪽으로 엉덩이(hip)관절을 펴고(extention) 모은(adduction)다(그림 7.90).
5. 시술자의 꼬리쪽 손은 환자의 넓적다리의 끝 부위 아래에 두고, 몸 쪽으로 가까워지면 시술자의 아래팔로 지지할 수 있다.
6. 시술자의 머리쪽 손은, 꼬리쪽 손이 환자의 엉덩이를 더욱 폄(extention)시키고 모음(adduction)시키는 동안, 엄지와 엄지두덩은 배쪽(ventrally)으로 그리고 외측으로 부드러운 직접적인 힘을 가하기 위하여 척추허리가로돌기(lumbar transverse processes) 위에 있는 척추주변근육들 위에 놓는다(그림 7.91).
7. 이 힘은 몇 초 동안 고정되고 천천히 이완된다.
8. 6단계와 7단계는 부드럽고 율동적으로 몇 차례 반복된다.
9. 시술자의 머리쪽 손은 허리척추뼈(lumbar spine)의 여러 다른 부위에 다시 놓고 6~8단계를 척추주변근육들을 신장시키기 위해 다시 시행한다.
10. 이 기법은 깊게 지속적으로 가해지는 압력을 사용한다.
11. 기법의 결과를 평가하기 위하여 조직의 긴장도를 재평가한다.

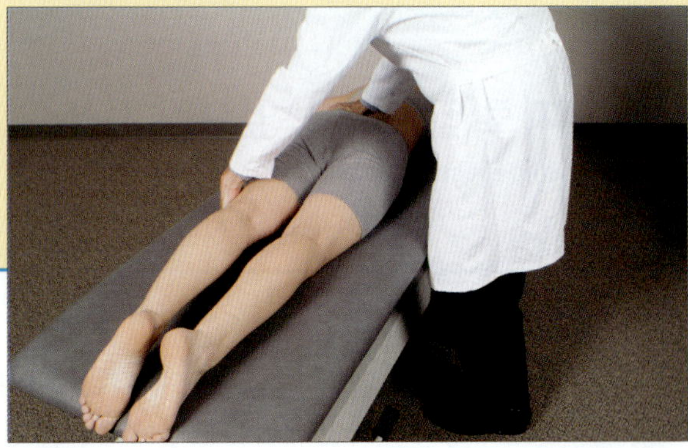

그림 7.88 4단계

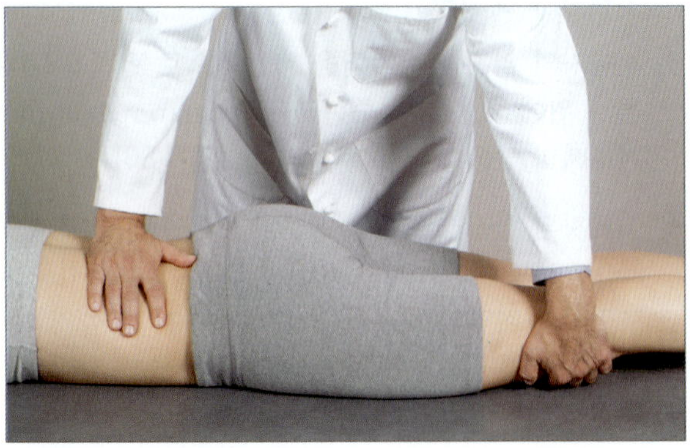

그림 7.89 4단계

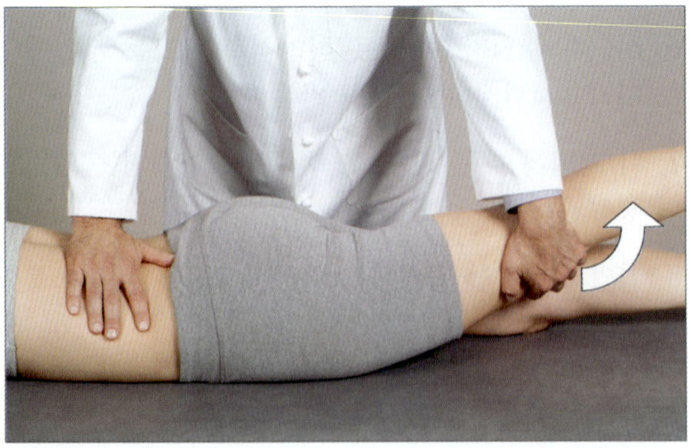

그림 7.90 5단계

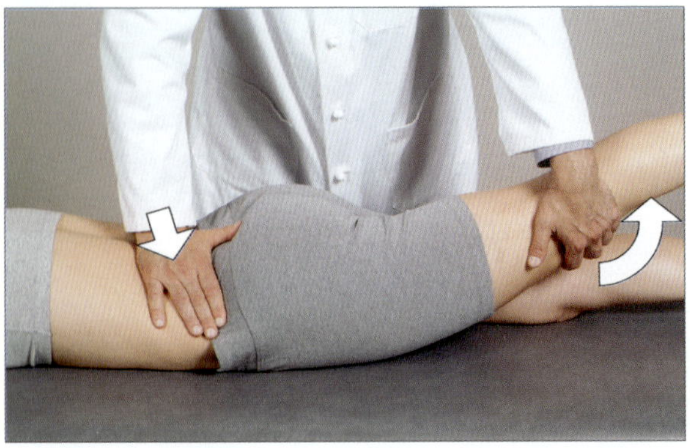

그림 7.91 5단계

허리부위 LUMBAR REGION

반대측 지렛대 작용을 이용한 엎드린 자세에서의 압박

Prone Pressure with Counterleverage

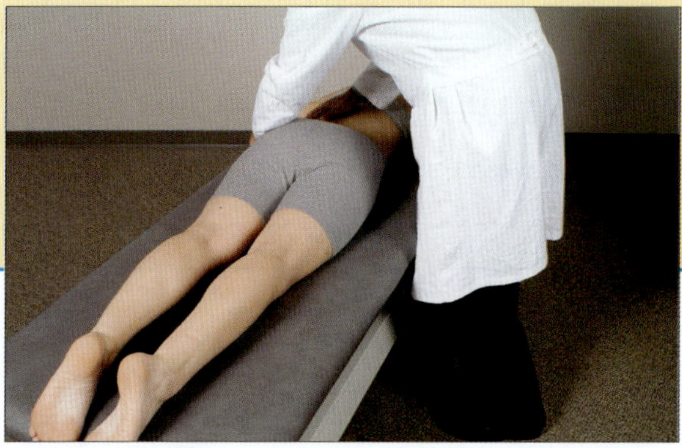

그림 7.92 2단계

1. 환자는 엎드려 눕고, 얼굴은 시술자를 향하게 한다(만일 침대에 얼굴구멍이 있다면 머리는 중립에 놓도록 한다).
2. 시술자는 치료하고자 하는 부위의 반대방향, 침대 옆에 선다(그림 7.92).
3. 시술자는 머리 쪽(cephalad) 손을 엄지와 엄지두덩을 시술자 반대편에 있는 허리 가시 돌기 위에 있는 척추주변 근육의 안쪽면 위에 놓는다.
4. 시술자의 꼬리쪽 손은 치료하고자 하는 위앞엉덩이뼈가시(anterior superior iliac spine)에 놓고 천장쪽으로 부드럽게 들어올린다(그림 7.93).
5. 연부 조직을 충분히 확보하기 위해 배 쪽으로(ventrally) 부드러운 힘을 가하고, 척추뼈허리주변근육에 수직(perpendicular)방향으로 가 쪽(lateral)힘을 가한다(그림 7.94).
6. 이 힘은 몇 초 동안 고정되고 천천히 풀어준다.
7. 4~6단계는 몇 번 느리고 율동적으로, 마사지 하듯이 반복된다.
8. 시술자의 머리 쪽 손은 허리 척추 뼈의 다른 부위에 다시 놓고, 위의 4~6단계를 반복한다.
9. 이 기법은 깊고, 지속적인 압박을 사용하여 수행된다.
10. 기법의 결과를 평가하기 위하여 조직의 긴장도를 재평가한다.

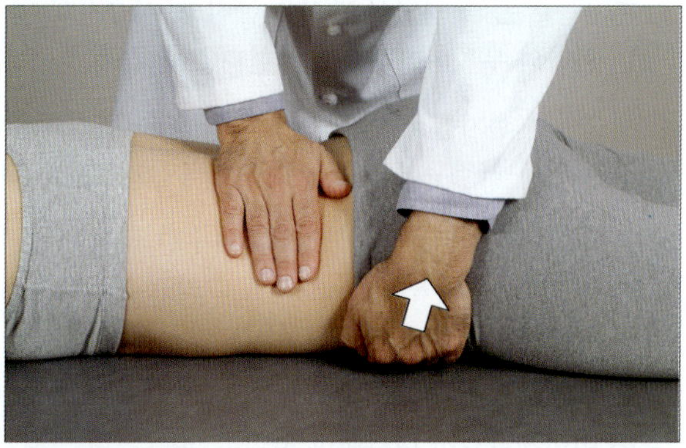

그림 7.93 4단계

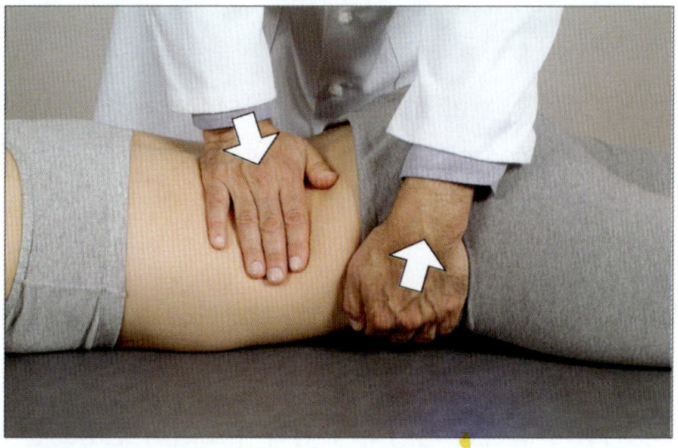

그림 7.94 5단계

허리부위 LUMBAR REGION

옆 누움 자세
Lateral Recumbent Position

1. 환자는 침대 위에 치료할 부위가 위로가게 옆으로 눕는다.
2. 시술자는 환자의 얼굴이 향한 쪽, 침대 옆 쪽으로 선다.
3. 환자는 무릎과 엉덩이 관절을 굽히고, 시술자의 넓적다리는 환자의 무릎뼈아래를 고정한다(그림 7.95).
4. 시술자는 환자를 넘어, 손가락의 앞면을 허리척추뼈가로돌기 위의 척추주변근육 안쪽 면에 놓는다(그림 7.96).
5. 조직을 충분히 잡아서 허리척추뼈주변 근육을 수직 신장하기 위하여, 배쪽(ventral)으로 그리고 가쪽(lateral)으로 부드러운 힘을 가한다(그림 7.97).
6. 시술자의 넓적다리가 환자의 무릎을 고정하는 것은 간단히 버팀대로서의 역할뿐만 아니라, 척추주변 근육에 활시위처럼 수직 신장력을 제공하기 위해, 허리 근육을 구부리는 역할을 한다. 이 기법은 매우 부드럽고 율동적으로 시행된다.
7. 이 기법은 꼬리 쪽 손을 위앞엉덩이뼈가시(ASIS) 위에 놓아 머리쪽 손이 척추주변근육에 배쪽,가쪽힘을 가할 때 반대방향으로 힘을 가하는 방법으로 수정될 수 있다(그림 7.98).
8. 시술자의 손은 다른 허리척추뼈위에 놓여져 4~6단계의 방법으로 허리척추뼈주변근육을 신장할 수 있다.
9. 기법의 결과를 평가하기 위하여 조직의 긴장도를 재평가한다.

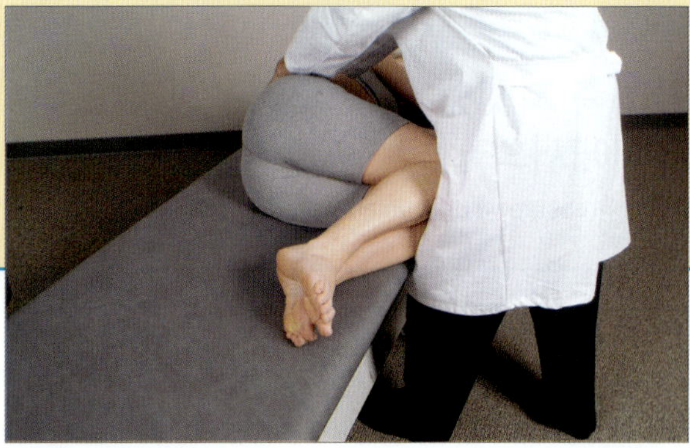
그림 7.95 3단계

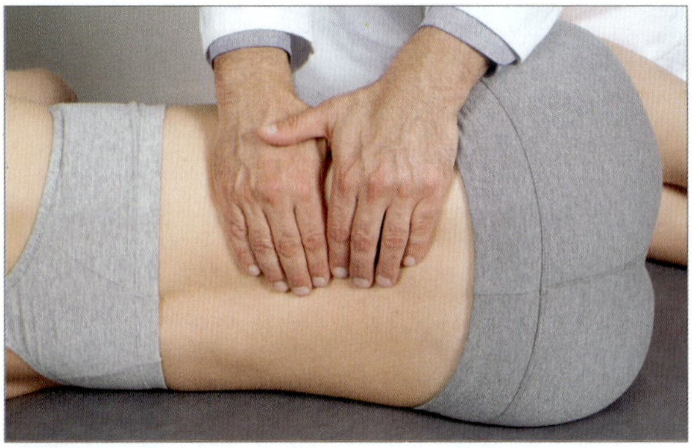
그림 7.96 4단계

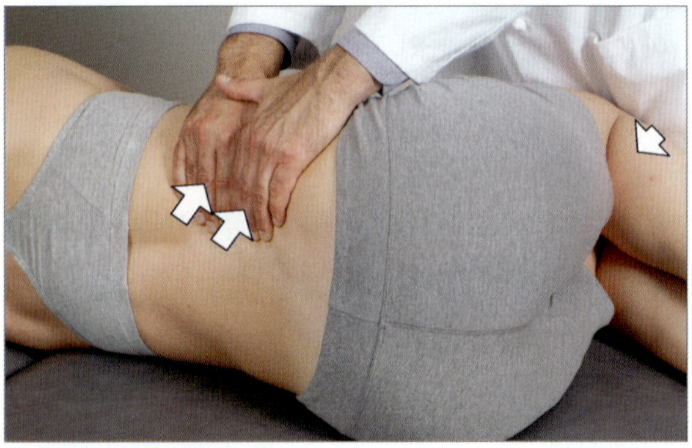
그림 7.97 5단계

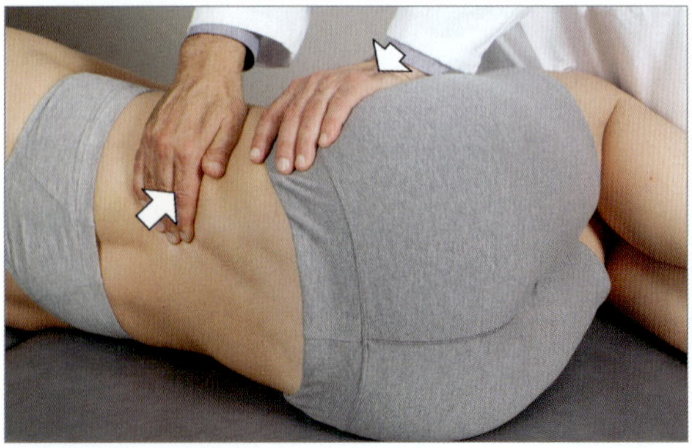
그림 7.98 7단계

허리부위 LUMBAR REGION

바로 누운 자세에서 폄

Supine Extension

1. 환자는 바로 눕는다(무릎과 엉덩이 관절을 굽히는 것이 편할 것이다).
2. 시술자는 치료하고자 하는 방향 쪽에 앉는다.
3. 시술자의 손은 손바닥을 위로 환자의 허리뼈아래 놓고, 손가락으로는 시술자와 가까운 쪽의 가시돌기와 가로돌기 사이 척추주변 근육 위에 놓는다(그림 7.99 & 7.100).
4. 조직을 충분히 잡아주기 위하여 배쪽(ventral)으로 향하는 힘을 주고, 허리 척추뼈 주변 근육을 신장시키기 위해 가쪽(lateral)으로 향하는 힘을 가한다. 이것은 침대 위에 팔꿈치를 올려 놓아 축으로 사용하고 손목과 손가락은 배쪽으로 힘을 가하게 되는 지레대로 사용하게 되어 더욱 촉진될 수 있다(그림 7.101).
5. 손가락은 시술자 쪽으로 지속적으로 끌어당김으로써, 허리뼈 척추근육에 수직으로 작용하는 가쪽 신장을 적용한다.
6. 이 신장은 몇 초 동안 유지되었다가 천천히 풀어준다.
7. 4~6단계는 부드럽고 율동적으로 마사지처럼 몇 회 반복된다.
8. 시술자의 손은 다른 허리척추뼈위에 놓여져 4~6단계의 방법으로 허리척추뼈주변근육을 신장할 수 있다.
9. 이 기법은 깊게, 압력을 지속시키는 방법으로 시행될 것이다.
10. 기법의 결과를 평가하기 위하여 조직의 긴장도를 재평가한다.

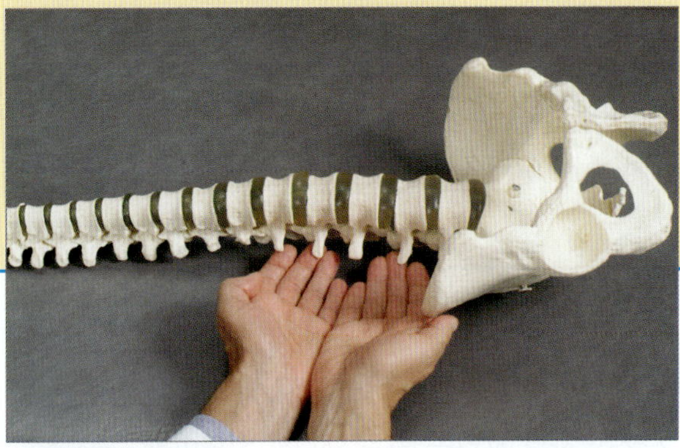

그림 7.99 4단계

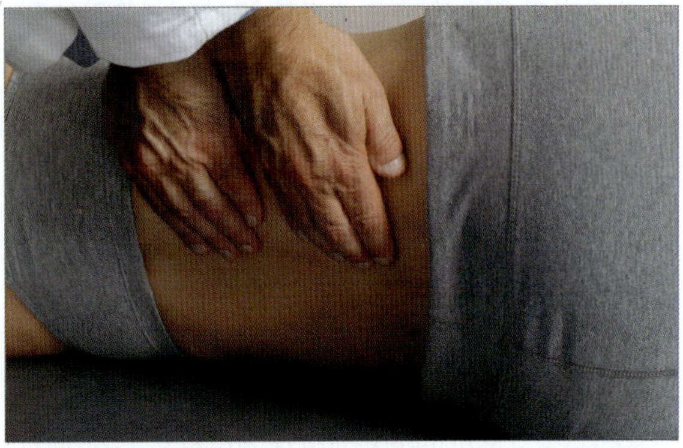

그림 7.100 4단계

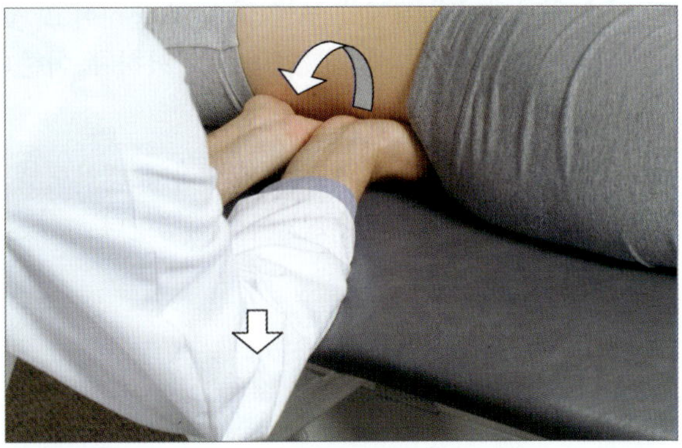

그림 7.101 5단계

허리부위 LUMBAR REGION

반대측 무릎 길어짐, 바로 누운 자세

Long-Lever Counterlateral with Knees, Supine

1. 환자는 치료침대에 바로 눕는다.
2. 시술자의 꼬리쪽 손은 환자의 엉덩이와 무릎관절을 90도 가량 굽힌다(그림 7.102).
3. 시술자의 머리쪽 손은 환자를 넘어 기능부전이 있는 허리 지역 아래에 놓는다.
4. 시술자는 환자의 양 하지를 동시에 정강뼈에서 조절하고, 천천히 시술자에게서 먼 쪽으로 움직여준다(그림 7.103).
5. 환자의 무릎을 시술자로부터 멀리 움직임으로써, 시술자는 허리척추뼈주변조직(the paravetebral lumbar tissue)의 긴장을 느껴본다.
6. 그리고 시술자는 부드럽지만 견고하게 환자의 척추주변 조직을, 근육의 탄성한계에서 편안함을 느낄 때까지 위쪽으로 당겨준다(그림 7.104).
7. 시술자는 환자의 무릎을 조금 더 멀리 움직이고, 몇 초 동안 이 자세를 유지한 뒤, 압력을 서서히 풀어준다(그림 7.105).
8. 이 기법은 율동적으로, 압박과 이완을 교대적으로 긴장이 풀릴 때까지 시행하거나 2분 이상 시행한다.

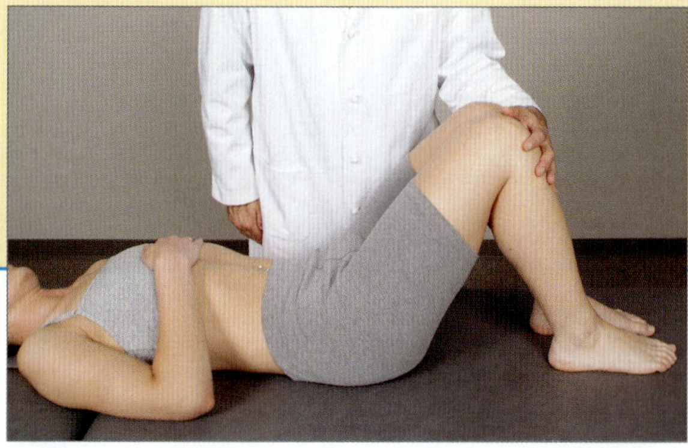

그림 7.102 2단계

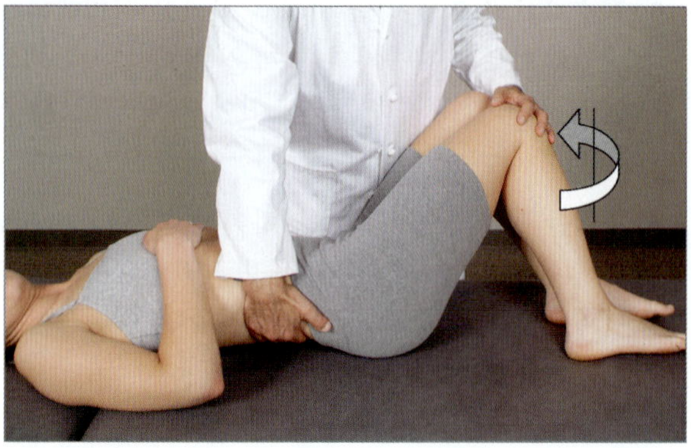

그림 7.103 4단계

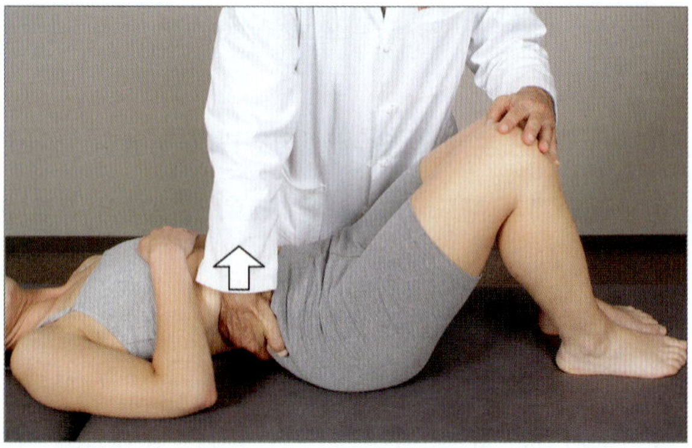

그림 7.104 6단계

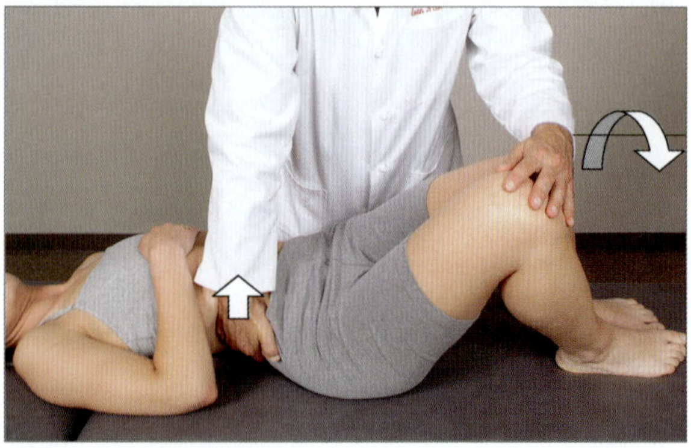

그림 7.105 7단계

허리부위 LUMBAR REGION

왼쪽, 허리 척추 주위 근육 경축, 근막 과긴장, 앉은 자세

Left, Lumbar Paravertebral Muscle Spasm, Myofascial Hypertonicity, Seated

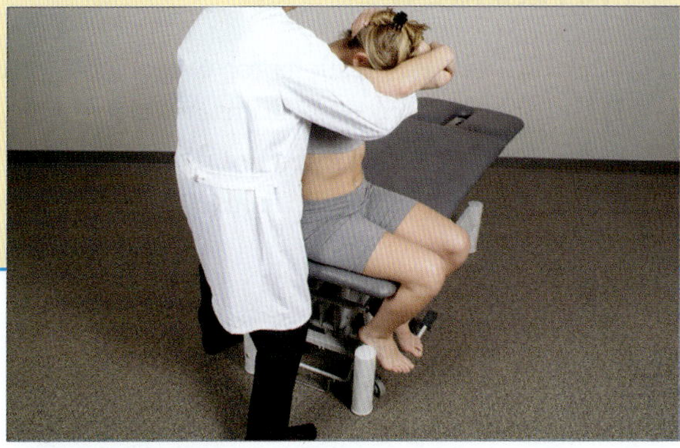

그림 7.106 2단계

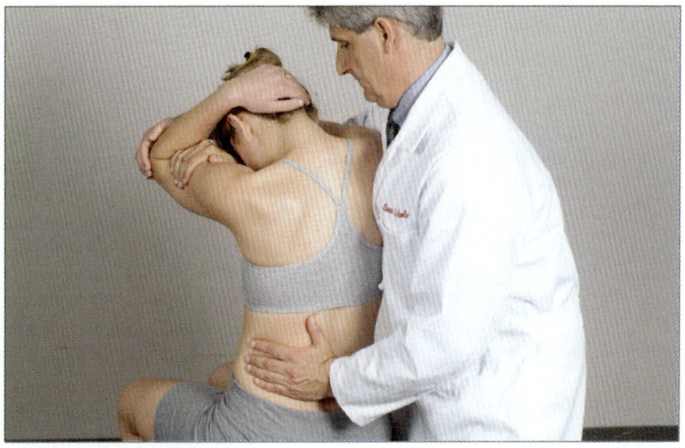

그림 7.107 3단계

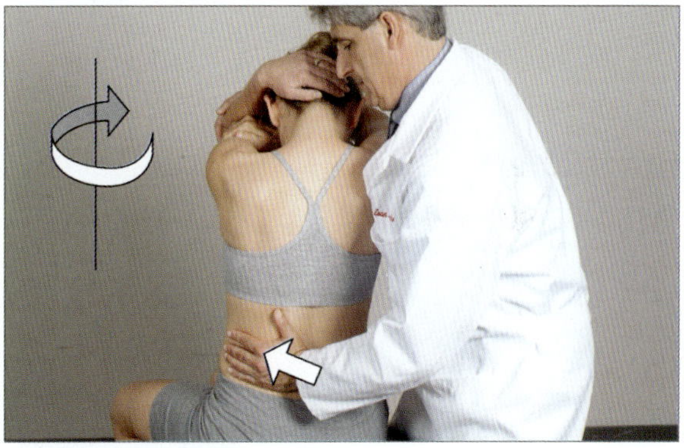

그림 7.108 5단계

1. 환자는 침대에 앉고 시술자는 환자의 뒤에 선다. 시술자는 오른쪽에 있고, 기능 부전이 있는 곳은 왼쪽이다.
2. 환자는 왼쪽 팔꿈치를 굽혀서 목 뒤를 감싸고, 오른손으로는 왼쪽 팔꿈치를 잡는다. 시술자의 오른손은 환자의 오른쪽 겨드랑이 아래를 지나 왼쪽 윗 팔(upper arm)을 잡는다(그림 7.106).
3. 시술자의 왼쪽 엄지와 엄지두덩은 환자의 왼쪽 허리 척추 뼈 가로 돌기(lumbar transverse processes) 위에 있는 척추주변근육의 안쪽 면(medial aspect)에 올려놓는다(그림 7.107).
4. 환자는 앞쪽으로 기댄 상태에서 이완되어야하고, 환자의 오른팔 위로 체중을 싣는다.
5. 시술자의 오른쪽 팔과 손으로 오른쪽으로 환자를 회전함과 동시에, 시술자는 허리척추뼈주변근육에 수직으로 작용하는 배쪽(ventral),가쪽(lateral)힘을 부드럽게 가한다(그림 7.108).
6. 이 신장은 몇초동안 고정되고 천천히 풀린다.
7. 5~6단계는 부드럽게 율동적으로 몇 회 반복된다.
8. 시술자의 손은 다른 허리척추뼈위에 놓여져 5~7단계의 방법으로 허리척추뼈주변근육을 신장할 수 있다.
9. 이 기법은 깊게, 압력을 지속시키는 방법으로 시행될 것이다.
10. 기법의 결과를 평가하기 위하여 조직의 긴장도를 재평가한다.

REFERENCES

1. Ward RC, ed. Foundations for OsteoPathic Medicine. Philadelphia: Lippincott Williams & Wilkins, 2003.
2. Greenman P.Principles of Manual Medicine. Philadelphia: Lippincott Williams & Wilkins, 2003.

근막이완 기법
Myofasclal Release Techniques

8

기법의 원리 TECHNIQUE PRINCIPLES

근 근막이완기법은 "패턴화 된 연부 조직과 이에 관계된 제한이 있는 것들을 신장시키고 반사적 이완시키기 위해 고안된 것" 이라고 표현한다(1). 이 정골기법의 스타일은 초기 정골도수치료와 연부 조직 기법에 역사적 근거를 두고 있지만, 별개의 기법을 발전시키기 위해 많은 다른 기법의 원리를 받아들였다. 그럼에도 불구하고 이것의 뿌리는 초기 정골시술자에 있다(2). The Education Council on Osteopathic Principle (ECOP)-정골 의학 원리 교육학회-는 근막 이완 기법을"근막 조직을 이완시키기 위해 계속적인 촉지적 되먹임(continual palpatory feedback)에 참여하는 Andrew Taylor Still 과 그의 초창기 제자들에 의해 처음으로 고안된 진단과 치료의 체계이다." 라고 정의했다(1). 이 기법을 다른 정골 기법과 비교해서(특히 연부조직에 대한), 이것은 손의 위치와 힘의 벡터 방향이 유사하고 다양한 해부학적 조직 형식, 근육의 이는 끝(origin)과 닿는 끝(insertion)에 영향을 주기 위해 사용되는 원리, 기타 등등 들이 이 방법에서 중요하다는 것은 명백하다. 그러나 굳이 분류하자면 연부조직 기법은 역사적으로 직접적인 방법이었고, 근막 이완 기법은 직접 또는 간접적인 방법으로 시행될 수 있다는 것이 다르다. 그러므로 어떤 것은 중복된 기법으로 분류할 것이다(2).

근막이완기법은 한손 또는 두 손으로 시행된다. 임상적으로, 두 손을 사용하는 방법은 좀 더 효율적으로 진단하고 치료하기 위하여 사용했을 것이다. 정골시술자는 연부조직 유연성(compliance; 풀림 losseness, ease, freedom)과 뻣뻣함(stiffness; 긴장 tightness, 묶임 binding, 제한 restriction)을 결정하기 위한 판별 촉지로 사용했다. 제한이 있는 기능 부전 상태에서, 이 조직은 비대칭적인 유연성의 양이나 질을 갖게 된다. 그러므로 한방향이나 여러 방향으로의 자유로운 느낌과 다른 곳에서의 제한은 함께 존재할 수 있다. 이 비대칭은 임상적으로 긴장-풀림(tight-loose)이나 풀림-묶임(ease-bind) 관계로 묘사된다.

Ward는 또한 긴장-풀림(tight-loose) 비대칭은 풀린 지역(loose sites)에서 통증과 불안정성이 있기 때문에 더 임상적으로 드러난다고 지적하고 있다(1). 그러므로 시술자는 (a)긴장되어있거나 직접적인 막은 이차적인 풀림 반응을 야기한다거나 (b)풀린 지역은 고유의 불안정성이 있고, 어떤 방향이든지 풀린 막은 임상적으로 좋은 것만은 아님과 같은, 원인과 효과의 상황을 알아야 할 필요성이 있다.

장벽(barriers)은 환자의 수동이나 능동과 함께 정의될 것이다. 치료는 수동이나 능동의 교대로 시행할 것이다. 환자의 호흡 보조, 특히 유도된 등척성수축(예: 주먹을 꽉 움켜쥐거나 턱을 꽉 다물기), 혀나 눈의 움직임, 그리고 기타 등등의 것들은 기법이 더 효율적이도록 종종 사용된다. 이것은 일반적으로 이완-강화(release-inhencing)기전(REMs)에서 언급된다 (빠른 눈의 움직임과 혼란하지 않는다).

장벽은 휴식시에 그리고 근육 안에 매우 깊게 포함되어 있기 때문에, 그것 위에 가해진 어떠한 힘은 인대와 활막(관절) 조직과, 촉지 되고 치료되는 특정 지역의 매우 아래쪽 구조에 영향을 줄 수 있다. 그러므로 이 기법은 매우 광범위한 반응을 초래할 것이다. 예를 들어, 이완하고 있는 T7과 T8의 주변 지역은, 등세모근위에 가해진 기법의 양성효과를 통하여 뒷통수 밑 증상(suboccipital symptoms)을 완화시킬 것이다. 다수의 신체적 그리고 해부학적 양상은 Ward에 의해 고안된 근막 이완에서 중요하다(1). 이것은 Wolff의 법칙, Hooke의 법칙, Newton의 제3법칙을 포함한다. 그것들은 변형과 시술자와 환자사이의 신체적 접촉이 동측으로의 힘 그리고 반대편으로의 힘의 크기를 갖는 요인들 같은, 힘에 대한 여러 반응들과 연관한다. 그러므로 열역학의 법칙과 에너지 보존 이론에 의해, 우리는 이 구조물 안으로 압력이 가해졌을 때, 환자의 조직 안에서 일어나는 변화를 예상할 수 있다. Joule은 에너지의 양은 일이 열로 보존됨을 발견했다. 이 결과의 변화는 gel로부터 sol까지 아교 상태(collagenous state)에서 변화한 것일 것이다. 계속된, 이 조직에 영향을 주는 치료와 함께, 이 기회는 탄성의 고유성을 영속적으로 바꾸기 위해 존재할 것이다(가소적 변화-plastic change).

기법의 분류 TECHNIQUE CLASSIFICATION

직접적, 간접적 또는 두손결합 기법

DIRECT, INDIRECT, OR COMBINED WITH TWO-HANDED TECHNIQUE

근막 이완은 제한성 장벽(tension, bind)을 잡아주기 위해 직접적으로 수행될 것이다. 간접적인 것은 움직임의 비대칭이나 긴장의 풀림(ease; loose, free) 방향에서 생리학적 장벽이나 제한성 장벽을 잡아주기 위한 것이다(Chapter 6 참조). 직접과 간접 적용은 시술자의 한 손은 긴장 장벽(tight barrier)에 다른 한 손은 풀림 장벽(loose barrier)에 적용하여 동시에 수행될 수 있다. 그것은 또한 시술자의 직접과 간접 방법 사이에서 교환되면서 시행될 수 있다.

기법의 형태 TECHNIQUE STYLES

가벼운, 중간의, 무거운 힘의 적용

LIGHT, MODERTATE, OR HEAVY IN FORCE APPLICATION

근막 이완 기법은 흥미롭고 힘을 다른 위치에서 유도하기에 유용하다. 또한 치료사는 검사된 막(barrier)으로 부터 먼 쪽에서 또는 직접적으로 그 막에 힘을 가할 수 있다. 그러므로 이 기법은 급성과 만성의 임상적 현상과 관계된 여러 통증 수준들에 유용할 것이다.

적응증 INDICATIONS

1. 잠재적인 움직임의 제한과 조직의 질감의 변화가 있는 곳을 빠르게 확인하기 위한 근골격계 검진법 중의 하나이다.
2. 근육과 근막의 긴장을 줄인다.
3. 신장하고 짧아지고, 비 탄성적이고 부분적으로나 움직임의 분절 사이에 증가한 섬유화 된 구조물에 탄력성을 증가시킨다.
4. 긴장된 조직의 탄력성을 증가시킴에 의해 풀려있는 조직의 일관성을 증진시키기 위한 긴장-풀림 비대칭을 감소시킨다.
5. 국소의 물리적 그리고 열 역학적 효과나 몸에서 먼쪽에서 순환을 증진시키는 것의 반사현상에 의해 특정한 치료부위에 순환을 증진시킨다.
6. 국소적 또는 원위부의 팽윤(swelling)과 부종(edema)을 감소시키기 위해 정맥과 림프의 배수를 증진시키고, 전체 면역 반응을 잠재적으로 증진시킨다.
7. 다른 정골 기법의 효과를 증가시킨다.

금기증 CONTRAINDICATIONS

연관 금기증 RELATIVE CONTRAINDICATIONS

근막 기법이 직접 또는 간접적인 방법으로 매우 가벼운 압력으로 시행될지라도, 운동 후의 통증과 유사한 보상 또는 대상부전 반응의 이차적인 치료후의 통증이 역효과로 나타날 수 있다. 다른 기법같이, 치료 후에 요구되는 것으로써 증가된 수분 섭취와 냉찜질 적용은 일반적으로 어떤 반응 같은 것을 감소시킬 것이다.

1. 급성 염좌나 좌상
2. 골절이나 탈골
3. 신경학적이거나 혈관학적인 손상
4. 골다공증(osteoporosis)과 골감소증(osteopenia)
5. 악성종양. 악성 종양이 있는 곳에 가장 제한을 둔다. 그러나, 악성 종양의 형식이나 손상받은 림프에 따라 다른 원위부위에서 치료가 행해질 수 있다.
6. 감염(예: 골수염)

절대적 금기증 ABSOLUTE CONTRAINDICATIONS

이 기법으로 어떠한 가벼운 압력조차도 가해져서는 안된다. 시술자는 손상 받은 부위에서 먼 곳, 그리고 어떤 이익을 얻기 위한 기법의 방법이나 환자의 자세를 바꾸어야 할 것이다.

일반적인 고려사항과 규칙

GENERAL CONSIDERATIONS AND RULES

1. 시술자는 피부와 피하 근막 구조를 붙잡기 위해 충분한 압력을 가하고 층계별(layer-by-layer) 촉지 원리를 사용하여 환자를 촉지한다. 이것은 연부조직 기법보다 한단계 낮은 압력을 사용한다. 어떤 피부 위의 손의 움직임은 피부 위

로 손을 미끌어뜨림(slide)없이 한끝에서 다른 끝으로 손을 이동시킨다.

2. 시술자는 부드럽게 촉지한 손을 움직이거나 x나 y축을 통한 움직임을 선택한 선 방향으로 손을 움직인다. z축은 몸에 층계별 촉지 압력에 의해 상층 근막에 접근하여 이미 잡혀있다.
3. 조직 유연성의 대칭 대 비대칭은 선 방향으로 테스트하여 기록된다.
4. 시술자는 시계 또는 반시계방향의 회전 움직임과 360도 기준 안에서 선형 움직임과 다른 것을 포함하는 움직임의 다양한 방향을 더한다. 다시, 대칭 대 비대칭 유연성을 기록한다.
5. 시술자는 환자의 임상적인 현상에 의존하여(급성 통증기 대 만성 최소 통증기), 유연성을 결정하기 위한 압력은 최소나 중간 정도일 것이고 어떤 상황에서는 시술자의 결정이 맞을 것이다.
6. 이 방향에서 조직의 풀린 그리고 묶인 벽을 결정한 후에, 시술자는 직접(묶인쪽으로) 또는 간접(풀린쪽으로)기법으로 부드럽게 혹은 중간 정도의 압력중 하나를 적용한다. 이것은 다시 임상적 현상과 시험을 통해 발견한 것에 의해 결정된다. 일반적으로 가장 부드러운 방법이 가장 안전하다.
7. 시술자는 느리게 적절한 장벽과 장벽을 만난 방향으로 손으로 조절된 근막 조직을 움직이고, 조직을 압력의 감소 없이 그 지점에서 유지시킨다. 시술자는 20~30초 후에 조직의 유연성에 변화가 일어났음을 알아챌 수 있을 것이다. 이것은 처음부터 결정된 장벽을 통한 조직의 움직임에 의해 설명된다(변형(creep)이나 근막의 변형).
8. 시술자는 이 변화를 따르고 변형의 근거가 더 이상 없을 때까지 계속 유지한다. 거기에는 이 현상이 멈추기 전에 유연성이 많이 변화할 것이다.
9. 시술자는 조직의 유연성과 향상된 질을 결정하기 위해 조직을 재검사한다. 기법은 환자의 반응에 따라 같은 지역이나 다른 곳에서 반복되고 3일 간격이나 그 이상의 방문기간을 정하여 시행한다.

다양한 조직 수준에서 마주치는 원인과 체성 기능장애와 연관된 긴장통합구조(tensegrity)에 근막 이완 기법을 사용할 때, 접촉(touch)하고 환자의 자세를 잡아 줄 수 있는 무수한 방법들이 있다. 우리는 일반적으로 사용하는 수많은 기법들이 있지만, 시술자는 지침과 특수한 전략을 개발하거나 환자에게 가장 알맞은 치료 단계를 개발할 것이기 때문에 특별한 설명 없이 그림으로 나타내었다.

목부위CERVICAL REGION

바로누운 자세에서 요람

Supine Cradling

1. 환자는 바로 눕고 시술자는 침대의 머리쪽에 앉는다.
2. 시술자의 손은 손바닥을 위로해서 환자의 기능 부전이 있는 높이(level)에서 관절 돌기(기둥) 아래에 놓는다(그림 8.1).
3. 시술자는 환자의 뒤쪽 목 조직을 위로 들어올린다. 이 때 환자의 피부를 손이 문지르지 않도록 충분한 힘으로 피부와 근막을 올려 주어야 한다.
4. 시술자는 위와 아래로, 왼쪽과 오른쪽 원을 그리는 회전으로, 염력의(torsional)(or 비트는 twisting) 움직임으로 풀림-묶임(ease-bind) 대칭이나 비대칭 관계에 대한 가능성을 관찰한다(그림 8.2).
5. 풀림-묶임(ease-bind) 비대칭의 존재를 결정한 후에 시술자는 간접이나 직접적으로, 각각 이완-경화 장벽에 접촉한다(그림 8.3).
6. 힘은 매우 부드럽게 중간 정도의 강도로 적용한다.
7. 이것은 20~60초 동안 고정하거나 촉지된 부분이 이완될 때까지 시행한다.

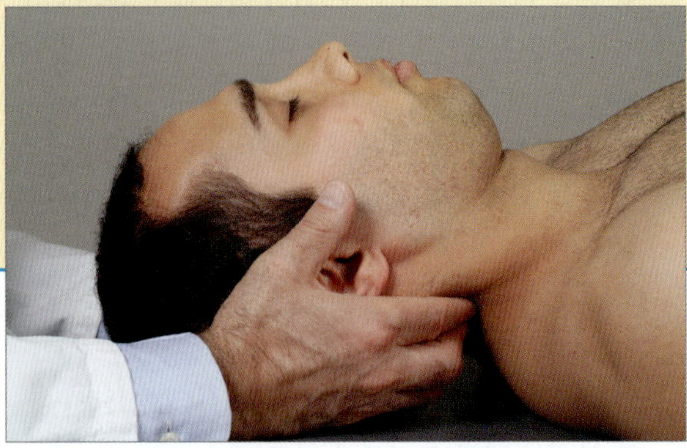

그림 8.1 2단계, 관절돌기(articular processes)

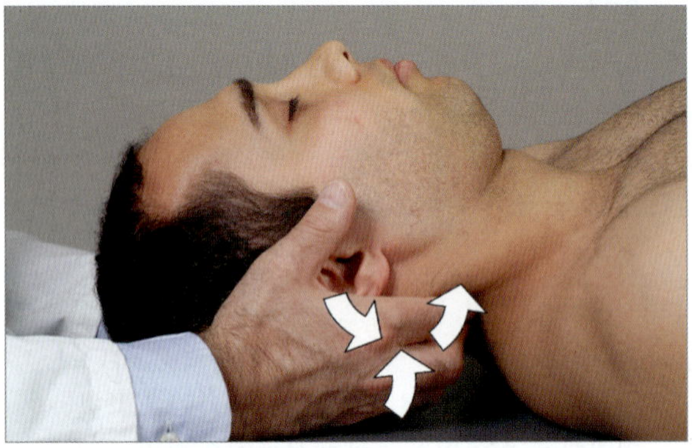

그림 8.2 4단계, 장벽을 만남

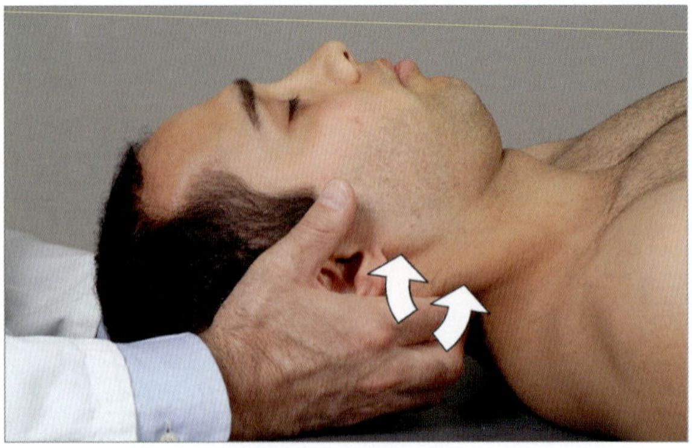

그림 8.3 5단계, 간접적인 장벽 접근

가슴부위 THORACIC REGION

환자의 가슴 입구와 출구, 앉은 자세, 바퀴를 조종하듯

Thoracic Inlet and Outlet, Seated Steering Wheel

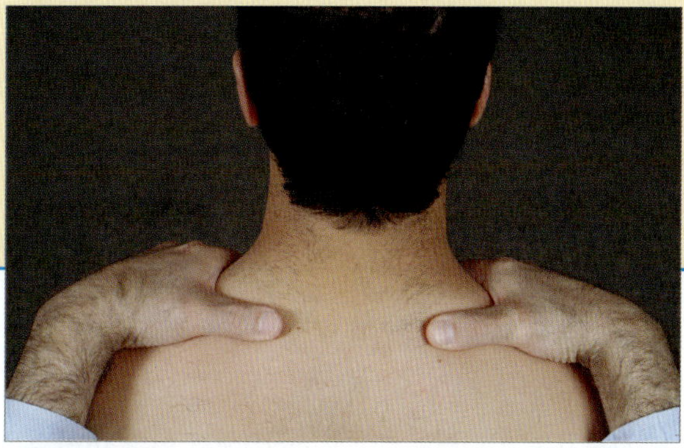

그림 8.4 2단계

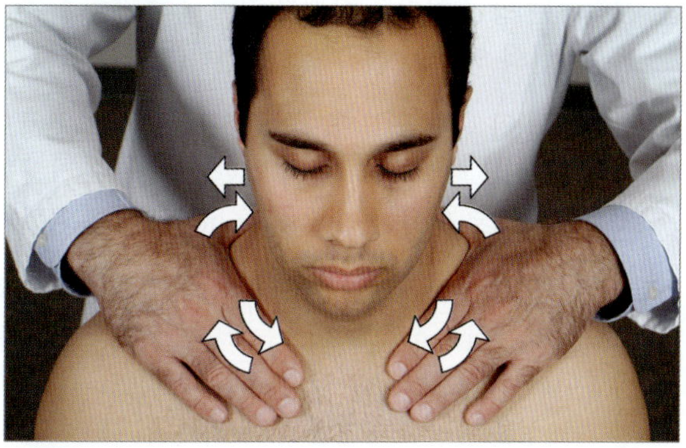

그림 8.5 3단계

1. 환자는 앉는다. 시술자는 환자 뒤에 선다.
2. 시술자는 손바닥을 목과 팔이음부위(shoulder girdle)의 각(angle)에서 목-가슴이음부에 가까운 쪽의 어깨에 올려놓는다(그림 8.4).
3. 시술자의 엄지손가락은 첫 번째 갈비뼈 위에 올려 놓고, 두 번째와 세 번째 손가락은 복장빗장관절(sternoclavicular joint) 양쪽으로 빗장뼈의 위와 아래를 직접 레이스모양을 만든다(그림 8.5).
4. 시술자는 환자의 피부를 문지르지 않도록 충분한 힘으로 피부와 그 아래 깔린 근막을 조절하면서 뒤쪽 목 조직을 위쪽으로 당겨준다.
5. 시술자는 위와 아래로, 왼쪽과 오른쪽 원을 그리는 회전으로, 염력의(torsional)(or 비트는 twisting) 움직임으로 풀림-묶임(ease-bind) 대칭이나 비대칭관계에 대한 가능성을 관찰한다.
6. 풀림-묶임(ease-bind) 비대칭의 존재를 결정한 후에 시술자는 간접이나 직접적으로, 각각 이완-경화 장벽에 접촉한다.
7. 이 힘은 매우 부드럽게 중간 정도의 힘으로 적용한다.
8. 시술자는 풀림이 축지 될 때까지 그리고 변형(creep)된 것이 더 이상 회복되지 않을 때까지, 이 변형을 따라 기법을 유지한다. 이것은 20~60초 동안 고정하거나 이완이 축지 될 때까지 유지한다. 깊은 흡입이나 다른 이완 강화 기전은 도움이 될 수 있을 것이다.

가슴부위 THORACIC REGION

엎드린자세
Prone

1. 환자는 침대 위에 엎드린다.
2. 시술자는 엉덩뼈능선(iliac crest)에서 약간 머리 쪽으로 환자의 옆에 선다.
3. 시술자는 양 손바닥을 아래로 하고 손가락은 약간 벌려서 척추주변의 양 옆에 직접 위치시킨다(**그림 8.6**).
4. 시술자는 양 손바닥을 환자의 피부를 문지르지 않도록 충분한 힘으로 피부와 그 아래 깔린 근막을 조절하면서 등 조직에 아래로 향하는 힘(downward force)을 가한다.
5. 시술자는 위와 아래로, 왼쪽과 오른쪽 원을 그리는 회전으로, 염력의(torsional)(or 비트는 twisting)움직임으로 시계방향이나 반시계방향 관계의 풀림-잠김(ease-bind)에 대한 가능성을 관찰한다(**그림 8.7 & 8.8**).
6. 풀림-묶임(ease-bind) 비대칭의 존재를 결정한 후에 시술자는 간접이나 직접적으로, 각각 이완-경화 장벽에 접촉한다.
7. 이 힘은 매우 부드럽게 중간정도의 힘으로 적용한다.
8. 이것은 20~60초 동안 또는 이완이 촉지될 때 까지 적용된다.

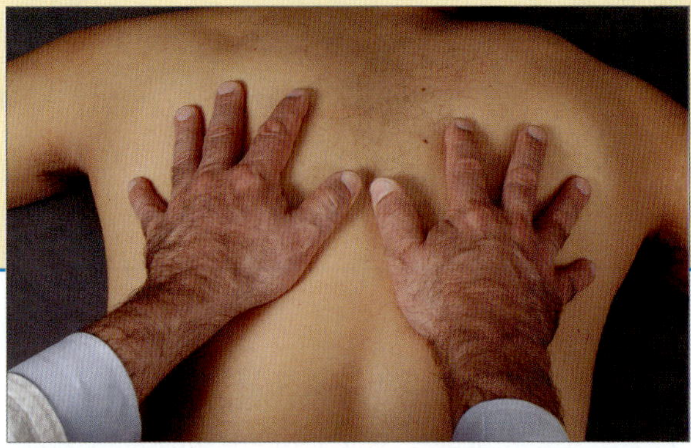

그림 8.6 3단계

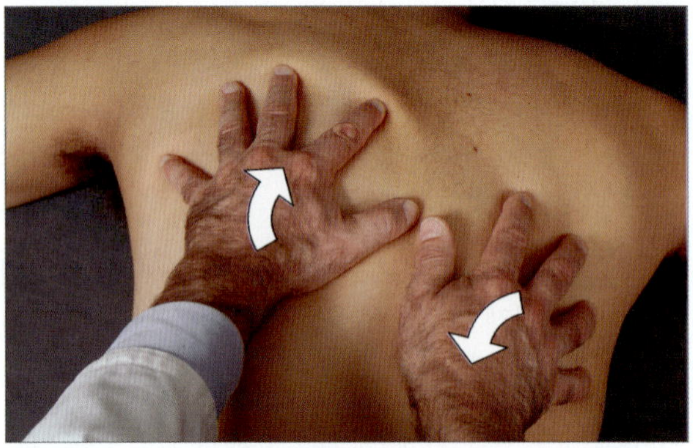

그림 8.7 5단계, 위쪽과 아래쪽의 장벽

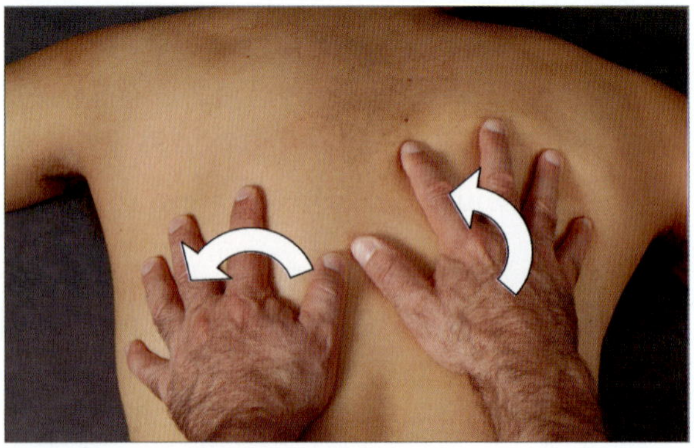

그림 8.8 5단계, 원회전상의 장벽

엉덩 엉치부위 PELVIC AND SACRAL REGION

아래 팔의 압박과 함께하는 양쪽 엉치엉덩관절, 바로누운자세

Bilateral Sacroiliac Joint with Forearm Pressure, Supine

1. 환자는 바로 눕고, 시술자는 환자의 중간 넓다리뼈(mid-Femur)와 무릎 사이 정도에 앉는다.
2. 시술자는 환자에게 시술자의 머리 쪽 손으로 골반이 침대에서 떨어질 때까지 엉덩이를 안쪽으로 회전 할 수 있도록, 무릎을 몸 쪽으로 굽히라고 말한다.
3. 시술자의 다른 손은 손바닥을 위로해서 엉치뼈(sacrum)을 잡는다(그림 8.9).
4. 고관절을 중립으로 되돌린 후에, 시술자의 다른 쪽 아래팔(forearm)로 환자 골반의 위앞엉덩이뼈가시(ASIS) 위에 올려놓는다(그림 8.10).
5. 시술자는 팔의 팔꿈치에 기대고 엉치뼈에 접촉한 상태에서, 엉치뼈쪽 손은 이완한 채로 아래 팔로 오른쪽 왼쪽의 회전(그림 8.11)과 염전의 풀림-묶임 비대칭을 관찰한다.
6. 풀림-묶임(ease-bind) 비대칭의 존재를 결정한 후에 시술자는 간접이나 직접적으로, 각각 이완-경화 장벽에 접촉한다.
7. 이 힘은 매우 부드럽게 중간정도의 힘으로 적용한다.
8. 이것은 20~60초 동안 또는 이완이 촉지될 때 까지 적용된다.

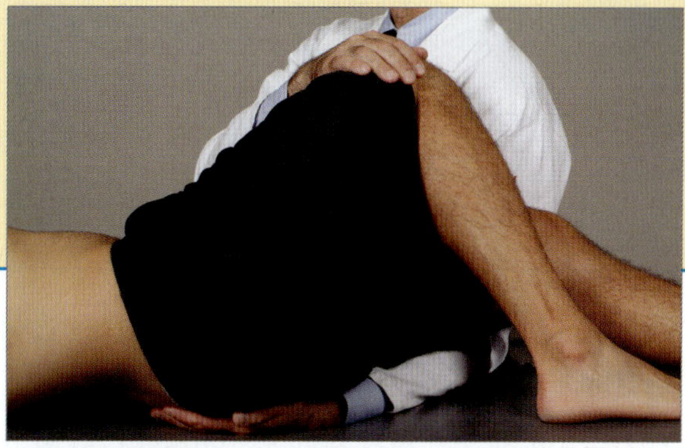

그림 8.9 3단계

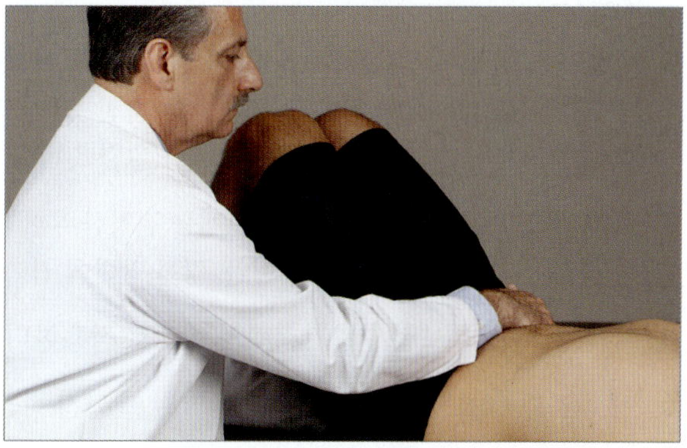

그림 8.10 4단계

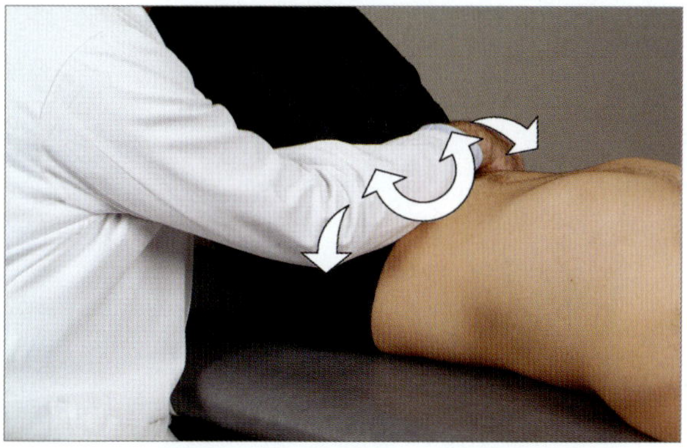

그림 8.11 5단계

허리엉치부위LUMBOSACRAL REGION

엎드린자세

Prone

1. 환자는 엎드려 눕는다. 시술자는 환자의 옆에 선다.
2. 시술자의 한 손은 아래 허리 분절의(예: L4-L5) 윗 쪽에 놓고 다른 손은 위 허리 분절(예: L1-L2) 위에 놓는다(그림 8.12).
3. 시술자는 풀림-묶임(ease-bind)비대칭에 대한 아래쪽, 위쪽 미끌어짐(gliding), 왼쪽과 오른쪽의 회전, 그리고 시계방향 반시계 방향의 움직임을 관찰한다(그림 8.13).
4. 풀림-묶임(ease-bind) 비대칭의 존재를 결정한 후에 시술자는 간접이나 직접적으로, 각각 이완-경화 장벽에 접촉한다.
5. 이 힘은 매우 부드럽게 중간정도의 힘으로 적용한다.
6. 이것은 20~60초 동안 또는 이완이 촉지될 때 까지 적용된다.

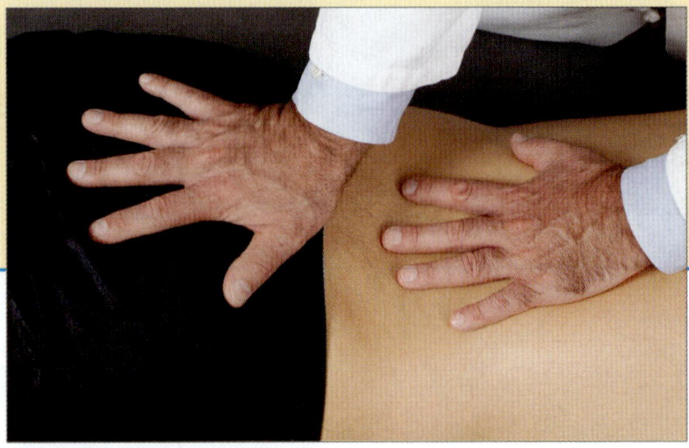

그림 8.12 2단계

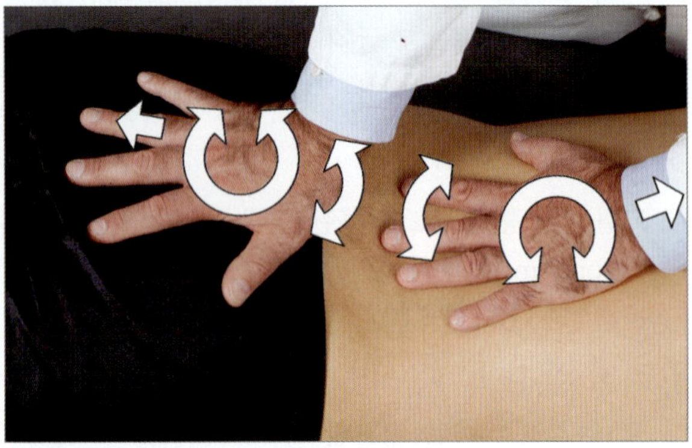

그림 8.13 3단계, 풀림-묶임 비대칭

팔다리EXTREMITIES

뼈 사이 막, 앉은 자세

Interosseous Membrane, seated

1. 환자는 앉거나 바로 눕는다. 시술자는 환자의 문제가 있는 쪽(바로 눕는 경우)이나 앞쪽(앉아 있는 경우)에 앉거나 선다.
2. 시술자는 뼈 사이 막 위의 문제가 있는 아래팔(forearm)을 촉지하여 팽팽함, 섬유 띠, 통증, 풀림-묶임 조직 탄성의 비대칭성의 어떤 근거를 찾는다.
3. 시술자의 엄지 손가락은 뼈 사이 막의 기능부전이 있는 앞쪽(anterior dysfunctional aspect) 위에 놓고 손바닥과 손가락은 아래 팔을 감싼다(**그림 8.14**).
4. 시술자는 풀림-묶임 비대칭에 대한 가능성을 꼬리 쪽과 머리 쪽, 왼쪽과 오른쪽 회전, 시계방향과 반시계방향의 움직임으로 관찰한다(**그림 8.15**).
5. 풀림-묶임(ease-bind) 비대칭의 존재를 결정한 후에 시술자는 간접이나 직접적으로, 각각 이완-경화 장벽에 접촉한다.
6. 이 힘은 매우 부드럽게 중간정도의 힘으로 적용한다.
7. 이것은 20~60초 동안 또는 이완이 촉지될 때 까지 적용된다.

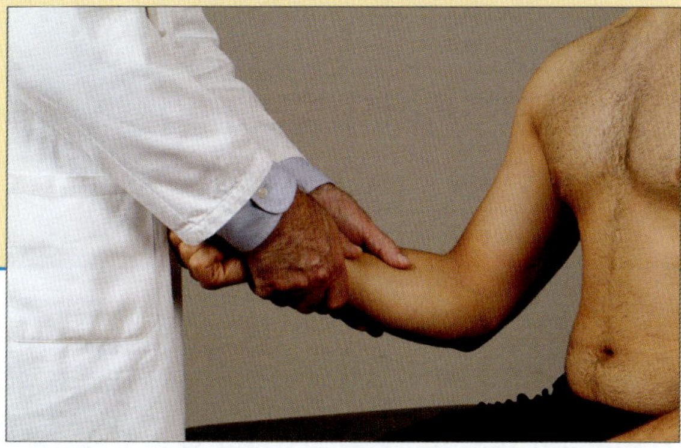

그림 8.14 3단계

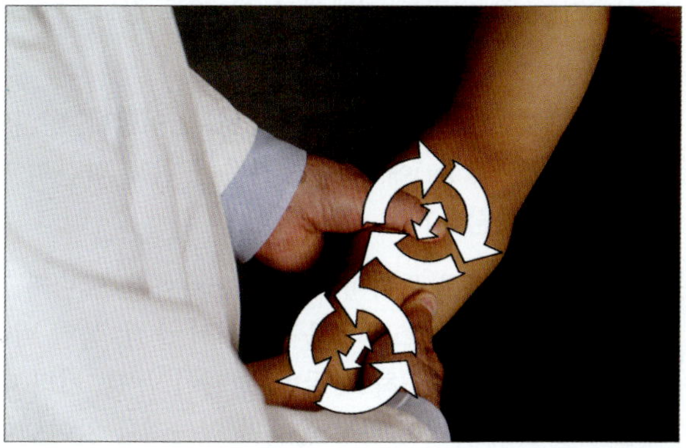

그림 8.15 4단계

팔다리EXTREMITIES

바로 누운 자세에서 다리 당김

Supine Leg Traction

1. 환자는 침대 위에 바로 눕고 시술자는 환자의 발쪽에 선다.
2. 시술자의 손은 손바닥을 위로하여 환자의 아킬레스와 발꿈치뼈(calcaneal) 아래에 놓는다.
3. 시술자는 양 다리를 침대에서 20~30도 정도 들어 올린다(그림 8.16).
4. 시술자는 부드럽게 뒤로 기대어 하퇴, 엉덩이, 엉치엉덩관절(sacroiliac joint)에 장력을 가하기 위해 약간의 당김을 시행한다(그림 8.17).
5. 시술자는 다리를 통하여 내회전과 외회전, 벌림과 모음을 추가적으로 시행하고, 이 움직임에서 풀림-묶임 비대칭을 알아보기 위해 시도하고, 골반, 엉덩이, 무릎, 기타 다른 관절의 어떤 부위에서 가장 문제가 있는지를 알아낸다(그림 8.18).
6. 풀림-묶임(ease-bind) 비대칭의 존재를 결정한 후에 시술자는 간접이나 직접적으로, 각각 이완-경화 막에 접촉한다(그림 8.19).
7. 이 힘은 매우 부드럽게 중간 정도의 힘으로 적용한다.
8. 이것은 20~60초 동안 또는 이완이 촉지될때 까지 적용된다.

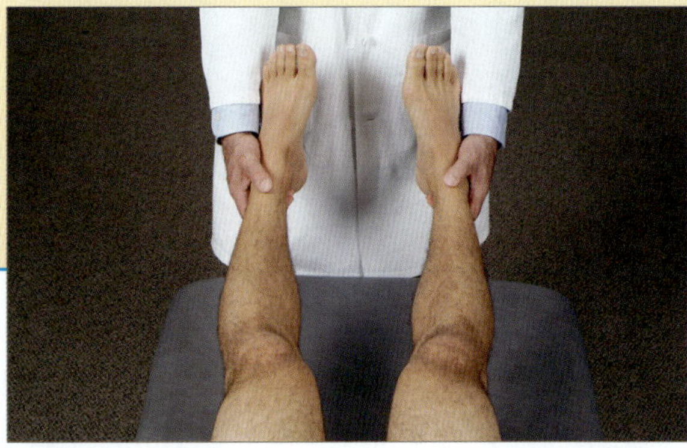

그림 8.16 3단계

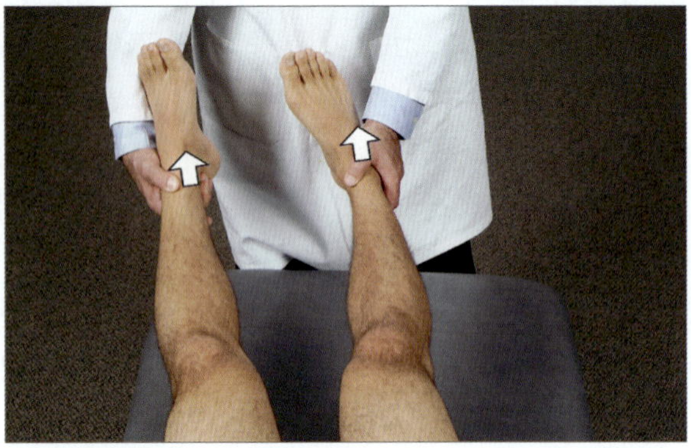

그림 8.17 4단계, 다리를 통한 당김

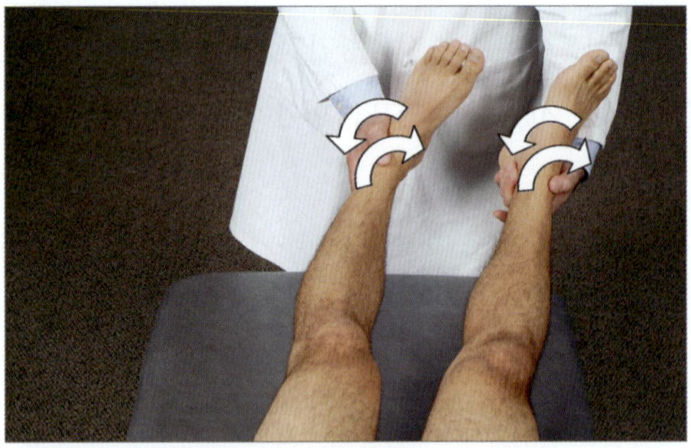

그림 8.18 5단계, 내회전과 외회전; 벌림과 모음

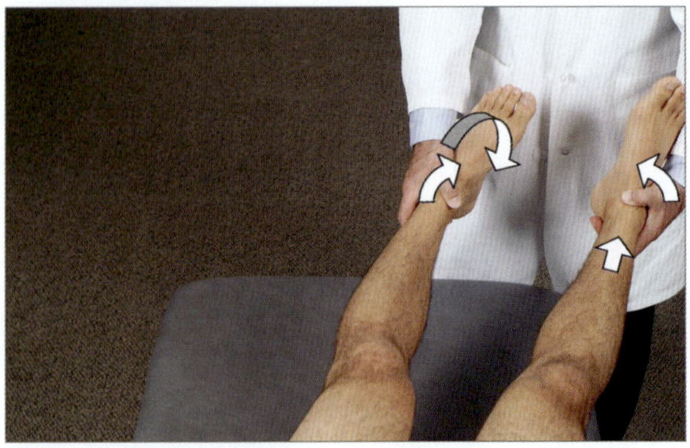

그림 8.19 6단계, 직접 그리고 간접 장벽(barriers)

그림 8.20에서 **그림 8.30**은 계속된 근막이완(직접, 간접)의 원리를 보여주지만 설명을 기술하지는 않았다. 단지 치료에 효율적일 수 있는 많은 힘의 적용 방향을 화살표를 사용하여 나타내었다.

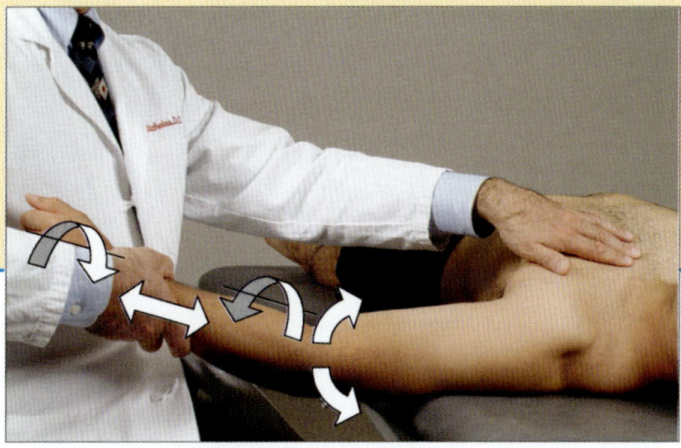

그림 8.20 복장빗장관절와 팔 당김

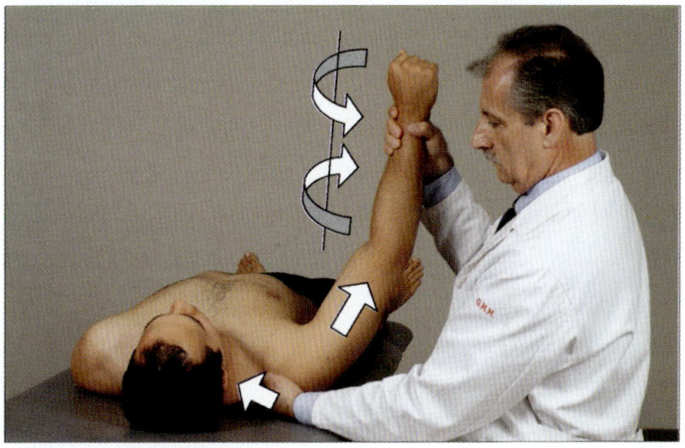

그림 8.21 장축 풀기

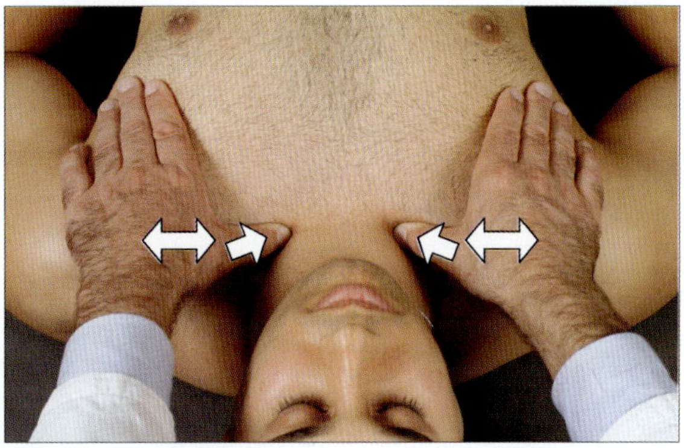

그림 8.22 목 갈비근 이완

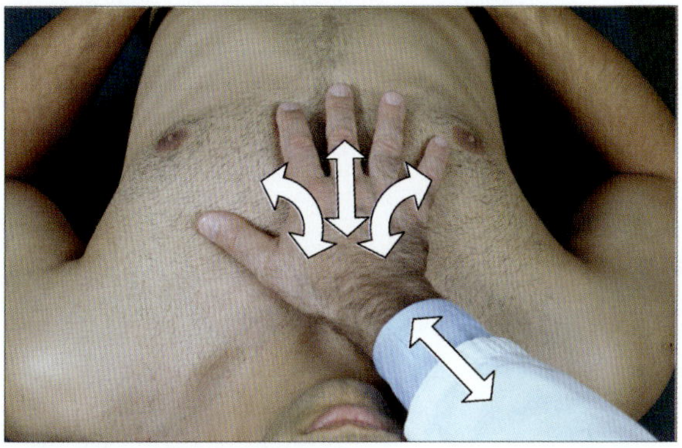

그림 8.23 복장의 이완

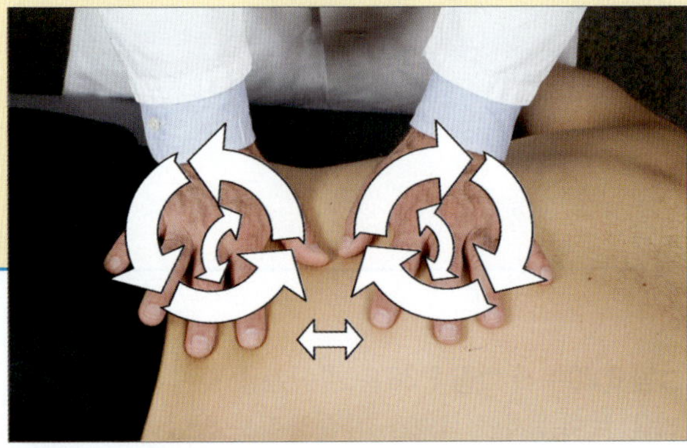

그림 8.24 등허리의 이완

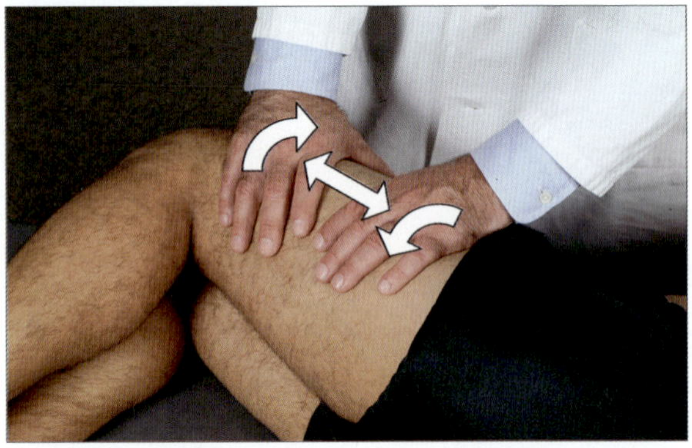

그림 8.25 엉덩정강인대-넓다리근막장근 이완

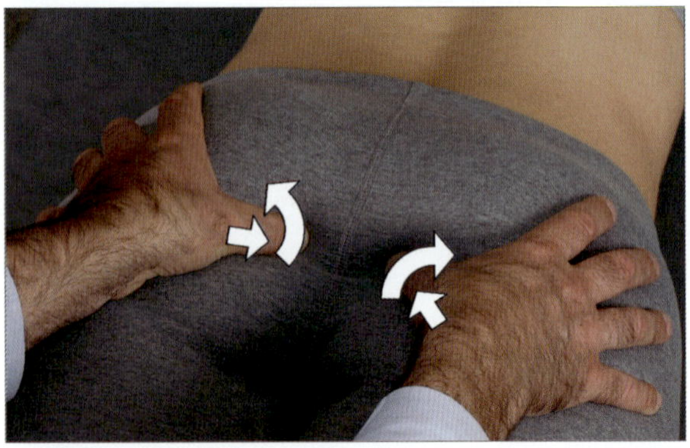

그림 8.26 엉치꼬리의 이완

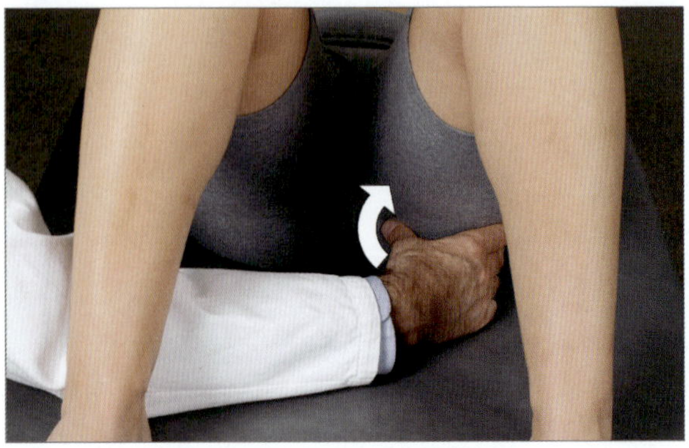

그림 8.27 궁둥항문오목-골반가로막 이완

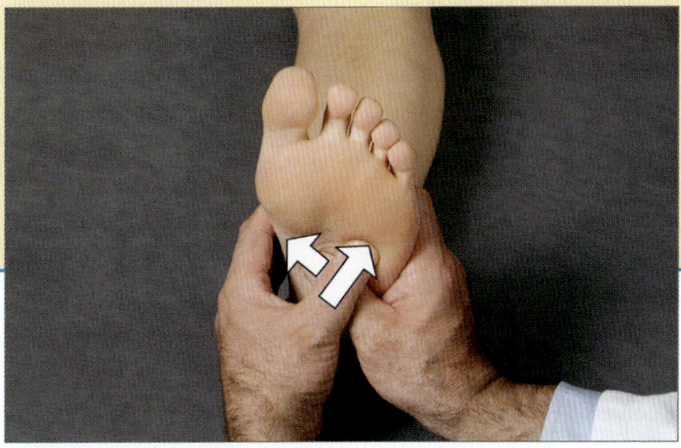

그림 8.28 발바닥 막 이완

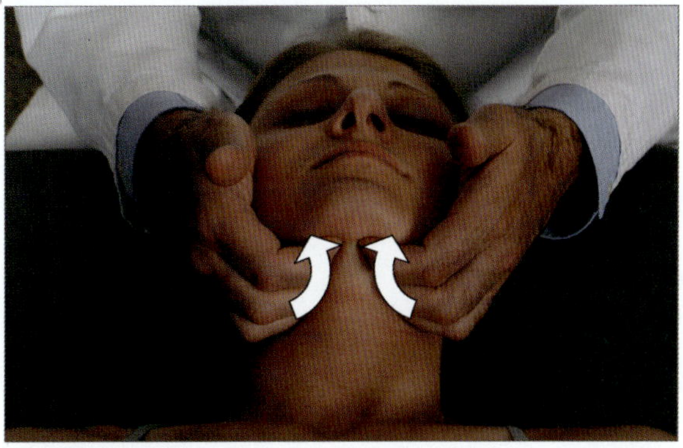

그림 8.29 턱밑 이완

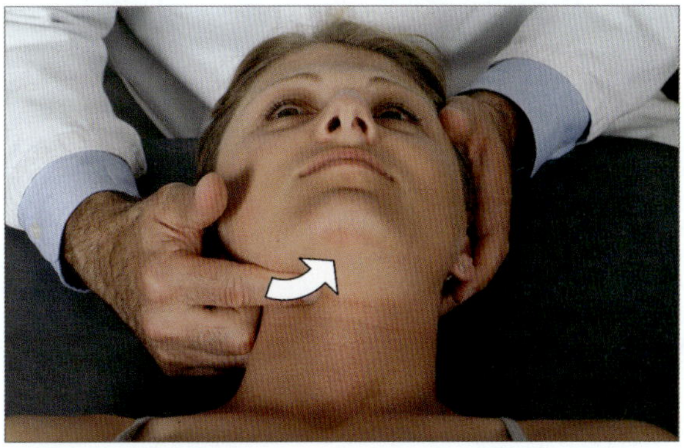

그림 8.30 목뿔 이완

REFERENCES

1. Ward RC, ed. Foundations for OsteoPathic Medicine. Philadelphia: Lippincott Williams & Wilkins, 2003.
2. Greenman P.Principles of Manual Medicine. Philadelphia: Lippincott Williams & Wilkins, 2003.

카운터스트레인 기법
Counterstrain Techniques

9

기법의 원리 TECHNIQUE PRINCIPLES

카운터스트레인 기법(counterstrain techniques)은 DO, FAAO(1912~1996)인 Lawrence H. Jones에 의해 최초로 개발되었다. Jones는 처음에 환자의 증상을 완화시키는 특정한 자세가 있을 것이라고 생각하였다. 이러한 놀라운 임상적 반응을 발견함에 따라 그는 근골격계 기능 장애를 연구하였고, 누름 통점(tenderness)을 손가락 끝으로 자극하는 방법을 개발하였다(1). 이러한 누름 통점은 실제적으로 통증(tendernerss)의 국소 부위와 일치하고, 체성 장애의 근육 통증 부위와 관련이 이었다. 누름 통점은 일반적으로 근복과 인대의 부착 부위 안에 위치한다. 그러한 부위는 통증, 긴장, 부종이 있는 손가락 끝 크기의 분리된 지점으로 설명이 가능하다(2). 누름 통점 위치에서 환자는 통증을 자각 할 수 없을 수도 있고 촉진할 때 비교적 정상이고 통증이 없을 수도 있다. 누름 통점은 Simon과 Travell에 의해 제안된 유발점(trigger point)와 관계가 있지만, 일반적으로 골병리학적인 관점(osteopathic community)에 따라 분리해서 논의된다.

이들 기법은 위치에 따라 스트레인(strain), 카운터스트레인(conterstrain), 스트레인/카운터스트레인(strain/counterstrain), 자발적 이완(spontaneous release), Jones 기술(technique)로 불린다. ECOP(Educational Council on Osteopathic principles)은 이 기법을 "반사를 통한 반대 방향으로 경미한 스트레인의 위치에 적용시켜서 억제하고, 지속되고 부적절한 스트레인 반사가 일어나는 장애를 고려한, 진단과 치료의 체계" 라고 정의하였다. 이것은 원하는 치료 반응을 유도하기 위해서 통증 부위에 특정한 자세를 취한다. 이 기술을 적용하는 방법에는 다양한 자세가 있지만 대부분 Ia 구심성 섬유와 감마 원심성 관계와 유해수용기을 포함한다(1, 2). 골지건 기관, 생리적 현상, 림프와 세포사이 교환 등과 같은 조직액을 포함하는 다른 치료적인 관점도 있다.

Jones은 이들 통증(tenderness) 부위를 고려한 상해의 기전을 정의하였고, 이전에 언급한 생리적 규칙에 기초하여 치료 시 어떠한 적절한 반응이 일어나는지를 이론화 시켰다. 이들 생각들은 다음과 같다(2):

1. 어떠한 사건(행동)은 근육의 빠른 길이 변화를 일으킨다.
2. 구심성 피드백은 장력(strain)으로 인한 근막 손상을 일으킨다.
3. 신체는 침범된 근막 조직과 연결되어서 근막 손상을 예방하기 위한 노력을 한다.
4. 이것은 길항근의 길이 변화를 일으킨다.
5. 주동근의 수축과 길항근의 신장은 길항근에서 누름 통점이라고 불리는 부적절한 반사를 일으킬 수 있다.

임상적 검사에서, 이것은 자주 장애 측면의 신장되어진 부분(open-faceted)에서 누름 통점으로 설명된다. 예를 들어, C5 손상인 FSRRR 장애는 대부분은 환자의 목뼈 왼쪽에서 누름 통점이 나타날 것이다. 따라서 FSRRR 장애에서, 오른쪽은 단축되고 왼쪽은 신장될 것이다.

Jones은 가장 편안한 위치에 관절을 위치하는 것은 지속되고 부적절한 고유수용성 활동들을 줄여줄 것이라고 믿었다. Glover와 Rennie 보고에서, Jones은 또 다른 발견을 하였다.비록 증상은 뒷면에 있지만, 신체의 앞면에서 누름 통점이 관찰 될 수 있다고 하였다(2, 4). Jones은 분절(segment) 또는 근막 기능 장애를 연결시켜서 여러 국소 통증 부위를 지도화 하였다. 그의 누름 통점과 관련된 장애는 체성 기능 장애의 움직임을 설명하기 위해서 주로 사용되는 굽힘/폄, 돌림, 옆굽힘의 x-,y-,z- 축(제한과 비동시성의 동작을 설명하는) 변수들을 사용하지 않는다. 카운터스트레인은 또한 근육(근막) 장애에 사용되고, 기능 장애의 두 가지 형태와 겹치기 때문에 누름 통점은 일부 혼동을 유발한다. 따라서 maverick 누름 통점과 같은 용어는 고전적 자세(classic position)가 누름 통점을 제거하지는 못한다는 사실을 해결하기 위해서 사용되었다. 예를 들어, 심부 관절성 목근육의 경우 경수 장애로 인한 누름통점 반사와 유사한 위치에서 통증이 일어날 수 있지만, 통증을 완화시키기 위한 자세는 서로 다를 수 있다. 따라서 이러한 사실을 알고 있는 것은 maverick 누름통증의 인지를 변화시키실 수 있고, 누름 통점에 대한 시술자의 이해는 관절과 누름 통점의 관계에 필수적이다. Jones은 일부 부위의 특정한 근육들을 언급하였고, 주로 기능 장애 관절의 척추 분절에 중점을 두었다.

이 기법에서 중요한 임상적으로 발견한 또 다른 특징은, 여러 기능장애의 관절 형태에서 치료 자세에서 기능 장애 패턴의 적절한 연관성이다. 중립과 비중립 기능 장애(1형, 2형)는 누름 통점을 완화시키는 특정한 누름 통점의 위치를 가지고 있다. 하지만 대부분의 출간된 서적에서(1, 2, 4, 6)의 경우, 돌림과 옆 굽힘의 반대측(형태1) 연결, 동측(형태2) 연결에 대한 자세 변화에 대해서는 거의 언급되지 않았다. 가장 대중적인 관점은 굴곡 장애는 앞 누름 통점, 신전 장애는 뒤 누름 통점이 유발한다는 것이다. 그러나 중립 기능장애는 어느 방향으로 누름 통점이 나타날까? 유럽의 정형 세미나와 비슷하게 필라델피아 골병리의학대학 Piladelphia College of Osteopathic Medicine에서 오래 기간 동안 정형도수 의학을 가르치면서 실험실에서, 우리는 수업 참여자들을 대상으로 작은 실험을 하였고, 이러한 제한된 실험의 결과에서 중립 기능 장애는 앞과 뒤쪽 누름 통점을 생산할 수 있다고 믿었다. 이러한 결과에 대해서 좀 더 연구하고 조사할 필요가 있을 것이다.

카운터스트레인 치료에 대한 많은 위치의 재고에서 일부 위치는 형태 1 장애의 치료의 예를 보여준다[예: 같은쪽 옆굽힘(sidebend toward), 반대쪽으로 돌림(rotate away) (STRA)]. 그리고 다른 것은 형태 II 장애의 치료의 예를 보여준다[예: 다른쪽 옆굽힘 반대쪽으로 돌림(side away rotate away (SARA)]. 진단이 이 기법에서 가장 중요한 부분이다. 만일 적절한 진단이 없다면, 어떠한 관절과 근막이 중요한 기능 장애 요소가 되는지를 적절하게 파악 할 수 없을 것이다.

기법의 분류 TECHNIQUE CLASSIFICATION

간접적 INDIRECT

카운터스트레인 기법에서, 이들 간접적으로 환자 자세를 취하는 것은 자유도에서 따른 x,y,z 축으로 관절 기능 장애에 맞게 일어날 것이다. 또한 환자는 근막과 쉽게 결합과 관련한 자세를 취할 것이다. 시술자는 환자가 자세를 취하기 전에 장애의 형태(I,II)를 구별하고 주된 증상과 이차적으로 일어나는 근막 구성요소들을 알아야만 한다(예: 큰 허리근 과긴장은 요추 부위에 증상을 유발한다).

기법의 형태 TECHNIQUE STYLES

시간과 관련된 또는 이완과 관련된

TIME DEFINED OR RELEASE DEFINED

시술자는 시간과 관련된 방법을 사용할 수 있다. 이것은 치료 자세로 90초를 유지 한 후에 재평가를 통해 중립 시작 자세로 돌아가는 것을 의미한다. 다른 방법으로, 시술자는 조직이완의 촉진점을 사용하는 것이다. 즉 90초 시간과 관련된 지점에 일어날 수 도 있다. 이완 압박, 또는 유사한 현상의 감각을 느낀다면, 시간과 관련성을 그만두고 환자를 재평가 하기 위해서 자세를 다시 취하게 한다.

적응증 INDICATIONS

1. 관절 또는 근막에서 발생하는 급성, 아급성 만성 체성 기능 장애
2. 체성 기능장애와 관련된 전신성 증상의 부가적인 치료(예: 늑골 장애를 유발하는 장기체성 반사)

금기증 CONTRAINDICATION

절대적 금기증 ABSOLUTE CONTRAINDICATIONS

1. 외상(염좌나 긴장) 조직, 그리고 환자가 자세를 취하는데 부정적인 영향을 주는 외상을 받은 조직
2. 치료 자세를 취하는 것을 제한하는 심각한 질병
3. 신경학적 또는 혈관에 위험을 줄 수 있는 부위의 불안정성
4. 치료 자세로 인해 잠재적인 손상 위험이 있는 혈관 신경학적 증후군
5. 움직임이 일어나지 않아 치료 자세가 비정상이 되는 경우, 국소 융합으로 인해 발생되는 심한 퇴행성 척추 경화증

주의 PRECAUTIONS

1. 수의적 반사를 할 수 없는 환자들은 적절한 자세 위치가 어렵다.
2. 통증이나 이차적으로 자세를 취하는 수준을 분별 못하는 환자
3. 시술자의 지시와 질문을 이해 못하는 환자(예: 생후 6개월 미만의 환자)
4. 누름 통점을 줄이는 자세를 취하는 것이 원위 결합조직 질병과 같이 영향을 주는 문제, 관절염, 파킨슨 질병을 가진 환자 등

일반적인 고려사항과 규칙 GENERAL CONSIDERATIONS AND RULES

시술자는 체성 기능 장애의 정도, 조직 위치, 형태를 확인해서 금기증이나 주의 사항에 해당되는 지를 확인한다. 이를 확인한 후에 다음과 같은 순서로 치료를 진행한다.

1. 중립, 편안한 자세에서 환자의 중요 누름 통점을 찾아라.
   a. 적은 온스의 단단함을 테스트 한 후에 이전 진단 체성 장애와 관련이 있는 누름 통점을 찾기 위해서 신중하게 손가락 패드 또는 엄지손가락 압력을 적용해야 한다. 이 압력 부위에 원형으로 적용하면 안 되고 직선으로 적용한다.
   b. 누름 통점이 여러 군데 있다면, 치료는 가장 통증이 심한 부위에 한다. 일부 누름 통점이 일렬로 배치되어 있다면, 맨 처음 치료는 중간 부위에서 시작하고 점차 근위에서 원위로 나아간다(2).
   c. 100%, 10 또는 1달러 화폐 단위를 사용해서 누름 통증의 정도를 결정해라. 인턴 교육 중에 시술자들이 환자에게 0~10까지의 스케일을 사용하여 통증을 정도를 평가할 때 혼란이 일어나는 경향이 있었다. 예를 들어, "얼마나 아프세요?" 라고 시술자가 물으면, 대부분의 환자들은 망설임 없이 가장 높은 수치인 10이라고 대답한다. 따라서 이를 방지하기 위해서 화폐 단위를 사용한다면 이러한 혼란은 줄어 들 것이다.
2. 환자를 조심스럽고 천천히 자세를 취하도록 한다.
   a. 최초 기능 장애에 따른 누름 통점의 높이에 맞는 자세를 통해 최대한 통증을 줄인 후에, 미세한 움직임을 통해 통증이 완벽하게 사라지도록 조절한다.
   b. 만약 누름 통점이 사라지지 않는다면, 최대한 통증의 70% 정도가 감소하도록 치료를 한다. 존재하는 통증숫자수준의 모든 오름 때문에, 치료 효율성의 10%정도는 사라진다. 예를 들어, 누름 통점이 70%까지 줄어든다면, 좋은 치료 효과에 대한 단지 70%의 잠재성을 가지고 있는 것이다. 통증의 감소가 70%보다 적다면, 치료가 실패할 확률이 커지기 때문에 치료의 목적은 100% 통증 감소를 하는 것으로 한다.
   c. 보통, 앞 누름 통점은 침범된 분절 높이에 따라 굴곡의 일부 높이가 필요하고 뒷 누름 통점은 신전의 일부 높이가 필요하다.
   d. 누름 통점이 중앙선에서 멀어지면, 좀 더 큰 옆 굽힘이 필요하다. 하지만 기능 장애의 특성과 동작 변수는 적절한 자세를 취하도록 요구하게 된다.
3. 90초 동안 자세를 유지하라. 보통 갈비뼈 장애에 필요한 적합한 시간은 120초로 보고 되고 있다. ECOP의 구성원들 간의 토론과 Jones의 동료 시술자들 또한 갈비뼈 기능 장애는 90초 동안 자세를 유지하는 것이 더 효율적이라고 하였다. Jones은 갈비뼈 기능 장애의 치료 자세로 인해 환자가 쉽게 이완할 수 없게 되고, 따라서 환자들이 이완할 수 있는 30초의 시간을 더 주는 것이 필요하다고 하였다. 그러므로 120초의 시간은 고전적으로 설명된 갈비뼈 기능 장애의 시간과 관련된 방법을 증진시키고, 반면에 임상적으로는 90초의 시간이 충분한 것으로 보고되고 있다. 저자의 경험으로는, 시간과 관련된 방법이 조직 이완의 느낌으로 더 편안하게 적용될 수 있다고 생각된다. 다양한 시간 증대와 90초 자세를 유지하는 것이 가장 효율적이라는 결론은 충분한 이유를 가지고 있다. 이러한 기

법으로 성공적인 진단과 치료를 하는 문제들은 예전에 정의된 신경학적 피드백 기전의 재설정(resetting)을 포함하고, 이러한 기전의 사용을 통한 목표하는 임상적 결과를 이루기 위해서는 적절한 시간의 양이 필요하다. 카운터스트레인과 유사한 다른 기법들(예: 촉진된 이완 자세)은 또 다른 이완-증진 기전(release-enhancing mechanism)을 사용하기 때문에 카운터스트레인 기법과 직접적으로 비교하는 것은 무리가 있다.

4. 효율적 자세를 유지하는 동안, 시술자는 손가락 패드는 최대한 치료 시간 동안 누름 통점에 유지하고, 치료 중간에 이전의 치료 기간 동안(대략 30초)의 누름 통점의 높이를 다시 점검해야 한다.
   a. 손가락 패드로 조직에 치료적 압력을 가하면 안된다.
   b. 만일 손가락 패드가 제거 되면, 시술자는 누름 통점의 조절을 상실하고 평가는 무용지물이 되고, 다시 누름 통점의 위치를 정확하게 찾기 힘들게 된다. 또한 환자는 시술자의 누름 통점에 대해 불신하게 되고, 계속 질문하게 될 것이다. 만일 이러한 위치를 주의깊게 유지하면, 환자의 신뢰를 얻을 수 있고 자신감을 가질 수 있다.
   c. 또한 시간 대신에 조직 이완 표시점을 사용한다면, 지속적으로 조직의 반응을 느끼기 위해서 누름 통점 위치에 손가락 패드를 대고 있어야 한다.
5. 90초 후에(time-defined treatment) 또는 조직의 이완 반응이 나타다면, 누름 통점을 자극하지 않으면서 최소한의 저항을 통해 수동적으로 처음의 중립 위치로 자세를 옮긴다. 만약 수동적으로 원래 자세를 옮기려고 할 때 환자의 능동적 동작이 나타난다면, 중간에 멈추고 다시 환자에게 이완하도록 요구 한다.
6. 누름 통점을 재점검한다. 누름 통점이 0(zero)으로 감소했다면 그 상태를 유지하도록 한다. 그러나 통증은 치료 후에도 증가할 수 있다. 치료 후 통증이 치료 전 10 수준과 비교에서 3정도이면 90초 동안에 70%의 효율성이 발생한 것이다. 이러한 효율이 치료 후에도 지속되는지를 알아보기 위해 몇 일 동안 환자의 상태를 지켜본 후에 재평가와 치료를 실시한다.
7. 이전에 존재하던 체성 기능 장애의 변수를 재점검한다. (예: 분절 또는 근막 기능 장애)

단기손 규칙은 다음과 같다(the shorthand rules are as follows)

1. 장애와 관련이 있는 누름 통점의 위치를 찾는다.
2. 환자에게 10 또는 100, 통증의 달러 수치를 이용하여 누름 통점의 정도를 말하도록 한다.
3. 환자를 누름 통점을 100% 감소시킬 수 있는 자세로 환자를 놓는다.
4. 이 자세를 90초 동안 유지해라.
5. 천천히 최소의 저항을 받으면서 최초 중립 자세로 환자를 옮긴다.
6. 누름 통점과 기능 장애의 다른 체성 구성 요소들을 (TART) 재점검해라.

치료 후의 반응으로, 치료 후 24~48시간 동안 일반적인 통증이 발생할 수 있다. 이것은 임상적으로 비정상적이지만 종종 보고 된다(1). 이러한 원인으로 한 번에 6개 이상의 누름 통점을 치료 할 때 발생할 수 있다. 만일 이러한 치료 후 통증이 일어난다면, 환자의 조직액을 증가시키고, 통증 부위에 15~20분 정도 아이스 팩을 적용한다. 치료의 횟수는 임상적 판단에 따라 다르지만, 주로 3일 간의 간격이 적절하다. 치료의 횟수는 환자의 반응을 기준으로 결정하게 된다.

카운트스트레인 기법에 사용되는 약어

ABBREVIATIONS FOR COUNTERSTRAI TECHNIQUE

Yates와 Glover는 특별히 국소 누름 통점에서 자세를 취하는 것을 돕기 위해서 많은 학생들이 사용하는 단기손 정의를 소개하고 있다. 이 단기손은 움직임의 형태로 시작해서 방향과 관련한 좀 더 크거나 작은 움직임에 대한 상지와 하지의 형태로 시작한다. 이 단기손에서 흔하게 쓰이는 약어는 다음과 같다.

A	Anterior (앞)
P	Posterior (뒤)
F or **f**	flexion (굽힘)
E or **e**	extension (폄)
SR or **sr**	side bending right (오른쪽 측방 굴곡)
SL, Sl	side bending left (왼쪽 측방 굴곡)
RR or **Rr**	rotation right (오른쪽 돌림)
RL or **Rl**	rotation left (왼쪽 돌림)

IR or **ir**	internal rotation (속 돌림)
ER or **er**	external rotation (바깥 돌림)
AB or **Ab**	abduction (벌림)
AD or **ad**	adduction (모음)
SUP or **sup**	supination (뒤침)
PRO or **pro**	pronation (엎침)

방향과 관련한 약어

toward	t (안으로)
away	a (밖으로)
SP	spionous process (가시돌기)
TP	transverse process (가로돌기)
CR	crest (가슴)
OCC	occiput (뒤통수)

앞목 카운터스트레인 기법 ANTERIOR CERVICAL COUNTERSTRAIN TECHNIQUES

앞목 누름 통점

Anterior Cervical Tender Points

앞목 (AC) 카운터스트레인 누름 통점은 **표 9.1**과 **그림 9.1**을 참고한다.

표 9.1 전체 앞목 누름 통점

누름 통점	위치	고전적 치료 자세	약어
앞목1, 회전, 풀림(uncoupled) 장애	귓볼과 아래턱의 각 사이 아래턱의 오름 가지의 뒷면	반대쪽 회전: 옆굽힘으로 미세 조정	RA
앞목2-6, 장애 2형	장애가 있는 목뼈의 가로 돌기의 앞면	기능 장애 분절의 높이에서 굴곡; 반대쪽으로 옆굽힘과 회전	F SA RA
앞목7, 목뼈 7번 또는 목빗근 장애	목빗근의 빗장뼈 부위의 시작 부위 앞쪽, 대략 복장 빗장 관절의 외측으로 2cm	C7 높이에서 굴곡; 같은쪽으로 옆 굽힘, 반대쪽으로 회전	F ST RA
앞목8, 목뼈 7번의 형태 II 장애	복장뼈 패임의 내측 머리에서 복빗근의 복장 부위의 시작점	AC7보다 낮게 굴곡; 반대쪽으로 옆굽힘과 회전	F SA RA

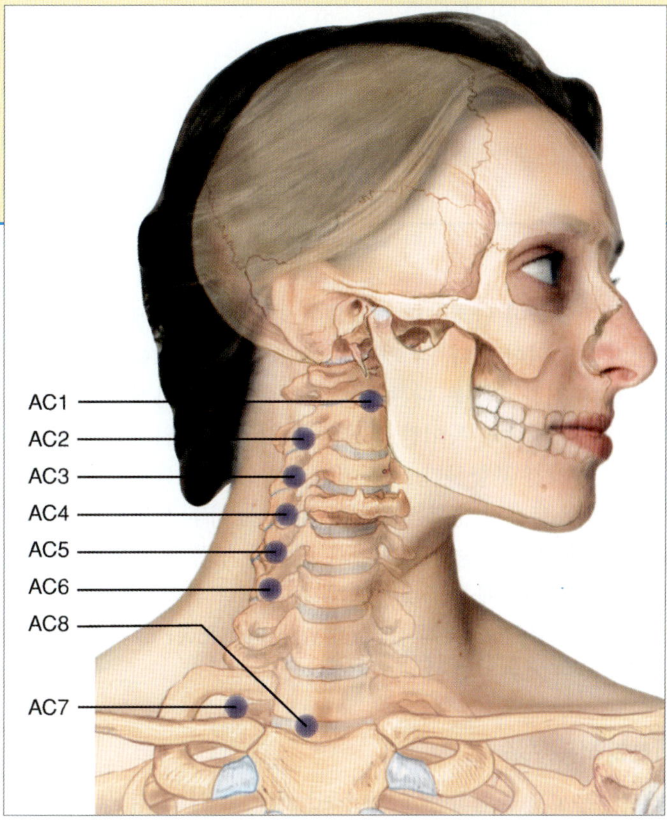

그림 9.1 앞목 카운터스트레인 누름 통점(5)

앞목 카운터스트레인 기법 ANTERIOR CERVICAL COUNTERSTRAIN TECHNIQUES

AC1

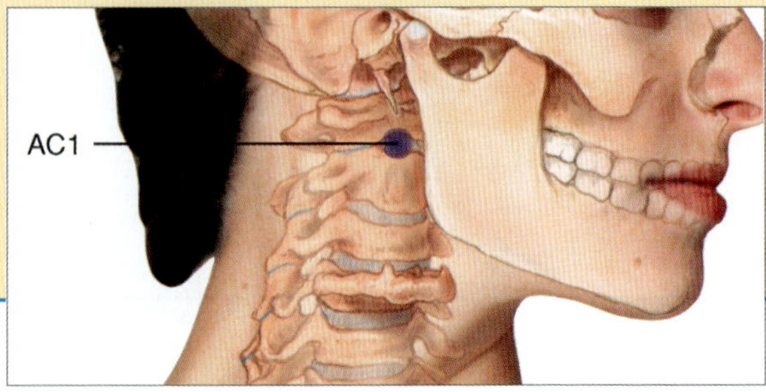

그림 9.2 AC1 누름 통점 위치

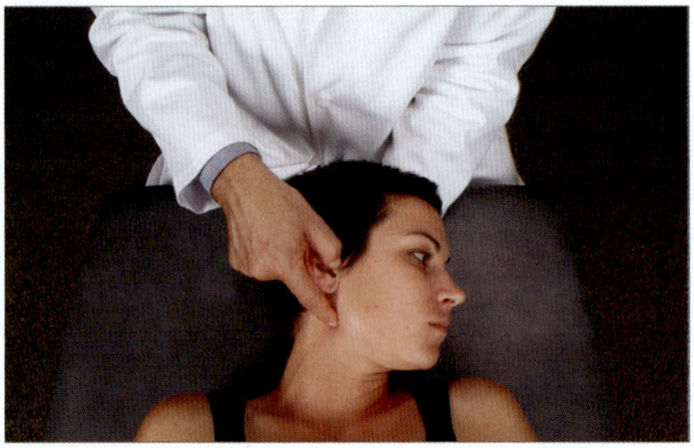

그림 9.3 AC1: RA.

다음은 기법들이 단계별로 설명되어 있고, 이 단계에 맞추어 그림이 삽입되어 있다. 각 기법을 설명하는 텍스트를 요약제공하고, 이러한 순서는 다른 기능 장애에도 동일하게 적용된다. 각 기능 장애의 특이한 점들은 누름 통점의 위치와 고전적 치료 자세를 포함한다. 처음에는 기법의 가장 특징적인 면과 카운터스트레인 순서를 삽입할 것이다. 이후 설명되는 전부, 특별한 체성 기능장애와 이와 관련한 누름 통점에 대한 독자적인 정보를 제공할 것이다. 누름 통점의 위치는 Jones의 설명을 토대로, Rennie와 Glover, Yates와 Glover 그리고 저자의 임상적 결과를 통해 편집을 하였다.

치료의 적용

이 과정은 C1, 풀림회전(uncoupled rotation)의 체성 장애의 경우에 적절하다.

누름 통점 위치

귓볼와 아래턱의 각 사이의 아래턱 오름 가지의 뒷면(**그림 9.2**) 앞·뒤로 조사한다.

카운터스트레인 순서

1. 환자는 바로 누운 자세를 취하고 시술자는 테이블의 머리쪽에 앉는다.
2. 시술자는 0~10의 스케일로 통증의 정도를 판단하기 위해서 손가락 패드를 사용하여 작은 압력으로 누름 통점을 눌러서 조사한다.
3. 시술자는 압력을 서서히 줄여서, 누름 통점에 가벼운 접촉을 유지하면서 관찰한다.
4. 치료 자세: 환자의 머리는 누름 통점에서반대쪽으로 90도 정도 회전한다.
5. 시술자는 통증이 완벽하게 제거 될 때까지 미세조정을 통해 통증을 조절한다. 만약 완벽한 제거가 어렵다면, 최소 70% 정도 감소되도록 한다(**그림 9.3~9.5**).

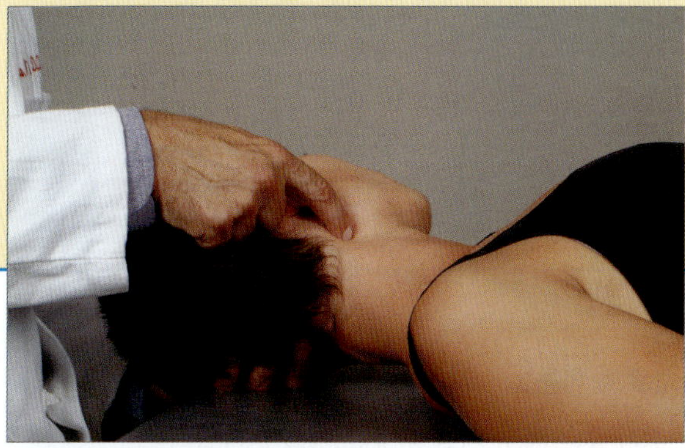
그림 9.4 AC1: RA.

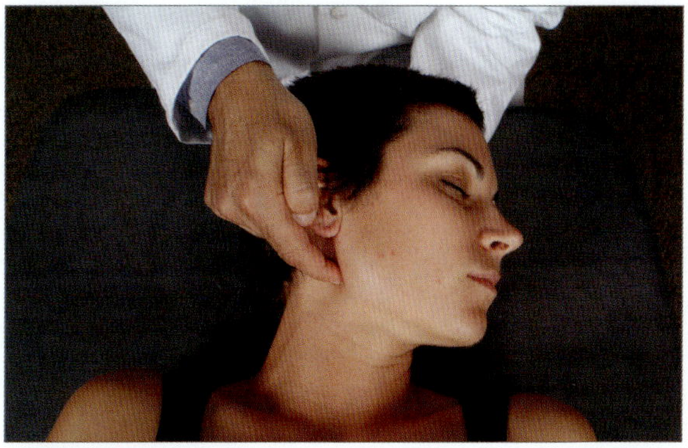
그림 9.5 AC1: f Ra.

6. 시술자는 환자가 전체적으로 이완되도록 90초 정도 유지한다.

7. 90초 후에 최소의 저항을 받으면서 환자를 최초 자세로 옮긴다. 시술자는 환자에게 전체적으로 이완되도록 하고, 어떠한 방법으로도 능동적으로 움직이지 않도록 한다.

8. 시술자는 기법의 효율성 여부를 판단하기 위해서 누름 통점과 기능 장애의 다른 체성 구성요소들(TART)을 재평가한다. 보통 처음 치료로 통증의 70% 감소는 성공적인 치료라고 할 수 있다.

주의 할 점은 각각의 기능 장애에 대한 특정한 자세는 정해져 있다. 각 장애에서 특정한 위치의 독자적인 정보를 통한 설명되었다는 것이다. 따라서 이전에 설명한 것처럼 카운터스트레인의 순서에 따라 적용하고, 각각의 환자와 기능 장애에 적합하게 실행 한다

앞목 카운터스트레인 기법 ANTERIOR CERVICAL COUNTERSTRAIN TECHNIQUES

AC2~AC6

치료의 적용

이 과정은 체성 기능장애 C2~C6에 적절하다.

누름 통점 위치

누름 통점은 장애가 있는 목뼈의 가로 돌기의 앞쪽에 있다(그림 9.6).

치료 자세

환자의 머리와 목은 장애의 높이(level)에서 굽힘, 옆 굽힘, 누름 통점 반대쪽으로 돌린다(그림 9.7~9.10).

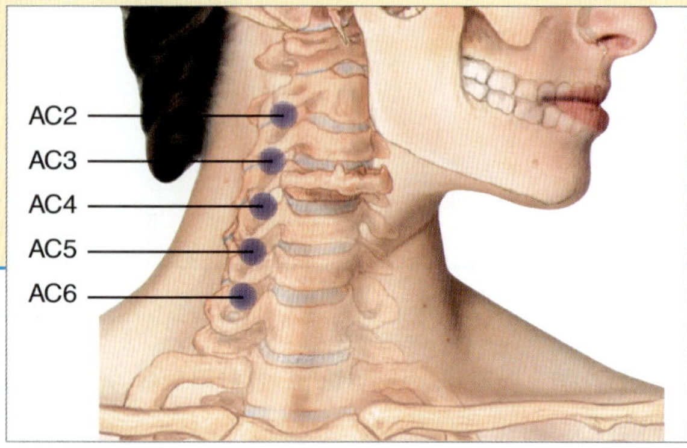

그림 9.6 AC2-AC6 누름 통점(5).

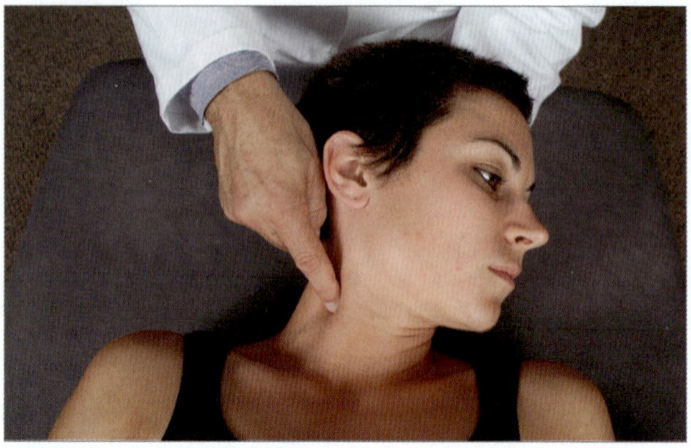
그림 9.7 AC4: F SA RA.

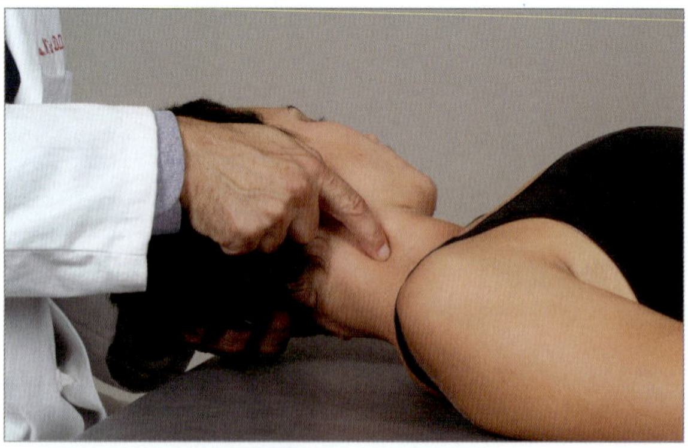
그림 9.8 AC4: F SA RA.

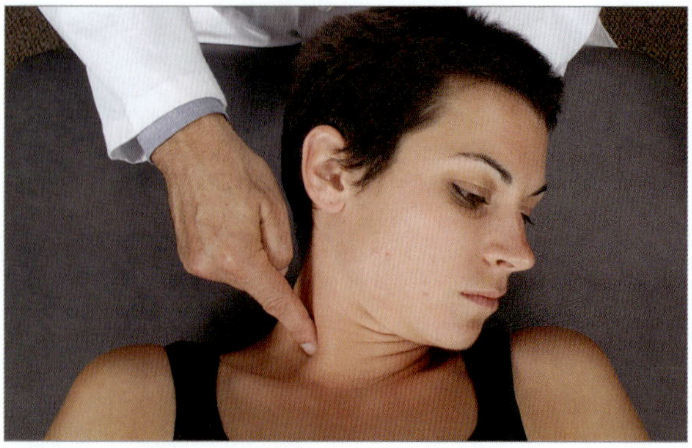
그림 9.9 AC6: F SA RA.

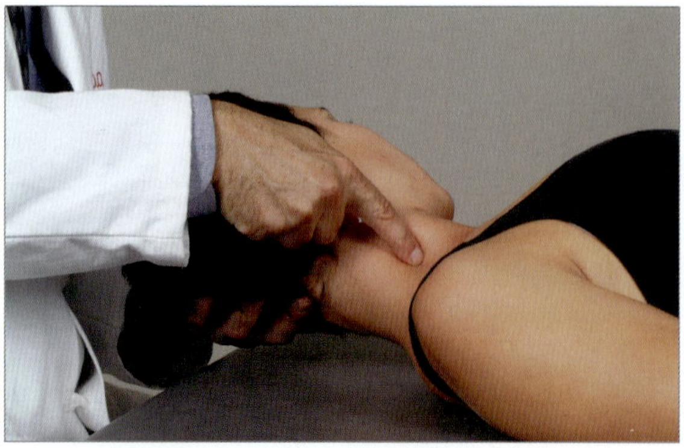
그림 9.10 AC6: F SA RA.

앞목 카운터스트레인 기법 ANTERIOR CERVICAL COUNTERSTRAIN TECHNIQUES

AC7(목빗근)

AC7(Sternocleidomastoid Muscle)

치료의 적용

이 과정은 체성 장애인 C7에 적절하다(AC7-형태 1 C7 장애, 목빗근 장애)

누름 통점 위치

앞쪽으로, 누름 통점은 복장빗장관절에서 대략 2~3cm 가쪽으로 목빗근의 빗장뼈 부분의 기시에 있다. 앞뒤로 조사한다.(그림 9.11)

치료 자세

환자의 머리와 목은 C7 높이로 굽힘하고 반대로 돌림, 누름 통점의 쪽으로 옆으로 굽힌다(그림 9.12~9.15).

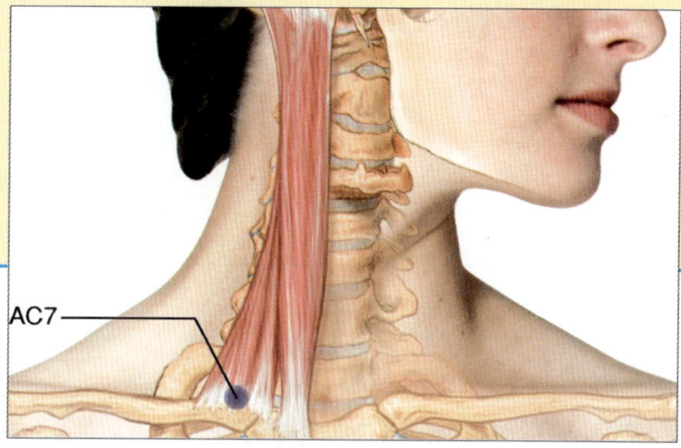

그림 9.11 AC7 누름 통점(5).

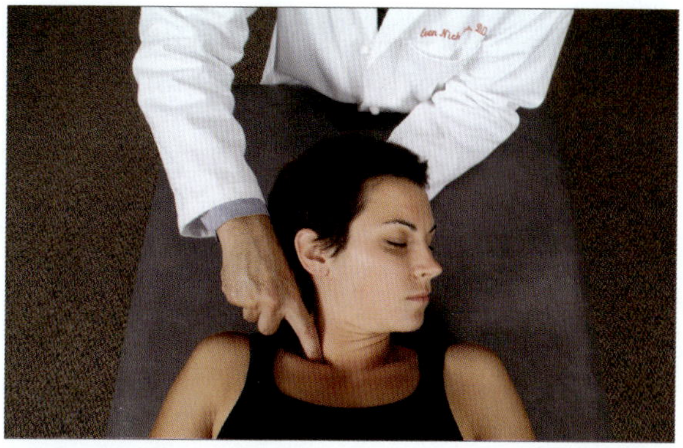

그림 9.12 AC7: F ST RA.

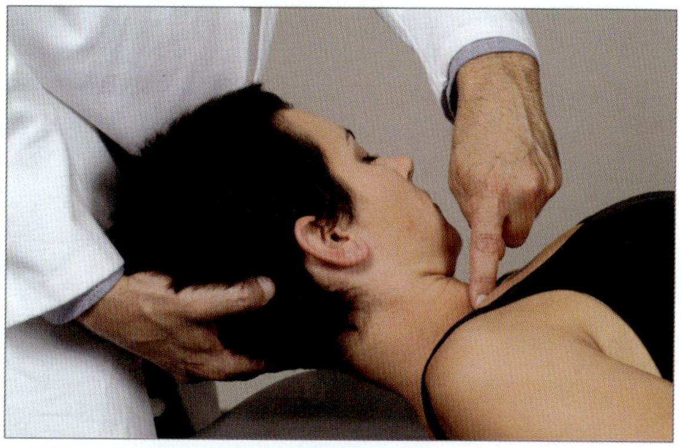

그림 9.13 AC7: F ST RA(다른 손위치).

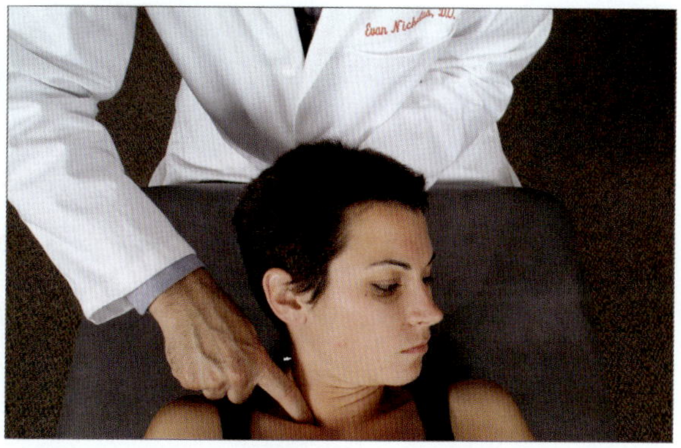

그림 9.14 AC7: F SA RA.

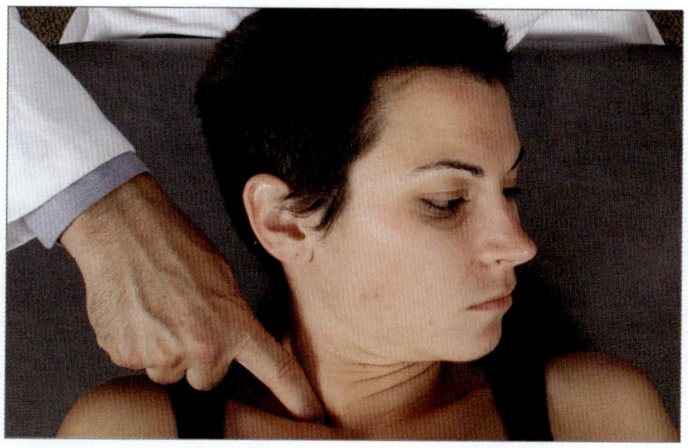

그림 9.15 AC7: F ST RA.

앞목 카운터스트레인 기법 ANTERIOR CERVICAL COUNTERSTRAIN TECHNIQUES

AC8

치료의 적용

이 과정은 체성 장애인 C7에 적절하다.

누름 통점 위치

누름 통점은 목빗근의 복장뼈 쪽의 기시점인 복장 패임에서 빗장뼈의 안쪽 머리에 놓여 있다(그림 9.16).

치료 자세

환자의 머리와 목은 굴곡(C7보다 조금), 반대로 돌림, 누름 통점 반대 방향으로 옆으로 굽힌다(그림 9.17~9.20).

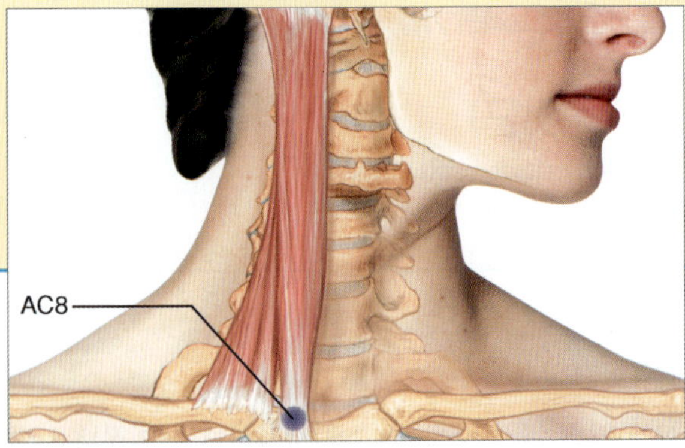

그림 9.16 AC8 누름 통점(5).

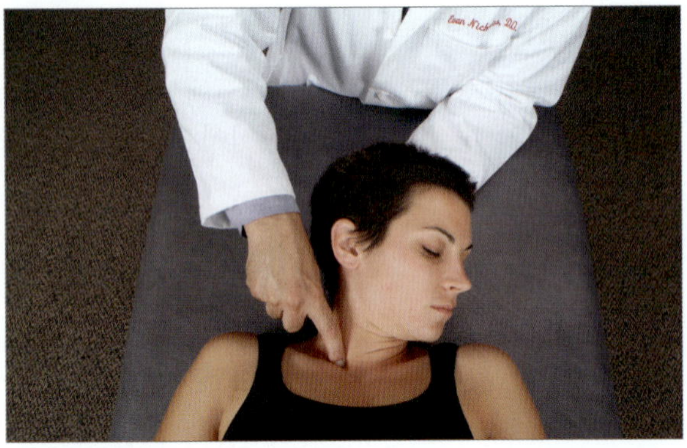

그림 9.17 AC8: F SA RA.

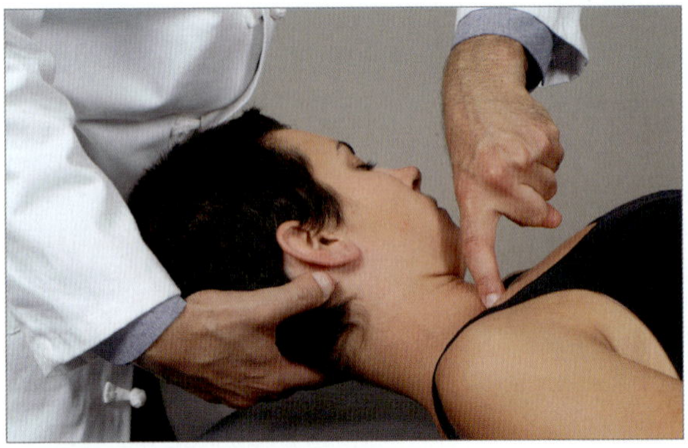

그림 9.18 AC8: F SA RA.

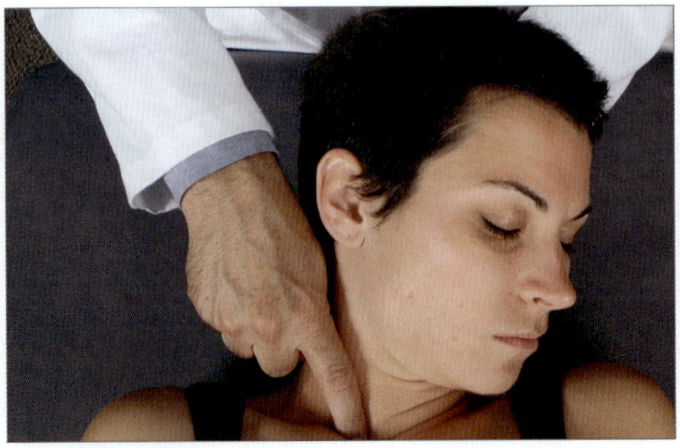

그림 9.20 AC8: F SA RA.

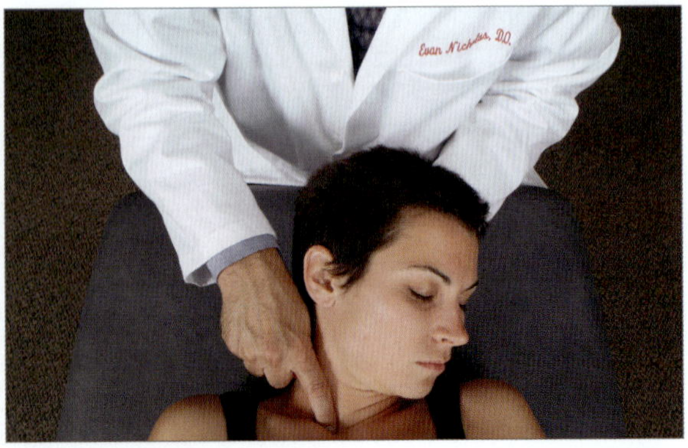

그림 9.19 AC8: F SA RA.

뒷목 카운터스트레인 기법 POSTERIOR CERVICAL COUNTERSTRAIN TECHNIQUES

뒷 목 누름 통점

Posterior Cervical Tender Points

뒷 목 카운터스트레인 누름 통점은 **표 9.2**과 **그림 9.21**을 참조한다.

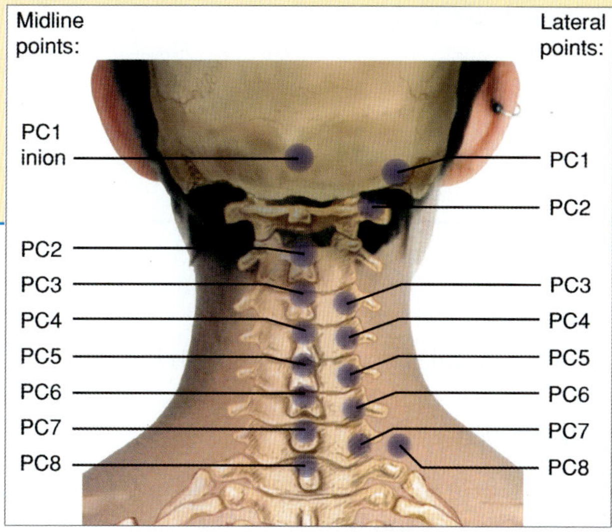

그림 9.21 뒷목 카운터스트레인 누름 통점(5)

표 9.2 전체 뒷목 누름 통점

누름 통점	위치	고전적 치료 자세	약어
PC1 뒤통수점	근육을 가쪽으로 밀면서 뒤통수점 2cm 아래	고리뒤통수 관절 굽힘; 추가적인 목 굽힘이 필요	F
PC1 가쪽	머리널판근과 유양 돌기와 PC2와 사이 중간	뒤통수 아래 조직의 근막 긴장을 줄이기 위해서 머리 쪽에 약한 압력을 주면서 고리뒤통수 관절 폄; 필요하다면 반대쪽으로 약간의 옆굽힘과 돌림	E Sa Ra
PC2 가쪽	큰 뒤통수 신경과 관련한 반 머리 널판근육 안	뒤통수 안 조직의 근막 긴장을 줄이기 위해서 머리에 약한 압력을 주면서 고리뒤통수 관절의 폄: 필요하다면 약간의 옆 굽힘과 돌림	E Sa Ra
PC2 가운데	C2의 가시 돌기의 위쪽 외측 면	뒤통수 조직의 근막 긴장을 줄이기 위해서 머리에 가벼운 압력을 주면서 고리뒤통수 관절폄: 필요하다면 약간의 옆 굽힘과 돌림	E Ra
PC3-PC8 가운데	C2-C7의 가시 돌기의 아래쪽 면 (이 높이에 존재하는 척수 신경으로 이름지어진)	같은 쪽으로 중간 높이의 옆 굽힘으로 기능장애 쪽의 높이에서 폄하고 돌림	E Sa Ra
PC3-PC7 가쪽	기능장애 면과 관련한 관절 돌기의 가쪽면에서 뒤쪽	손상 쪽으로 최소에서 중간 높이의 옆 굽힘으로 기능 장애 쪽 높이에서 폄하고 중간 돌림	E SA RA

뒷목 카운터스트레인 기법 POSTERIOR CERVICAL COUNTERSTRAIN TECHNIQUES

PC1 뒤통수 점

PC1 Inion

치료의 적용

이 과정은 C0-1인 체성 기능장애에 적합하다.

누름 통점 위치

누름 통점은 뒤 통수점 1~2cm 아래에 있다(그림 9.22). 근육을 앞/바깥쪽으로 밀어라.

치료 자세

1. 시술자는 환자의 앞이마 부위에서 아래쪽으로 움직임을 주면서, 환자의 뒤 통수를 머리쪽으로 당기면서 머리를 굽힘 시킨다(그림 9.23~9.25).
2. 시술자는 작은 범위의 움직임을 통해 미세 조정을 한다(굽힘/폄 그리고 최소의 옆 굽힘과 돌림).

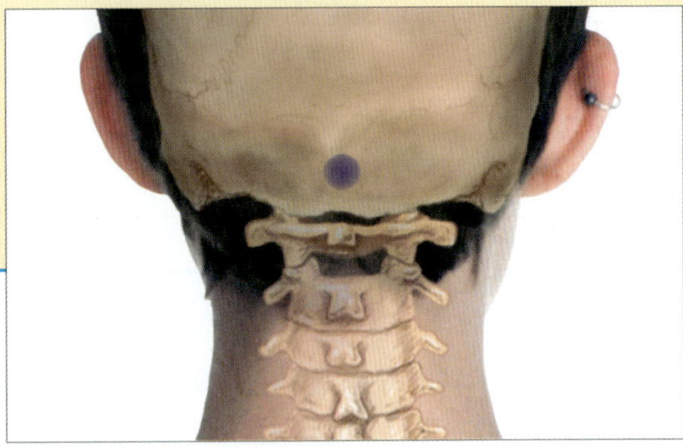

그림 9.22 PC1 누름 통점(5).

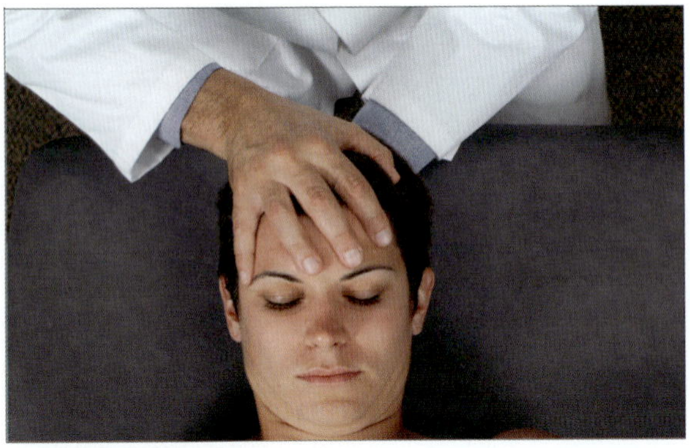

그림 9.23 PC1 inion: F Sa Ra.

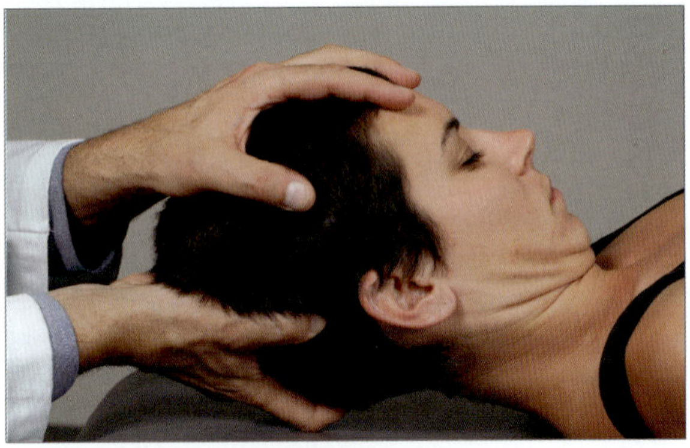

그림 9.24 PC1 inion: F Sa Ra.

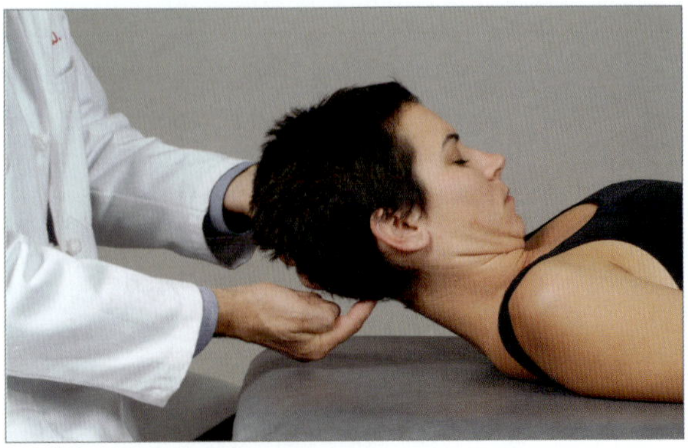

그림 9.25 PC1 inion: F Sa Ra.

뒷목 카운터스트레인 기법 POSTERIOR CERVICAL COUNTERSTRAIN TECHNIQUES

PC1와 PC2

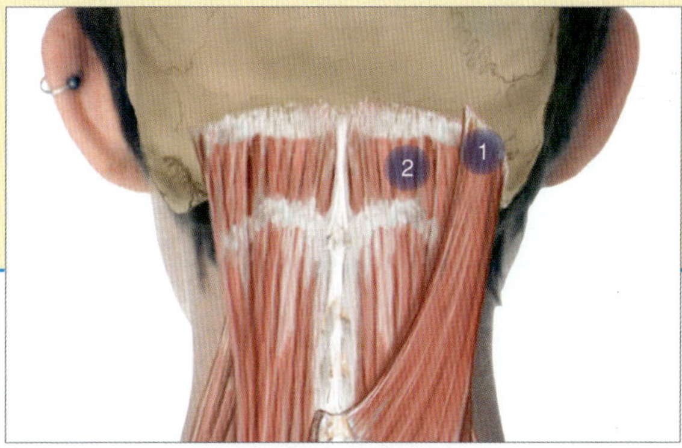

그림 9.26 PC1-PC2 누름 통점(5).

치료의 적용

이 과정은 C1-C2 체성 기능 장애에 적합하다.

누름 통점 위치

- PC1(바깥쪽), 머리널판근(splenius capitis)과 관련이 있는 PC2와 유양 돌기 사이의 중간(그림 9.26)
- PC2(바깥쪽), 큰 뒤통수 신경과 관련한 머리반가시근 (semispinalis capitis)

치료 자세

1. 환자의 머리는 기능장애 척추의 높이에서 편다. 약간 고리 뒤통수 관절 압박이 필요할 수 있다(그림 9.27 & 9. 28).
2. 시술자는 작은 움직임의 범위로 미세 조정을 한다(약간 옆 굽힘과 돌림).
3. 대체 방법: 폄, 벌림, 세부 조정(그림 9.29 & 9.30).

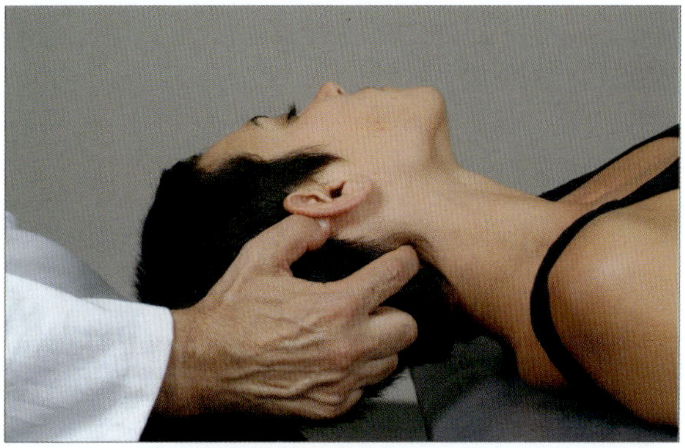
그림 9.27 PC1-PC2: E Sa Ra.

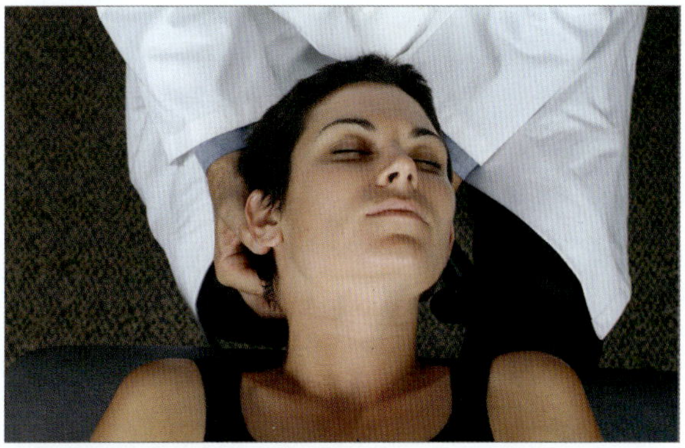
그림 9.28 PC1-PC2: E Sa Ra.

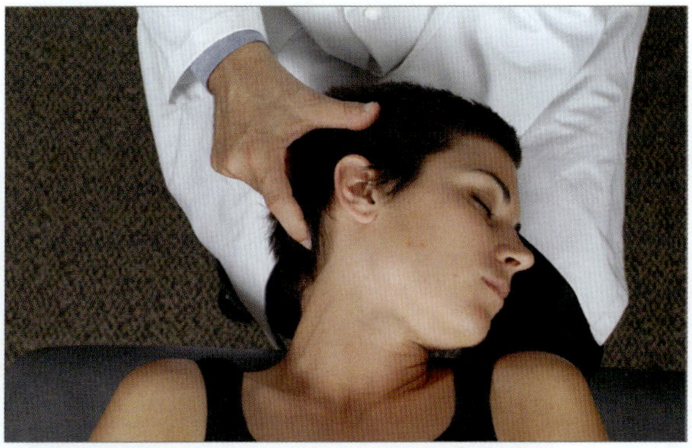
그림 9.30 PC1-PC2: e RA, 다른 자세.

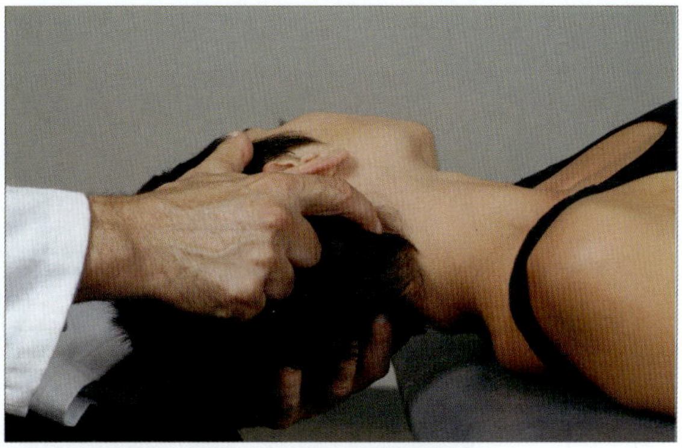
그림 9.29 PC1-PC2: e RA, 다른 자세.

뒷목 카운터스트레인 기법 POSTERIOR CERVICAL COUNTERSTRAIN TECHNIQUES

PC3~PC7, 중앙

PC3 to PC7, Midline

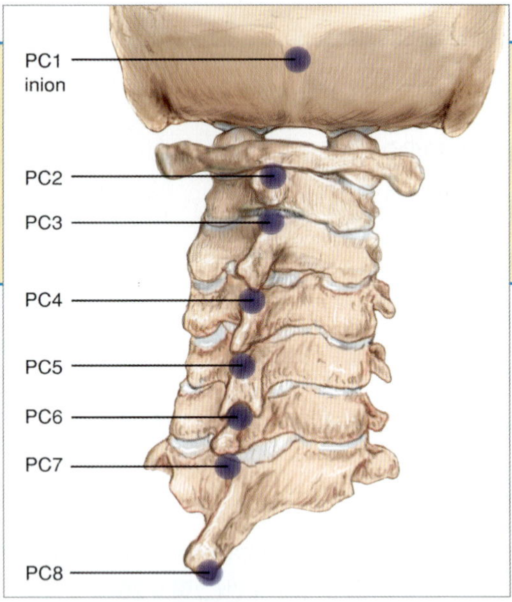

그림 9.31 PC3-PC7 중앙선 누름 통점(5).

치료의 적용

이 과정은 C3-C7의 체성 기능 장애에 적합하다.

누름 통점 위치

누름 통점은 PC3~PC7의 중앙과 C2~7의 가시돌기의 아랫면에 있다(그림 9.31).

치료 자세

1. 환자의 머리는 적합한 높이에서 편한다(그림 9.32~9.35, PC3, PC5, PC5, PC7).
2. 시술자는 약간의 옆 굽힘과 적절한 돌림을 통해 미세 조정을 한다.

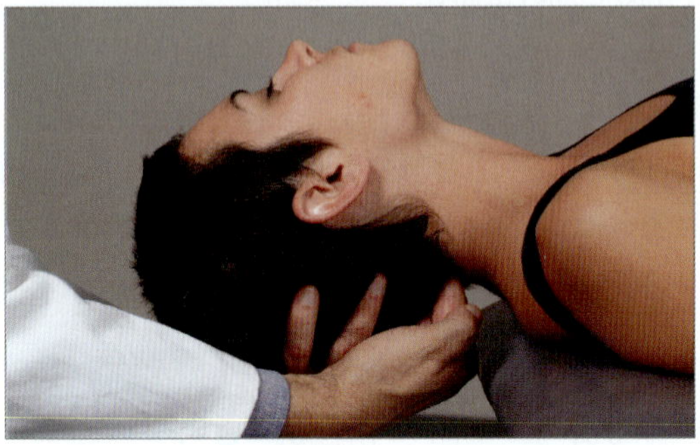

그림 9.32 PC3: e Sa RA.

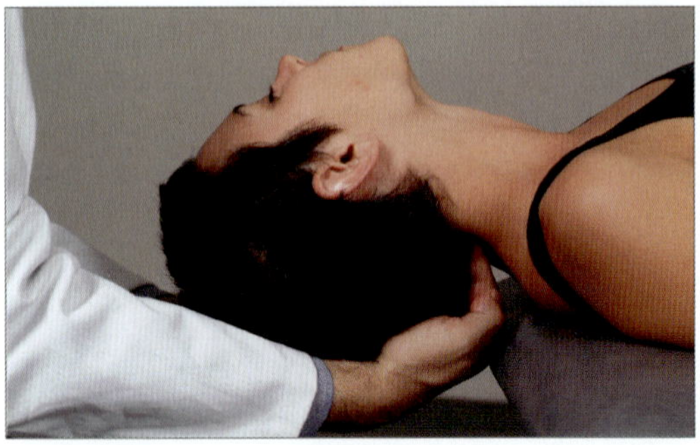

그림 9.33 PC5: e Sa RA.

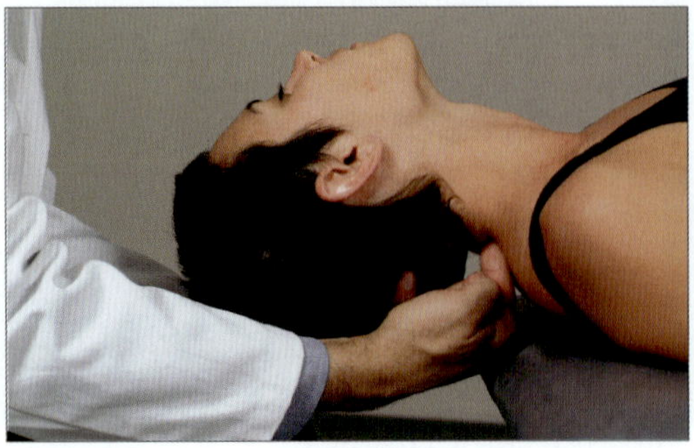

그림 9.35 PC7: e-E Sa RA.

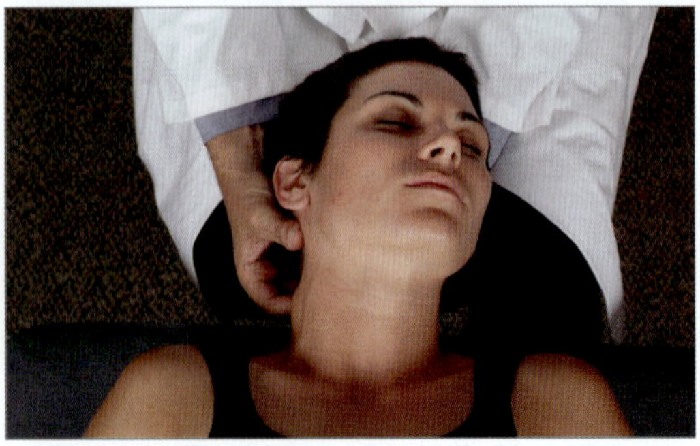

그림 9.34 PC5: e Sa RA.

뒷목 카운터스트레인 기법 POSTERIOR CERVICAL COUNTERSTRAIN TECHNIQUES

PC3~PC7, 바깥쪽

PC3 to PC7, Lateral

치료의 적용

이 자세는 C3-7 체성 기능장애에 적합하다.

누름 통점 위치

누름 통점은 기능장애 부위와 관련한 관절 돌기의 가쪽 면인, PC3-7 뒤쪽 바깥에 있다(그림 9.36).

치료 자세

1. 시술자는 기능장애가 있는 방향으로 기능장애 위치의 높이에서 목과 머리를 펴하고 돌림한다(그림 9.37~9.40, PC3, PC3, PC6).
2. 시술자는 작은 범위의 움직임을 통해 미세 조정을 한다.

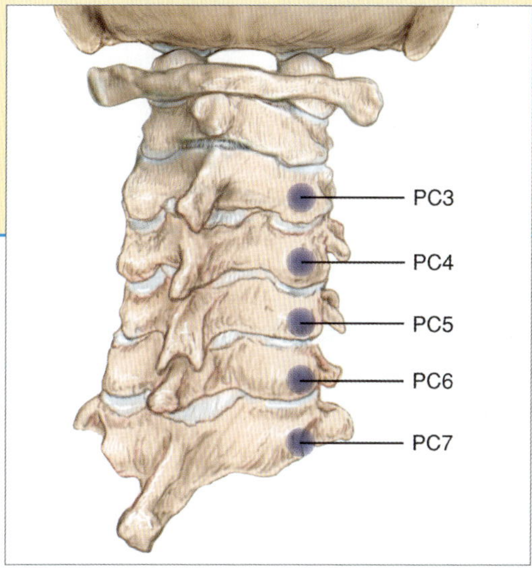

그림 9.36 PC3-PC7 바깥쪽 누름 통점(5).

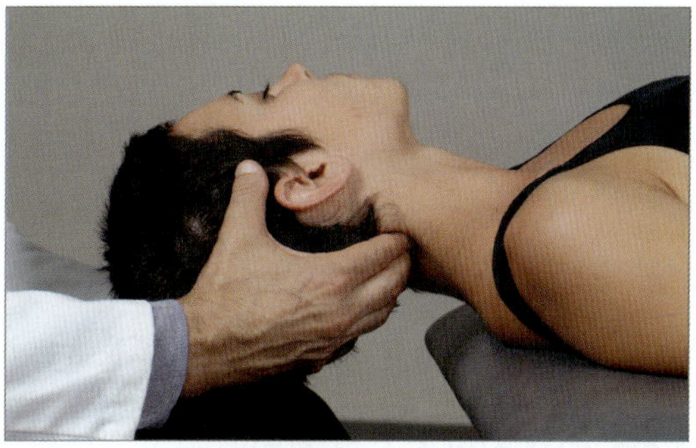

그림 9.37 PC3: e Sa RA.

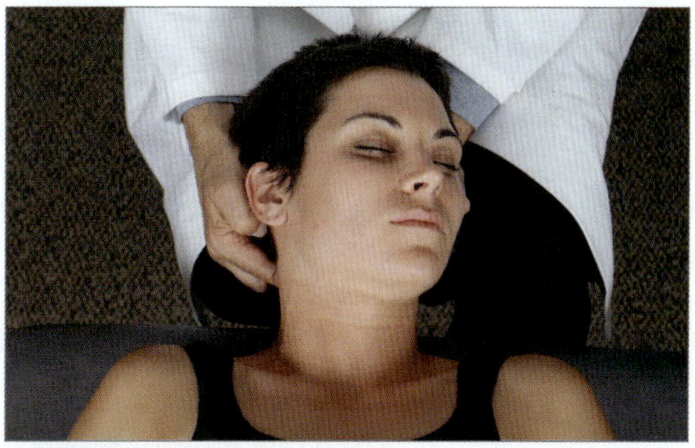

그림 9.38 PC3: e Sa RA.

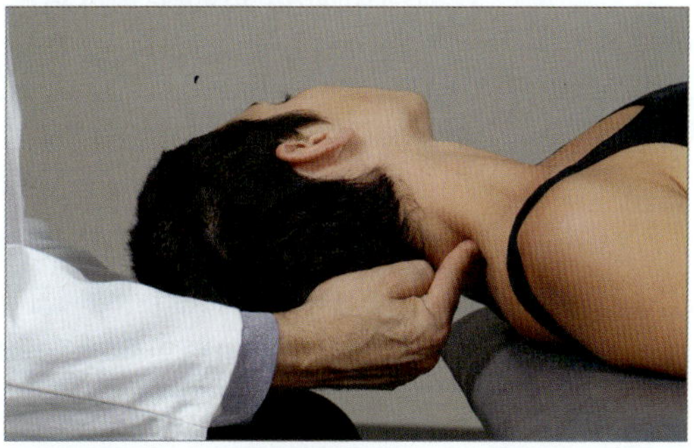

그림 9.39 PC6: e SA RA.

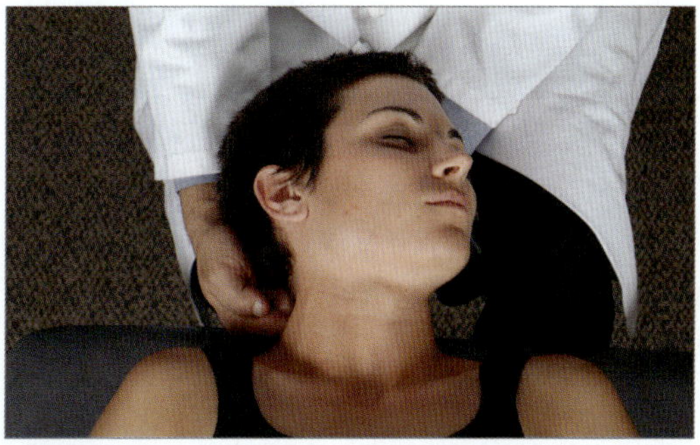

그림 9.40 PC6: e SA RA.

앞가슴 카운터스트레인 기법 ANTERIOR THORACIC COUNTERSTRAIN TECHNIQUES

앞가슴 누름 통점

Anterior Thoracic Tender Points

앞가슴 카운터스트레인 누름 통점은 표 9.3과 그림 9.41를 참고한다.

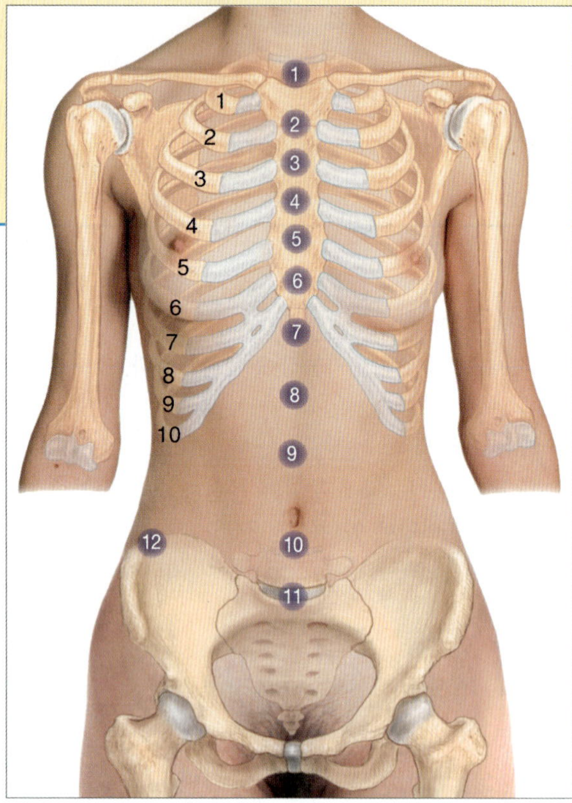

그림 9.41 앞가슴 카운터스트레인 누름 통점(5)

표 9.3 전체 앞가슴 누름 통점

누름 통점	위치	고전적 치료 자세	약어
AT1	위복장뼈의 패임 중앙선	기능장애 높이에서 굽힘	F
AT2	복장뼈자루와 복장뼈의 연결부위, 중앙선	기능장애 높이에서 굽힘	F
AT3-AT5 AT6	대응하는 갈비뼈 높이에서 중앙선; 칼날돌기-복장뼈 연결 중앙선	기능장애 높이에서 굽힘	F
AT7-AT9	AT7: 칼날돌기의 첨단에서 아래/바깥쪽 또는 중앙 AT8: T12의 높이에서 칼날돌기 아래 3cm, 중앙이나 바깥쪽 AT9: L2의 높이에서 배꼽 위 1~2cm, 중앙선 또는 2~3바깥쪽	기능장애 높이에서굽힘, 손상 쪽으로 옆 굽힘, 반대쪽으로 돌림	F St RA
AT10-AT12	AT10: L4 높이에서 배꼽 아래 1~2cm의 중앙선이나 바깥쪽으로 2-3cm AT11: L5 위쪽 높이에서 엉덩뼈 능선 높이 아래에서 내려가서 배꼽에서 약 5-6cm AT12:겨드랑이중앙선에서 엉덩뼈 능선의 위쪽 안쪽 면	엉덩 관절 90-135도 굽힘, 약간 옆 굽힘, (l형) 같은 쪽 돌림 또는 옆 굽힘, 반대쪽 돌림 (2형)	F St RT F St RA

앞가슴 카운터스트레인 기법 ANTERIOR THORACIC COUNTERSTRAIN TECHNIQUES

AT1과 AT2

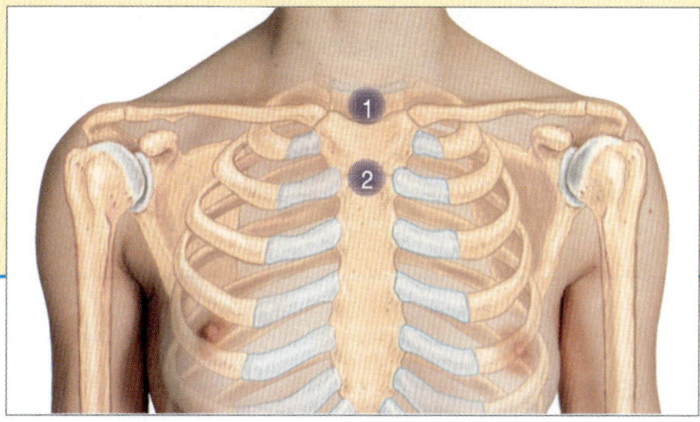

그림 9.42 AT1-AT2 누름 통점(5).

치료의 적용

이 과정은 앞쪽 T1-2 누름 통점과 같은 T1-2 체성 기능 장애에 적합하다.

누름 통점 위치

- AT1: 위복장뼈 패임에서 중앙선(그림 9.42)
- AT2: 복장뼈 자루와 복장뼈의 연결부위의 중앙선

치료 자세

1. 환자는 머리 뒤로 양손으로 깍지를 끼고 테이블에 앉는다.
2. 시술자는 환자 뒤에 서서 환자의 겨드랑이 아래, 가슴 주위를 감싸고 손은 복장뼈 자루 위에 손을 놓는다.
3. 환자는 시술자의 가슴과 대퇴 쪽으로 등을 기울이고 기능 장애가 있는 가슴 부위의 높이에서 목을 굽힌한다(그림 9.43~9.45).
4. 시술자는 작은 범위의 움직임으로 미세한 조정을 한다(굽힘은 주된 자세이고, 이것은 중앙선에 누름 통점 위치가 있기 때문이다).

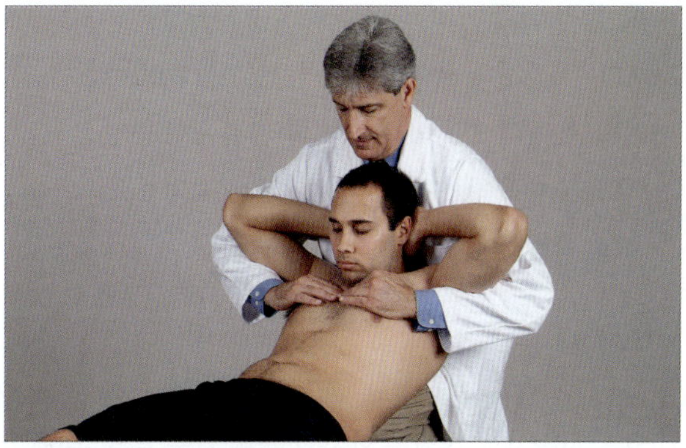

그림 9.43 AT1-AT2: F.

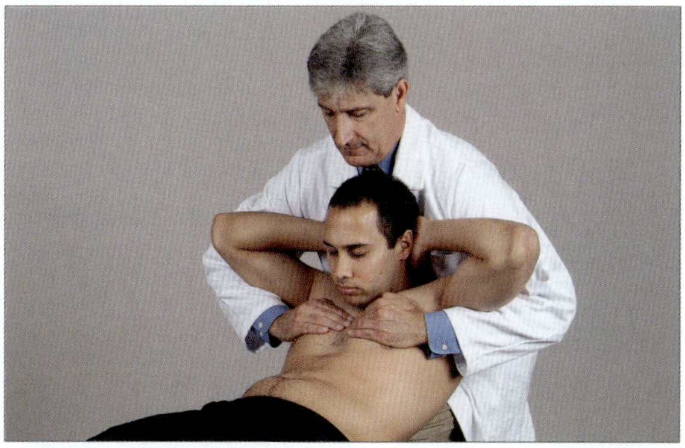

그림 9.44 AT1-AT2: F.

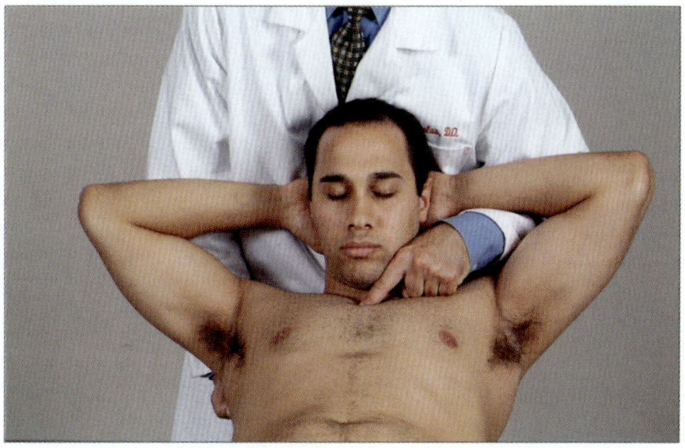

그림 9.45 AT1-AT2: F,

앞가슴 카운터스트레인 기법 ANTERIOR THORACIC COUNTERSTRAIN TECHNIQUES

AT1~AT6

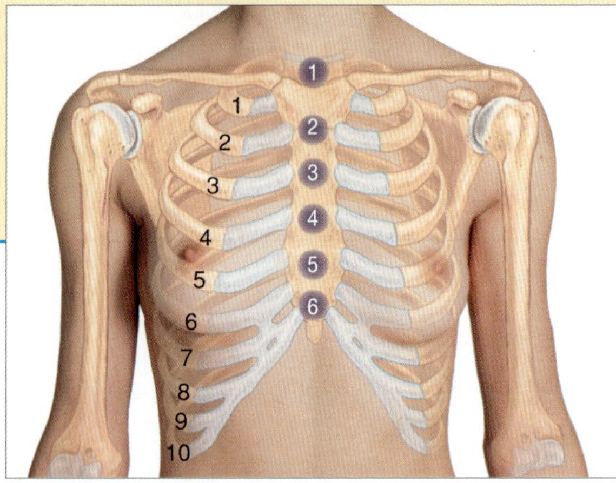

그림 9.46 AT1-AT6 누름 통점(5).

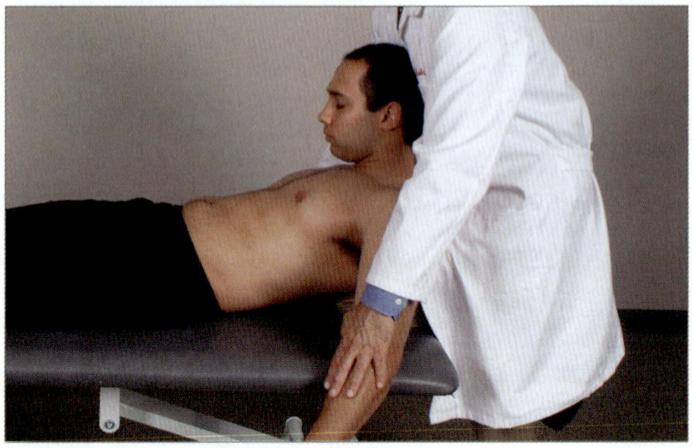

그림 9.47 AT1-AT6: F IR (팔).

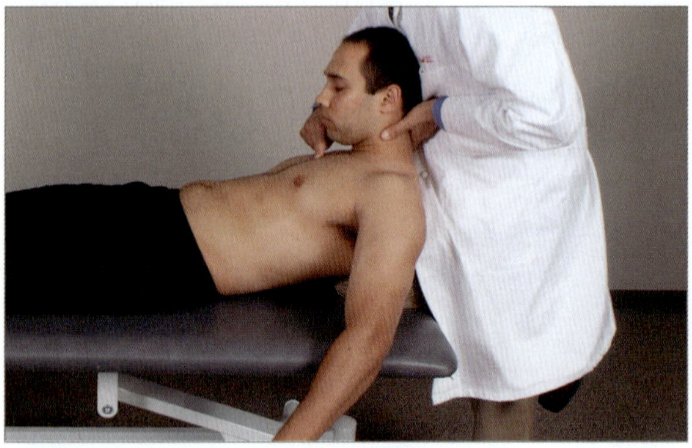

그림 9.48 AT1-AT6: F IR (팔). 다른 손위치.

치료의 적용

이 과정은 체성 기능장애인 T1~T6에 적합하다.

누름 통점 위치

- **AT1**: 위복장뼈 패임에서 중앙선(그림 9.46)
- **AT2**: 복장뼈 자루와 복장뼈의 연결에서 중앙선
- **AT3~5**: 대응하는 갈비뼈 높이에서 중앙선
- **AT6**: 칼날돌기-복장뼈 연결의 중앙선

치료 자세

1. 환자는 테이블 옆으로 팔을 내리고 바로 누운 자세를 취한다. 시술자의 대퇴는 환자의 위쪽 가슴 부위 뒤에 있다.
2. 시술자의 검지 패드로 누름 통점을 촉진하면서, 환자는 기능장애 부위의 높이 쪽에서 시술자의 다리와 함께 테이블에서 몸을 일으킨다.
3. 시술자의 다른 손은 환자의 머리와 목 뒤에 놓고 조심스럽게 환자 가슴을 앞쪽으로 구부린다(시술자는 손이 아니라 가슴과 배를 사용). 시술자는 적절한 굽힘의 벡터(vector)를 만들면서, 손가락 끝의 위치에서 하강하는 현상을 느낀다. (그림 9.47 & 9.48)
4. 시술자는 작은 범위의 움직임을 통해 미세 조정을 한다(굽힘, 최소 또는 옆 굽힘이나 돌림이 없게).

앞가슴 카운터스트레인 기법 ANTERIOR THORACIC COUNTERSTRAIN TECHNIQUES

AT3~AT4, 대체 기법

AT3 to 4, Alternative Technique

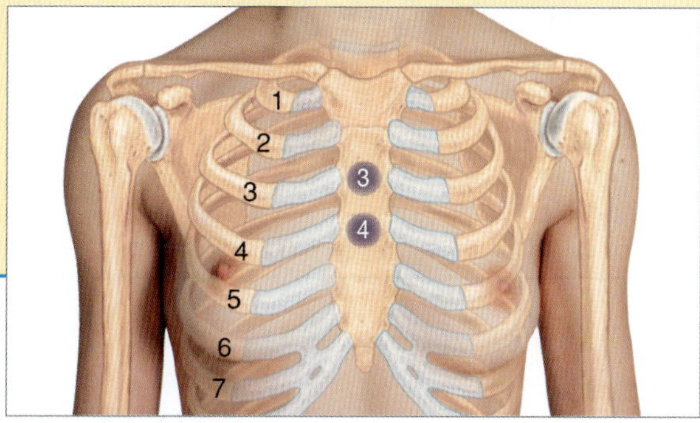

그림 9.49 AT3-AT4 누름 통점(5).

치료의 적용

이 과정은 T3-4 체성 기능장애에 적합하다.

누름 통점 위치

- **AT3**: 세 번째 갈비뼈 연골 높이에서 복장뼈의 중앙선(그림 9.49)
- **AT4**: 네 번째 갈비뼈 연골 높이에서 복장뼈 중앙선

치료 자세

이 기법에서 시술자는 전체 치료 과정 가운데, 누름 통점을 조절 할 수 없을 수도 있다.

1. 환자는 시술자 앞에서 치료 테이블의 끝부분에 앉는다. 시술자는 아래팔을 환자의 겨드랑이 아래에 놓는다.
2. 시술자의 전완은 속돌림을 일으키기 위해서 위쪽 팔의 안쪽을 잡는다(그림 9.50).
3. 시술자는 원하는 높이에서 가슴 척추를 굽힘 시키기 위해서 환자의 팔을 뒤쪽으로 당기면서 가슴과 배를 앞쪽으로 기울인다(그림 9.51).
4. 시술자는 움직임의 작은 범위를 통해 미세조정을 한다(굽힘, 옆 굽힘, 돌림이 없도록).

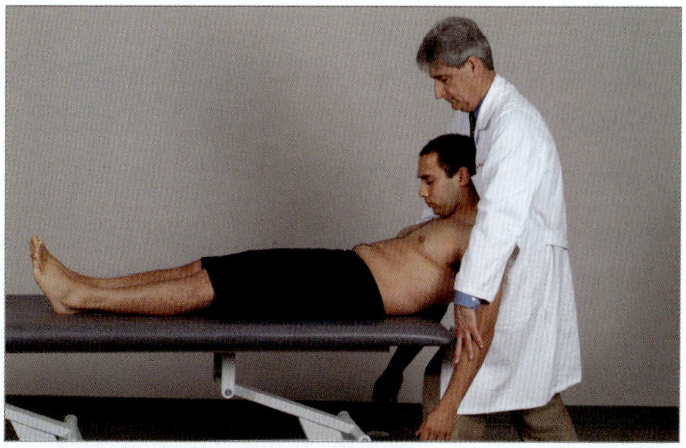

그림 9.50 AT3-AT4: F IR (팔).

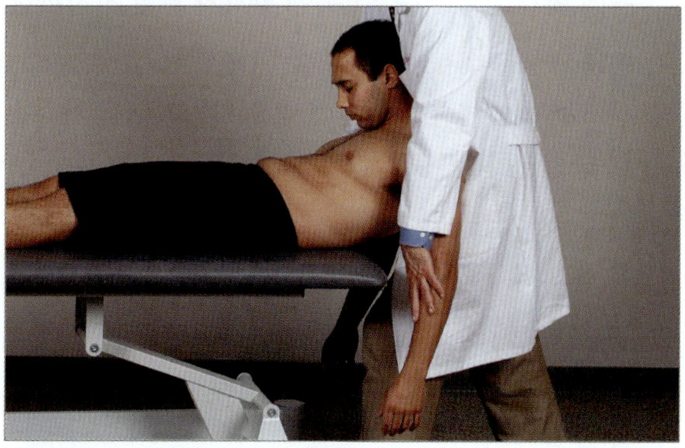

그림 9.51 AT3-AT4: F IR (팔).

앞가슴 카운터스트레인 기법 ANTERIOR THORACIC COUNTERSTRAIN TECHNIQUES

AT7~AT9

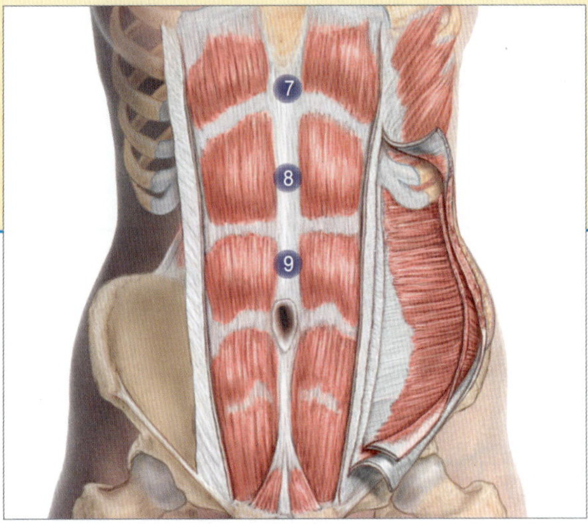

그림 9.52 AT7-AT9 누름 통점(5).

치료의 적용

이 과정은 T7-9 체성 기능장애에 적합하다.

누름 통점 위치

- **AT7**: 칼날돌기 첨단에서 아래와 바깥쪽 또는 중앙선(그림 9.52)
- **AT8**: T12 높이에서 칼날돌기 3cm 아래, 중앙선 또는 바깥쪽
- **AT9**: L2 높이에서 배꼽 위 1~2cm, 중앙선 또는 2~3cm 바깥쪽

치료 자세

1. 환자는 치료 테이블에 앉고 시술자는 환자 뒤쪽에 선다.
2. 누름 통점 반대쪽에 시술자의 발을 테이블 위에 놓고 다리 위에 베개를 놓는다. 그 위에 환자의 팔을 지지한다.
3. 환자는 시술자의 배에 등을 기대고, 누름 통점 쪽의 팔은 원하는 높이에서 굽힘과 돌림을 하기위해서 가슴을 가로질러 수평 내전한다(그림 9.53).
4. 시술자는 누름통점 쪽으로 환자의 어깨를 이동시키고 다리를 올려서 원하는 높이와 누름통점 쪽으로 환자의 가슴 척추를 옆 굽힘 한다(그림 9.54).
5. 시술자는 움직임의 작은 호를 통해 미세 조절을 한다(굽힘, 옆 굽힘, 돌림).

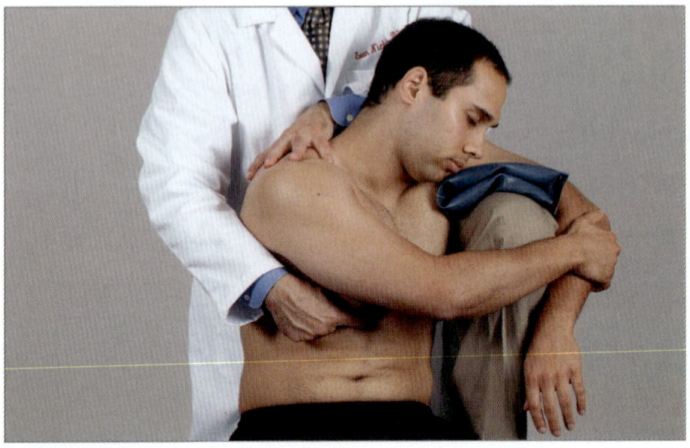
그림 9.53 AT7-AT9: F St Ra.

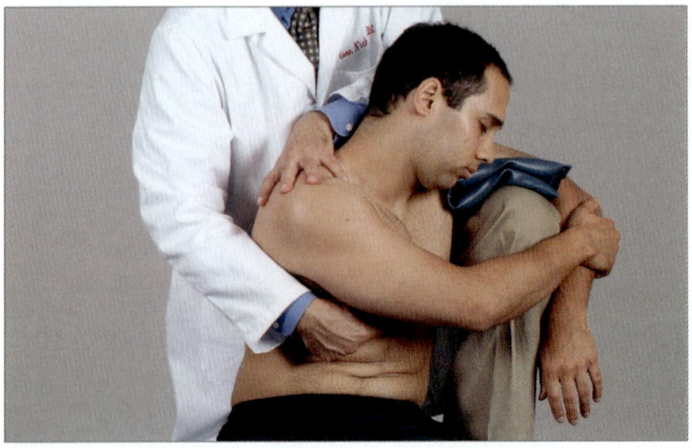
그림 9.54 AT7-AT9: F St Ra (미세 조정).

앞가슴 카운터스트레인 기법 ANTERIOR THORACIC COUNTERSTRAIN TECHNIQUES

AT9~AT12

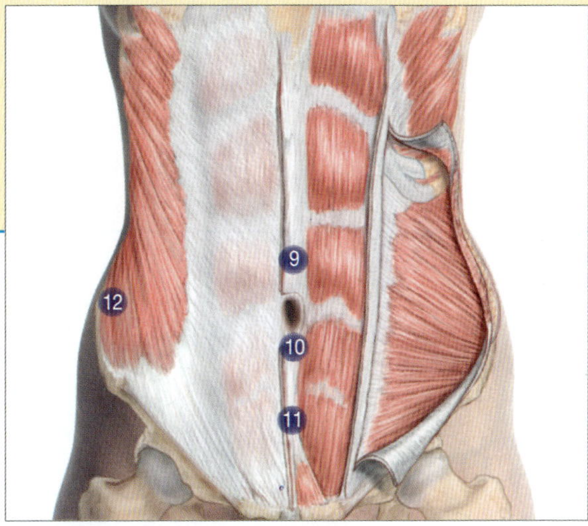

그림 9.55 AT9-AT12 누름 통점(5).

치료의 적용

이 과정은 T9-12의 체성 기능장애에 적합하다.

누름 통점 위치

- **AT10**: L4 높이에서 배꼽 아래 1~2cm, 중앙선 또는 2~3cm 바깥쪽(그림 9.55).
- **AT11**: 엉덩뼈 능선의 높이 아래의 배꼽 아래 5~6cm, 중앙선 또는 2~3cm 바깥쪽
- **AT12**: 겨드랑이 중앙선 엉덩뼈 능선의 위쪽 내측 면

치료 자세

1. 환자는 반듯이 눕고, 의사는 환자의 한편에 선다. 신체적인 편안함과 통제를 최대화하기 위해서 발끝을 테이블 위에 놓는다.
2. 엉덩이와 무릎은 기능 장애 높이까지 굽혀져야 한다. 관련된 두 저부를 압통점을 향해 회전시키고 윗부분을 멀리 회전시키면서 무릎은 압통점의 한편을 향해 회전되어야 한다.
3. 만약 환자가 I 형 기능장애를 가지고 있다면, 복사뼈가 압통점 쪽으로 당겨져야 한다. 즉, 압통점을 향해 요추 구획을 측굴(side-bend)시키는 것이다(그림 9.56).
4. 만약 환자가 II 형 기능장애를 가지고 있다면, 환자의 복사뼈는 압통점에서 멀리 밀어져야 한다. 즉, 압통점에서 멀리 요추 구획을 측굴시키는 것이다(그림 9.57).
5. 의사는 작은 호형의 동작(고굴, 연장, 회전, 측굴)을 통해 미세한 조정을 해야 한다.

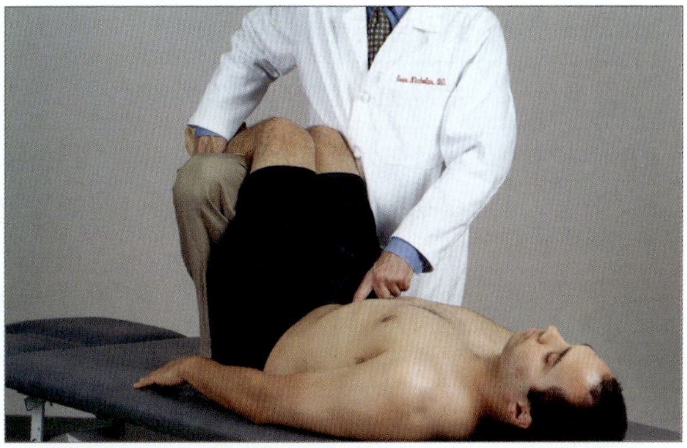
그림 9.56 AT9-AT12 type I: N ST RA.

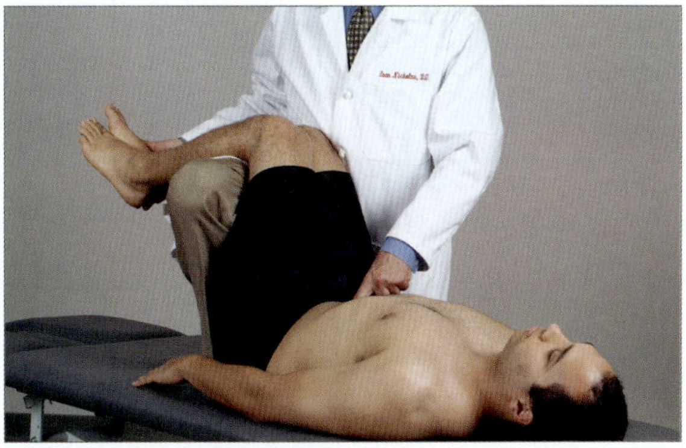
그림 9.57 AT9-AT12 type II: F FA SA.

뒷가슴 카운터스트레인 기법 POSTERIOR THORACIC COUNTERSTRAIN TECHNIQUES

뒷가슴 누름 통점

Posterior Thoracic Tender Points

뒷가슴 카운터스트레인 누름 통점은 **그림 9.4**에 나와 있고, **그림 9.58**에 삽화되어 있다.

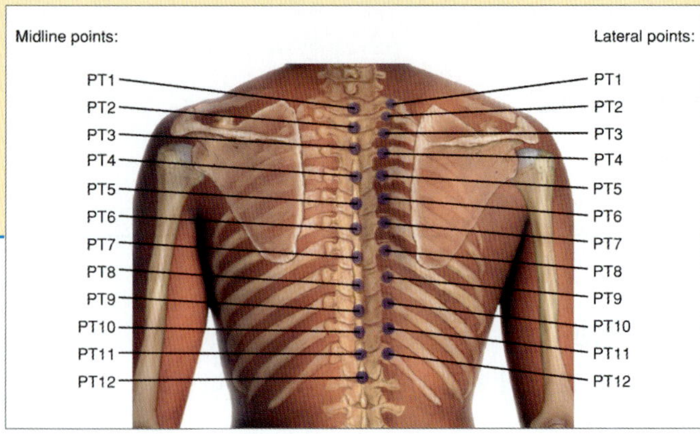

그림 9.58 뒷가슴 카운터스트레인 누름 통점(5)

표 9.4 전체 뒷가슴 누름통점

누름 통점	위치	고전적 치료 자세	약어
PT1~PT3(4)	가시 돌기의 중앙선 또는 아래쪽/가쪽 끝(반대쪽 돌림 구성요소) 또는 가로 돌기 위(같은쪽 돌림 구성요소)	테이블 바깥으로 팔을 걸치고 엎드려 누운 자세. 턱의 컵지점으로 환자의 머리를 지지; 부드럽게 머리와 목을 기능장애를 조절하기 위해서 폄, 과폄은 피하고 최소의 폄과 옆 굽힘이 일어나도록 한다.	e-E Sa Rt(I형) 또는 e-E St Rt(II형). 시술자의 선호도에 따라 반대측(SARA) 연결(coupling)을 사용할 수도 있다.
PT4~PT9	상동	시술자가 반대쪽에서 어깨를 조절하면서 폄을 줄이기 위해서 어깨를 같은 쪽에서 위치하거나 폄을 추가하기 위해서 전체적으로 어깨를 굽힘 시키는 것을 제외하고는 같다.	상동
PT10~PT12	상동	환자는 테이블 옆으로 팔을 내려 놓고, 엎드려 놓고 시술자는 골반을 조절한다.	상동

뒷가슴 카운터스트레인 기법 POSTERIOR THORACIC COUNTERSTRAIN TECHNIQUES

PT1~PT4, 중앙선

PT1 to 4, Midline

치료의 적용

이 과정은 T1-T4 체성 기능장애에 적합하다.

누름 통점 위치

PT1과 PT4의 누름통점은 척추의 가시 돌기의 아래/바깥쪽 끝, 중앙선에 있다. 45도 각에서 아래에서 위쪽으로 촉진한다(**그림 9.59**).

치료 자세

1. 환자는 엎드려 눕고 시술자는 치료 테이블의 머리 쪽에 선다.
2. 환자의 팔을 테이블 옆으로 내리고 시술자는 턱을 컵 모양의 손으로 받쳐주면서, 환자의 머리와 목을 지지한다. 목을 가슴 부위 높이에서 들어 올리면서 폄시킨다.
3. 최소한 또는 옆 굽힘이나 돌림이 일어나서는 안된다(**그림 9.60 & 9.61**).
4. 시술자는 움직임의 작은 범위로 미세 조정을 한다(굽힘, 폄, 돌림, 옆 굽힘).

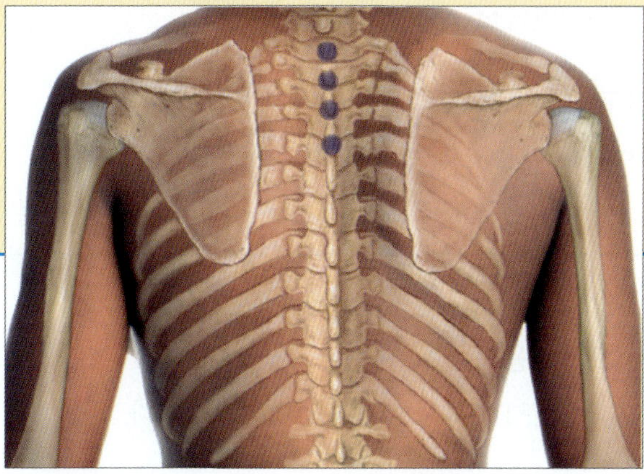

그림 9.59 PT1-PT4 중앙선 누름 통점(5).

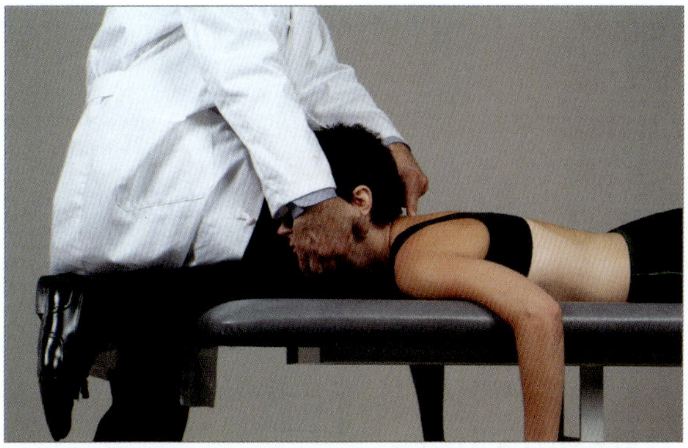

그림 9.60 PT3: e-E Sa Rt.

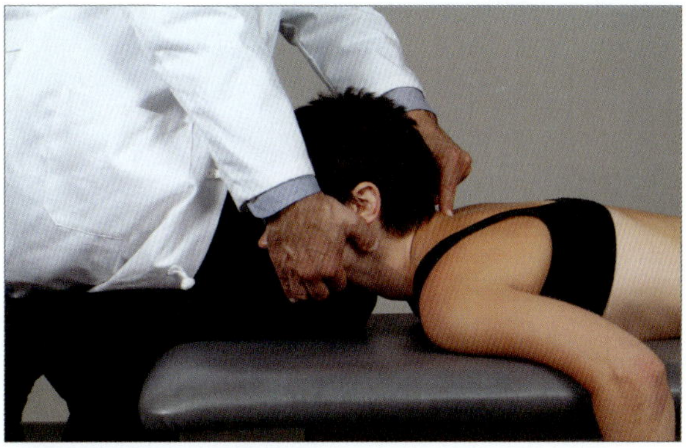

그림 9.61 PT3: e-E Sa Rt.

뒷가슴 카운터스트레인 기법 POSTERIOR THORACIC COUNTERSTRAIN TECHNIQUES

PT1~PT6, 중앙선

PT1 to 6, Midline

치료의 적용

이 과정은 T1-T6 체성 기능 장애에 적합하다.

누름 통점 위치

누름 통점은 척추의 가시 돌기의 아래/바깥쪽 끝, 중앙선 PT1-6에 있다. 45도 각도에서 아래에서 위로 촉진한다(그림 9.62).

치료 자세

1. 환자는 바로 눕고 시술자는 치료 테이블 머리 쪽에 선다.
2. 환자의 팔을 테이블 옆으로 내리고, 시술자는 컵모양의 손으로 턱을 받치면서 머리와 목을 지지하고, 부드럽게 다리로 받치면서 가슴 기능장애 높이의 가슴을 들어 올리면서 폄한다(그림 9.63).
3. 최소 또는 옆 굽힘, 돌림은 일어나지 않도록 한다.

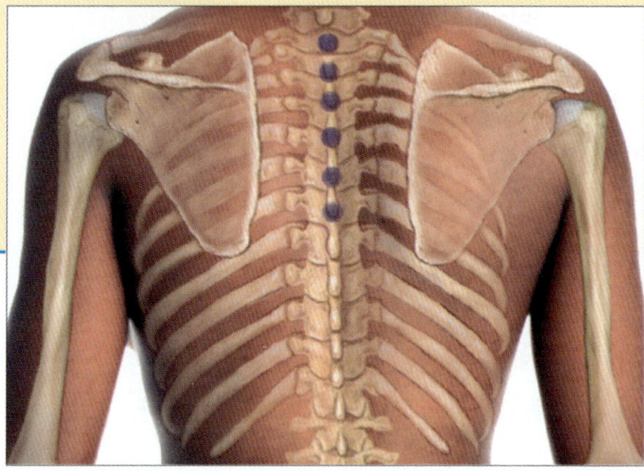

그림 9.62 PT1-PT6 중앙선 누름 통점(5).

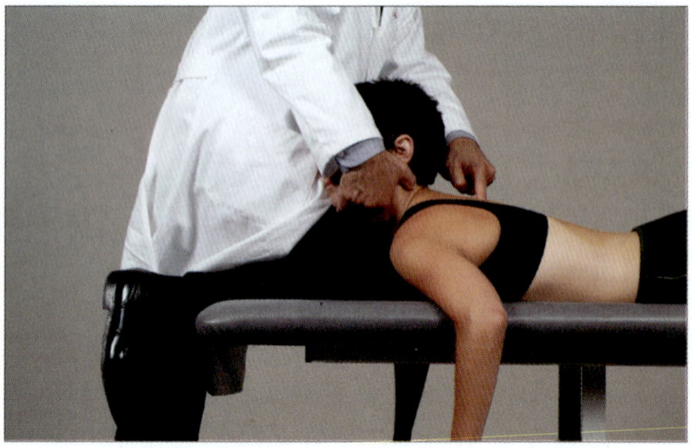

그림 9.63 PT6: e-E Sa Rt.

뒷가슴 카운터스트레인 기법 POSTERIOR THORACIC COUNTERSTRAIN TECHNIQUES

PT7~PT9, 중앙선

PT7 to 9, Midline

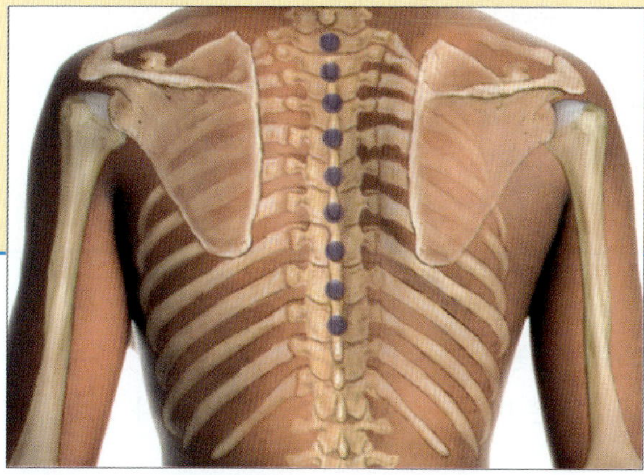

그림 9.64 PT7-PT9 중앙선 누름 통점(5).

치료의 적용

이 과정은 T7-T9 체성 기능장애에 적합하다.

누름 통점 위치

PT1-9의 누름 통점은 척추의 가시 돌기의 아래/바깥쪽 끝에 중앙을 따라 있다. 45도 각도에서 위 아래로 촉진한다(그림 9.64).

치료 자세

1. 환자는 바로 눕고 시술자는 테이블의 머리 부위에 선다.
2. 환자의 팔과 어깨는 테이블과 수평으로 굽힘하고 시술자는 턱을 컵모양의 손으로 턱을 받치면서 머리와 목을 지지한다. 그리고 다리로 받쳐주면서 가슴 기능장애 높이에서 가슴을 들어 올리면서 폄한다(그림 9.65).
3. 옆 굽힘과 돌림이 일어나지 않도록 한다.

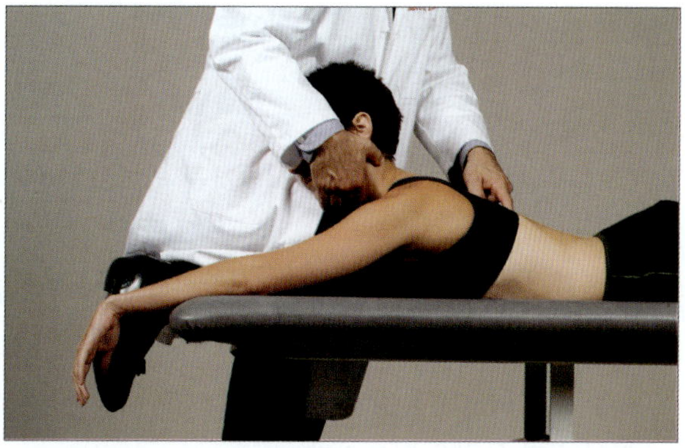

그림 9.65 PT9: e-E Sa Rt.

뒷가슴 카운터스트레인 기법 POSTERIOR THORACIC COUNTERSTRAIN TECHNIQUES

PT4~PT9, 바깥쪽

PT4 to 9, Lateral

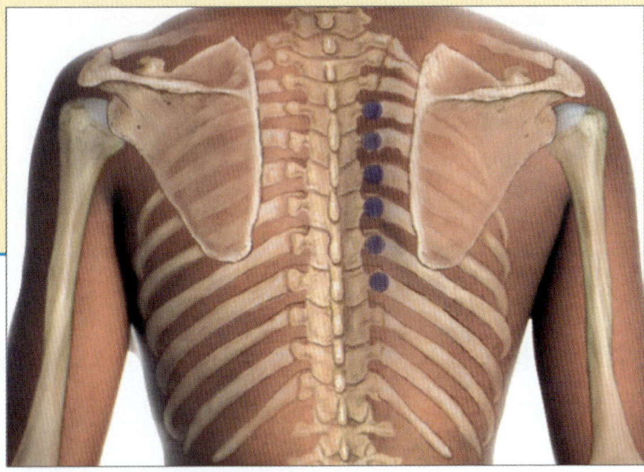

그림 9.66 PT4-PT9 바깥쪽 누름 통점(5).

치료의 적용

이 과정은 T4~T9 체성 기능장애에 적합하다.

누름 통점 위치

PT4~PT9의 누름 통점은 척추의 가로 돌기의 뒷/가쪽 끝에서 가쪽에 있다(회전 구성요소, 그림 9.66).

치료 자세

1. 환자는 엎드려 누운 자세로 시술자는 테이블의 머리 쪽에 서거나 앉는다.
2. 시술자의 아래팔은 누름통점 쪽에서 환자의 겨드랑이 아래에 놓고 손은 가슴 벽(chest wall) 뒤/바깥쪽에 놓는다.
3. 시술자는 아래팔으로 부드럽게 환자의 어깨를 들어 올리면서 폄과 돌림을 일으킨다.
4. 시술자는 기능장애 부위의 높이에서 양쪽을 옆 굽힘을 추가한다. 이는 PT6 I형(Sa Rt) 또는 PT6 II형(St Rt) 기능장애 패턴에 따라 실시한다(그림 9.67 & 9.68).
5. 시술자는 움직임의 세부 조정을 통해 조절한다(굽힘, 폄, 돌림, 옆굽힘).

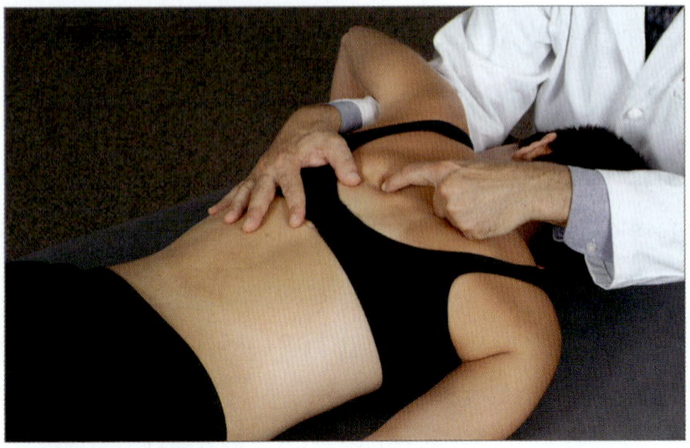

그림 9.67 PT6 type 1: e Sa Rt.

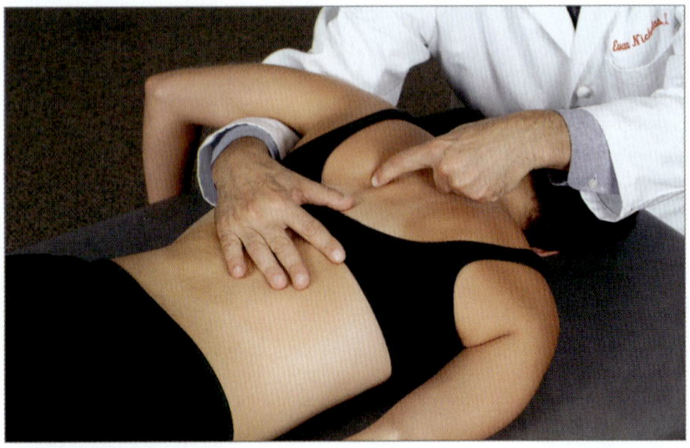

그림 9.68 PT6 type 2: e Sa Rt.

뒷가슴 카운터스트레인 기법 POSTERIOR THORACIC COUNTERSTRAIN TECHNIQUES

PT4~PT9, 바깥쪽

PT4 to 9, Lateral

치료의 적용

이 과정은 T4~T9 체성 기능장애에 적합하다.

누름 통점 위치

PT4-9의 누름 통점은 척추의 가로 돌기의 뒷/바깥쪽에서 가쪽에 있다(회전 구성요소, 그림 9.69).

치료 자세

1. 환자는 엎드려 누운 자세를 취한다. 시술자는 누름 통점 반대쪽의 테이블 옆에 서서 환자의 앞쪽 어깨를 잡는다. 그리고 부드럽게 어깨를 들어 올려서 폄과 돌림을 일으킨다(그림 9.70).
2. 시술자는 어깨 이음뼈(shoulder girdle)를 다리 쪽으로 당기거나, 머리쪽으로 당겨서 기능 장애 높이에서 양쪽으로 옆 굽힘을 추가한다. PT6 1형(Sa Rt) 또는 PT6 2형(St Rt)과 같은 기능 장애 패턴에 따라서 실시한다(그림 9.71 & 9.72).
3. 시술자는 움직임의 작은 범위를 통해 미세조정을 한다(굽힘, 폄, 돌림, 옆 굽힘).

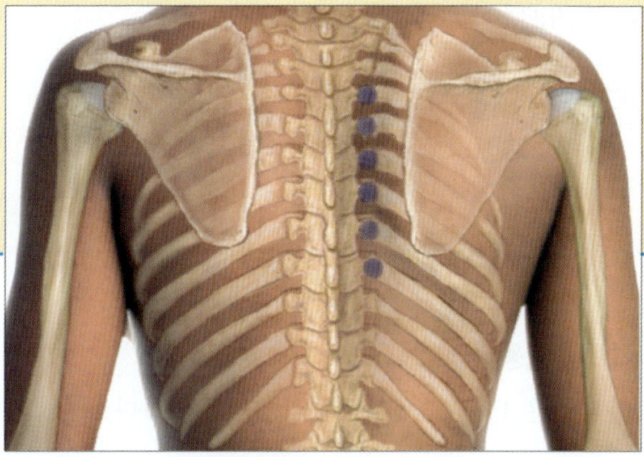

그림 9.69 PT4-PT9 바깥쪽 누름 통점(5).

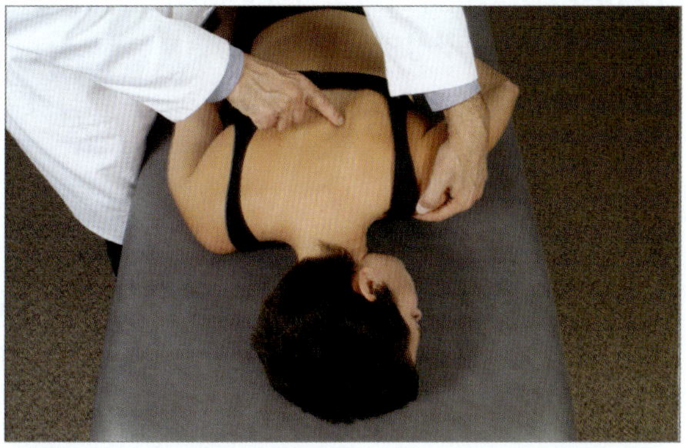

그림 9.70 PT4-PT9: e-E Rt.

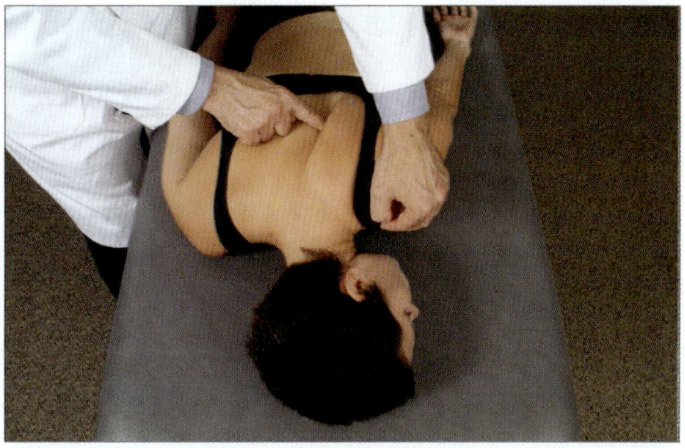

그림 9.71 PT4-PT9 type 1: E Sa Rt.

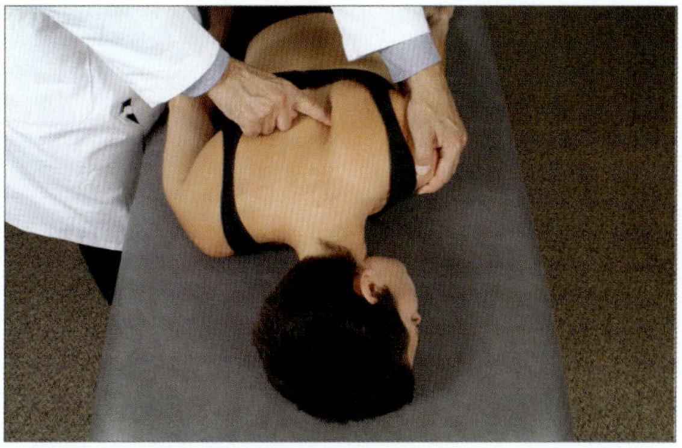

그림 9.72 PT4-PT9 type 2: e-E Sa Rt.

뒷가슴 카운터스트레인 기법 POSTERIOR THORACIC COUNTERSTRAIN TECHNIQUES

PT9~PT12

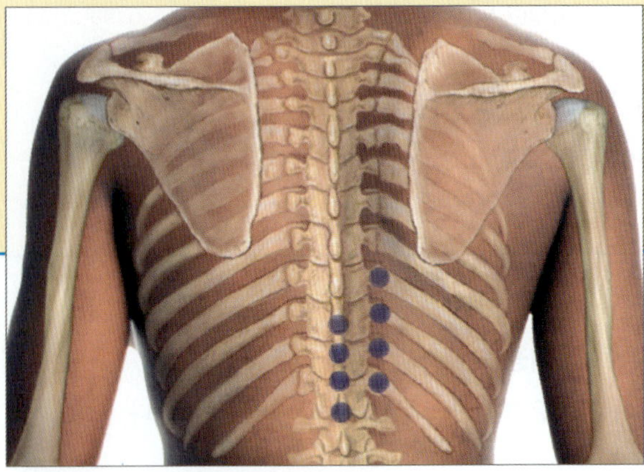

그림 9.73 PT9~PT12 누름 통점(5).

치료의 적용

이 과정은 T9~T12 체성 기능장애에 적합하다.

누름 통점 위치

- **PT9~PT12**: 척추의 가시 돌기의 아래/바깥쪽 끝, 중앙선, 반대쪽에서 돌림 구성요소(그림 9.73)
- **PT9~PT12**: 척추의 가로 돌기의 뒤쪽/바깥쪽 끝, 가쪽, 돌림 구성요소

치료 자세

하지 쪽(이들 척추 단위의 두 개의 아래)에서 정골 도수 기법으로, 돌림 움직임은 발생하지만, 반대쪽에서 기능 장애 부위의 돌림은 일어나지 않을 것이다.

1. 환자는 엎드려 누운 자세를 취하고 시술자는 누름 통점 반대쪽에 선다.
2. 환자 머리 쪽의 시술자 손은 누름 통점을 촉진한다.
3. 환자 다리는 기능장애에 따라서 양쪽을 중앙으로 모을 수도 있다(1형 또는 2형).
4. 시술자의 반대쪽 손은 환자의 반대쪽 위앞엉덩뼈가시(ASIS)를 잡고 부드럽게 들어 올려서 하지의 폄과 돌림을 일으킨다(반대쪽으로 기능장애 부위의 돌림). 누름 통점 위치에 따라, 중앙 또는 바깥쪽, 돌림 효과는 같은쪽이나 반대 방향으로 일어날 것이다(그림 9.74 & 9.75).
5. 시술자는 작은 범위의 움직임을 통해 미세 조정을 한다(굽힘, 폄, 돌림, 옆 굽힘).

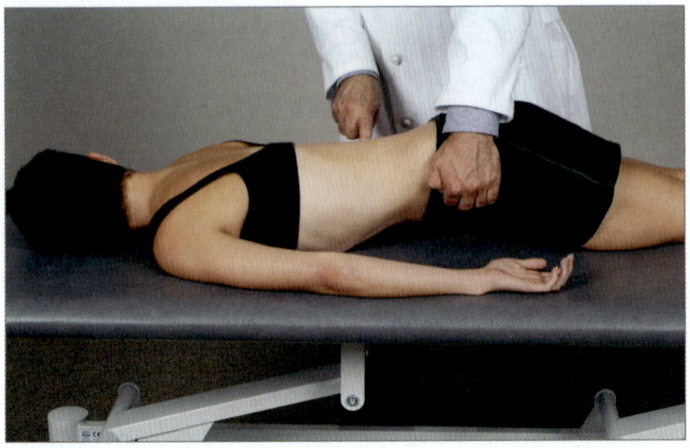

그림 9.74 PT11 type 1: e-E Sa Rt.

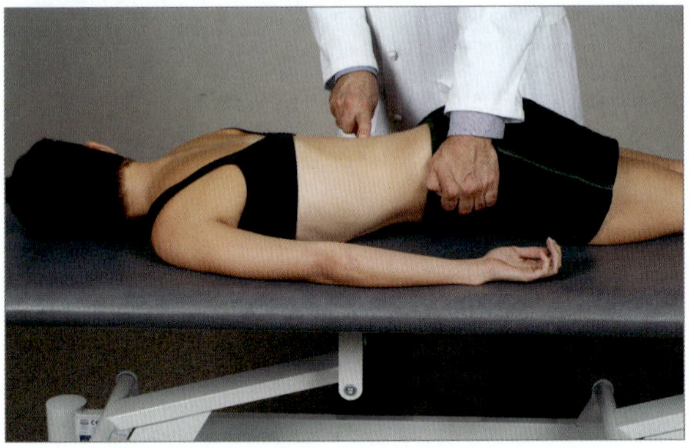

그림 9.75 PT11 type 2: e-E Sa Rt.

앞 갈비뼈 카운터스트레인 기법 ANTERIOR COSTAL COUNTERSTRAIN TECHNIQUES

앞 갈비뼈 누름 통점

Anterior Costal Tender Points

앞 갈비뼈 카운터스트레인 누름 통점은 **표 9.5**와 **그림 9.76**을 참조한다.

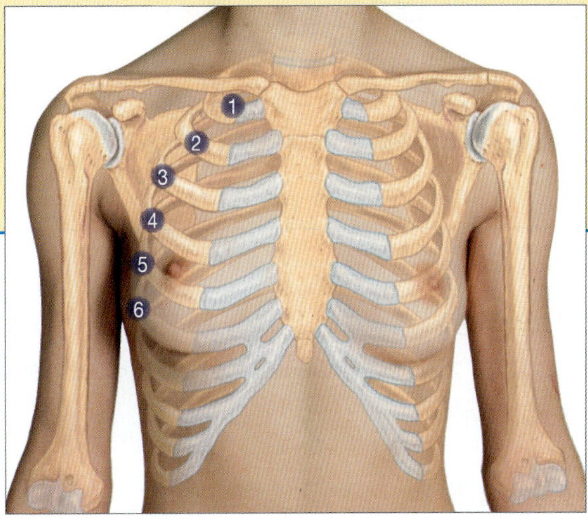

그림 9.76 앞 갈비뼈 카운터스트레인 누름 통점(5).

표 9.5 전체 앞쪽 갈비뼈 누름통점

누름 통점	Jones의 용어	위치	치료 자세, 약어
AR1	내려진 갈비뼈	첫 번째 갈비뼈 연골 관절에서 빗장뼈 아래	환자 바로 누운 자세 f-F St RT
AR2	내려진 갈비뼈	빗장뼈 중간선 아래에서 두 번째 갈비뼈와 만나는 부분	상동
AR3 AR4 AR5 AR6	내려진 갈비뼈	기능 장애 높이의 갈비뼈에서 앞쪽 겨드랑이 선	환자는 앉은 자세 f ST RT

앞 갈비뼈 카운터스트레인 기법 ANTERIOR COSTAL COUNTERSTRAIN TECHNIQUES

앞쪽 갈비뼈, 호기와 하강, AR1과 AR2

Anterior Rib, Exhaled Depressed, AR1 and AR2

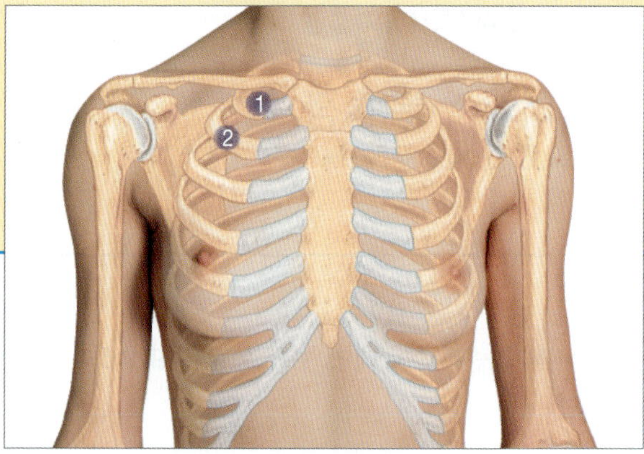

그림 9.77 AR1-AR2 누름 통점(5).

치료의 적용

이 과정은 길뼈 1과 2에서 체성 기능장애에 적합하다(호기, 하강).

누름 통점 위치

- **AR1**: 첫 번째 갈비뼈연골(chondrosternal) 관절에서 빗장뼈 아래(그림 9.77)
- **AR2**: 빗장뼈 중간선과 두 번째 갈비뼈가 만나는 부위

치료 자세

1. 환자는 바로 누운 자세를 취하고 시술자는 테이블의 머리쪽에 서거나 앉는다.
2. 환자의 머리와 목을 기능장애의 갈비뼈 높이에서 굽힘한다.
3. 환자의 머리와 목은 누름통점 방향으로 옆 굽힘과 돌림을 시킨다(그림 9.78~9.80).
4. 시술자는 작은 범위의 움직임을 통해 미세 조정을 한다(굽힘, 폄, 옆 굽힘, 돌림).

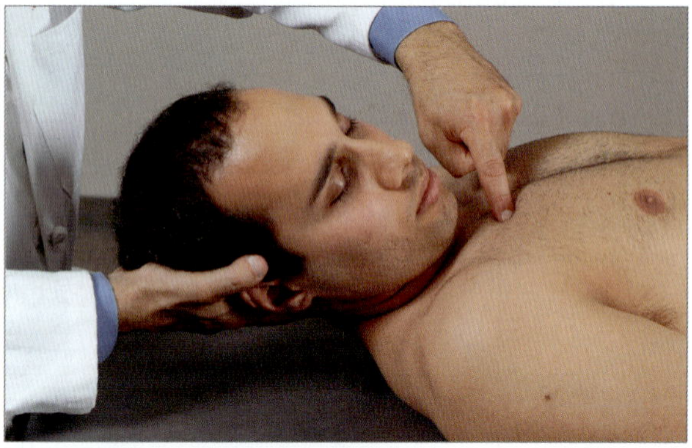

그림 9.78 AR1-AR2: f-F St RT.

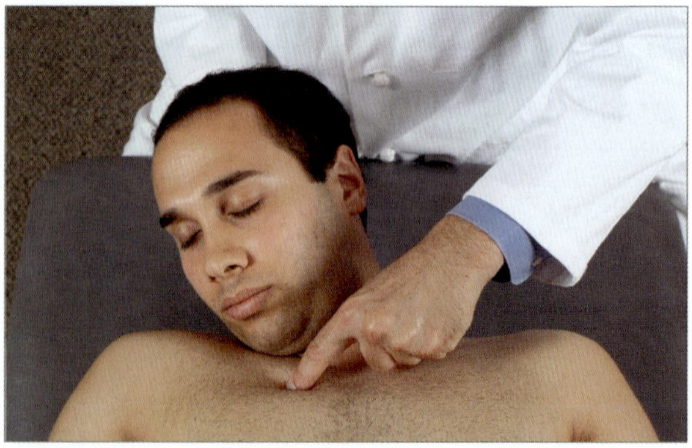

그림 9.79 AR1-AR2: f-F St RT.

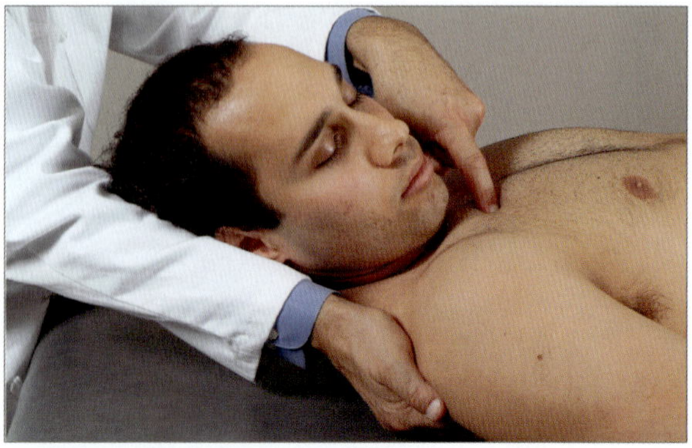

그림 9.80 AR1-AR2: f-F St RT(다른 손위치).

앞 갈비뼈 카운터스트레인 기법 ANTERIOR COSTAL COUNTERSTRAIN TECHNIQUES

앞쪽 갈비뼈, 호기와 하강, AR3~AR6

Anterior Rib, Exhaled and Depressed, AR3 to AR6

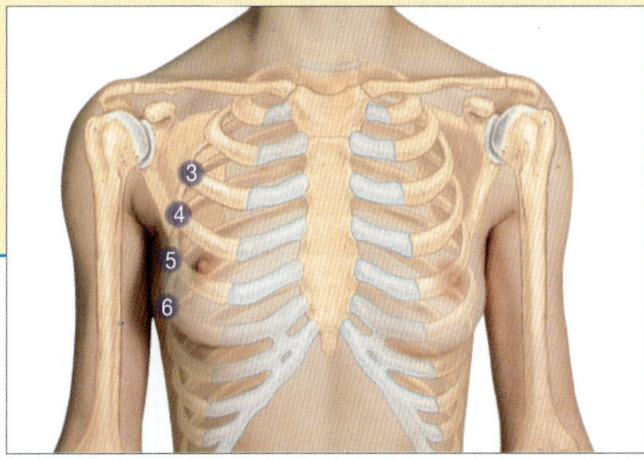

그림 9.81 AR3-AR6 누름 통점(5).

치료의 적용

이 과정은 갈비뼈 3-6까지의 체성 기능 장애에 적합하다.

누름 통점 위치

누름 통점은 AR3-6에 있다: 기능 장애 갈비뼈위에서 앞쪽 겨드랑이 선(그림 9.81)

치료 자세

1. 환자는 엉덩이와 무릎 관절을 누름 통증 쪽으로 테이블 위에 굽힘하고 앉는다. 편안한다면, 환자는 누름 통증 쪽의 다리를 테이블 앞으로 이동하고 반대쪽 다리를 그 아래 교차시킨다.
2. 시술자는 테이블에서 누름 통점 반대쪽 발로 환자를 받치고 선다. 시술자의 다리는 환자의 겨드랑이를 받쳐준다.
3. 환자의 가슴은 기능 장애 높이에서 약간 굽힘한다.
4. 누름 통점 쪽의 환자의 팔은 폄되고 환자 뒤에서 테이블의 가장자리에 걸쳐서 누름 통점 쪽으로 돌림과 좀 더 옆 굽힘이 일어나도록 한다(그림 9.82 & 9.83).
5. 시술자는 작은 범위의 움직임을 통해 미세 조정을 한다(굽힘, 폄, 옆 굽힘, 돌림).

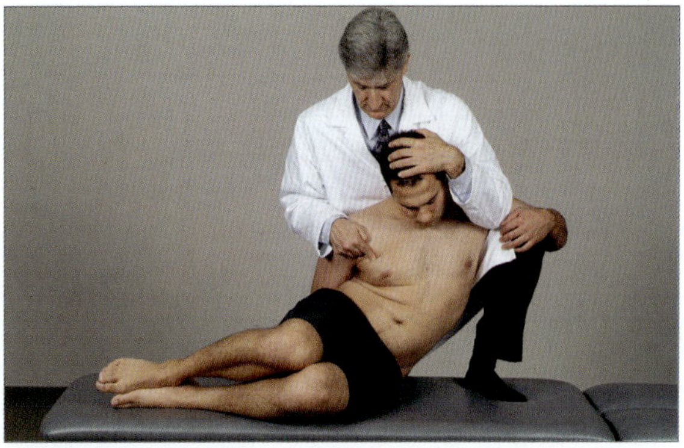

그림 9.82 AR3-AR6: f ST RT.

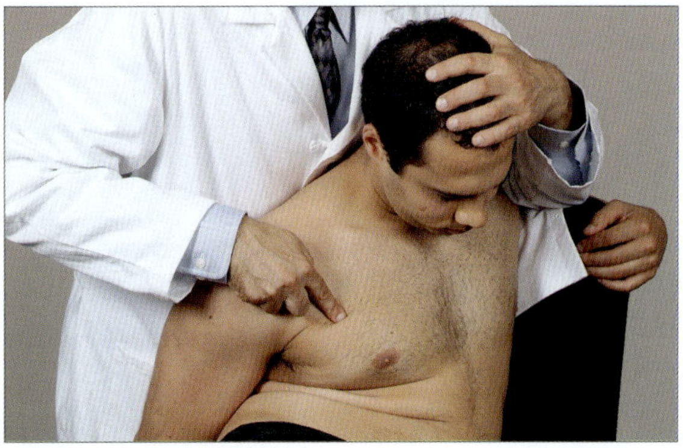

그림 9.83 AR3-AR6: f ST RT.

뒤 갈비뼈 카운터스트레인 기법 POSTERIOR COSTAL COUNTERSTRAIN TECHNIQUES

뒤쪽 갈비뼈 누름 통점

Posterior costal Tender Points

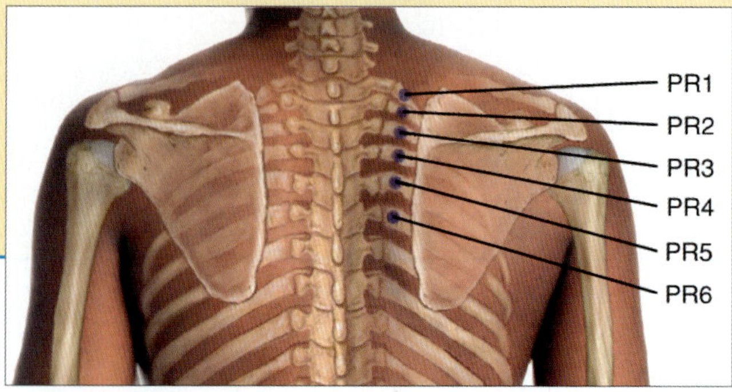

그림 9.84 뒤쪽 갈비뼈 카운터스트레인 누름 통점(5).

뒤쪽 갈비뼈 카운터스트레인 누름 통점은 표 9.6과 그림 9.84를 참조한다.

표 9.6 전체 뒤쪽 갈비뼈 누름 통점

누름 통점	Jones의 용어	위치	고전 치료 자세와 약어
PR1	갈비뼈 올라가기	등세모근 바로 앞의 목 가슴각	환자는 e SA Rt 자세로 앉는다.
PR2	갈비뼈 올라가기	윗면	환자는 e SA Rt 또는 f SA RA 자세로 앉는다.
PR3~PR6	갈비뼈 올라가기	갈비뼈 각의 윗면	환자는 f SA RA 자세앉는다.

PR, posterior rib

뒤 갈비뼈 카운터스트레인 기법 POSTERIOR COSTAL COUNTERSTRAIN TECHNIQUES

뒷 갈비뼈, 흡기와 거상, PR1

Posterior Rib, Inhaled and Elevated, PR1

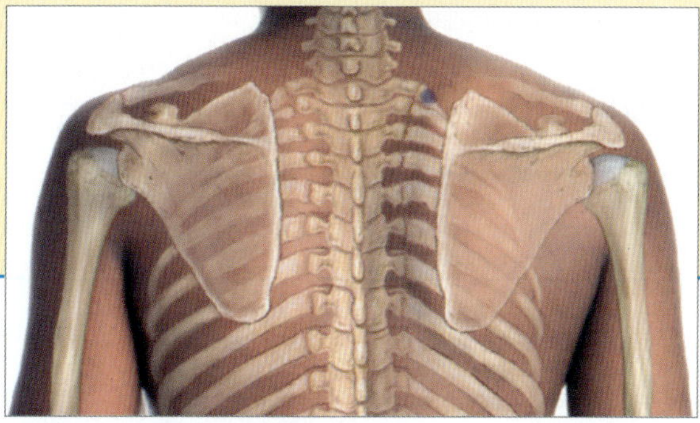

그림 9.85 PR1 누름 통점(5).

치료의 적용

이 과정은 첫 번째 갈비뼈에서 체성 기능장애에 적합하다.

누름 통점 위치

- **PR1**: 등세모근에서 바로 앞쪽에 있는 목가슴(cervicothoracic) 각에서 첫 번째 갈비뼈의 뒷면(그림 9.85)

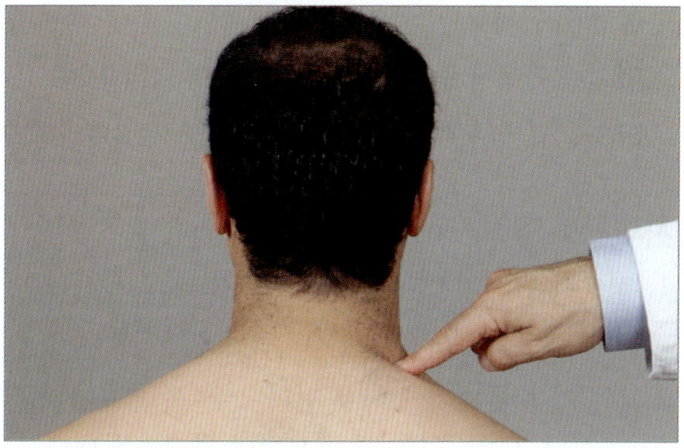

그림 9.86 PR1 누름 통점.

치료 자세

1. 환자는 앉고 시술자는 환자 뒤에 선다.
2. 누름 통점의 반대쪽에 있는 시술자의 발은 환자의 겨드랑이 아래 테이블 위에 올린다.
3. 시술자는 검지 패드로 첫 번째 갈비뼈 누름 통점을 관찰하고 양쪽을 동시에 한다(그림 9.86).
4. 반대 손으로, 시술자는 부드럽게 환자의 머리와 목을 폄시키고 누름 통증에서 반대쪽으로 머리와 목을 옆 굽힘을 한다. 조심스럽게 움직임을 관찰하고 첫 번째 갈비뼈의 방향(vector)을 관찰한다.
5. 시술자는 환자 머리를 누름 통증 쪽으로 돌림한다(그림 9.87 & 9.88).
6. 시술자는 작은 범위의 움직임을 통해 미세 조정을 한다(굽힘, 폄, 돌림, 옆 굽힘).

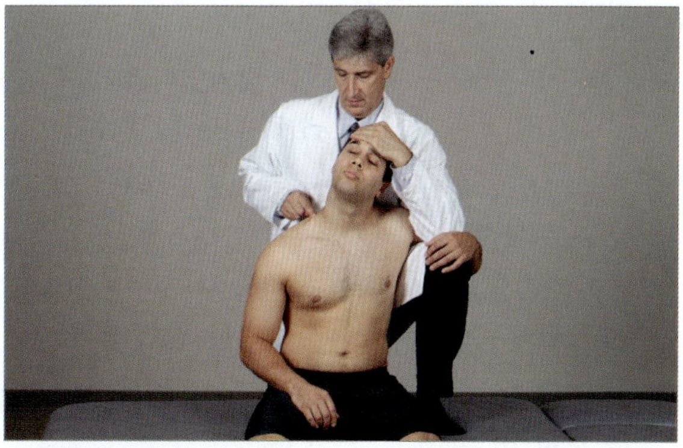

그림 9.87 PR1: e SA Rt.

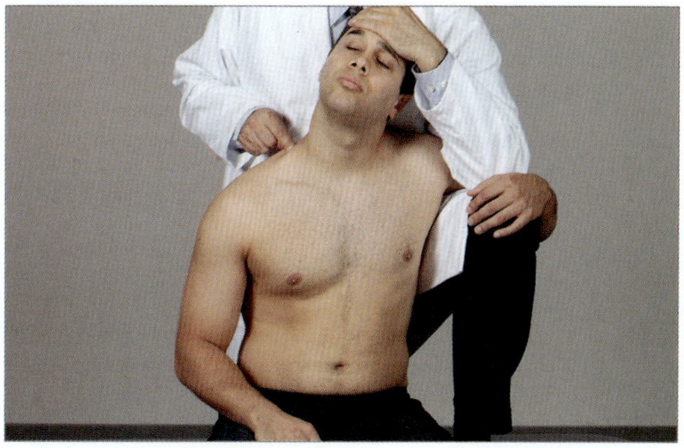

그림 9.88 PR1: e SA Rt.

뒤 갈비뼈 카운터스트레인 기법 POSTERIOR COSTAL COUNTERSTRAIN TECHNIQUES

뒷 갈비뼈 흡기와 거상, 갈비뼈 2~6

Posterior Rib, Inhaled and Elevated, Ribs 2 to 6

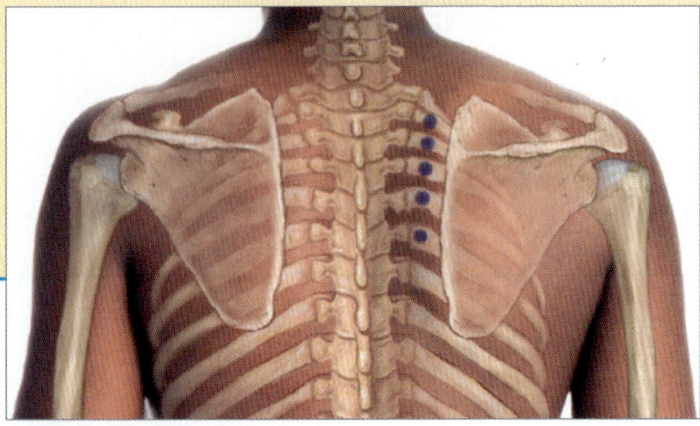

그림 9.89 PR2~PR6 누름 통점(5).

치료의 적용

이 과정은 갈비뼈 3~6번 체성 기능장애에 적합하다.

누름 통점 위치

- **PR2**: 윗면에서 두 번째 갈비뼈의 뒷면(그림 9.89).
- **PR3-6**: 갈비뼈 각의 뒷면에서 3~6번째 갈비뼈의 뒷면

치료 자세

1. 시술자는 테이블의 옆에서 다리를 대고 앉는다(편안하다면, 환자는 누름 통점 반대쪽 테리를 테이블 밖으로 낸다).
2. 시술자는 환자의 누름 통점과 같은 쪽 발을 환자 뒤에 대고 선다. 다리는 환자의 겨드랑이 아래쪽에 댄다.
3. 시술자는 부드럽게 기능장애 높이의 갈비뼈에서 환자의 머리와 목, 가슴을 굽힌한다.
4. 시술자는 다리로 겨드랑이를 받치면서 환자의 어깨를 올린다. 그리고 상체를 누름 통점 반대로 옆 굽힘한다.
5. 환자는 누름 통점 반대쪽으로 어깨와 팔을 천천히 펴하도록 하고 팔을 내리는 것을 허락한다. 이것은 누름 통증 반대쪽으로 옆 굽힘 굽힘과 돌림을 하도록 한다(그림 9.90 & 9.91).
6. 시술자는 움직임의 작은 호를 통해 미세 조정한다(굽힘, 폄, 돌림, 옆 굽힘).

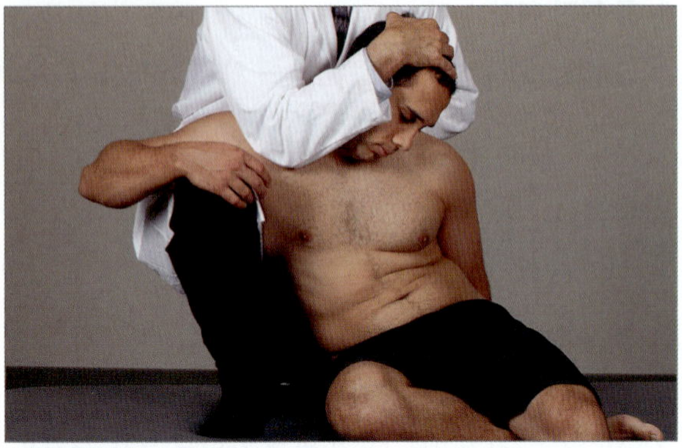

그림 9.90 PR2~PR6: f SA Ra.

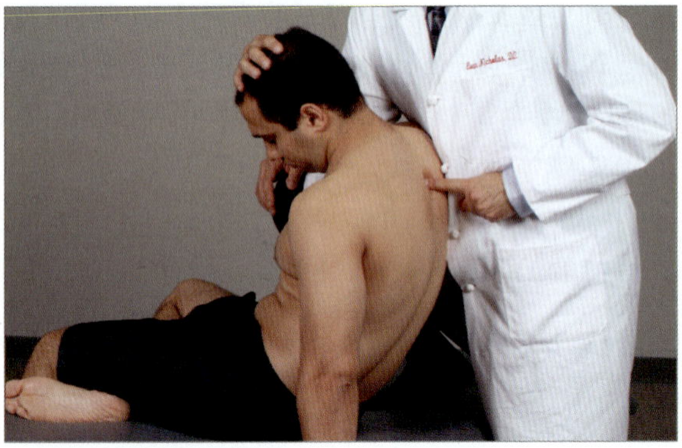

그림 9.91 PR2-PR6: f SA Ra.

앞 허리뼈 카운터스트레인 기법 ANTERIOR LUMBAR COUNTERSTRAIN TECHNIQUES

앞 허리 누름 통점

Anterior Lumbar Tender Points

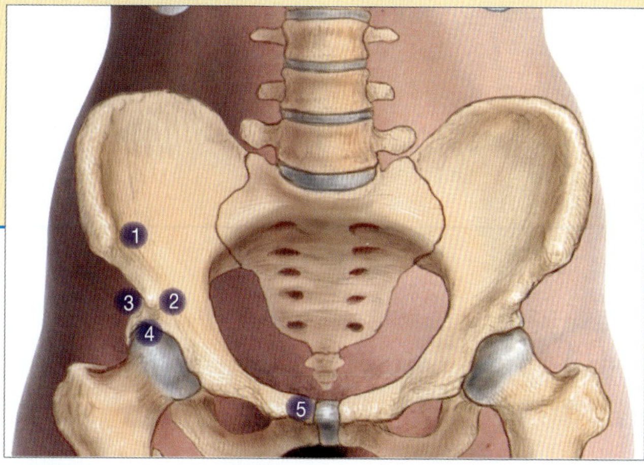

그림 9.92 앞 허리 카운터스트레인 누름 통점 (5)

앞 허리 카운터스트레인 누름 통점은 **표 9.7**과 **그림 9.92**를 참조한다.

주의 사항: 고전적 자세를 위한 약어들은 기능 장애를 포함하는 두 개의 부위의 상지 쪽 움직임과 관련한 참고하는 지점이다. 그러므로, 시술자는 환자의 양쪽에 설수 있고, 기능 장애의 정도 에 따라 옆 굽힘과 돌림적 요소로 대체할 수 있다. 기능 장애 아래 부위에서 시작하는 동작으로 적용되는 이들 바로 누운 기법들은 무릎과 골반이 시술자 쪽으로 방향이 있을 때, 아직 조절 되지 않는 부위는 각각 반대쪽으로 돌림한다. 다른 말로, 시술자가 협조 없이 기능 장애 부위 아래에서 돌림 동작을 시작할 때, 기능 장애 부위는 각각 반대 방향으로 돌림한다. 예를 들어, 시술자가 환자의 쪽에서 무릎을 오른쪽으로 당긴다면, 다리이음뼈와 엉치뼈는 치료쪽으로 돌림한다. 시술자가 돌림을 추가 하면서, 다음 윗 부위를 조절하고, 그러므로 기능 장애 높이의 위쪽 부위는 반대로 돌림된다.

다음 기법은1형과 2형에서 사용된 연결된 움직임을 위해 같은 개념을 기본적으로 가지고 있다. 각각의 예는 주어질 것이다.

표 9.7 전체 앞 허리 누름 통점

누름 통점	위치	고전 치료 자세
		환자는 엉덩이와 무릎 관절을 굴곡하고 바로 누운 자세
AL1	위앞엉덩뼈가시 안쪽	II형: F SA Ra I형: F ST RA 또는 F SA RT
AL2	아래앞엉덩뼈가시 안쪽	II형: f-F SA RA I형: f-F SA RT
AL3	아래앞엉덩뼈가시 바깥쪽	AL2와 같다.
AL4	아래앞엉덩뼈가시 아래쪽	AL2와 같다.
AL5	엉덩뼈의 앞면	2형: F SA Ra 1형: F SA Rt

위앞엉덩뼈가시(ASIS)=anterior superior iliac spine, 위앞엉덩뼈가시(AIIS)=anterior inferior iliac spine.

앞 허리뼈 카운터스트레인 기법 ANTERIOR LUMBAR COUNTERSTRAIN TECHNIQUES

AL1

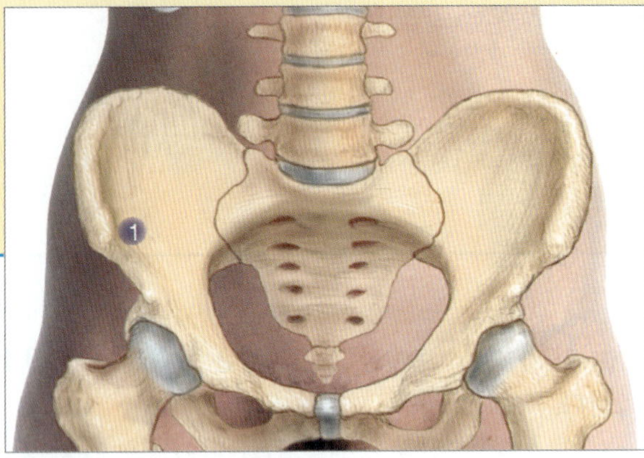

그림 9.93 AL1 누름 통점(5).

치료의 적용

이 과정은 허리뼈 1번 체성 기능 장애에 적합하다. 큰 허리근과 관계가 있다.

누름 통점 위치

누름 통점은 위앞엉덩뼈가시 안쪽인 AL1에 있다. 안쪽에서 바깥쪽으로 누른다(그림 9.93).

치료 자세

1. 환자는 바로 누운 자세를 취하고 시술자는 누름 통점 쪽인 테이블 옆에 선다.
2. 환자의 엉덩이와 무릎 관절은 침범된 두 부위의 아래쪽을 충분히 굽힘한다.
3. 환자의 엉덩이 관절은 L2 높이에서 시술자 쪽으로 돌림하고, L1은 누름 통점 반대쪽으로 돌림하도록 한다.
4. 시술자의 발목과 발은 L2가 완전히 조절 될 때까지 시술자 쪽으로 당기고, 누름 통점쪽으로 L1을 옆 굽힘하거나(그림 9.94) 발목을 반대쪽으로 당긴다(그림 9.95).
5. 시술자는 작은 범위의 움직임으로 미세 조정을 한다(엉덩이 굽힘, 폄, 돌림, 옆 굽힘).

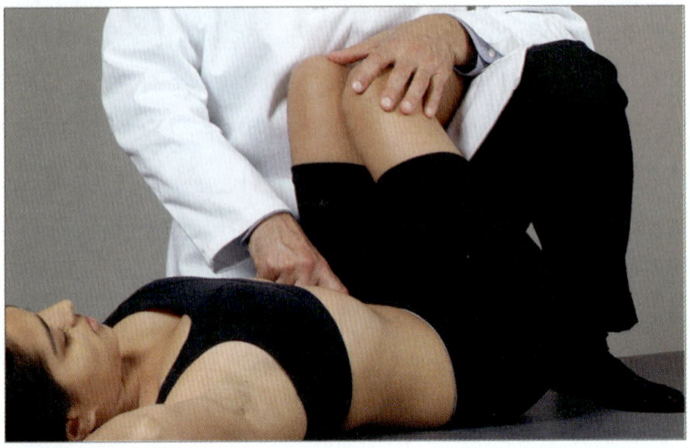

그림 9.94 AL1 type I (ST RA).

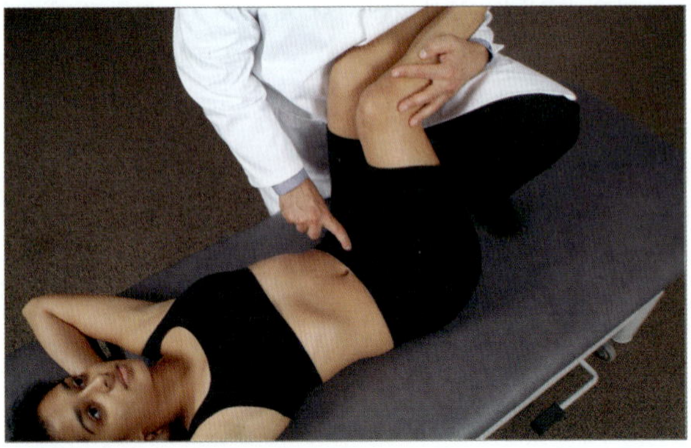

그림 9.95 AL1 type II (SA RA).

앞 허리뼈 카운터스트레인 기법 ANTERIOR LUMBAR COUNTERSTRAIN TECHNIQUES

AL2

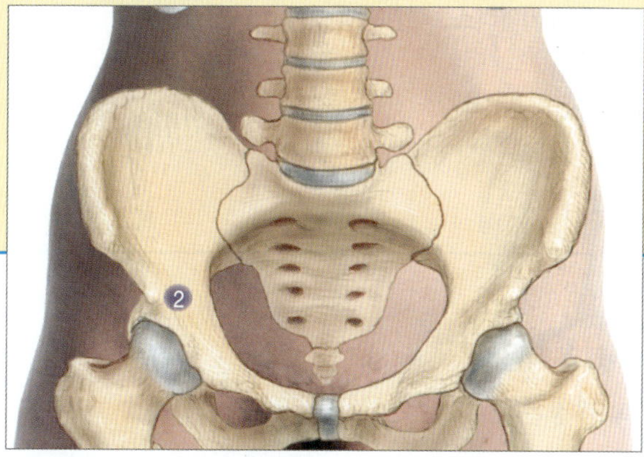

그림 9.96 AL2 누름 통점(5).

치료의 적용

이 과정은 L2 체성 기능 장애에 적합하다.

누름 통점 위치

누름 통점은 아래앞엉덩뼈가시 안쪽인 AL2에 있다: 가쪽을 점검한다(**그림 9.96**).

치료 자세

1. 환자는 바로 눕고 시술자는 누름 통점 반대쪽 테이블 옆에 선다.
2. 환자의 엉덩이와 무릎 관절은 포함된 두 부위 아래쪽을 조절하기 위해서 충분히 굽힌한다.
3. 환자의 엉덩이와 무릎은 L3 높이에서 시술자 쪽으로 돌림하고 L2는 누름 통점 쪽으로 돌림한다.
4. 환자의 발목은 L3쪽이 조절 될 때까지 시술자 쪽으로 가져오고, L2는 누름 통점 반대쪽으로 옆 굽힘한다(**그림 9.97 & 9.98**).
5. 시술자는 움직임의 작은 범위를 통해 미세 조정한다(엉덩이 굽힘, 폄, 돌림, 옆 굽힘).

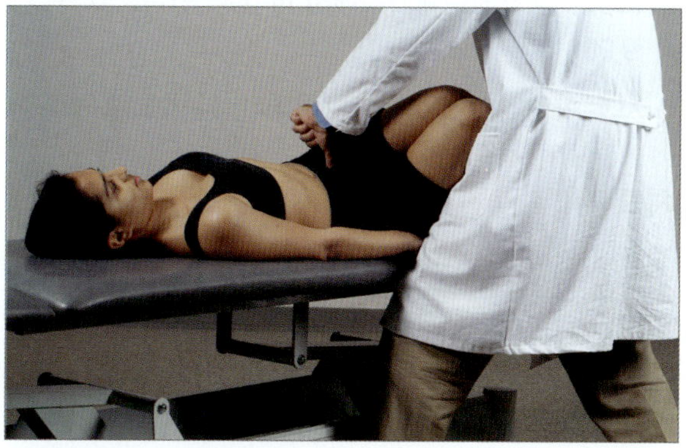

그림 9.97 AL2: F Sa-A RT.

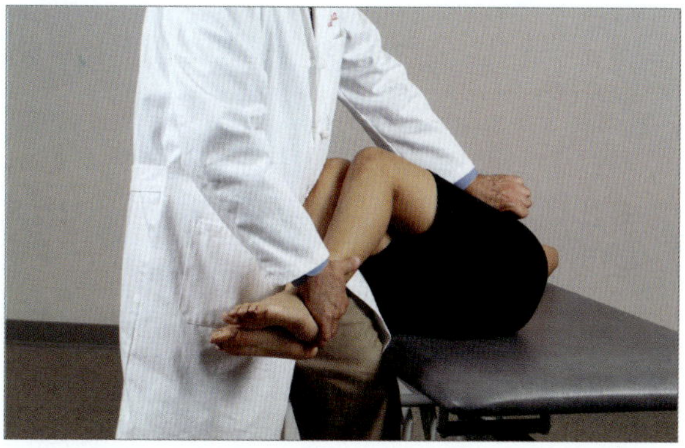

그림 9.98 AL2: F Sa-A RT.

앞 허리뼈 카운터스트레인 기법 ANTERIOR LUMBAR COUNTERSTRAIN TECHNIQUES

AL3과 AL4

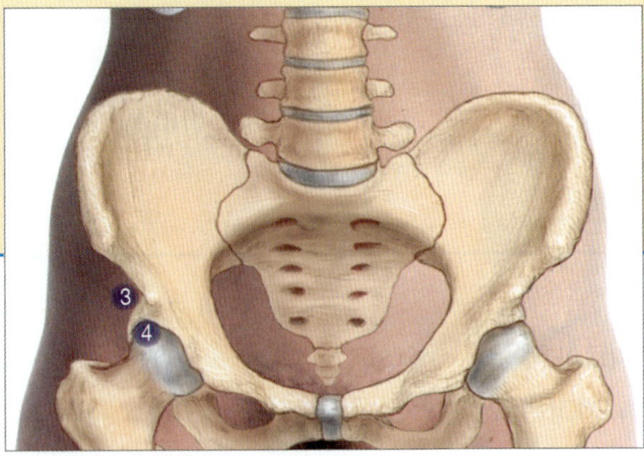

그림 9.99 AL3-AL4 누름 통점(5).

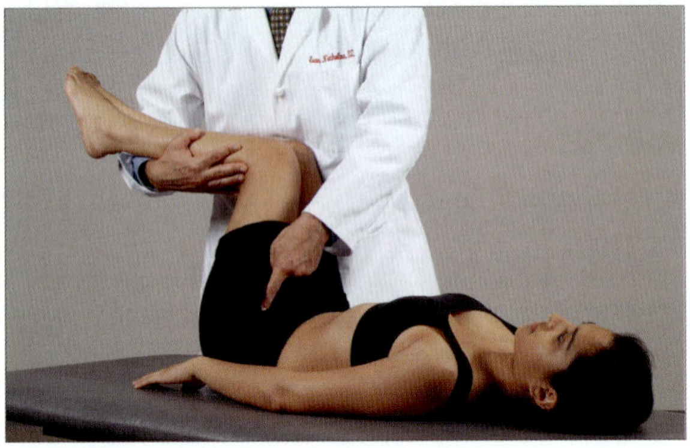

그림 9.100 AL3-AL4: F SA RT for type I.

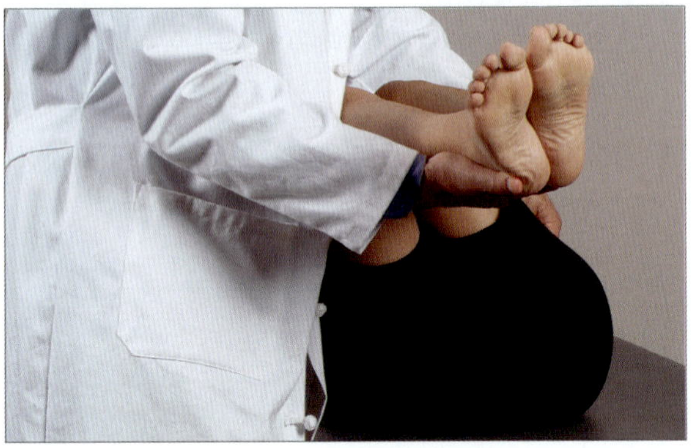

그림 9.101 AL3-AL4: F ST RT for type II.

치료의 적용

이 과정은 L3-4 체성 기능 장애에 적합하다.

누름 통점 위치

- **AL3**: 아래앞엉덩뼈가시에서 바깥쪽: 안쪽으로 누른다(**그림 9.99**).
- **AL4**: 아래앞엉덩뼈가시 아래쪽: 머리 쪽으로 누른다.

치료 자세

1. 환자는 바로 눕고 시술자는 누름 통점 반대쪽 테이블 옆에 선다.
2. 시술자는 아래쪽 다리를 테이블 위로 올리고 환자의 발을 시술자의 다리 위에 올린다.
3. 환자의 엉덩이와 무릎 관절을 침범된 두 부위의 아래쪽을 조절하기 위해서 충분히 굽힘 한다.
4. 시술자는 환자의 엉덩이와 무릎 관절을 시술자 쪽으로 돌림한다.
5. 시술자는 환자의 발목을 시술자 쪽으로 가져오거나 누름 통점 반대로 옮긴다. 장애의 형태에 따라서(**그림 9.100 & 9.101**).
6. 시술자는 움직임의 작은 범위를 통해 미세 조정을 한다. (엉덩이 굽힘, 폄, 돌림, 옆 굽힘).

앞 허리뼈 카운터스트레인 기법 ANTERIOR LUMBAR COUNTERSTRAIN TECHNIQUES

AL5

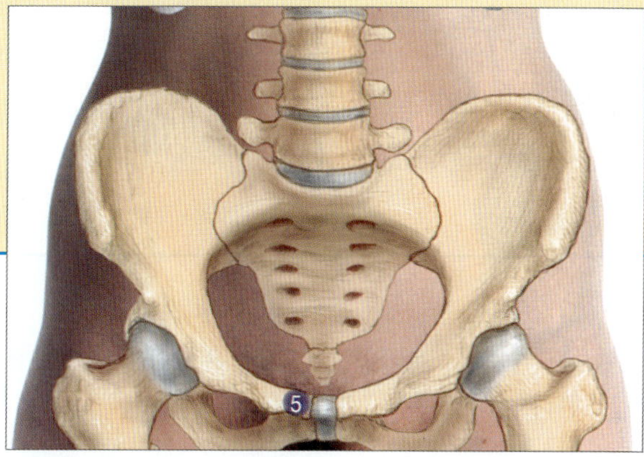

그림 9.102 AL5 누름 통점(5).

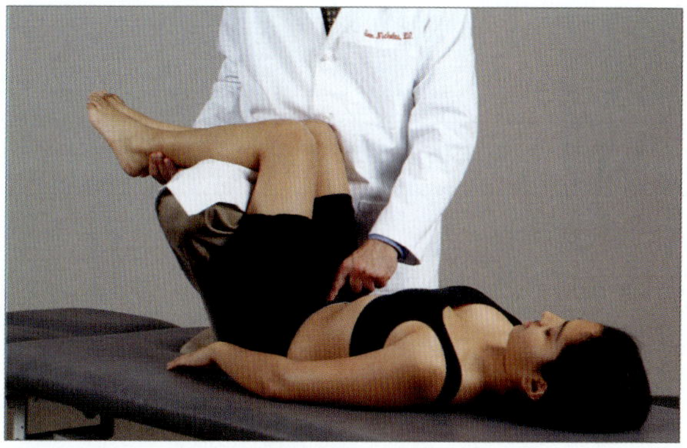

그림 9.103 AL5: F SA RA.

치료의 적용

이 과정은 L5 체성 기능 장애에 적합하다.

누름 통점 위치

누름 통점은 융기에서 바로 아래 엉덩 결합에서 바깥쪽으로 약 1cm 위치에 있는 엉덩이 뼈의 앞면인 AL5에 있다(그림 9.102).

치료 자세

1. 환자는 바로 눕고 시술자는 누름 통점 쪽 테이블 옆에 선다.
2. 시술자는 아래쪽 다리를 테이블에 올리고 환자의 다리를 다리로 지지한다.
3. 환자의 엉덩이과 무릎은 S1을 조절하기 위해 충분한 굽힘을 한다.
4. 시술자는 환자의 엉덩이와 무릎 관절을 치료 쪽으로 약간 돌림하고 L5를 누름 통점과 반대로 돌림하도록 한다.
5. 시술자는 환자의 발목을 약간 시술자 쪽에서 멀어지도록 밀고, 누름 통점 반대로 약간의 옆 굽힘을 생산한다(그림 9.103).
6. 시술자는 움직임의 작은 호를 통해 미세 조정을 한다(엉덩이 굽힘, 폄, 돌림, 옆 굽힘).

뒷 허리 카운터스트레인 기법 POSTERIOR LUMBAR COUNTERSTRAIN TECHNIQUES

뒷 허리 누름 통점

Posterior Lumbar Tender Points

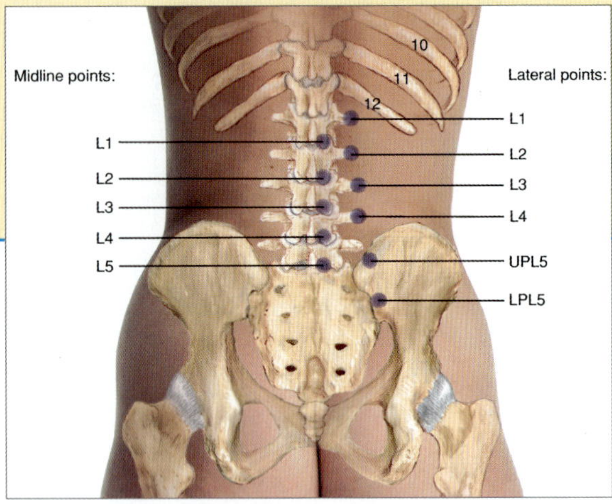

그림 9.104 뒷 허리 카운터스트레인 누름 통점(5)

뒷 허리 카운터스트레인 누름 통점은 표 9.8과 그림 9.104를 참조한다.

표 9.8 전체 뒷 허리 누름 통점

누름 통점	위치	고전 치료 자세
		환자는 엉덩이와 무릎 관절을 굽힘하고 바로 누운 자세
PL1~PL5	기능 장애 부위의 가로 돌기 위 가쪽 또는 가리 동기의 아래/가쪽 면	환자는 다리(엉덩이 관절)을 폄, 약간 바깥돌림을 하고 엎드려 누운 자세로 누름 통점 쪽으로 허리 돌림을 유발한다; 필요하다면 모음과 벌림 E SA Ra-A(가시 돌기) e SA RA (가로 돌기)
PL3 가쪽 큰 엉덩이근 (엉덩뼈 능선)	큰, 중간 엉덩이근 근처 뒤 엉덩뼈 능선의 아래면에서 UPL5와 PL4 사이 중간	환자 엎드려 누운 자세 E er add
PL4 가쪽 큰 엉덩이근 (엉덩뼈 능선)	큰 엉덩이근에서 큰 결절과 엉덩뼈 능선 중간에서 뒷가쪽 골반 가장자리	환자 엎드려 누운 자세 E er add
UPL5	위뒤엉덩뼈가시의 윗면	환자는 엉덩이를 폄하고 엎드려 누운 자세 E er add
LPL5	엉치뼈 위 위뒤엉덩뼈가시 아래 2cm	환자는 테이블 아래로 엉덩이를 굽힘, 약간 모음한 상태에서 바로 누운 자세 F IR add

위뒤엉덩뼈가시(PSIS) = posteior supeior iliac spine

뒷 허리 카운터스트레인 기법 POSTERIOR LUMBAR COUNTERSTRAIN TECHNIQUES

PL1~PL5

치료의 적용

이 과정은 L1-5 체성 기능 장애에 적합하다.

누름 통점 위치

누름 통점은 가시 돌기의 아래/가쪽 면에 놓였거나 가쪽으로 기능 장애 부위의 가로 돌기에 놓여있다(그림 9.105).

치료 자세

1. 환자는 엎드려 누운 자세를 취하고 시술자는 누름 통점 반대쪽에 선다. 그리고 환자의 누름 통점 쪽의 아래쪽 다리나 정강 결절을 잡는다.
2. 시술자는 기능장애 부위가 조절될 때까지 환자의 다리와 엉덩관절을 편한다.
3. 시술자는 환자의 다리를 모음하고 약간 바깥쪽으로 돌림한다. 이는 기능 장애에 포함된 두 개의 부위의 하지가 완전히 조절 될 때까지 한다(그림 9.106 & 9.107).
4. 시술자는 작은 범위의 동작을 통해 미세조정을 한다(엉덩이 굽힘과 폄, 바깥돌림과 안돌림, 모음과 벌림).

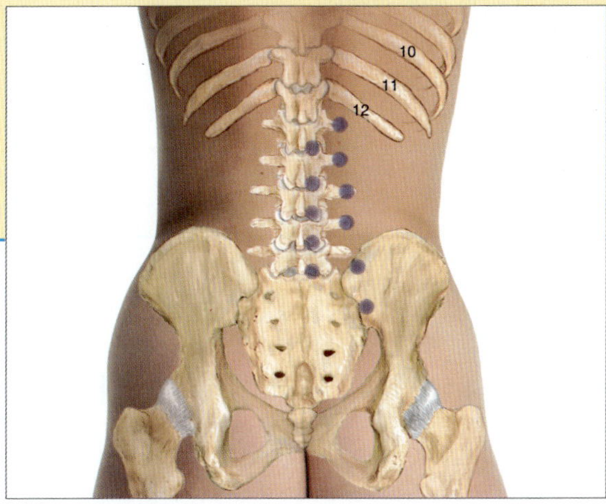

그림 9.105 PL1-PL5 중앙선 및 바깥쪽 누름 통점(5).

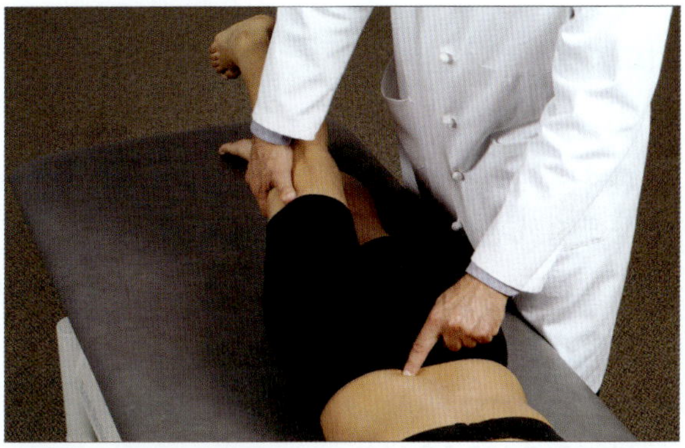
그림 9.106 PL4: e SA Ra-A.

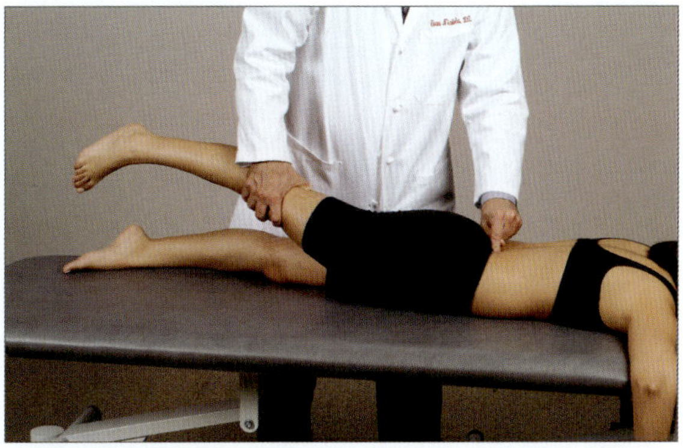
그림 9.107 PL4: e SA Ra-A.

뒷 허리 카운터스트레인 기법 POSTERIOR LUMBAR COUNTERSTRAIN TECHNIQUES

PL1~PL5

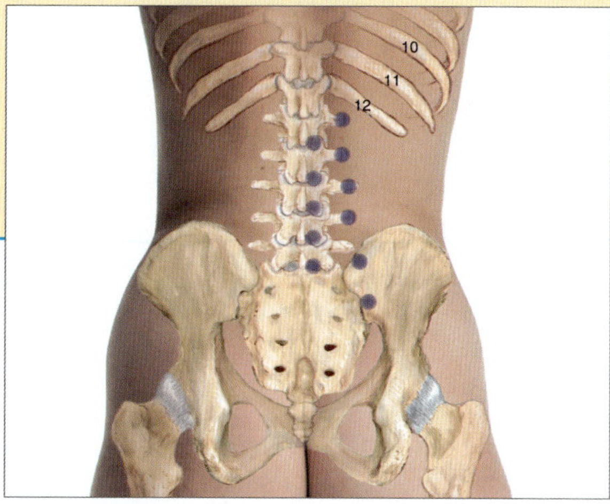

그림 9.108 PL1-PL5 중앙선 및 바깥쪽 누름 통점(5).

치료의 적용

이 과정은 L1-5에서 체성 기능장애에 적합하다.

누름 통점 위치

누름 통점은 가시 돌기의 아래/가쪽 면에 놓여 있거나 기능장애 부위의 가로 돌기 가쪽에 있다(그림 9.108).

치료 자세

자세는 e SA RA이다.

1. 환자는 바로 누운 자세를 취하고 시술자는 누름 통점 반대쪽에 서서 환자의 반대쪽 위앞엉덩뼈가시를 잡는다.
2. 시술자는 환자의 다리를 기능장애의 형태에 따라서 오른쪽이나 왼쪽에서 중앙선으로 옮긴다.
3. 환자의 다리와 골반은 기능장애 면이 조절 될 때까지 폄한다(그림 9.109 & 9.110).
4. 시술자는 폄과 굽힘을 통해 미세조정을 한다.

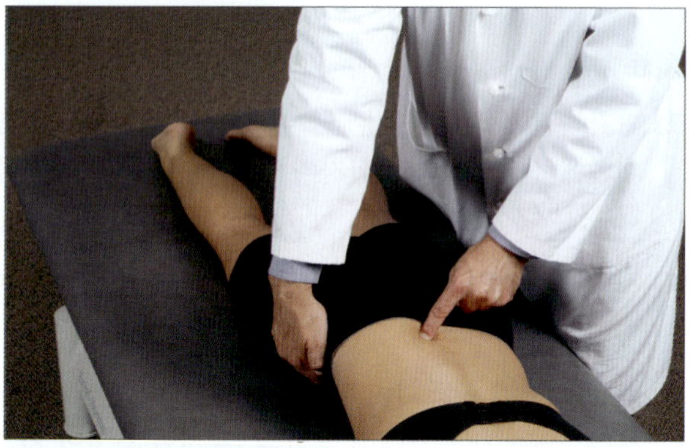

그림 9.109 PL4: e SA RA.

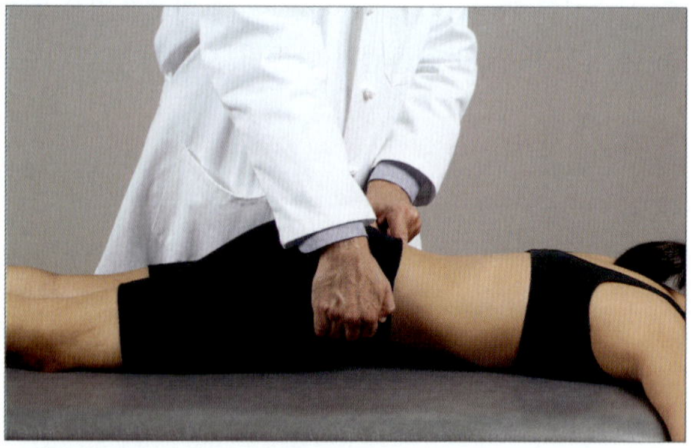

그림 9.110 PL4: e SA RA.

뒷 허리 카운터스트레인 기법 POSTERIOR LUMBAR COUNTERSTRAIN TECHNIQUES

PL3과 PL4, 바깥쪽

PL3 and PL4, Lateral

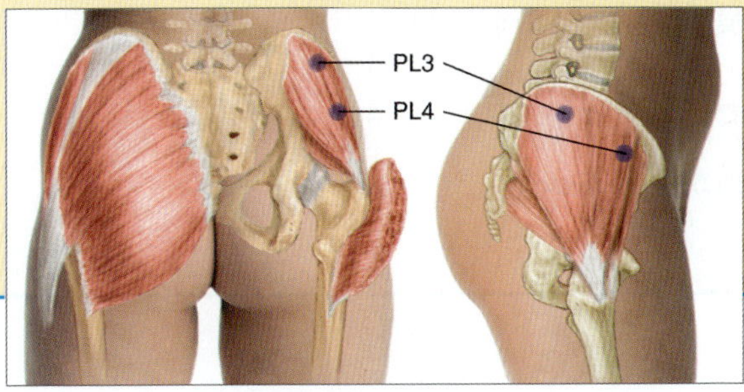

그림 9.111 PL3~PL4 누름 통점(5).

치료의 적용

이 과정은 L3~L4에서 체성 기능 장애에 적합하고, 그것은 큰/중간 엉덩이근과 관련이 있다.

누름 통점 위치

- **PL3 외측**(엉덩이근): 큰 엉덩이근과 중간 엉덩이근 근처의 뒷엉덩뼈 능선의 아래쪽 면에서PL4와 UPL5 사이의 중간(**그림 9.111**)
- **PL4 바깥쪽**(엉덩이근): 뒷바깥쪽 골반 가장자리(edge), 큰 엉덩이근에서 큰 결절과 엉덩뼈 능선(iliac crest)의 사이의 중간

치료 자세

1. 환자는 엎드려 누운 자세를 취하고 시술자는 누름 통점과 같은 쪽에 선다(기능 장애의 돌림 구성 요소 쪽).
2. 시술자는 누름 통점 쪽의 다리나 정강뼈 거친면을 잡는다.
3. 시술자는 기능 장애의 높이에 이를 때까지 환자의 다리와 엉덩이 관절을 편한다.
4. 시술자는 가쪽으로 돌림하고 환자의 다리와 다리뼈을 모음하고, 누름 통점 쪽으로 허리 부위를 옆 굽힘한다(**그림 9.112 & 9.113**).
5. 시술자는 움직임의 작은 범위를 통해 미세 조정을 한다(엉덩이 굽힘과 폄, 바깥돌림과 안돌림, 모음과 벌림).

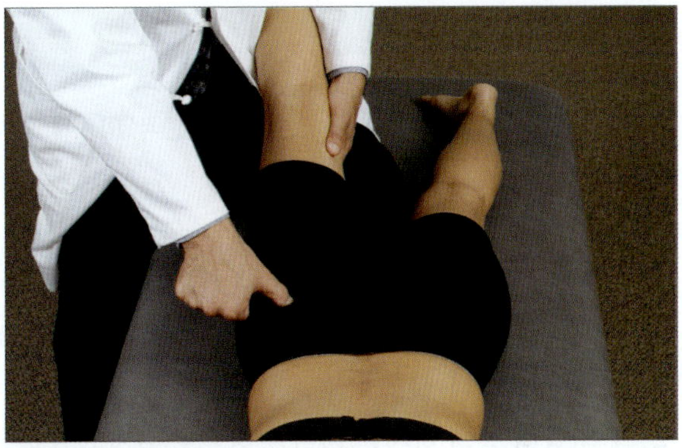

그림 9.112 PL3~PL4: E er add.

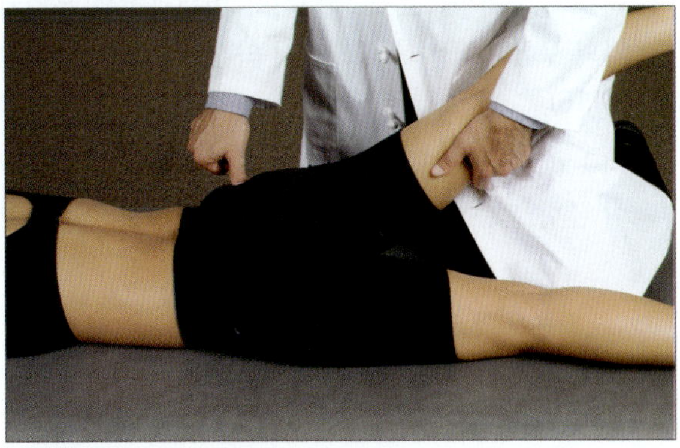

그림 9.113 PL3~PL4: E er add.

뒷 허리 카운터스트레인 기법 POSTERIOR LUMBAR COUNTERSTRAIN TECHNIQUES

PL5, 아래 극

PL5, Lower Pole

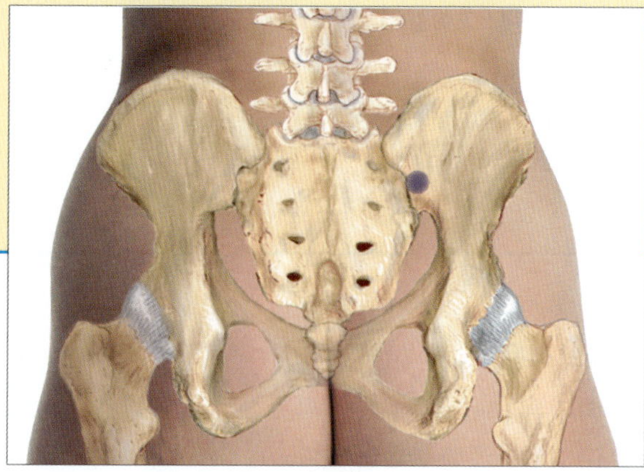

그림 9.114 PL5 아래극 누름 통점(5).

치료의 적용

이 과정은 L5 체성 기능 장애에 적합하다.

누름 통점 위치

누름 통점은 위뒤엉덩뼈가시 2cm 아래 극 PL5에 있다(그림 9.114).

치료 자세

1. 환자는 바로 누운 자세를 취하고 시술자는 누름 통점 쪽 테이블 옆에 앉는다.
2. 누름 통점 쪽의 하지는 테이블 밖으로 걸치고 무릎은 90도 굽힘한다.
3. 시술자는 바깥쪽으로 엉덩이와 엉덩관절을 돌림하고, 환자의 무릎은 테이블 아래에서 약간 모음한다(그림 9.115 & 9.116).
4. 시술자는 작은 범위의 동작을 통해 미세 조정을 한다(엉덩이 굽힘, 폄, 안돌림과 바깥돌림, 무릎 관절 모음과 벌림).

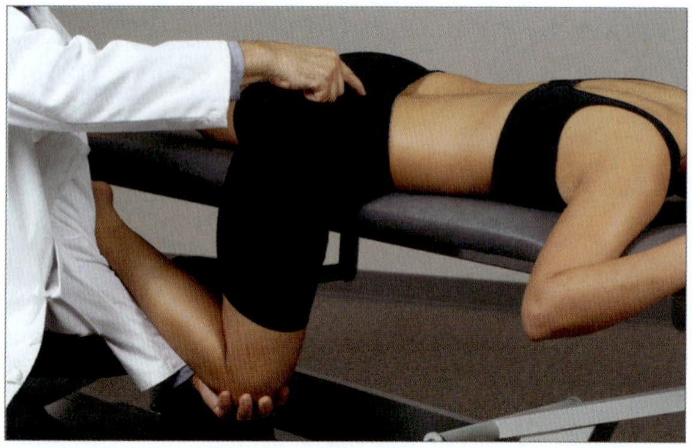

그림 9.115 PL5LP: F IR add.

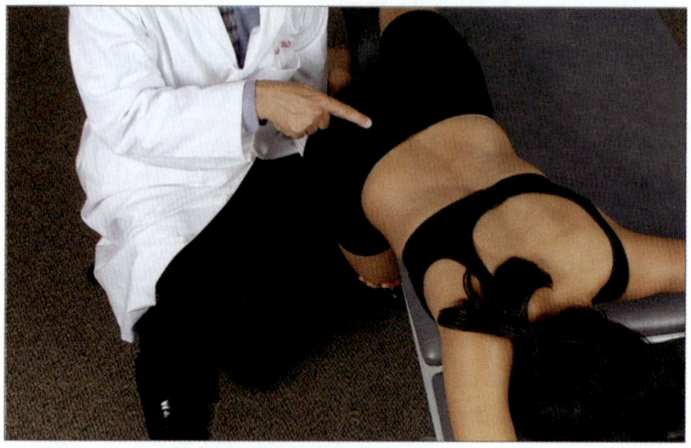

그림 9.116 PL5LP: F IR add.

엉덩뼈 카운터스트레인 기법 PELVIC COUNTERSTRAIN TECHNIQUES

허리근 기능 장애(허리근 누름 통점)

Iliacus Dysfunction(Iliacus Tender Point)

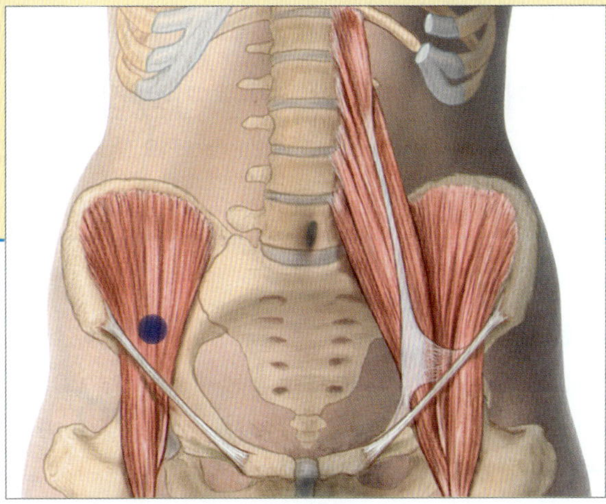

그림 9.117 허리근 누름 통점(5).

치료의 적용

이 과정은 허리근의 체성 기능 장애에 적합하다.

누름 통점 위치

누름 통점은 위앞엉덩뼈가시와 중앙선 중간 지점에서 2~3cm 아래, 기능 장애의 쪽의 깊은 곳임(**그림 9.117**)

치료 자세

치료는 F ER(엉덩이) abd(무릎)이다.

1. 시술자는 바로 눕고 시술자는 테이블의 옆에 선다.
2. 환자의 엉덩이는 눈에 띄게 굽힘하고 양측은 바깥돌림 시킨다(발목은 교차, **그림 9.118 & 9.119**).
3. 시술자는 움직임의 작은 호를 통해 미세 조정을 한다(엉덩이 굽힘, 바깥돌림, 옆 굽힘).

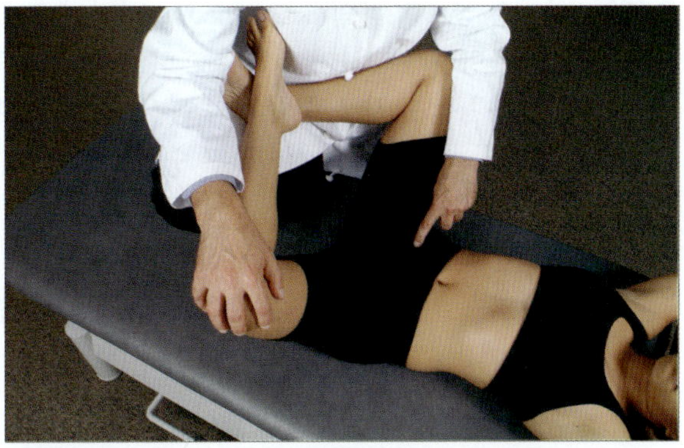

그림 9.118 Iliacus: F ER (엉덩이) abd (무릎).

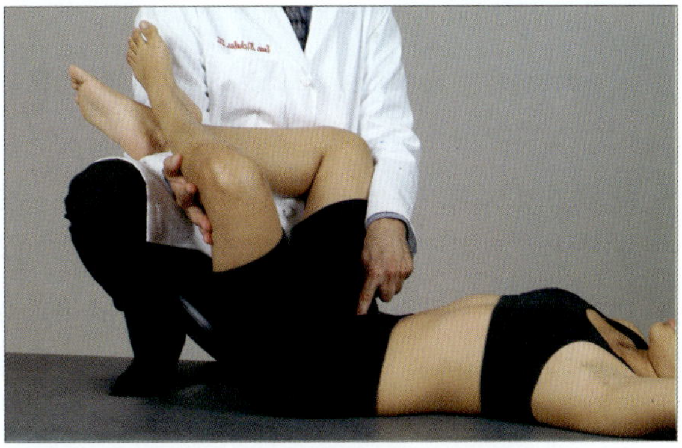

그림 9.119 Iliacus: F ER (엉덩이) abd (무릎).

엉덩뼈 카운터스트레인 기법 PELVIC COUNTERSTRAIN TECHNIQUES

골반 기능 장애-엉덩구멍근 기능 장애(PIR 누름 통점)

Pelvic Dysfunction-Piriformis Dysfunction(PIR Tender Point)

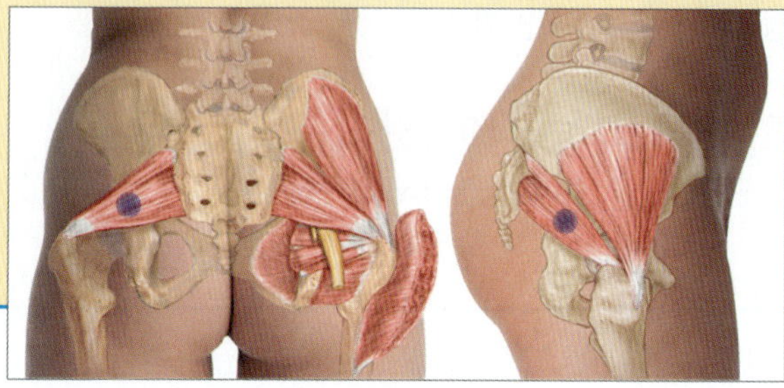

그림 9.120 엉덩구멍근 누름 통점(5).

치료의 적용

이 과정은 엉덩구멍근 체성 기능 장애에 적합하다.

누름 통점 위치

누름 통점은 기능 장애 쪽에서 큰 결절에서 약간 머리쪽이고 안쪽에서 7~10cm 안쪽에 있는 엉덩구멍근 위에 있다(그림 9.120). 이것은 궁둥뼈 패임(sciatic notch) 가까이에 있고 그러므로 궁둥뼈 방산을 피하기 위해서 흔히 엉치뼈 몸쪽 또는 결절 몸쪽 누름 통점을 사용한다. 만약 동시에 효율적으로 감소 할 수 있다면, 치료는 아주 성공적일 수도 있다.

치료 자세

1. 환자는 바로 누운 자세로 시술자는 누름 통점 쪽에 앉거나 선다.
2. 누름 통점 쪽의 환자의 다리는 테이블 밖으로 내고, 엉덩이는 대략 135도 정도 굽힘하고 눈에 띄게 모음하고 가쪽으로 돌림한다. 환자의 다리는 시술자의 다리에 무릎에 걸친다(그림 9.121).
3. 시술자는 작은 움직임의 범위를 통해 미세 조정을 한다. (엉덩관절 굽힘과 폄, 바깥돌림과 안돌림).
4. 대체 자세 1: 환자는 바로 누운 자세로 엉덩이 135도 정도 굽힘하고 눈에 눈에 띄는 벌림과 바깥돌림(그림 9.122).
5. 대체 자세 2: 환자는 옆굽힘을 하고(lateral recubent), 엉덩이 관절 135도 굽힘 눈에 띄는 벌림과 바깥돌림(그림 9.123).
6. 시술자는 작은 움직임의 범위를 통해 미세 조정을 한다(엉덩관절 굽힘, 폄, 벌림, 바깥돌림).

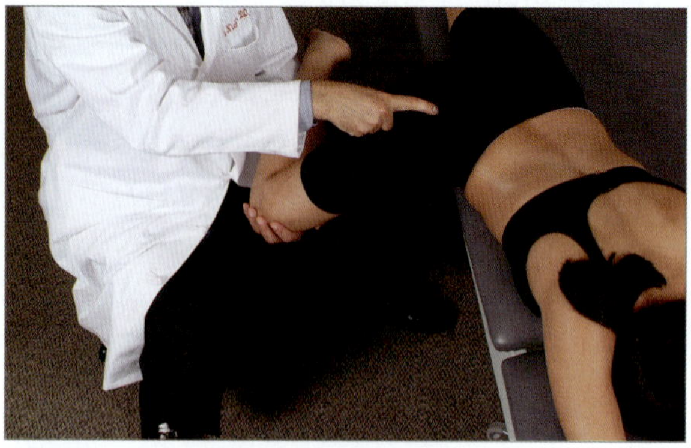

그림 9.121 Piriformis: F abd-ABD er.

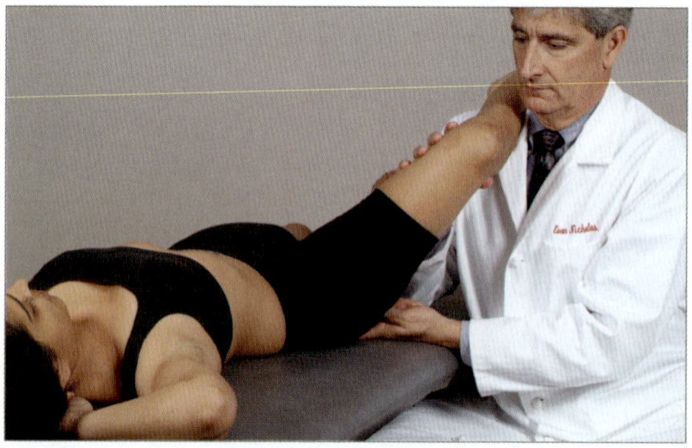

그림 9.122 Piriformis: F abd-ABD er-ER.

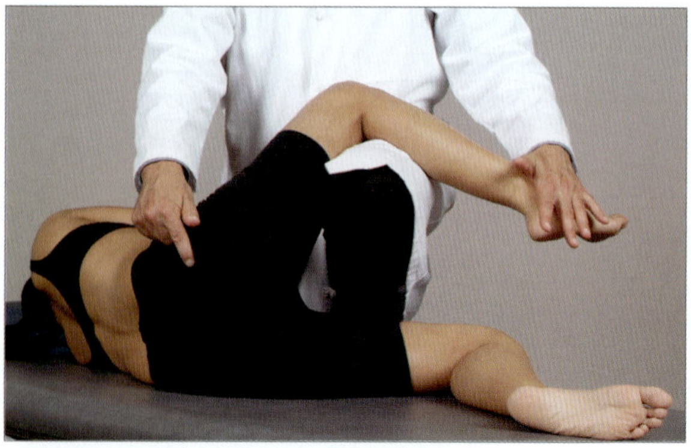

그림 9.123 Piriformis: F abd-ABD er-ER.

팔부위 UPPER EXTREMITY REGION

가시 윗근

Supraspinatus

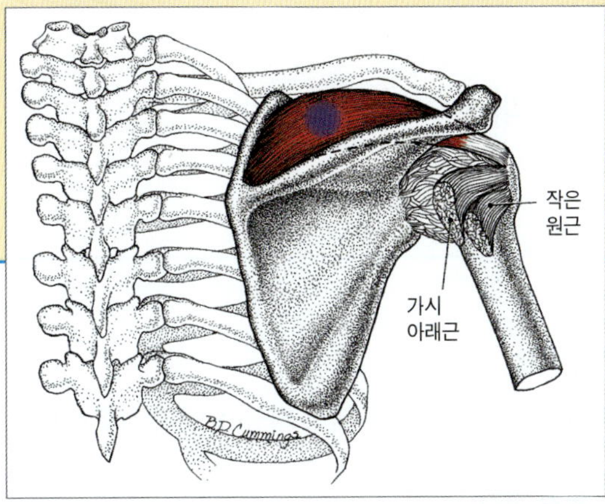

그림 9.124 가시 윗근 카운터스트레인 누름 통점(7).

치료의 적용

이 과정은 가시윗근의 체성 기능 장애에 적합하다.

누름 통점 위치

이 누름 통점은 어깨뼈의 가시에서 바로 위의 가시윗근의 중간에 있다(그림 9.124).

치료 자세

1. 시술자는 치료 테이블에 바로 누운 자세를 취한다.
2. 시술자는 어깨뼈 이음의 높이에서 환자 옆에 앉는다.
3. 시술자는 양 손의 손가락 끝 패드로 누름 통점을 촉진하고 환자의 같은쪽 팔을 다른 쪽으로 조절한다(그림 9.125).
4. 환자의 팔을 대략 45도 굽힘하고 45도 벌림한다.
5. 시술자는 누름 통점이 사라질 때까지 바깥돌림한다(그림 9.126 & 9.127).
6. 시술자는 작은 범위의 움직임을 통해 미세 조정한다(굽힘과 폄, 벌림과 모음, 바깥돌림).

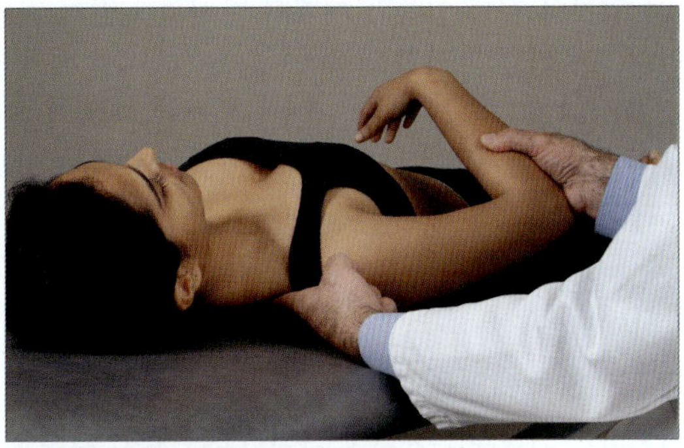

그림 9.125 가시 윗근 누름 통점 촉진.

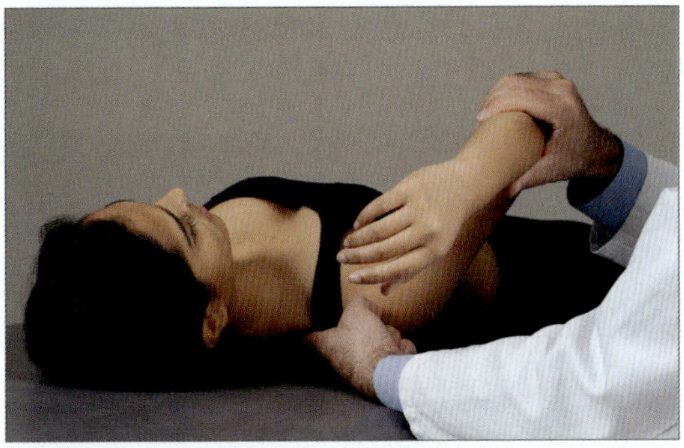

그림 9.126 가시 윗근: F ABD ER.

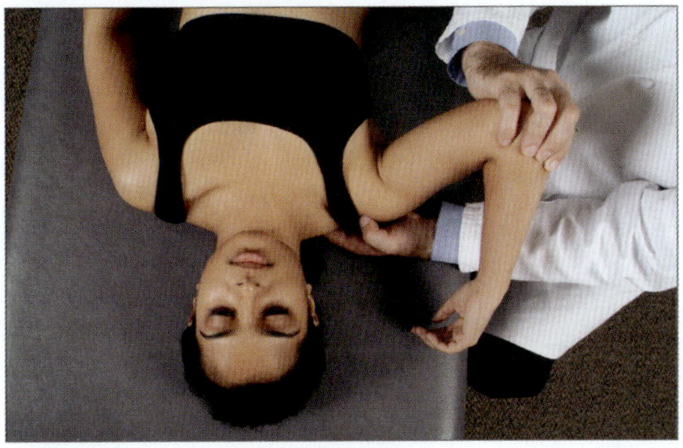

그림 9.127 가시 윗근: F ABD ER.

가시 아래근

Infraspinatus

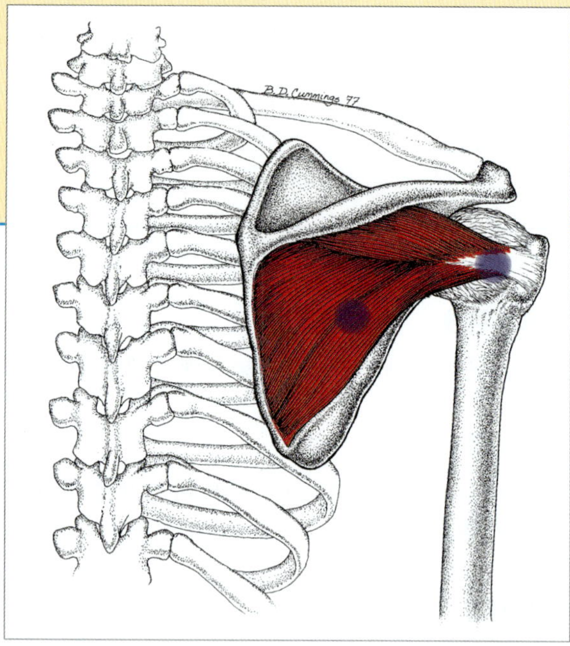

그림 9.128 가시 아래근 카운터스트레인 누름 통점(7).

치료의 적용

이 치료는 가시아래근의 체성 기능 장애에 적합하다.

누름 통점 위치

누름 통점은 바깥쪽 어깨 관절 정지에서 힘줄 부위에서 안쪽으로 1-엄지의 깊이 안쪽과 어깨뼈 가시의 2-엄지 깊이 아래에 있다(GH 관절의 뒤쪽 안쪽 면에서 어깨뼈의 아래가쪽 가시) (**그림 9.128**). 다른 것들은 어깨뼈 척추 면에서 어깨뼈의 아래쪽 가시를 따라 있다. 이들은 환자의 자세를 조절하기 위해서 굽힘과 벌림의 각도를 조절하는 것이 필요하다.

치료 자세

1. 환자는 치료 테이블 위에 바로 누운 자세를 취한다.
2. 시술자는 어깨뼈 이음의 높이에서 테이블의 옆에 앉는다.
3. 시술자의 다리 쪽 손은 손바닥으로 어깨의 뒤에서 바깥쪽 면 아래로 쓰다듬으면서 누름 통점을 촉진한다(**그림 9.129**).
4. 시술자의 다른 손은 누름 통점 쪽의 아래팔을 잡고 어깨를 약 150도 정도 굽힘한다.
5. 그 후에 시술자는 바깥돌림을 하고 어깨를 벌림한다. 이것은 누름 통점이 사라 질 때까지 한다(**그림 9.130**).
6. 시술자는 움직임의 작은 호를 통해 미세 조정을 한다(굽힘과 폄, 바깥돌림과 안돌림).

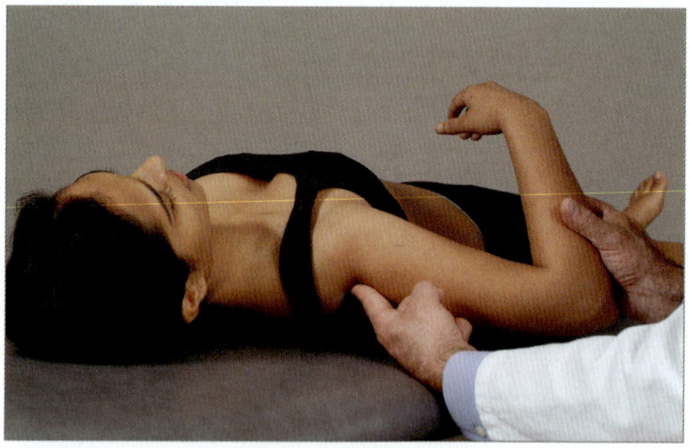

그림 9.129 가시 아래근 누름 통점 촉진.

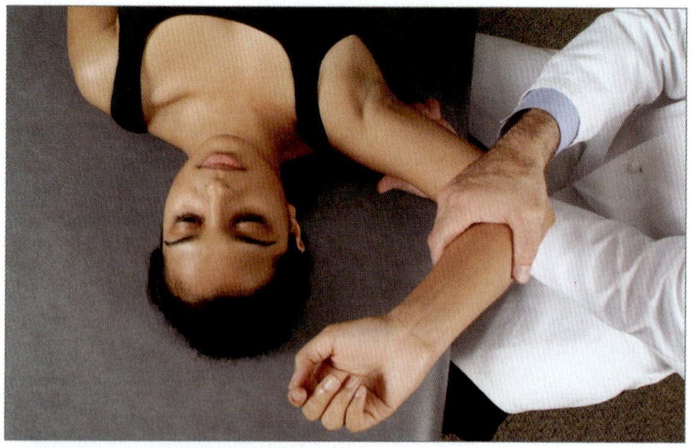

그림 9.130 가시 아래근: F IR abd.

팔부위 UPPER EXTREMITY REGION

어깨 올림근

Levator Scapulae

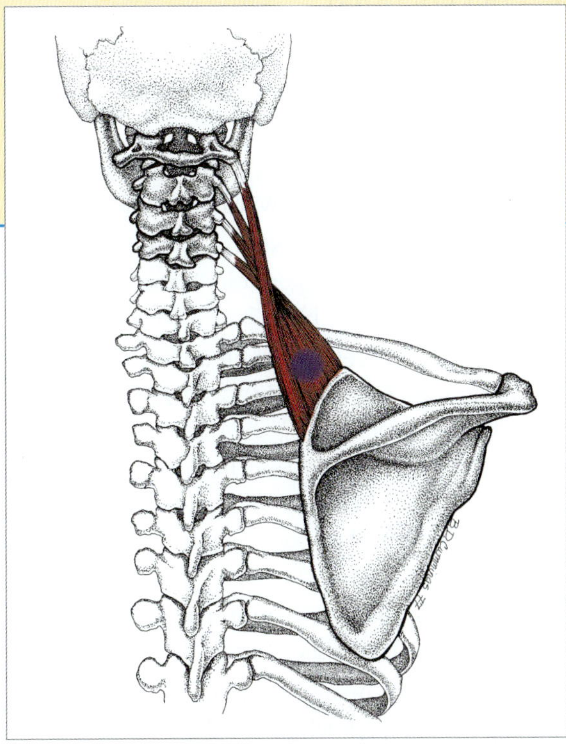

그림 9.131 어깨 올림근 카운터스트레인 누름 통점(7).

치료의 적용

이 치료는 어깨 올림근의 체성 기능 장애에 적합하다.

누름 통점 위치

누름 통점은 어깨근의 위각에 위치한다(그림 9.131).

치료 자세

1. 환자는 엎드려 눕고 머리는 반대로 한다. 시술자는 침범된 어깨 쪽에 앉는다.
2. 시술자의 아래쪽 손은 환자의 손목을 잡고 다른 손은 누름 통점을 촉진한다(그림 9.132).
3. 시술자는 어깨를 바깥돌림 한 후에 적당한 당김을 부드럽게 적용하고 최소한 모음과 적절한 당김을 부드럽게 추가한다(그림 9.133).
4. 시술자는 작은 움직임 범위를 통해 미세 조정을 한다(안돌림과 바깥돌림, 벌림과 모음).

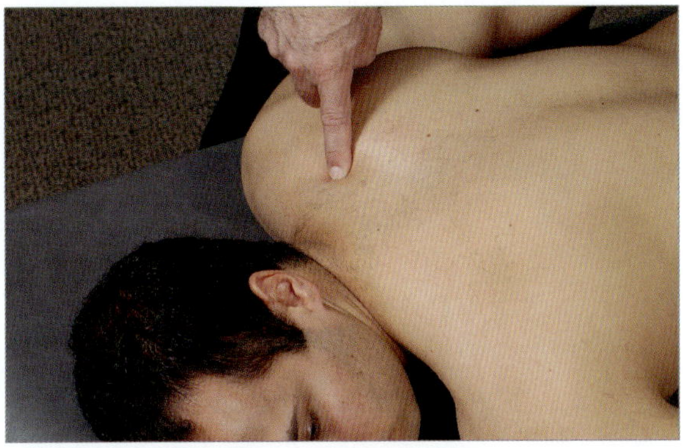

그림 9.132 어깨 올림근 누름 통점 촉진.

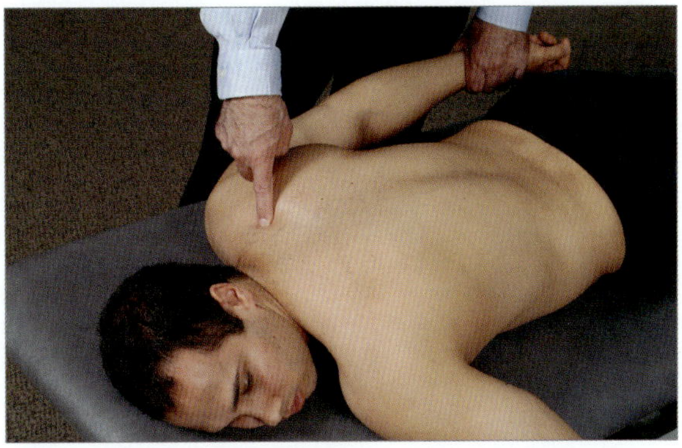

그림 9.133 어깨 올림근: IR (팔) 견인.

REFERENCES

1. Jones LH, Kusunose RS, Goering EK. Jones Strain-Counterstrain. Carlsbad, CA: Jones Strain-Counterstrain, 1995.
2. Ward R (ed). Foundations for Osteopathic Medicine. Philadelphia: Lippincott Williams & Wilkins, 2003.
3. Simons D, Travell J, Simos L. Myofascial Pain and Dysfunction: The Trigger Point Manual, vol 1. Baltimore: Williams & Wilkins, 1999.
4. Rennie P, Glover J. Counterstrain and Exercise: An Intergrated Approach (2nd ed.). Williamstown, MI: RennieMatrixTM, 2004.
5. Modified with permission from Clay JH, Pounds DM. Basic Clinical Massage Therapy: Intergrating Anatomy and Treatment. Baltimore: Lippincott Williams & Wilkins, 2003.
6. Yates H, Glover J. Counterstrain: A Handbook of Osteopathic Technique. Tulsa, OK: Y Knot, 1995
7. Modified with permission from Simons DG, Travell JG, Simon LS. Myofascial Pain and Dysfunction: The Trigger Point Manual. Baltimore: Lippincott Williams & Wilkins, 1999.

근에너지 기법
Muscle Energy Technique

10

기법의 원리 TECHNIQUE PRINCIPLES

근에너지기법(muscle energy technique, MET)은 정골요법의 한 종류로써, Dr. Fred Mitchell Sr.(1909~1974)에 의해 개발되었다. 정골요법원리 교육위원회(Education Council on Osteopathic Principles, ECOP)에서는 근에너지기법을 "시술자에 의해 정확하게 조절된 자세로부터 시술자가 정한 일정한 저항에 대항하면서 구체적으로 지정된 운동방향으로 환자가 자신의 신체를 수의적으로 가져감으로써 실시하는 진단과 치료의 한 방법"(1) 이라고 정의하고 있다. 어떤 정골요법사들(예: Hollis Wolf, Nicholas S, Nicholas)은 이 기법을 "T. J. Ruddy가 사용했던 기법에서 변형되어 생긴 하나의 치료방법"이라고 말하기도 한다. Ruddy는 근에너지기법이 개발되기 이전에 빠른 율동적 저항운동(rhythmic resistive duction)이라고 불리는 기법을 개발하였는데, 이 기법은 시술자의 저항에 대항하여 환자가 근육을 수축시키는 방법으로 사용되었다(2~4). 근에너지 기법에서 시술자는 환자가 제한성 장벽(restrictive barrier)에 도달할 수 있도록 위치시킨다. Fred Mitchell, Jr.,은 제한지점의 수준 정도를 표현하기 위해 '깃털 끝지점(feather' s edge)이라는 용어를 사용하였다(5, 6). 참고로 이 용어는 어떤 동작의 마지막에 제한으로부터 생기는 강한 끝느낌(end-feel) 이전에, 처음에 어느 정도의 움직임을 가져갔을 때 발생하는 제한과 함께 느껴지게 되는 첫 느낌이라고 말할 수 있다. 만약에 시술자가 장벽(barrier)을 제한의 마지막 지점까지 도달하게 하면, 환자가 거기에 저항하게 되기 때문에 결국 기능부전을 고치기가 어려워진다. 또한, 깃털 끝지점(feather's edge)에서 세 개의 모든 축에 도달되게 되면 기능부전이 있는 부분의 잠김현상(locking)을 유발하게 되어 결국 치료가 힘들어지고, 기능부전이 있는 부분의 저항이 더욱 세어지는 결과를 초래하게 된다. 이것은 가장 우선시 되는 정형물리치료 방법 중의 하나로 사용되었다고 알려져 있고, 치료에 있어서 가장 중요한 치료규칙으로서 생리학적 원리로 받아들여졌다.

기법의 분류 TECHNIQUE CLASSIFICATION

직접적 DIRECT

근에너지기법(MET)은 다른 직접기법들과 마찬가지로, 환자의 기능장애를 제한성 장벽 쪽으로 위치시킨다. 특히, 최근 미국 안팎에서는 몇몇 도수요법사들에 의해 간접기법이 알려지기 시작했다.

기법의 형태 TECHNIQUE STYLES

등척성 후 이완 기법 POST ISOMETRIC RELAXATION

근에너지기법은 주동근과 관련된 다른 근육들이 서로 통합하여 등척성 수축을 함으로써 치료의 효과가 발생하게 된다. 등척성 수축을 하는 동안에 증가되는 장력은 근건내의 고유수용기인 골지건기관(GTO)에서 감지되는데, 이는 반사억제와 과긴장이 있는 근육의 길이 증가를 일으킨다. Mitchell은 이러한 근 수축 후에는 시술자가 느낄 수 있는 근육의 이완이 일어나고 일시적으로 근 길이가 늘어나는 절대적 불응기가 발생한다고 믿었다. 물론 이것이 지나치게 간략화 된 설명일수도 있겠지만, 우리는 또 다른 부가적인 효과는 움직임에 있다고 생각한다. 또한 대부분의 연부조직과 근막이완에 대한 일반적 효과들은 이 근에너지기법의 원리에 포함되어 있다.

근막과 연부조직 치료에서도 명시되어 있듯이 등척성 근 수축을 하는 동안에 발생되는 열은 근막구조에 같은 효과를 가지고 있다. 열의 발생은 긴장하에 있는 결합조직과 교원질 성분을 콜로이드 상태로 변화시킬 수도 있다(겔에서 졸 상태로 변화). 결과적으로 근막이 싸고 있는 것이 늘어나게 되며, 이는 곧

근육이 늘어난다는 것과 같은 것이 된다. 등척성 근 수축을 하는 동안 근육 안에 발생하는 근 긴장은 근복과 전체적인 근 길이를 늘이거나, 이완을 자각하도록 도움을 주는 세포사이와 주위의 여러 구획들부터 체액(예: 정맥혈과 림프액과 같은)들을 발산시킨다. 주동근이 수축될 때에 대부분의 경우 급성기 염좌 시에는 근육이 기능부전일 경우가 대부분인데, 이 근에너지기법은 이러한 급성기일 때보다는 아급성기부터 만성기까지 특히, 근육의 단축이나 근섬유화가 있을 때 매우 효과적이다. 만약 근수축의 힘(force)이 변할지라도 환자와 시술자에게는 크게 상관이 없다.

주의: 힘이 강한 사람이라도 환자의 수축력과 시술자가 가하는 저항의 사이에서 힘겨루기 형태가 되어서는 안된다.

상반 억제 RECIPROCAL INHIBITION

이 근에너지기법은 상반지배와 근 이완의 생리적 기본원리를 사용하고 있다. 이것은 주동근이 수축할 때 길항근은 이완되어야 한다는 것으로, 예를 들어 상완근과 상완이두근이 수축할 때 상완삼두근은 이완된다는 것과 같다. 이 기법에서 발생하는 근 수축력은 굉장히 가볍지만, 보통 의식적으로 근육을 수축시킬 때의 수축력보다는 더 크다. 만약 힘이 너무 강할 때에는 반사가 소실될 수 있는데, 이는 주동근 외에 다른 협력근이나 보조근들의 수축이 더해지기 때문이다. 또, 한 개의 근육이 아닌 두 개 이상의 근육이 수축할 시에는 억제가 소실되는데, 이것은 예를 들어 환자가 모든 근육들을 등척성으로 수축할 때 발살바 방법처럼 수축하는 것과 같은 원리이다. 보통 기능적으로 이상이 없는 주동근을 사용하여 반대에 기능의 문제가 있는 길항근을 이완시키는데 사용되는 근에너지기법은 급성기 상태에 적용되는 경우가 많지만, 아급성기와 만성기에서도 사용될 수 있다.

근력을 이용한 관절가동술 JOINT MOBILIZATION USING MUSCLE FORCE

근육의 힘은 환자를 위치시키거나 제한된 관절의 동작을 회복시키기 위한 근 수축에 사용된다. 근육은 관절움직임의 주된 작용을 하는 것으로 특정한 자세에서 아주 강한 힘을 발생하거나 국소부위의 특별한 매개체로서도 작용한다. 환자가 시술자의 도움 대신에 능동적으로 근수축을 일으키는 경우를 제외하고, 이것은 HVLA(High velocity, low amplitude) 기법의 긴 지렛대(long-levered)원리와 유사하다. 따라서, 이러한 종류의 근에너지기법은 LVLA(low velocity, low amplitude)의 기법이라고 할 수 있겠다. 그 결과 수축은 최소의 등장성(isotonic)으로 된다.

앞에서 언급했다시피, 관절에서 일어나는 동작은 직접적으로나 간접적으로나, 치료기법에 따라 정해진 정도의 힘을 적용함으로써 동작이 향상될 수 있다. 근에너지기법은 전통적으로 직접적인 기법으로 알려져 있으며, 제한이 있는 관절에 관절가동술로 사용되어져 왔다. 따라서 환자를 위치시키는 방법에 있어서는 상반지배의 방법과 유사하다. 그러나 이러한 경우 근 수축 시에 더 많은 양의 저항이 있다면(가능한 등장성으로), 근 수축은 더욱 더 강하게 일어날 수 있다. 시술자의 편의를 위해 환자는 시술자가 최소한의 반대압력(counterforce)으로 가장 최적의 긴 지렛대 힘(long-levered force)의 발달을 이끌어 낼 수 있도록 치료방향에 알맞게 자세를 취하여야한다.

호흡보조 RESPIRATORY ASSISTANCE

호흡보조는 수많은 정형도수치료에서 사용되어 질 수 있다. 예를 들어 근막이완(myofascial release), 연부조직(soft tissue), 대비염좌(counterstrain), 균형잡힌 인대성 긴장기법(balanced ligamentous tension), 인대성 관절 스트레인 기법(ligamentous articular strain)등을 들 수 있는데, 여기서의 근에너지기법은 시술자가 환자를 최적의 방향으로 위치시켜서 호흡시 발생하는 힘이 기능장애가 있는 부분을 향하도록 한다. 이와 동시에 시술자는 제한성 장벽(restrictive barrier)을 통해서 기능장애가 있는 부분을 바로 치료하도록 돕는 반대압력(counterforce)과 같이, 지레대의 받침점(예: 시술자의 손) 원리를 사용한다. 흡기 시의 횡격막 확장은 근막의 연속성, 동작 그리고 조직의 변화 때문에 근육에 아주 약한 영향만을 미칠 수가 있는데, 이는 국소적으로나 중요하지 않은 몇몇 경우에만 해당되는 것이다.

경안반사 OCULOCERVICAL REFLEX

환자가 특정한 눈의 움직임을 실행하려고 할 때, 특정한 경부의 근육과 체간 근육은 수축하게 되고, 반사적으로 길항근은 이완하게 된다(1). 나중에 그 환자는 자신이 볼 수 있는 곳과 볼 수 없는 곳 모두 볼 수 있게 해달라고 할 수도 있다. 그러므로, 경안반사(Oculocervical reflex)는 최소한 '등척성 후 이완 효과' 나 '상반억제 효과' 를 유발할 수가 있다. 이 기법은 통증이 너무 심하거나, 심한 근경축(muscle spasm)이나 염좌(sprain) 때문에 다른 치료 기법의 적용이 불가능 할 때 적용할 수 있고, 아주 심한 중증과 급성기의 경부와 상 흉부에 있어서 가장 효과가 높다.

적응증 INDICATIONS

일차적 적응증 PRIMARY INDICATION

1. 근막에 기능이상이 있을 때, 특히 과 긴장이 있는 근육의

긴장을 저하시키려고 할 때에는 짧아져 있는 근육을 늘이거나, 신장시켜서 섬유성 근육의 탄력성을 증가시킨다.

2. 관절의 기능이상이 있을 때, 제한이 있는 관절에 관절가동술을 적용시켜 운동범위를 향상시킨다.

이차적 적응증 SECONDARY INDICATION

1. 국소적 혈액순환과 호흡 기능을 향상시키는데 목적이 있다.
2. 근육의 긴장을 변화시키면서 신경근 사이의 균형을 향상시키는데 목적이 있다.
3. 근약증이나 저긴장에 있는 근육의 긴장을 증가시키는데 목적이 있다.

금기증 CONTRAINDICATIONS

상대적 금기증 RELATIVE CONTRAINDICATION

1. 중등도나 중증의 근염좌(muscle strain)
2. 교정시에 건적출(tendinous evulsion) 발생의 유험요소가 예상되는 골다공증 환자
3. 중증의 병이 있는 경우(예: 수술 직후, 중환자 등)

절대적 금기증

1. 골절이나 탈구, 치료부위에 중등도 및 중증의 관절 불안정이 있는 경우
2. 환자가 치료의 방향이나 지시를 이해하지 못하거나, 환자의 협조가 없는 경우

일반적인 고려사항과 규칙 GENERAL CONSIDERATIONS AND RULES

환자의 특성에 따라서 근에너지기법의 방식은 달라질 수 있다. 또한, 근수축의 특성과 길이는 환자마다 그리고 해부학적 위치마다 바뀌어 질 수 있다. 근육은 발생학적으로 서로 다르기 때문에 등척성 근 수축 시 반응하는 방식도 저마다 다를 수 있다. 예를 들어, 어느 근육들은 근 수축을 5초나 그 이상 유지하는 것이 필요하기도 하지만, 어떤 근육들은 3초가 충분한 경우도 있다.

다음은 근 에너지 기법의 가장 기본적인 순서들이다.

1. 시술자는 치료할 뼈나 관절, 그리고 근육을 움직임이 일어나는 3개의 모든 면 (x-, y-, z-축)위에서 제한성 장벽(restrictive barrier, 처음으로 저항이 발생되는 지점)의 깃털 끝지점(feather's edge)에 위치시킨다. 그러나, 만약 세 개의 모든 축을 동시에 고정시킬 때 기능부전이 있는 부분에서 저항이 매우 높아질 수도 있기 때문에 하나의 축을 약간 느슨하게 고정한다면 더욱 효과적이 될 수도 있다.
2. 시술자는 환자에게 자신이 가하는 저항에 대항하여 특정 근육을 특정 방향으로 3~5초 정도 수축하라고 지시한다.
3. 환자는 시술자가 이완하라고 하거나, 수면을 취하라고 말할 때, 모든 근육의 수축을 멈추어야 한다.
4. 시술자는 환자가 무방비 상태이거나, 완전히 이완되었을 때(약 1~2초 정도 걸린다), 환자를 새로운 제한성 장벽(restrictive barrier)의 깃털 끝지점(feather's edge)까지 천천히 재위치 시킨다.
5. 가능한 한 최대로 증가된 동작이 획득될 때까지, 1번에서 4번까지의 과정을 반복한다. 3번에서 7번 정도의 반복이 평균적이긴 하지만, 회수는 침범된 신체 부위와 환자의 인내력에 따라 달라 질 수 있다.
6. 시술자는 치료의 효과를 확인하기 위하여 기능부전이 있는 부분의 여러 진단적 요소들을 재평가한다.

대부분의 정형물리치료 방법에서 선호하는 근에너지기법은 다른 여러 기법들과 함께 결합하여 사용될 수도 있다. 특히, 연부조직을 강화시키고 근막이완, 카운트 스트레인 기법(counterstrain), HVLA(High velocity, low amplitude) 기법에서 특히 유용하다. 치료 위치가 HVLA의 기법들과 대체적으로 비슷하기 때문에, 근 이완기법 치료가 부족하거나 성공적이지 못할 때에는 HVLA기법을 사용하여 치료한다. 또한, 근에너지기법도 자주 HVLA기법과 함께 사용하여 치료가 성공적으로 이루어질 수 있도록 한다.

만약에 시술자가 근에너지기법을 적용했지만 치료가 성공적이지 못했을 때는, 매우 심한 중증의 만성 기능부전이거나 오진일 경우가 많다. 정확한 절차와 과정을 거쳤더라도 치료부위에 대한 힘의 부적절한 적용으로써 효과가 없을 수도 있다(힘이 너무 강하거나 약할 시. 예를 들어 위치를 잘못 잡아 힘이 너무 강하거나 너무 약하게 적용될 때). 이 기법에서는 환자의 치료위치 선정의 정확성을 이해하는 것이 중요하다. 시술자는 반드시 치료되고 있는 부분이나 근 조직을 정확하게 촉지하여야 한다. 그리고, 환자의 부정확한 힘을 사용하여 수축을 할 경우(너무 강하거나, 너무 약하거나), 치료의 성공적인 완성에 방해가 될 수도 있고, 환자의 수축의 기간이 너무 짧을 때에는 치료의 효과가 감소될 수도 있다. 또한, 환자가 재위치를 하기에 앞서서 완전하게 이완하지 않는다면 다른 문제들이 발생할 수도 있을 것이다. 더 나아가, 만약에 시술자가 치료 후 재평가에 실패하거나 제대로 하지 않는다면, 환자의 기능부전이 개선 없이 그대로 유지되거나, 좋은 반응을 이끌어 낼 수 없을 것이다.

목부위CERVICAL REGION

승모근 경축(장기간 제한 근): 등척성 후 이완기법

Trapezius Muscle Spasm(long restrictor): Post Isometric Relaxation

1. 환자는 바로누운자세를 취하고 시술자는 환자의 머리 쪽으로 테이블에 앉는다.
2. 시술자는 환자의 목을 제한성 장벽(restrictive barrier)에 도달할 때까지 부드럽게 굴곡시킨다(**그림 10.1**).
3. 환자는 시술자가 같은 양의 저항력을 제공하는 동안, 그에 대항하여 목과 머리를 신전이나 후방 굴곡한다(검은색 화살표 방향, **그림 10.2**)
4. 이러한 등척성 수축을 3초에서 5초간 유지한 후에 시술자는 환자가 힘을 빼고 이완할 수 있도록 한다.
5. 환자가 완전하게 이완되었을 때, 시술자는 다시 한 번 환자의 목을 새로운 제한성 장벽(restrictive barrier)까지 천천히, 부드럽게 굴곡시킨다(흰색 화살표 방향, **그림 10.3**).
6. 3번에서 5번까지의 과정을 세 번에서 다섯 번 정도 반복하거나 제한된 동작이 최대한으로 향상될 때 까지 반복한다.
7. 이번에는 위와 같은 과정을 왼쪽, 오른쪽의 측방 굴곡 그리고 회전의 향상을 위해 실시한다.
8. 치료의 효과 여부를 확인하기 위해서 경부의 가동범위를 다시 한 번 검사해본다.

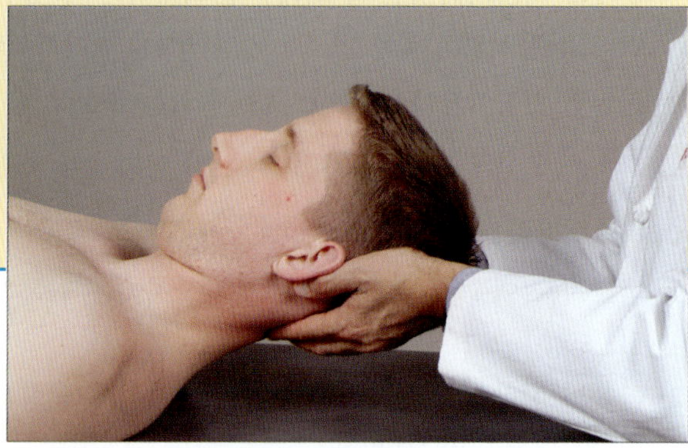

그림 10.1 A. 1~2단계, 굴곡 장벽

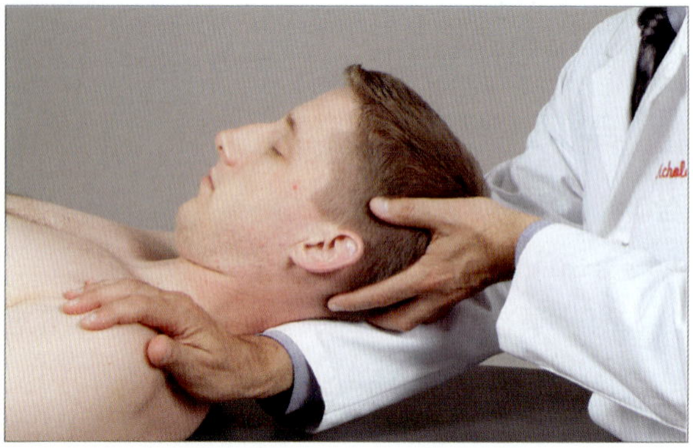

그림 10.1 B. 손의 위치 교대

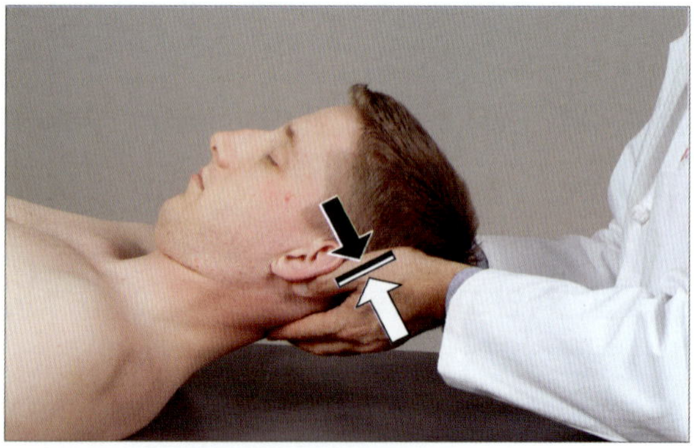

그림 10.2 3단계, 등척성수축

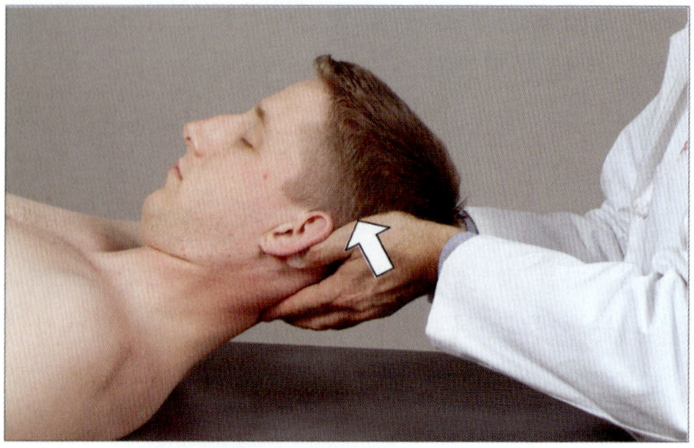

그림 10.3 5단계, 굴곡 제한지점

목부위CERVICAL REGION

왼쪽 흉쇄유돌근 경축(급성기의 사경): 상반 억제 기법

Left SternocleidomastoidSpasm(acute torticollis) : Reciprocal Inhibition

1. 환자는 바로 눕고, 시술자는 환자의 머리 쪽에 앉아 머리를 손으로 지지하고, 머리를 시술자의 무릎이나 하퇴에 편안하게 올려 놓도록 한다.
2. 시술자는 환자의 머리를 오른쪽으로 부드럽게 회전시켜 과긴장이 있는 왼쪽 흉쇄유돌근이 복측으로 오도록 한다(**그림 10.4**).
3. 시술자는 환자의 목을 제한성 장벽(restrictive barrier)에 도달할 때까지 부드럽게 신장시킨다(**그림 10.5**).
4. 시술자가 동일한 힘으로 저항력을 가하는 동안(흰색 화살표), 환자도 그 힘에 대항하여 아주 천천히 머리를 신장시킨다(검은색 화살표, **그림 10.6**).
5. 시술자는 왼쪽 흉쇄유돌근을 촉지해보고, 이완이 되어지고 있는지 확인해본다.
6. 이러한 등척성 수축을 3~5초 정도 유지하고, 이 후에 시술자는 환자가 정지하고 이완할 수 있도록 한다.
7. 환자가 완전하게 이완되었을 때, 시술자는 다시 한 번 환자의 목을 새로운 제한성 장벽(restrictive barrier)까지 천천히, 부드럽게 신장시킨다(흰색 화살표 방향, **그림 10.7**)
8. 4번에서 7번까지의 과정을 세 번에서 다섯 번 정도 반복하거나, 제한된 동작이 최대한으로 향상될 때 까지 반복한다.
9. 시술자는 왼쪽 흉쇄유돌근에 긴장이 감소하였는지 촉지해보고, 환자가 올바른 자세를 가지게 되었는지 확인하기 위하여 머리가 올바른 위치에 있는지 살펴본다.

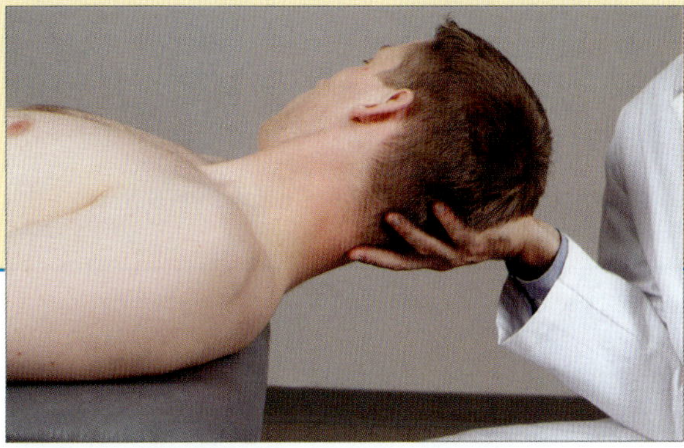

그림 10.4 1~2단계

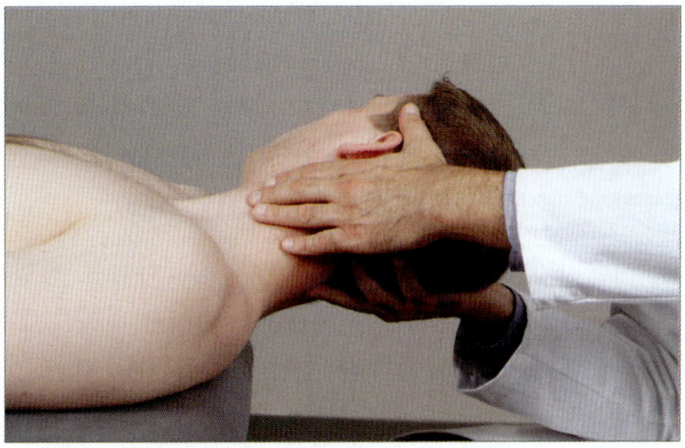

그림 10.5 3단계, 신전 장벽

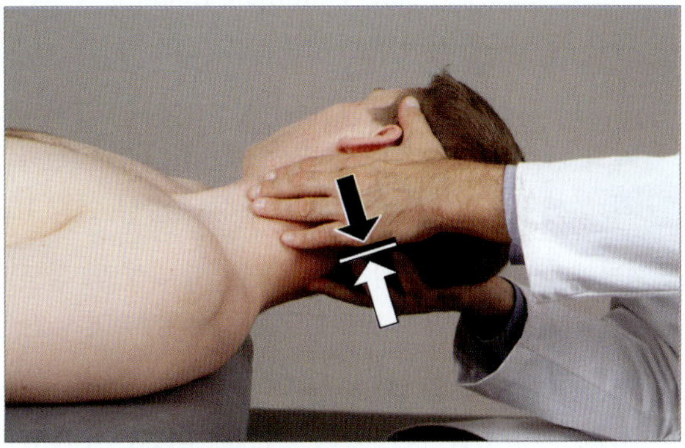

그림 10.6 4단계, 등척성 수축

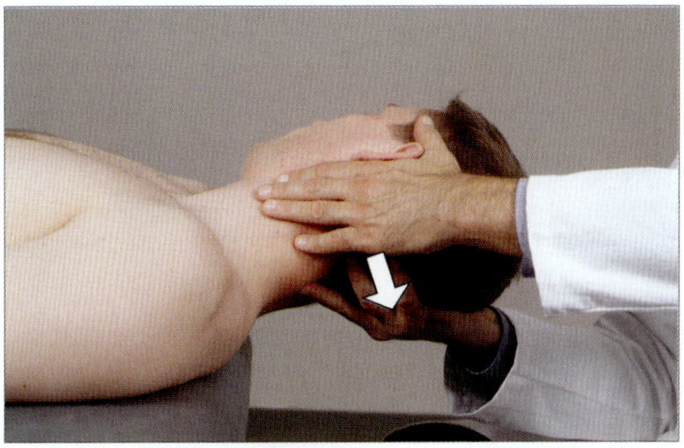

그림 10.7 7단계, 신전 장벽

목부위CERVICAL REGION

왼쪽 흉쇄유돌근 구축(만성기): 등척성 후 이완기법

Left SternocleidomastoidSpasm Contracture(chronic): Post Isometric relaxation

1. 환자는 바로 눕고, 시술자는 환자의 머리 쪽에 앉아 머리를 손으로 지지하고, 머리가 시술자의 무릎이나 하퇴에 편안하게 올려놓도록 한다.
2. 시술자는 오른쪽으로 부드럽게 환자의 머리를 회전시키고 과긴장이 있는 왼쪽 흉쇄유돌근이 복측으로 오도록 한다(**그림 10.8**).
3. 시술자는 환자의 목을 제한지점(restrictive barrier)에 도달할 때까지 부드럽게 신장시킨다(**그림 10.9**).
4. 시술자가 저항력을 가하는 동안(흰색 화살표 방향), 환자도 그 힘에 대항하여 아주 천천히 머리를 왼쪽으로 굴곡과 함께 회전한다(검은색 화살표 방향, **그림 10.10**).
5. 시술자는 왼쪽 흉쇄유돌근을 촉지해보고, 이완이 되어지고 있는지 확인해본다.
6. 이러한 등척성 수축을 3~5초까지 유지하고, 이 후에 시술자는 환자의 정지하고 이완할 수 있도록 한다.
7. 환자가 완전하게 이완되었을 때, 시술자는 다시 한 번 환자의 목을 새로운 제한성 장벽(restrictive barrier)까지 천천히, 부드럽게 신장시킨다(흰색 화살표 방향, **그림 10.11**)
8. 4번에서 7번까지의 과정을 세 번에서 다섯 번 정도 반복하거나, 제한된 동작이 최대한으로 향상될 때 까지 반복한다.
9. 시술자는 왼쪽 흉쇄유돌근에 긴장이 감소하였는지 촉지해보고, 환자가 올바른 자세를 가지게 되었는지 확인하기 위하여 머리가 올바른 위치에 있는지 살펴본다.

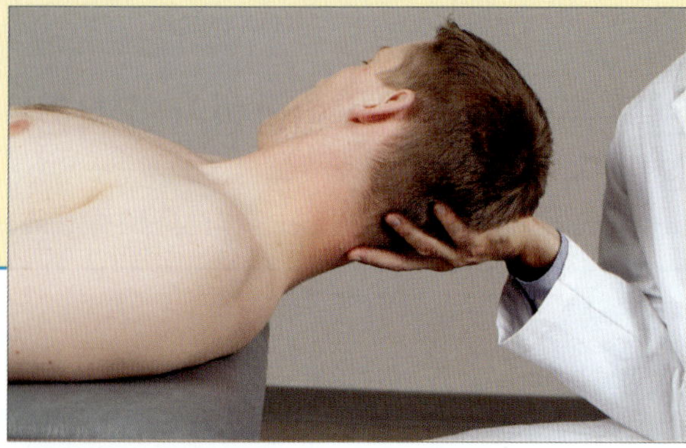

그림 10.8 1~2단계

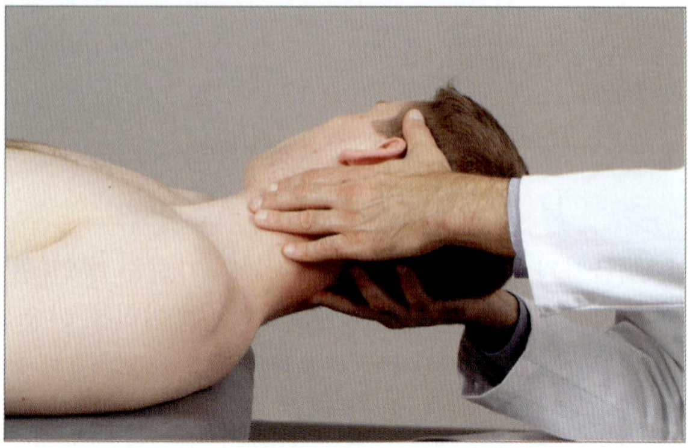

그림 10.9 3단계, 신전 장벽

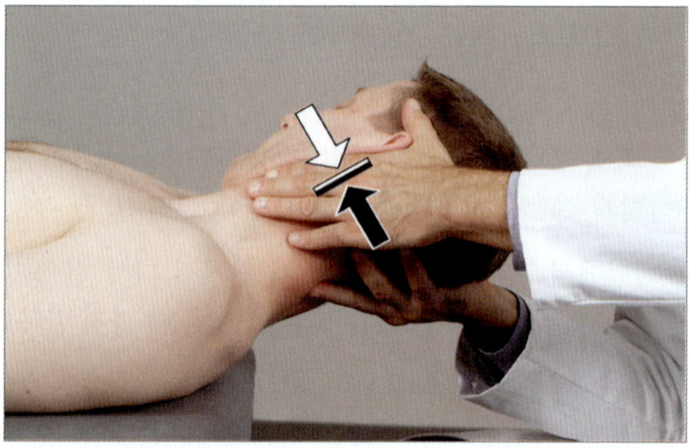

그림 10.10 4단계, 등척성 수축

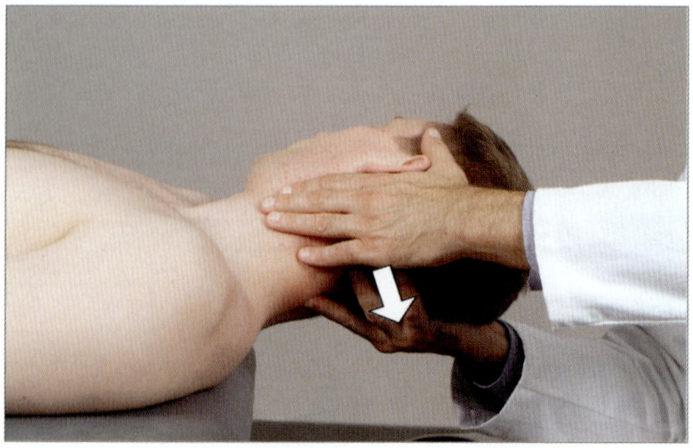

그림 10.11 7단계, 신전 장벽

목부위CERVICAL REGION

경추의 관절가동 범위: 경안반사

Cervical Range of Motion: Oculocervical Reflex

경안반사는 아래와 같은 안내에 따라 METs기법과 병행하여 실시할 수 있다.

1. 목의 신전 제공: 환자는 머리 위쪽을 3~5초 정도 쳐다보게 한다. 그 후에 시술자는 환자에게 중지하고 이완하라(눈을 감고)고 말한다. 시술자는 천천히 그리고 부드럽게 환자의 머리와 목을 새로운 제한성 장벽(restrictive barrier)에 도달할 때까지 신장시킨다. 이를 세 번에서 다섯 번 정도 반복하거나, 최대한 향상될 때까지 반복 실시한다(그림 10.12).
2. 목의 굴곡 제공: 환자는 다리 쪽을 향하여 3~5초 정도 쳐다보게 한다. 그 후에 시술자는 환자에게 중지하고 눈을 감고 이완하라고 말한다. 시술자는 천천히 그리고 부드럽게 환자의 머리와 목을 새로운 제한성 장벽에 도달할 때까지 굴곡시킨다. 이를 세 번에서 다섯 번 정도 반복하거나, 최대한 향상될 때까지 반복 실시한다(그림 10.13).
3. 목의 오른쪽 측방굴곡 제공: 환자는 자신을 기준으로 오른쪽을 향하여 3~5초 정도 쳐다보게 한다. 그 후에 시술자는 환자에게 중지하고 눈을 감고 이완하라고 말한다. 시술자는 천천히 그리고 부드럽게 환자의 머리와 목을 새로운 제한성 장벽에 도달할 때까지 측방굴곡시킨다. 이를 세 번에서 다섯 번 정도 반복하거나, 최대한 향상될 때까지 반복 실시한다(그림 10.14).
4. 목의 왼쪽 측방굴곡 제공: 환자는 자신을 기준으로 왼쪽을 향하여 3~5초 정도 쳐다보게 한다. 그 후에 시술자는 환자에게 중지하고 눈을 감고 이완하라고 말한다. 시술자는 천천히 그리고 부드럽게 환자의 머리와 목을 새로운 제한성 장벽에 도달할 때까지 측방굴곡시킨다. 이를 세 번에서 다섯 번 정도 반복하거나, 최대한 향상될 때까지 반복 실시한다(그림 10.15).

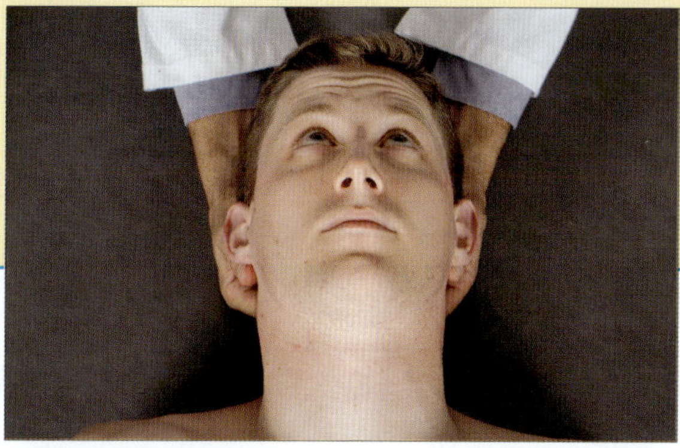

그림 10.12 1단계

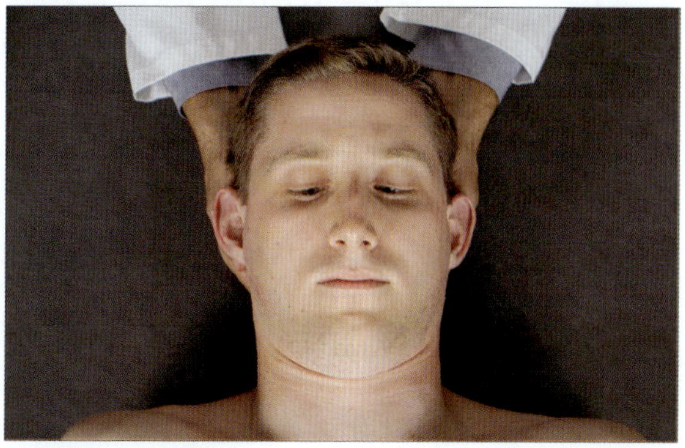

그림 10.13 2단계

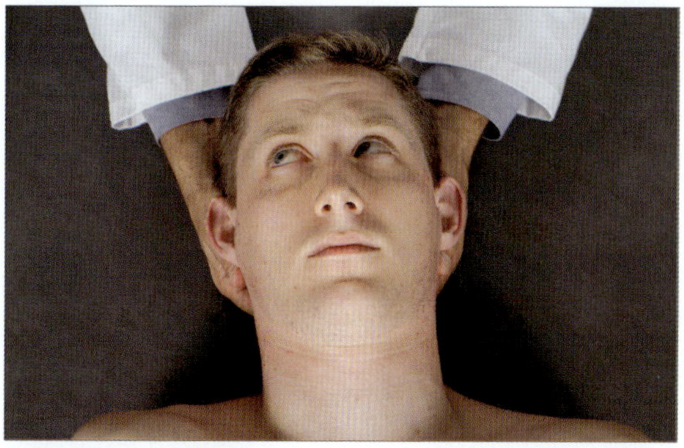

그림 10.14 3단계

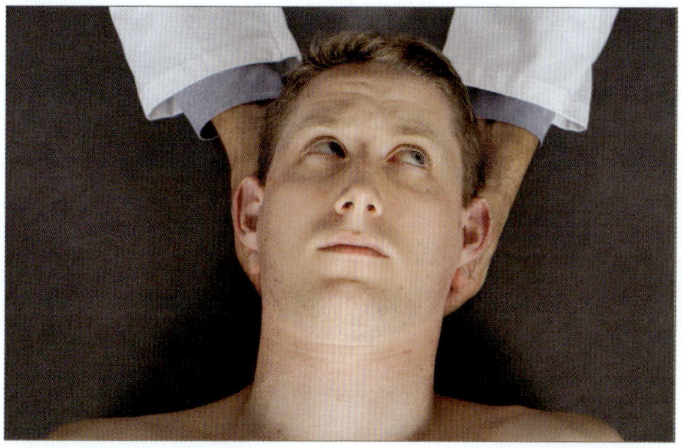

그림 10.15 4단계

목부위CERVICAL REGION

후두환추관절(C0-C01)의 기능부전 예: C0 ESLRR 등척성 후 이완기법*

1. 환자는 바로누운자세로 눕고, 시술자는 환자 머리쪽의 검사대에 앉는다.
2. 시술자의 한쪽 손은 환자의 후두부에 위치시키고, 손가락 지두로 하후두부 근육조직 부위를 촉지한다. 그리고 시술자의 반대쪽 손의 시지와 중지는 턱 쪽에 아랫입술 바로 아래부분에 위치시킨다(그림 10.16 & 10.17).
3. 시술자는 제한성 장벽(restrictive barrier)에 도달할 때까지 환자의 후두부를 오른쪽으로 부드럽게 굴곡과 측방굴곡 시킨다(흰색 화살표, 그림 10.18). 시술자가 행하는 움직임은 환추후두관절에 국한되어 있지만, 환자가 원하면 왼쪽 회전을 실시할 수도 있다.

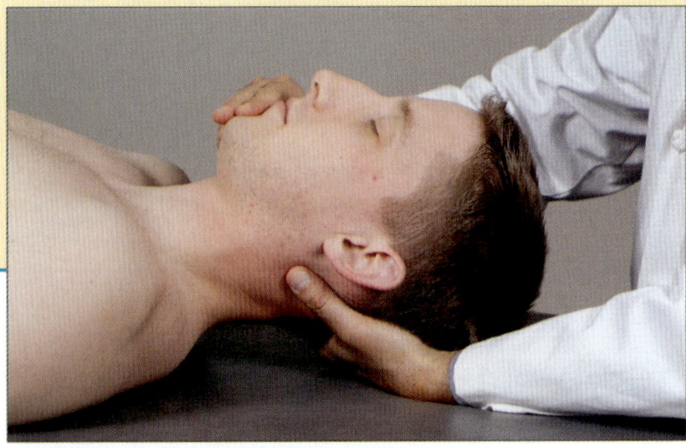

그림 10.16 1~2단계, 측면

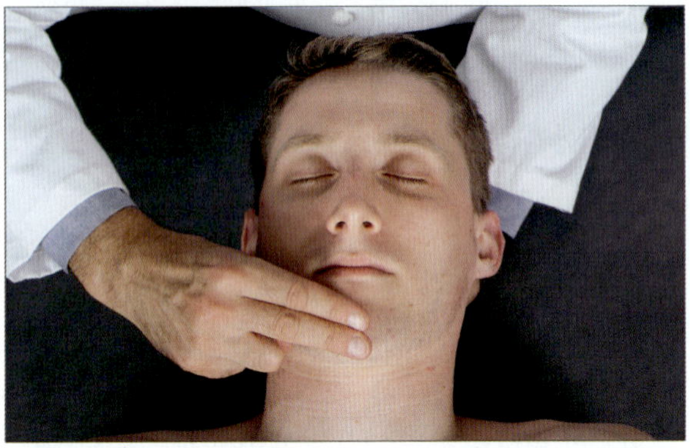

그림 10.17 1~2단계, 전면

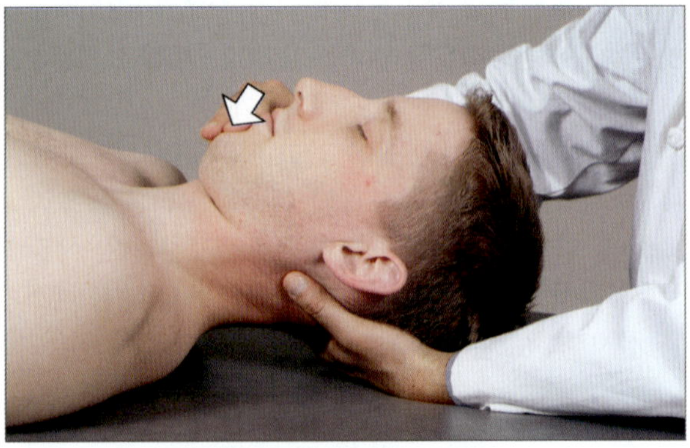

그림 10.18 3단계, 굴곡, 측방굴곡 장벽

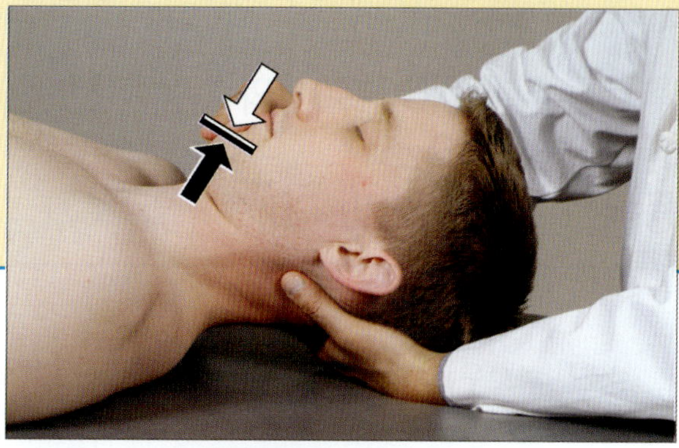

그림 10.19 4단계, 등척성 수축

4. 환자는 머리를 부드럽게 뒤쪽으로 신장시켜서(검은색 화살표, 그림 10.19). 시술자가 저항을 일정하게 가하고 있는 동안 환자의 턱이 저항을 가하고 있는 시술자의 손가락을 밀어내듯 위로 올라올 수 있도록 한다(흰색 화살표 방향). 시술자는 후두부에 손을 대고 하후두부의 근육의 수축을 촉지할 수 있도록 한다.

5. 이러한 등척성 수축을 3~5초 가량 유지시키고 나서 환자에게 정지하고 이완하도록 가르친다.

6. 환자가 완전히 이완하였을 때, 시술자는 환자의 후두부를 머리방향으로 잡아당기고 환자 턱 위에 있는 손가락을 하방으로 부드럽게 눌러주어(곧은 흰색 화살표 방향), 환자의 후두부를 더욱 굴곡시켜(휘어진 흰색 화살표 방향, 그림 10.20) 새로운 제한성 장벽(restrictive barrier)에 도달하게 한다.

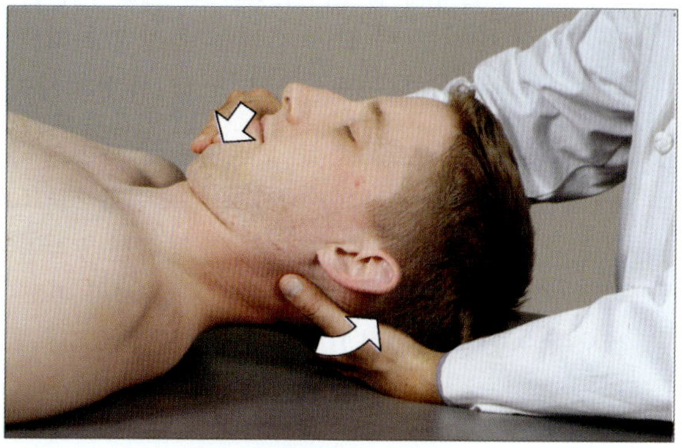

그림 10.20 6단계, 굴곡 장벽

7. 4번에서 6번까지의 과정을 세 번에서 다섯 번 정도 반복하거나, 기능부전이 있는 부분이 최대한 향상될 때까지 반복한다.

8. 치료가 효과가 있었는지 확인하기 위해서 재평가를 실시한다.

목부위CERVICAL REGION

후두환추관절(C0-C01)의 기능부전의 예: C0 FSLRR 등척성 후 이완기법

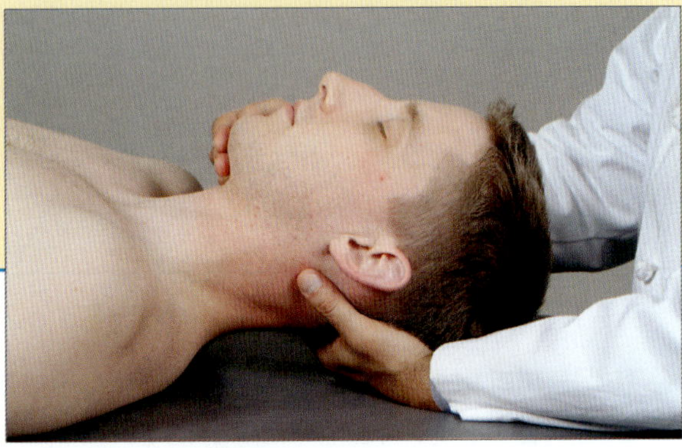

그림 10.21 1~2단계

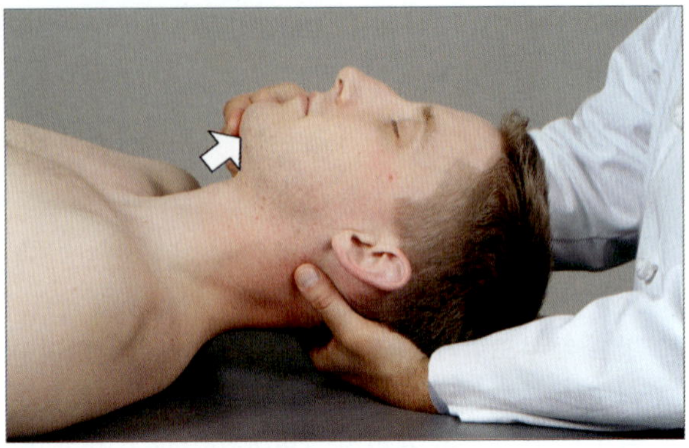

그림 10.22 3단계, 신전, 측방굴곡 장벽

1. 환자는 바로누운자세로에서 시술자는 환자 머리쪽의 검사대에 앉는다.
2. 시술자의 한쪽 손은 환자의 후두부에 위치시키고, 지두로 하후두부의 근육에 접촉한다. 그리고 시술자의 반대측 손의 시지와 중지는 턱 밑에 감싸듯 올려 놓는다(**그림 10.21**). 시술자는 환자의 목을 조르지 않도록 유의해야 한다.
3. 시술자는 환자의 후두부를 오른쪽으로 제한성 장벽(restrictive barrier)에 도달할 때까지 부드럽게 신전(흰색 화살표)과 측방굴곡 시킨다. 시술자가 행하는 움직임은 환추후두관절에 국한되어 있지만, 환자가 원하면 왼쪽 회전을 실시할 수도 있다(**그림 10.22**).

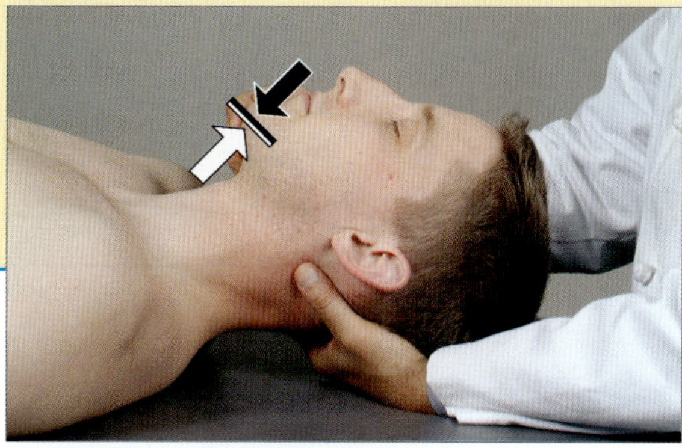

그림 10.23 4단계, 등척성 수축

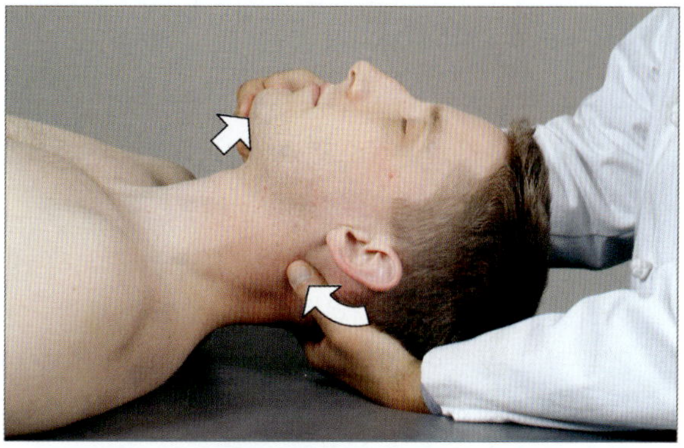

그림 10.24 6단계, 신전 장벽

4. 환자는 머리를 인사하듯 부드럽게 전방으로 숙인다(검은 화살표 방향, 그림 10.23). 그리하여 시술자가 저항을 일정하게 가하고 있는 동안 저항을 가하고 있는 시술자의 손가락의 반대 방향으로 턱을 잡아당길 수 있도록 한다(흰색 화살표 방향). 시술자는 후두부에 있는 손으로 하후두부 근육의 이완을 촉지할 수 있도록 한다.
5. 이러한 등척성 수축을 3~5초 가량 유지시키고 나서 환자에게 정지하고 이완하도록 가르친다.
6. 환자가 완전히 이완하였을 때, 시술자는 환자의 후두부 밑에 있는 손가락으로 천장방향으로 올려주고 동시에 턱 밑에 있는 손가락은 머리방향으로 들어주어 환자의 머리를 더욱 더 신전시킨다(흰색 화살표 방향, 그림 10.24).
7. 4번에서 6번까지의 과정을 세 번에서 다섯 번 정도 반복하거나 기능부전이 있는 부분이 최대한 향상될 때까지 반복한다.
8. 치료의 효과가 있었는지 확인하기 위해서 재평가를 실시한다.

목부위CERVICAL REGION

환축관절(C1-C2)의 기능부전의 예: RL 등척성 후 이완 기법

1. 환자는 바로 누운자세에서 시술자는 환자 머리쪽의 검사대에 앉는다.
2. 시술자는 환자의 머리를 제한성 장벽(restrictive barrier)에 도달할 때까지 부드럽게 굴곡시키거나(C0-C1, 약 15~25도 정도) 중립 위치에 가져다 놓는다.
3. 시술자는 환자의 머리가 제한성 장벽(restrictive barrier)에 도달할 때까지 오른쪽으로 회전시킨다(흰색 화살표 방향, 그림 10.25).
4. 환자는 시술자가 가하는 저항력(흰색 화살표)에 대항하여 머리를 왼쪽으로 회전한다(검은 화살표 방향, 그림 10.26). 참고: 통증이 심한 기능부전이 있는 급성기시에 환자는 아주 천천히 그리고 부드럽게 회전하거나 시선은 오른쪽을 향하게 한다(상반억제, oculocervical).
5. 이러한 등척성 수축을 3~5초 가량 유지시키고 나서 환자에게 정지하고 이완하도록 가르친다.
6. 환자가 완전하게 이완되었을 때, 시술자는 환자의 목을 새로운 제한성 장벽(restrictive barrier)까지 오른쪽으로 천천히, 부드럽게 회전시킨다(흰색 화살표 방향, 그림 10.27).
7. 4번에서 6번까지의 과정을 세 번에서 다섯 번 정도 반복하거나, 기능부전이 있는 부분이 최대한 향상될 때까지 반복한다.
8. 치료의 효과가 있었는지 확인하기 위해서 재평가를 실시한다.

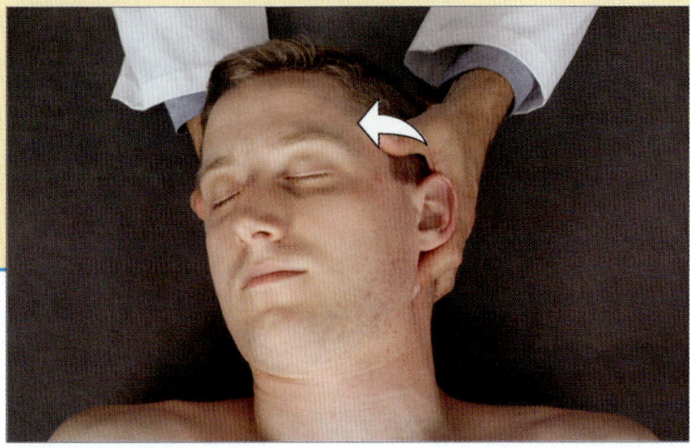
그림 10.25 1~3단계, 회전 장벽

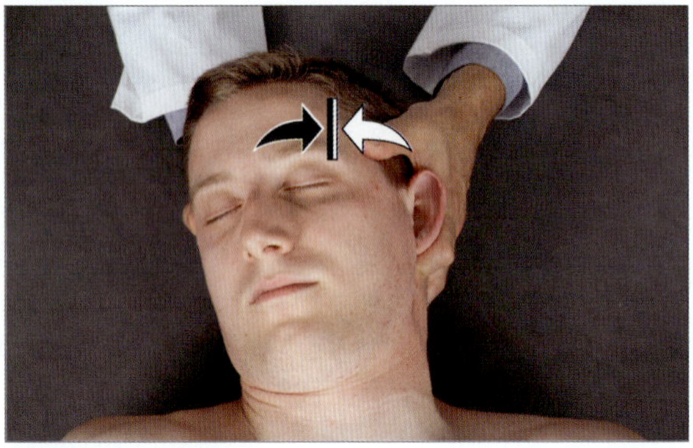
그림 10.26 4단계, 등척성 수축

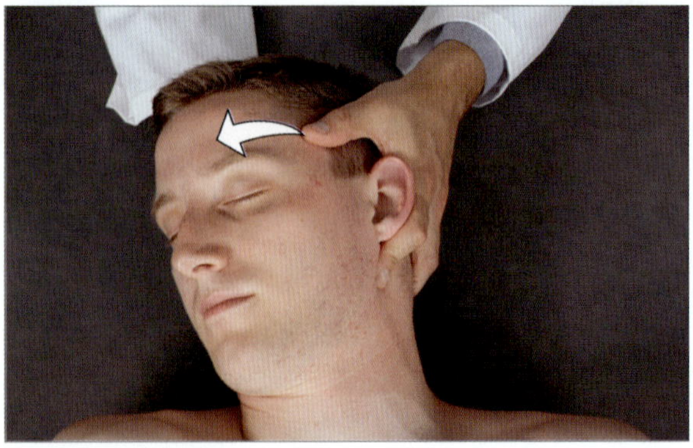
그림 10.27 6단계, 회전 장벽

목부위CERVICAL REGION

C2-C7 기능부전 예: C3 FSRRR 등척성 후 이완기법

1. 환자는 바로누운자세에서 시술자는 환자의 회전시킬 목 부분 방향에 앉는다.
2. 시술자 오른손의 첫 번째 수근지절관절(MP joint)은 치료하고 있는 부위의 관절 지주(articular pillar)에 위치시키고, 시술자의 손바닥 끝부분은 후두부에 대해 밀착시킨다.
3. 시술자는 환자의 머리를 두 손 사이에 감싸듯 떠받친다(턱을 왼손으로 감쌀 수도 있다). 후두부와 C1, C2 그리고 C3를 기능부전이 있는 C3가 C4에 맞물릴 때까지 굴곡한다: 그러면 관절 분절이 신전의 장벽(barrier)이 생기도록 약하게 신장된다. 그리고 C3가 모든 면(3면)에서 제한성 장벽(restrictive barrier)에 도달할 때 까지, 왼쪽으로 회전과 측방굴곡을 한다(**그림 10.28**).
4. 환자는 시술자가 가하는 저항력(흰색 화살표)에 대항하여 머리를 오른쪽으로 회전한다(검은 화살표 방향, **그림 10.29**). 참고: 통증이 심한 급성기 기능부전이 있을 때 환자는 아주 천천히 그리고 부드럽게 회전하거나 시선은 시술자의 압대 압력에 대해 왼쪽을 향하게 한다(상반억제, oculocervical).
5. 이러한 등척성 수축을 3~5초 가량 유지시키고 나서 환자에게 정지하고 이완하도록 가르친다.
6. 환자가 완전하게 이완되었을 때, 시술자는 회전과 왼쪽 측방굴곡(흰색 화살표 방향) 시킴으로써 기능부전이 있는 부분을 재위치 시킨다. 그리고 새로운 제한성 장벽(restrictive barrier)에 도달할 때까지 신장시킨다(**그림 10.30**).
7. 4번에서 6번까지의 과정을 세 번에서 다섯 번 정도 반복하거나, 기능부전이 있는 부분이 최대한 향상될 때까지 반복한다.
8. 치료의 효과가 있었는지 확인하기 위해서 재평가를 실시한다.

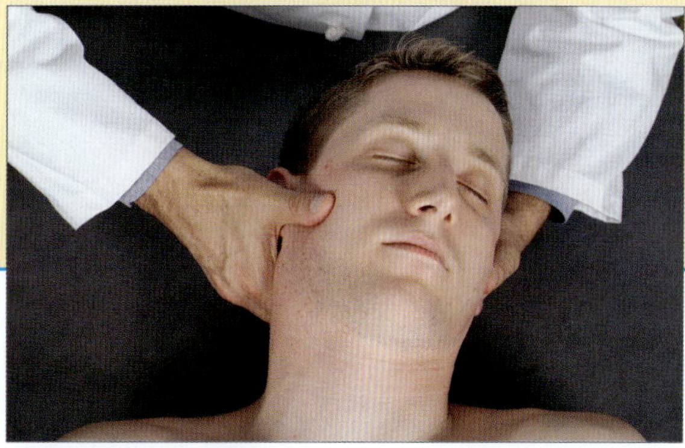

그림 10.28 1~3단계

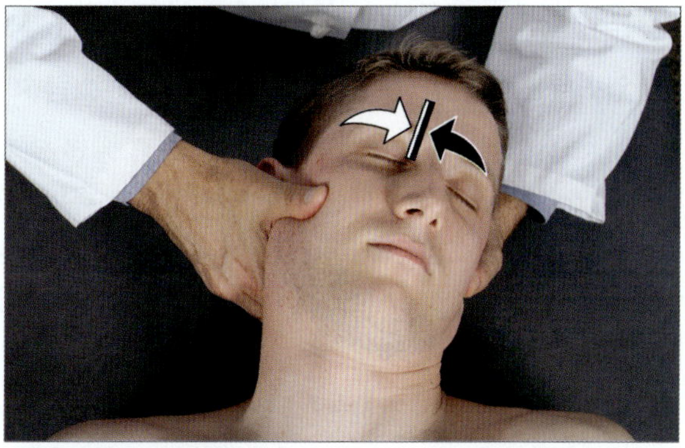

그림 10.29 4단계, 등척성 수축

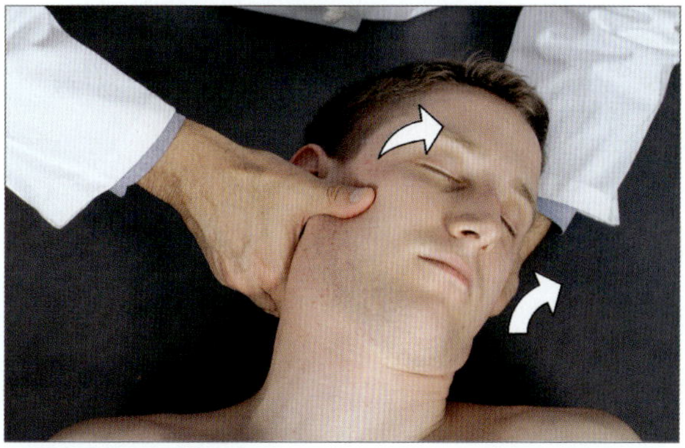

그림 10.30 6단계

가슴부위 THORACIC REGION

T1-T4 기능부전
예: T4 ESRRR
등척성 후 이완기법

1. 환자는 검사대 끝에 앉고, 시술자는 회전시킬 쪽의 반대쪽에 선다.

2. 시술자의 왼쪽 손은 T4와 T5의 극돌기를 촉지하거나 아니면 오른손으로 환자의 머리와 목을 제한성 장벽(restrictive barrier)까지 굴곡시키면서 T4-T5사이에서 굴곡과 신전이 일어나는 것을 확인한다(흰색 화살표 방향, 그림 10.31).

3. 시술자의 오른손이 환자의 머리와 목이 제한성 장벽(restrictive barrier)에 도달할 때까지 왼쪽으로 측방굴곡(흰색 화살표 방향, 그림 10.32)과 회전(흰색 화살표 방향, 그림 10.33)시키는 동안, 왼손은 측방굴곡과 회전을 확인할 수 있도록 T4와 T5의 횡돌기를 촉지한다.

4. 환자는 시술자가 강한 반대압력(저항력)을 가하는 동안(흰색 화살표 방향, 그림 10.34), 환자는 머리와 목을 오른쪽으로 다시 신장시키고 당긴다(검정 화살표 방향, 그림 10.34).

5. 이러한 등척성 수축을 3~5초 가량 유지시키고 나서 환자에게 정지하고 이완하도록 가르친다.

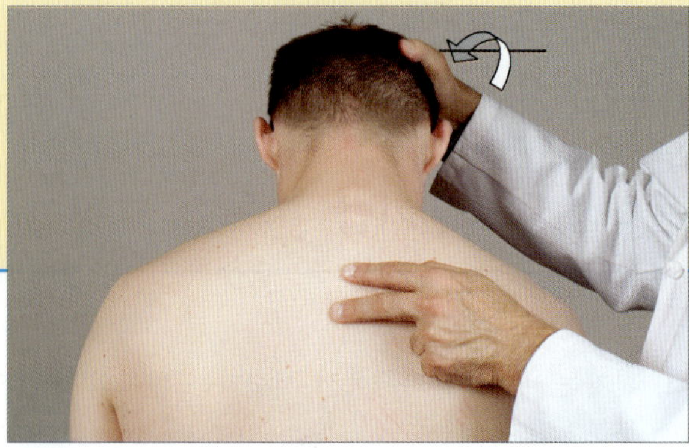

그림 10.31 1~2단계, 굴곡 장벽

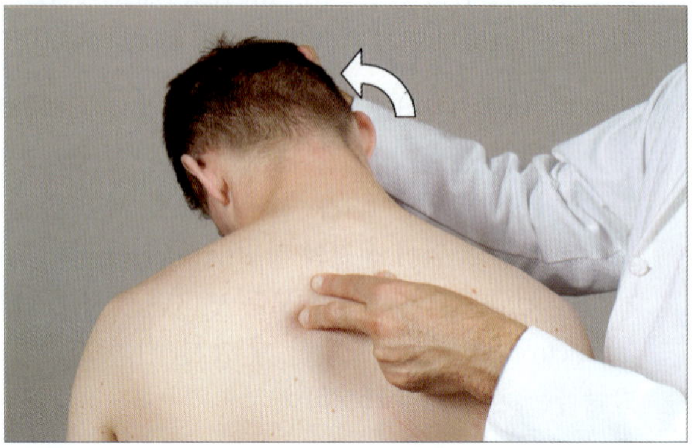

그림 10.32 3단계, 좌측 측방굴곡 장벽

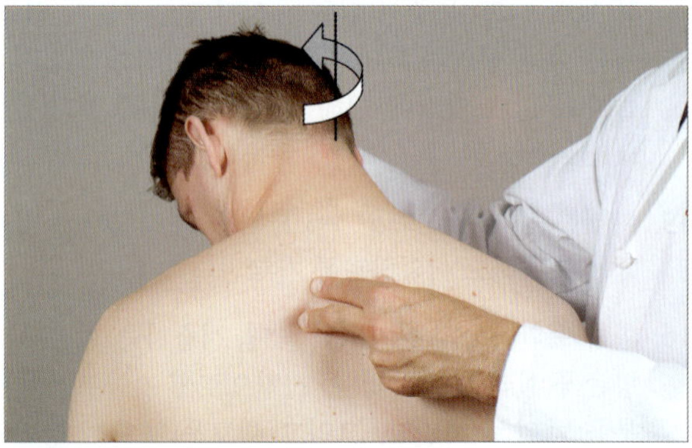

그림 10.33 3단계, 좌측 회전 장벽

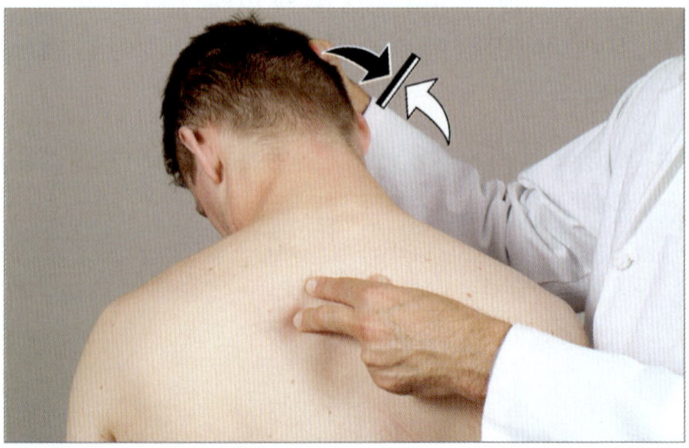

그림 10.34 4단계, 등척성 수축

6. 환자가 완전하게 이완하였을 때, 시술자는 환자의 머리와 목을 모든 면(3면) 위에서 새로운 제한성 장벽(restrictive barrier)에 재위치 시킨다. 첫째로는 왼쪽 측방 굴곡(흰색 화살표, **그림 10.35**)을 하고, 왼쪽 회전(흰색 화살표, **그림 10.36**), 그리고 마지막으로 굴곡(흰색 화살표, **그림 10.37**) 한다.
7. 4번에서 6번까지의 과정을 세 번에서 다섯 번 정도 반복하거나 기능부전이 있는 부분이 최대한 향상될 때까지 반복한다.
8. 치료의 효과가 있었는지 확인하기 위해서 재평가를 실시한다.

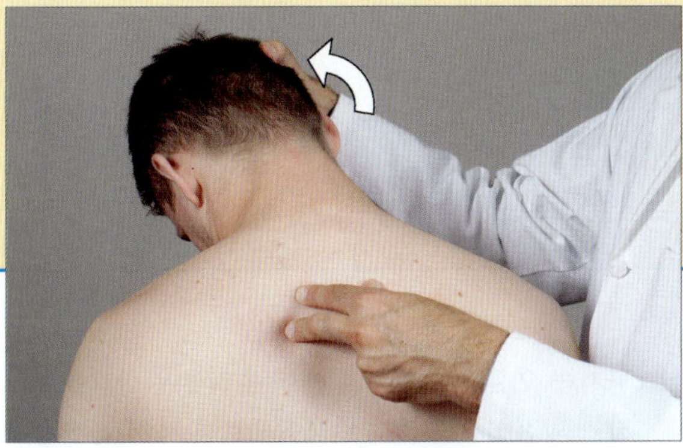

그림 10.35 6단계, 좌측 측방 굴곡 장벽

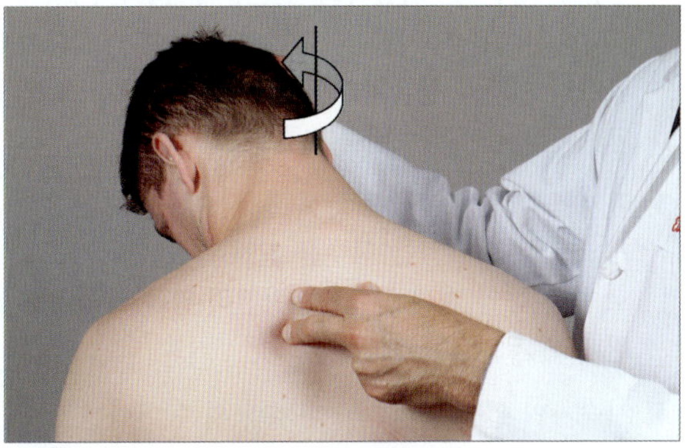

그림 10.36 6단계, 좌측 회전 장벽

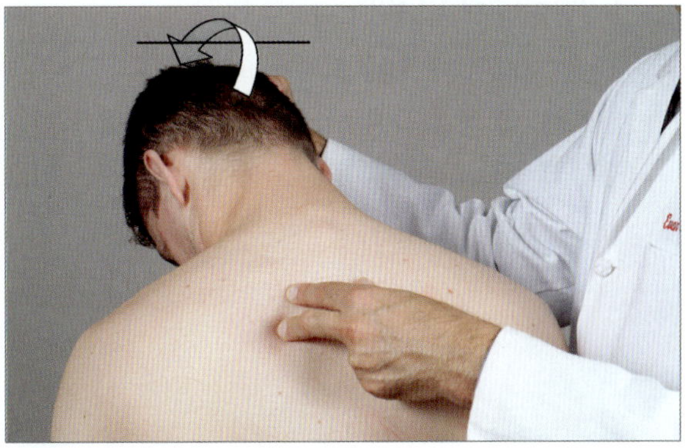

그림 10.37 6단계, 굴곡 장벽

가슴부위THORACIC REGION

T1-T6 기능부전 예: T4 FSRRR 등척성 후 이완기법

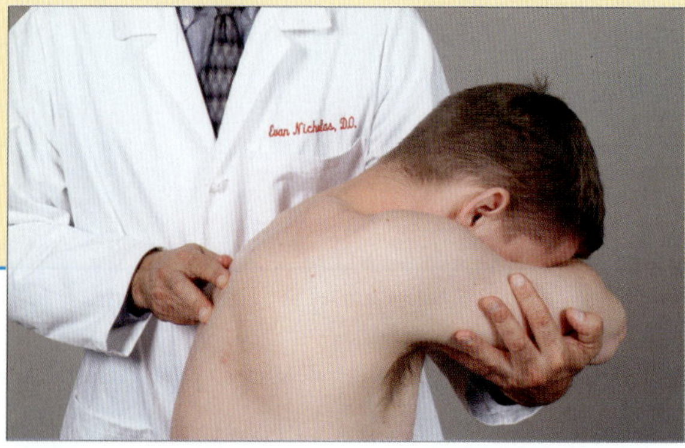

그림 10.38 1~2단계

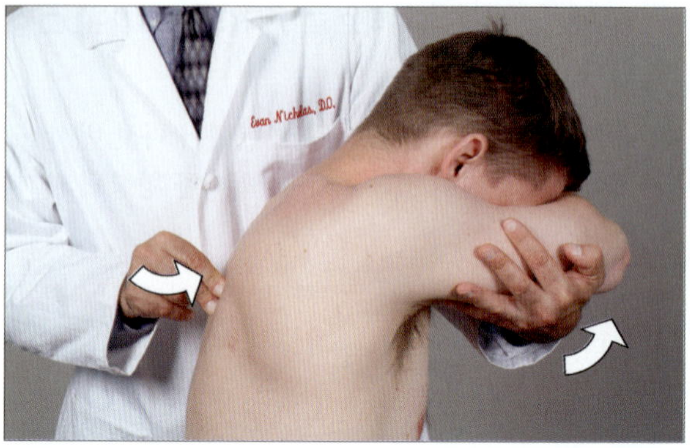

그림 10.39 3단계, 신전 장벽

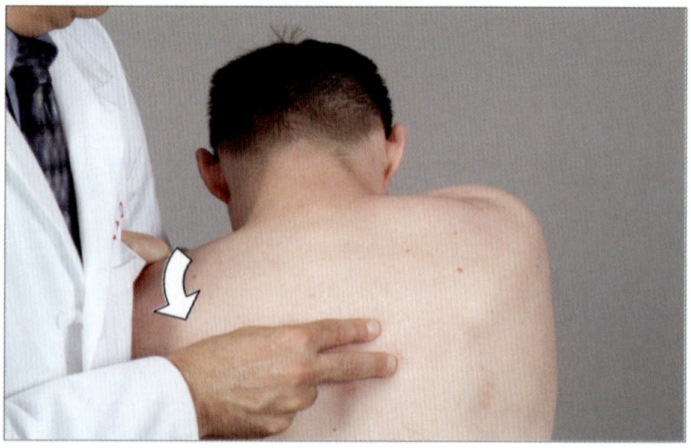

그림 10.40 4단계, 좌측 측방굴곡 장벽

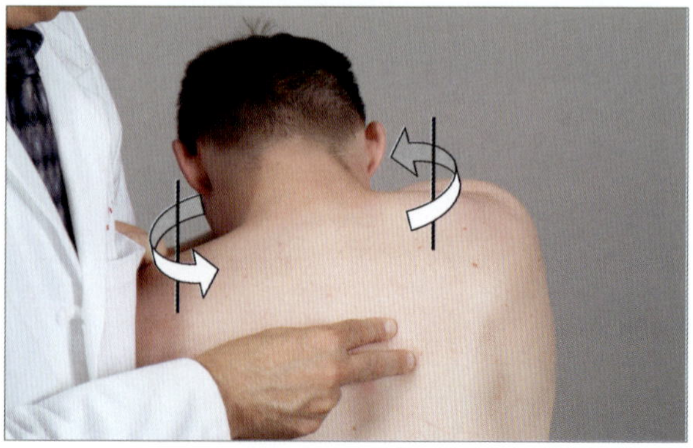

그림 10.41 5단계, 좌측 회전 장벽

1. 환자는 오른손을 왼쪽 어깨에 올려놓은 상태로 앉고, 시술자는 회전시킬 부분의 반대쪽으로 환자에게 가깝게 선다.
2. 시술자는 왼손을 환자의 팔꿈치로 가져간 후, 오른쪽 어깨 부분을 잡는다. 시술자의 오른손을 T4와 T5의 극돌기나 T4-T5 사이를 촉지한다. 그리고 환자에게 시술자의 팔에 환자의 머리와 팔꿈치의 모든 무게가 느껴지도록 힘을 빼고 이완하라고 가르친다(그림 10.38).
3. 환자를 최대한 굴곡하게 한 후 시술자는 오른손이 부드럽게 기능부전이 있는 척추를 신전 장벽까지 가도록 전방으로 미는 동안(흰색 화살표), 천천히 왼쪽 팔꿈치를 들어 올린다(흰색 화살표, 그림 10.39).
4. 시술자의 왼팔과 왼손이 환자의 왼쪽 어깨를 왼쪽 측방굴곡 장벽까지 가도록 하방으로 가져가는 동안, 오른손은 측방굴곡과 회전을 확인할 수 있도록 T4와 T5의 횡돌기를 촉지한다(그림 10.40).
5. 그리고 시술자는 좌측 회전 장벽(left rotation barrier)까지 도달하도록 환자의 어깨를 왼쪽으로 부드럽게 회전시킨다(흰색 화살표, 그림 10.41).

6. 환자는 시술자가 강한 저항력을 제공할 때, 체간을 오른쪽으로(검은화살표) 회전시키는 동시에 팔꿈치와 이마를 시술자의 팔에 대항하여 내리 누른다(**그림 10.42**).
7. 이러한 등척성 수축을 3~5초 가량 유지시키고 나서 환자에게 정지하고 이완하도록 가르친다.
8. 환자가 완전하게 이완하였을 때, 시술자는 환자의 머리와 목을 3개의 모든 면 위에서 새로운 제한성 장벽(restrictive barrier)에 재위치 시킨다: 첫째로는 왼쪽 측방 굴곡(**그림 10.43**) 그리고 왼쪽 회전(**그림 10.44**), 마지막으로 신전(**그림 10.45**)한다.
9. 6번에서 8번까지의 과정을 세 번에서 다섯 번 정도 반복하거나, 기능부전이 있는 부분이 최대한 향상될 때까지 반복한다.
10. 치료의 효과가 있었는지 확인하기 위해서 재평가를 실시한다.

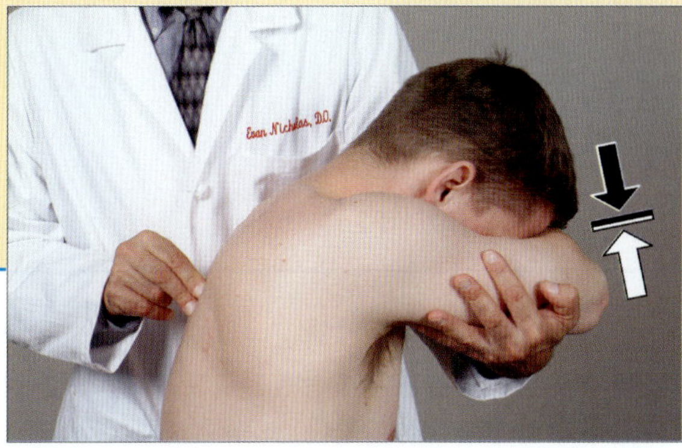

그림 10.42 6단계, 등척성 수축

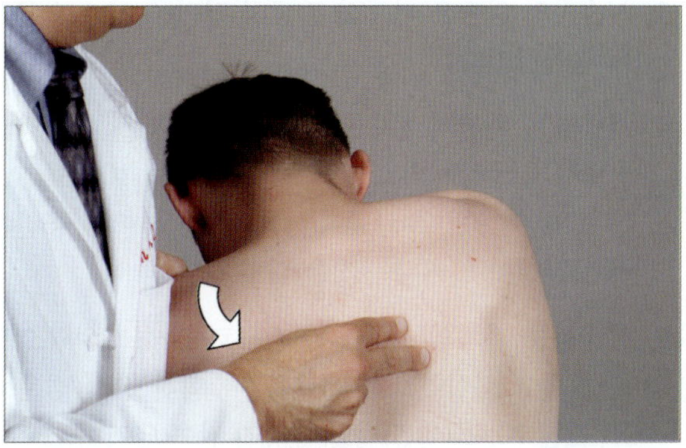

그림 10.43 8단계, 좌측 측방굴곡 장벽

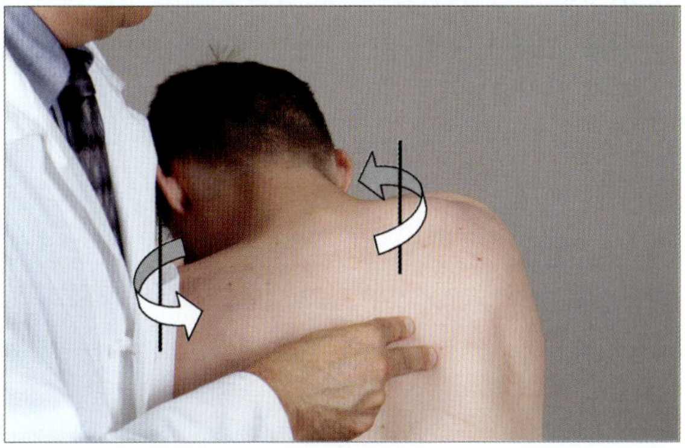

그림 10.44 8단계, 좌측 회전 장벽

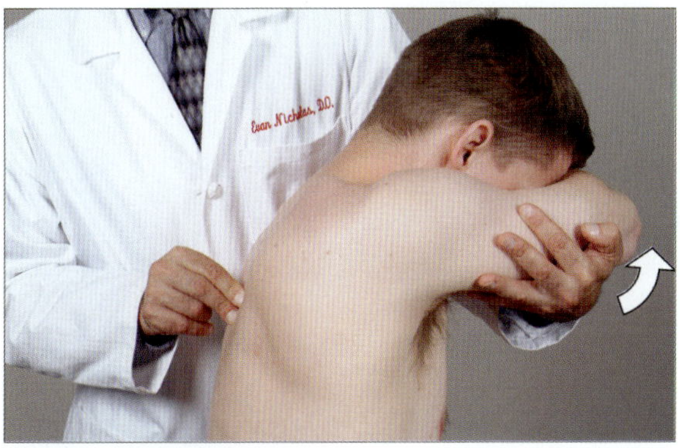

그림 10.45 8단계, 신전 장벽

가슴부위THORACIC REGION

T5-T12 기능부전 예: T8 ESRRR 등척성 후 이완기법

1. 환자는 왼쪽이 검사대의 끝에 가깝도록 앉고, 양팔은 서로 반대쪽 어깨를 각각 감싼다.
2. 시술자는 환자의 회전을 적용할 부분의 반대쪽에 선다.
3. 시술자의 왼손은 환자의 팔꿈치 정면을 지나 오른쪽 어깨에 위치시킨다.
4. 시술자는 왼팔과 왼손으로 환자의 몸통을 마지막 제한성 장벽까지 굴곡시키고(흰색 화살표, **그림 10.46**), 오른손은 흉추 8번과 9번 혹은 흉추 8번과 9번 사이의 공간에서 굴곡과 신전이 일어나는 것을 확인 한다.
5. 시술자는 환자의 몸통을 왼손으로 감싸고 왼쪽으로 측방굴곡(흰색 화살표, **그림 10.47**)과 회전 장벽(검은색 화살표, **그림 10.48**)에 도달할 때까지 잡아 당기며, 오른손으로 흉추8번과 9번의 극돌기를 확인한다.
6. 환자는 시술자가 왼손으로 강한 저항을 주는 동안(흰색 화살표, **그림 10.49**) 일어나면서 어깨를 오른쪽으로 회전(검은색 화살표)한다.

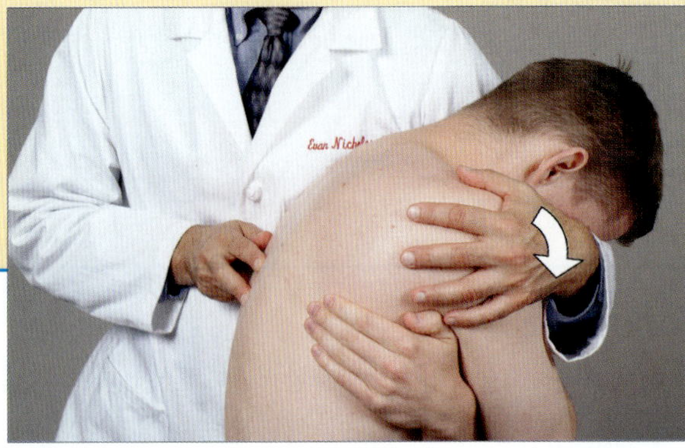

그림 10.46 1~4단계, 굴곡 장벽

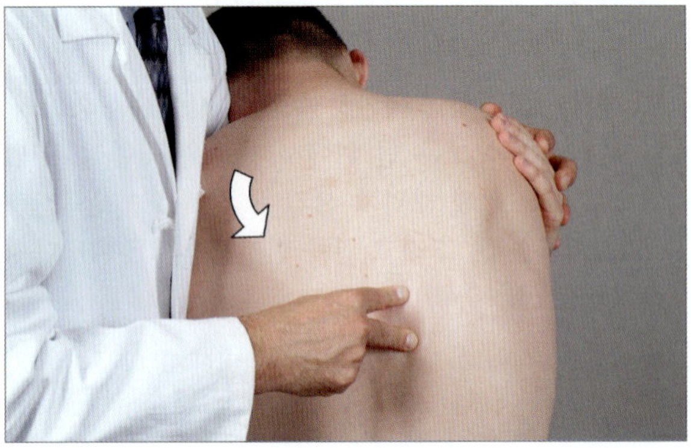

그림 10.47 5단계, 좌측 측방굴곡 장벽

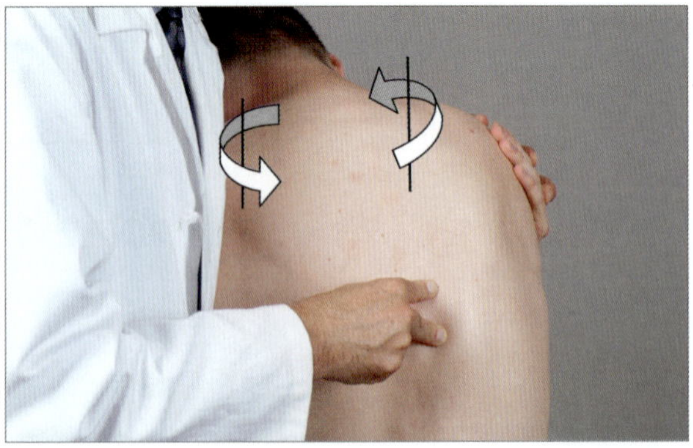

그림 10.48 5단계, 좌측 회전 장벽

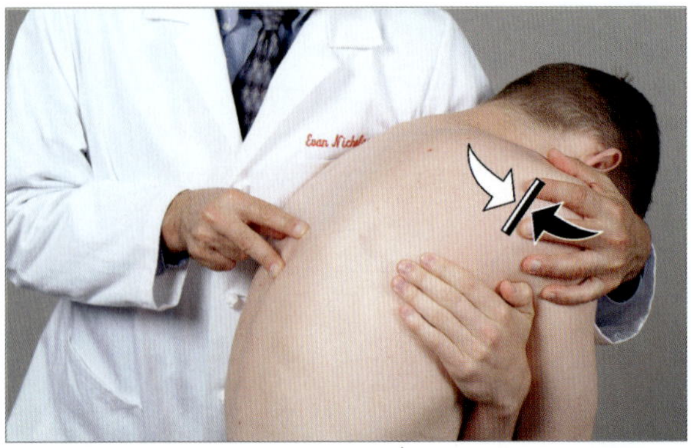

그림 10.49 6단계, 등축성 수축

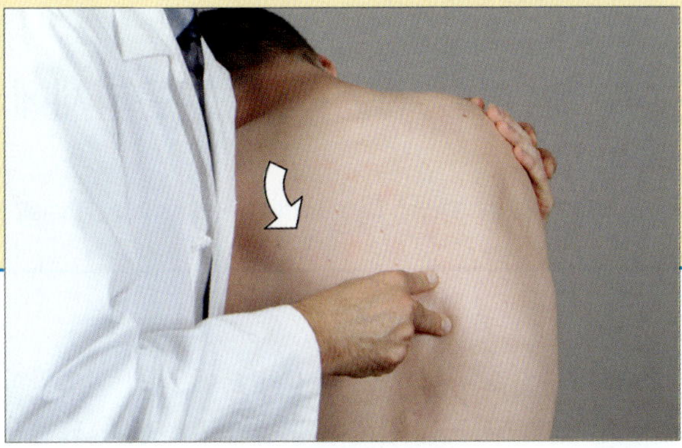

그림 10.50 8단계, 좌측 측방굴곡 장벽

7. 이러한 등척성 수축을 3~5초 가량 유지시키고 나서 환자에게 정지하고 이완하도록 가르친다.
8. 환자가 완전하게 이완하였을 때, 시술자는 환자를 3개의 모든 면 위에서 새로운 제한성 장벽(restrictive barrier)에 재위치 시킨다: 첫째로는 왼쪽 측방 굴곡(**그림 10.50**), 그리고 왼쪽 회전(**그림 10.51**), 마지막으로 굴곡(**그림 10.52**)을 한다.
9. 6번에서 8번까지의 과정을 세 번에서 다섯 번 정도 반복하거나, 기능부전이 있는 부분이 최대한 향상될 때까지 반복한다.
10. 치료의 효과가 있었는지 확인하기 위해서 재평가를 실시한다.

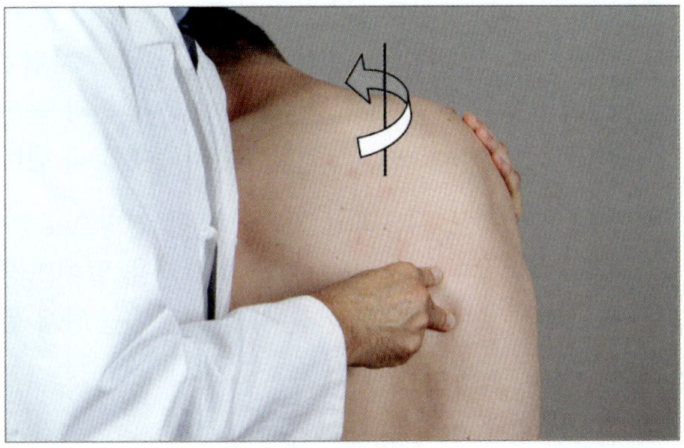

그림 10.51 8단계, 좌측 회전 장벽

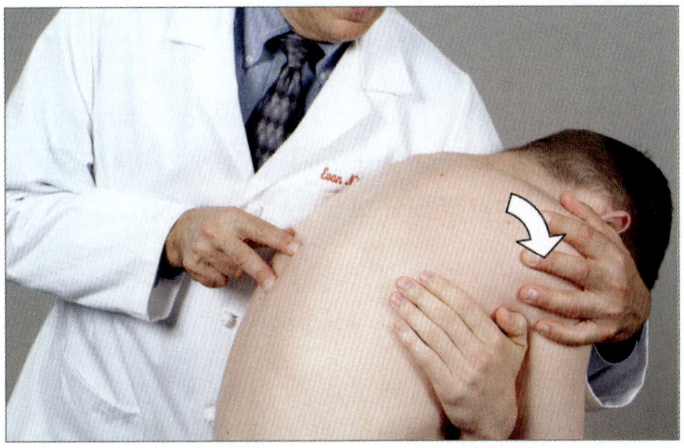

그림 10.52 8단계, 굴곡 장벽

갈비뼈부위 COSTAL REGION

우측 1번 늑골, 흡기 장애: 앉은자세에서 흡기 보조

Right First Rib, Inhalation Dysfunction: Respiratory Assist, Seated

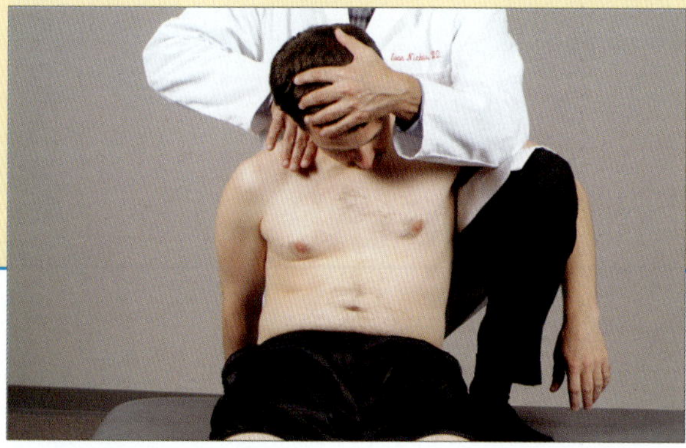

그림 10.53 1~4단계

1. 환자는 앉고 시술자는 환자의 뒤에 서서 왼쪽발이 환자의 좌측으로 가도록 검사대에 올리고 무릎과 고관절을 90도 되게 구부린다.
2. 환자의 왼팔은 시술자의 다리에 걸치도록 내려놓는다.
3. 시술자의 오른쪽 두 번째 손가락의 중수지절관절(MP joint)을 우측 늑골 뒤 기능부전이 있는 윗면과 늑횡돌기 관절(costotransverse articulation)의 외측에 갖다 댄다.
4. 환자의 머리는 시술자의 왼손에 의해 전방으로 가볍게 굴곡과 측방굴곡을 하고, 사각근의 긴장을 떨어뜨리기 위해 우측 늑골로부터 도로 회전 시키는 조절을 하게 된다(그림 10.53).
5. 환자는 숨을 들이 마시고 깊게 내쉰다.
6. 호기를 하는 동안 시술자의 오른손은 호기가 더 잘될 수 있도록 첫 번째 늑골을 하방과 전방으로 끌어낸다(흰색 화살표, 그림 10.54).
7. 환자는 시술자가 오른손으로 저항을 주는 동안(흰색 화살표) 첫 번째 늑골에서 흡기 동작이 일어나도록 깊게 숨을 들이 마신다(검은색 화살표, 그림 10.55).
8. 호기를 하는 동안 시술자는 첫 번째 늑골을 호기 방향에 따라 하방과 전방으로(흰색 화살표, 그림 10.56) 이끌어 낸다.
9. 단계 7과 8까지의 과정을 세 번에서 다섯 번 정도 반복하거나, 늑골의 기능부전이 있는 부분이 최대한 향상될 때까지 반복한다.
10. 늑골 기능부전 움직임이 치료의 효과가 있었는지 확인하기 위해서 재평가를 실시한다.
11. 저항에 대해 3~5초간 우측 어깨를 들어 올리는 교대적인 치료기술이 시행되고 나서 이완기 늑골을 흡기 방향인 전방으로 이동시킨다.

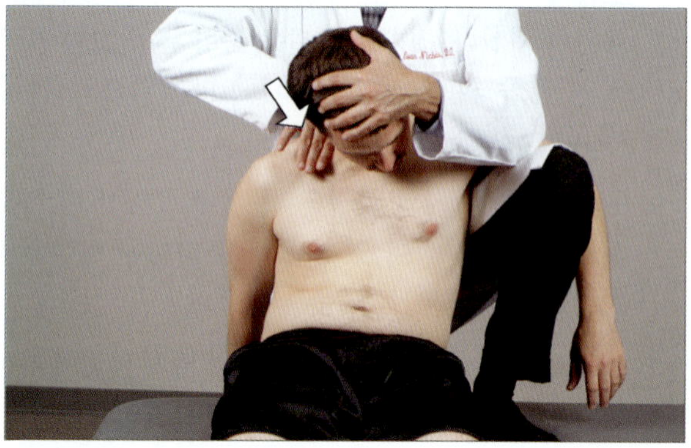

그림 10.54 6단계, 호기

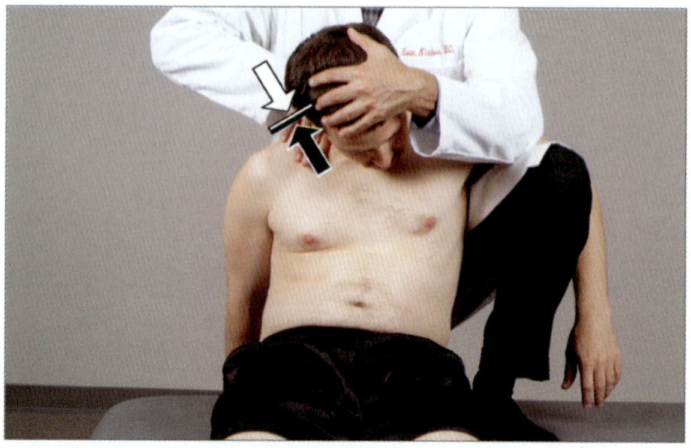

그림 10.55 7단계, 저항 흡기

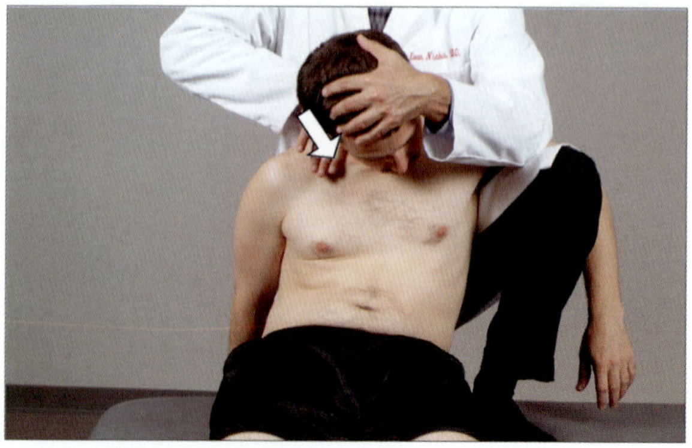

그림 10.56 8단계, 과도한 호기

갈비뼈부위 COSTAL REGION

우측 1번 늑골, 흡기 장애: 바로누운자세에서 흡기 보조

Right First Rib, Inhalation Dysfunction: Respiratory Assist, Supine

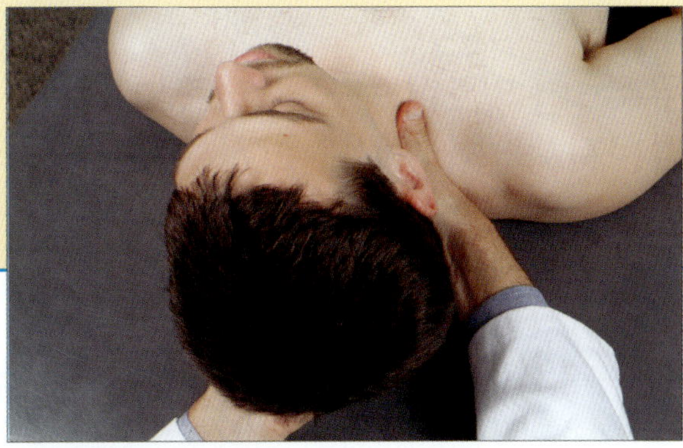

그림 10.57 1~4단계

1. 환자는 바로눕고 시술자는 서거나 환자 뒤에 앉는다.
2. 시술자의 오른쪽 두 번째 손가락의 중수지절관절(MP joint)을 우측 늑골 뒤 기능부전이 있는 윗면과 늑횡돌기 관절(costotransverse articulation)의 외측에 갖다 댄다.
3. 환자의 머리는 시술자의 왼손에 의해 전방으로 가볍게 굴곡과 측방굴곡을 하고, 사각근(scalene muscle)의 긴장을 떨어뜨리기 위해 우측 늑골로부터 도로 회전 시키는 조절을 하게 된다(그림 10.57).
4. 환자는 숨을 들이 마시고 깊게 내 쉰다.
5. 호기를 하는 동안 시술자의 오른손은 호기가 더 잘될 수 있도록 첫 번째 늑골을 하방과 전방으로 끌어낸다(흰색 화살표, 그림 10.58).
6. 환자는 시술자가 오른손으로 저항을 주는 동안(흰색 화살표) 첫 번째 늑골에서 흡기 동작이 일어나도록 깊게 숨을 들이 마신다(검은색 화살표, 그림 10.59).
7. 호기를 하는 동안 시술자는 첫 번째 늑골을 호기 방향에 따라 하방과 전방으로(흰색 화살표, 그림 10.60) 이끌어 낸다.
8. 단계 7과 8까지의 과정을 세 번에서 다섯 번 정도 반복하거나, 늑골의 기능부전이 있는 부분이 최대한 향상될 때까지 반복한다.
9. 늑골 기능부전 움직임에 치료의 효과가 있었는지 확인하기 위해서 재평가를 실시한다.
10. 저항에 대해 3~5초간 우측 어깨를 들어 올리는 교대적인 치료기술이 시행되고 나서 이완기 늑골을 흡기 방향인 전방으로 이동시킨다.

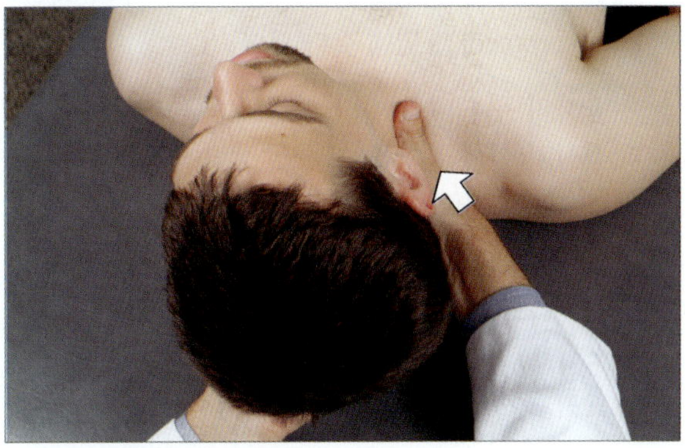

그림 10.58 6단계, 호기

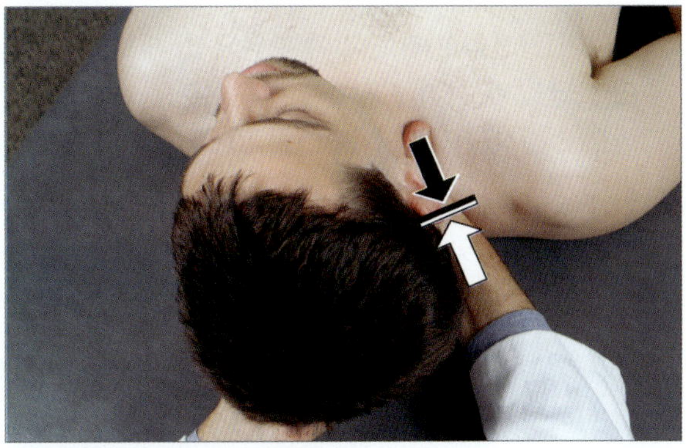

그림 10.59 7단계, 저항 흡기

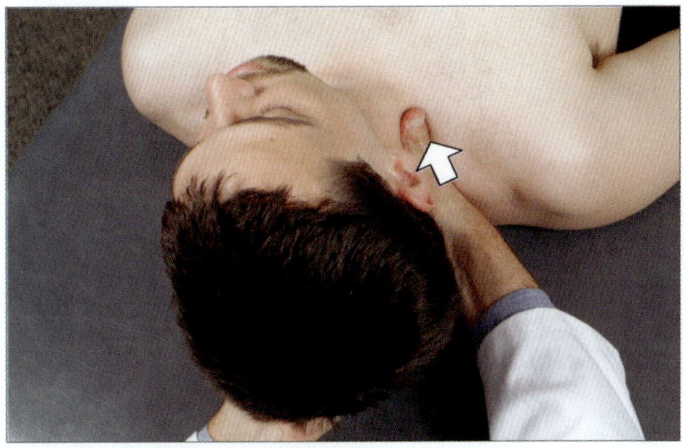

그림 10.60 8단계, 과도한 호기

갈비뼈부위 COSTAL REGION

우측 1번 및 2번 늑골, 흡기 장애: 앉은자세에서 사각근 이완을 위한 등척성 후 이완방법

1. 환자는 앉고 시술자는 환자의 뒤에 서서 왼쪽발이 환자의 좌측으로 가도록 검사대에 올리고 무릎과 고관절을 90도 되게 구부린다.
2. 시술자의 우측 엄지는 기능부전이 있는 우측 늑골의 전내측(anteromedial) 면에 갖다 댄다.
3. 시술자의 왼손은 앞이마를 잡고 왼쪽으로 30~40도 정도 회전시켜(흰색 화살표) 제한성 장벽에 도달할 때까지 가볍게 신전시킨다(**그림 10.61**).
4. 시술자가 저항을 주는 동안(긴 흰색 화살표) 환자는 시술자의 왼손으로 머리를 전방으로 민다(검은 화살표, **그림 10.62**). 시술자의 우측 손도(짧은 흰색 화살표) 동시에 기능부전이 있는 늑골의 움직임에 저항을 준다.
5. 이러한 등척성 수축을 3~5초 가량 유지시키고 나서 환자에게 이완하도록 가르친다.
6. 환자가 완전히 이완된 것이 확인되면, 새로운 제한성 장벽에 도달될 때 까지 시술자는 왼손으로 환자의 머리를 최소한으로 신장(흰색 화살표, **그림 10.63**)시킨다.
7. 단계 5과 7까지의 과정을 세 번에서 다섯 번 정도 반복하거나, 늑골의 기능부전이 있는 부분이 최대한 향상될 때까지 반복한다.
8. 늑골 기능부전 움직임에 치료의 효과가 있었는지 확인하기 위해서 재평가를 실시한다.

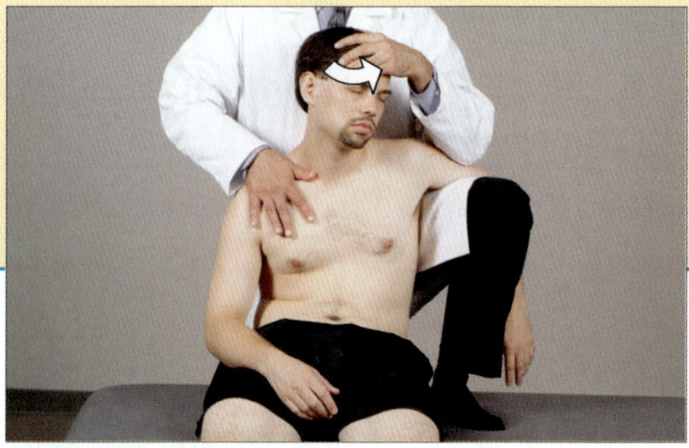

그림 10.61 1~3단계

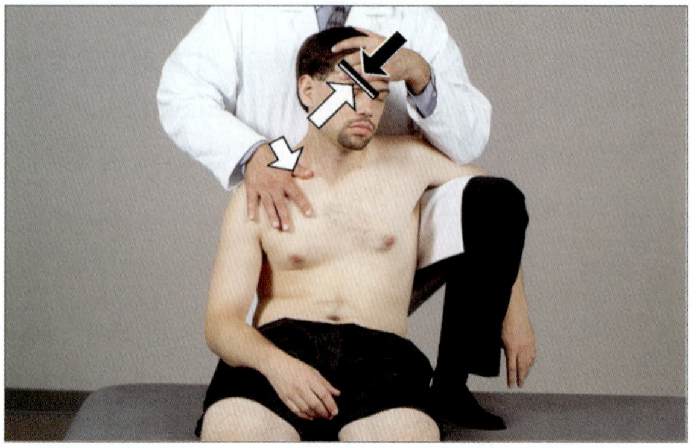

그림 10.62 4단계, 등척성 수축

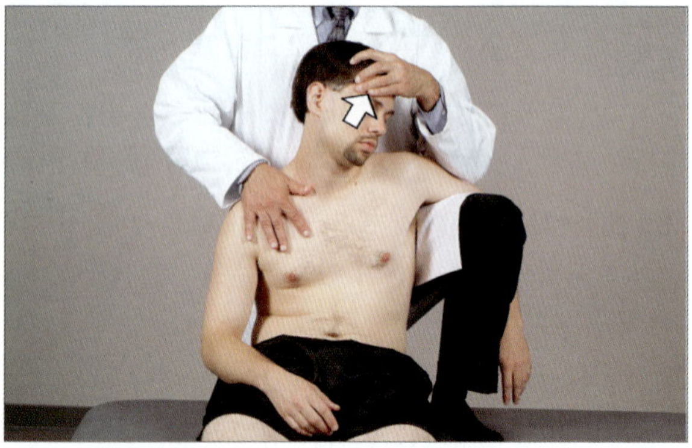

그림 10.63 6단계, 신전 장벽

갈비뼈부위COSTAL REGION

우측 1번 및 2번 늑골, 흡기 장애: 바로누운자세에서 사각근 이완을 위한 등척성 후 이완방법

1. 환자는 바로 눕고 시술자는 환자 머리쪽 검사대에 앉는다.
2. 시술자의 우측 엄지는 기능부전이 있는 늑골의 전내측 면에 갖다 댄다.
3. 시술자의 왼손은 환자의 머리를 30~45도 정도 외쪽으로 회전(흰색 화살표, **그림 10.64**)시키고 (흰색 화살표, **그림 10.64**) 제한성 장벽에 도달할 때까지 대퇴로 누르면서 가볍게 신전시킨다.
4. 시술자가 일정한 반대 저항을 주는 동안(긴 흰색 화살표) 환자는 시술자의 왼쪽 손으로 머리를 굴곡시킨다(검은색 화살표, **그림 10.65**). 우측 엄지도(짧은 흰색 화살표) 기능부전이 있는 늑골의 흡기 동작에 동시에 저항을 준다.
5. 이러한 등척성 수축을 3~5초 가량 유지시키고 나서 환자에게 이완하도록 가르친다.
6. 환자가 완전히 이완된 것이 확인되면, 새로운 제한성 장벽에 도달될 때 까지 시술자는 왼손으로 환자의 머리를 최소한으로 신장(흰색 화살표, **그림 10.66**)시킨다.
7. 단계 4에서 6까지의 과정을 세 번에서 다섯 번 정도 반복하거나, 늑골의 기능부전이 있는 부분이 최대한 향상될 때까지 반복한다.
8. 늑골 기능부전 움직임에 치료의 효과가 있었는지 확인하기 위해서 재평가를 실시한다.

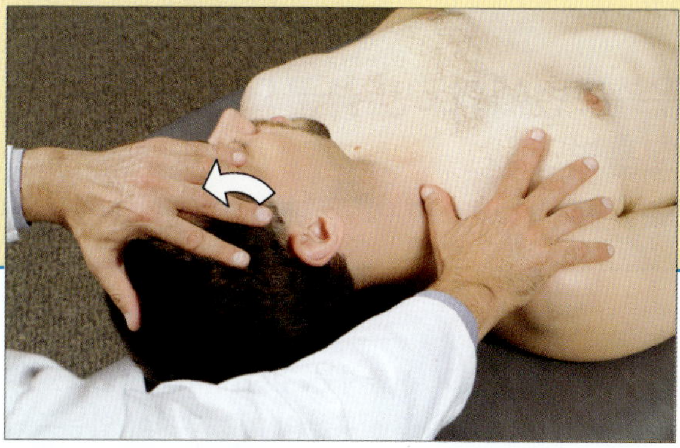
그림 10.64 1~3단계, 회전과 신전 장벽

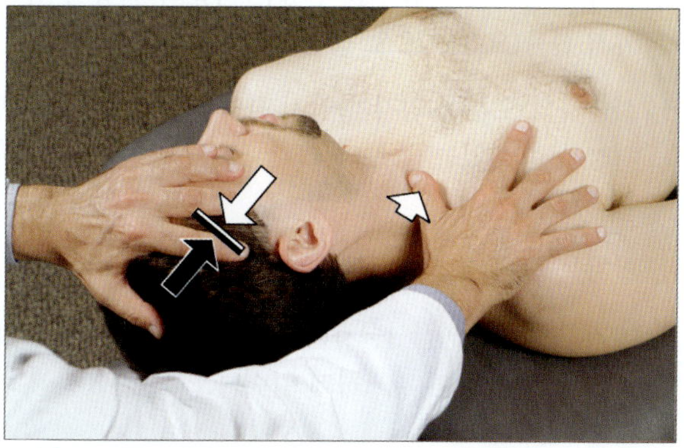
그림 10.65 4단계, 등척성 수축

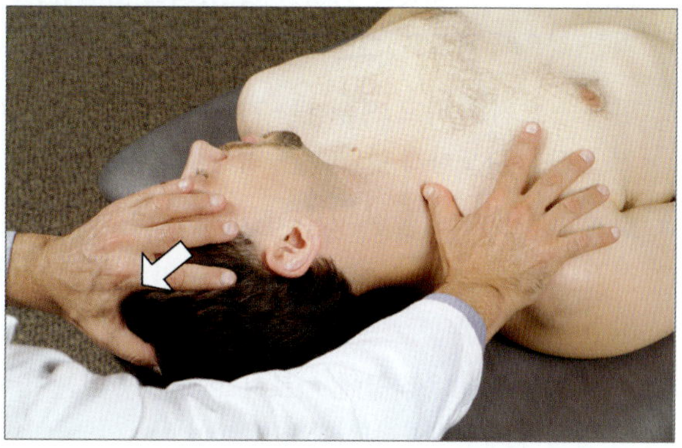
그림 10.66 6단계, 신전 장벽

갈비뼈부위COSTAL REGION

우측 2번에서 6번 늑골의 흡기 장애: 호흡보조

Right Ribs 2 to 6, Inhalation Dysfunction: Respiratory Assist

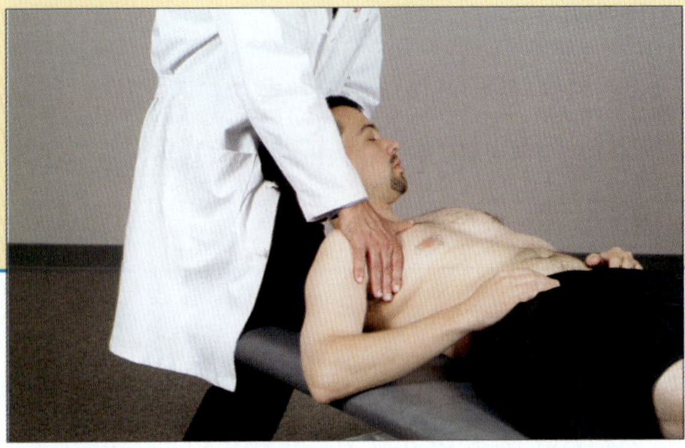

그림 10.67 1~3단계

1. 환자는 바로눕고 시술자는 검사대 위에서 오른쪽 다리를 구부려 환자의 우측 상흉부의 기능부전이 있는 늑골 아래에 넣는다.
2. 환자의 상체는 기능부전이 있는 늑골의 긴장이 사라질 때까지 환측(오른쪽)으로 측방굴곡 시킨다.
3. 시술자의 오른쪽 엄지와 인지 사이의 물갈퀴(web) 부위를 기능부전이 있는 늑골의 늑간 사이 위에 갖다 댄다(그림 10.67).
4. 환자는 숨을 깊이 들이 쉬었다가 내쉰다.
5. 호기를 하는 동안 시술자의 오른손은 기능부전이 있는 늑골의 호기 동작이 과도하게 일어나도록 한다(흰색 화살표, 그림 10.68).
6. 환자는 기능부전이 있는 늑골의 호기 동작에 대해 시술자의 오른손으로 저항을 가하는 동안(흰색 화살표) 다시 흡기를(검은색 화살표, 그림 10.69) 한다.
7. 환자는 호기를 하고 시술자는 기능부전이 있는 늑골의 호기 동작을 과도하게 한다(흰색 화살표, 그림 10.70).
8. 단계 6에서 7까지의 과정을 세 번에서 다섯 번 정도 반복하거나, 늑골의 기능부전이 있는 부분이 최대한 향상될 때까지 반복한다.
9. 늑골 기능부전 움직임에 치료의 효과가 있었는지 확인하기 위해서 재평가를 실시한다.

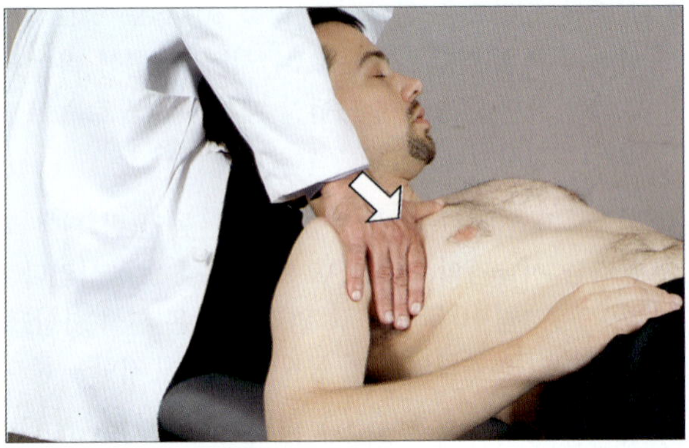

그림 10.68 5단계, 과도한 호기

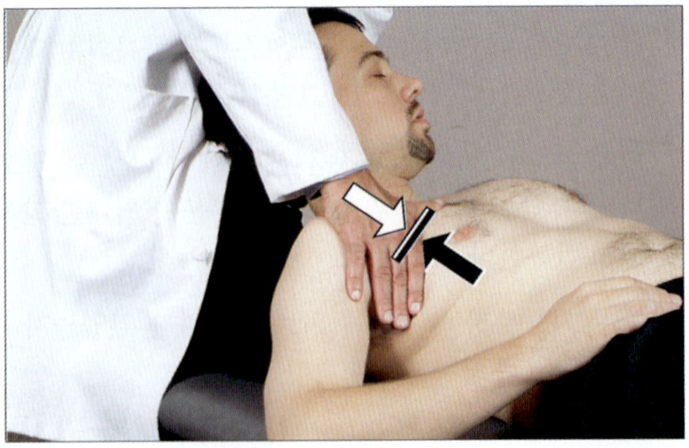

그림 10.69 6단계, 저항 흡기

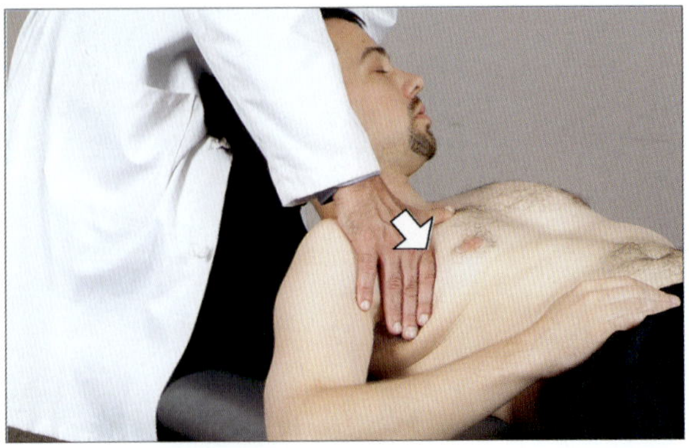

그림 10.70 7단계, 과도한 호기

갈비뼈부위 COSTAL REGION

우측 7번에서 10번 늑골의 흡기 장애: 호흡보조

Right Ribs 7 to 10, Inhalation Dysfunction: Respiratory Assist

1. 환자는 바로 눕고 시술자는 늑골 기능부전이 있는 쪽에 선다.
2. 환자의 상체를 기능부전이 있는 늑골의 긴장이 사라질 때까지 환측(오른쪽)으로 측방 굴곡 시킨다.
3. 시술자의 오른쪽 엄지와 검지 사이의 물갈퀴(web) 부위를 기능부전이 있는 늑골의 늑간 사이 위에 갖다 댄다(그림 10.71).
4. 환자는 시술자의 오른손으로 기능부전이 있는 늑골의 호기를 과도하게 하는 동안(흰색 화살표, 그림 10.72) 깊게 흡기와 호기를 한다.
5. 흡기를 할 때(검은색 화살표, 그림 10.73) 시술자의 오른손은 기능부전이 있는 늑골의 흡기에 대해 저항을 가한다(흰색 화살표).
6. 환자는 기능부전이 있는 늑골의 호기 동작에 대해 시술자가 과도하게 하는데(흰색 화살표, 그림 10.74) 따라 호기를 한다.
7. 단계 5에서 6까지의 과정을 세 번에서 다섯 번 정도 반복하거나, 늑골의 기능부전이 있는 부분이 최대한 향상될 때까지 반복한다.
8. 늑골 기능부전 움직임에 치료의 효과가 있었는지 확인하기 위해서 재평가를 실시한다.

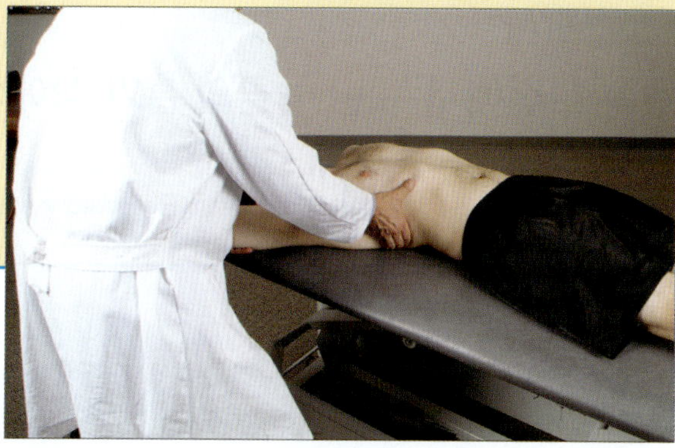

그림 10.71 1~3단계

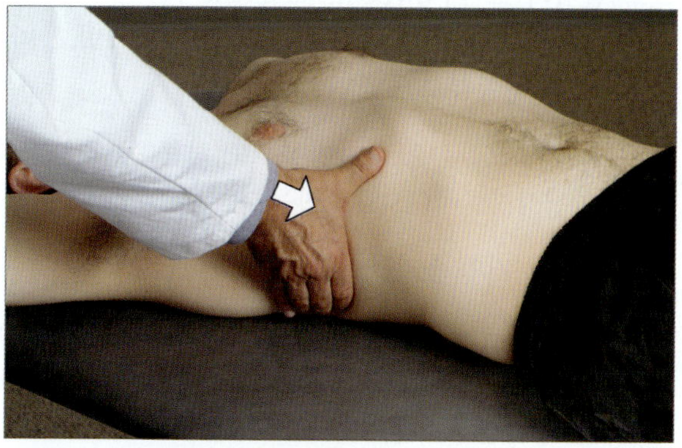

그림 10.72 4단계, 과도한 호기

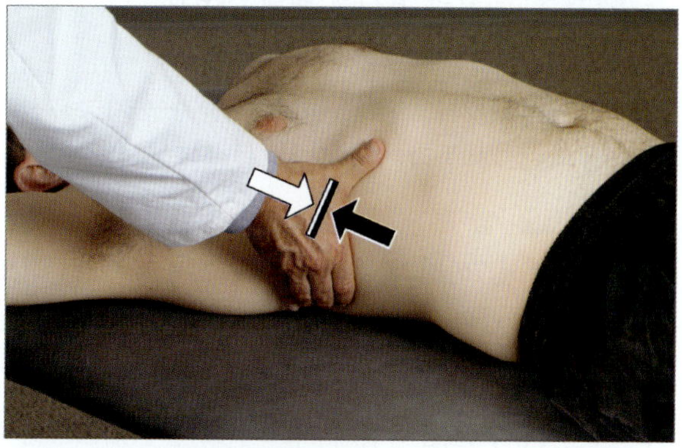

그림 10.73 5단계, 저항 흡기

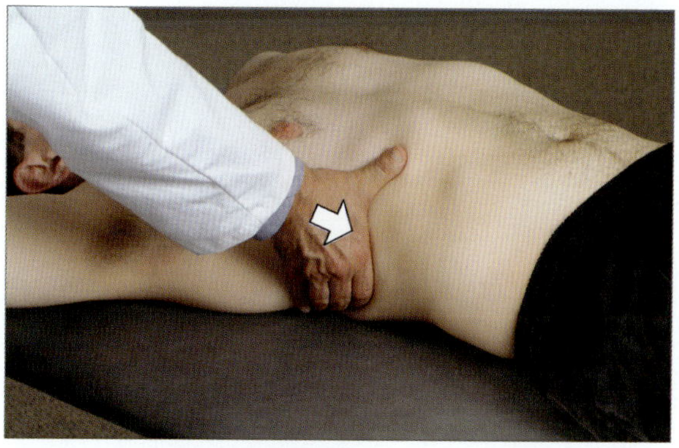

그림 10.74 6단계, 과도한 호기

갈비뼈부위 COSTAL REGION

우측 11번에서 12번 늑골의 흡기 장애: 호흡보조

Right Ribs 11 to 12, Inhalation Dysfunction: Respiratory Assist

1. 환자는 엎드려 눕고, 시술자는 검사대의 좌측에 서서 환자의 오른쪽 무릎을 15내지 20도 정도 구부려서 요방형근(quadratus lumborum)의 긴장을 확인한다.
2. 시술자의 소지구(hypothenar eminence) 내측과 아래쪽 부위를 대고 기능부전이 있는 늑골 각으로 가볍고 지속적으로 외측 및 두부측으로 견인한다.
3. 시술자는 오른손으로 골반을 고정하는 동안 환자의 우측 골반 전상장골극(ASIS)을 잡는다(그림 10.75).
4. 환자는 호기와 흡기를 깊게 한다.
5. 호기를 하는 동안 시술자의 왼손은 두부측과 외측으로의 견인에 의해 기능부전 늑골의 호기가 과도하게 되도록 한다(흰색 화살표, 그림 10.76).
6. 흡기를 하는 동안(검은색 화살표, 그림 10.77). 시술자의 오른손은 늑골의 흡기에 대해 저항을 가한다(흰색 화살표).
7. 그런 다음 환자는 호기를 하고 시술자는 기능부전이 있는 늑골의 호기 동작이 과도하게 한다(흰색 화살표, 그림 10.78).
8. 단계 6에서 7까지의 과정을 세 번에서 다섯 번 정도 반복하거나, 늑골의 기능부전이 있는 부분이 최대한 향상될 때까지 반복한다.
9. 늑골 기능부전 움직임에 치료의 효과가 있었는지 확인하기 위해서 재평가를 실시한다.

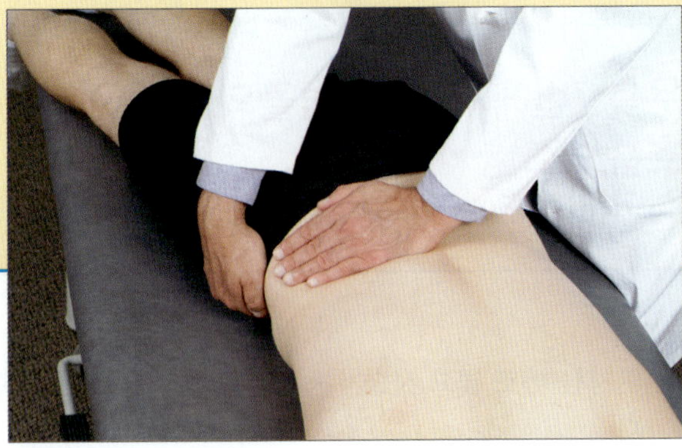

그림 10.75 1~3단계

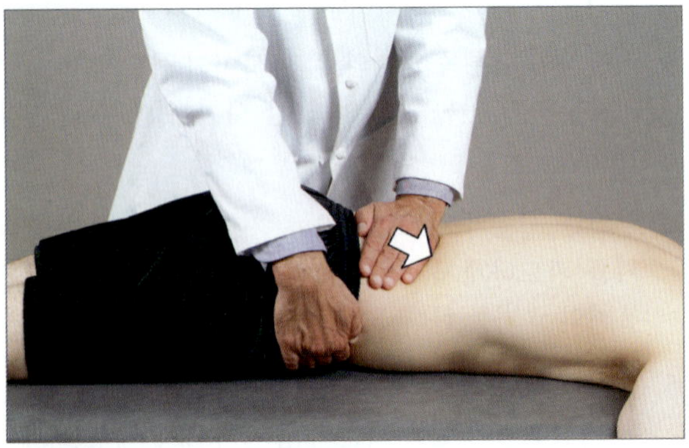

그림 10.76 5단계, 과도한 호기

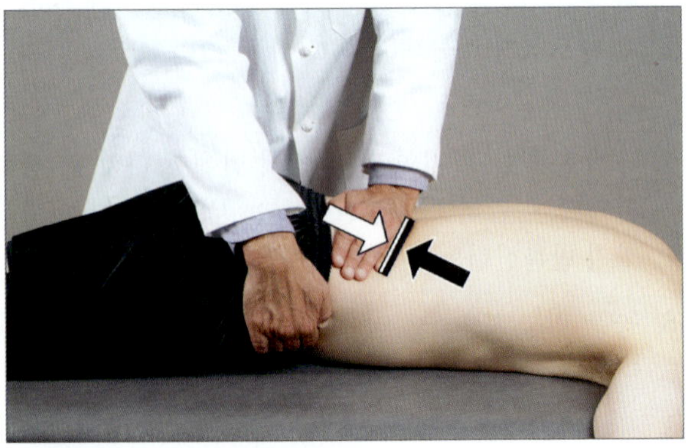

그림 10.77 6단계, 저항 흡기

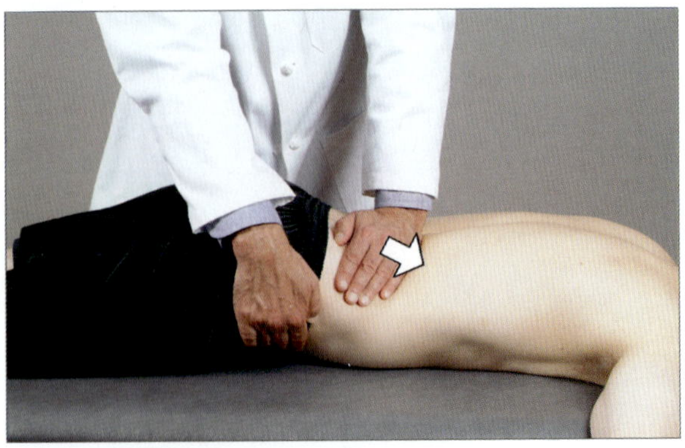

그림 10.78 7단계, 과도한 호기

갈비뼈부위 COSTAL REGION

사각근의 해부학
Anatomy of the Scalene Muscles

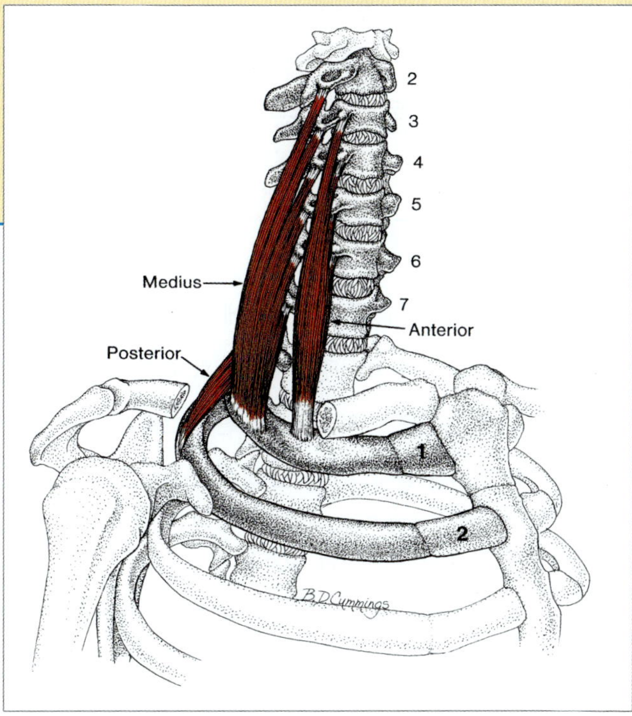

그림 10.79 사각근의 해부와 흉곽 출구(7)

전사각근 Anterior Scalene Muscles

기시
C3~C6까지의 횡돌기(**그림 10.79**)

정지
첫 번째 늑골의 상면, 사각근 결절(Scalene tubercle)

작용
첫 번째 늑골을 들어 올리고 목의 측방굴곡과 회전

신경지배
경수신경(C4~C6)의 전지

중사각근 Middle Scalene Muscles

기시
C1~C6의 횡돌기

정지
첫 번째 늑골의 상면 후방에서
쇄골하동맥(subclavian artery)이 있는 곳까지

작용
흡기 동작에서 첫 번째 늑골을 거상 시키거나
경추의 측방 굴곡

신경지배
C3~C8의 경수신경 전지(ventral rami of cervical spinal nerve)

후 사각근 Posterior Scalene Muscles

기시
C4~C6의 횡돌기

정지
두 번째 늑골

작용
흡기 동작시 두 번째 늑골을 들어 올리거나
경추의 측방 굴곡

신경지배
C6~C8의 경수신경 전지(ventral rami of cervical spinal nerve)

갈비뼈부위COSTAL REGION

우측 1, 번 늑골, 호기 기능부전: 사각근 수축을 통한 기능부전이 있는 늑골의 가동술

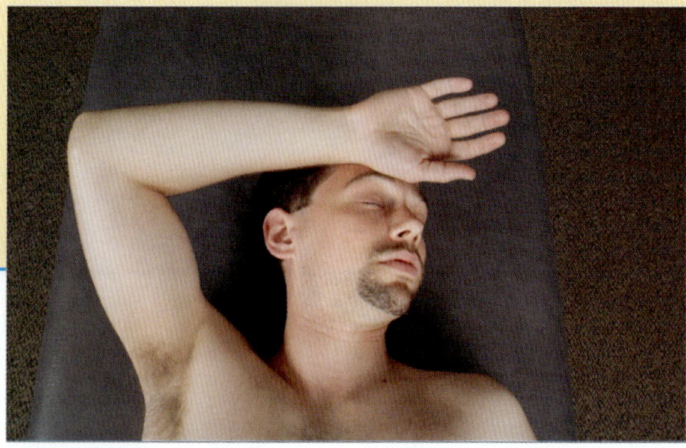

그림 10.80 1~3단계

1. 환자는 눕고 시술자는 환자의 좌측에 선다.
2. 환자의 머리를 거의 30도 정도 왼쪽으로 회전 시킨다.
3. 환자의 외쪽 손등을 이마에 올려 놓는다(그림 10.80).
4. 시술자의 왼손을 환자의 아래로 하여 기능부전이 있는 우측 늑골의 상각(superior angle)을 잡고 미측과 외측으로 견인한다(흰색 화살표, 그림 10.81)
5. 시술자의 오른손이 저항을 주는 동안(흰색 화살표) 환자는 회전된 머리를 돌리지 않고 목을 굴곡한다(검은색 화살표, 그림 10.82).
6. 이러한 등척성 수축을 3~5초 가량 유지시키고 나서 환자에게 이완하도록 가르친다.
7. 환자가 완전히 이완된 것이 확인되면, 시술자의 왼손으로 기능부전이 있는 늑골을 더욱 미측과 외측으로 견인한다(흰색 화살표, 그림 10.83) 시킨다.
8. 단계 6에서 8까지의 과정을 세 번에서 다섯 번 정도 반복하거나 늑골의 기능부전이 있는 부분이 최대한 향상될 때까지 반복한다.
9. 늑골 기능부전 움직임에 치료의 효과가 있었는지 확인하기 위해서 재평가를 실시한다.

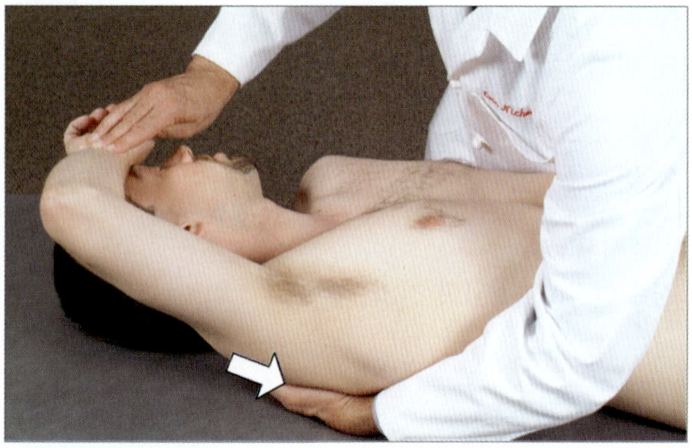

그림 10.81 4단계

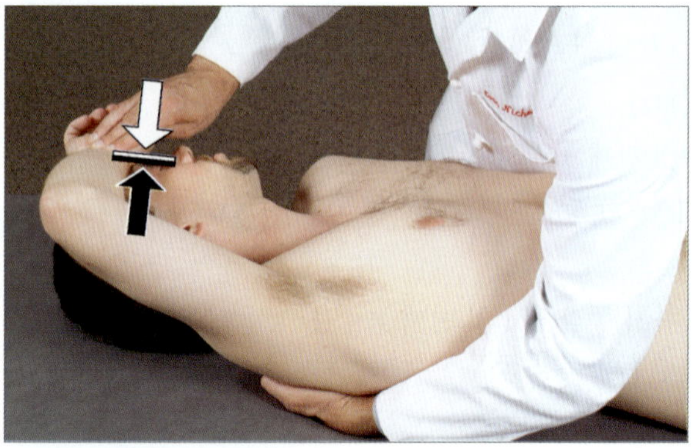

그림 10.82 5단계, 등척성 수축

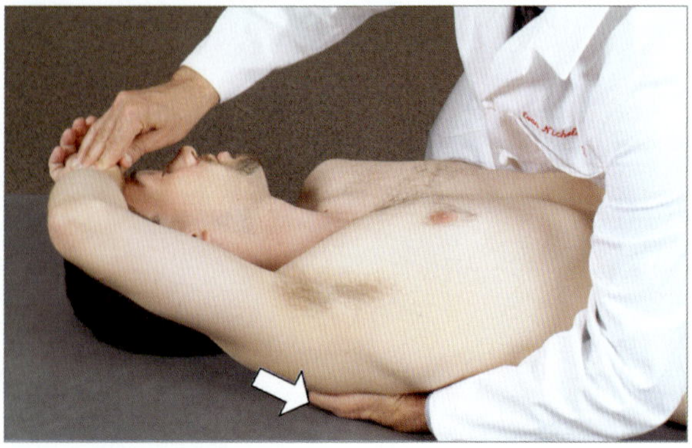

그림 10.83 7단계

갈비뼈부위 COSTAL REGION

소흉근

pectoralis minor muscle

기시

3, 4, 5번 늑골의 전상방(**그림 10.84**)

정지

견갑골 오훼돌기(coracoid process)

작용

흉벽에 대해 소흉근이 전하방으로 잡아당기는 힘에 의해 견갑골을 고정

신경지배

내측흉신경(medial pectoral nerve, C8, T1)

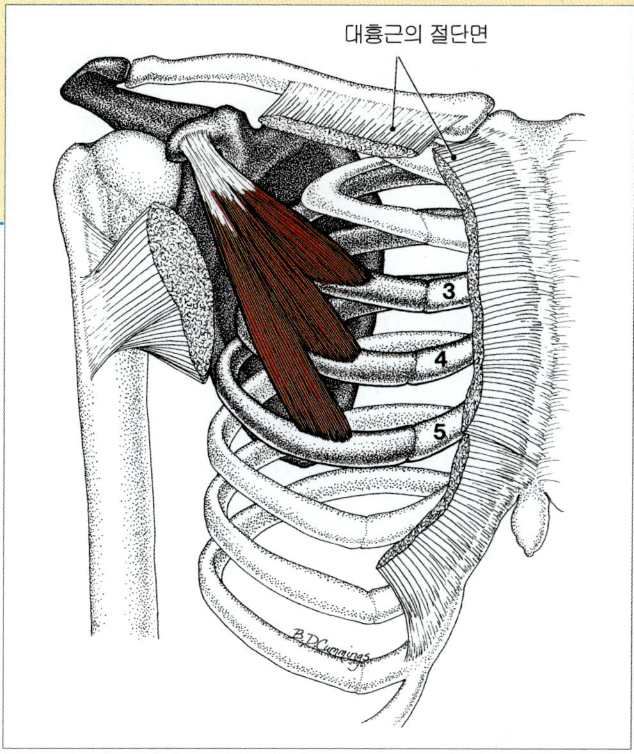

그림 10.84 소흉근(7)

갈비뼈부위 COSTAL REGION

우측 3번과 4번 혹은 5번 늑골 호기 기능부전: 소흉근의 수축을 이용한 기능부전이 있는 늑골의 가동술

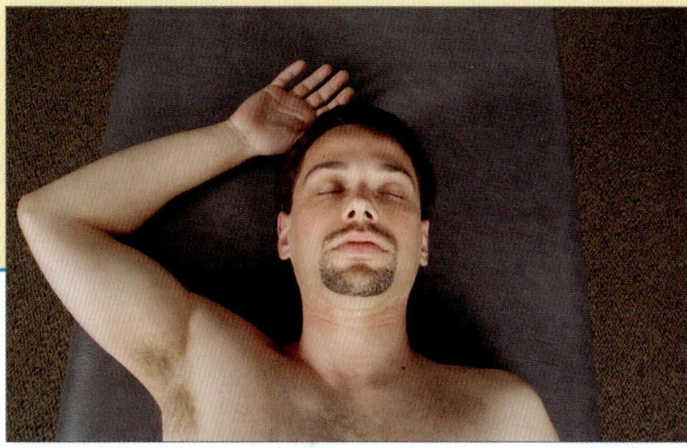
그림 10.85 1~2단계

1. 환자는 바로눕고 시술자는 검사대의 왼쪽에 선다.
2. 환자는 오른팔을 들어 머리쪽에 위치시킨다(그림 10.85).
3. 시술자의 왼손을 환자의 오른쪽 밑으로 가져가 기능부전이 있는 늑골의 상각을 잡고, 미측과 외측으로 견인한다.
4. 시술자의 오른손은 오훼돌기부분을 중심으로 해서 환자의 오른쪽 어깨의 전면에 전체적으로 위치시킨다(그림 10.86).
5. 환자는 시술자의 외력을 가하고 있는 오른손(흰색화살표)에 대항하여 밀면서 어깨를 전인(protract)시킨다(검정 화살표, 그림 10.87).
6. 이러한 등척성 수축을 3초에서 5초가량 유지시키고 나서 환자가 정지하고 이완할 수 있도록 지시한다.
7. 환자가 충분히 이완하였을 때, 시술자는 기능부전이 있는 늑골 각 부분에 대하여 왼손으로 미측과 외측으로 견인한다(흰색 화살표, 그림 10.88).
8. 5번에서7번까지의 과정을 다섯 번에서 일곱 번 정도 반복하거나, 기능부전이 있는 부분이 최대한 향상될 때까지 반복한다.
9. 치료의 효과가 있었는지 확인하기 위해서 기능부전이 있는 늑골부분의 재평가를 실시한다.

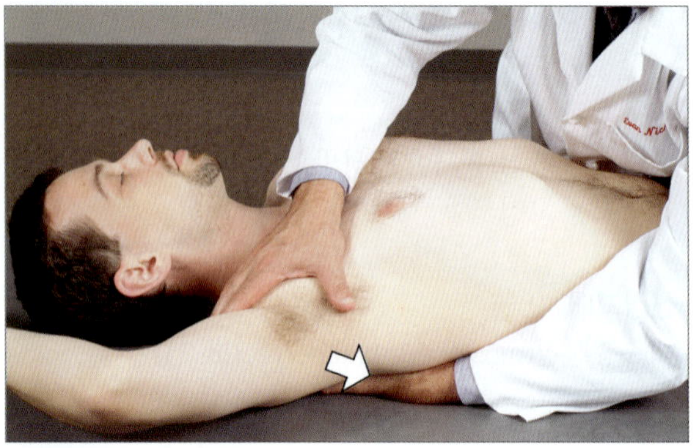
그림 10.86 3~4단계

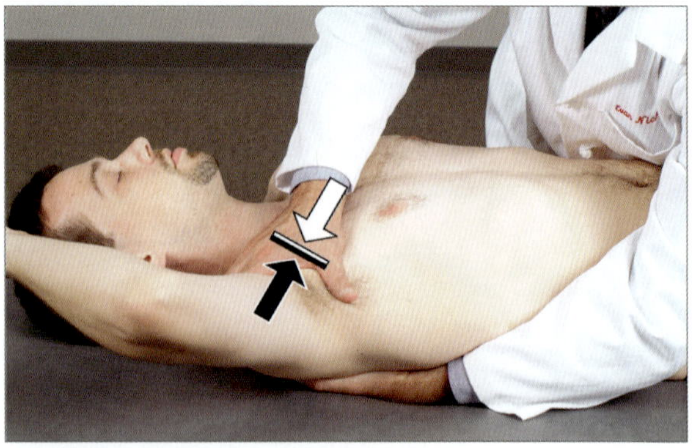
그림 10.87 5단계, 등척성 수축

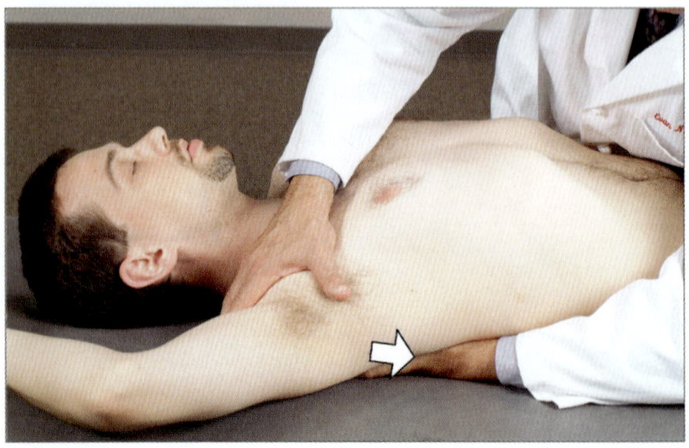
그림 10.88 7단계

갈비뼈부위COSTAL REGION

우측 3, 4번 혹은 5번 늑골 호기 기능부전: 소흉근의 수축을 이용한 기능부전이 있는 늑골부 가동술

1. 환자는 바로 눕고 시술자는 검사대의 왼쪽에 선다.
2. 환자는 오른팔을 들어 머리쪽에 위치시킨다(**그림 10.89**).
3. 시술자의 왼손을 환자의 오른쪽 밑으로 가져가 기능부전이 있는 늑골의 상각을 잡고, 미측과 외측으로 견인력을 가한다.
4. 시술자의 오른손은 환자의 오른쪽 어깨의 전면에 전체적으로 위치시킨다(**그림 10.90**).
5. 환자는 시술자가 외력을 가하고 있는 오른손(흰색 화살표)에 대항하여 팔꿈치를 밀어낸다(검정 화살표, **그림 10.91**).
6. 이러한 등척성 수축을 3~5초 가량 유지시키고 나서 환자가 정지하고 이완할 수 있도록 지시한다.
7. 환자가 충분히 이완하였을 때, 시술자는 기능부전이 있는 늑골 각에 대하여 왼손으로 미측과 외측으로 견인한다(흰색 화살표, **그림 10.92**).
8. 5번에서7번까지의 과정을 다섯 번에서 일곱 번 정도 반복하거나, 기능부전이 있는 부분이 최대한 향상될 때까지 반복한다.
9. 치료의 효과가 있었는지 확인하기 위해서 기능부전이 있는 늑골부분의 재평가를 실시한다.

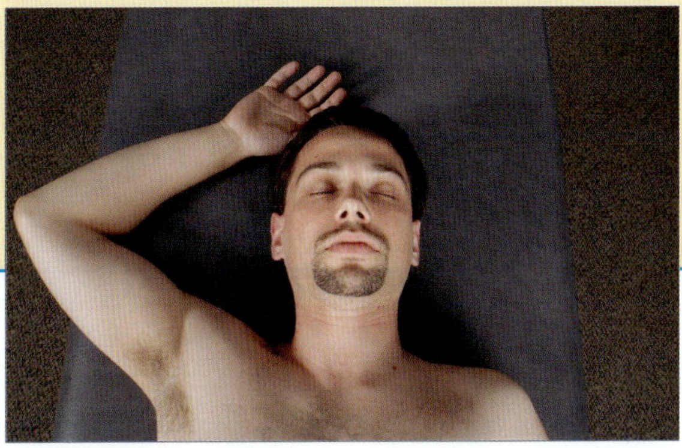

그림 10.89 1~2단계

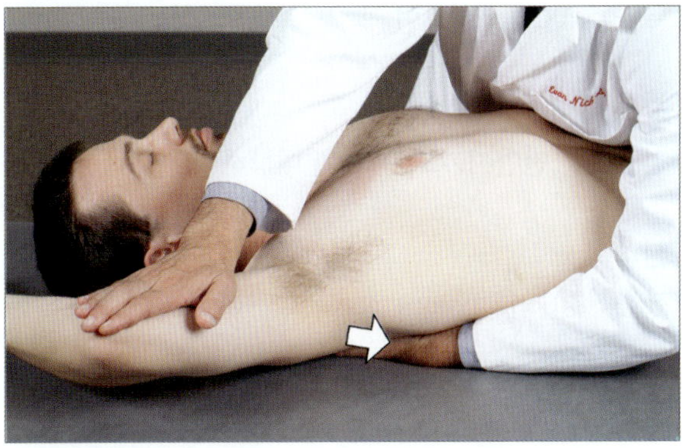

그림 10.90 3~4단계

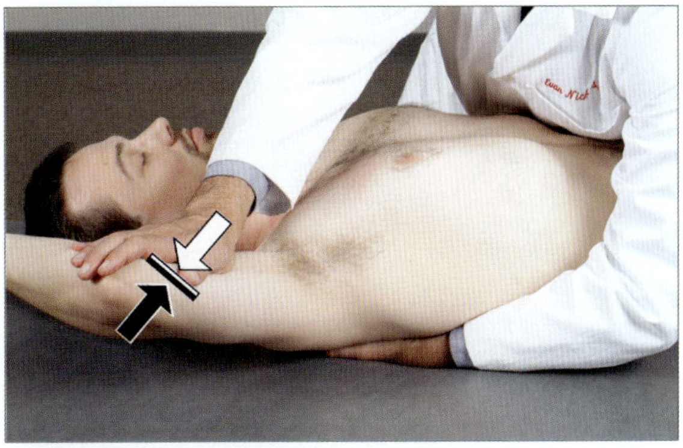

그림 10.91 5단계, 등척성 수축

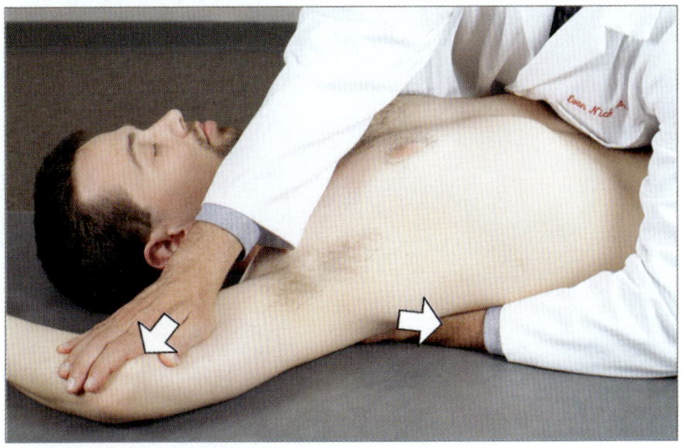

그림 10.92 7단계

갈비뼈부위COSTAL REGION

전거근

Serratus Anterior Muscle

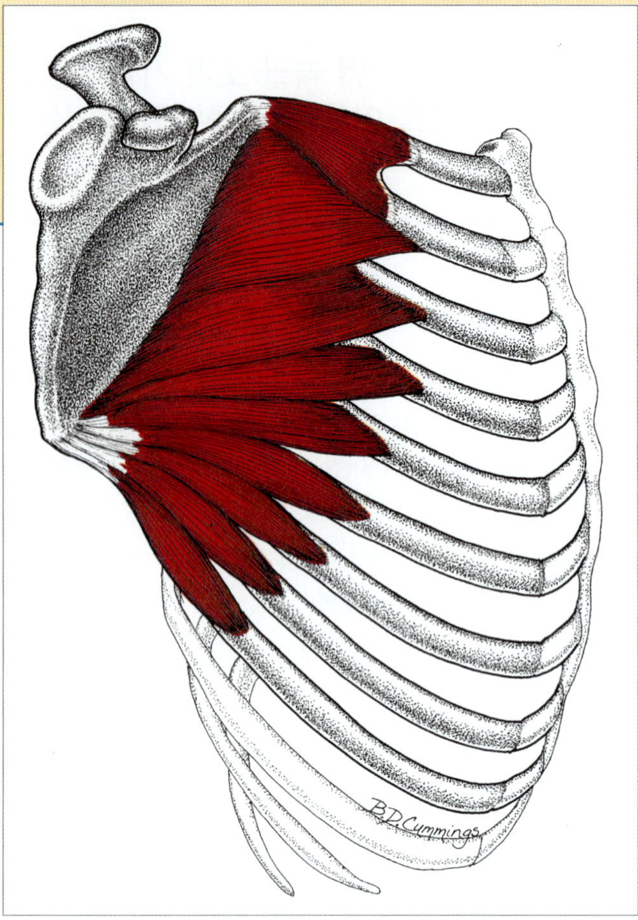

그림 10.93 전거근(7)

기시

견갑골의 전내측면(그림 10.93)

정지

늑골2~8번의 상외측면

작용

견갑골을 전인시키고, 흉벽에 대항하여 견갑골을 고정시킨다.

신경

장흉신경(long thoracic nerve, C5~ C7)

갈비뼈부위 COSTAL REGION

우측 6, 7번 혹은 8번 늑골 호기 기능부전: 소흉근의 수축을 이용한 기능부전이 있는 늑골부 가동술

1. 환자는 바로 눕고, 시술자는 환자의 기능부전이 있는 쪽에 앉거나 선다.
2. 환자의 우측 어깨는 90도 굴곡하여 시술자가 수월하게 조절할 수 있도록 한다.
3. 시술자의 오른손을 환자의 밑으로 가져가 기능부전이 있는 늑골의 상각을 잡고, 미측과 외측으로 견인력을 가한다(**그림 10.94**).
4. 시술자가 저항력을 가하는 동안(흰색 화살표) 환자는 그에 대항하여 천장 방향을 향하여 (검정 화살표, **그림 10.95**) 팔꿈치를 밀어낸다(견갑골 전인).
5. 이러한 등척성 수축을 3~5초 가량 유지시키고 나서 환자가 정지하고 이완할 수 있도록 지시한다.
6. 환자가 충분히 이완하였을 때, 시술자는 기능부전이 있는 늑골의 모퉁이 부분에 대하여 오른손으로 미측과 외측으로 견인한다(흰색 화살표, **그림 10.96**).
7. 5번에서 7번까지의 과정을 다섯 번에서 일곱 번 정도 반복하거나, 기능부전이 있는 부분이 최대한 향상될 때까지 반복한다.
8. 치료의 효과가 있었는지 확인하기 위해서 기능부전이 있는 늑골부분의 재평가를 실시한다.

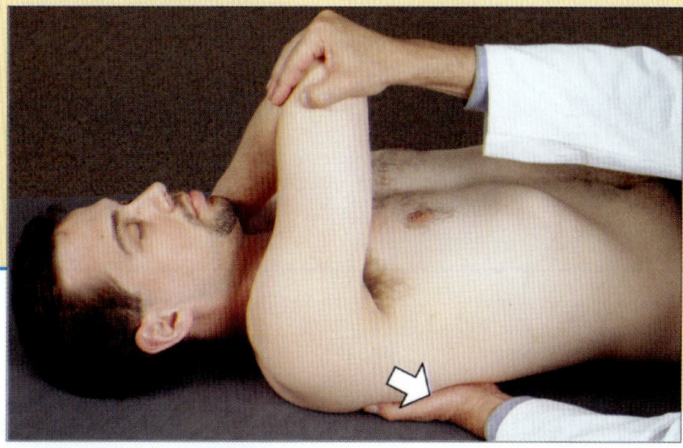

그림 10.94 1~3단계

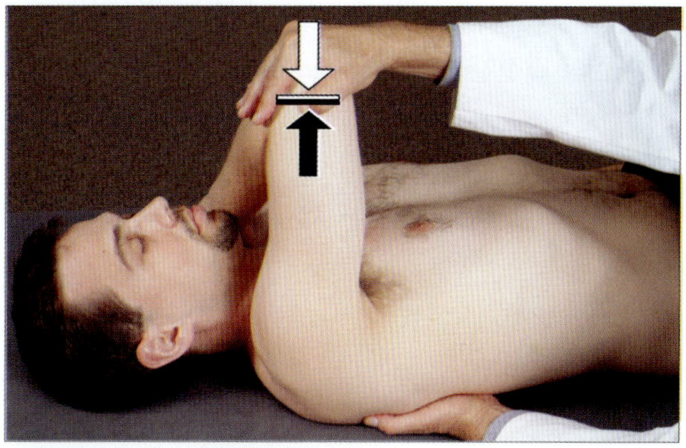

그림 10.95 4단계, 등척성 수축

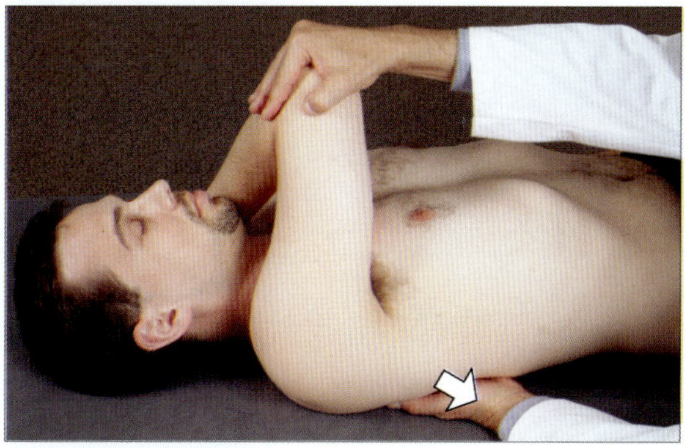

그림 10.96 6단계

갈비뼈부위COSTAL REGION

광배근

Latissimus Dorsi Muscle

기시

흉추 7번부터 천추 3번까지의 극돌기, 흉요근막, 견갑골 하각, 하부 4개의 늑골, 장골능(그림 10.97)

정지

상완골의 결절간구(bicipital groove)

작용

신전, 내전, 상완골의 내측회전

지배신경

흉배신경(C6~C8)

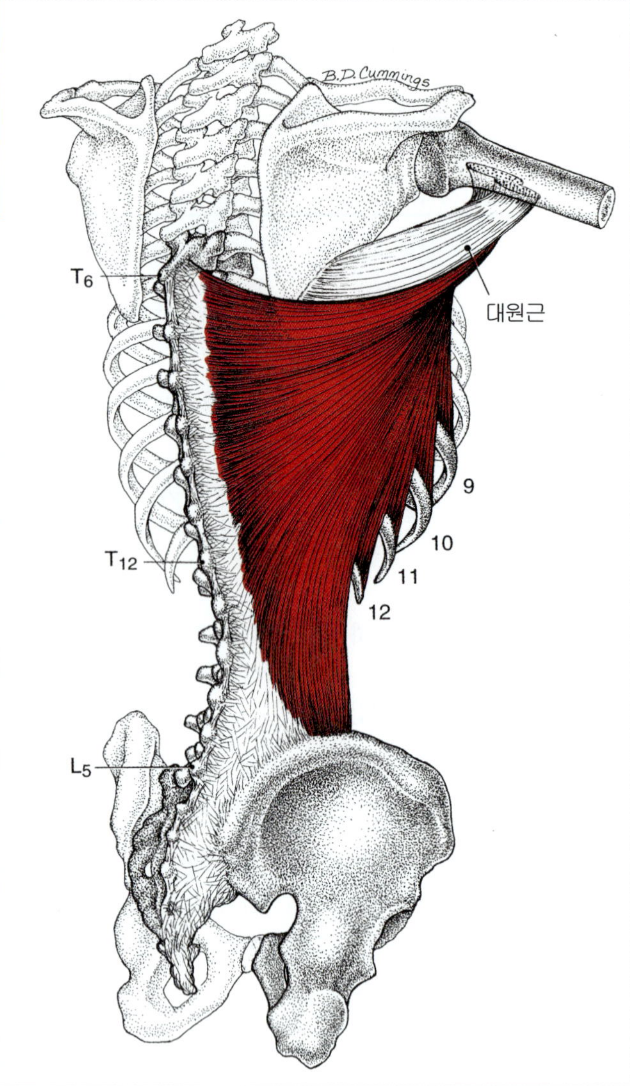

그림 10.97 광배근(7)

갈비뼈부위COSTAL REGION

우측 9번과 10번 늑골 호기 기능부전: 광배근의 수축을 이용한 기능부전이 있는 늑골부 가동술

1. 환자는 바로 눕고, 시술자는 환자의 기능부전이 있는 쪽에 앉거나 선다.
2. 시술자는 왼손으로 환자의 우측 어깨를 90도로 내전시킨다. 그리고 오른손은 환자의 등쪽으로 가져가 기능부전이 있는 늑골의 상각을 잡고 미측과 외측으로 견인력을 가한다.
3. 시술자의 좌측 하퇴의 외측이나 무릎은 환자의 우측 팔꿈치에 대항하도록 위치시킨다(**그림 10.98**).
4. 환자는 시술자의 좌측 하퇴나 팔이 가하고 있는 저항력(흰색 화살표) 에 대항하여 시술자의 다리 방향으로 오른팔을 밀어낸다(검정 화살표, **그림 10.99**).
5. 이러한 등척성 수축을 3~5초 가량 유지시키고 나서 환자가 정지하고 이완할 수 있도록 지시한다.
6. 환자가 충분히 이완하였을 때, 시술자는 오른손으로 기능부전이 있는 늑골의 모퉁이 부분에 대하여 미측과 외측으로 견인한다(흰색 화살표, **그림 10.100**).
7. 4번에서 6번까지의 과정을 다섯 번에서 일곱 번 정도 반복하거나 기능부전이 있는 부분이 최대한 향상될 때까지 반복한다.
8. 치료의 효과가 있었는지 확인하기 위해서 기능부전이 있는 늑골부분의 재평가를 실시한다.

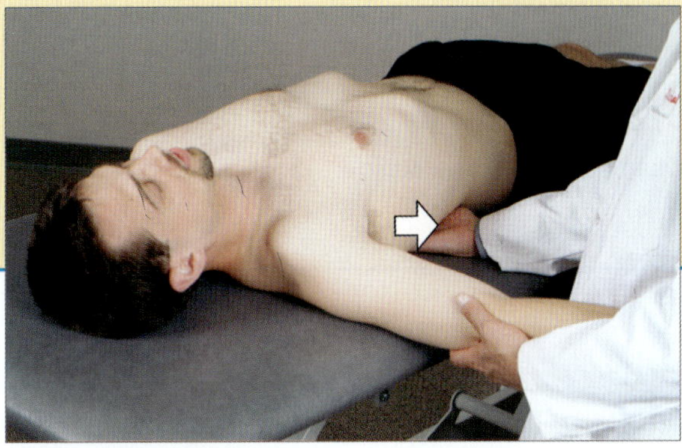
그림 10.98 3단계

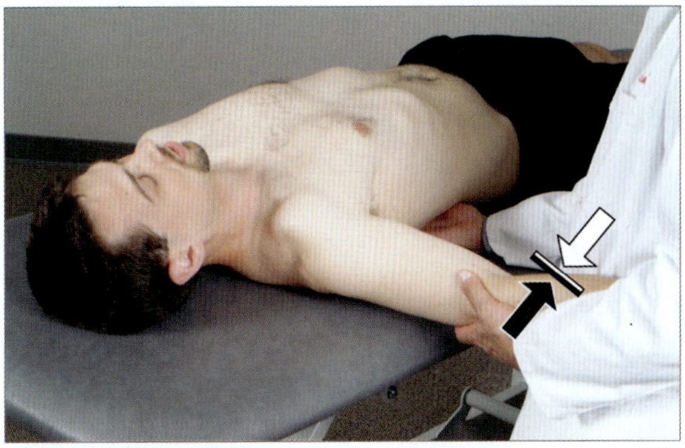
그림 10.99 4단계

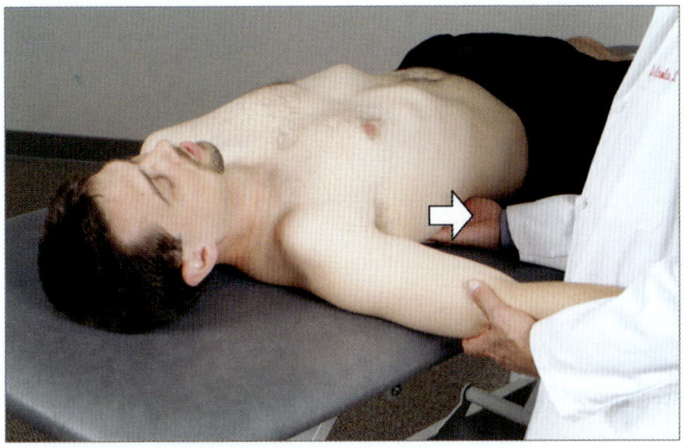
그림 10.100 6단계

갈비뼈부위COSTAL REGION

요방형근

Quadratus Lumborum Muscle

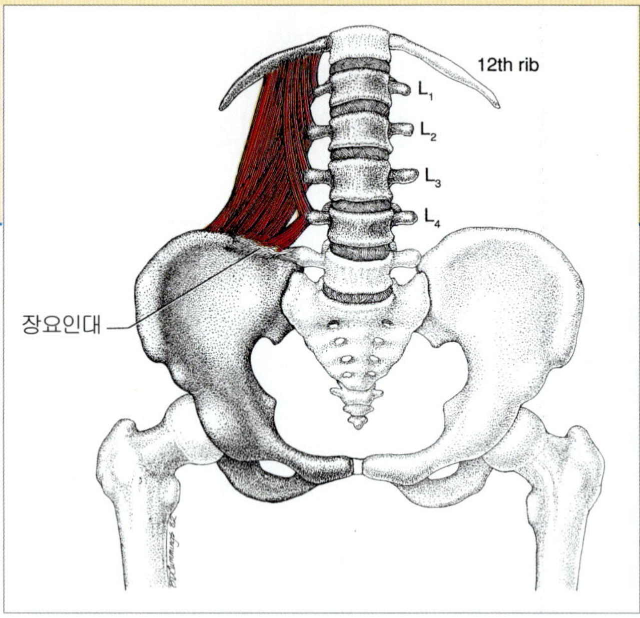

그림 10.101 요방형근(7)

기시

장골능, 장요인대(**그림 10.101**)

정지

12번 늑골의 하부, 요추 1번~4번의 횡돌기

작용

척주의 신전과 외측굴곡, 호기 시에 12번 늑골 고정

지배신경

T12~L4의 복측지

갈비뼈부위 COSTAL REGION

우측 11번과 12번 늑골 호기 기능부전: 요방형근의 수축을 이용한 기능부전이 있는 늑골부 가동술

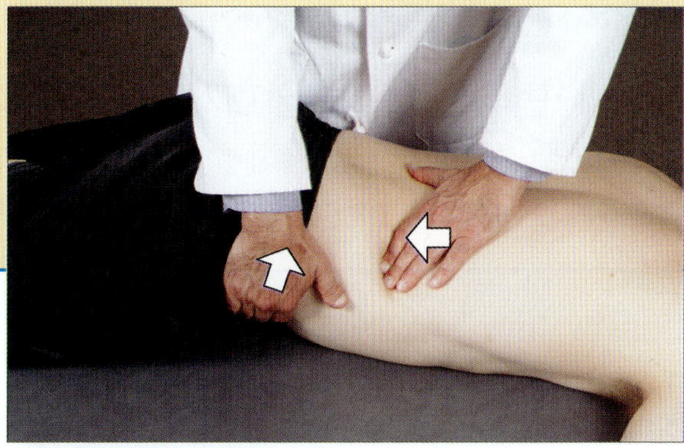

그림 10.102 1~3단계

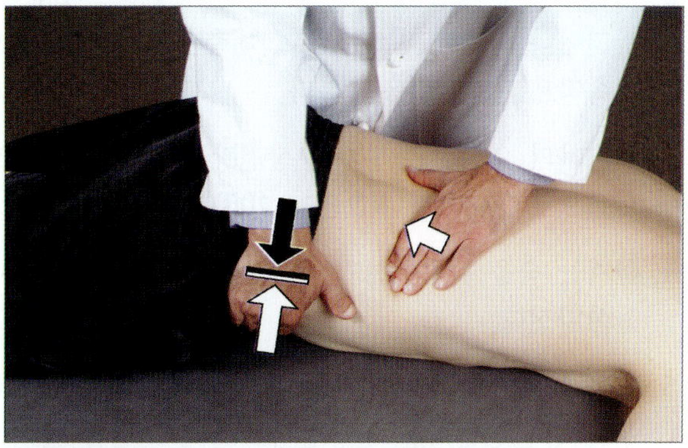

그림 10.103 5단계, 등척성과 과도한 흡기

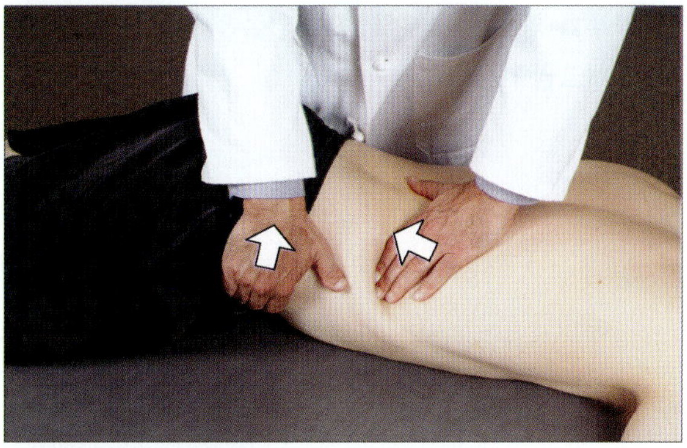

그림 10.104 7단계

1. 환자는 엎드려 눕고, 시술자는 검사대의 왼쪽에 선다. 그리고 시술자는 요방형근에 긴장력을 가하면서 환자의 다리를 왼쪽 15~20도 정도에 위치시킨다.
2. 시술자의 왼쪽 무지구(thenar eminence)나 시지(index)를 기능부전이 있는 늑골의 상면이나 외측에 위치시키고, 내측과 미측으로 부드럽게 지속적으로 견인력을 가한다(좌측 방향을 향하여 있는 흰색 화살표, **그림 10.102**).
3. 시술자의 오른손은 환자의 상전장골극(ASIS)을 잡고, 부드럽게 위쪽으로 들어올린다(상방을 향하고 있는 흰색 화살표, **그림 10.102**).
4. 환자는 숨을 들이마시고, 내쉰다. 그리고 나서 다시 깊게 들이마신다.
5. 숨을 들이마시고 있는 동안 시술자는 환자가 저항력(검정 화살표와 상반되는 흰색 화살표)에 대항하여 검사대가 있는 하방으로 상전장골극을 밀어낼 수 있도록(검정 화살표, **그림 10.103**) 가르쳐준다. 이와 동시에 왼손으로 미측과 외측으로 견인력을 가함으로써 기능부전이 있는 늑골부가 과호흡되도록 한다.
6. 이러한 등척성 수축을 3~5초 가량 유지시키고 나서 환자가 이완할 수 있도록 지시한다.
7. 환자가 충분히 이완하였을 때, 시술자는 오른손으로 환자의 오른쪽 상전장골극을 천장방향으로 들어올린다(위를 향하고 있는 흰색 화살표). 그리고 왼손은 기능부전이 있는 늑골 각을 미측과 외측으로 점진적으로 견인한다(왼쪽을 향하고 있는 흰색 화살표, **그림 10.104**).
8. 5번에서 7번까지의 과정을 다섯 번에서 일곱 번 정도 반복하거나, 기능부전이 있는 부분이 최대한 향상될 때까지 반복한다.
9. 치료의 효과가 있었는지 확인하기 위해서 기능부전이 있는 늑골부분의 재평가를 실시한다.

갈비뼈부위 COSTAL REGION

우측 11번과 12번 늑골 호기 기능부전: 호흡보조

Right Ribs 11 and 12, Exhalation Dysfunction: Respiratory Assist

1. 환자는 엎드려 눕고, 시술자는 검사대의 왼쪽에 선다. 그리고 시술자는 요방형근에 긴장력을 가하면서 환자의 다리를 왼쪽 15~20도 정도에 위치시킨다.
2. 시술자의 왼쪽 무지구나 시지를 기능부전이 있는 늑골의 상면이나 외측에 위치시키고, 내측과 미측으로 부드럽게 지속적으로 견인력을 가한다.
3. 시술자의 오른손은 환자의 상전장골극을 잡고, 부드럽게 위쪽으로 들어올린다(그림 10.105).
4. 환자는 숨을 들이마시고, 내쉰다. 그리고 나서 다시 깊게 들이마신다.
5. 숨을 들이마시고 있는 동안, 시술자는 오른손으로 환자의 우측 상전장골극을 천장방향으로 부드럽게 들어올리는(위쪽을 향하고 있는 흰색 화살표) 동시에, 왼손으로는 내측과 미측으로 견인력을 가함으로써 기능부전이 있는 늑골부가 과호흡 되도록 한다(왼쪽을 향하고 있는 흰색 화살표) (그림 10.106).

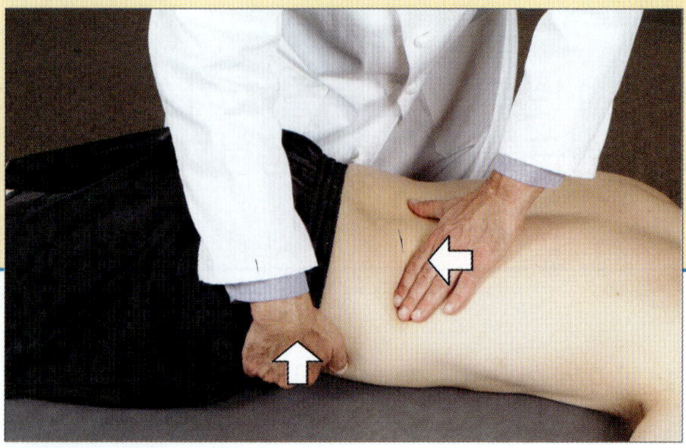

그림 10.105 1~3단계

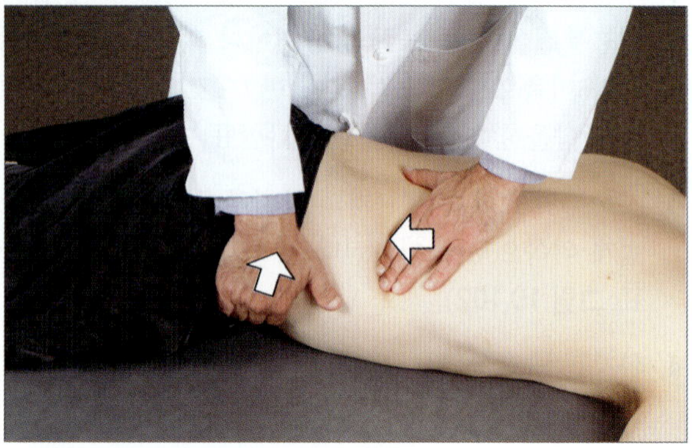

그림 10.106 5단계, 과도한 흡기

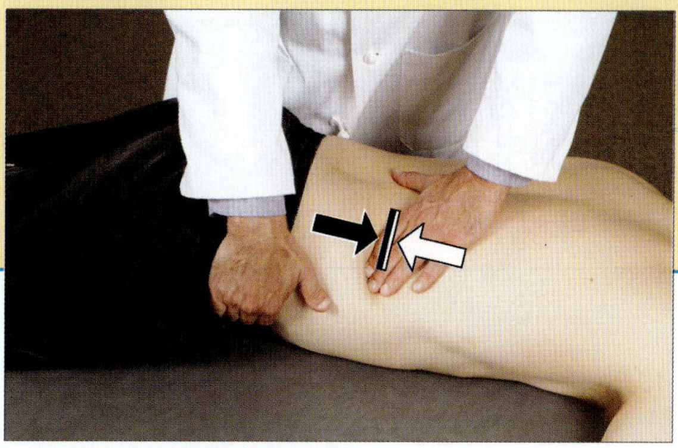

그림 10.107 6단계, 저항 호기

6. 호기시에(검정색 화살표) (그림 10.107) 시술자는 왼손으로 늑골의 호기동작의 반대방향으로 저항(흰색 화살표)을 가한다.

7. 5번에서 6번까지의 과정을 다섯 번에서 일곱 번 정도 반복하거나 기능부전이 있는 부분이 최대한 향상될 때까지 반복한다.

8. 치료의 효과가 있었는지 확인하기 위해서 기능부전이 있는 늑골부분의 재평가를 실시한다.

허리부위 LUMBAR REGION

제1형 기능부전 예: L2 NSLRR 등척성 후 이완 기법

1. 환자는 검사대 끝에 앉고, 시술자는 환자의 회전을 가할 기능부전이 있는 부분의 반대쪽에 선다.

2. 환자는 오른손을 목 뒤에 위치시키고, 왼손은 오른쪽 팔꿈치에 위치시킨다.

3. 시술자는 왼팔로 환자의 오른쪽 상완부분을 잡는다(그림 10.108).

4. 시술자는 요추 3번에 대해서 요추 2번이 중립 위치가 될 때까지 왼팔과 왼손으로 환자의 몸통(흰색 화살표, 그림 10.109)을 굴곡, 신전시키면서, 오른손은 요추 2번과 3번의 극돌기나 그 사이의 공간을 확인한다.

5. 시술자는 왼팔과 왼손을 환자의 몸통에 위치시키고 오른쪽으로 측방굴곡 시켜서 마지막범위까지 가져가고(흰색 화살표, 그림 10.110), 왼쪽으로 장벽까지 회전시킨다(흰색 화살표, 그림 10.111). 오른손은 측방굴곡과 회전을 시킬 수 있도록 요추 2번과 3번의 횡돌기를 확인한다.

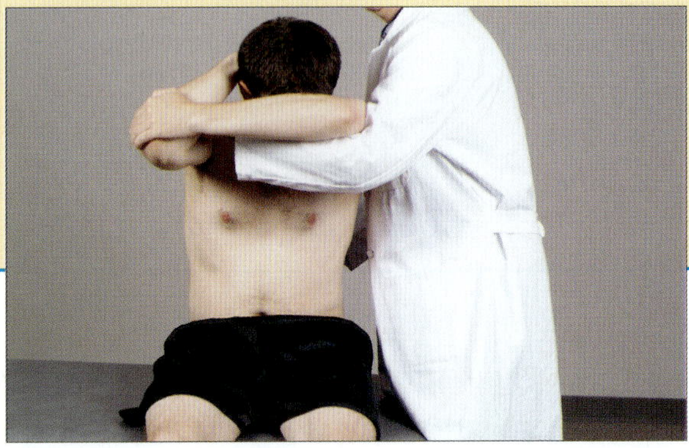
그림 10.108 1~3단계

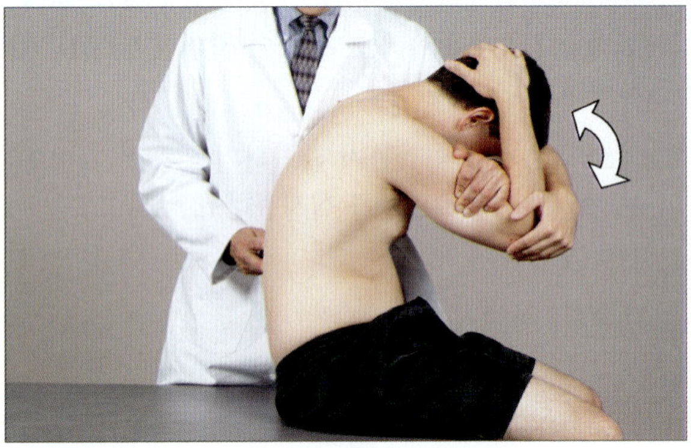
그림 10.109 4단계, L2-L3 중립

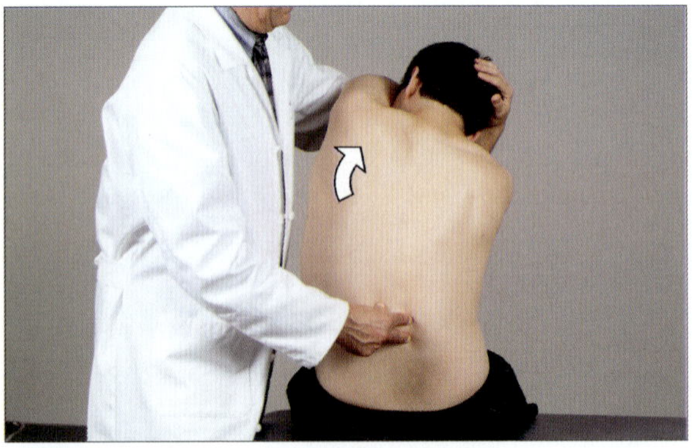
그림 10.110 5단계, 우측 측방굴곡 장벽

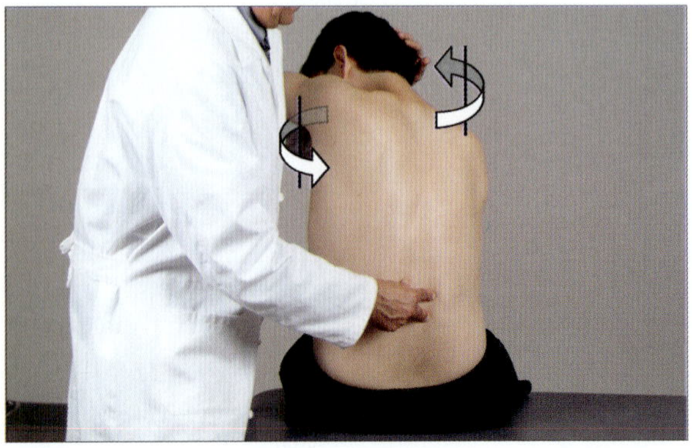
그림 10.111 5단계, 좌측 회전 장벽

6. 시술자가 왼손으로 저항력을 가하는 동안(흰색 화살표), 환자는 저항력의 반대방향으로 오른쪽 어깨를 돌리거나 밀어낸다(검정 화살표, 그림 10.112).
7. 이러한 등척성 수축을 3~5초 가량 유지시키고 나서 환자가 이완할 수 있도록 지시한다.
8. 환자가 충분히 이완하였을 때, 시술자는 요추2번의 중립 상태에서 환자를 오른쪽으로 측방굴곡 시켜서 장벽까지 가져가게 하고(흰색 화살표, 그림 10.113), 그리고 또한 장벽까지 회전시킨다(흰색 화살표, 그림 10.114).
9. 6번에서 8번까지의 과정을 세 번에서 다섯 번 정도 반복하거나 기능부전이 있는 부분이 최대한 향상될 때까지 반복한다.
10. 치료의 효과가 있었는지 확인하기 위해서 기능부전이 있는 부분의 재평가를 실시한다.

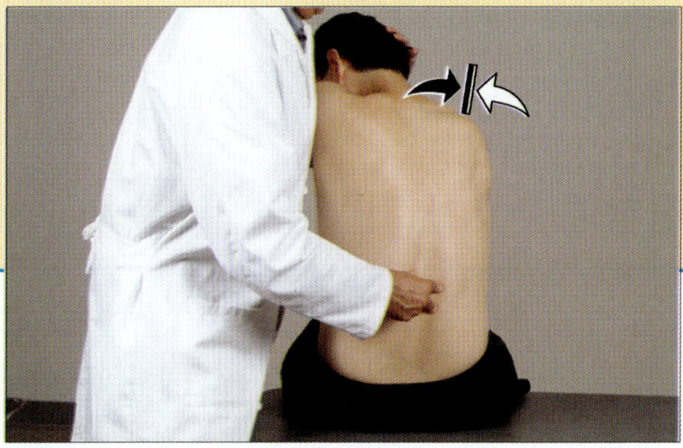
그림 10.112 6단계, 등척성 수축

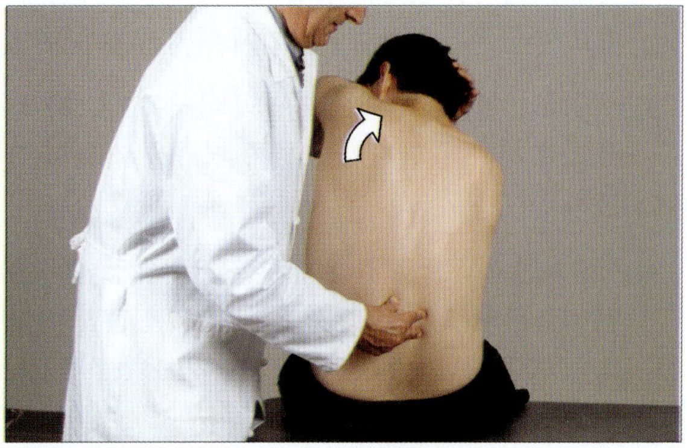
그림 10.113 8단계, 우측 측방굴곡 장벽

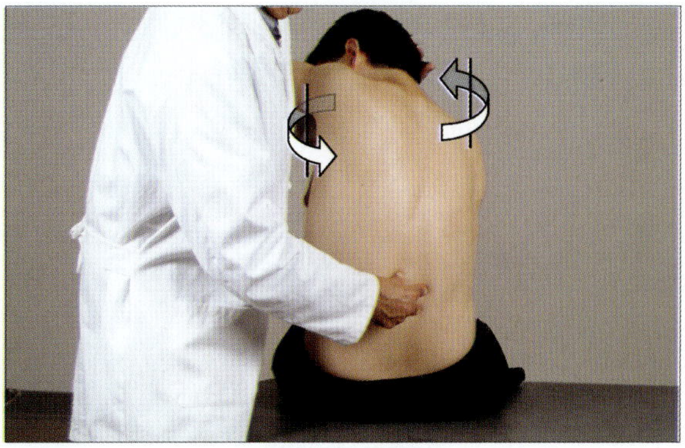
그림 10.114 8단계, 좌측 회전 장벽

허리부위LUMBAR REGION

제2형 기능부전 예: L2 ERRSR 등척성 후 이완 기법

1. 환자는 검사대에 앉고 시술자는 환자의 왼쪽에 선다(기능부전이 있는 부분의 반대편).
2. 환자는 오른손을 목뒤에 위치시키고, 왼손은 오른쪽 팔꿈치에 위치시킨다(다른 방법: 환자는 손을 목뒤에 위치시키고, 팔꿈치를 전방으로 가깝게 위치시킬 수 도 있다).
3. 시술자는 왼팔을 환자의 왼팔의 아래쪽으로 하거나 전체적으로 지나서 환자의 오른쪽 상완을 잡는다(그림 10.115).
4. 시술자는 왼손으로 환자의 체간을 굴곡 장벽까지 가져가면서(그림 10.116), 오른손은 굴곡과 신전만 일어나도록 요추 2번과 3번의 극돌기나 요추 2번 3번 사이의 공간을 확인한다.
5. 시술자는 왼손으로 환자의 체간을 왼쪽 측방 굴곡(그림 10.117)과 왼쪽 회전의 장벽(그림 10.118)까지 다시 가져가면서, 오른손은 측방굴곡과 회전만 일어나도록 요추2번과 3번의 횡돌기를 잘 확인한다.

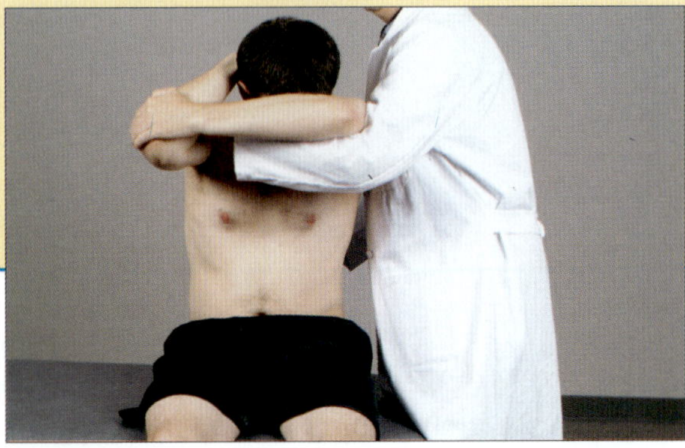

그림 10.115 1~3단계

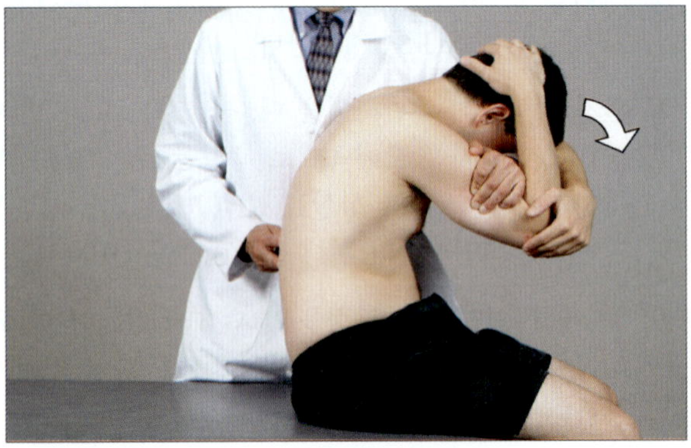

그림 10.116 4단계, 굴곡 장벽

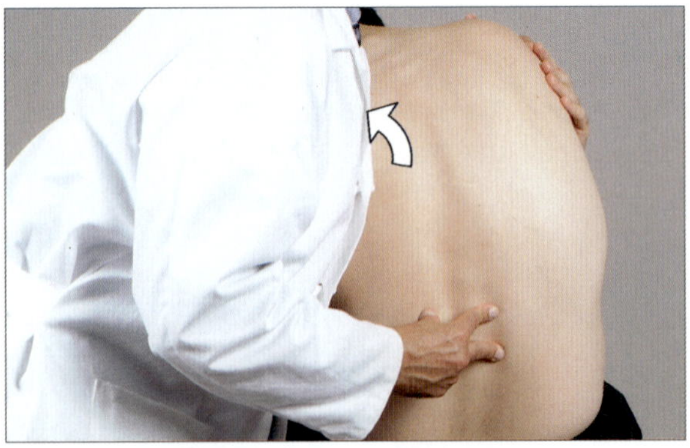

그림 10.117 5단계, 좌측 측방굴곡 장벽

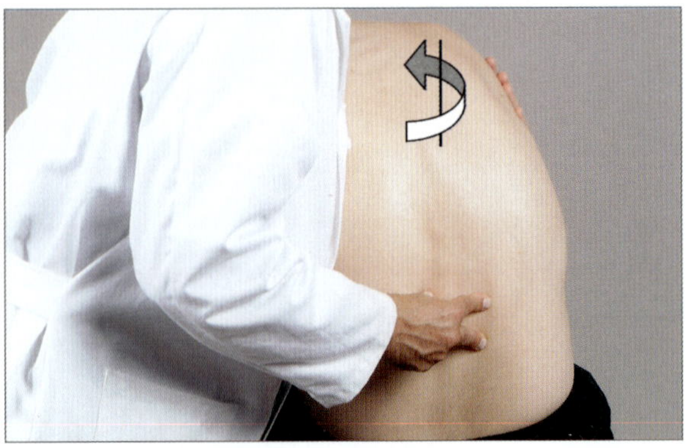

그림 10.118 5단계, 좌측 회전 장벽

6. 시술자가 왼손으로 저항력을 가하는 동안(흰색 화살표), 환자는 일어나서 부드럽게 오른쪽 어깨를 후방으로 당길 수 있도록 노력한다(검정 화살표, 그림 10.119).
7. 이러한 등척성 수축을 3~5초 가량 유지시키고 나서 환자가 정지하고 이완할 수 있도록 지시한다.
8. 환자가 충분히 이완하였을 때, 시술자는 환자를 재위치 시켜서(흰색 화살표, 그림 10.120) 마지막 장벽까지 왼쪽 측방굴곡과 왼쪽 회전(그림 10. 121) 그리고 굴곡을 시킨다(그림 10. 122).
9. 6번에서 8번까지의 과정을 세 번에서 다섯 번 정도 반복하거나, 기능부전이 있는 부분이 최대한 향상될 때까지 반복한다.
10. 치료의 효과가 있었는지 확인하기 위해서 기능부전이 있는 부분의 재평가를 실시한다.

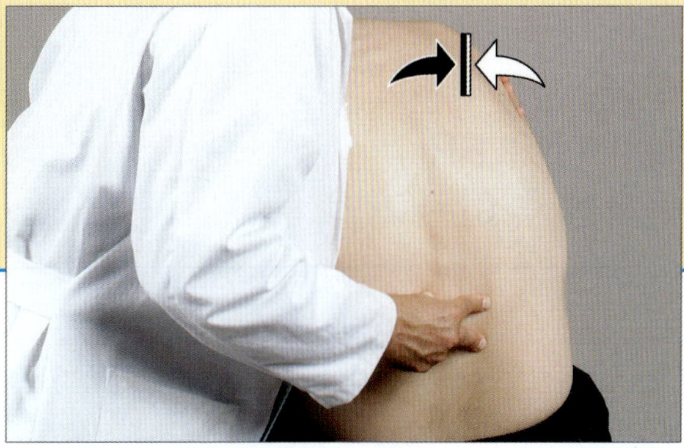
그림 10.119 6단계, 등척성 수축

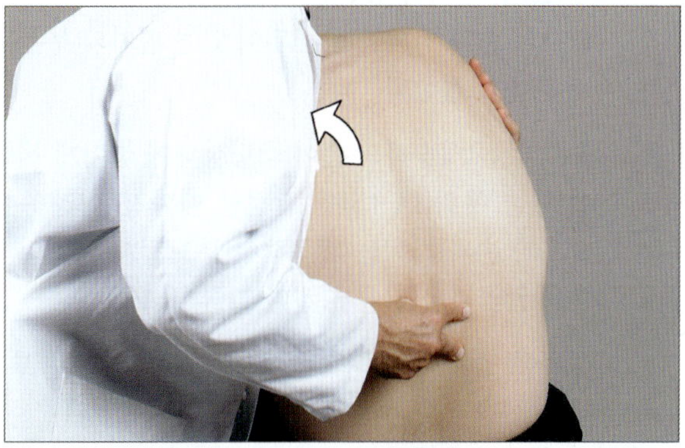
그림 10.120 8단계, 좌측 측방굴곡 장벽

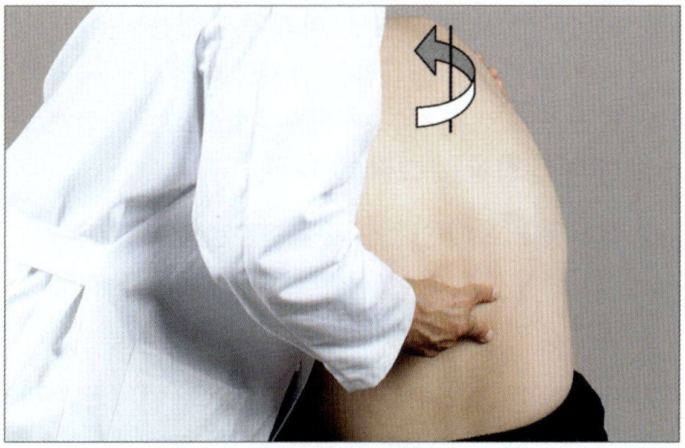
그림 10.121 8단계, 좌측 회전 장벽

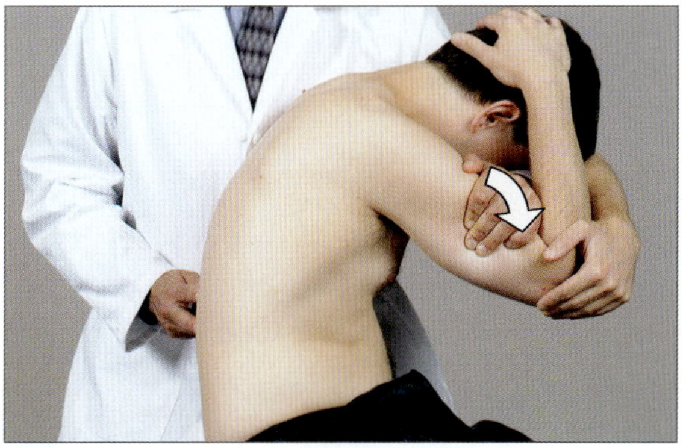
그림 10.122 8단계, 굴곡 장벽

허리부위 LUMBAR REGION

제1형 기능부전
예: L4 NSLRR
등척성 후 이완 기법

1. 환자는 오른쪽을 향하여 옆으로 눕고, 시술자는 환자를 마주보도록 선다.
2. 위쪽에 있는 시술자의 손이 요추 4번과 5번의 극돌기나 그 두 요추 사이의 공간을 촉진하는 동안, 아래쪽에 있는 시술자의 손과 하퇴는 굴곡되어 있는 환자의 무릎과 엉덩이 부분을 조절한다.
3. 위쪽에 있는 시술자의 손이 중립상태에 놓이게 될 기능부전이 있는 부위(L4~L5)를 결정할 때까지, 아래쪽에 있는 시술자의 손과 하퇴는 계속해서 부드럽게 환자의 엉덩이 부분을 굴곡과 신전을 시킨다(그림 10.123).
4. 아래쪽에 있는 시술자의 손이 기능부전이 있는 부분에서 움직임을 감지할 때까지 환자의 다리를 검사대 하방으로 최대한 내리게 하여 골반의 전방 회전을 야기시키도록 한다(그림 10.124).
5. 손의 위치를 바꾸어서, 아래쪽에 있는 손이 기능부전이 있는 부분에서 움직임을 감지할 때까지 시술자는 위쪽에 있는 손으로 환자의 어깨를 후방으로 부드럽게 움직여준다(흰색 화살표, 그림 10.125).
6. 환자는 위쪽에 있는 시술자의 손으로부터 가해지고 있는 저항력에 대항하여(흰색 화살표) 어깨를 전방으로 부드럽게 밀어낸다(검정 화살표, 그림 10.126).
7. 이러한 등척성 수축을 3~5초 가량 유지시키고 나서 환자가 정지하고 이완할 수 있도록 지시한다.

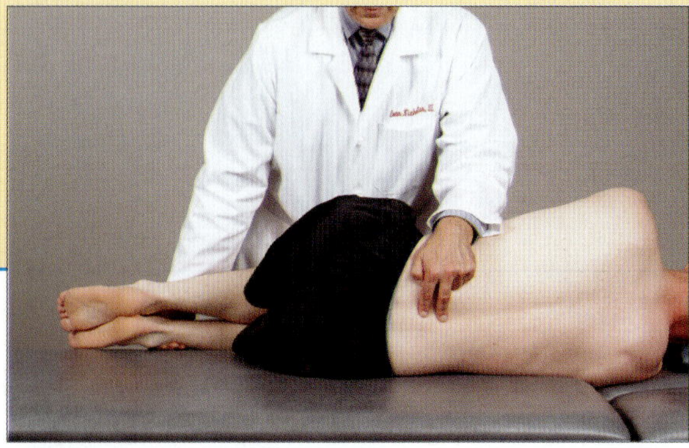

그림 10.123 1~3단계

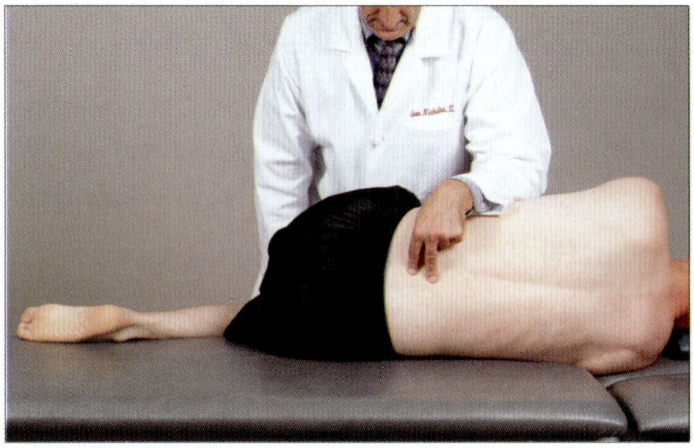

그림 10.124 4단계

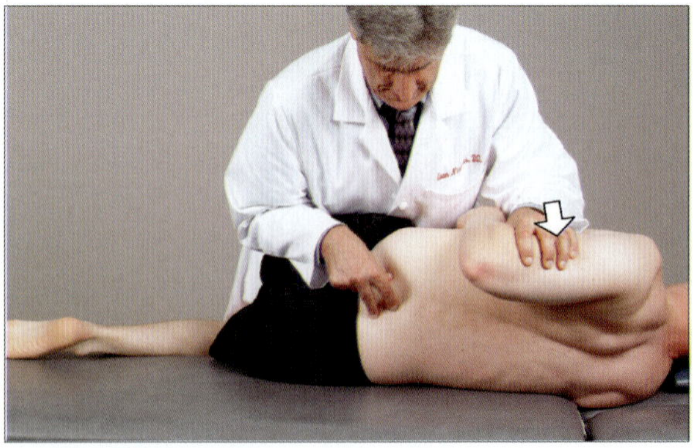

그림 10.125 5단계

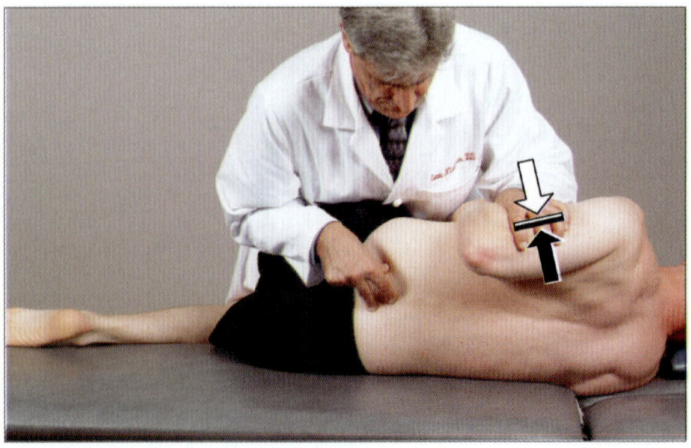

그림 10.126 6단계, 등척성 수축

8. 환자가 충분히 이완하였을 때, 시술자는 환자의 어깨를 후방으로 부드럽게 움직이고(흰색 화살표, 그림 10.127), 흉추와 요추를 새로운 제한성 장벽(restrictive barrier)까지 회전시킨다.

9. 환자는 아래에 있는 시술자의 손으로부터 가해지는 저항력에 대항하여(흰색 화살표) 부드럽게 엉덩이와 골반을 위쪽으로 끌어당긴다(검정 화살표, 그림 10.128).

10. 이러한 등척성 수축을 3~5초 가량 유지시키고 나서 환자가 정지하고 이완할 수 있도록 지시한다.

11. 환자가 충분히 이완하였을 때, 시술자는 환자의 골반을 하방으로 부드럽게 움직여서(흰색 화살표, 그림 10.129) 새로운 제한성 장벽(restrictive barrier)까지 가져간다.

12. 6번에서 11번까지의 과정을 세 번에서 다섯 번 정도 반복하거나, 기능부전이 있는 부분이 최대한 향상될 때까지 반복한다(L4-L5).

13. 6번, 7번, 9번 그리고 10번의 과정들이 시술자가 환자를 새로운 제한성 장벽(restrictive barrier)에 재위치 시키고 났을 때 동시에 수행될 수 있다.

14. 치료의 효과가 있었는지 확인하기 위해서 기능부전이 있는 부분의 재평가를 실시한다.

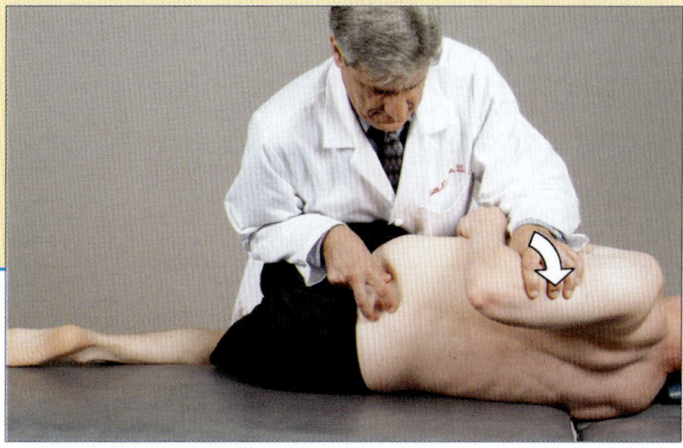
그림 10.127 8단계

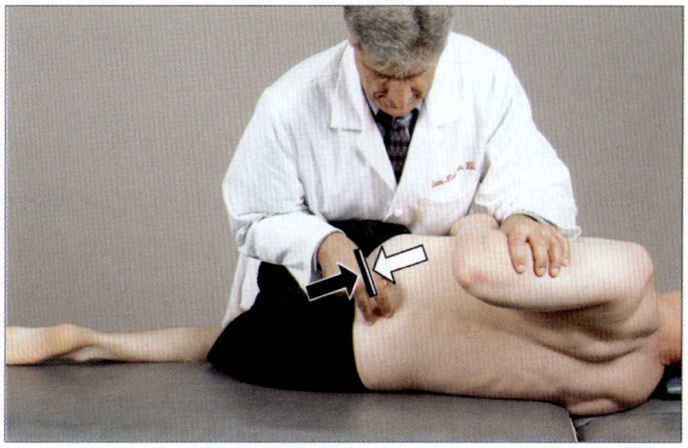
그림 10.128 9단계, 등척성 수축

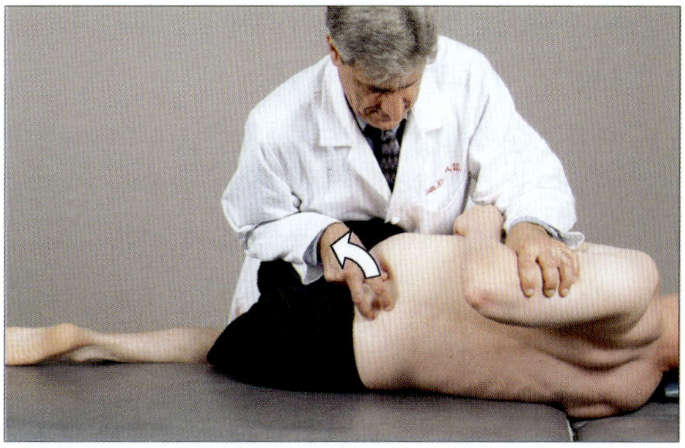
그림 10.129 11단계

허리부위LUMBAR REGION

제2형 기능부전 예: L4 E/FSRRR 등척성 후 이완 기법

1. 환자는 오른쪽을 향하여 옆으로 눕고, 시술자는 환자를 마주보도록 선다.
2. 위쪽에 있는 시술자의 손이 요추 4번과 5번의 극돌기나 그 두 요추 사이의 공간을 촉진하는 동안, 아래쪽에 있는 시술자의 손과 하퇴는 굴곡되어 있는 환자의 무릎과 엉덩이부분을 조절한다.
3. 위쪽에 있는 시술자의 손이 중립상태에 놓이게 될 기능부전이 있는 부위(L4~L5)를 결정할 때까지, 아래쪽에 있는 시술자의 손과 하퇴는 계속해서 부드럽게 환자의 엉덩이부분을 굴곡과 신전을 시킨다(그림 10.130).
4. 시술자는 아래쪽에 있는 손으로 환자의 왼쪽 발을 반대쪽 무릎의 뒤쪽의 슬와부에 위치시킨다(그림 10.131).
5. 손의 위치를 바꾸어서, 아래쪽에 있는 손이 기능부전이 있는 부분에서 움직임을 감지할 때까지 시술자는 위쪽에 있는 손으로 환자의 어깨를 후방으로 부드럽게 움직여준다(흰색 화살표, 그림 10.132).
6. 환자는 위쪽에 있는 시술자의 손으로부터 가해지고 있는 저항력에 대항하여(흰색 화살표) 어깨를 전방으로 부드럽게 밀어낸다(검정 화살표, 그림 10.133).
7. 이러한 등척성 수축을 3~5초 가량 유지시키고 나서 환자가 정지하고 이완할 수 있도록 지시한다.

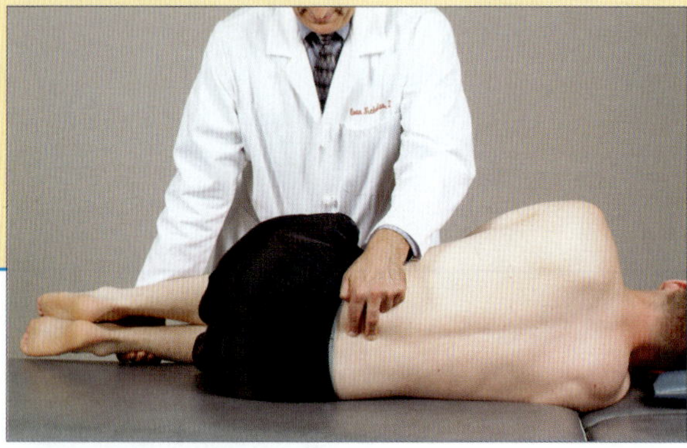

그림 10.130 1~3단계

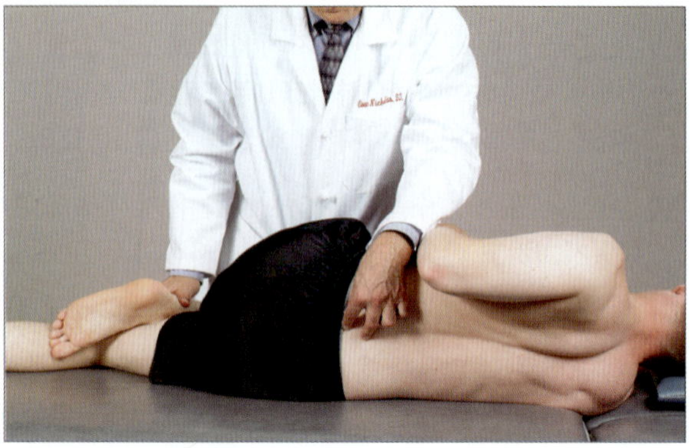

그림 10.131 4단계

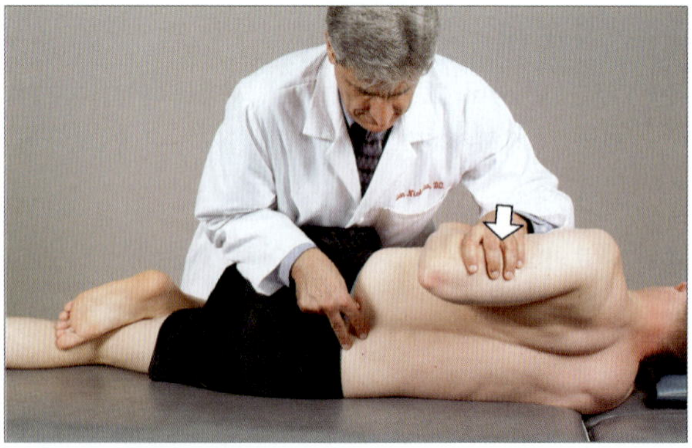

그림 10.132 5단계

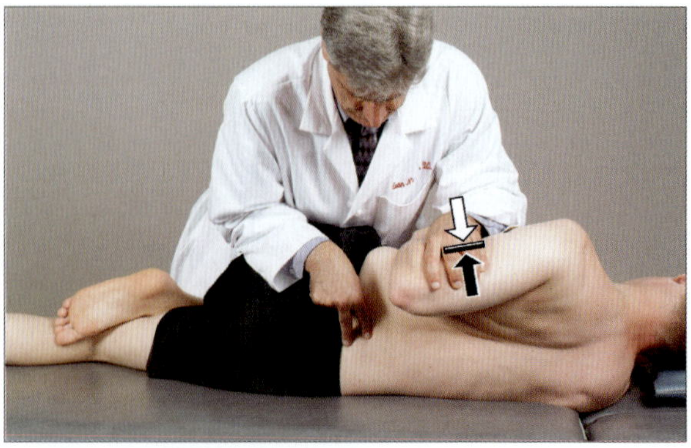

그림 10.133 6단계, 등척성 수축

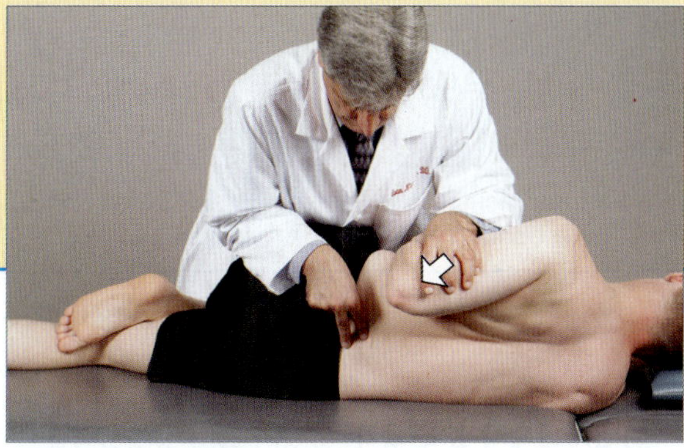

그림 10.134 8단계

8. 환자가 충분히 이완하였을 때, 시술자는 환자의 어깨를 후방으로 부드럽게 움직이고(흰색 화살표, (그림 10.134), 흉추와 요추를 새로운 제한성 장벽(restrictive barrier)까지 회전시킨다.

9. 환자는 아래에 있는 시술자의 손으로부터 가해지는 저항력에 대항하여(흰색 화살표) 부드럽게 엉덩이와 골반을 후방으로 밀어낸다(검정 화살표, 그림 10.135).

10. 이러한 등척성 수축을 3~5초 가량 유지시키고 나서 환자가 정지하고 이완할 수 있도록 지시한다.

11. 환자가 충분히 이완하였을 때, 시술자는 환자의 골반을 부드럽게 움직여서(흰색 화살표, 그림 10.136) 새로운 제한성 장벽(restrictive barrier)까지 가져간다.

12. 6번에서 11번까지의 과정을 세 번에서 다섯 번 정도 반복하거나 기능부전이 있는 부분이 최대한 향상될 때까지 반복한다(L4-L5).

13. 6번, 7번, 9번 그리고 10번의 과정들이 시술자가 환자를 새로운 제한성 장벽(restrictive barrier)에 재위치시키고 났을 때 동시에 수행될 수 있다.

14. 치료의 효과가 있었는지 확인하기 위해서 기능부전이 있는 부분의 재평가를 실시한다.

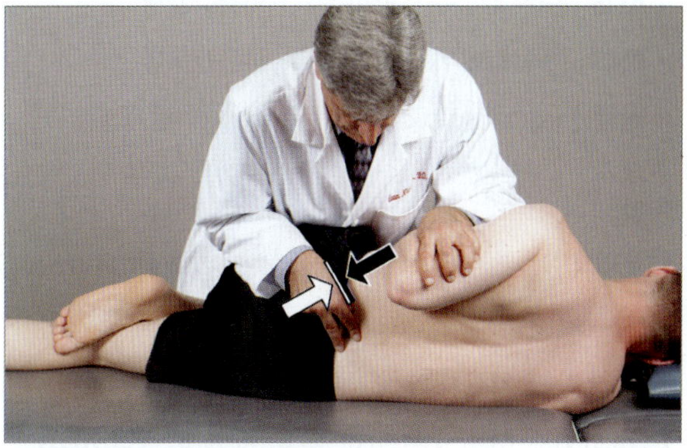

그림 10.135 9단계, 등척성 수축

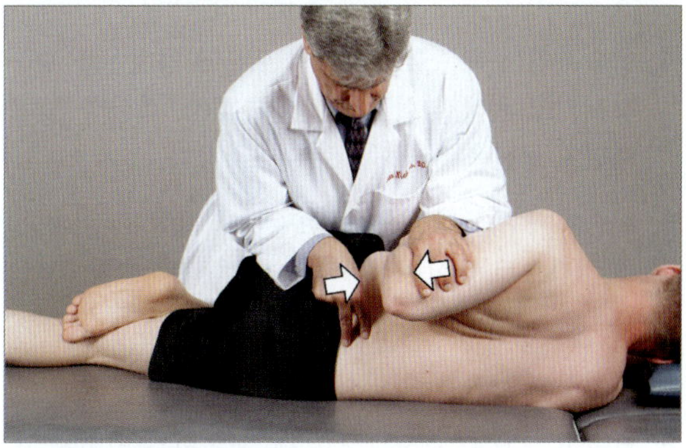

그림 10.136 11단계

엉덩부위 PELVIC REGION

우측 후방 무명골 기능부전: 상반 억제와 근수축을 이용한 관절 가동술의 복합

Right Posterior Innominate Dysfunction: Combined Reciprocal Inhibition and Muscle Contraction Mobilize Articulation

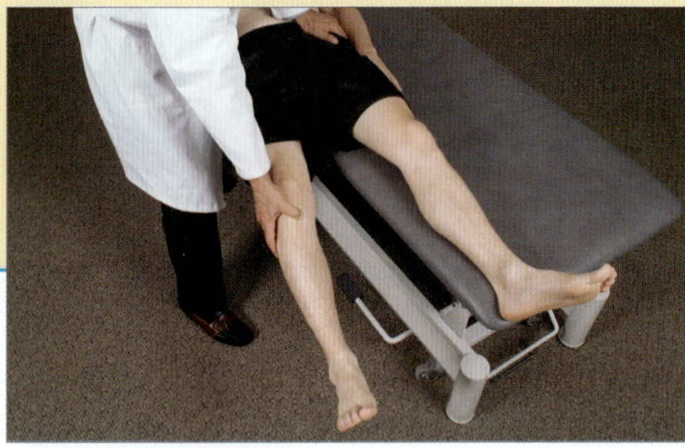

그림 10.137 1~3단계

진단

- **기립자세에서 굴곡 검사**: 양성(우측 후상장골극(PSIS)의 상승)
- 우측 천장관절의 수동 움직임 상실
- **ASIS**: 우측에서 두부방향(약간 외측) 발생
- **PSIS**: 우측에서 미측방향(약간 내측) 발생
- **천골구**(sacral sulcus): 전방, 우측이 더 깊게 나타남

기법

1. 환자는 우측 천장관절이 침대 끝에서 약간 벗어나게 대각선으로 바로 눕는다.
2. 시술자는 치료대의 우측에 선다.
3. 머리쪽에 있는 시술자의 손은 환자의 구르기(rolling)가 일어나지 않도록 환자의 ASIS에 댄다. 아래쪽에 있는 손은 원위부 방향으로 환자 무릎에 댄다(그림 10.137).
4. 시술자의 우측손으로 환자의 오른쪽 엉덩이를 수동적으로 신장시키고(흰색 화살표, 그림 10.138), 제한성 장벽에 도달할 때까지 골반을 전방회전으로 가져간다.
5. 시술자가 저항을 가하는 동안(흰색 화살표) 환자는 우측 다리를 천장으로 들어올린다(검은색 화살표, 그림 10. 139).
6. 이러한 등척성 수축을 3~5초 가량 유지시키고 나서 환자가 정지하고 이완할 수 있도록 지시한다.
7. 환자가 충분히 이완하였을 때, 시술자는 환자의 우측 엉덩이를 신장시켜서(흰색 화살표, 그림 10.140) 새로운 제한성 장벽(restrictive barrier)까지 가져간다.
8. 5번에서 7번까지의 과정을 세 번에서 다섯 번 정도 반복한다.
9. 이 기술의 효과를 알아보기 위해 기능부전의 요소를 재평가 한다.

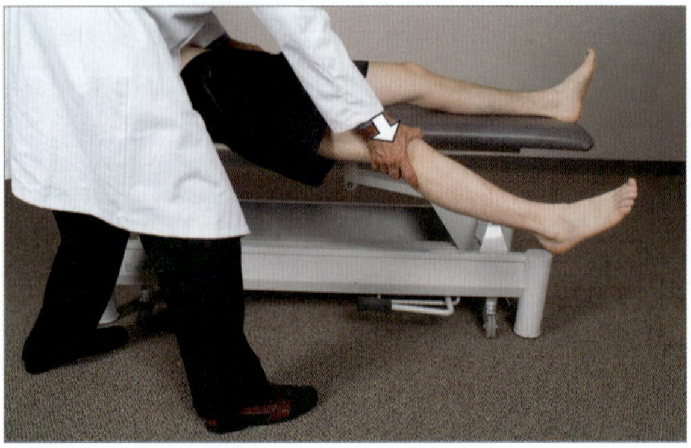

그림 10.138 4단계

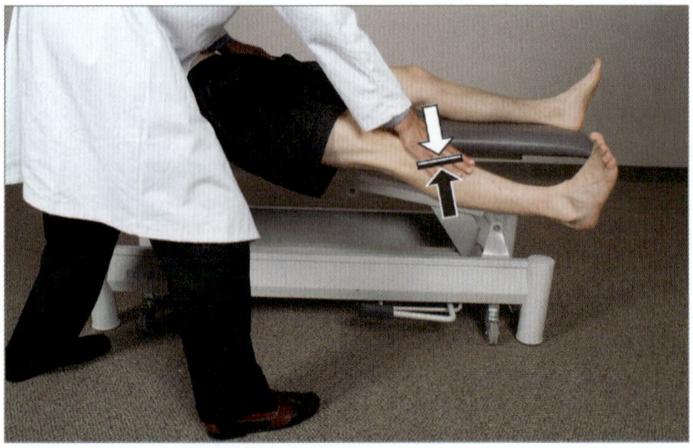

그림 10.139 5단계, 등척성수축

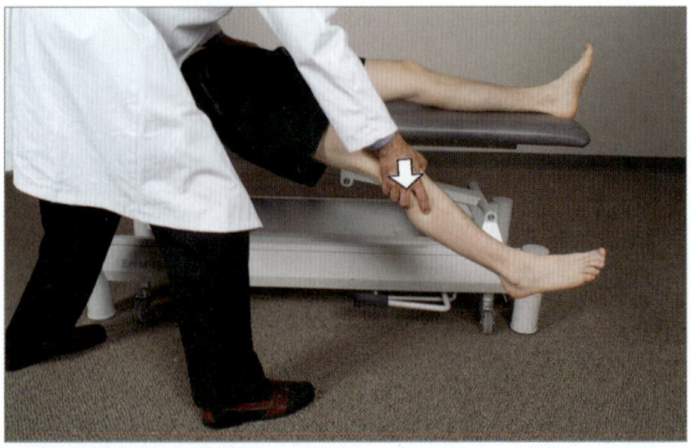

그림 10.140 7단계

엉덩부위PELVIC REGION

우측 후방 무명골 기능부전: 상반 억제와 근수축을 이용한 관절 가동술의 복합

Right Posterior Innominate Dysfunction: Combined Reciprocal Inhibition and Muscle Contraction Mobilize Articulation

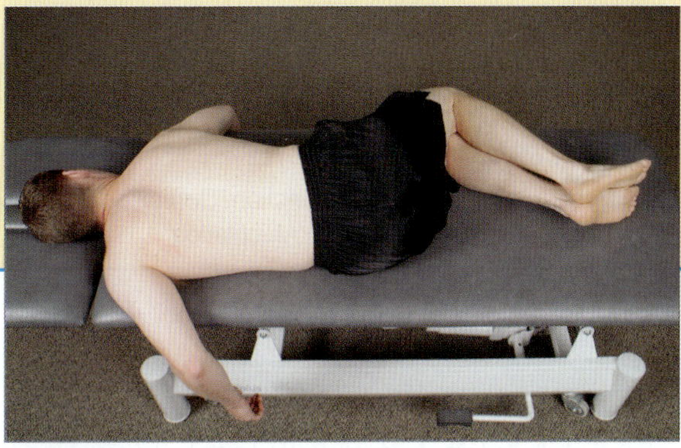

그림 10.141 1단계

진단

- **기립자세에서 굴곡 검사**: 양성(우측 후상장골극(PSIS)의 상승)
- 우측 천장관절의 수동 움직임 상실
- **ASIS**: 우측에서 두부방향(약간 외측) 발생
- **PSIS**: 우측에서 미측방향(약간 내측) 발생
- **천골구**(sacral sulcus): 전방, 우측이 더 깊게 나타남

기법

1. 환자는 외쪽을 밑으로 하는 수정된 Sim' s 자세를 취한다: 흉부는 전방으로 치료대를 향하고 팔을 치료대에 걸쳐놓은 가로누운자세를 한다(그림 10.141).
   역자 주: Sim' s position: 위쪽 팔은 앞으로, 아래 쪽 팔은 뒤로, 그리고 아래쪽 다리는 무릎을 꺾어 대퇴가 허리 가까이에 오도록 하여 옆으로 누운 자세
2. 시술자는 환자의 뒤에 서서 환자의 미측에 있는 손으로 환자의 우측 다리를 잡고 두부쪽 손의 소지구(hypothenar eminence)를 환자의 PSIS위에 놓는다.
3. 미측에 있는 시술자의 손으로 환자의 우측 엉덩이를 수동적으로 신장시키고(흰색 화살표, 그림 10.142), 제한성 장벽에 도달할 때까지 골반을 전방회전으로 가져간다.
4. 시술자가 저항을 주는 동안(흰색 화살표) 환자는 우측 다리를 앞쪽으로 끌어당긴다(검은색 화살표, 그림 10.143).
5. 이러한 등척성 수축을 3~5초 가량 유지시키고 나서 이완할 수 있도록 지시한다.
6. 환자가 충분히 이완하였을 때, 시술자는 환자의 우측 엉덩이를 신장시켜서(흰색 화살표, 그림 10.144) 새로운 제한성 장벽(restrictive barrier)까지 가져간다.
7. 4번에서 6번까지의 과정을 세 번에서 다섯 번 정도 반복한다.
8. 이 치료기술의 효과를 알아보기 위해 기능부전요소를 재평가한다.

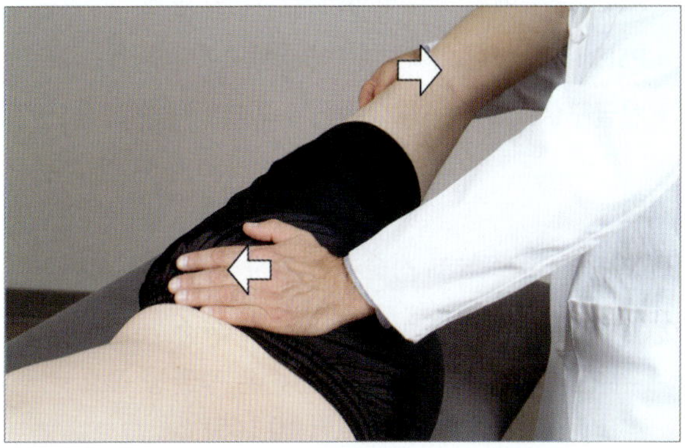

그림 10.142 2~3단계

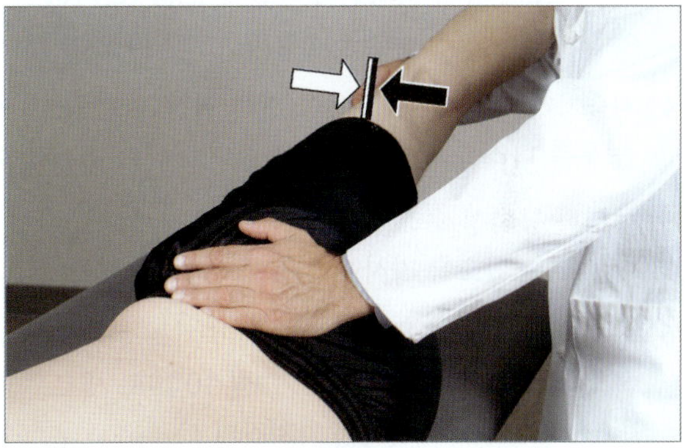

그림 10.143 4단계, 등척성 수축

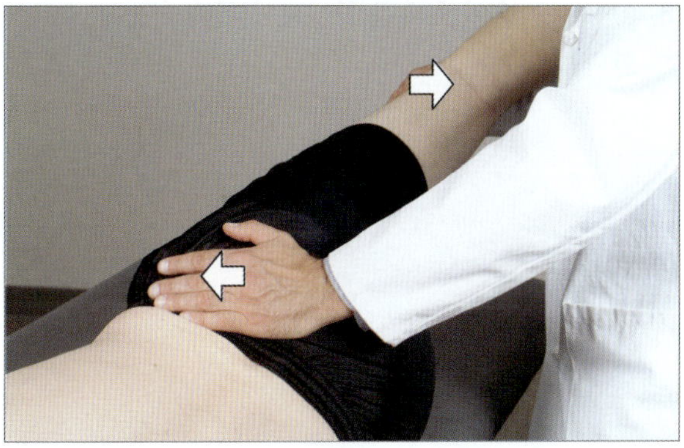

그림 10.144 6단계

엉덩부위PELVIC REGION

우측 후방 무명골 기능부전: 상반 억제와 근수축을 이용한 관절 가동술의 복합

Right Posterior Innominate Dysfunction: Combined Reciprocal Inhibition and Muscle Contraction Mobilize Articulation

진단

- **기립자세에서 굴곡 검사**: 양성(우측 후상장골극(PSIS)의 상승)
- 우측 천장관절의 수동 움직임 상실
- **ASIS**: 우측에서 두부방향(약간 외측) 발생
- **PSIS**: 우측에서 미측방향(약간 내측) 발생
- **천골구**(sacral sulcus): 전방, 우측이 더 깊게 나타남

기법

1. 환자는 바로 눕고 시술자는 검사대 왼쪽에 선다.
2. 환자의 두부쪽에 있는 시술자의 왼손 소지구를 환자의 PSIS 위에 대고 미측에 있는 오른손은 경골능 쪽으로 환자의 우측 다리 원위부에 잡는다(**그림 10.145**).
3. 미측에 있는 시술자의 오른손으로 환자의 우측 엉덩이를 수동적으로 신장시키고(흰색 화살표, **그림 10.146**) 제한성 장벽에 도달할 때까지 골반을 전방회전으로 가져간다.
4. 시술자가 저항을 주는 동안(흰색 화살표, **그림 10.147**) 환자는 우측 다리를 검사대 쪽으로 끌어 내린다(검은색 화살표).
5. 이러한 등척성 수축을 3~5초 가량 유지시키고 나서 정지하고 이완할 수 있도록 지시한다.
6. 환자가 충분히 이완하였을 때, 시술자는 환자의 우측 엉덩이를 신장시켜서(흰색 화살표, **그림 10.148**) 새로운 제한성 장벽(restrictive barrier)까지 가져간다.
7. 4번에서 6번까지의 과정을 세 번에서 다섯 번 정도 반복한다.
8. 이 치료기술의 효과를 알아보기 위해 기능부전요소를 재평가한다.

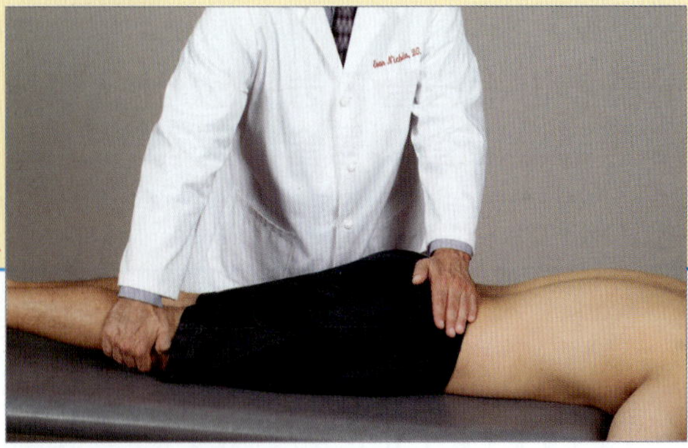

그림 10.145 1~2단계

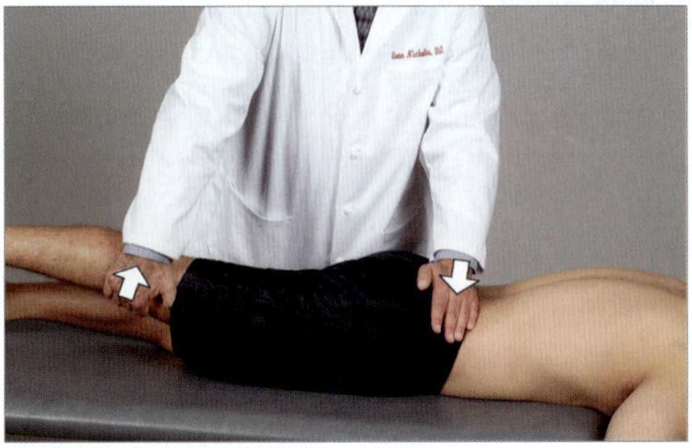

그림 10.146 3단계

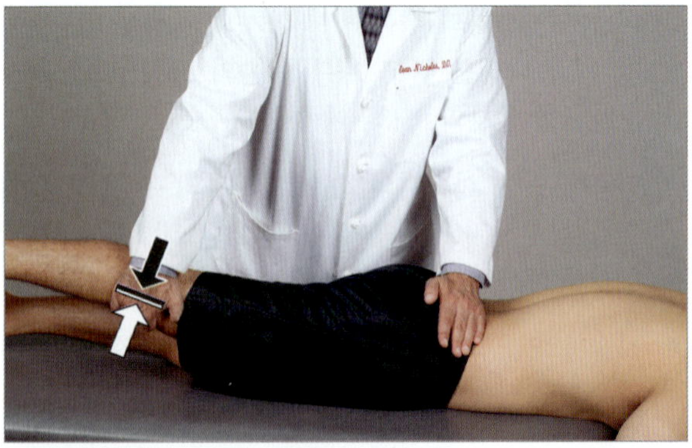

그림 10.147 4단계, 등척성 수축

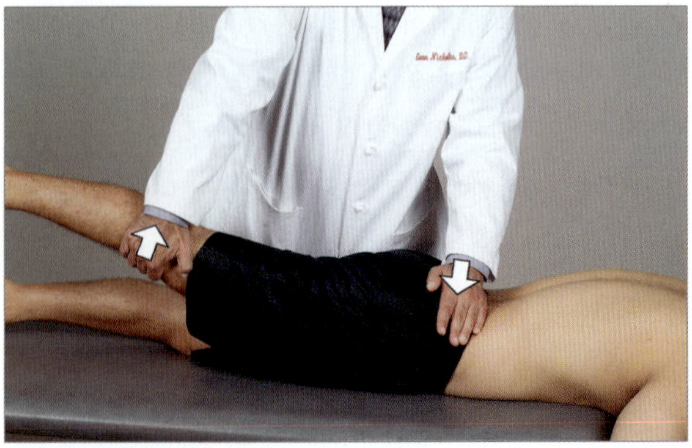

그림 10.148 6단계

엉덩부위 PELVIC REGION

우측 전방 무명골 기능부전: 상반억제와 근수축을 이용한 관절 가동술의 복합

Right Anterior Innominate Dysfunction: Combined Reciprocal Inhibition and Muscle Contraction Mobilize Articulation

진단

- **기립자세에서 굴곡 검사**: 양성(우측 후상장골극(PSIS)의 상승)
- 우측 천장관절의 수동 움직임 상실
- **PSIS**: 우측에서 두부방향(약간 외측) 발생
- **ASIS**: 우측에서 미측방향(약간 내측) 발생
- **천골구**(sacral sulcus): 후방, 우측이 더 얕게 나타남

기법

1. 환자는 바로 눕고, 시술자는 환자와 마주보고 검사대에 걸터 앉는다.
2. 시술자는 환자의 우측 발뒤꿈치를 어깨에 걸치고 환자의 우측 고관절과 슬관절을 제한성 장벽까지 수동적으로 굴곡한다(흰색 화살표, 그림 10.149).
3. 시술자는 우측 어깨에 걸친 환자의 우측 다리는 최대한 무릎 신전시켜 잠김을 유발하고 고관절을 최대한 굴곡시킨다(그림 10.150).
4. 환자는 시술자의 저항에 대항하여(흰색 화살표) 오른쪽 엉덩이를 신전시키면서 시술자의 손으로 무릎으로 누른다(검은색 화살표, 그림 10.151).
5. 이러한 등척성 수축을 3~5초 가량 유지시키고 나서 정지하고 이완할 수 있도록 지시한다.
6. 환자가 충분히 이완하였을 때, 시술자는 환자의 우측 엉덩이를 굴곡시켜서(흰색 화살표, 그림 10.152) 새로운 제한성 장벽(restrictive barrier)까지 가져간다.
7. 4번에서 6번까지의 과정을 세 번에서 다섯 번 정도 반복한다.
8. 이 치료기술의 효과를 알아보기 위해 기능부전요소를 재평가한다.

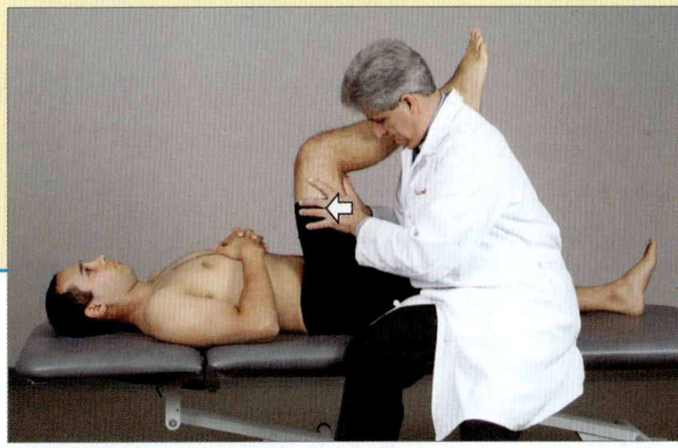

그림 10.149 1~2단계

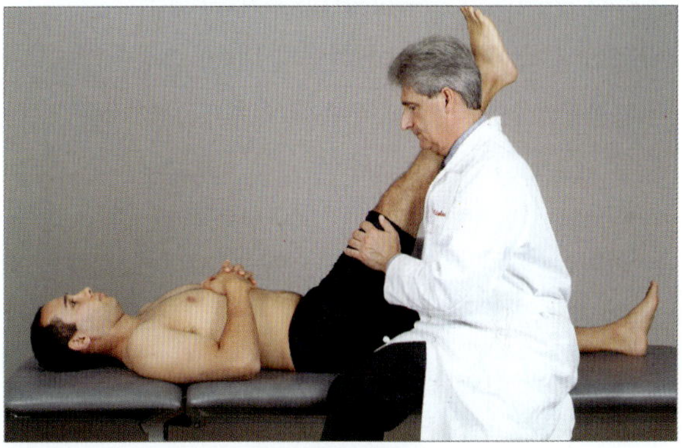

그림 10.150 3단계, 교대적인 방법

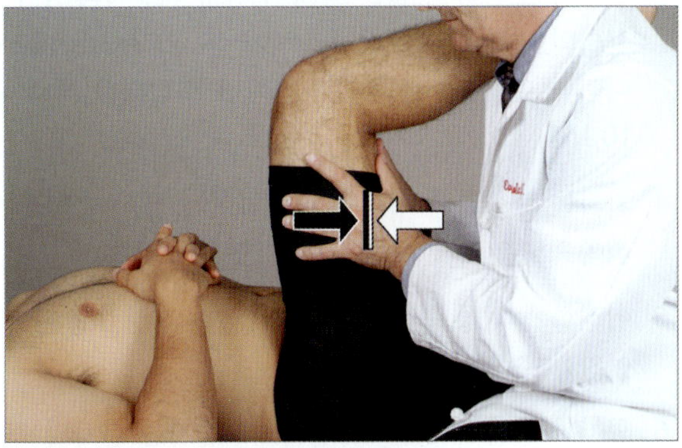

그림 10.151 4단계, 등척성 수축

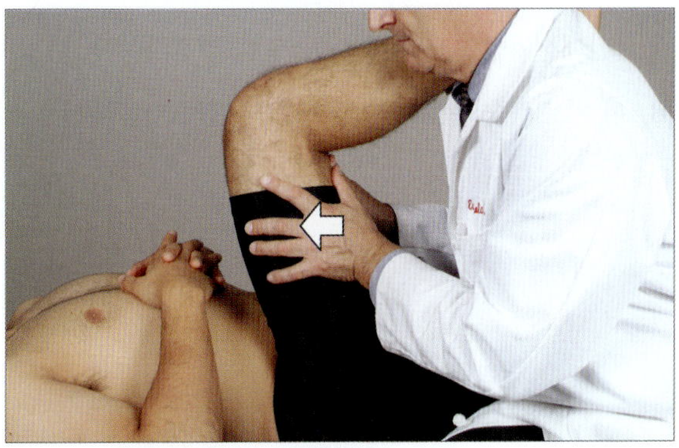

그림 10.152 6단계

엉덩부위PELVIC REGION

우측 전방 무명골 기능부전: 상반억제와 근수축을 이용한 관절 가동술의 복합

Right Anterior Innominate Dysfunction: Combined Reciprocal Inhibition and Muscle Contraction Mobilize Articulation

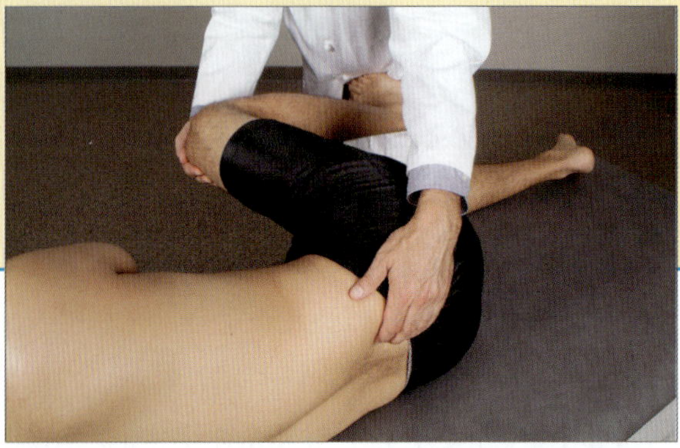

그림 10.153 1~2단계

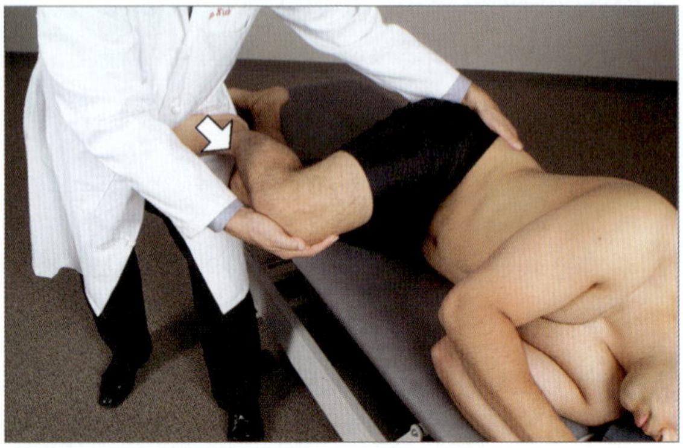

그림 10.154 3단계

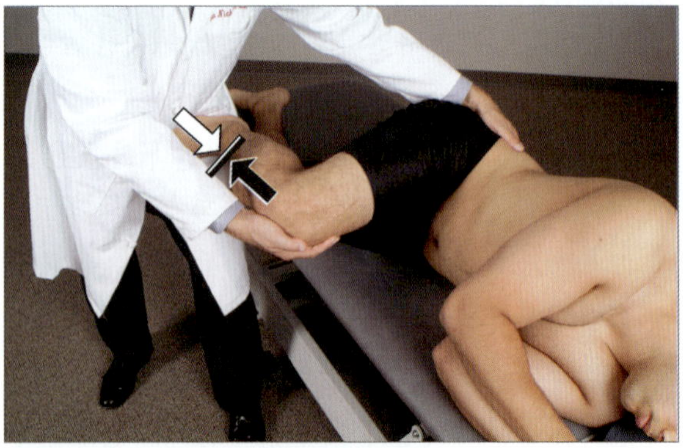

그림 10.155 4단계, 등척성 수축

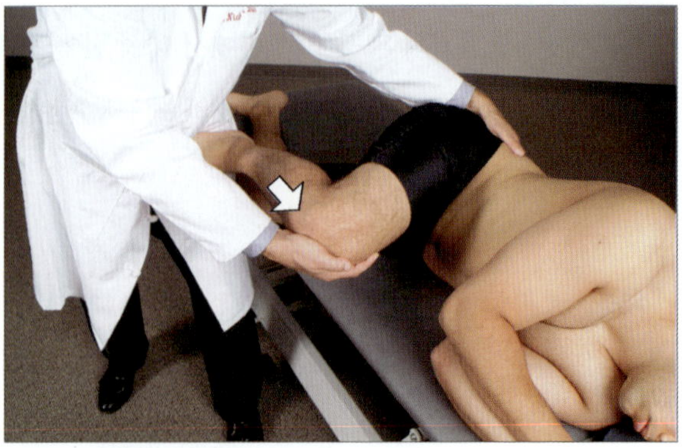

그림 10.156 6단계

진단

- **기립자세에서 굴곡 검사**: 양성(우측 후상장골극(PSIS)의 상승)
- 우측 천장관절의 수동 움직임 상실
- **PSIS**: 우측에서 두부방향(약간 외측) 발생
- **ASIS**: 우측에서 미측방향(약간 내측) 발생
- **천골구**(sacral sulcus): 우측에서 후방으로 나옴

기법

1. 환자는 환자는 옆으로 가로눕고 시술자는 환자와 마주보고 검사대 옆에 선다.
2. 시술자의 왼손(환자의 미측)은 환자의 우측 천장관절 움직임을 촉지하고, 오른손(환자의 두부측)은 시술자의 대퇴에 마주하여 환자의 오른발에 놓고 골반을 고정한다(그림 10.153).
3. 환자의 오른쪽 무릎을 받쳐 주면서 시술자의 두부측 손으로 환자의 고관절을 굴곡하고 제한성 장벽(restrictive barrier)에 다다를 때 까지 골반을 후방회전 시킨다(흰색 화살표, 그림 10.154).
4. 환자는 시술자의 저항에 대항하여 오른쪽 발을 시술자의 다리쪽으로 민다(흰색 화살표)(그림 10.155).
5. 이러한 등척성 수축을 3~5초 가량 유지시키고 나서 정지하고 이완할 수 있도록 지시한다.
6. 환자가 충분히 이완하였을 때, 시술자는 환자의 우측 골반을 굴곡시켜서 새로운 제한성 장벽(restrictive barrier)까지 가져간다(흰색 화살표, 그림 10.156).
7. 4번에서 6번까지의 과정을 세 번에서 다섯 번 정도 반복한다.
8. 이 치료기술의 효과를 알아보기 위해 기능부전요소를 재평가한다.

엉덩부위PELVIC REGION

전방 무명골 기능부전: 상반억제와 근수축을 이용한 관절 가동술의 복합

Anterior Innominate Dysfunction: Combined Reciprocal Inhibition and Muscle Contraction Mobilize Articulation

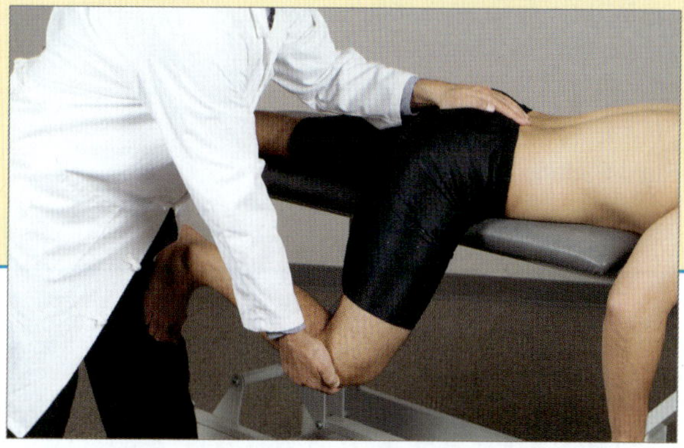

그림 10.157 1~2단계

진단

- **기립자세에서 굴곡 검사**: 양성(우측 후상장골극(PSIS)의 상승)
- 우측 천장관절의 수동 움직임 상실
- **PSIS**: 우측에서 두부방향(약간 외측) 발생
- **ASIS**: 우측에서 미측방향(약간 내측) 발생
- **천골구**(sacral sulcus): 우측에서 후방으로 나옴

기법

1. 환자는 대각선으로 엎드려 누워 우측 골반이 치료대 끝에 놓이게 한다. 시술자는 환자와 마주보고 검사대 우측 옆에 선다.
2. 시술자의 왼쪽손은 환자의 골반과 천골을 고정하고 오른손은 환자의 오른쪽 발을 시술자의 오른쪽 다리나 경골에 마주하게 하여 다리를 잡는다(그림 10.157).
3. 시술자는 환자의 우측 다리를 굴곡하고(흰색 화살표, 그림 10.158), 제한성 장벽(restrictive barrier)에 다다를 때 까지 우측 골반을 후방 회전시킨다.
4. 환자는 시술자의 저항에 대항하여(흰색 화살표) 오른쪽 발을 시술자의 다리쪽으로 민다(검은색 화살표, 그림 10.159).
5. 이러한 등척성 수축을 3~5초 가량 유지시키고 나서 정지하고 이완할 수 있도록 지시한다.
6. 환자가 충분히 이완하였을 때, 시술자는 환자의 우측 골반을 굴곡시켜서 새로운 제한성 장벽(restrictive barrier)까지 가져간다(흰색 화살표) (그림 10.160).
7. 4번에서 6번까지의 과정을 세 번에서 다섯 번 정도 반복한다.
8. 이 치료기술의 효과를 알아보기 위해 기능부전요소를 재평가한다.

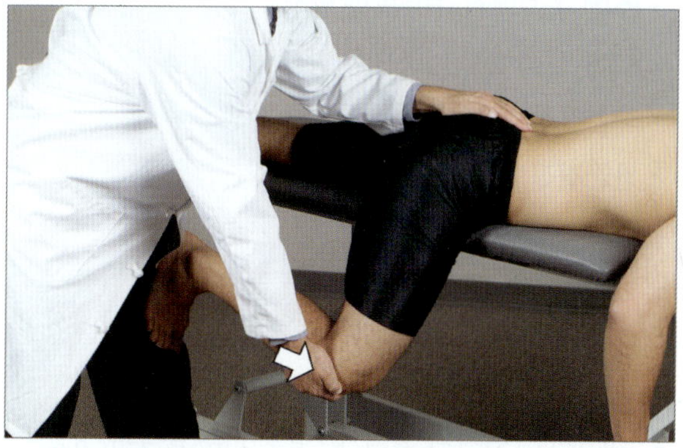

그림 10.158 3단계

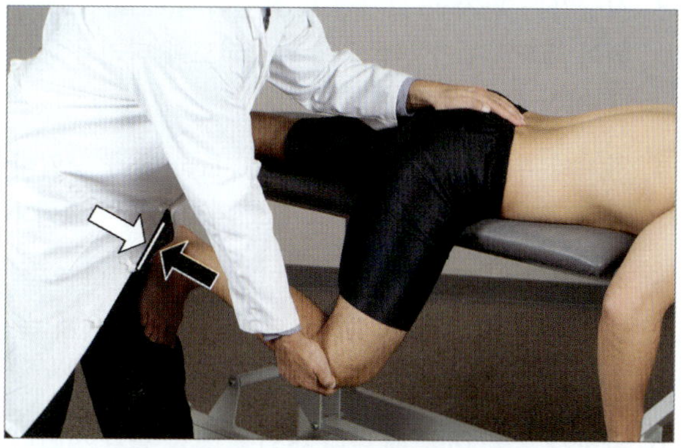

그림 10.159 4단계, 등척성 수축

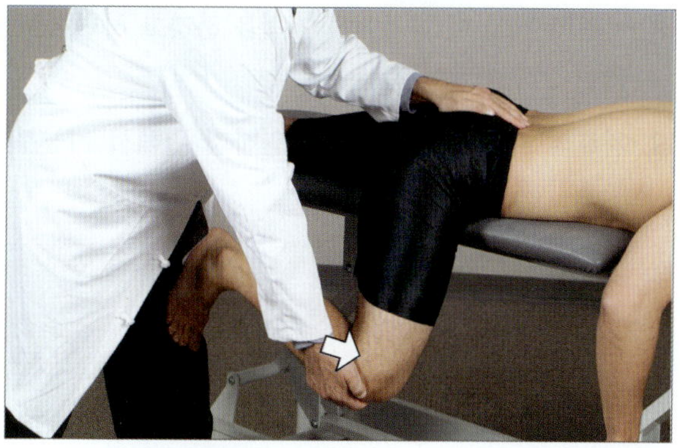

그림 10.160 6단계

엉덩부위 PELVIC REGION

우측 상 천장골 전단

Right Superior Iliosacral Shear

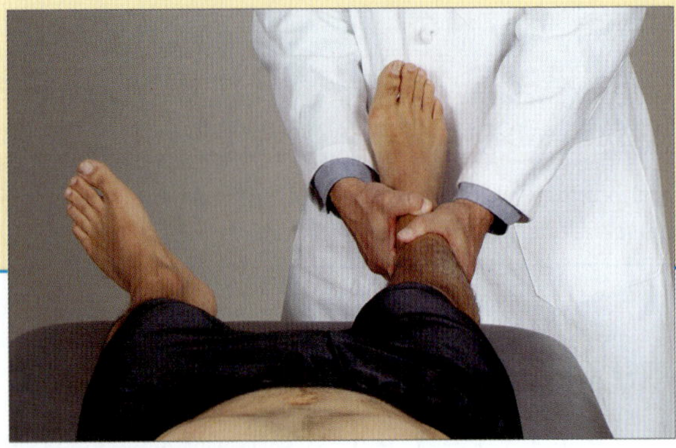

그림 10.161 1~2단계

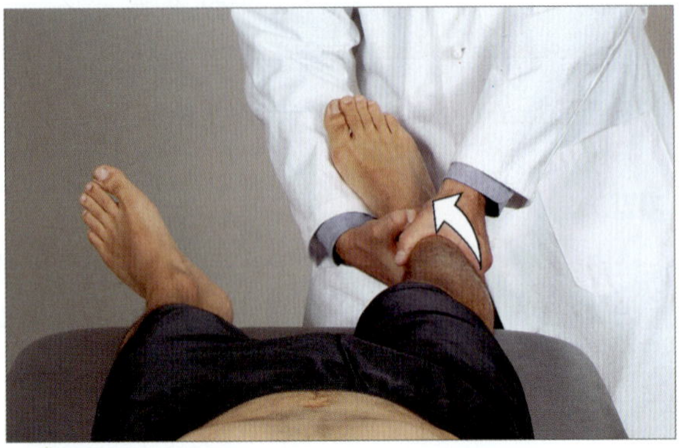

그림 10.162 3단계

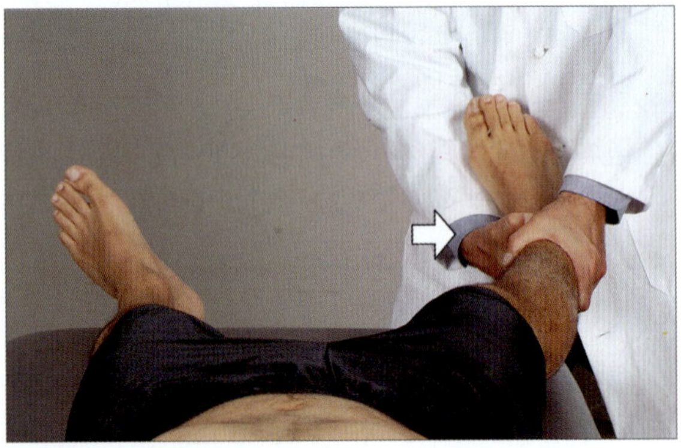

그림 10.163 4단계

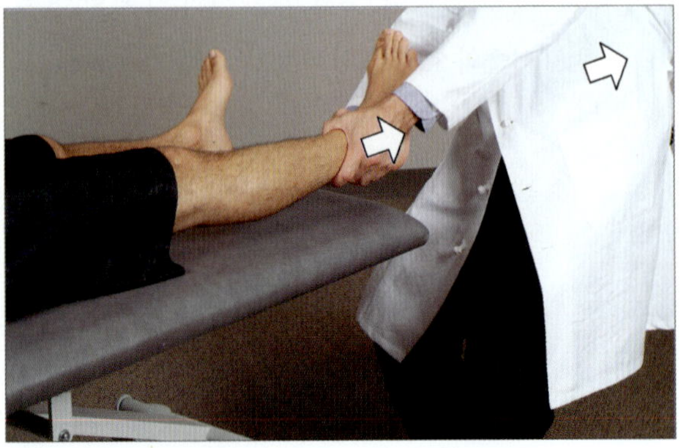

그림 10.164 5단계

진단

- **기립자세에서 굴곡 검사**: 양성(우측 후상장골극(PSIS)의 상승)
- 우측 천장관절의 수동 움직임 상실
- **PSIS**: 우측에서 두부방향 발생
- **ASIS**: 우측에서 미측방향 발생
- **좌골결절**: 우측에서 두부방향 발생
- **천골결절인대 장력**: 느슨함

기법

1. 환자는 양측 발이 검사대 끝에 위치한 상태에서 바로 눕거나 엎드린 자세를 취한다.
2. 시술자는 환자의 발쪽에 서서 우측 발목의 경골과 비골을 잡는다(그림 10.161).
3. 시술자는 환자의 고관절이 잠김위치(close-pack position)가 되어 대퇴골두가 관골구에 밀착되도록 다리를 내회전 시킨다(휘어진 흰 화살표, 그림 10.162).
4. 환자의 우측 천장인대(sacroiliac ligament) 장력이 떨어지도록 고관절을 5도 내지 10도 정도 외전시킨다(그림 10.163).
5. 시술자는 상체를 약간 뒤로 기울이고 환자의 우측 다리를 장축을 통해 견인을 한 뒤(흰색 화살표) 환자에게 숨을 들이 쉬었다가 내 쉬라고 지시한다(그림 10.164).
6. 환자가 숨을 내쉴 때 마다 견인을 점점 증가 시킨다.
7. 이와 같이 호흡과 견인 주기를 5~7회 정도 반복한다.
8. 마지막 호기 때 환자에게 기침을 하라고 하면서 시술자는 다리를 강하게 잡아당긴다.
9. 치료의 효과가 있었는지 확인하기 위해서 기능부전이 있는 부분의 재평가를 실시한다.

엉덩부위 PELVIC REGION

우측 골반 측방외회전 기능부전: 등척성 후 이완기법

Right Outflare Innominate Dysfunction: Post Isometric Relaxation

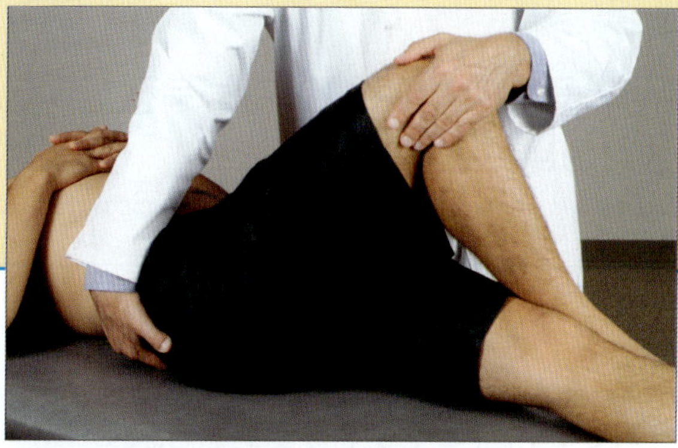

그림 10.165 1~3단계

진단

- **기립자세에서 굴곡 검사**: 양성(우측 후상장골극(PSIS)의 상승)
- 우측 천장관절의 수동 움직임 상실
- **천골구**(sacral sulcus): 우측에서 좁게 느껴짐
- **ASIS**: 우측에서 외측 이동 발생

기법

1. 환자는 눕고 시술자는 치료대 좌측에 선다.
2. 환자의 오른쪽 고관절과 슬관절을 약 90도 정도 구부리고 오른쪽 발은 왼쪽 무릎을 향해 외측에 놓는다.
3. 시술자의 오른손(환자 머리 쪽)은 환자의 우측 골반 밑에 넣고 우측 후상장골극(PSIS)의 내측면을 잡는다(그림 10.165).
4. 시술자의 왼손(환자의 다리 쪽)은 제한성 장벽에 도달할 때까지 환자의 우측 무릎을 내전시킨다(흰색 화살표, 그림 10.166).
5. 시술자의 저항에 대해(흰색 화살표) 환자는 고관절을 외전시킨다(검은색 화살표, 그림 10.167).
6. 이러한 등척성 수축을 3~5초 가량 유지시키고 나서 정지하고 이완할 수 있도록 지시한다.
7. 환자가 충분히 이완하였을 때, 시술자는 환자의 우측 무릎을 외전시켜서(흰색 화살표, 그림 10.168)새로운 제한성 장벽(restrictive barrier)까지 가져가고 우측 PSIS를 외측으로 견인한다.
8. 5번에서 7번까지의 과정을 세 번에서 다섯 번 정도 반복한다.
9. 치료의 효과가 있었는지 확인하기 위해서 기능부전이 있는 부분의 재평가를 실시한다.

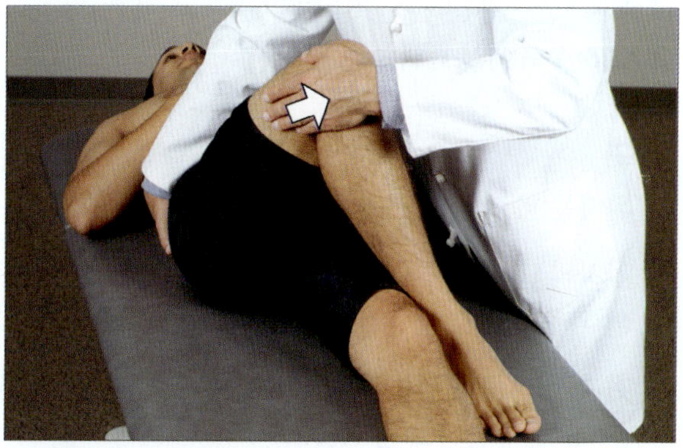

그림 10.166 4단계

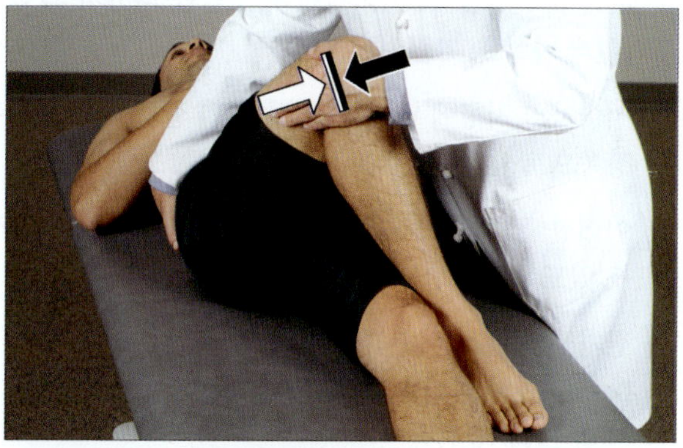

그림 10.167 5단계, 등척성 수축

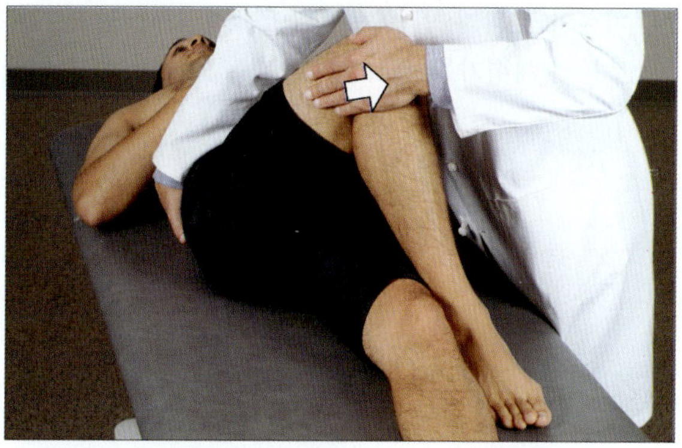

그림 10.168 7단계

엉덩부위 PELVIC REGION

우측 골반 측방내회전 기능부전: 등척성 후 이완기법

Right Inflare Innominate Dysfunction: Post Isometric Relaxation

진단

- **기립자세에서 굴곡 검사**: 양성(우측 후상장골극(PSIS)의 상승)
- 우측 천장관절의 수동 움직임 상실
- **천골구**(sacral sulcus): 우측에서 넓게 느껴짐
- **ASIS**: 우측에서 내측 이동 발생

기법

1. 환자는 바로 눕고 시술자는 치료대의 왼쪽에 선다.
2. 환자의 고관절과 슬관절을 굴곡하고 오른쪽 발은 왼쪽 무릎의 외측에 놓는다.
3. 환자 머리쪽에 있는 시술자의 손은 환자의 좌측 전상장골극(ASIS)에 놓는다(**그림 10.169**).
4. 아래쪽에 있는 시술자 손은 환자의 오른쪽 슬관절에 놓고 오른쪽 고관절을 제한성 장벽에 도달할 때까지 외회전 시킨다(흰색 화살표, **그림 10.170**).
5. 시술자의 저항에 대해(흰색 화살표) 환자는 오른쪽 무릎을 천장쪽으로 들어 올린다(검은색 화살표, **그림 10.171**).
6. 이러한 등척성 수축을 3~5초 가량 유지시키고 나서 이완할 수 있도록 지시한다.
7. 환자가 충분히 이완하였을 때, 새로운 제한성 장벽(restrictive barrier)까지 가져가서 고관절을 좀 더 외회전 시킨다(흰색 화살표, **그림 10.172**).
8. 5번에서 7번까지의 과정을 세 번에서 다섯 번 정도 반복한다.
9. 치료의 효과가 있었는지 확인하기 위해서 기능부전이 있는 부분의 재평가를 실시한다.

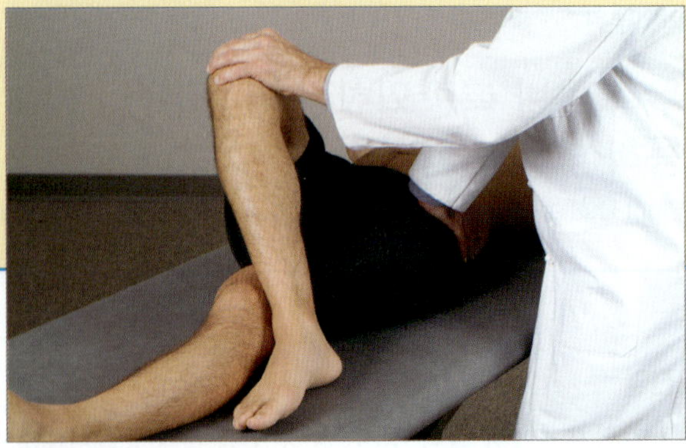

그림 10.169 1~3단계

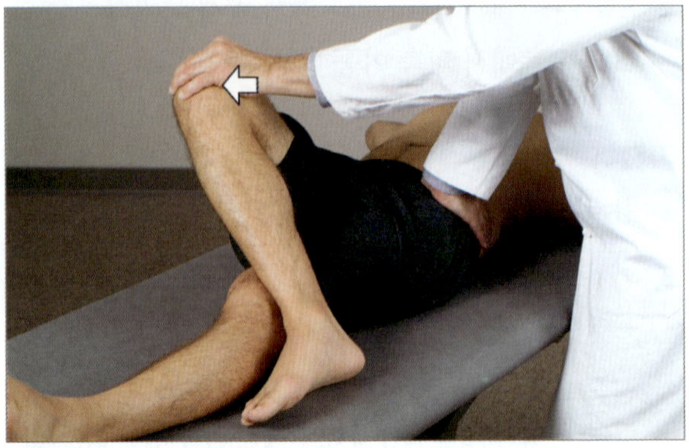

그림 10.170 4단계

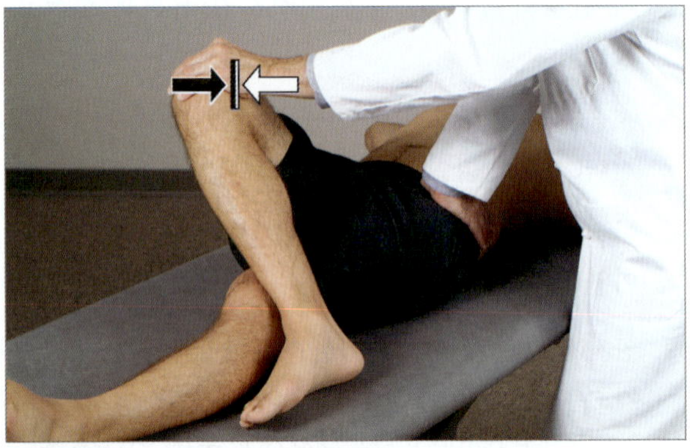

그림 10.171 5단계, 등척성 수축

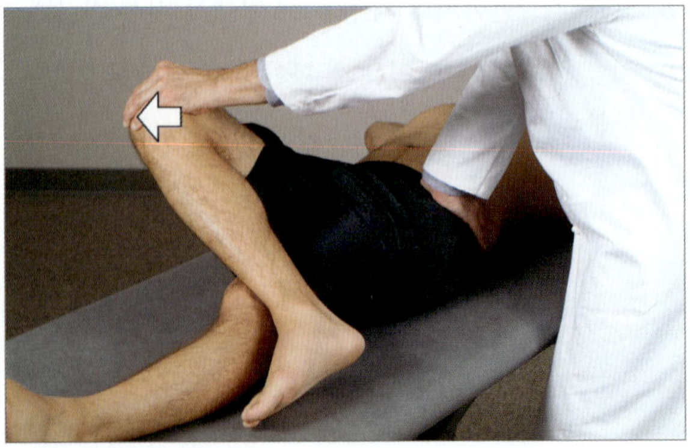

그림 10.172 7단계

엉덩부위PELVIC REGION

우측 치골 상방 전단 기능부전: 근수축을 통한 관절가동술

Right Superior Pubic Shear Dysfunction: Muscle Contraction Moilization Articulation

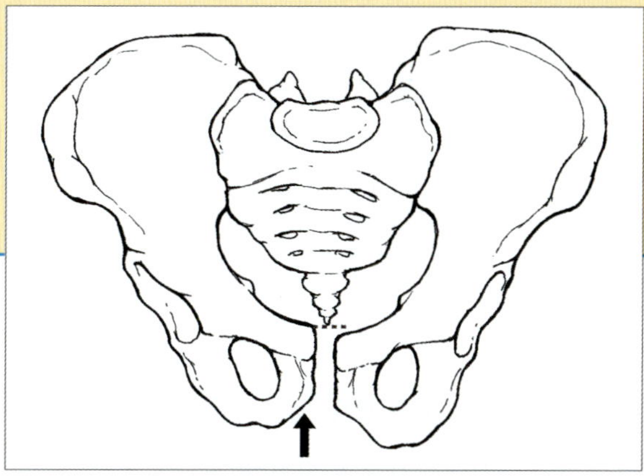

그림 10.173 우측 치골 상방 전단 기능부전

진단

- **기립자세에서 굴곡 검사**: 양성(우측 후상장골극(PSIS)의 상승)
- 우측 천장관절의 수동 움직임 상실
- 우측 치골결절 두부방향 편위(그림 10.173)

기법

1. 환자는 바로 누워 치료대의 우측 끝에 위치하고, 시술자는 환자와 마주보고 우측에 선다.
2. 시술자의 왼쪽 손은 골반을 고정하기 위해 환자의 좌측 전상장골극(ASIS)에 놓고 오른 손은 환자의 오른쪽 다리를 침대 끝으로 내려 외전되게 한다.
3. 시술자의 오른손은 환자의 오른쪽 무릎 근위부 가까이에 놓고 제한성 장벽에 도달할 때까지 부드럽게 내리 누른다(흰색 화살표, 그림 10.174).
4. 시술자의 저항에 대해(흰색 화살표) 환자는 오른쪽 무릎을 천장을 향해 약간 내측으로 들어 올린다(검은색 화살표, 그림 10.175).
5. 이러한 등척성 수축을 3~5초 가량 유지시키고 나서 정지와 이완할 수 있도록 지시한다.
6. 환자가 충분히 이완하였을 때, 시술자는 환자의 다리를 바닥 쪽으로 더 가져가서 새로운 제한성 장벽(restrictive barrier)까지 가져간다(흰색 화살표, 그림 10.176).
7. 4번에서 6번까지의 과정을 세 번에서 다섯 번 정도 반복한다.
8. 치료의 효과가 있었는지 확인하기 위해서 기능부전이 있는 부분의 재평가를 실시한다. 주의: 좌측 치골 하방 전단은 우측의 상방 전단과 비슷하게 보일 수 있으나 이것은 좌측 천장골의 움직임이 없고 기립자세에서의 굴곡 검사가 양성을 보인다.

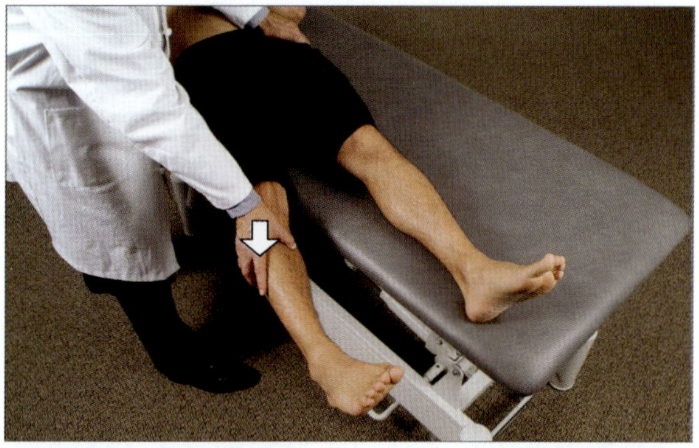

그림 10.174 1~3단계

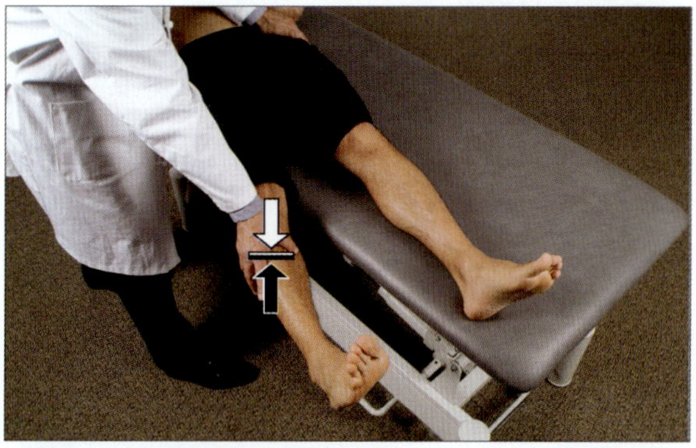

그림 10.175 4단계, 등척성 수축

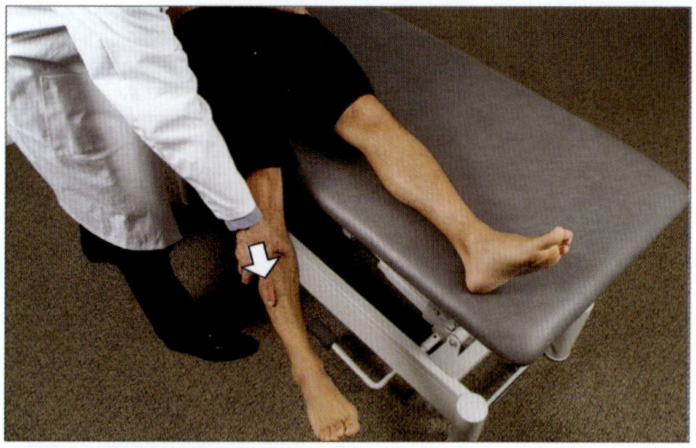

그림 10.176 6단계

엉덩부위PELVIC REGION

우측 치골 하방 전단 기능부전: 근수축을 통한 관절가동술

Right Inferior Pubic Shear Dysfunction: Muscle Contraction Moilization Articulation

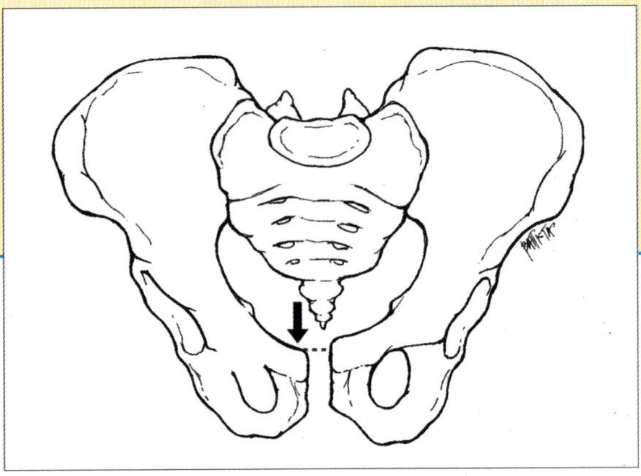

그림 10.177 우측 치골 하방 전단 기능부전

진단

- **기립자세에서 굴곡 검사**: 양성(우측 후상장골극(PSIS)의 상승)
- 우측 천장관절의 수동 움직임 상실
- 우측 치골결절 미측방향 편위(그림 10.177)

기법

1. 환자는 바로 누워 치료대의 좌측 끝에 위치하고, 시술자는 환자와 마주 보고 좌측에 선다.
2. 시술자의 왼쪽 무지구를 환자의 우측 좌골결절 아래에 넣어 지레받침점(fulcrum)을 형성할 때 오른 손은 환자의 우측 고관절을 굴곡 및 내회전 시킨다(그림 10.178).
3. 환자의 무릎을 시술자의 겨드랑이에 끼고 한손으로 치료대의 끝을 잡고 있는 동안 시술자의 오른손은 제한성 장벽에 도달할 때까지 환자의 오른쪽 고관절을 굴곡 시킨다(흰색 화살표, 그림 10.179).

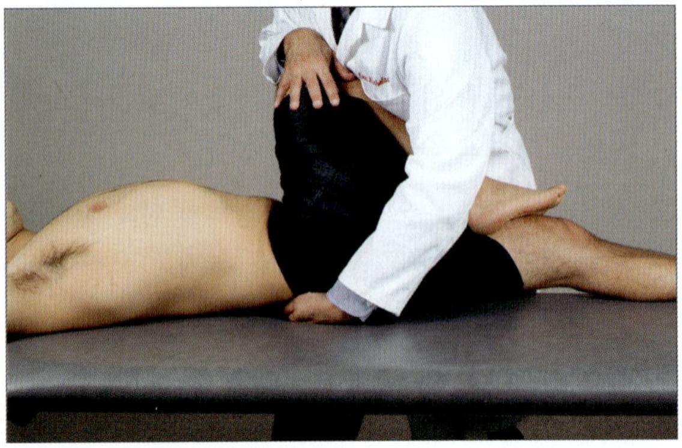

그림 10.178 1~2단계

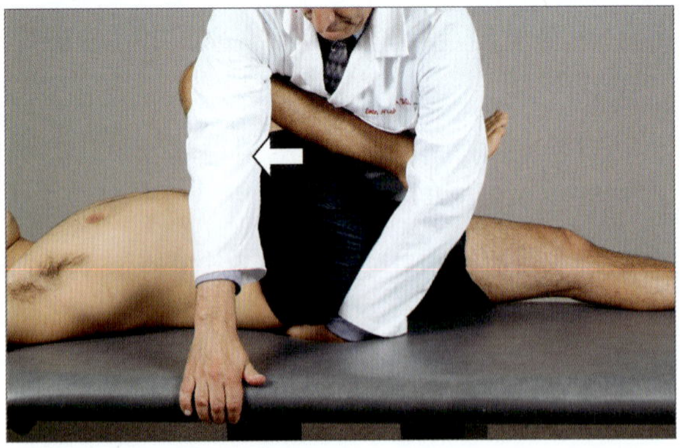

그림 10.179 3단계

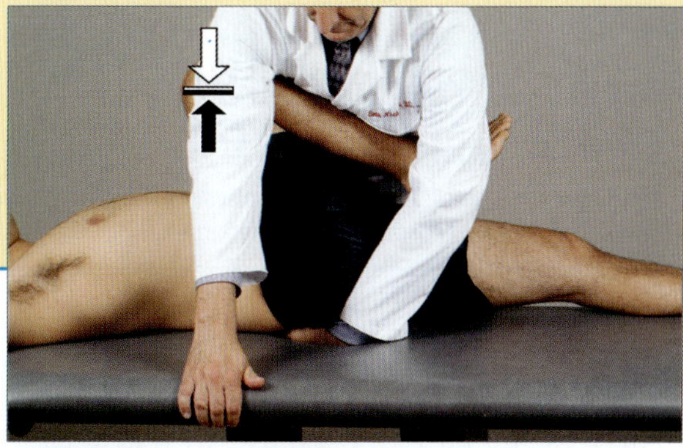

그림 10.180 4단계, 등척성 수축

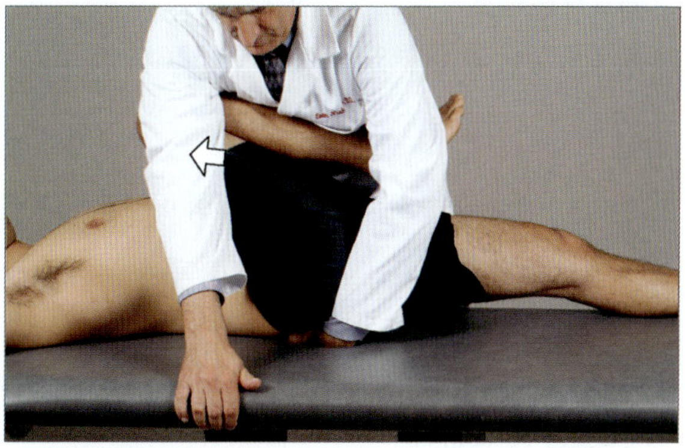

그림 10.181 6단계

4. 시술자의 저항에 대해(흰색 화살표) 환자는 오른쪽 무릎을 시술자의 겨드랑이를 향해 민다(검은색 화살표, 그림 10.180).

5. 이러한 등척성 수축을 3~5초 가량 유지시키고 나서 이완할 수 있도록 지시한다.

6. 환자가 충분히 이완하였을 때, 시술자는 환자의 오른쪽 고관절을 굴곡시켜 새로운 제한성 장벽(restrictive barrier)까지 가져간다(흰색 화살표, 그림 10.181). 좌골결절 아래에 있는 손은 효과적인 지점이 될 수 있도록 두부쪽으로 재위치 시킨다.

7. 4번에서 6번까지의 과정을 세 번에서 다섯 번 정도 반복한다.

8. 치료의 효과가 있었는지 확인하기 위해서 기능부전이 있는 부분의 재평가를 실시한다. 주의: 좌측 치골 상방 전단은 우측의 하방 전단과 비슷하게 보일 수 있으나 이것은 좌측 천장골의 움직임이 없고 기립자세에서의 굴곡 검사가 양성을 보인다.

엉덩부위 PELVIC REGION

치골결합의 압박 고정(내전된 치골): 근수축을 통한 관절가동술

Fixed Compression of the Pubic Symphysis(Adducted Pubic Bones): Muscle Contraction Moilization Articulation

진단

- 병력에 의한 기능부전이 의심됨(외상, 임신, 출산)
- 결합연골이 불거져 나오듯 촉지됨
- 치골결합 부위가 약하게 느껴짐
- 요로 증상이 있을 수 있음(그림 10.182)

기법

1. 환자는 바로 눕고 시술자는 치료대의 아무쪽에나 선다.
2. 환자의 고관절을 거의 45도 정도 굴곡시키고 슬관절은 90도 정도 굴곡 시켜 발바닥이 치료대 바닥에 닿게 한다.
3. 시술자는 환자의 무릎을 벌려 전완을 양 무릎 사이에 놓는다(그림 10.183).
4. 시술자가 저항을 주는 동안 시술자의 손바닥과 팔꿈치에 대해(흰색 화살표) 환자는 양측 무릎을 내측으로 민다(검은색 화살표, 그림 10.184).
5. 이러한 등척성 수축을 3~5초 가량 유지시키고 나서 정지하고 이완할 수 있도록 지시한다.
6. 환자가 충분히 이완하였을 때, 환자의 양 무릎을 가볍게 더 벌린다(흰색 화살표, 그림 10.185).
7. 4번에서 6번까지의 과정을 세 번에서 다섯 번 정도 반복한다.
8. 치료의 효과가 있었는지 확인하기 위해서 기능부전이 있는 부분의 재평가를 실시한다.

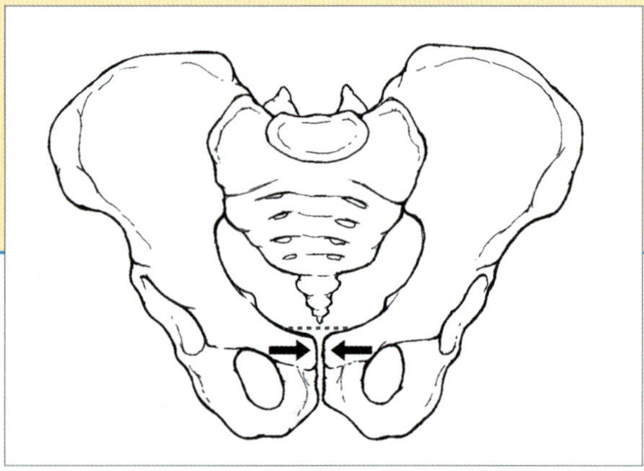

그림 10.182 치골결합의 압박 고정

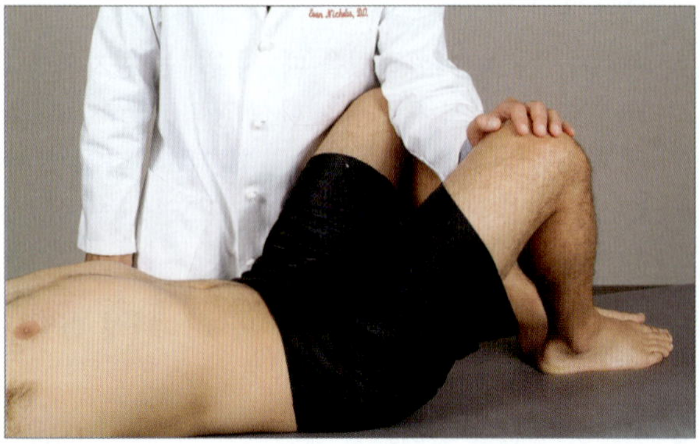

그림 10.183 1~3단계

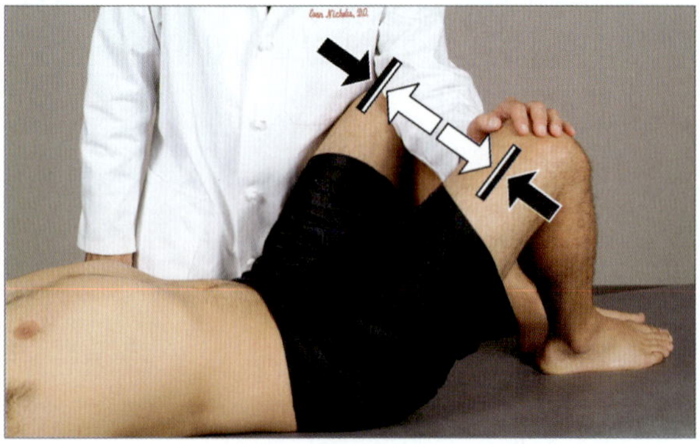

그림 10.184 4단계, 등척성 수축

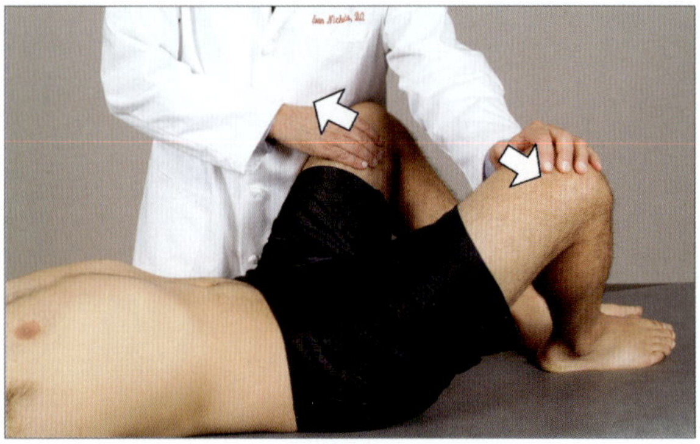

그림 10.185 6단계

엉덩부위PELVIC REGION

치골결합의 벌어진 고정(외전된 치골): 근수축을 통한 관절가동술

Fixed Gapping of the Pubic Symphysis(Abducted Pubic Bones): Muscle Contraction Moilization Articulation

진단

- 병력에 의한 기능부전이 의심됨(외상, 임신, 출산)
- 결합연골의 구(sulcus)가 정상보다 깊게 느껴짐
- 치골결합 부위가 약하게 느껴짐
- 요로 증상이 있을 수 있음(그림 10.186)

기법

1. 환자는 바로 눕고 시술자는 치료대의 아무 쪽에나 선다.
2. 환자의 고관절을 거의 45도 정도 굴곡시키고 슬관절은 90도 정도 굴곡 시켜 발바닥이 치료대 바닥에 닿게 한다.
3. 시술자는 환자의 무릎을 약 18인치 정도 벌린다.
4. 시술자의 복부에 무릎을 밀착 시키고 시술자의 양손을 환자의 반대측 무릎 외측면을 잡는다(그림 10.187).
5. 시술자가 저항을 주는 동안 시술자의 복부와 손바닥에 대해(흰색 화살표) 환자는 양측 무릎을 외측으로 민다(외전하고 있는 검은색 화살표, 그림 10.188).
6. 이러한 등척성 수축을 3~5초 가량 유지시키고 나서 정지하고 이완할 수 있도록 지시한다.
7. 환자가 충분히 이완하였을 때, 환자의 양 무릎을 약 3, 4인치 정도 더 벌린다(흰색 화살표, 그림 10.189).
8. 7번에서 9번까지의 과정을 세 번에서 다섯 번 정도 반복한다.
9. 치료의 효과가 있었는지 확인하기 위해서 기능부전이 있는 부분의 재평가를 실시한다.

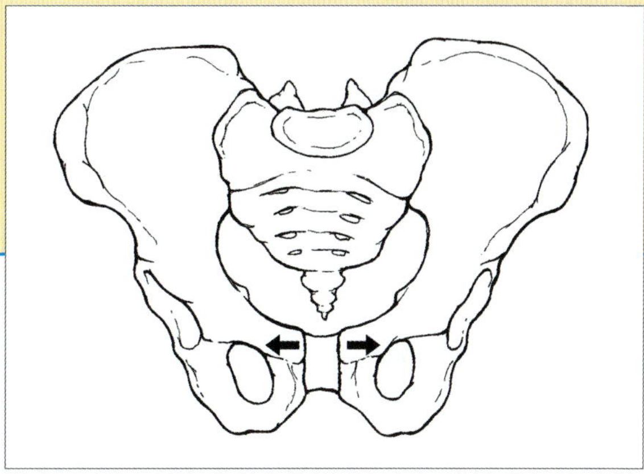

그림 10.186 치골 결합의 벌어진 고정

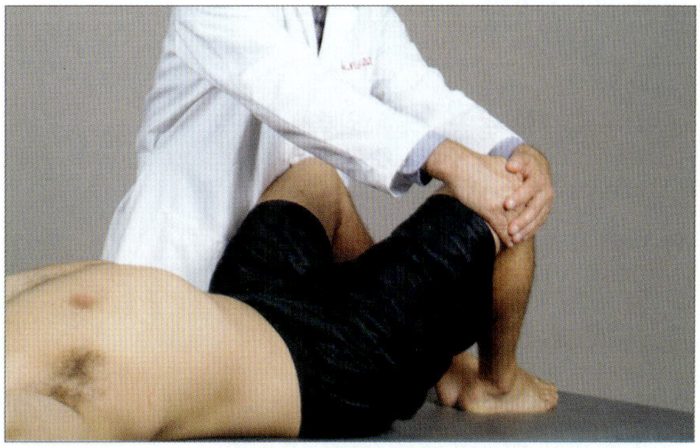

그림 10.187 1~4단계

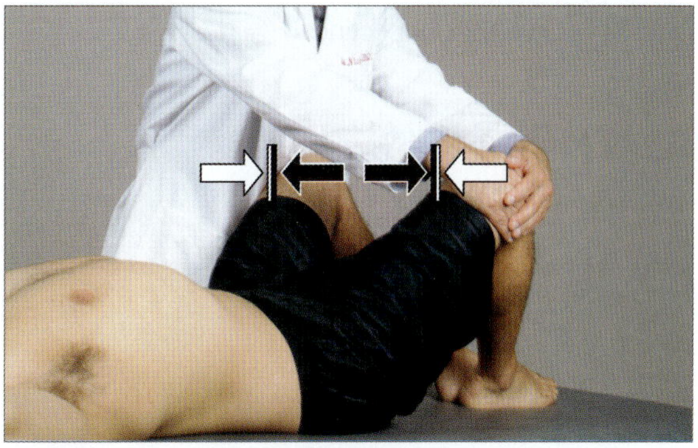

그림 10.188 5단계, 등척성 수축

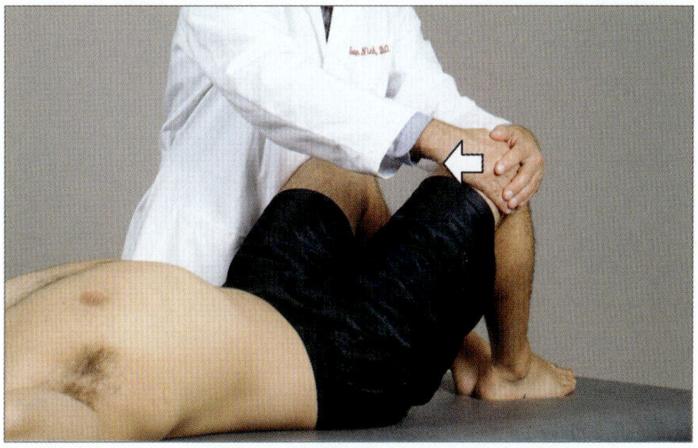

그림 10.189 7단계

엉덩부위PELVIC REGION

고관절 부위: 대요근과 소요근

Hip Region: Psoas Major Psoas Minor

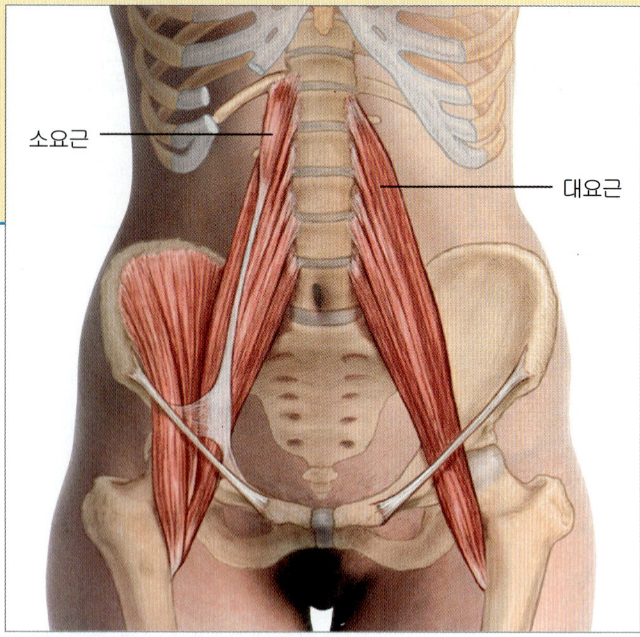

그림 10.190 대요근과 소요근(8)

대요근(Psoas Major)

기시

흉추12번 추체와 1번에서 4번까지의 요추체(그림 10.190)

정지

대퇴골의 소전자

작용

대퇴와 체간의 굴곡, 척주의 측방 굴곡

신경지배

요신경 복측지(L1에서 L3)

소요근(Psoas Minor)

기시

12번 흉추체 및 1번 요추(그림 10.190)

정지

요근막과 장골치골(iliopectineal) 융기

작용

골반과 척주의 요부 굴곡

신경지배

L1의 복측지

엉덩부위 PELVIC REGION

고관절 부위: 장골근

Hip Region: Iliacus muscle

기시

장골와(iliac fossa: 장골의 내측면) 및 천골의 외측면(그림 10.191)

정지

대퇴골의 소전자

작용

고관절의 굴곡과 장요근과 결합하여 관절의 안정성 제공

신경지배

대퇴신경(L2에서 L3)

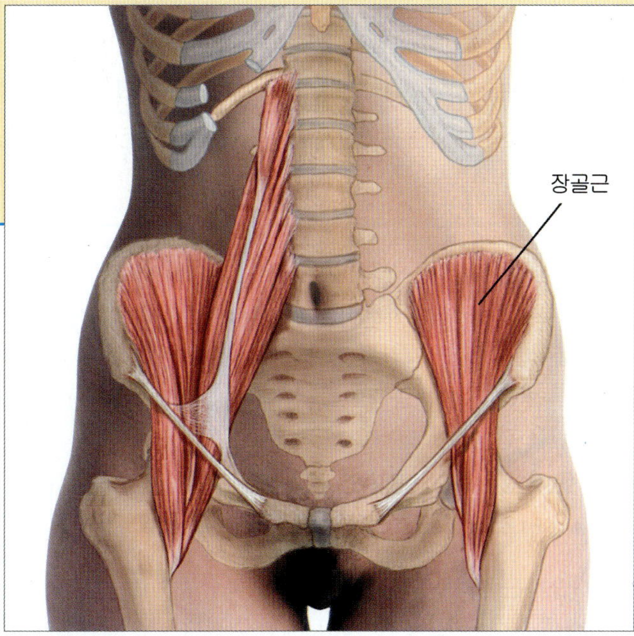

그림 10.191 장골근(8)

엉덩부위PELVIC REGION

고관절 부위: 장골근 급성 기능부전: 상반 억제

Hip Region: Psoas Muscle, Acute Dysfunction : Reciprocal Inhibition

1. 환자는 치료대 끝 가까이에 바로누워 기능부전이 있는 다리가 치료대 끝에 걸쳐 놓게 한다. 환자는 다른쪽 다리를 구부려 무릎을 가슴쪽으로 가져간다. 이러한 자세는 요추 전만을 편평하게 한다.
2. 시술자는 치료대 끝에 서서 무릎 근위부에 가깝게 기능부전이 있는 대퇴에 올려놓는다(그림 10.192).
3. 시술자는 환자의 다리를 가볍게 바닥쪽으로 위치시키고 (흰색 화살표, 그림 10.193), 제한성 장벽으로 고관절을 신장 시킨다.
4. 환자는 시술자가 저항을 가하는 동안(흰색 화살표) 시술자는 아주 가볍게 바닥쪽으로 다리를 민다(검은색 화살표, 그림 10.194).
5. 이러한 등척성 수축을 3~5초 가량 유지시키고 나서 정지하고 이완할 수 있도록 지시한다.
6. 환자가 충분히 이완하였을 때, 시술자는 환자의 다리를 바닥쪽으로 가볍게 재위치 시키고 고관절을 새로운 제한성 장벽으로 신장 시킨다(흰색 화살표, 그림 10.195).
7. 4에서 6까지의 과정을 세 번에서 다섯 번 정도 반복하거나 고관절과 장골의 기능부전이 최대한 개선될 때까지 반복한다.
8. 치료의 효과가 있었는지 확인하기 위해서 기능부전이 있는 부분의 재평가를 실시한다.

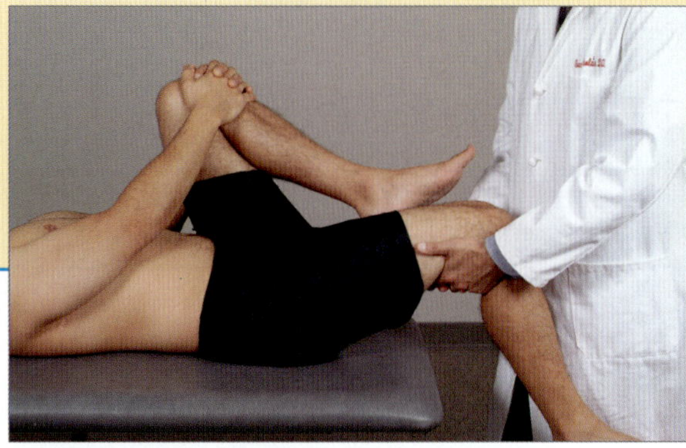

그림 10.192 1~2단계

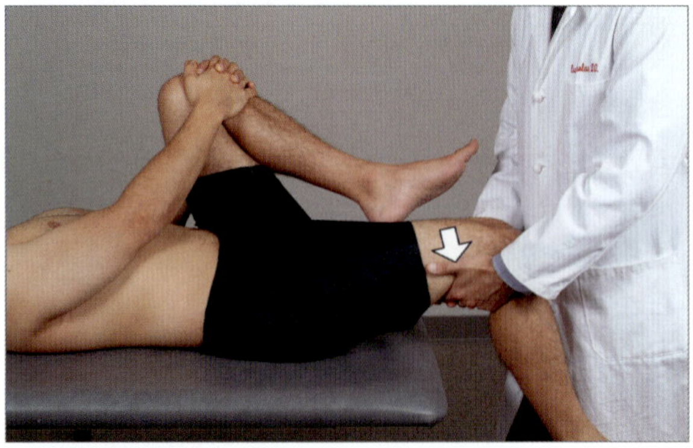

그림 10.193 3단계

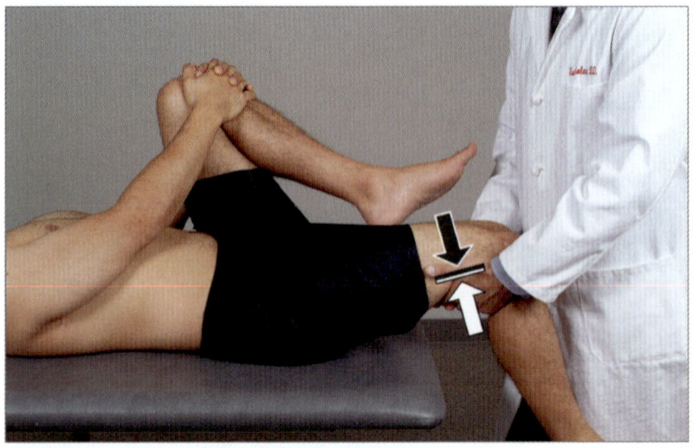

그림 10.194 4단계, 등척성 수축

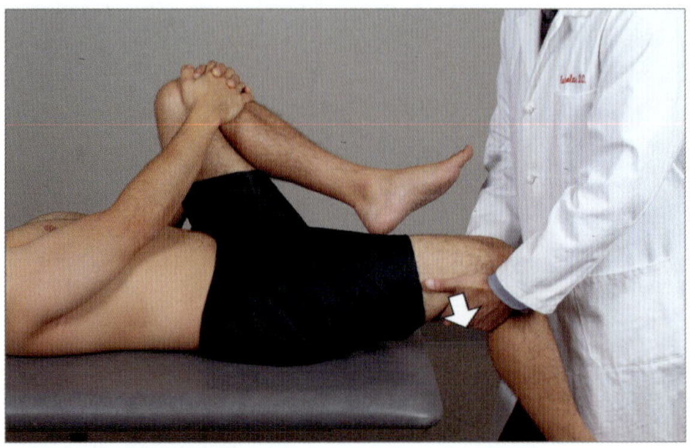

그림 10.195 6단계

엉덩부위PELVIC REGION

고관절 부위: 장골근 아급성 혹은 만성기 기능부전: 등척성 후 이완기법

Hip Region : Psoas Muscle, Subacute or Chronic Dysfunction: Post Isometric Relaxation

1. 환자는 엎드려 눕고 시술자는 치료대 옆에 선다.
2. 환자의 치료할 다리를 90도 구부리고 무릎 조금 위 대퇴를 잡는다.
3. 환자의 두부측에 있는 시술자의 손은 골반 고정을 위해 천골에 놓는다(그림 10.196).
4. 미측에 있는 시술자의 손은 장골근이 신장되어 제한성 장벽에 갈 때까지 다리를 상방으로 들어 올린다(흰색 화살표, 그림 10.197).
5. 환자는 시술자의 저항에 대항하여(흰색 화살표) 시술자의 미측 손으로 무릎을 누르면서 다리를 당긴다(검은색 화살표, 그림 10.198).
6. 이러한 등척성 수축을 3~5초 가량 유지시키고 나서 정지하고 이완할 수 있도록 지시한다.
7. 환자가 충분히 이완하였을 때, 시술자는 환자의 고관절을 신전시켜 새로운 제한성 장벽으로 가져간다(흰색 화살표, 그림 10.199).
8. 5에서 7까지의 과정을 세 번에서 다섯 번 정도 반복하거나 고관절과 장골의 기능부전이 최대한 개선될 때까지 반복한다.
9. 치료의 효과가 있었는지 확인하기 위해서 수동으로 고관절 신전을 시켜 재평가를 실시한다.

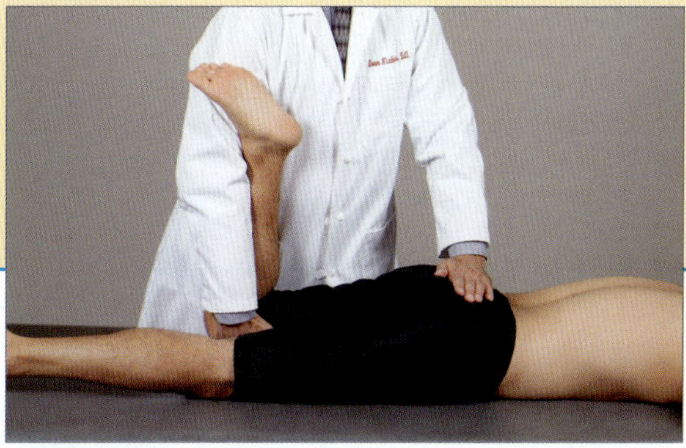

그림 10.196 1~3단계

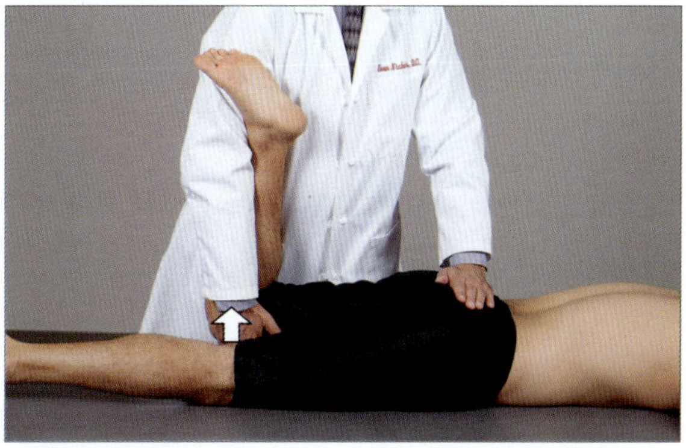

그림 10.197 4단계

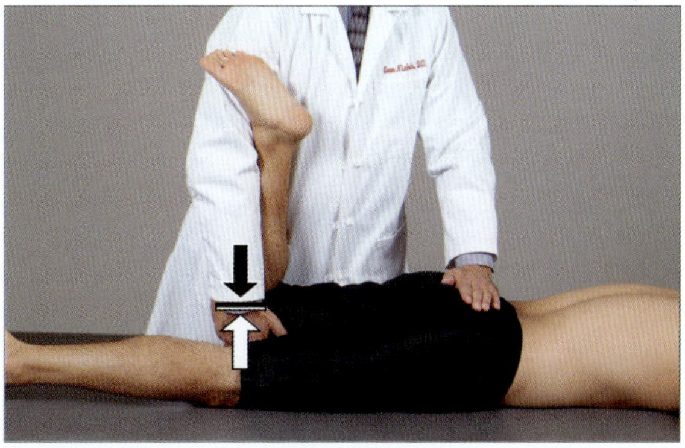

그림 10.198 5단계, 등척성 수축

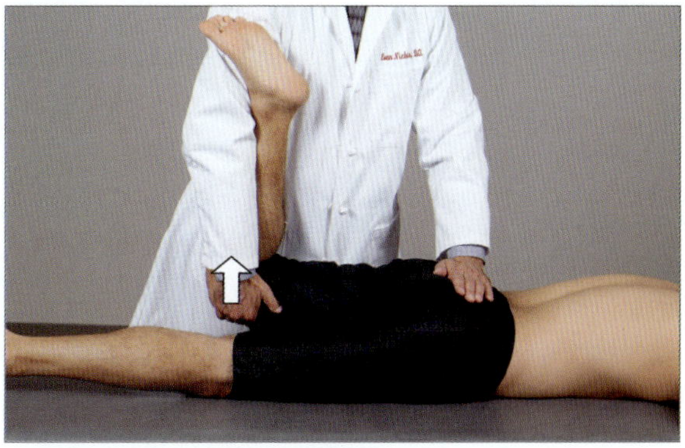

그림 10.199 7단계

엉덩부위 PELVIC REGION

이상근

Piriformis Muscle

기시

천골의 전면과 대좌골절흔(greater sciatic notch)의 가장자리(그림 10.200)

정지

대퇴골의 대전자

작용

대퇴의 외회전과 외전, 대퇴골두를 관골구에 유지시켜주는 역할을 함(그림 10.201)

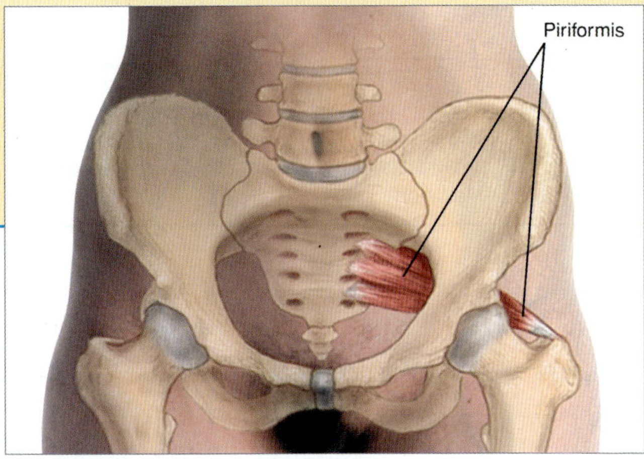

그림 10.200 이상근의 전면(8)

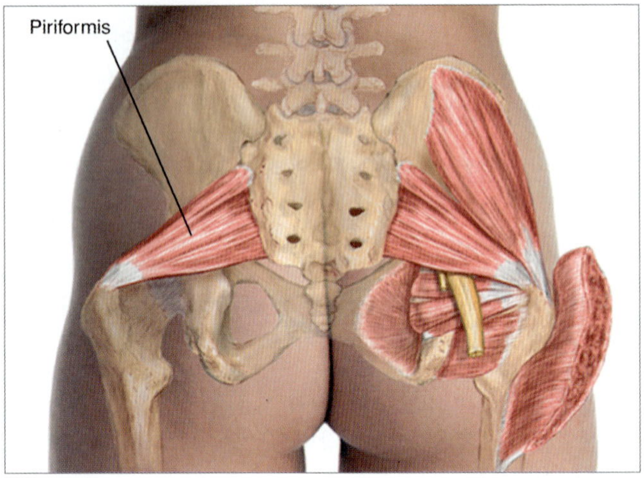

그림 10.201 이상근의 후면(8)

엉덩부위PELVIC REGION

고관절 부위: 이상근의 급성 기능부전: 상반억제 기법

Hip Region: Piriformis Muscle, Acute Dysfunction : Reciprocal Inhibition

1. 환자는 엎드려 눕고 시술자는 치료대 옆에 선다.
2. 환자의 두부측에 있는 시술자의 손은 기능부전이 있는 이상근을 촉지하고 미측에 있는 손은 환자의 발목을 잡고 환자 무릎을 90도 정도 굴곡한다(**그림 10.202**).
3. 시술자는 환자의 다리를 정중선(midline)으로부터 제한성 장벽까지 천천히 바깥쪽으로 움직인다(흰색 화살표, **그림 10.203**).
4. 환자는 시술자의 미측 손 저항에 대항하여(흰색 화살표) 정중선에서 외측으로 천천히 발목을 당긴다(검은색 화살표, **그림 10.204**).
5. 이러한 등척성 수축을 3~5초 가량 유지시키고 나서 정지하고 이완할 수 있도록 지시한다.
6. 환자가 충분히 이완하였을 때, 시술자는 환자의 발목을 정중선으로부터 더 멀리에 재위치 시키고 고관절을 내회전 시켜 새로운 제한성 장벽으로 가져간다(흰색 화살표, **그림 10.205**).
7. 4에서 6까지의 과정을 세 번에서 다섯 번 정도 반복하거나 고관절과 이상근의 기능부전이 최대한 개선될 때까지 반복한다.
8. 치료의 효과가 있었는지 확인하기 위해서 수동으로 고관절 신전을 시켜 재평가를 실시한다.

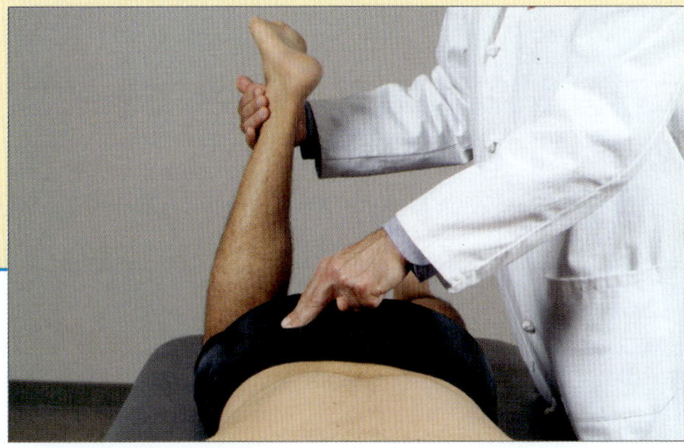

그림 10.202 1~2단계

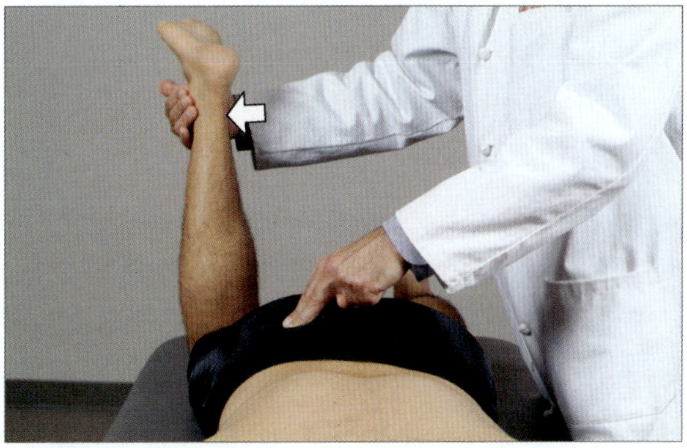

그림 10.203 3단계

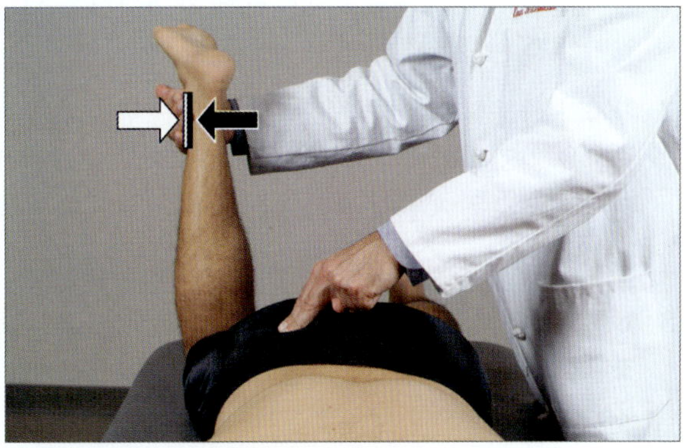

그림 10.204 4단계, 등척성 수축

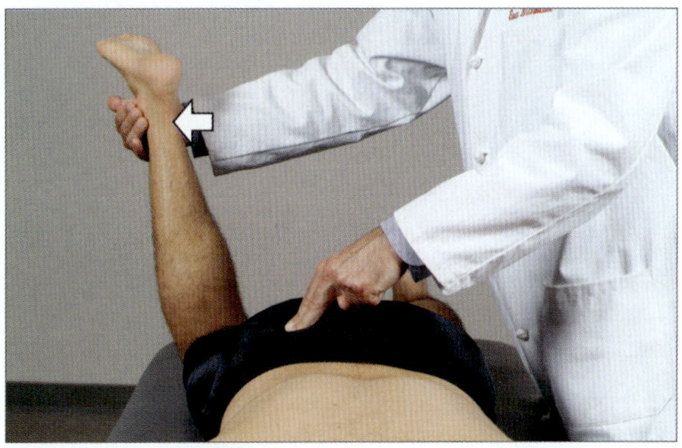

그림 10.205 6단계

엉덩부위 PELVIC REGION

고관절 부위: 이상근의 급성 기능부전: 상반억제 기법

Hip Region: Piriformis Muscle, Acute Dysfunction : Reciprocal Inhibition

1. 환자는 엎드려 눕고 시술자는 치료대 옆 치료할 부위의 반대편에 선다.
2. 환자는 고관절과 슬관절을 굴곡하고 기능부전이 있는 발이 건측 무릎의 외측에 위치하도록 한다.
3. 환자의 두부측에 있는 시술자의 손은 골반을 고정하기 위해 기능부전이 있는 측의 전상장골극(ASIS)에 위치시킨다(그림 10.206).
4. 기능부전이 있는 쪽에서 환자의 두부측에 있는 시술자의 손으로 정중선(midline)으로 환자의 우측 무릎을 당기고 제한성 장벽까지 고관절을 내회전 시킨다(그림 10.207).
5. 환자는 시술자의 미측 손 저항에 대항하여(흰색 화살표) 정중선을 향해 무릎의 내측 면으로 아주 부드럽게 민다(검은색 화살표, 그림 10.208).
6. 이러한 등척성 수축을 3~5초 가량 유지시키고 나서 이완할 수 있도록 지시한다.
7. 환자가 충분히 이완하였을 때, 시술자는 환자의 무릎을 정중선을 가로질러 더 멀리에 재위치 시키고 고관절을 내회전시켜 새로운 제한성 장벽으로 가져간다(흰색 화살표, 그림 10.209).
8. 5에서 7까지의 과정을 세 번에서 다섯 번 정도 반복하거나 고관절과 이상근의 기능부전이 최대한 개선될 때까지 반복한다.
9. 치료의 효과가 있었는지 확인하기 위해서 수동으로 고관절 신전을 시켜 재평가를 실시한다.

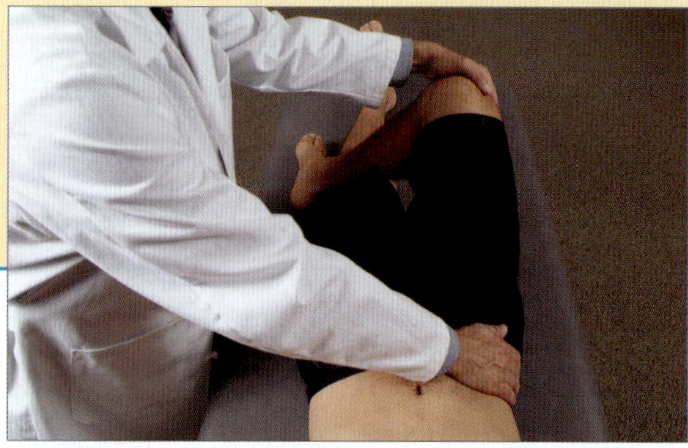

그림 10.206 1~3단계

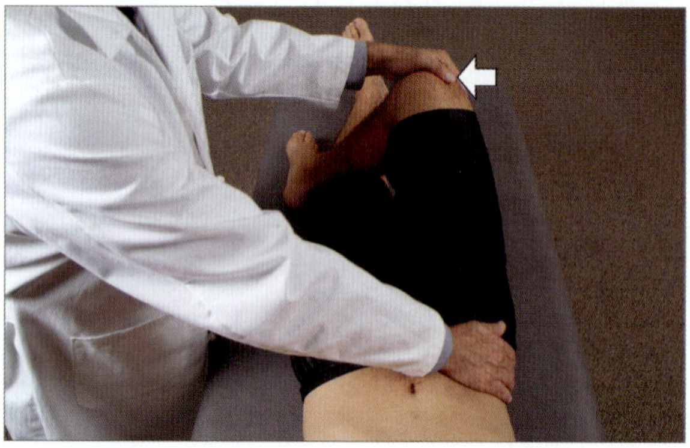

그림 10.207 4단계

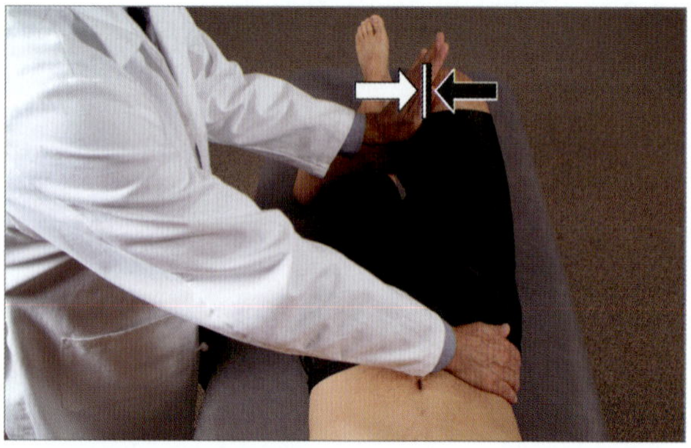

그림 10.208 5단계, 등척성 수축

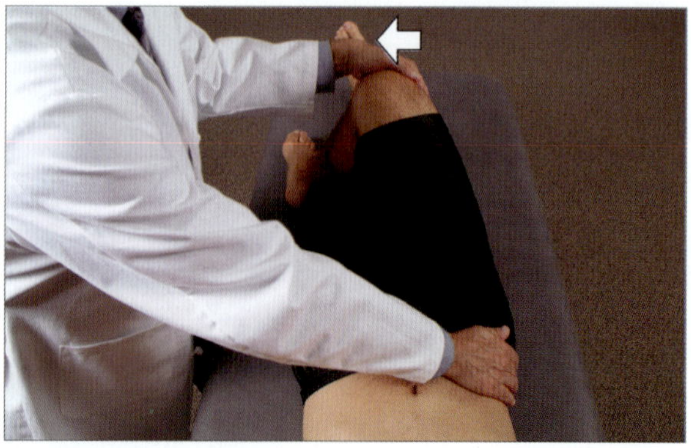

그림 10.209 7단계

엉덩부위PELVIC REGION

고관절 부위: 이상근의 아급성 혹은 만성기 기능부전: 등척성 후 이완기법

Hip Region: Piriformis Muscle, Subacute or Chronic Dysfunction: Post Isometric Relaxation

1. 환자는 치료대에 엎드려 눕고 시술자는 치료대 옆에 선다.
2. 환자의 두부측에 있는 시술자의 손으로 기능부전이 있는 이상근을 촉지하고 미측의 손으로 환자의 발목을 잡는다(**그림 10.210**).
3. 시술자의 발목쪽 손으로 환자의 슬관절을 90도 정도 구부리고 발목을 정중선에서 바깥으로 천천히 가져가면 고관절에서 내회전이 일어나면서 이상근의 신장을 유발하여 제한성 장벽까지 가져간다(**그림 10.211**).
4. 환자는 시술자의 저항을 주고 있는 미측 손에 대항하여(흰색 화살표) 정중선을 향해 우측 발과 발목의 내측 면으로 아주 부드럽게 민다(검은색 화살표, **그림 10.212**).
5. 이러한 등척성 수축을 3~5초 가량 유지시키고 나서 이완할 수 있도록 지시한다.
6. 환자가 충분히 이완하였을 때, 치료사는 환자의 발목을 정중선을 가로질러 더 멀리에 재위치 시키고 고관절을 내회전시켜 새로운 제한성 장벽으로 가져간다(흰색 화살표, **그림 10.213**).
7. 4에서 6까지의 과정을 세 번에서 다섯 번 정도 반복하거나 고관절과 이상근의 기능부전이 최대한 개선될 때까지 반복한다.
8. 치료의 효과가 있었는지 확인하기 위해서 수동으로 고관절 신전을 시켜 재평가를 실시한다.

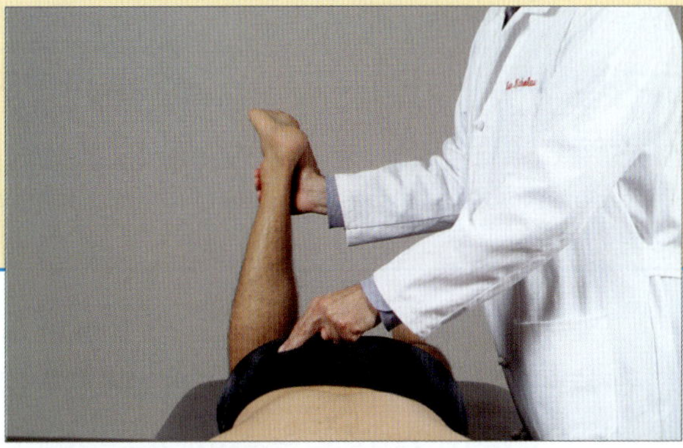

그림 10.210 1~2단계

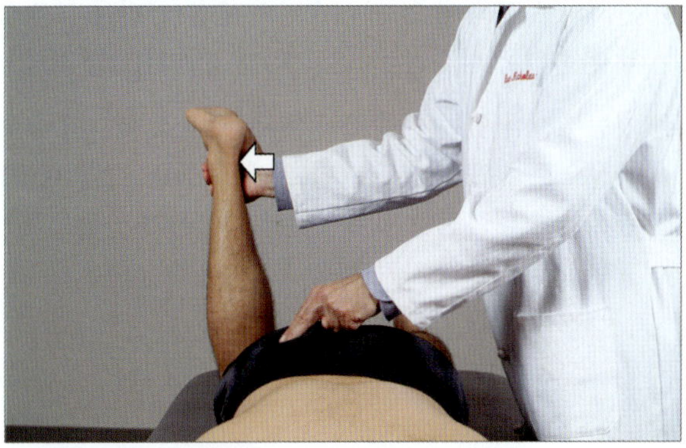

그림 10.211 3단계

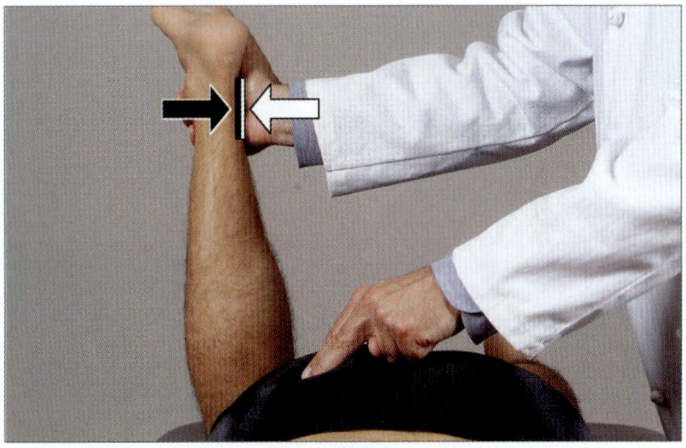

그림 10.212 4단계, 등척성 수축

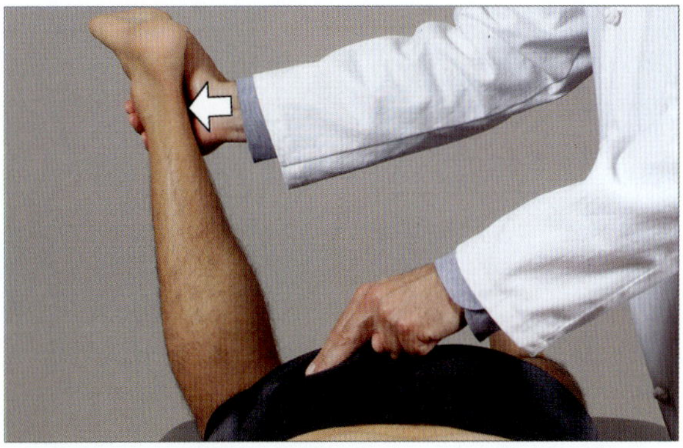

그림 10.213 6단계

엉덩부위PELVIC REGION

고관절 부위: 이상근의 아급성 혹은 만성기 기능부전: 등척성 후 이완기법

Hip Region: Piriformis Muscle, Subacute or Chronic Dysfunction: Post Isometric Relaxation

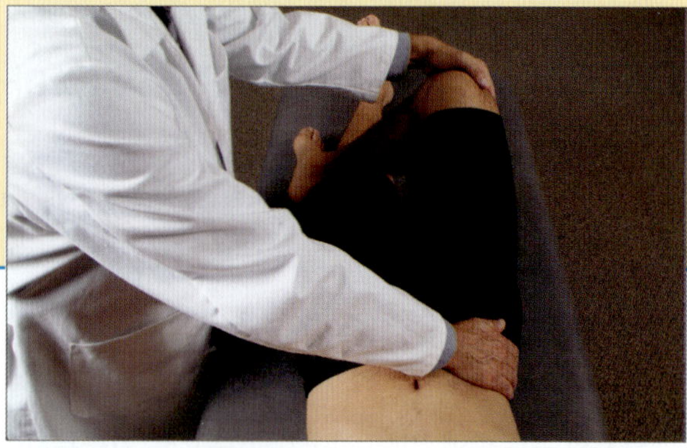

그림 10.214 1~3단계

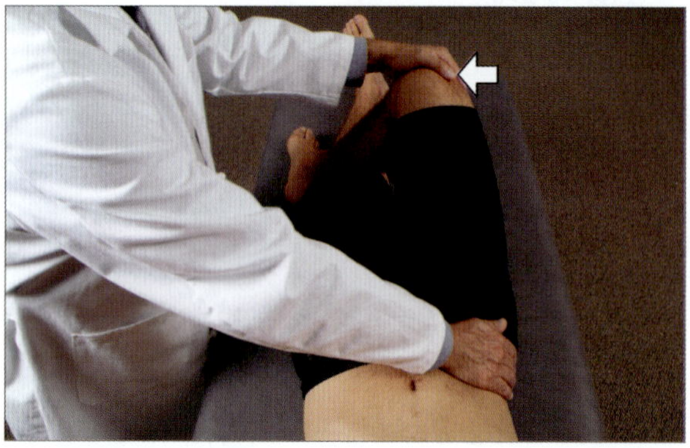

그림 10.215 4단계

1. 환자는 바로 눕고 시술자는 치료부위의 반대편에 선다.
2. 환자의 고관절과 슬관절을 굴곡하여 기능부전이 있는 쪽의 발이 건측 무릎의 외측에 위치하도록 한다.
3. 환자의 두부측에 있는 시술자의 손은 골반을 고정하기 위해 환측의 전상장골극(ASIS) 위에 놓는다(그림 10.214).
4. 기능부전이 있는 시술자의 미측 손으로 환자의 무릎을 정중선으로 부드럽게 당기면(흰색 화살표, 그림 10.215) 고관절에서 내회전이 일어나면서 이상근의 신장을 유발하여 제한성 장벽까지 가져간다.

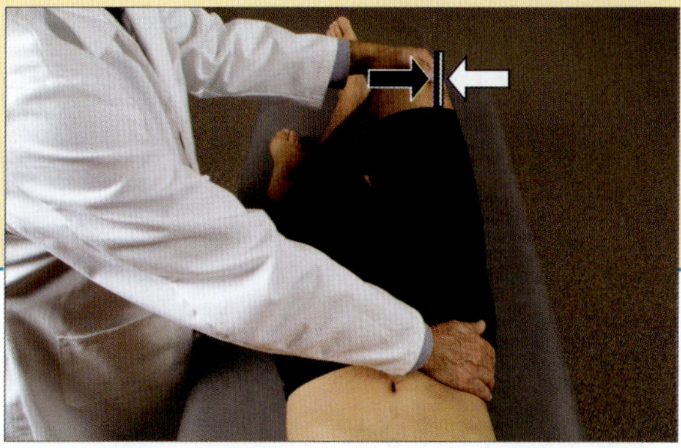

그림 10.216 5단계, 등척성 수축

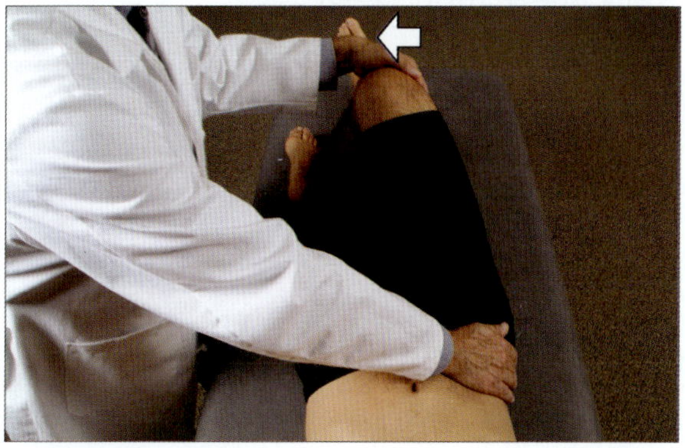

그림 10.217 7단계

5. 환자는 시술자의 저항을 주고 있는 미측 손에 대항하여(흰색 화살표) 무릎의 외측 면으로 정중선에 바깥쪽으로 당긴다(검은색 화살표, 그림 10.216).
6. 이러한 등척성 수축을 3~5초 가량 유지시키고 나서 정지하고 이완할 수 있도록 지시한다.
7. 환자가 충분히 이완하였을 때, 시술자는 환자의 무릎을 정중선을 가로질러 더 멀리에 재위치 시키고 고관절을 내회전시켜 새로운 제한성 장벽으로 가져간다(흰색 화살표, 그림 10.217).
8. 5에서 7까지의 과정을 세 번에서 다섯 번 정도 반복하거나 고관절과 이상근의 기능부전이 최대한 개선될 때까지 반복한다.
9. 치료의 효과가 있었는지 확인하기 위해서 수동으로 고관절 신전을 시켜 재평가를 실시한다.

엉치부위 SACRAL REGION

좌측 대각선 축에 대한 전방 염전(좌측에서 좌측): 상반억제와 근수축을 합한 관절가동술

Forward Torsion About a Left Oblique Axis(Left on Left) : Combined Reciprocal Inhibition and Muscle Contraction Mobilize Articulation

진단

- **앉은자세에서 굴곡 검사**: 우측이 양성
- **천골구**(sacral sulcus): 우측이 전방 및 깊게 나타남
- **천골 외측하각**(ILA): 좌측이 후방 및 얕게 나타남
- **스프링**(spring) **검사**: 음성
- **스핑크스**(sphinx) **검사**: 적은 비대칭
- L5 NSLRR
- 좌측에서 좌측으로의 천골 염전(그림 10.218)

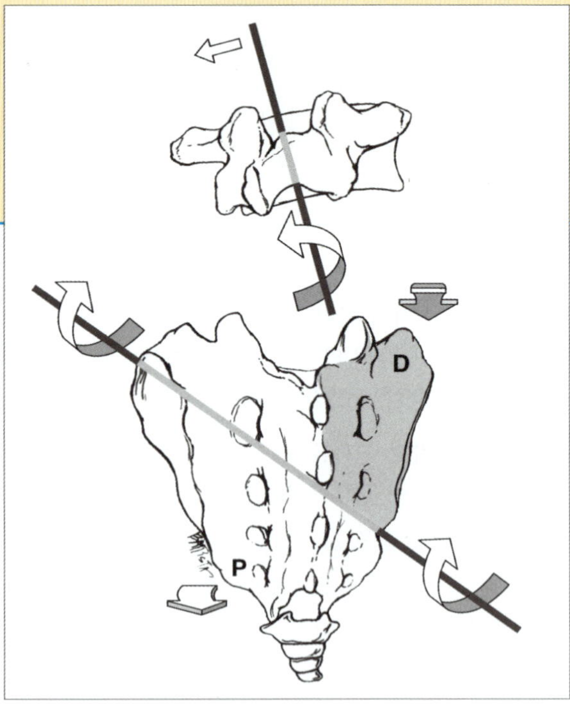

그림 10.218 좌측에서 좌측으로의 천골 염전

기법

1. 환자는 대각선 축을 통한 좌측의 변형된 Sim' s 자세를 취한다. 흉부는 치료대에 밀착시키고 오른 팔은 치료대 끝에 떨어뜨린 상태에서 고관절과 슬관절은 90도 정도 구부린다.

2. 시술자는 환자와 마주보고 환자의 엉덩이 가까이의 치료대 끝에 걸터앉는다.

3. 시술자는 환자의 무릎을 가볍게 들었다가 무릎과 다리, 양발 등을 대퇴 전방에 내려놓는다. 시술자의 양발은 환자의 무릎을 들어 올려 L5의 역회전에 대한 척추의 많은 회전을 이끌어 내기 위해 환자에게 받침 의자나 의자의 발걸이 같은 역할을 해주기 위해 가지런히 놓는다.

4. 환자의 두부측에 있는 시술자의 손은 L5와 S1 사이의 공간을 촉지하고 미측 손은 환자의 발뒤축을 잡고 S1에 대해 L5가 중립적인 상태가 되도록 수동적으로 굴곡과 신장을 한다(그림 10.219).

5. 환자는 오른손이 바닥에 닿도록 심흡기와 호기를 세 번 한다(그림 10.220).

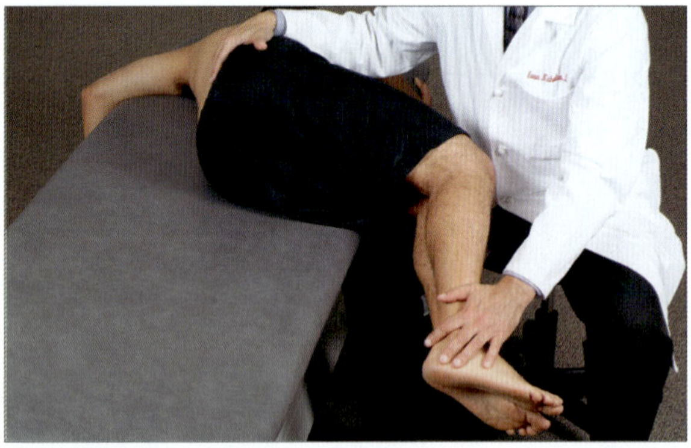

그림 10.219 1~4단계

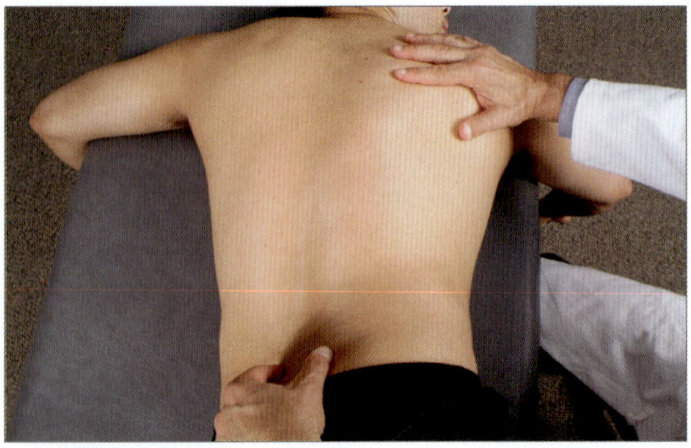

그림 10.220 5단계

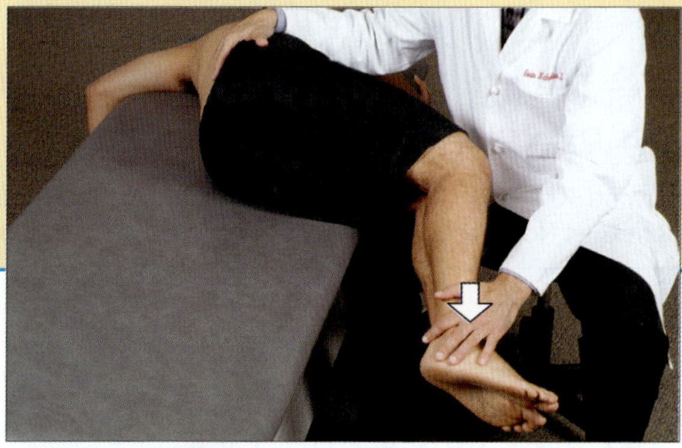

그림 10.221 6단계

6. 환자의 미측에 있는 시술자의 손으로 환자의 발을 아래로 내려서 제한성 장벽까지 가져간다(흰색 화살표, 그림 10.221).
7. 환자에게 시술자의 미측 손(흰색 화살표)에 있는 양발을 똑바로 천장을 향해 가볍게 그리고 지속적으로 들어 올리도록 지시를 하고 시술자는 저항을 계속한다(검은색 화살표). 이러한 동작은 우측 이상근의 길항근인 우측 고관절 내회전근과 좌측 고관절 외회전근을 수축시킨다(그림 10.222).
8. 이러한 등척성 수축을 3~5초 가량 유지시키고 나서 정지하고 이완할 수 있도록 지시한다.
9. 환자가 충분히 이완하였을 때, 시술자는 환자의 양 다리를 바닥쪽으로 더 내리고(흰색 화살표, 그림 10.223) 새로운 제한성 장벽으로 가져간다.
10. 7에서 9까지의 과정을 세 번에서 다섯 번 정도 반복한다.
11. 치료의 효과가 있었는지 확인하기 위해서 수동으로 고관절 신전을 시켜 재평가를 실시한다.

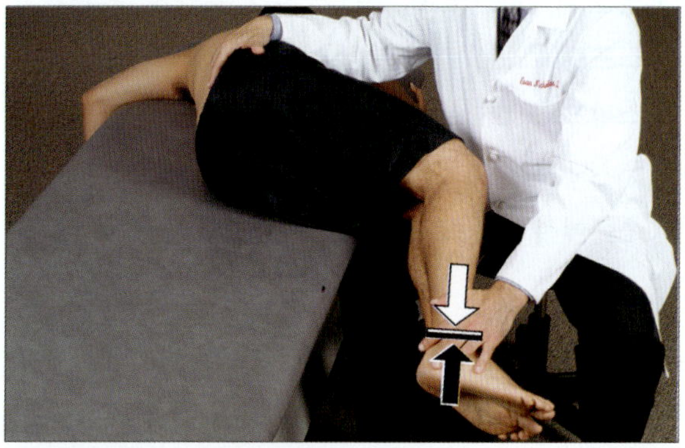

그림 10.222 7단계, 등척성 수축

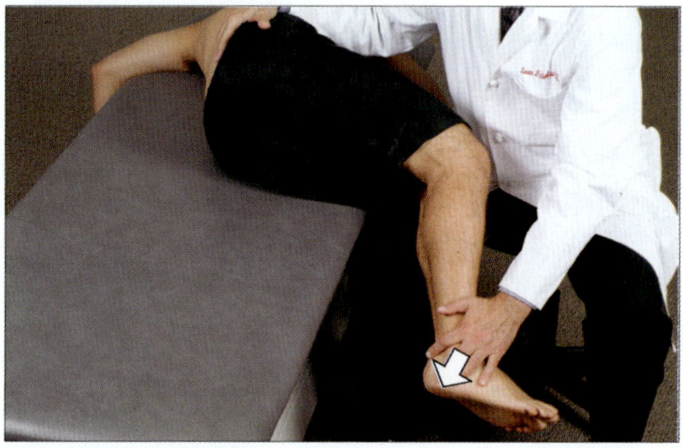

그림 10.223 9단계

엉치부위SACRAL REGION

우측 대각선 축에 대한 전방 염전(우측에서 우측): 상반억제와 근수축을 합한 관절가동술

Forward Torsion About a Right Oblique Axis(Right on Right): Combined Reciprocal Inhibition and Muscle Contraction Mobilize Articulation

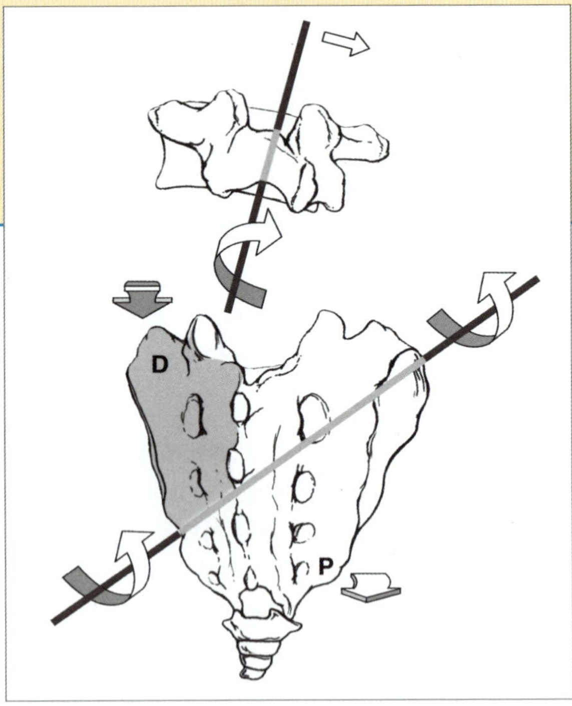

그림 10.224 우측에서 우측으로의 천골 염전

진단

- **앉은자세에서 굴곡 검사**: 좌측이 양성
- **천골구**(sacral sulcus): 좌측이 전방 및 깊게 나타남
- **천골 외측하각**(ILA): 우측이 후방 및 얕게 나타남
- **스프링**(spring) **검사**: 음성
- **스핑크스**(sphinx) **검사**: 적은 비대칭
- L5 NSRRL
- 우측에서 우측으로의 천골 염전(그림 10.224)

기법

1. 환자는 대각선 축을 통한 우측의 변형된 Sim' s 자세를 취한다. 흉부는 치료대에 밀착시키고 왼팔은 치료대 끝에 떨어뜨린 상태에서 고관절과 슬관절은 90도 정도 구부린다.
2. 시술자는 환자의 뒤에서 치료대 끝에 걸터 앉고 환자의 다리를 우측 다리 전방에 가볍게 올려 놓는다.
3. 환자의 두부측에 있는 시술자의 손은 L5와 S1이 중립적인 관계가 될 때까지 미측손으로 환자의 고관절을 굴곡시켰다 신전시켰다 하는 동안 L5와 S1 사이의 공간을 촉지한다(그림 10.225).
4. 환자 호기 후 왼손이 바닥에 닿도록 심흡기와 호기를 세 번 한다(그림 10.226).

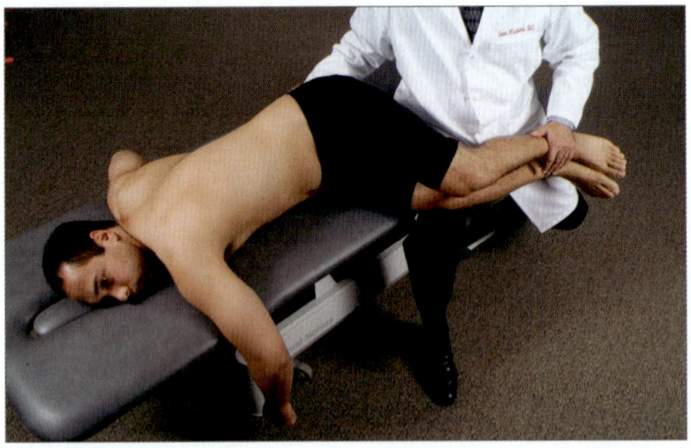

그림 10.225 1~3단계

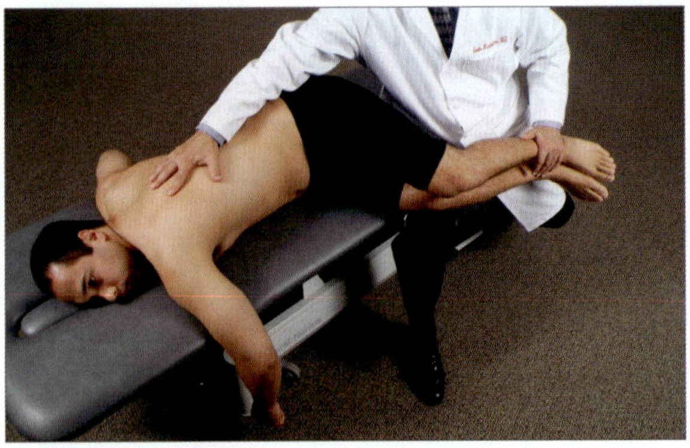

그림 10.226 4단계

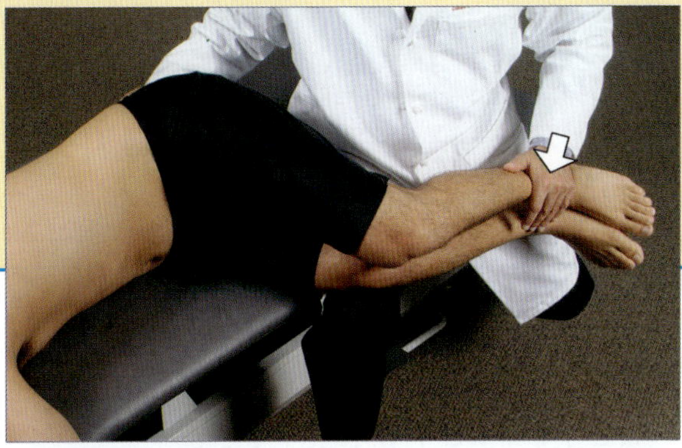

그림 10.227 5단계

5. 환자의 미측에 있는 시술자의 손으로 환자의 발을 아래로 내려서 제한성 장벽까지 가져간다(흰색 화살표, 그림 10.227).
6. 환자에게 시술자의 미측 손(흰색 화살표)에 있는 양발을 똑바로 천장을 향해 가볍게 그리고 지속적으로 들어 올리도록 지시를 하고 시술자는 저항을 계속한다(검은색 화살표, 그림 10.228). 이러한 동작은 좌측 이상근의 길항근인 좌측 고관절 내회전근과 우측 고관절 외회전근을 수축시킨다.
7. 이러한 등척성 수축을 3~5초 가량 유지시키고 나서 정지하고 이완할 수 있도록 지시한다.
8. 환자가 충분히 이완하였을 때, 시술자는 환자의 양 다리를 부드럽게 바닥쪽으로 더 내리고(흰색 화살표, 그림 10.229) 새로운 제한성 장벽으로 가져간다.
9. 6에서 8까지의 과정을 세 번에서 다섯 번 정도 반복한다.
10. 치료의 효과가 있었는지 확인하기 위해서 수동으로 고관절 신전을 시켜 재평가를 실시한다.

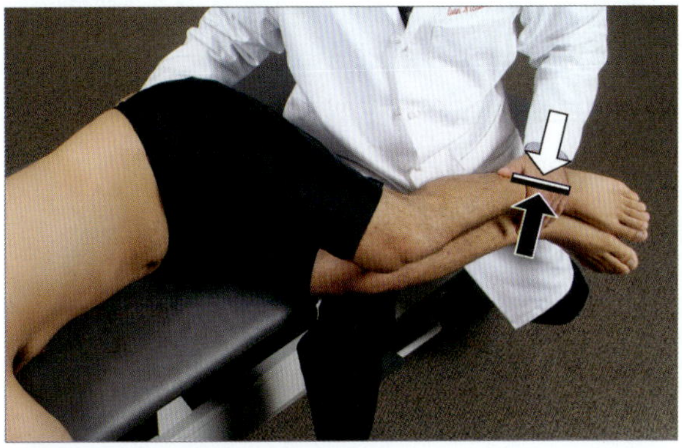

그림 10.228 6단계, 등척성 수축

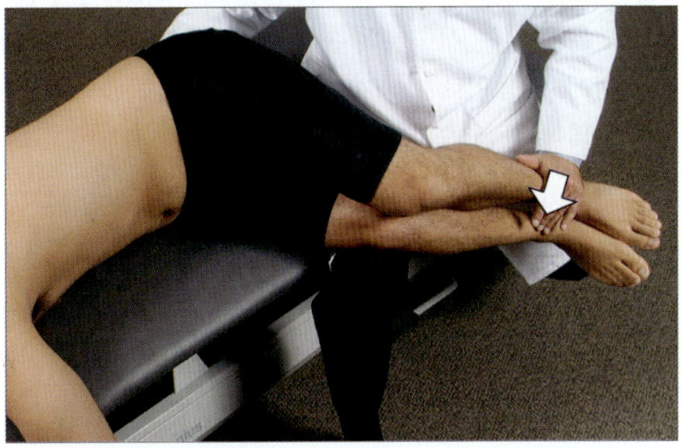

그림 10.229 8단계

엉치부위SACRAL REGION

좌측 대각선 축에 대한 후방 염전(우측에서 좌측): 상반억제와 근수축을 합한 관절가동술

Backward Torsion About a Left Oblique Axis(Right on Left): Combined Reciprocal Inhibition and Muscle Contraction Mobilize Articulation

진단

- **앉은자세에서 굴곡 검사**: 우측이 양성
- **천골구**(sacral sulcus): 우측이 후방 및 얕게 나타남
- **천골 외측하각**(ILA): 좌측이 전방 및 깊게 나타남
- **스프링**(spring) **검사**: 양성
- **스핑크스**(sphinx) **검사**: 많은 비대칭
- L5 E/FRLSL
- 우측에서 좌측으로의 천골 염전(그림 10.230)

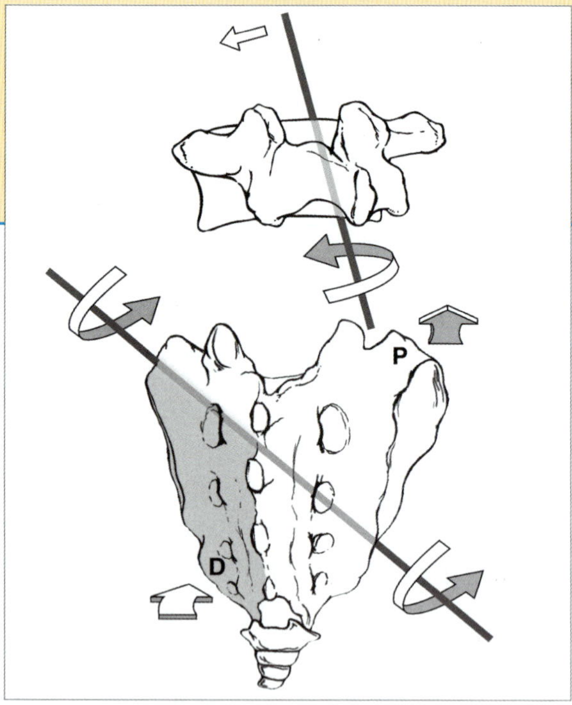

그림 10.230 좌측에서 우측으로의 천골 염전

기법

1. 환자는 고관절과 슬관절을 가볍게 구부려 시술자의 좌측 무릎 앞에 위치시키고 좌측을 아래로 하고 가로 누운 자세로 눕는다.
2. 시술자는 환자의 환자의 골반을 마주하고 서서 환자의 두부측에 있는 시술자의 손은 미측손으로 좌측 다리를 부드럽게 후방으로 가져가면서 신장시키는 동안 L5와 S1 사이의 공간을 촉지한다.
3. 시술자의 미측 손과 전완은 환자가 체간을 오른쪽으로 가볍게 회전시킬 때 환자의 골반을 고정한다(그림 10.231).
4. 환자는 심흡기와 호기를 세 번한다. 각 호기때마다 환자의 오른 팔과 어깨를 뒤로 닿게 하여 L5의 역회전에 대해 체간을 회전시킨다.

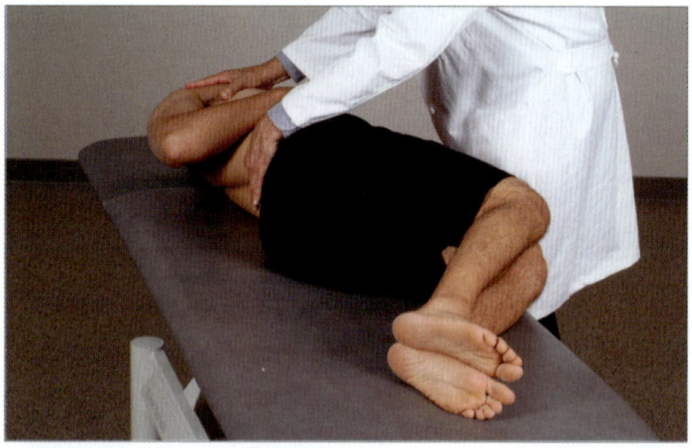

그림 10.231 A. 1~3단계

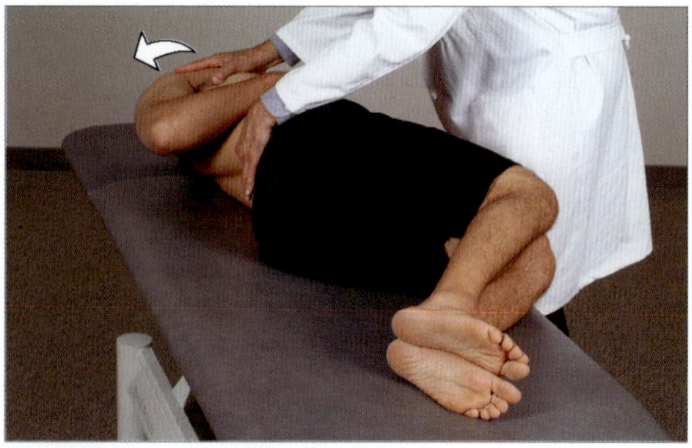

그림 10.231 B. 4단계

5. 환자의 미측에 있는 시술자의 손으로 환자의 우측 다리를 치료대에서 떨어지게 하여 제한성 장벽까지 아래로 누른다(흰색 화살표, **그림 10.232**).
6. 시술자는 환자에게 시술자의 미측 손(흰색 화살표)에 있는 양발을 똑바로 천장을 향해 가볍게 그리고 지속적으로 들어 올리도록 지시를 하고 시술자는 저항을 계속한다(검은색 화살표, **그림 10.233**).
7. 이러한 등척성 수축을 3~5초 가량 유지시키고 나서 정지하고 이완할 수 있도록 지시한다.
8. 환자가 충분히 이완하였을 때, 시술자는 환자의 우측 다리를 부드럽게 바닥쪽으로 더 내리고(흰색 화살표, **그림 10.234**), 새로운 제한성 장벽으로 가져간다.
9. 6에서 8까지의 과정을 세 번에서 다섯 번 정도 반복한다.
10. 치료의 효과가 있었는지 확인하기 위해서 수동으로 고관절 신전을 시켜 재평가를 실시한다.

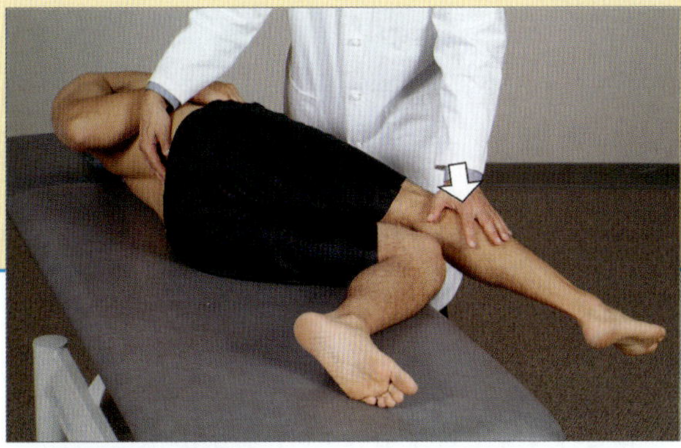

그림 10.232 5단계

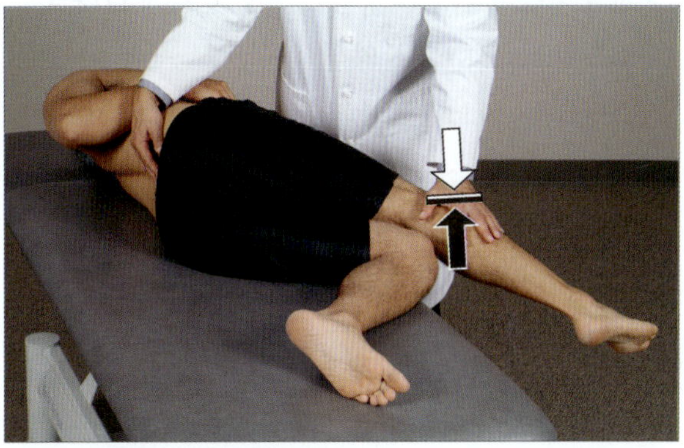

그림 10.233 6단계, 등척성 수축

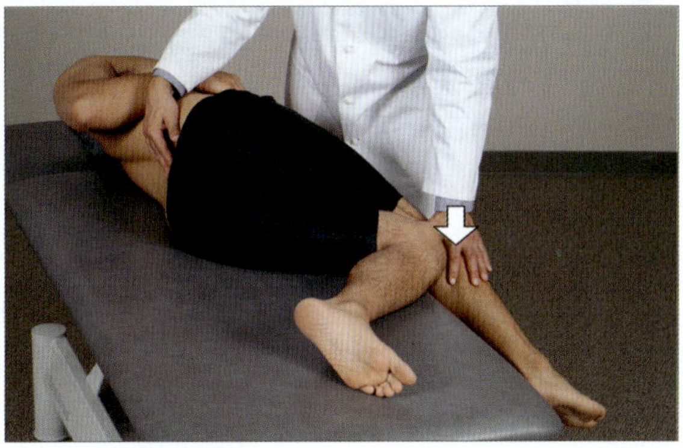

그림 10.234 8단계

엉치부위SACRAL REGION

우측 대각선 축에 대한 후방 염전(좌측에서 우측): 상반억제와 근수축을 합한 관절가동술

Backward Torsion About a Right Oblique Axis(Left on Right): Combined Reciprocal Inhibition and Muscle Contraction Mobilize Articulation

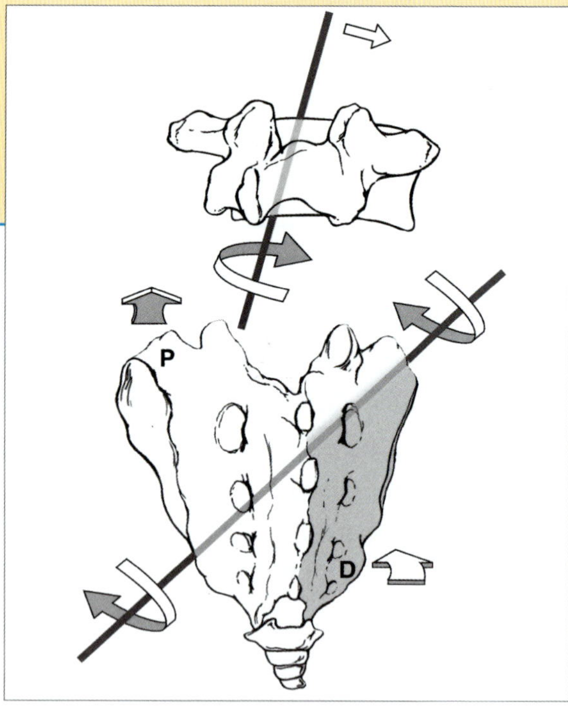

그림 10.235 우측에서 좌측으로의 염전

진단

- **앉은자세에서 굴곡 검사**: 좌측이 양성
- **천골구**(sacral sulcus): 좌측이 후방 및 얕게 나타남
- **천골 외측하각**(ILA): 우측이 전방 및 깊게 나타남
- **스프링**(spring) **검사**: 양성
- **스핑크스**(sphinx) **검사**: 많은 비대칭
- L5 E/FRRSR
- 좌측에서 우측으로의 천골 염전(그림 10.235)

기법

1. 환자는 골반을 치료대 끝에 위치시키고 좌측 슬관절을 이완한 상태에서 가볍게 구부려 시술자의 우측 무릎 앞에 위치시키고 우측을 아래로 하고 가로 누운 자세를 취한다.
2. 시술자는 환자의 골반을 마주하고 서서 환자의 두부측에 있는 시술자의 손은 미측손으로 우측 다리를 부드럽게 후방으로 가져가면서 신장시키는 동안 L5와 S1 사이의 공간을 촉지한다.
3. 시술자의 미측 손과 전완은 환자가 체간을 왼쪽으로 가볍게 회전시킬 때 환자의 골반을 고정한다(그림 10.236).
4. 환자는 심흡기와 호기를 세 번한다. 각 호기 때마다 환자의 왼팔과 어깨를 뒤로 가게 하여 L5의 역회전에 대해 체간을 회전시킨다(흰색 화살표, 그림 10.237).

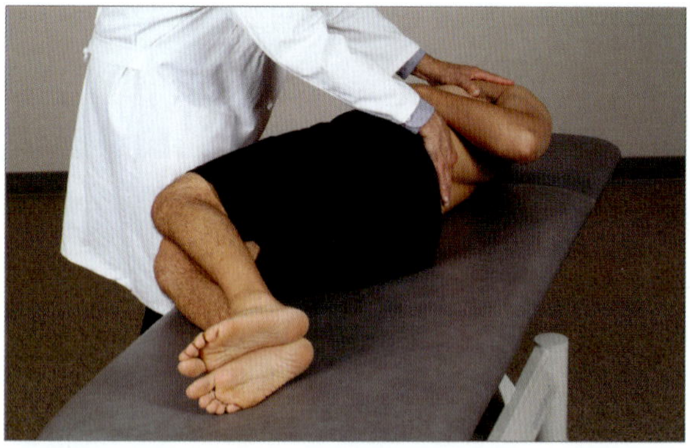

그림 10.236 1~3단계

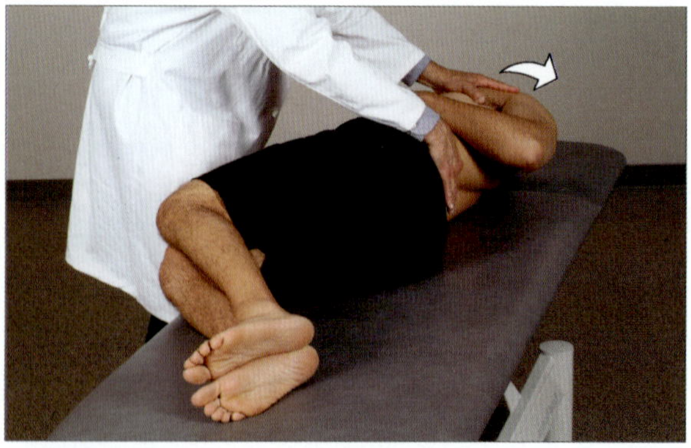

그림 10.237 4단계

5. 환자의 미측에 있는 시술자의 손으로 환자의 우측 발을 치료대에서 떨어지게 하여 제한성 장벽까지 아래로 가볍게 누른다(흰색 화살표, 그림 10.238).

6. 시술자는 환자에게 시술자의 미측 손(흰색 화살표)에 있는 왼발을 똑바로 천장을 향해 가볍게 그리고 지속적으로 들어 올리도록 지시를 하고 시술자는 저항을 계속한다(검은색 화살표, 그림 10.239).

7. 이러한 등척성 수축을 3~5초 가량 유지시키고 나서 정지하고 이완할 수 있도록 지시한다.

8. 환자가 충분히 이완하였을 때, 시술자는 환자의 우측 다리를 부드럽게 바닥쪽으로 더 내리고(흰색 화살표, 그림 10.240) 새로운 제한성 장벽으로 가져간다.

9. 6에서 8까지의 과정을 세 번에서 다섯 번 정도 반복한다.

10. 치료의 효과가 있었는지 확인하기 위해서 수동으로 고관절 신전을 시켜 재평가를 실시한다.

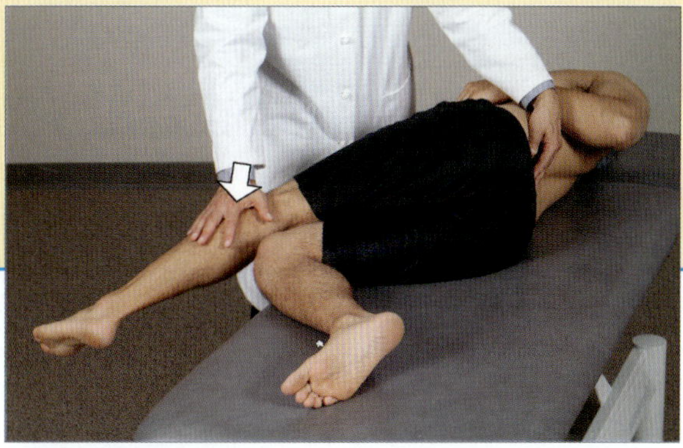

그림 10.238 5단계

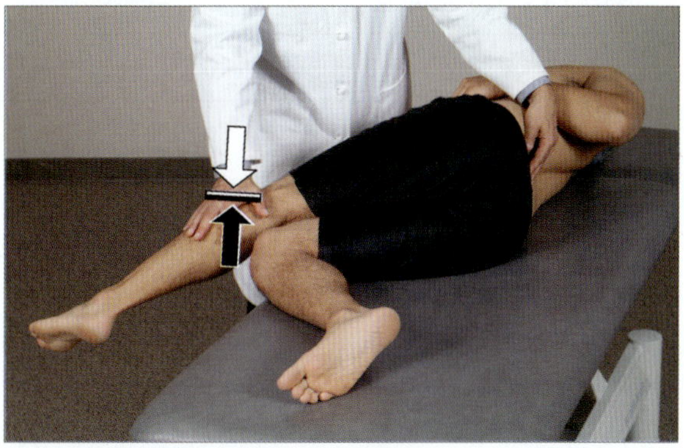

그림 10.239 6단계, 등척성 수축

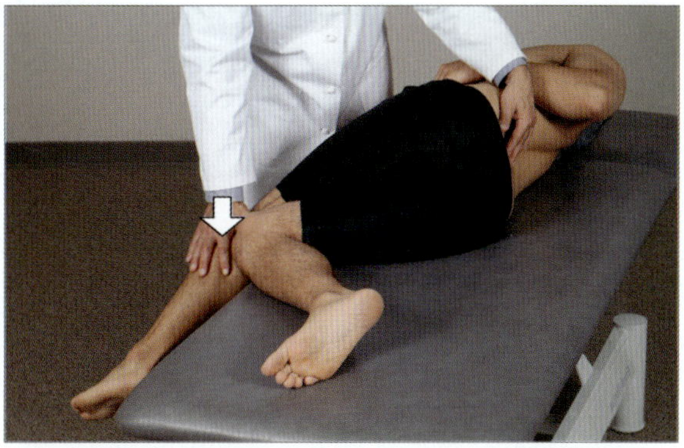

그림 10.240 8단계

엉치부위SACRAL REGION

천골 염전 기능부전의 재검토

Overview of Sacral Torsion Dysfunction

표 10.1 대각선 축에 대한 천골 염전 기능부전의 개요

표10.1 대각선 축에 의한 천골 염전 기능부전		
	앉은 자세 및 서 있는 자세에서 굴곡 검사	앉은 자세 및 서 있는 자세에서 굴곡 검사
후방 L5 횡돌기 L5 부전 천추축 천골구 천골각 외측하방	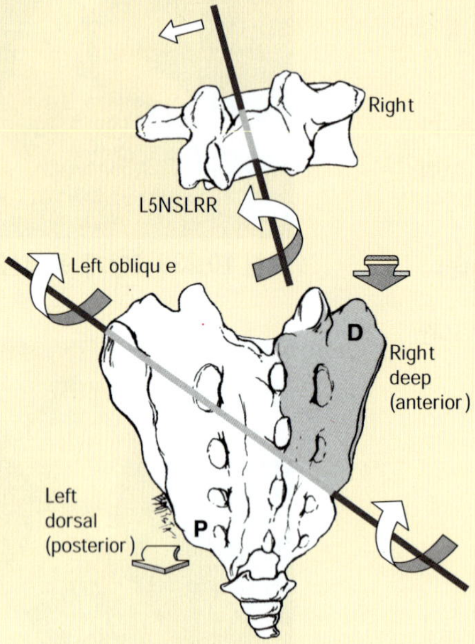	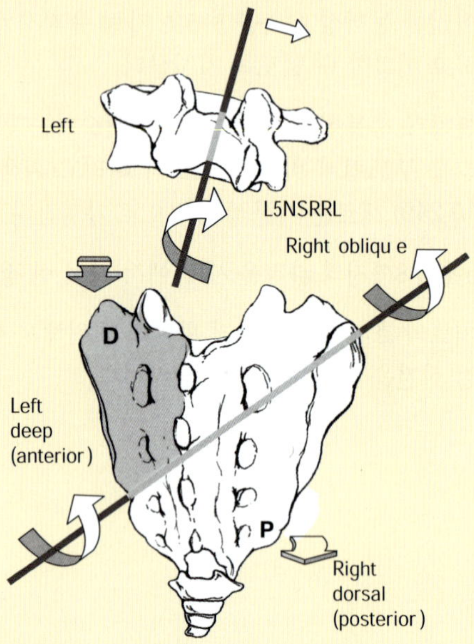
요추 탄력 검사	음성	음성
스핑크스 테스트 (천골구의 비대칭)	감소(가벼운 비대칭)	감소(가벼운 비대칭)
진단	좌측 대각선 축에 대한 전방염전 좌측에서 좌측으로의 천골 염전	우측 대각선 축에 대한 전방염전 우측에서 좌측으로의 천골 염전

앉은 자세 및 서 있는 자세에서 굴곡 검사	앉은 자세 및 서 있는 자세에서 굴곡 검사
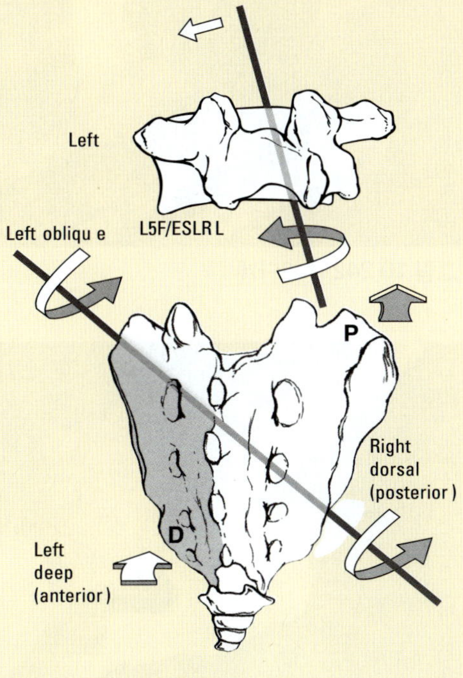	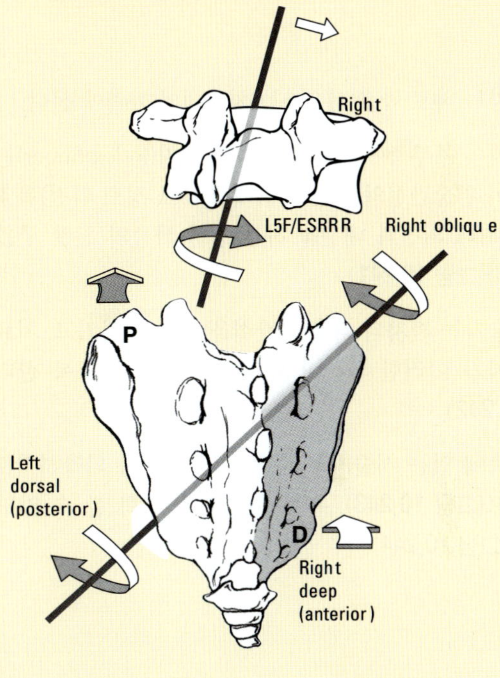
양성	양성
증가(심한 비대칭)	증가(심한 비대칭)
좌측 대각선 축에 대한 후방염전 좌측에서 우측으로의 천골 염전	우측 대각선 축에 대한 후방염전 우측에서 좌측으로의 천골 염전

엉치부위SACRAL REGION

좌측 천골의 편측성 굴곡, 호흡을 통한 보조

Unilateral Flexed Sacrum on the Left, Respiratory Assist

진단

- **앉은자세에서 굴곡 검사**: 좌측이 양성
- **좌측 천골구**(sacral sulcus): 전방, 복측
- **좌측 천골 외측하각**(ILA): 후방, 배측
- **스프링**(spring) **검사**: 음성
- **스핑크스**(sphinx) **검사**: 감소된 비대칭

기법

1. 환자는 바로 눕고 시술자는 치료대의 좌측에 선다.
2. 환자의 두부측에 있는 시술자의 인지(index finger)는 미측 손이 천장관절의 열린자세(대개 15도 정도 외전)를 확인하기 위해 외전과 내전을 하는 동안 좌측의 천골 구를 촉지 한다(그림 10.241).
3. 시술자는 환자의 좌측 고관절을 내회전 시키고, 치료 동안 환자가 이러한 외전과 내회전을 유지 하도록 한다(그림 10. 242).
4. 미측에 있는 시술자의 손은 천골의 좌측 외측하각(ILA)에 놓고(그림 10.243), 우측 손으로 더 강화 할 수 있도록 한다(그림 10.244).

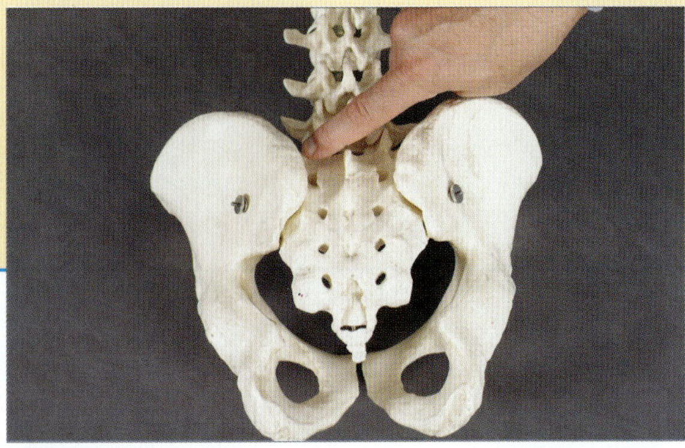
그림 10.241 2단계

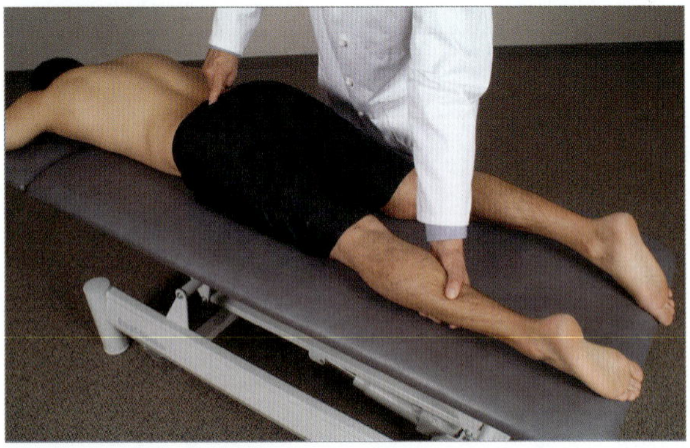
그림 10.242 1~3단계

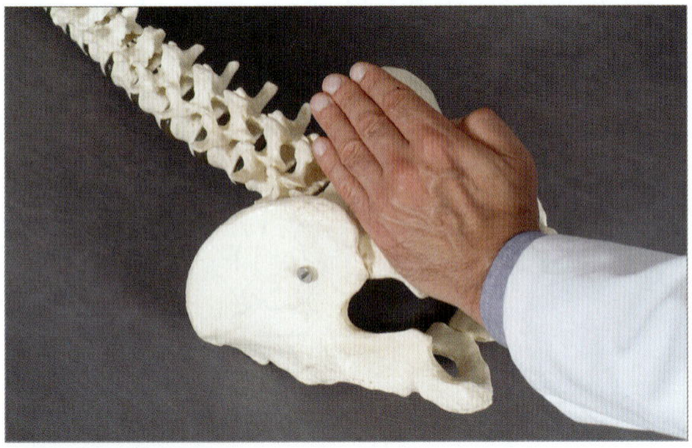
그림 10.243 4단계

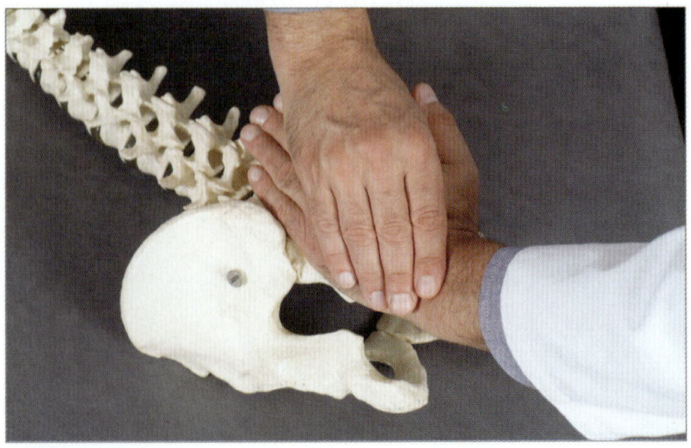
그림 10.244 4단계

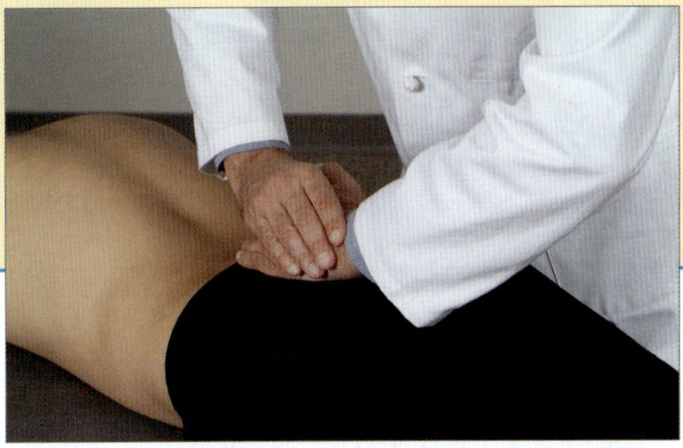
그림 10.245 5단계

5. 미측의 시술자 손은 좌측 천골 외측하각(ILA)에 지속적으로 하방으로 힘을 준다. 힘의 방향은 천골의 움직임이 가장 원활한 것을 확인하기 위해 내외측으로 교대로 주거나 상하로 교대로 준다(그림 10.245).

6. 천골의 신전을 조장하기 위해 시술자의 미측 손이 좌측 천골 외측하각(ILA)에 복측으로 압력을 주는 동안(흰색 화살표, 그림 10.246) 환자는 최대한으로 흡기를 하도록 한다.

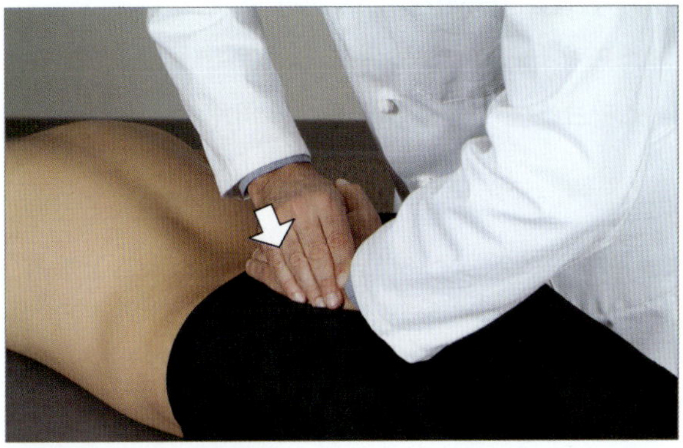
그림 10.246 6단계

7. 환자는 천천히 숨을 내쉰다. 숨을 내 쉬는 동안 시술자의 미측 손은 천골의 굴곡을 막기 위해 좌측 천골 외측하각(ILA)에 복측으로 압력을 증가 시킨다(검은색 화살표, 그림 10. 247).

8. 5에서 7까지의 과정을 다섯 번에서 일곱 번 정도 반복한다.

9. 치료의 효과가 있었는지 확인하기 위해서 수동으로 고관절 신전을 시켜 재평가를 실시한다.

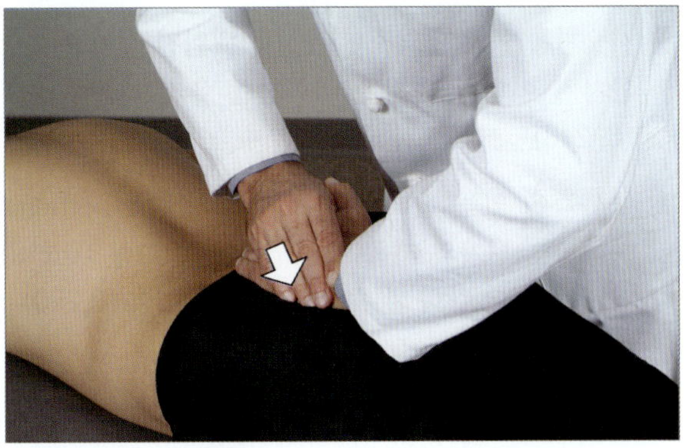
그림 10.247 7단계

엉치부위SACRAL REGION

좌측 천골의 편측성 신전, 호흡을 통한 보조

Unilateral Extended Sacrum on the Left, Respiratory Assist

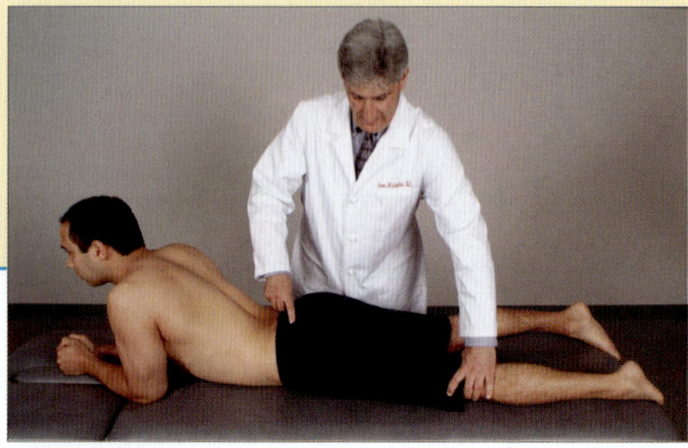

그림 10.248 1~3단계

진단

- **앉은자세에서 굴곡 검사**: 좌측이 양성
- **좌측 천골구**(sacral sulcus): 후방, 배측
- **좌측 천골 외측하각**(ILA): 전방, 복측
- **스프링**(spring) **검사**: 음성
- **스핑크스**(sphinx) **검사**: 증가된 비대칭

기법

1. 환자는 스핑크스(Sphinx) 자세(팔꿈치로 상체를 받치고 있는 자세)를 취하고 시술자는 치료대의 좌측에 선다.
2. 환자의 두부측에 있는 시술자의 인지(index finger)는 미측 손이 천장관절의 열린자세(대개 15도 정도 외전)를 확인하기 위해 좌측 다리의 외전과 내전을 하는 동안 좌측의 천골 구를 촉지한다.
3. 시술자는 환자의 좌측 고관절을 내회전 시키고, 치료 동안 환자가 이러한 외전과 내회전을 유지 하도록 한다(그림 10. 248).
4. 두부측에 있는 손의 시술자의 소지구(hypothenar eminence)는 환자의 좌측 천골구에 놓고(그림 10.249), 미측의 손으로 더 강화 할 수 있도록 한다(그림 10.250).

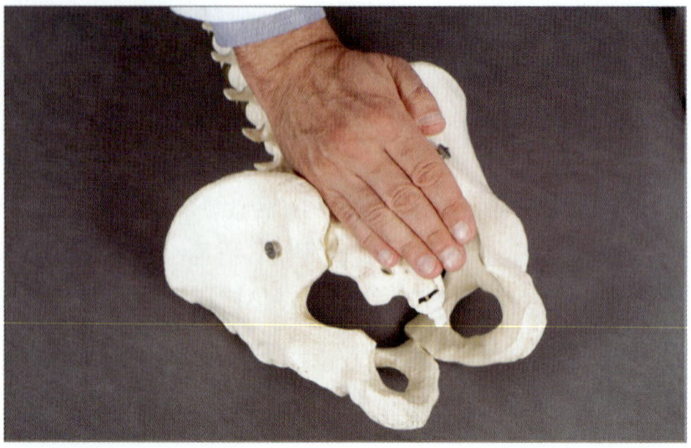

그림 10.249 4단계

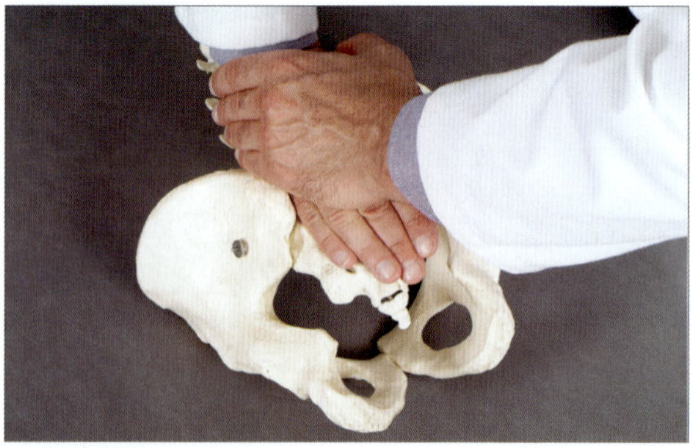

그림 10.250 4단계

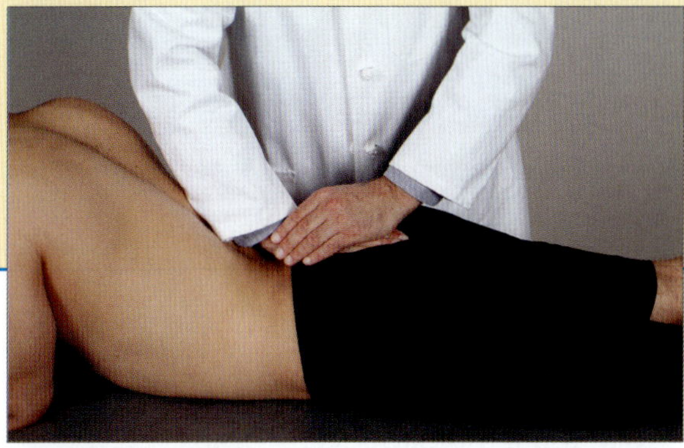

그림 10.251 5단계

5. 시술자의 손은 천골의 전방회전을 위해 환자의 좌측 천골구에 지속적인 전방 압력(아래방향)을 가하고, 요천관절(lumbosacral joint)을 미측으로 움직임을 일어나게 한다(그림 10.251).
6. 환자에게 최대한으로 흡기와 호기를 하도록 한다. 숨을 내쉬는 동안 시술자의 손으로 천골의 굴곡을 허용하도록 한다(흰색 화살표, 그림 10.252).
7. 환자에게 천천히 흡기하도록 한다. 숨을 들이쉬는 동안 시술자의 손으로 천골구에 전방압력을 가하여 천골의 신전을 막는다(흰색 화살표, 그림 10.252).
8. 5에서 7까지의 과정을 다섯 번에서 일곱 번 정도 반복한다.
9. 치료의 효과가 있었는지 확인하기 위해서 수동으로 고관절 신전을 시켜 재평가를 실시한다.

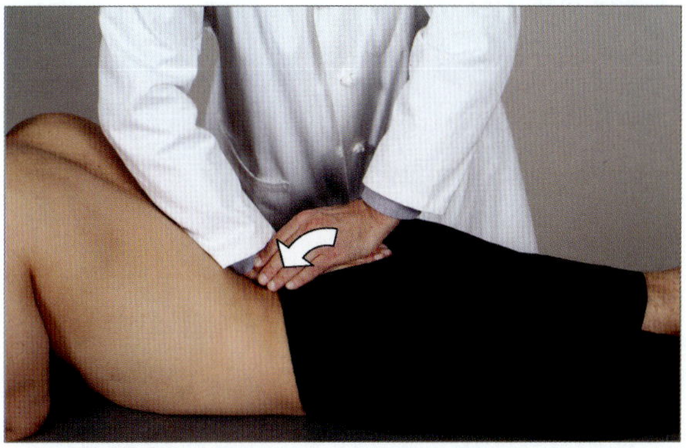

그림 10.252 6~7단계

엉치부위SACRAL REGION

천골의 양측성 굴곡, 호흡을 통한 보조

Bilateral Flexed Sacrum, Respiratory Assist

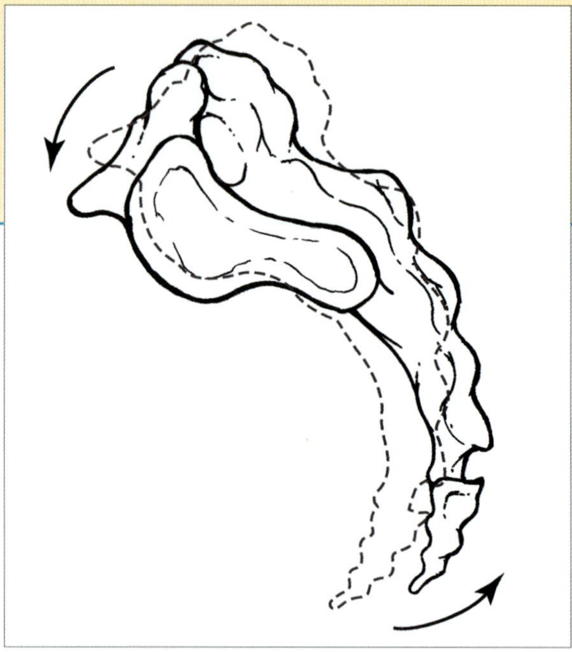

그림 10.253 양측 천골 굴곡

진단

- **천골 잠김검사**(sacral rock test): 양성
- **양측 천골구**(sacral sulcus): 전방, 복측
- **양측 천골 외측하각**(ILA): 후방, 배측
- **스프링**(spring) **검사**: 음성
- **스핑크스**(sphinx) **검사**: 감소된 비대칭
- 양측성 천골 굴곡(그림 10.253)

기법

1. 환자는 바로 눕고 시술자는 환자의 옆에 선다.
2. 시술자는 환자의 미측에 있는 손의 무지구와 소지구를 천골 외측하각(ILA)에 올려 놓는다(그림 10.254).
3. 환자의 두부측에 있는 시술자의 손으로 그 위에 강화하도록 놓는다(그림 10.255 & 10.256).

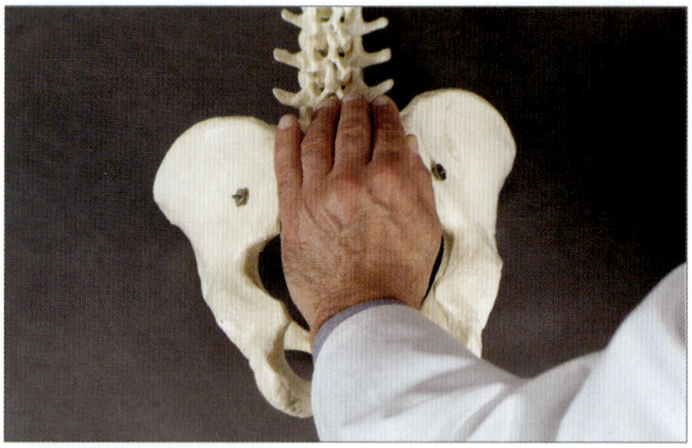

그림 10.254 2단계

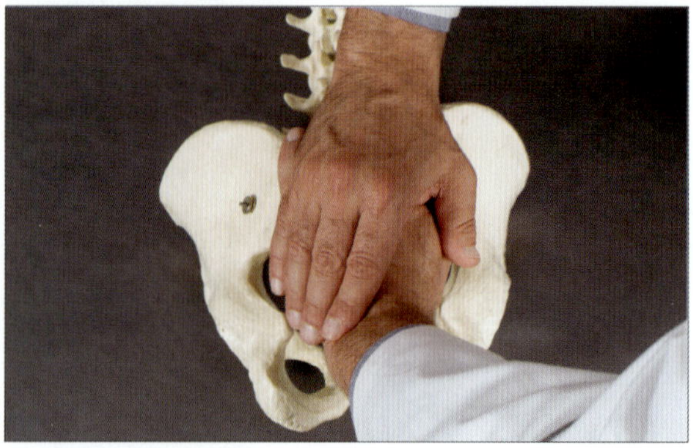

그림 10.255 3단계

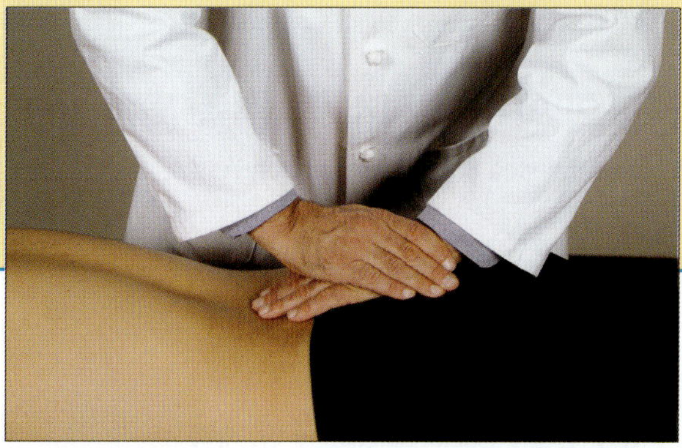

그림 10.256 3단계

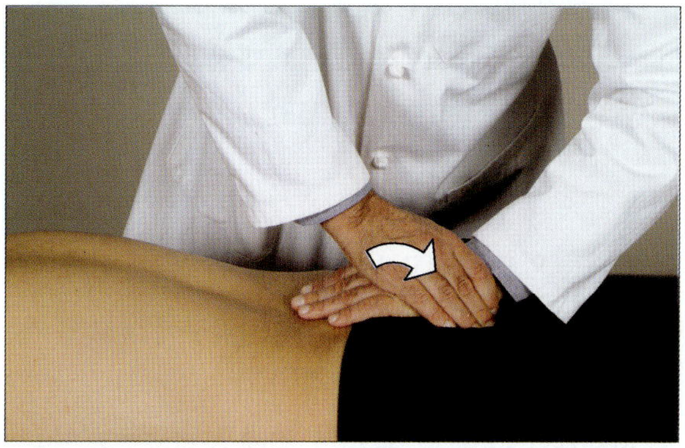

그림 10.257 4~6단계

4. 시술자는 환자의 천골 외측하각(ILA)에 전방으로(아래쪽) 지속적인 힘을 가한다.
5. 환자는 깊게 숨을 들이 마신다.
6. 시술자는 환자가 숨을 들이 마시는 동안 천골 신전을 최대한 유도하고(흰색 화살표, 그림 10.257) 호기 동안 천골이 굴곡되는 것에 저항을 가한다.
7. 4에서 6까지의 과정을 일곱 번에서 열 번 정도 반복한다.
8. 치료의 효과가 있었는지 확인하기 위해서 수동으로 고관절 신전을 시켜 재평가를 실시한다.

엉치부위SACRAL REGION

천골의 양측성 신전, 호흡을 통한 보조

Bilateral Extened Sacrum, Respiratory Assist

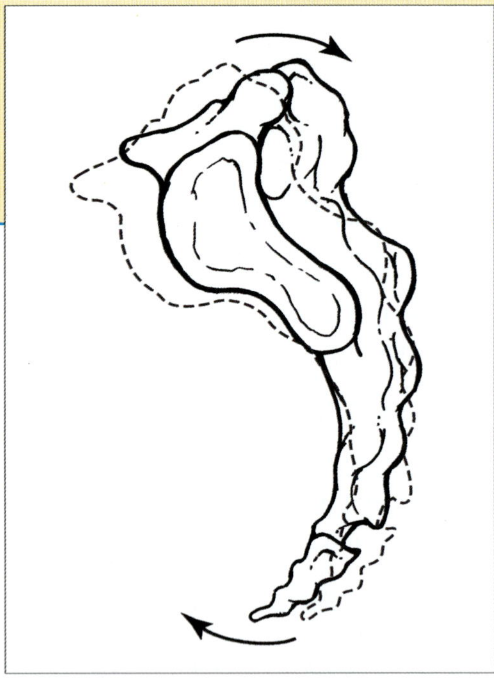

그림 10.258 양측 천골 신전

진단

- **양측 천골구**(sacral sulcus): 후방, 배측
- **양측 천골 외측하각**(ILA): 전방, 복측
- **스프링**(spring) **검사**: 양성
- **스핑크스**(sphinx) **검사**: 많은 비대칭
- 양측성 천골 신전(그림 10.258)

기법

1. 환자는 엎드려 눕고 시술자는 환자의 옆에 선다.
2. 시술자의 시지는 환자의 좌측 천골구에 놓고 중지는 우측 천골구에 놓는다(그림 10.259).
3. 시술자의 다른 한 손은 그 위에 강화하도록 놓는다(그림 10.260).
4. 천골구에 있는 손으로 전방으로(아래쪽) 지속적인 힘을 가한다(흰색 화살표, 그림 10.261).
5. 환자는 들이 마신 다음 깊게 내쉰다.
6. 시술자는 환자가 숨을 내쉬는 동안 천골 굴곡을 최대한 유도하고, 흡기 동안 천골이 신전되는 것에 저항을 가한다.
7. 4에서 6까지의 과정을 일곱 번에서 열 번 정도 반복한다.
8. 치료의 효과가 있었는지 확인하기 위해서 수동으로 고관절 신전을 시켜 재평가를 실시한다.

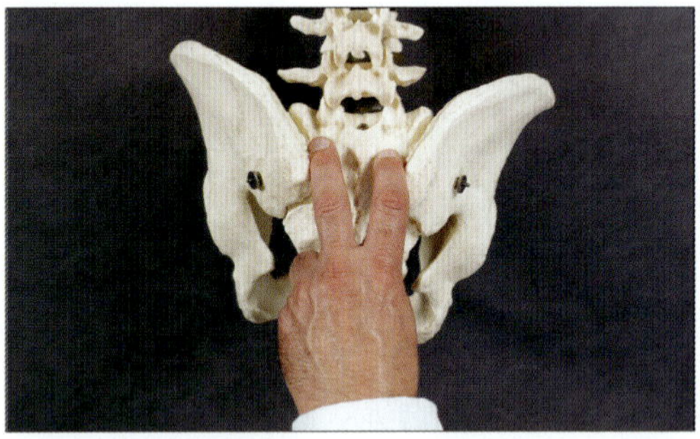

그림 10.259 2단계

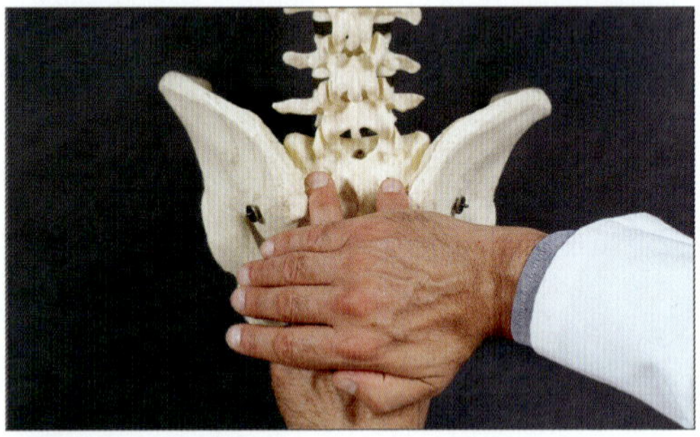

그림 10.260 3단계

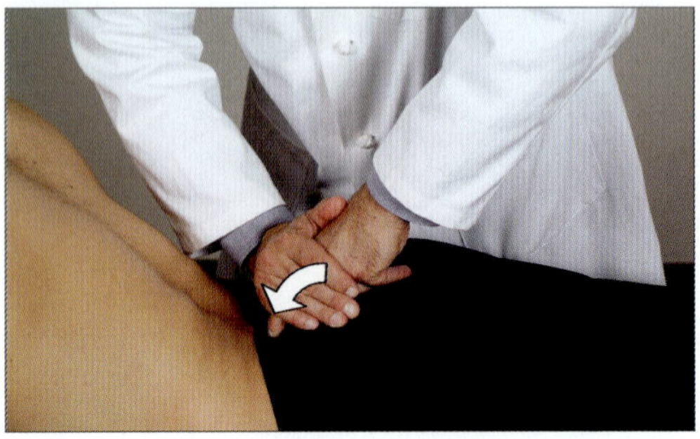

그림 10.261 4~6단계

팔다리 EXTREMITIES

요골두의 후방위치, 회내의 기능부전: 등척성 후 이완기법

Posterior Radial Head, Pronation Dysfunction: Post Isometirc Relaxation

1. 환자는 앉고, 시술자는 서서 환자의 기능부전이 있는 팔을 앞으로 가져간다.
2. 시술자는 같은 쪽 손으로 환측 손을 악수 하듯이 잡는다.
3. 시술자의 다른 손은 손바닥이 위로 가게 하여 요골두의 후외측에 엄지손가락을 위치시킨다(그림 10.262).
4. 시술자는 환자의 전완을 통해 제한성 장벽에 가도록 회외시킨다(흰색 화살표, 그림 10.263).
5. 시술자가 저항을 주는 동안(흰색 화살표) 환자에게 회내를 하도록(검은색 화살표, 그림 10.264) 지시한다.
6. 이러한 등척성 수축을 3~5초 가량 유지시키고 나서 정지하고 이완할 수 있도록 지시한다.
7. 환자가 충분히 이완하였을 때, 시술자의 다른 손이 요골을 전방회전 시키는 동안 환자의 전완을 새로운 제한성 장벽으로 가져간다(그림 10.265).
8. 5에서 7까지의 과정을 세 번에서 다섯 번 정도 반복하거나 제한성 장벽의 최대한 진전될 때까지 반복한다.
9. 치료의 효과가 있었는지 확인하기 위해서 기능부전을 재평가한다.

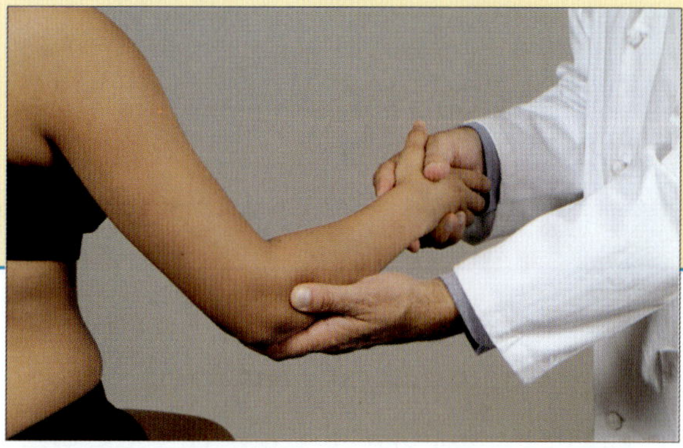
그림 10.262 1~3단계

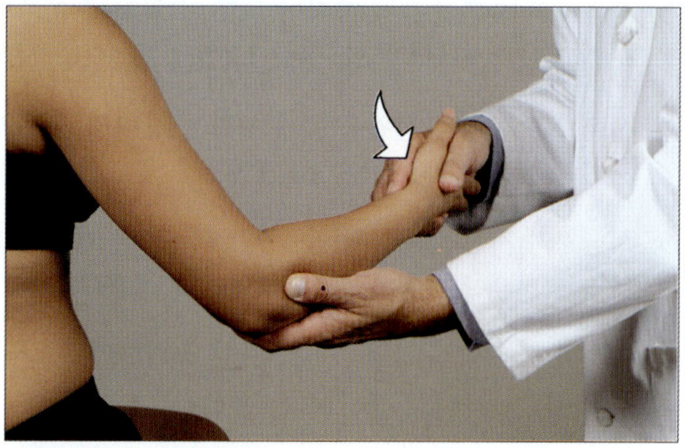
그림 10.263 4단계

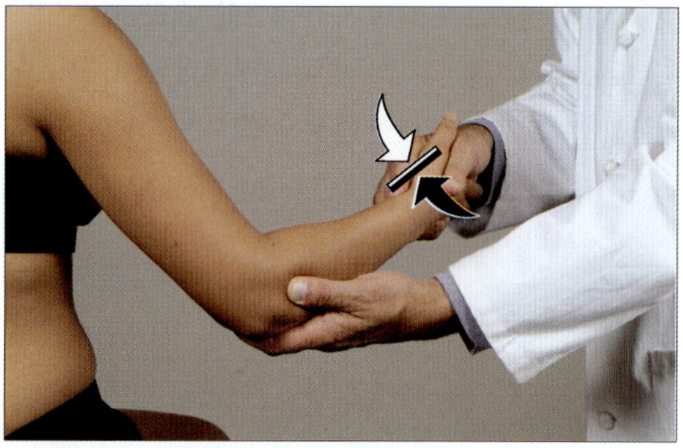
그림 10.264 5단계, 등척성 수축

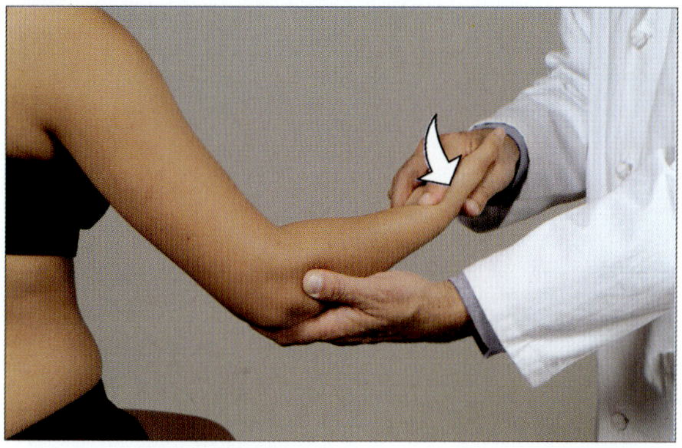
그림 10.265 7단계

팔다리EXTREMITIES

요골두의 전방위치, 회외의 기능부전: 등척성 후 이완기법

Posterior Radial Head, Pronation Dysfunction: Post Isometirc Relaxation

1. 환자는 앉고, 시술자는 환자와 마주 보고 선다.
2. 시술자는 환자와 같은 쪽 손으로 환측 손을 악수 하듯이 잡는다.
3. 시술자의 다른 손은 손바닥이 위로 가게 하여 요골두의 전내측에 엄지손가락을 위치시킨다(그림 10.266).
4. 시술자는 환자의 전완을 통해 제한성 장벽에 가도록 회내시킨다(흰색 화살표, 그림 10.267).
5. 시술자가 저항을 주는 동안(흰색 화살표) 환자에게 회외를 하도록(검은색 화살표, 그림 10.268) 지시한다.
6. 이러한 등척성 수축을 3~5초 가량 유지시키고 나서 정지하고 이완할 수 있도록 지시한다.
7. 환자가 충분히 이완하였을 때, 시술자의 왼손이 요골을 후방회전 시키는 동안(흰색 화살표) 환자의 전완을 새로운 제한성 장벽으로 회내 시킨다(그림 10.269).
8. 5에서 7까지의 과정을 세 번에서 다섯 번 정도 반복하거나 제한성 장벽이 최대한 진전될 때까지 반복한다.
9. 치료의 효과가 있었는지 확인하기 위해서 기능부전을 재평가한다.

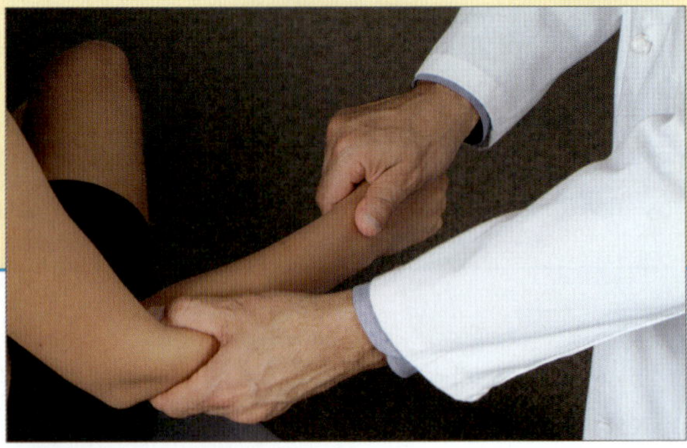

그림 10.266 1~3단계

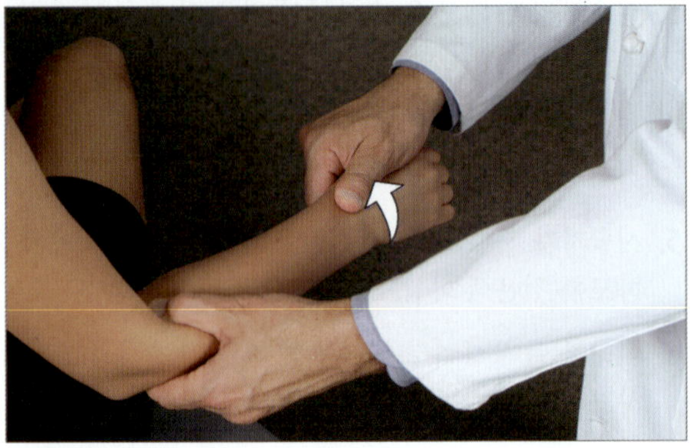

그림 10.267 4단계

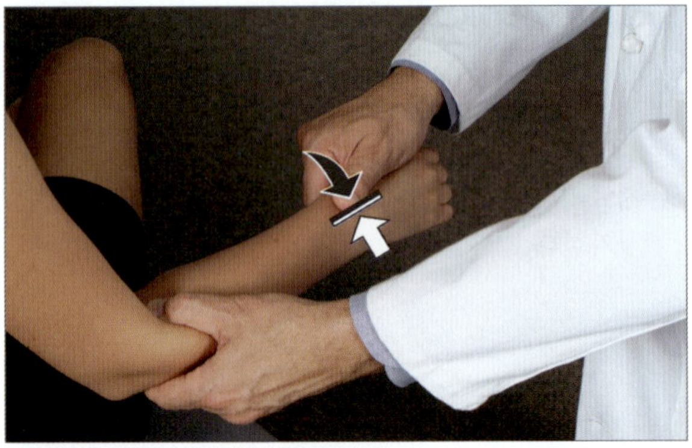

그림 10.268 5단계, 등척성 수축

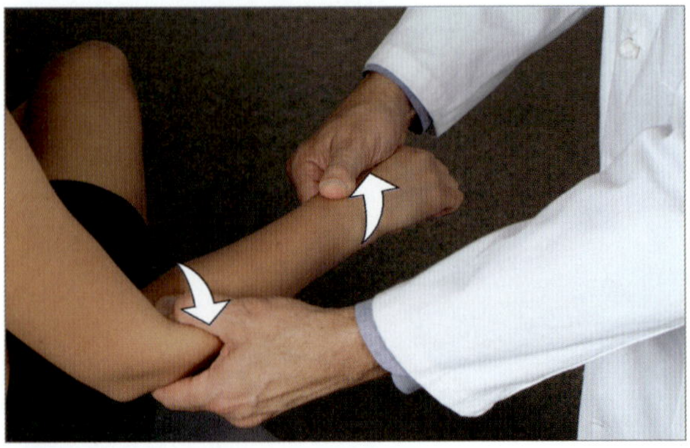

그림 10.269 7단계

팔다리 EXTREMITIES

비골두의 후방 기능부전: 등척성 후 이완 기법

Posterior Fibular Head Dysfunction: Post Isometric Relaxation

1. 환자는 하지를 치료대에서 나오게 바로 눕거나 앉는다. 시술자는 기능부전이 있는 쪽으로 앉거나 선다.
2. 시술자의 손은 시지의 중수지절관절(MP joint)을 비골두 후방의 근위부에 위치시켜 슬와(popliteal fossa)에 밀착시킨다(그림 10.270).
3. 시술자의 다른 손은 발과 발목을 잡고 비골두가 전방 제한성 장벽에 도달하도록 환자의 하지를 외회전 시킨다(흰색 화살표, 그림 10.271).
4. 환자는 시술자의 저항에 대항하여(흰색 화살표) 하지를 내회전 시킨다(검은색 화살표, 그림 10.272).
5. 이러한 등척성 수축을 3~5초 가량 유지시키고 나서 정지하고 이완할 수 있도록 지시한다.
6. 환자가 충분히 이완하였을 때, 시술자는 외회전을 하면서 새로운 제한성 장벽으로 가져 간다(흰색 화살표, 그림 10.273).
7. 4에서 7까지의 과정을 세 번에서 다섯 번 정도 반복하거나 제한성 장벽이 최대한 진전될 때까지 반복한다.
8. 치료의 효과가 있었는지 확인하기 위해서 기능부전을 재평가한다.

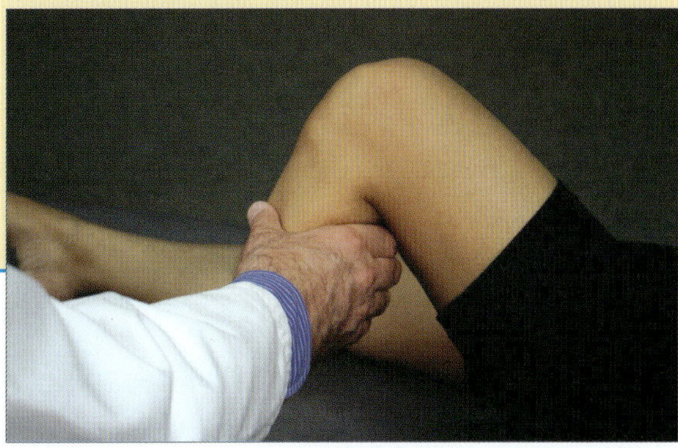

그림 10.270 1~2단계

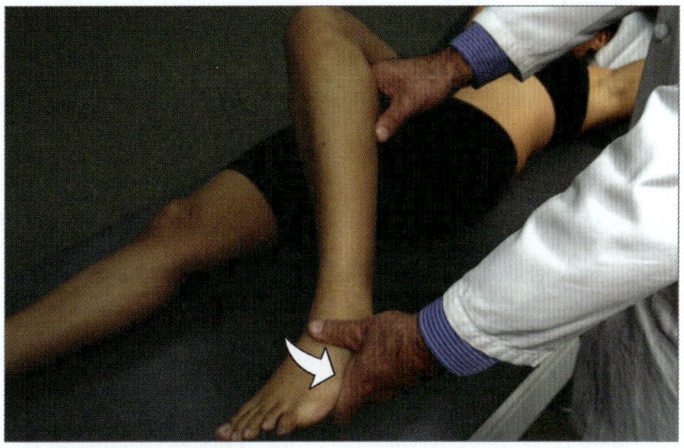

그림 10.271 3단계

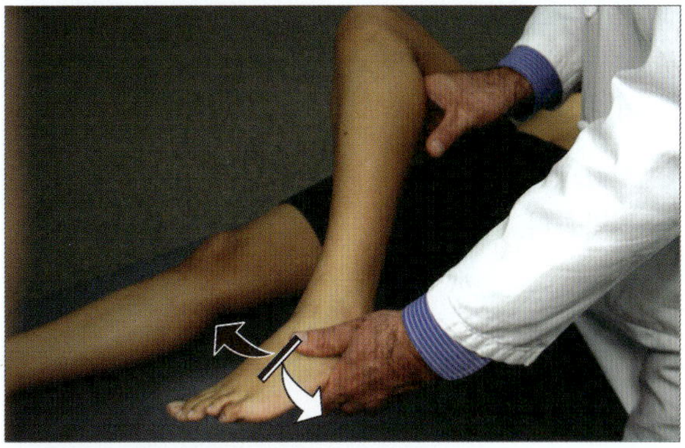

그림 10.272 4단계, 등척성 수축

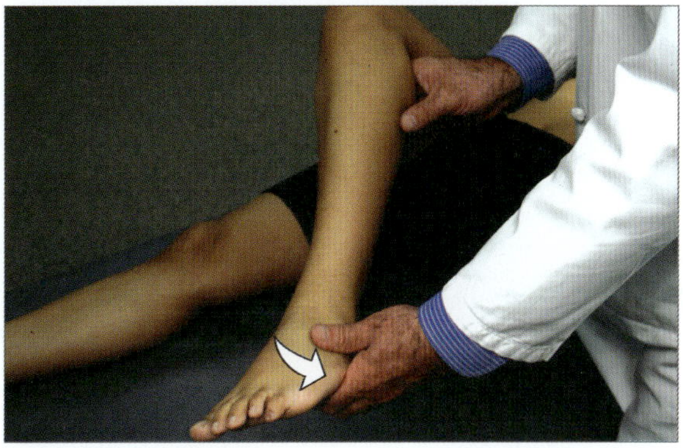

그림 10.273 6단계

팔다리EXTREMITIES

비골두의 전방 기능부전: 등척성 후 이완 기법

Anterior Fibular Head Dysfunction: Post Isometric Relaxation

1. 환자는 하지를 치료대에서 나오게 바로 눕거나 앉는다. 시술자는 기능부전이 있는 쪽으로 앉거나 선다.
2. 시술자의 손은 슬관절 위 비골두의 전외측 근위부에 놓는다(그림 10.274).
3. 시술자의 다른 손은 발과 발목을 잡고 비골두가 후방 제한성 장벽에 도달하도록 환자의 하지를 내회전 시킨다(흰색 화살표, 그림 10.275).
4. 환자는 시술자의 저항에 대항하여(흰색 화살표) 하지를 외회전 시킨다(검은색 화살표, 그림 10.276).
5. 이러한 등척성 수축을 3~5초 가량 유지시키고 나서 정지하고 이완할 수 있도록 지시한다.
6. 환자가 충분히 이완하였을 때, 시술자는 내회전을 하면서 새로운 제한성 장벽으로 가져 간다(흰색 화살표, 그림 10.277).
7. 4에서 6까지의 과정을 세 번에서 다섯 번 정도 반복하거나 제한성 장벽이 최대한 진전될 때까지 반복한다.
8. 치료의 효과가 있었는지 확인하기 위해서 기능부전을 재평가한다.

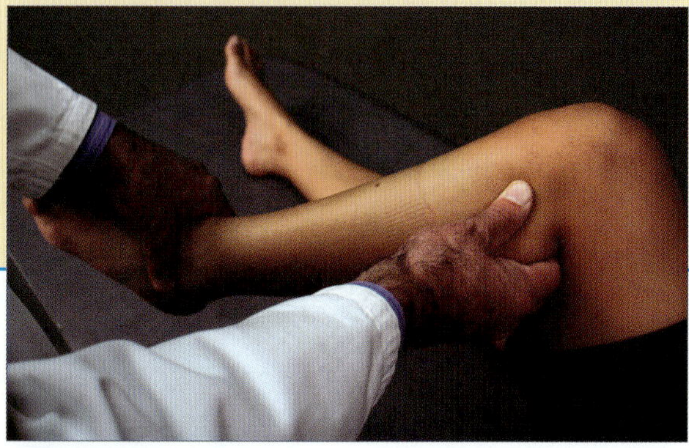

그림 10.274 1~2단계

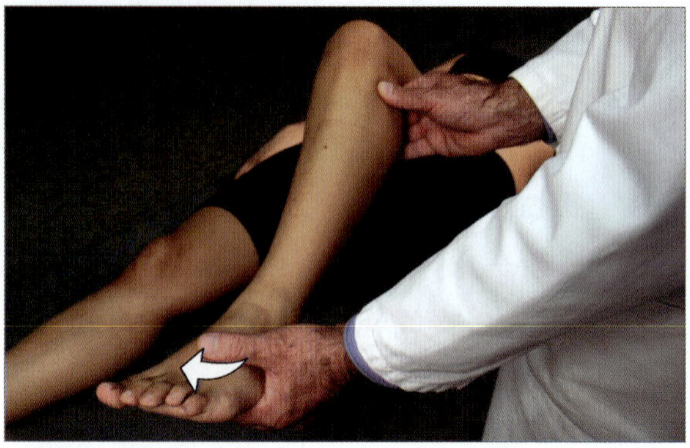

그림 10.275 3단계

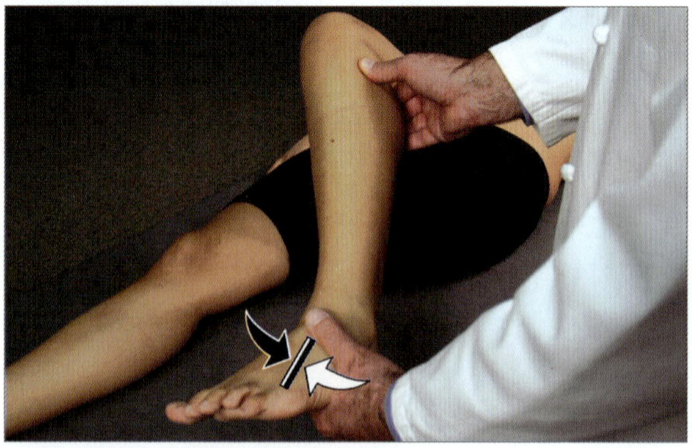

그림 10.276 4단계, 등척성 수축

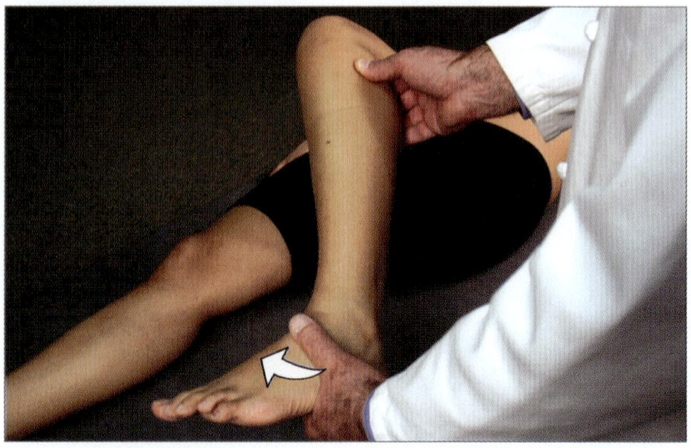

그림 10.277 6단계

REFERENCES

1. Ward R (ed). Foundations for Osteopathic Medicine. Philadelphia: Lippincott Williams & Wilkins, 2003.
2. Greenman P. Principles of Manual Medicine, 2nd ed. Baltimore: Williams & Wilkins,1996.
3. Mitchell FL Jr. The Muscle Energy Manual, vol 1. East Lansing, MI: MET, 1995.
4. Neumann HD. Introduction to Manual Medicine. Berlin: Springer-Verlag, 1989.
5. Mitchell FL Jr. The Muscle Energy Manual, vol 2. East Lansing, MI: MET, 1998.
6. Mitchell FL Jr. The Muscle Energy Manual, vol 3. East Lansing, MI: MET, 1998.
7. Reprinted with permission from Simons DG, Travell SG, Simon LS. Myofascial Pain and Dysfuntion: The Tigger Point Maual. Baltimore: Lippincott Williams & Wilkins, 1999.
8. Modified with pemrion from clay JH, pounds DM. Basic Clinical Massage Therapy: Integrating Anatomy and Treatment. Baltimore: Lippincott Williams & Wilkins, 2003.

높은 속도, 낮은 고도의 기법
High-velocity, Low-amplitude Techniques
11

기법의 원리 TECHNIQUE PRINCIPLES

HVLA(high-velocity, low-amplitude)의 기법은 정골의학 원리의 교육위원회(educational council on osteopathic principle [ECOP])에서 "충격(impulse) 치료를 동반한 가동화기법으로도 언급되는, 높은 속도/낮은 고도의 힘을 사용하여 시행되는 직접적인 기법"으로 정의되었다(1). 또한 HVLA는 ECOP의 용어에 대한 정리에서 추력(thrust) 치료로도 구분되어져 있다. 본 저자들은 이 기법이 정확히 도수치료(manipulation)의 한 형태를 설명하는 것이기 때문에 충격이 주어지는 가동화 기법이라는 용어를 더 선호한다.

근골격계 기능장애를 치료하는 과정에서 작용하는 힘뿐만 아니라 이 기법에서 주어지는 성공 요인과 안전성에 대한 이해를 돕기 위하여, 우리는 이 기법의 요소들을 더 정확히 설명할 수 있는 HALD(high-acceleration, low-distance) 기법이라는 용어를 사용하였다. 일정한 속도는 초기 힘의 속성을 완전히 설명하지 못한다고 생각되기 때문에 우리는 작용력에 대한 설명을 위하여 이 용어를 사용한다. 우리는 가속도를 통해 초기 힘을 정의하는 것이 더 정확하다고 생각한다(dv/dt, 일정한 방향으로 가속되고 그런 후 제한성 장벽에서 최소로 감소되는, 단위 시간에 대한 속도의 빠른 증가). 우리가 이 기법을 사용하려는 초보 학생들을 가르쳤기 때문에 이 기법의 기초를 이해하려는 학생들은 속도라는 용어에 의해 다소 혼동되었을 것이다. 일반적으로 학생들은 힘이라는 것을 임상시술자에 의해 직선적으로 일정하게 주어지는 추력이라고 생각하고 있으나, 이는 정확한 개념이 아니다.

우리는 거리가 고도라는 용어보다 더 쉽게 이해될 수 있는 용어라고 생각한다. 그러므로 우리는 이 기법의 목적을 명확히 가르치기 위하여 HVLA라는 용어 대신에 HALD라는 용어를 사용하기 시작하였다. 그러나 국제적으로 통용되는 용어를 통합하기 위하여 우리는 이 기법에서의 힘을 HALD로 설명하면서 이 기법의 이름을 HVLA로 사용하도록 계속적으로 권고하고 있다. 이러한 많은 정골 도수치료들(다른 기법들과 함께)을 사용하기 위하여 이 기법들의 적용과 관계된 상대적인 성공 및 실패 요인에 대해 이해하여야 한다. 우리가 치료 기법을 안전하게 적용하여 좋은 효과를 가져오는 것에 가장 큰 관심을 두고 있기 때문에 HALD 정의에 근거하고 있는 다음의 관계들을 이해하는 것은 중요하다.

짧은 거리 = 높은 안전성

높은 가속도 = 높은 성공률

일의 개념으로 정골도수치료를 생각하는 것이 적절할 것이다. 이러한 기초 아래에서 우리는 *일 = 힘 × 거리(W = fd)* 공식을 사용할 수 있다. *힘 = 질량 × 가속도(f = ma)* 공식을 통하여 우리는 일 공식의 힘 부분에 질량과 가속도를 대입할 수 있으며 다음과 같이 결론내릴 수 있다.

힘 = 질량 × 가속도 × 거리, 혹은 W = mad

이 공식에서 가속도는 성공 요소이며 거리는 안전성 요소이다. 이와 같이, 이 기법의 목적을 가르치기 위하여 우리는 성공과 안전성에 대한 HALD(HVLA) 공식을 다음과 같이 표시한다.

W = mad

그러므로 성공적이고 안전한 HVLA 기법(일)을 시행하기 위하여 임상시술자는 치료되어야 할 관절 부분에 대해 최소한의 움직임을 가져오는 빠른 가속도의 힘을 적용하여야 한다. 이 공식에서 거리는 생리적 장벽까지 혹은 장벽을 넘어서까지 적용되는 것이 아니라 단지 기능장애가 있는 관절 부분이 제한 장벽을 통해서 움직여지도록 하는 것만 가지고도 충분할 것이다. 예를 들어 만약 정상적으로 7도의 움직임을 갖는 관절이 2도 가량에서 제한되어 있다면 부족한 5도를 목표로 교정 기법을 시행하는 것이 아니라 단지 관절 부분이 추가적으로 1도 가량 더 움직이도록 힘을 적용하는 것으로도 충분하다는 것이다. 이 기법을 배우는 초기 단계에서는 치료의 성공을 위하여 높은 가속도를 사용하는 것보다는 안전성을 위하여 짧은 거리를 적용하는 것이 더 중요하다. 정골의사인 David Heilig는 큰 가속도를 주려할 때 움직임을 제한하는 것이 어렵기 때문에 이를 관절 부분에 무리(nudge)를 주는 것으로 언급하였다(2). 학생들이 더욱 숙련되고 정확한 필요 지점(거리의 몇 mm 이내에서 제한 장벽을 지나가자마자)에서 멈추는 능력을 익힘에 따라 성공적 관절 가동화 수준을 높이기 위하여 점차적으로 가속도를 증가시키는 것이 적절하다.

대부분의 임상시술자들은 이 기법을 사용하여 관절의 움직임 제한을 향상시키고 회복하려 할 때 관절음(articular pop)이 발생한다는 것을 안다. 공동(cavitation)(활액이 가스 상태로 변화됨)과 진공 현상과 같이 관절음의 원인을 설명하는 많은 이론들이 있다(3). 그러나 관절음은 관절 상태가 정확히 가동화되었다는 것을 의미하는 것이 아니라 관절에 강한 움직임이 적용되었다는 것을 의미한다. 관절음이 나지 않았다고 해서 교정이 성공적이지 않다는 것을 의미하지는 않는다. 그러므로 임상시술자는 교정의 전 과정에서 기능장애가 있는 관절의 질적이고 양적인 면에서의 촉진에 대하여 더 많은 관심을 두어야 한다.

기법의 분류 TECHNIQUE CLASSIFICATION

직접 기법

정골의학 전문가들에게 HVLA는 직접 기법으로 빈번히 설명된다. 즉, 신체적 기능장애를 교정하기 위하여 사용되는 가동화 힘은 제한성 장벽으로 직접 적용된다. 교정을 시도할 때 임상 시술자들은 이 장벽에 힘이 약간 주어질 정도로만 각 부분을 움직이도록 하여야 할 것이다. 관절 이상과 같은 신체적 기능장애에서 기능장애의 특성은 움직임 자유도와 x, y, z축에서의 위치로 설명된다. 그러므로 직접 기법으로 치료되는 제한성 장벽은 기능장애로 인하여 움직임 자유도가 제한되는 방향의 반대쪽 부분이다.

직접적인 방법으로 기능장애를 안전하고 성공적으로 치료하려면 치료의 중점을 하나 혹은 두 축에 두며, 나머지 한 축에서는 가용한 자유도를 유지하는 방향으로 치료하는 것이 좋을 것이다. 세 축이 모두 제한되어 있다면 도수치료를 안전하게 시행하는 것이 매우 어려울 것이다. 또한 추력이 적용될 때 환자의 자기 보호 반응이 강하게 나타난다면 치료 후 통증과 뻣뻣함이 야기될 수 있을 것이다. 예를 들어 굴곡되고 오른쪽으로 회전되어 있으며 오른쪽으로 측굴되어 있는 척추의 기능장애를 치료하기 위하여 임상시술자는 기능장애를 보이는 정도로 굴곡시킨 후 제한성 장벽에 대해 약간 더 신전시키고 제한성 장벽에 대해 회전(왼쪽으로)시켜야 할 것이지만 약간 더 자유롭게 움직이는 축을 유지하기 위하여 제한성 장벽에 대해 단지 약간만 측굴되도록 하여야 할 것이다(이것은 제10장의 근에너지기법에서 설명된 깃털의 가장자리(feather' s edge)와 유사함). 교정력을 하나 혹은 두 축을 통하여 적용시키면 치료 성공률을 높임과 동시에 부작용을 최소한으로 줄일 수 있다.

간접 기법

앞부분에서 설명된 것처럼 간접 기법으로 환자를 치료하기 위하여 임상시술자들은 기능장애 부위를 가장 제한성 장벽에서부터 멀어지도록 하여야 하며 생체역학적인 요소들이 설명되는 방향으로 유지되게 하여야 한다. 만약 간접적인 방법으로 HVLA를 사용하려면 간접 장벽은 제한 반대쪽의 정상 생리적 장벽이 될 수 없다. 이 장벽은 기능장애의 추가적인(제한적인) 요소임에 틀림없다(그림 6.2 참고). 이것은 스스로 제한된 상태에 있지만 이것이 가장 제한된 장벽은 아니다. 만약 이 장벽이 생리적 장벽이었다면 도수치료의 한 형태인 간접 기법은 시행되지 말아야 한다.

관절에서의 움직임 향상은 유리잔에서 흡입 컵(suction cup)을 제거하는 것과 유사한 방식으로 만들어질 것이다. 만약 컵이 압박된다면 가장 제한된 방향에 대해 수직 방향으로 가장 쉽게 움직여질 수 있다. 이와 유사하게, 관절에 대하여 그리고 관절을 통하여 한 방향으로 힘이 적용되어 관절면과 활액막이 압박되면 흡입컵 효과처럼, 주로 제한되는 방향에 대해 수직 방향에서의 움직임이 관절에서 증가된 움직임을 촉진시킬 것이다.

기법의 형태 TECHNIQUE STYLES

HVLA 기법에서 생체역학적인 힘의 벡터들을 설정하는 표준방법은 기능장애의 수준이 어떻게 정의되느냐에 따라서 결정될 수 있다. 몇몇 기능장애의 경우에 임상시술자는 주요 동작이 기능장애 움직임 요소에 영향을 미치는 회전 기법을 사용할 수도 있다. 다른 기능장애에서 임상시술자는 이 같은 움직임 면에서 측방 굴곡을 선택하여 힘의 방향을 결정할 수 있다. 다른 기능장애에서는 여전히 굴곡과 신전이 사용되고 있다.

대부분의 HVLA 기법은 위로 부터 힘을 직접 적용하여 수행된다. 몇몇 기법들은 아래로부터 힘이 지향되도록 적용한다. 그러나 이 테크닉을 적용함에 있어서 힘이 아래로부터 주어질 때 아래쪽 부분은 기능장애의 속박되지 않은 움직임 요소로 고려되며, 위쪽 부분은 제한성 장벽으로 고려된다. 예를 들어, 기능장애가 L1에 있다면 L1은 L2에 대한 제한성 장벽으로 정의되지만 L2는 L1 아래의 기능장애 요소로 정의되지 않는다. 또한 L1은 T12와 관계지어서 생각할 때 기능장애 요소가 아니다. L2에 대한 L1의 기능장애를 치료하기 위하여 L1을 제한 장벽(속박)을 통하여 움직이도록 하여야 하지만, L2는 중립위치에서 안정적으로 유지되거나 혹은 L1의 자유로운 상태로 놓여진다. 기능장애가 있는 부분의 편안함(ease)에 대해 아래 부분에 기법을 적용함으로써 기법의 효과를 증가시킬 수 있다. 간단히 설명해서, 만일 L1이 오른쪽으로 회전되었다면 직접적인 방법을 사용하여 왼쪽으로 움직여주어야 한다. 이러한 왼쪽으로의 회전은 L2에 대해 L1을 왼쪽으로 회전시켜줌으로써 혹은 L1 아래 부위인 L2를 오른쪽으로 회전시켜줌으로써 이루어질 수 있다. 지지되어 있는 L1 아래 부위인 L2를 왼쪽으로 회전시키는 것은 간접적인 HVLA 기법으로 고려될 수 있다. 이것은 옆으로 누운 자세에서 측방으로 주어지는 요추부 기법에 대한 일반적인 오해이다. 만약 회전 요소의 측면이 테이블에서 떨어져 있고 힘이 제한성 장벽으로 전해지도록 추력을 아래로부터 적용한다면 이 기법은 기능장애의 정의를 따르지 않으며, 회전이 아닌 의도되지 않은 측방 굴곡 효과로 인하여 성공적인 결과를 가져 올 수 있다. 만약 위쪽 부분이 반대 방향으로 회전된다면 이 기법은 직접적이 아닌 간접적인 방법으로 인하여 효과적일 수 있다.

적응증 INDICATIONS

일반적으로 HVLA는 전적으로 혹은 부분적으로 제한을 보이는 관절을 이전의 제한이 없는 상태로 회복시키기 위하여 사용된다. Greenman(3)은 관절 제한을 초래하는 많은 원인들을 설명하고 있다. 이런 원인들에는 반대측 관절면의 변화, 관절낭의 변화 혹은 요철화(meniscoid), 근육 단축으로 인한 긴장, 그리고 유해수용기들의 작용 등이 포함된다. 관절의 기능장애로 인해 나타나는 진단적 징후는 관절 움직임의 상실 혹은 감소, 그리고/혹은 관절가동(joint play)과 관절 끝 느낌(end feel)의 질적인 변화이다. 조직에 대한 촉감은 이환된 관절 영역 혹은 원위부에서 보여질 수 있다. 통증이 나타날 수도 있지만 이것이 관절에 기능장애가 있음을 확실히 의미하지는 않는다. 움직임 상실과 관계된 움직임의 비대칭은 관절 기능장애의 분명한 징후이다.

만약 근막과 관계된 기능장애가 관절의 제한을 야기하고 있다면 근막에 기초된 기법을 사용하는 것이 더욱 좋을 것이다.

금기증 CONTRAINDICATIONS

상대적인 금기증

1. 치료를 시행할 부위에 가벼운 혹은 중간정도의 염좌 및 좌상이 있음
2. 압박, 뒤틀림, 그리고/혹은 지절의 위치 및 추력으로부터 주어지는 힘을 받아야 할 부위에 가벼운 골감소증(osteopenia) 혹은 골다공증이 있음
3. 중간 정도의 움직임 감소가 있는 퇴행성 관절염이 있는 관절
4. 척추보다는 다른 관절들에 류마티스 질환이 있는 경우
5. 약간의 디스크 탈출이 있어 신경근 병변 증상이 나타나는 경우
6. 선천적 비정상과 관계된 비전형적인 관절 혹은 관절면과 다른 상태들
7. 약간의 과운동성 상태

절대 금기증

1. 관절의 불안정성
2. 심한 골다공증
3. 위치 설정 또는 추력으로 인해 힘이 주어지고 압박되거나 혹은 뒤틀림이 적용되는 부위에 전이된 종양이 있는 경우
4. 관절 강직이 동반된 퇴행성 관절염이 있는 관절
5. 관절 강직이 동반된 심한 디스크성 척추증
6. 위치 설정 또는 추력으로 인해 힘이 주어지고 압박되거나 혹은 뒤틀림이 적용되는 부위에 골수염(osteomyelitis)이 있는 경우
7. 위치 설정 또는 추력으로 인해 압박되는 부분에 조직 감염이 있는 경우
8. 추력으로 인해 힘이 주어지고 압박되거나 혹은 뒤틀림이 적용되는 부위에 관절전치술(total replacement)이 시행되었을 경우
9. 심한 디스크 탈출증으로 인해 신경근병변(radiculopathy)이 있는 경우
10. Klippel-Feil 증후군, 척추 융합(blocked vertebra) 등과 같은 선천적인 이상
11. 다운증후군과 같은 상태(특히 경추부 치료)
12. 경추부(특히 C1-C2)의 류마티스 관절염
13. 연골무형성난장이증(achondroplastic dwarfism)

일반적인 고려사항과 규칙

HVLA기법은 도수치료의 가장 오래된 형태 중의 하나로 임상적인 효과 측면에서 가장 많이 연구되어 왔다. 이 기법을 적용하는 것은 잠깐이지만, 이것을 배워서 숙련시키기까지 많은 시간이 필요하다.

요약된 규칙들

1. 장확히 진단하라.
2. 치료되어야 할 부위를 국소화시키라.
3. 환자를 편안하게 이완시켜 치료 부위를 조절하라.
4. 제한 장벽을 치료하기 좋게 위치시키라(벽 쪽이 아니라 모서리 쪽으로).
5. 필요하다면 이완-향상 방법을 사용하라(즉, 환자의 호흡, 등척성 운동, 이 악물기 그런 후 이완).
6. 환자가 이완되고 긴장이 풀어졌다고 확신되면 전체 관절 움직임이 약간만 이루어질 수 있도록 관절면에 빠르게 가속되는 추력(가동력)을 주라.
7. 기능장애 요소들을 재평가하라(조직 질감 이상, 위치의 비대칭성, 움직임 제한, 압통(TART), 특히 분절 사이의 관절 움직임

목부위CERVICAL REGION

고리뒤통수(C0-C1, OA) 기능장애 예: 0A, F/E 혹은 N-SLRR*

Ooccipitoatlantal(C0-C1, OA) Dysfunctions
Example: 0A, F/E or N- SLRR*

1. 환자는 바로 누우며 시술자는 환자의 머리 부분 오른쪽에 앉거나 선다.
2. 시술자는 환자의 머리를 왼쪽으로 회전시킨다.
3. 시술자는 왼쪽으로 회전된 환자의 머리 아래 부분에 왼쪽 아래팔(forearm)을 놓고 손을 컵모양으로 하여 환자의 턱을 감싼다(**그림 11.1**).
4. 시술자의 아래팔에 환자의 머리가 이완되도록 유지하면서 오른쪽 측방 굴곡 장벽까지 갈 수 있도록 약간 좌측으로 측방 굴곡시킨다.
5. 시술자의 오른쪽 손(두번째 손가락의 손허리손가락 관절(metacarpophalangeal [MCP] joint) 새끼두덩(hypothenar eminence), 엄지손가락)은 꼭지돌기(mastoid process)의 바로 뒤에 위치시킨다(**그림 11.2~11.4**).

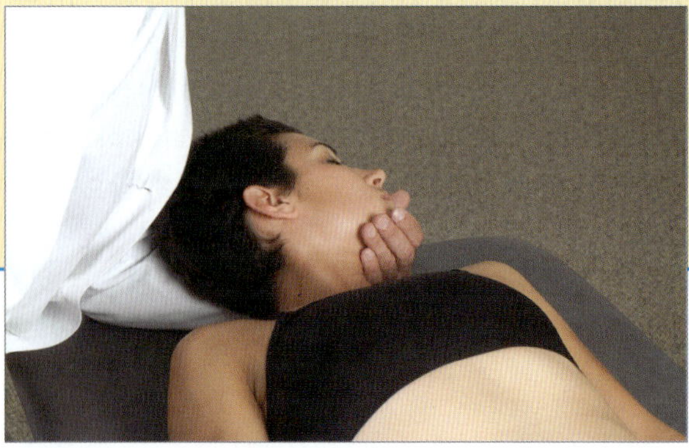
그림 11.1 1~3단계

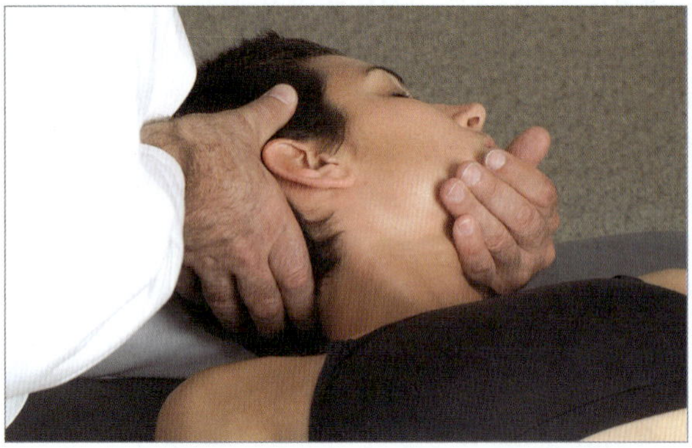
그림 11.2 5단계

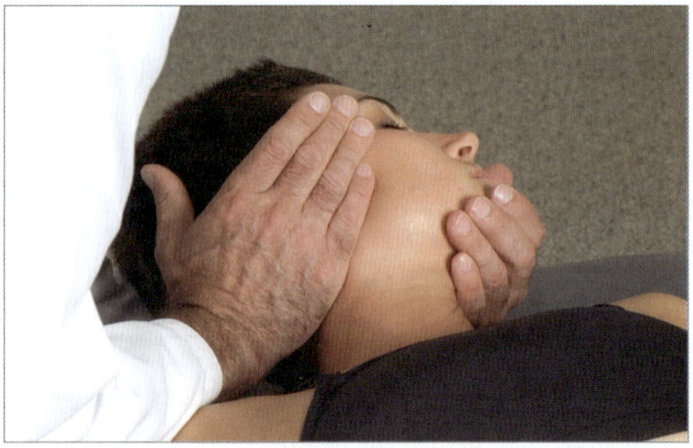
그림 11.3 5단계

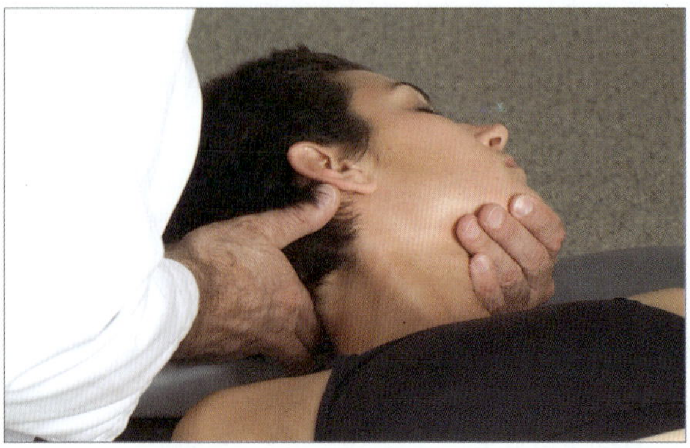
그림 11.4 5단계

* 움직임 관련 약자에 대한 설명은 p 36에 나와 있다.

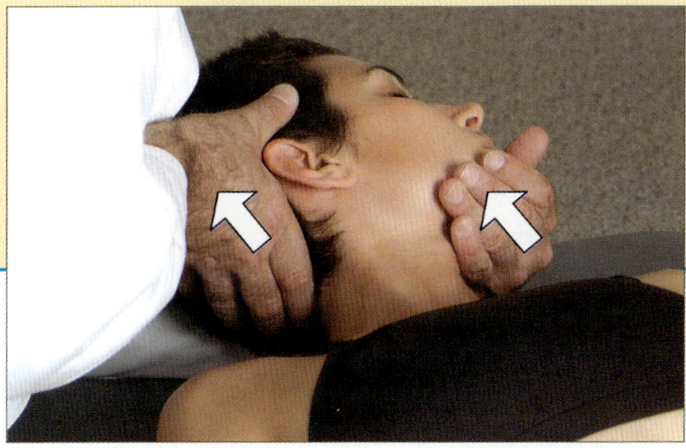

그림 11.5 6단계

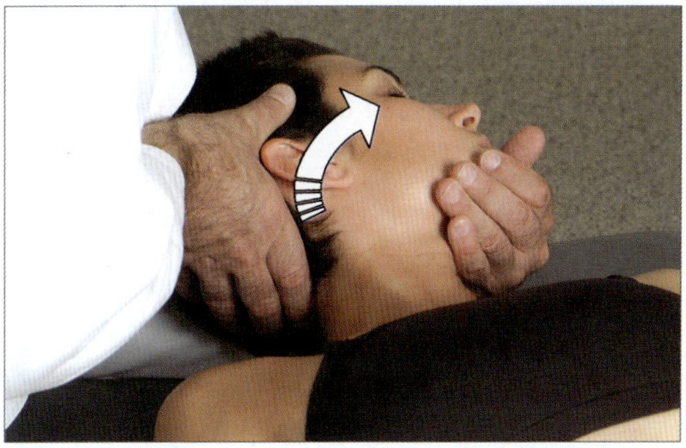

그림 11.6 7단계

6. 시술자는 양손을 사용하여 지속적인 견인이 이루어지도록 한다(하얀 화살표, 그림 11.5). 이것은 성공적인 가동화 기법의 핵심이다.
7. 환자가 이완되고 긴장하지 않을 때 시술자는 환자의 왼쪽 눈 부위 방향으로 추력을 준다(하얀 화살표, 그림 11.6). 이것은 직선적으로 적용되는 것이 아니라 원호를 그리는 방향으로 적용되는 것이다.
8. 이 기법의 효과는 고리뒤통수 관절 움직임의 재평가를 통해 측정될 수 있다.

목부위CERVICAL REGION

고리중쇠(C1-C2, AA) 기능장애 예: C1 RL

Atlantoaxial(C1-C2, AA) Dysfunctions
Example: C1 RL

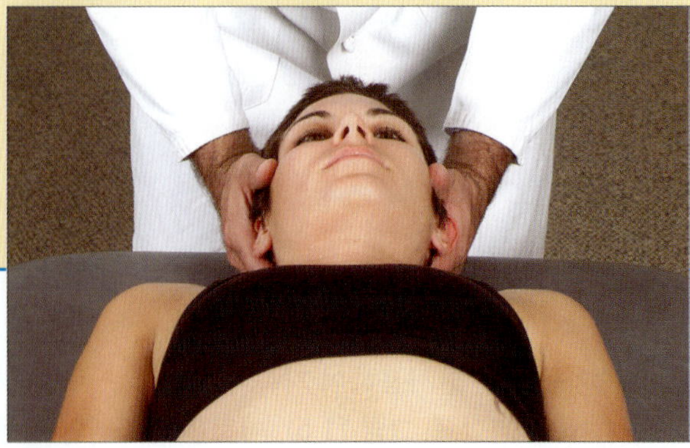

그림 11.7 2단계

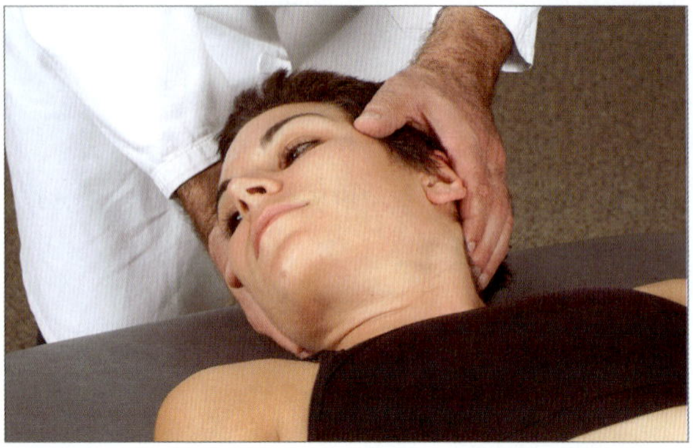

그림 11.8 3단계

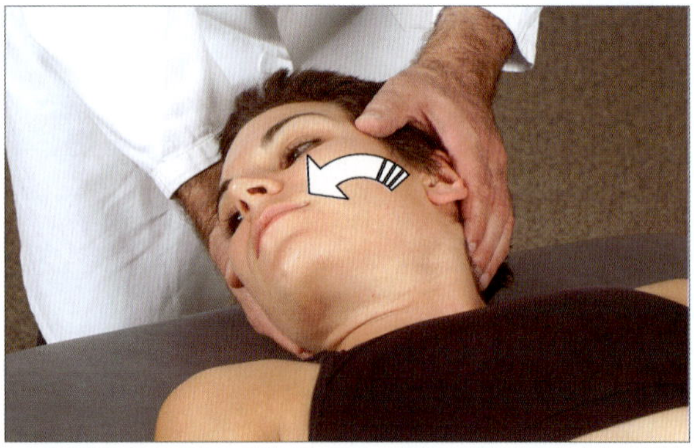

그림 11.9 5단계

1. 환자는 바로 누우며 시술자는 환자의 머리 윗부분에 앉거나 선다.
2. 시술자는 환자 머리의 양쪽을 잡아 양쪽 관자마루(temporoparietal) 부위를 살짝 받쳐 든다(그림 11.7).
3. 시술자는 제한성 장벽에 가도록 환자의 머리를 오른쪽으로 회전시킨다(그림 11.8). 회전과 동시에 측방굴곡, 굴곡, 혹은 신전은 시행하지 않는다.
4. 환자는 천천히 호흡하도록 한다. 숨을 내쉴 때 연부조직은 더 느슨해진다.
5. 환자가 이완되고 전적으로 긴장이 풀어졌을 때(이완된 시점으로 숨을 내쉬는 마지막 부분에서 적용될 수 있음) 추력은 제한성 장벽을 통해 과도한 회전이 이루어지면서 적용된다(그림 11.9).
6. 이 기법의 효과는 고리중쇠 관절 움직임의 재평가를 통해 측정될 수 있다.

목부위 CERVICAL REGION

C2-C7 기능장애 예: C4 FSLRL 짧은 지렛대, 회전 중점

1. 환자는 바로 누우며 시술자는 환자의 머리 부분 왼쪽에 앉거나 선다.
2. 시술자는 왼손의 두 번째 손가락 MCP 관절이 기능장애 분절의 관절기둥(articular pillar)의 뒷부분에 놓여지도록 위치시킨다.
3. 시술자는 경추를 나누는 분절 수준인 C4의 움직임이 나타날 때까지 왼쪽으로 측방 굴곡시킨다. 측방 굴곡과 순차적으로 진행되는 회전 움직임을 통해 굴곡과 신전 요소들을 효과적으로 중립화시킬 수 있기 때문에 굴곡 혹은 신전은 따로 시행하지 않아도 된다(**그림 11.10**).
4. 측방 굴곡된 상태에서 시술자는 오른손으로 환자의 턱을 잡고 왼손에서 움직임이 느껴질 때까지 환자의 머리를 오른쪽으로 회전시킨다. 환자의 머리는 시술자의 오른쪽 아래팔에서 이완된 상태로 놓여지며 C5 관절에 대해 C4가 더 많이 독립적으로 움직여질 수 있도록 약간 들어준다(**그림 11.11**).
5. 양손으로 약간 견인을 준다(하얀 화살표, **그림 11.12**).
6. 환자가 이완되고 긴장이 풀어졌을 때 시술자의 왼쪽 MCP는 C4의 비스듬한 관절면을 따라서 원호 모양의 추력을 준다(하얀 화살표, **그림 11.13**).
7. 이 기법의 효과는 기능장애 분절 움직임의 재평가를 통해 측정될 수 있다.

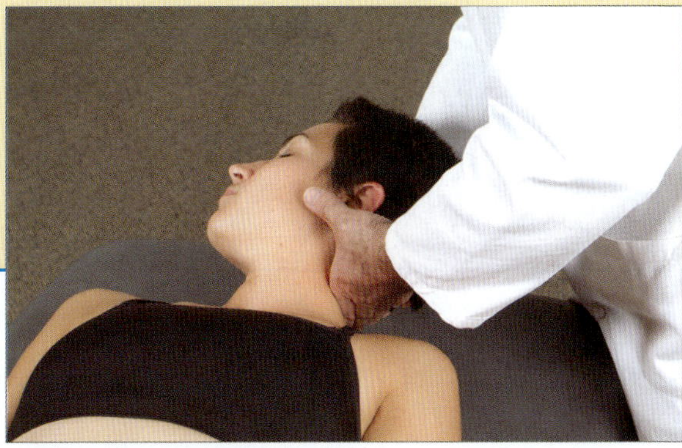

그림 11.10 1~3단계

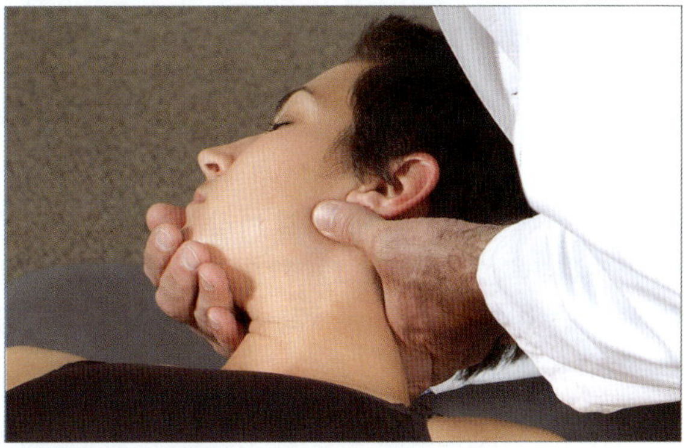

그림 11.11 4단계

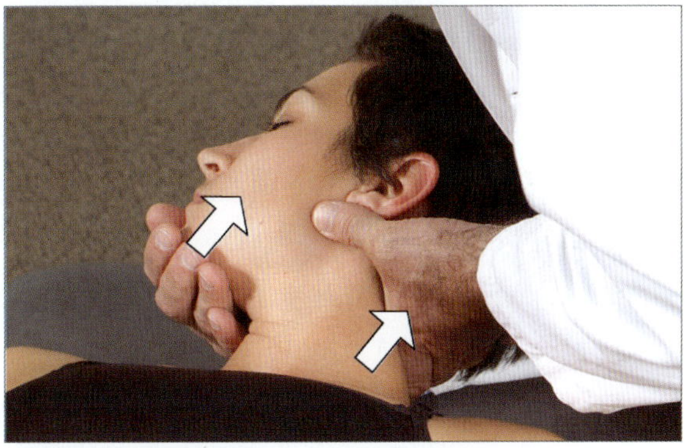

그림 11.12 5단계

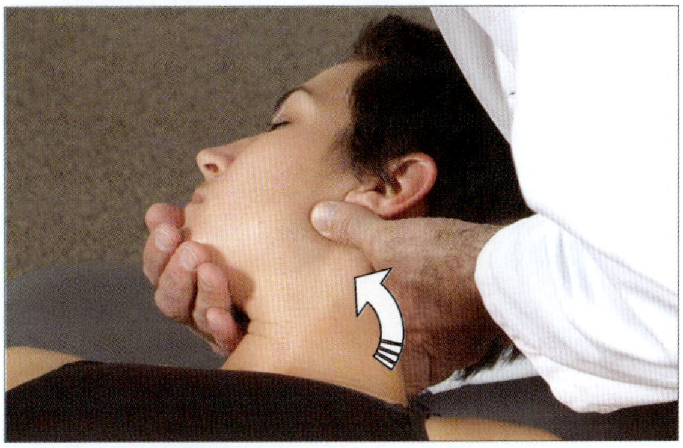

그림 11.13 6단계

목부위CERVICAL REGION

C2-C7 기능장애 예: C5-ESRRR 긴 지렛대 회전 중점

1. 환자는 바로 누우며 시술자는 환자의 머리 윗부분에 앉거나 선다.
2. 시술자는 오른손의 두 번째 손가락 패드 혹은 MCP가 분절의 움직임을 제한하도록 C6의 오른쪽 관절기둥의 뒷부분에 놓여지도록 위치시킨다.
3. 시술자는 환자의 머리를 왼손으로 지지해준다(그림 11.14).
4. C5가 움직이기 시작할 때까지 머리를 오른쪽으로 측방 굴곡시킨다(하얀 화살표, 그림 11.15). 이것은 기능장애가 있는 수준에서 척추옆근(paravertebral muscles)의 긴장을 감소시켜준다.
5. 시술자는 기본적으로 오른쪽 측방 굴곡 상태를 유지하는 것을 염두에 주고 제한 장벽이 느껴질 때까지 환자의 머리를 왼쪽으로 천천히 회전시킨다(그림 11.16).
6. 환자가 이완되고 긴장이 풀어졌을 때 시술자는 빠른 가속도로 손과 손목의 뒤침(supination)이 일어나도록 하면서 비스듬한 관절면을 따라 왼쪽 회전 원호 모양의 추력을 준다(하얀 화살표, 그림 11.17). 이것은 좌측 측방 굴곡과 좌측으로의 회전을 만든다.
7. 시술자의 왼손은 움직이는 목 부분에 대한 지렛대 역할을 수행해야 하기 때문에 고정적인 상태를 유지한다.
8. 이 기법의 효과는 기능장애 분절의 높이에서 분절 사이 움직임의 재평가를 통해 측정될 수 있다.

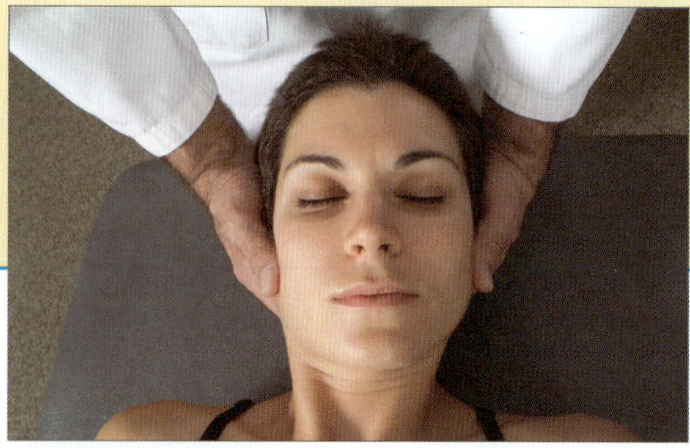

그림 11.14 1~3단계

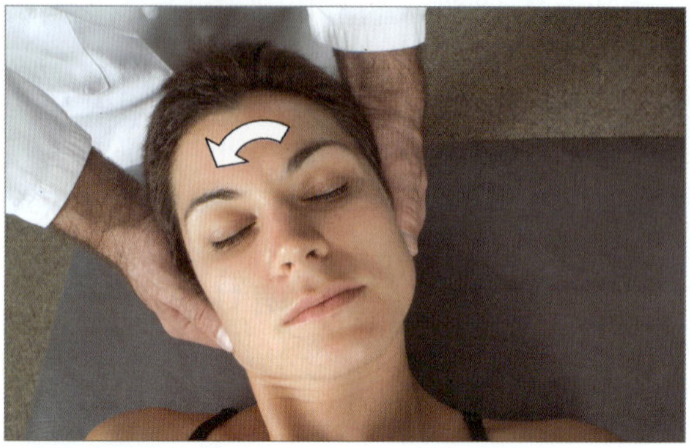

그림 11.15 4단계

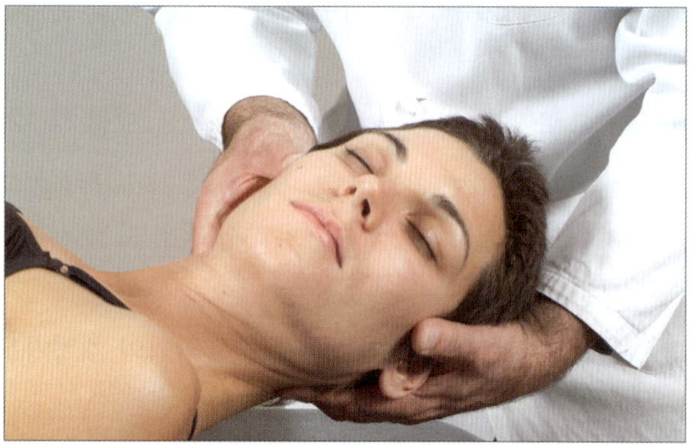

그림 11.16 5단계

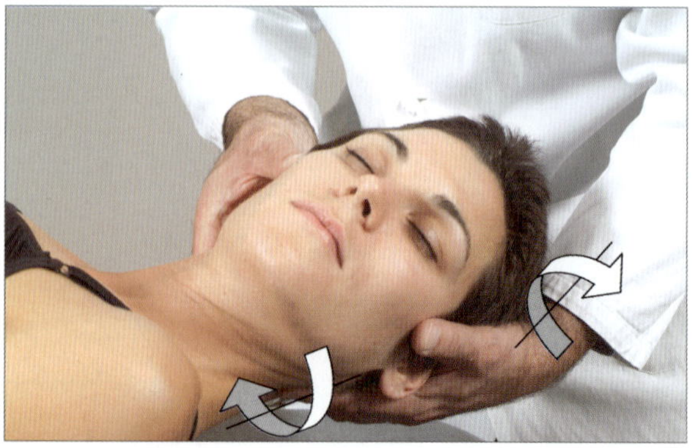

그림 11.17 6단계

목부위CERVICAL REGION

C2-C7 기능장애
예: C5 NSLRL
짧은 지렛대 기법, 측방 굴곡 중점

1. 환자는 바로 누우며 시술자는 환자의 머리 윗부분에 앉거나 선다.
2. 시술자는 기능장애 척추(C5)의 관절기둥 부분에서 오른손의 두 번째 손가락 패드를 이용하여 환자의 머리를 지지해준다.
3. 시술자는 C5가 C6에 대해서 움직임이 일어날 때까지 환자의 머리를 부드럽게 굴곡시킨다(그림 11.18).
4. 시술자는 C5의 뒤관절기둥을 잘 조절해주면서 C5에서의 움직임이 느껴질 때까지 환자의 목과 머리를 왼쪽으로 부드럽게 회전시킨다.
5. 시술자는 C6에 대한 C5의 측방 굴곡 제한 장벽이 느껴질 때까지 환자의 머리와 목을 부드럽게 측방 굴곡시킨다(그림 11.19).
6. 시술자는 C5의 오른쪽 관절기둥의 뒷부분에 오른쪽 두 번째 손가락의 MCP를 위치시킨다(그림 11.20).
7. 시술자는 기능장애 분절에서 움직임의 모든 세 면을 국소화시킬 필요가 있을 때 굴곡 혹은 신전을 적용한다.
8. 환자가 이완되고 긴장이 풀어졌을 때 시술자는 오른손(두 번째 MCP)을 사용하여 우측 측방 굴곡과 우측 회전 장벽과 맞닿으면서 C5의 비스듬한 관절면에서 가운데를 가로질러 꼬리쪽으로 원호를 그리면서 추력을 적용한다(그림 11.21).
9. 이 기법의 효과는 기능장애 분절의 높이에서 분절 사이 움직임의 재평가를 통해 측정될 수 있다.

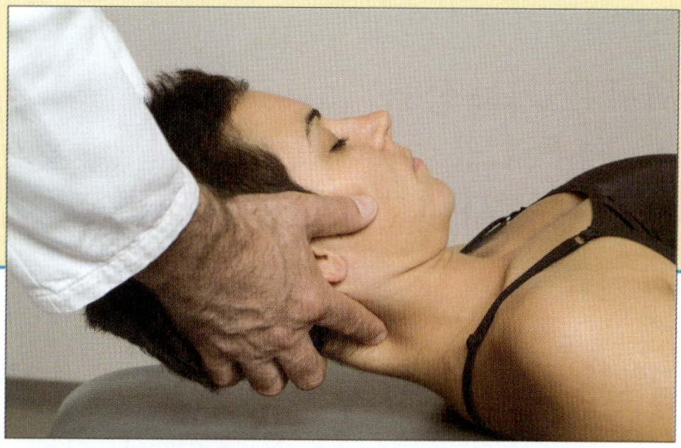
그림 11.18 1~3단계

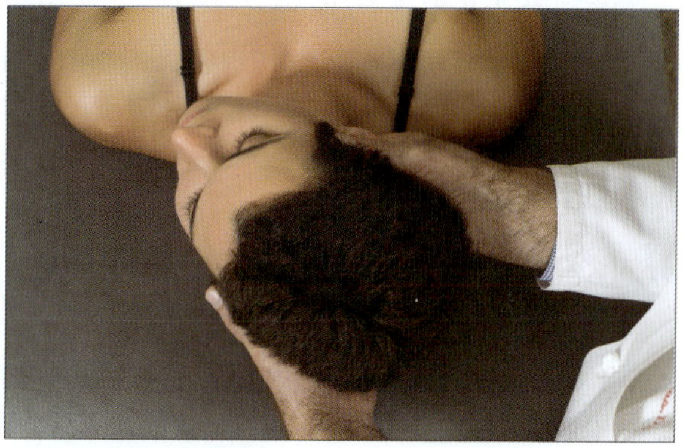
그림 11.19 4~5단계

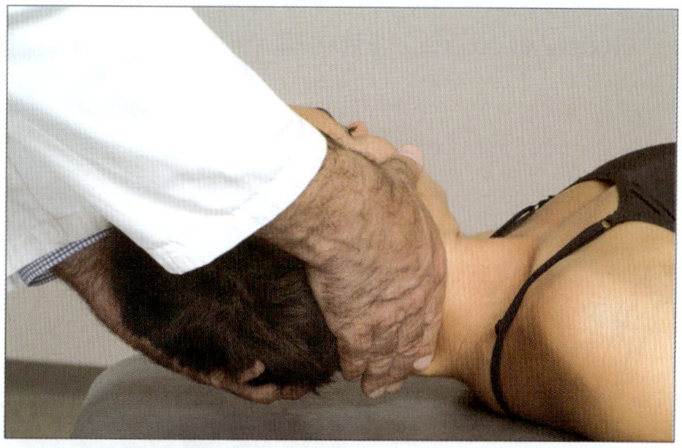
그림 11.20 6단계

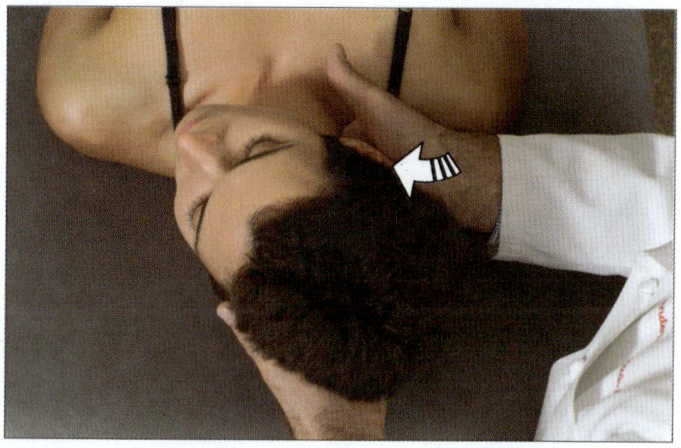
그림 11.21 8단계

가슴부위THORACIC REGION

T1-T12 기능장애 예: T4 FSLRL 바로 누운 자세

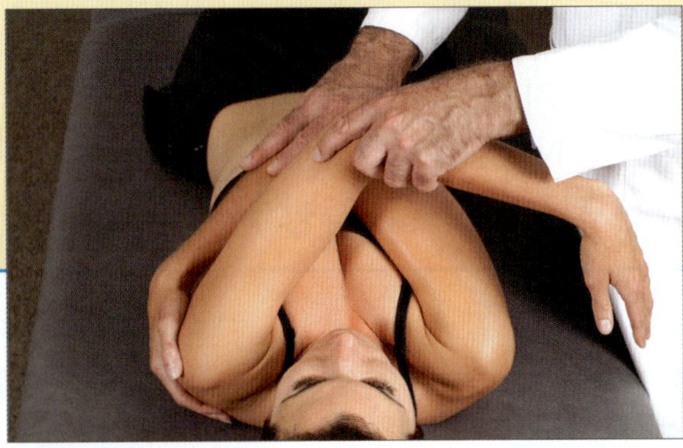

그림 11.23 1~2단계

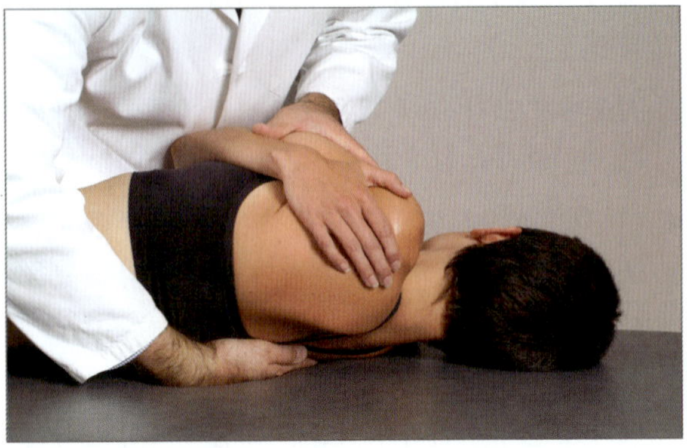

그림 11.24 3~4단계

그림 11.22는 이 기법에서 사용된 지렛대 원리를 설명하고 있다.

1. 환자는 바로 누우며 시술자는 환자의 오른쪽(적용될 회전 요소의 반대 방향)에 선다.
2. 시술자는 환자의 왼쪽 팔을 끌어당겨 환자의 가슴을 가로질러 오른 팔 아래에 위치시킨다. 환자는 양 손으로 각각 반대쪽 어깨를 잡아 환자의 팔이 "V" 형태를 이루도록 한다(그림 11.23).
3. 시술자는 천천히 환자의 왼쪽 어깨 뒷부분을 잡고 약간 들어 올려 환자가 시술자 쪽으로 향하도록 몸을 돌려준다.
4. 시술자는 T5의 왼쪽 가로 돌기(transverse process)에서 기능장애 척추 부분의 두 척추 아래의 뒷부분에 오른쪽 엄지두덩(thenar eminence)을 위치시킨다(그림 11.24).
5. 환자의 양 팔꿈치는 시술자의 갈비뼈활(costal arch)과 칼돌기(xiphoid process) 바로 아래 부위인 상복부에 위치된다.

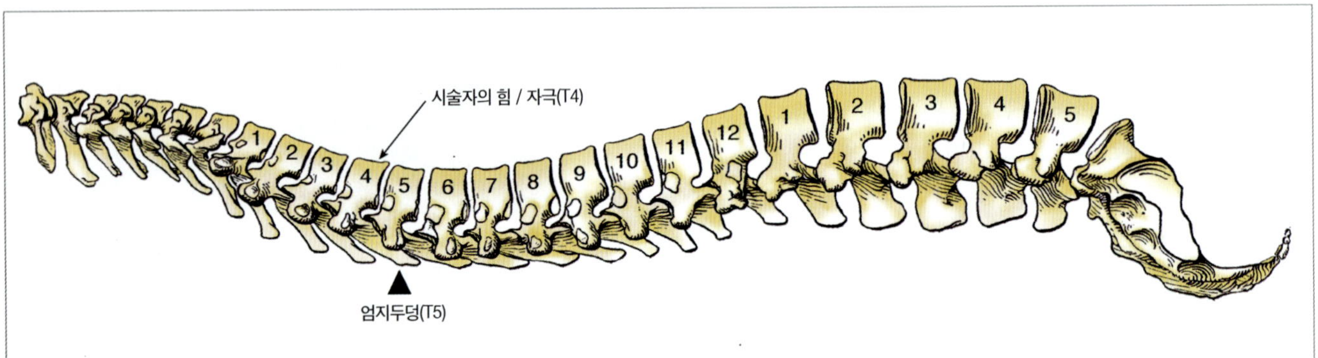

그림 11.22 시술자가 T4에 발생시킨 힘과 T4 굴곡요소(4)의 신체기능장애를 위한 지렛점인 T4~T5 틈에 위치한 엄지두덩을 표시한 측면에서 본 바로누운 척추

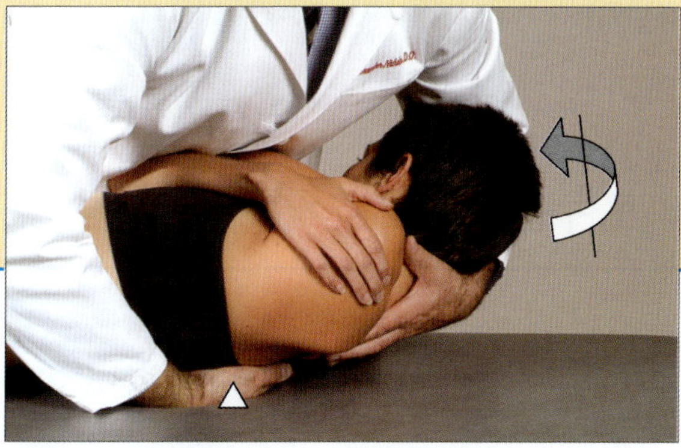

그림 11.25 6단계

6. 시술자는 환자의 머리와 목 아래에 왼팔과 손을 위치시키고 환자의 머리를 앞으로 구부려서 긴장도를 약간 증가시킨다. 오른쪽으로 환자의 흉추부를 부드럽게 움직여주면 기능장애 아래쪽 흉추에서 오른쪽으로의 측방 굴곡을 일으킬 수 있다(하얀 화살표, 그림 11.25). 환자는 숨을 들이쉬고 내쉰다.

7. 숨을 내쉴 때 시술자의 복부를 통하여 기능장애 영역(T4)에 포함된 두 척추의 윗부분에 약간의 충격(약 1 lb 정도의 압박)을 적용한다(하얀 화살표, 그림 11.26).

8. 이 기법의 효과는 기능장애 분절의 높이에서 분절 사이 움직임의 재평가를 통해 측정될 수 있다.

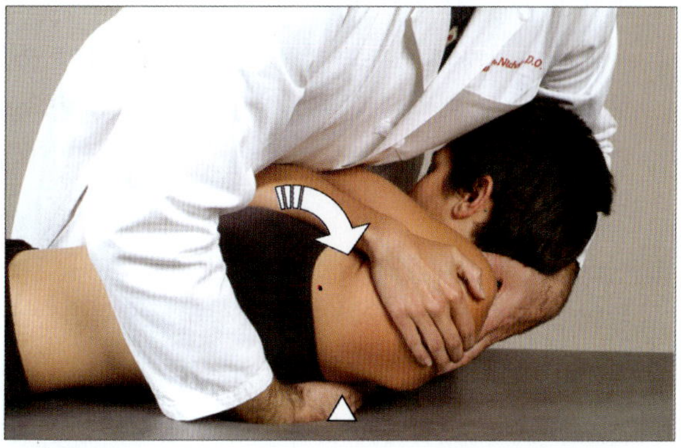

그림 11.26

가슴부위THORACIC REGION

T1-T12 기능장애 예: T9 ESRRR 바로 누운 자세

그림 11.27은 이 기법에서 사용된 지렛대 원리를 설명하고 있다.

1. 환자는 바로 누우며 시술자는 환자의 왼쪽(적용될 회전 요소의 반대 방향)에 선다.
2. 시술자는 환자의 오른쪽 팔을 끌어당겨 환자의 가슴을 가로질러 왼 팔 아래에 위치시킨다. 환자는 양 손으로 각각 반대쪽 어깨를 잡아 환자의 팔이 "V" 형태를 이루도록 한다(그림 11.28).
3. 시술자는 천천히 환자의 오른쪽 어깨 뒷부분을 잡고 약간 들어 올려 환자가 시술자 쪽으로 향하도록 몸을 돌려준다.
4. 시술자는 T9의 오른쪽 가로 돌기에서 기능장애 척추 부분의 두 척추 아래의 뒷부분에 오른쪽 엄지두덩을 위치시킨다(그림 11.29).
5. 환자의 양 팔꿈치는 시술자의 갈비뼈활과 칼돌기 바로 아래 부위인 상복부에 위치된다.

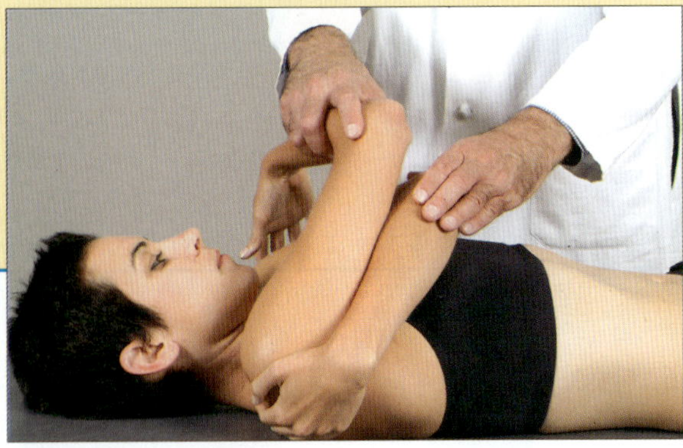

그림 11.28 1~2단계

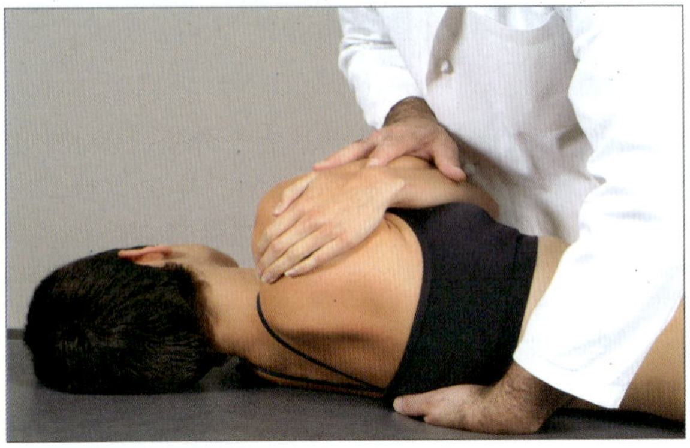

그림 11.29 3~4단계

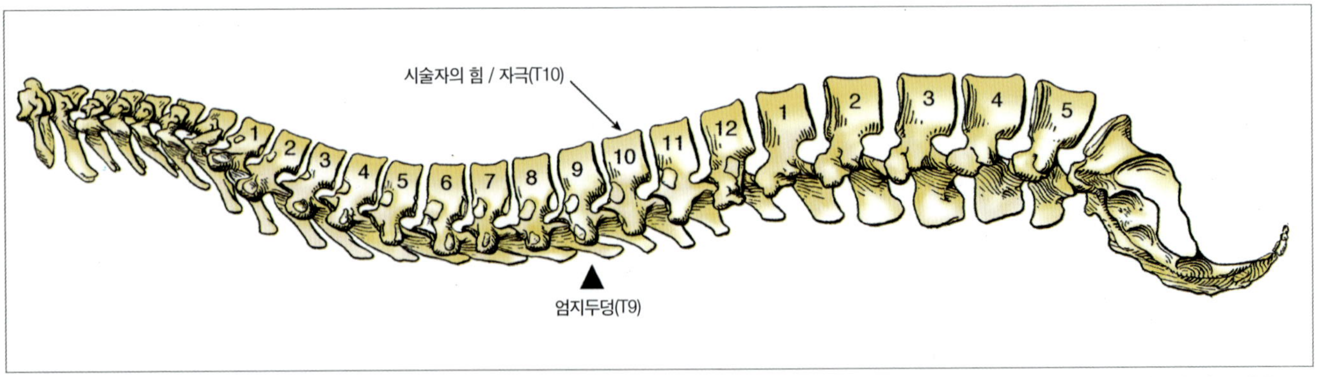

그림 11.27 시술자가 T10에 발생시킨 힘과 T9 굴곡요소(4)의 신체기능장애를 위한 지렛점인 T9 가로돌기에 위치한 엄지두덩을 표시한 측면에서 본 바로누운 척추

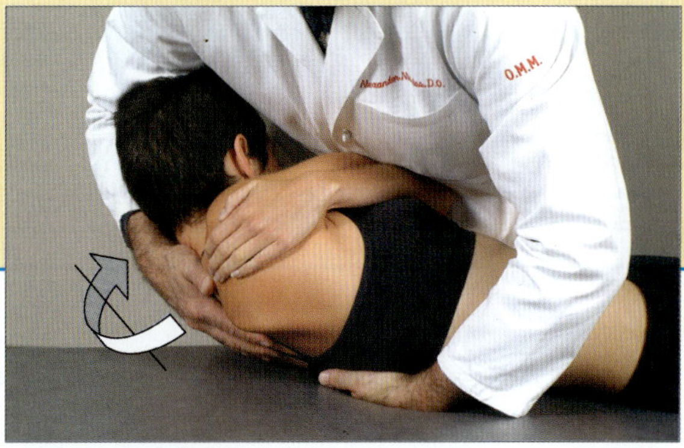

그림 11.30 6단계

6. 시술자는 환자의 머리와 목 아래에 오른팔과 손을 위치시키고 환자의 머리를 앞으로 구부려서 긴장도를 약간 증가시킨다. 왼쪽으로 환자의 흉추부를 부드럽게 움직여주면 기능장애 아래쪽 흉추에서 왼쪽으로의 측방 굴곡을 일으킬 수 있다(하얀 화살표, 그림 11.30). 환자는 숨을 들이쉬고 내쉰다.
7. 숨을 내쉴 때 시술자의 복부를 통하여 기능장애 영역(T10)에 포함된 두 척추의 윗부분에 약간의 충격(약 1 Ib 정도의 압박)을 적용한다(하얀 화살표, 그림 11.31).
8. 이 기법의 효과는 기능장애 분절의 높이에서 분절 사이 움직임의 재평가를 통해 측정될 수 있다.

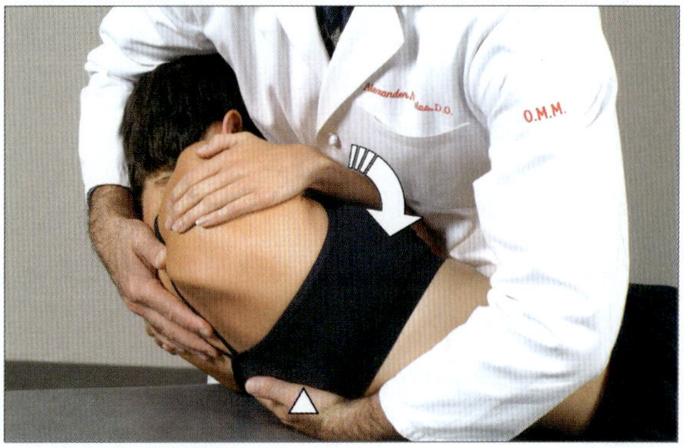

그림 11.31 7단계

가슴부위THORACIC REGION

T1-T8 기능장애
예: T2 FSLRL
시술자의 허벅지 위에 바로 누운 자세

1. 환자는 바로 누우며 시술자는 환자의 머리 부분에 위치한다.
2. 시술자는 테이블위에 왼쪽 무릎을 구부려 놓은 후 환자의 왼쪽 T2 부위가 허벅지 위에 놓여지도록 한다(그림 11.32). 참고: 시술자는 허벅지를 환자의 왼쪽 혹은 오른쪽 척추옆(paravertebral) 부위에 위치시켜 회전 요소를 적용할 면을 결정한다.
3. 환자는 머리 뒤에서 손가락을 깍지껴 잡는다.
4. 시술자는 환자의 위팔과 아래팔 사이 공간으로 손을 통과시킨다.
5. 시술자는 손가락으로 흉곽의 뒤쪽과 옆쪽을 에워싸듯이 잡는다(그림 11.33).
6. 환자는 숨을 들이쉬고 내쉰다.
7. 숨을 내쉴 때 시술자는 빠르지만 부드러게 머리쪽으로 잡아당기면서 허벅지 방향으로 환자의 가슴을 끌어내린다(하얀 화살표, 그림 11.34).
8. 이 기법의 효과는 기능장애 분절의 높이에서 분절 사이 움직임의 재평가를 통해 측정될 수 있다.

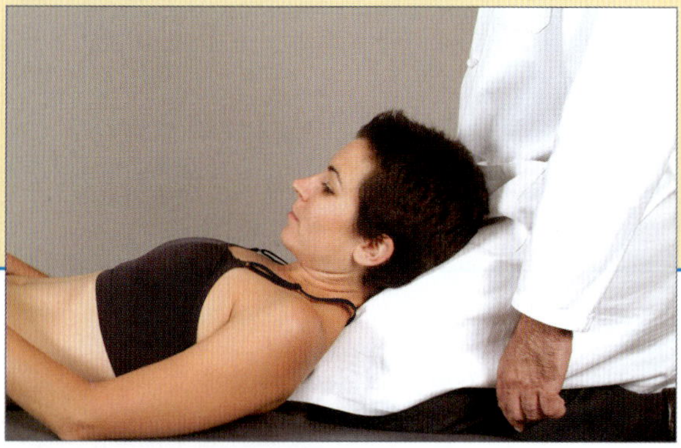

그림 11.32 1~2단계

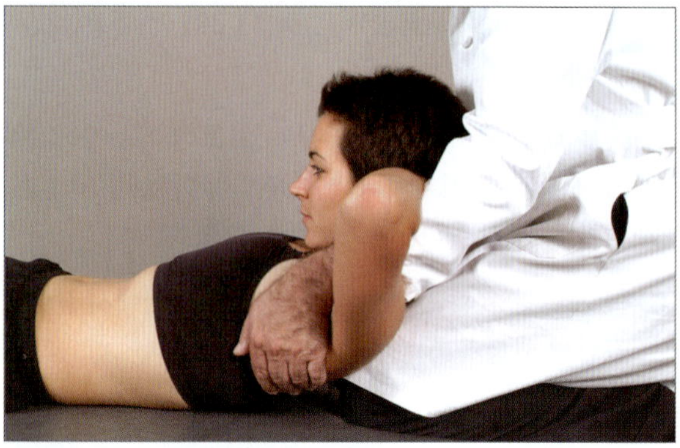

그림 11.33 3~5단계

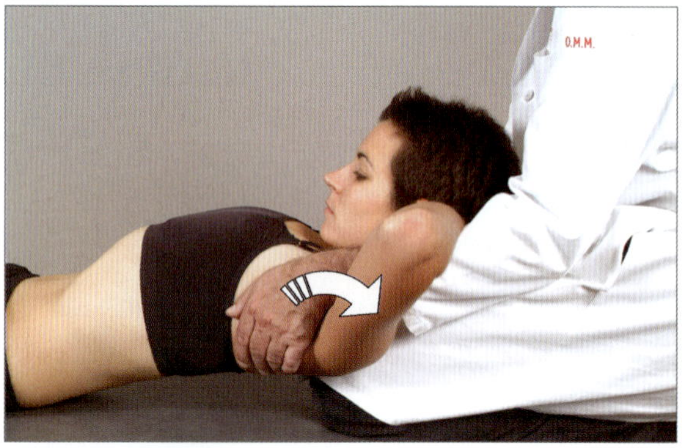

그림 11.34 7단계

가슴부위 THORACIC REGION

T3-T8 기능장애
예: T2 FSRRR
엎드린 자세

1. 환자는 엎드려 누우며, 가능한 목과 머리를 중립 위치로 놓는다. 뒤쪽으로의 만곡을 증가시키고 보다 편안하게 하기 위하여 작은 베개를 환자의 흉부와 복부 아래에 둔다.
2. 치료의 효율성을 높이기 위하여 시술자는 환자의 왼쪽에 선다. 그러나 어느 쪽에 서든 상관없다(그림 11.35).
3. 시술자는 오른쪽 엄지두덩을 환자 T6의 오른쪽 가로돌기에 위치시키며, 손가락이 머리쪽을 향하도록 해 놓는다.
4. 시술자는 왼쪽 새끼두덩을 환자 T6의 왼쪽 가로돌기에 위치시키며, 손가락은 꼬리쪽을 향하도록 해놓는다(그림 11.36).
5. 환자는 숨을 들이쉬고 내쉰다. 숨을 내쉴 때 T6의 오른쪽 가로돌기를 약간 더 압박하면서 손가락들이 지향하는 방향(하얀 화살표, 그림 11.37)으로 추력을 통해 충격을 적용한다. 참고: T6 FSLRL(굴곡, 좌 측방 굴곡, 좌 회전) 기능장애에서는 왼쪽 손은 머리쪽을 지향하고 오른쪽 손은 꼬리쪽을 지향하며 왼쪽에 약간 더 힘을 준다. T6 NSRRL(우 측방 굴곡, 좌 회전)에서는 처음에 설명된 것처럼 시행하여야 할 것이다.
6. 이 기법의 효과는 기능장애 분절의 높이에서 분절 사이 움직임의 재평가를 통해 측정될 수 있다.

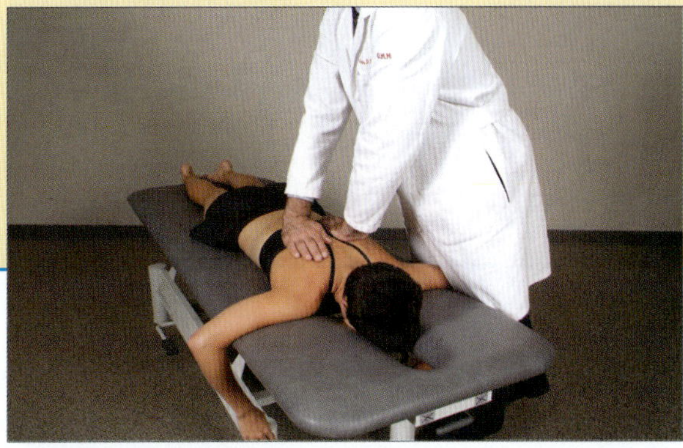

그림 11.35 1~2단계

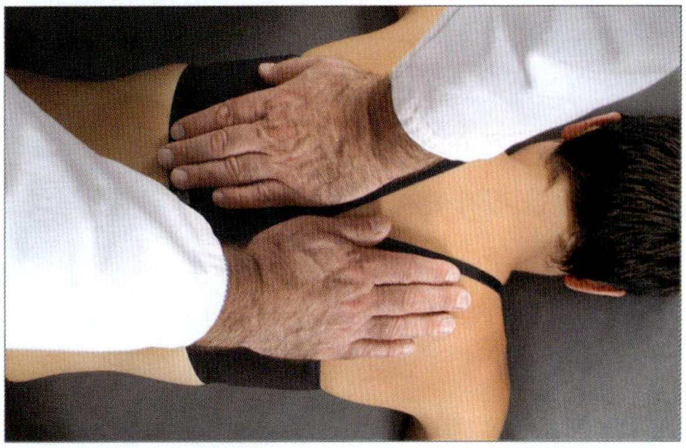

그림 11.36 3~4단계

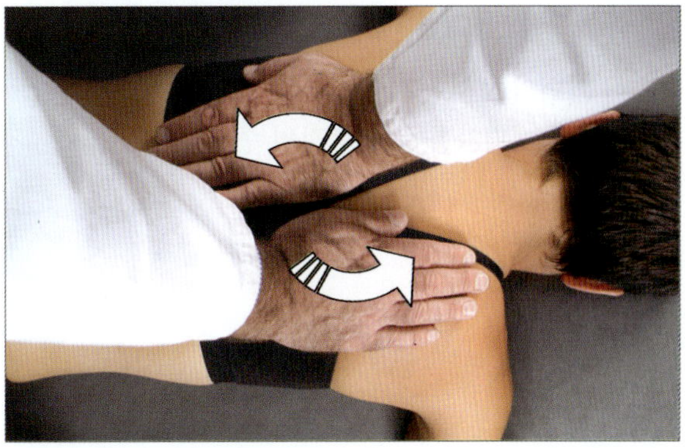

그림 11.37 5단계

가슴부위THORACIC REGION

T1-T4 기능장애
예: T2 FSRRR
엎드린 자세(긴 지렛대)

1. 환자는 머리와 목을 왼쪽으로 회전시킨 상태로 엎드려 눕는다. 참고: 뒤쪽으로의 만곡을 증가시키기 위하여 작은 베개를 환자의 흉부와 복부 아래에 둔다.
2. 시술자는 환자의 머리 부분에 서서 T2-T3 관절에서 움직임이 촉진될 때까지 환자의 머리를 왼쪽으로 측방 굴곡시킨다(그림 11.38).
3. 시술자는 움직임을 제한하고 고정시킬 수 있도록 왼쪽 엄지두덩을 환자 T3의 왼쪽 가로돌기에 위치시킨다(그림 11.39).
4. 시술자는 오른쪽 손을 환자 머리의 마루뒤통수(parietooccipital) 부위에 놓는다(그림 11.40).
5. 환자는 숨을 들이쉬고 내쉰다. 숨을 내쉴 때 환자의 머리에 놓은 손으로 추력을 준다. 이것은 왼쪽으로의 회전을 만들 수 있도록 빠르게 가속되는 방식으로 적용된다(하얀 화살표 방향, 그림 11.41).
6. 이 기법의 효과는 기능장애 분절의 높이에서 분절 사이 움직임의 재평가를 통해 측정될 수 있다.

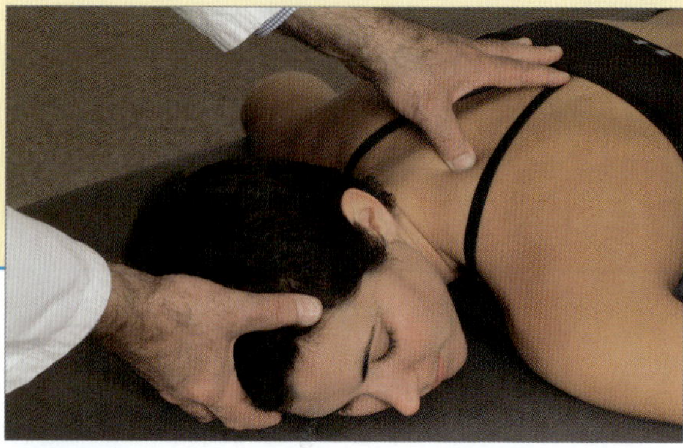

그림 11.38 2단계

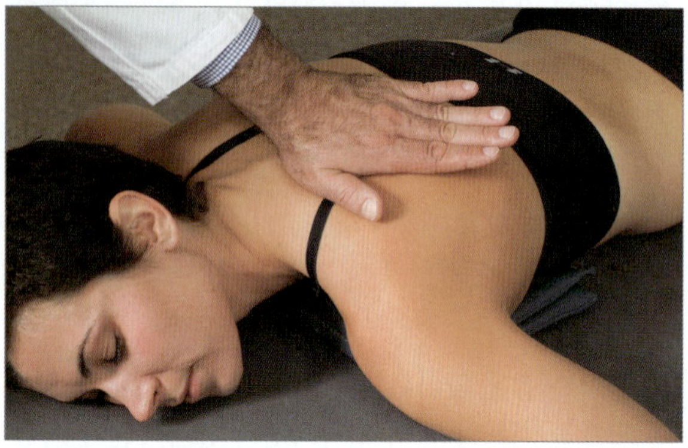

그림 11.39 3단계

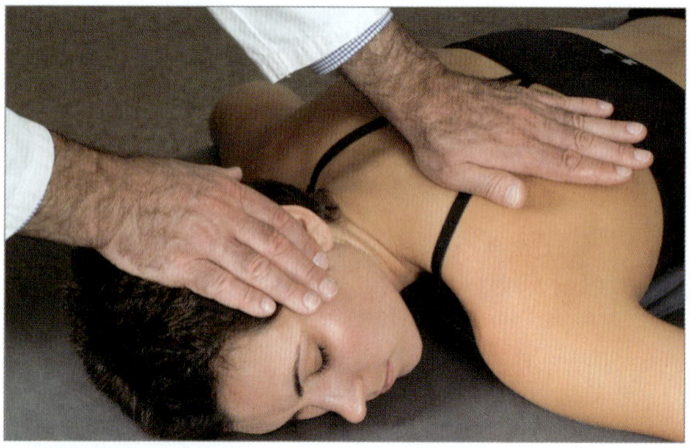

그림 11.40 4단계

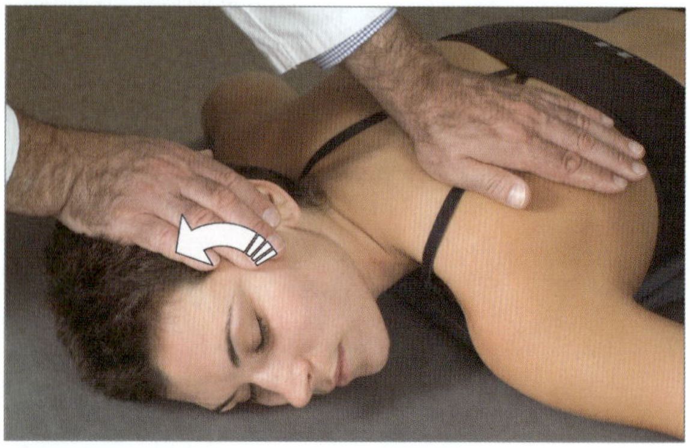

그림 11.41 5단계

가슴부위THORACIC REGION

T8-T12 기능장애
예: T9 ESRRR
앉은 자세(짧 지렛대)

1. 환자는 테이블 한쪽 끝부분에서 다리를 벌려 테이블 양쪽으로 발을 늘어뜨리 앉는다.
2. 시술자는 환자의 뒤에 서서 기능장애의 회전요소 반대쪽으로 몸을 위치시킨다(RR의 경우에는 왼쪽).
3. 환자는 목뒤에서 손가락 깍지를 낀다(그림 11.42). 참고: 불편하지 않다면 양손을 목뒤에 두어도 된다.
4. 시술자는 왼손을 환자의 왼쪽 겨드랑이 아래로 통과시킨 후 오른쪽 위팔의 맨 윗부분을 잡는다.
5. 시술자는 오른쪽 T9의 가로돌기에 대하여 척추옆 부분으로 오른쪽 엄지두덩을 위치시킨다(그림 11.43).
6. 환자에게 이완하라고 말한 후 시술자는 T9이 움직이기 시작할 때까지 환자를 약간 앞쪽으로 굴곡시키고 왼쪽으로 측방 굴곡시킨다.
7. 환자가 깊게 숨을 들이쉰 후 숨을 내쉴 때 약간 굴곡되고 좌 측방 굴곡된 상태를 유지하면서 왼쪽으로 회전시킨다.
8. 환자가 다시 숨을 들이쉰 후 숨을 내쉴 때 시술자는 왼쪽 회전 제한성 장벽을 통하여 빠르게 약간 환자를 잡아당긴다(그림 11.44). 이때 왼쪽으로의 회전으로 인해 HVLA 효과가 발생될 수 있기 때문에 오른손은 T9에 주어지는 충격을 분산시키도록 하여야 한다(하얀 화살표, 그림 11.45)
9. 이 기법의 효과는 기능장애 분절의 높이에서 분절 사이 움직임의 재평가를 통해 측정될 수 있다.

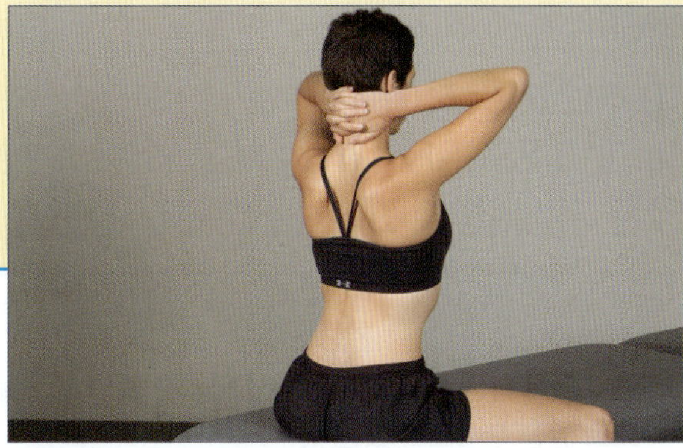

그림 11.42 1~3단계

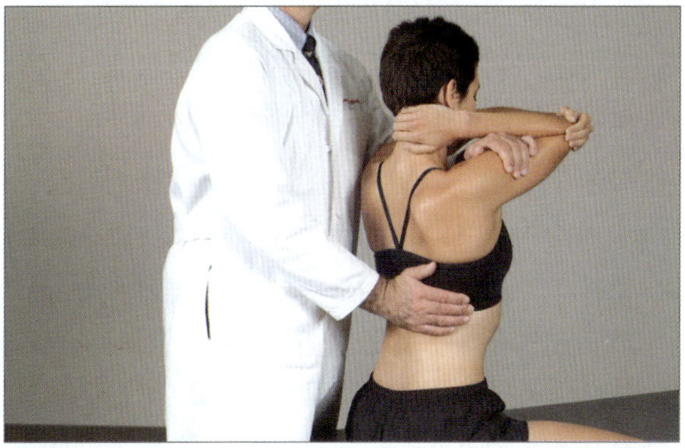

그림 11.43 4~5단계

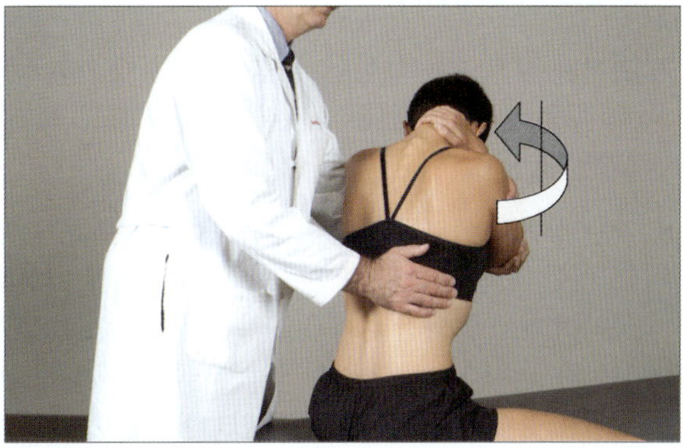

그림 11.44 8단계

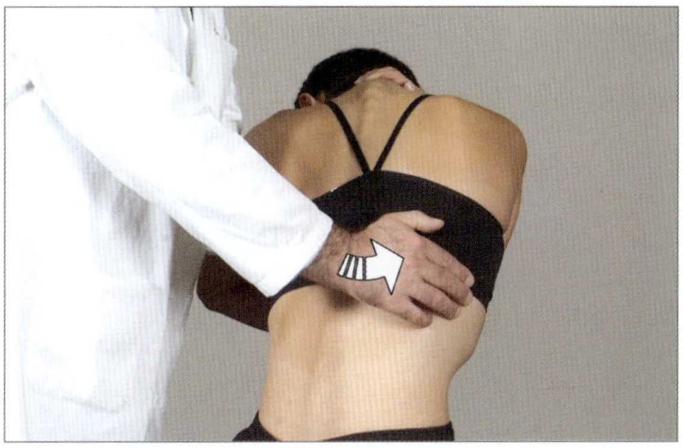

그림 11.45 8단계

가슴부위THORACIC REGION

T8-T12 기능장애
예: T10 ESRRR
앉은 자세(긴 지렛대)

1. 환자는 테이블 한쪽 끝부분에서 다리를 벌려 테이블 양쪽으로 발을 늘어뜨려 앉는다.
2. 시술자는 환자의 뒤에 서서 기능장애의 회전요소 반대쪽으로 몸을 위치시킨다(RR의 경우에는 왼쪽).
3. 환자는 목뒤에서 손가락 깍지를 낀다(그림 11.46). 참고: 불편하지 않다면 양손을 목뒤에 두어도 된다.
4. 시술자는 왼손을 환자의 왼쪽 겨드랑이 아래로 통과시킨 후 오른쪽 위팔의 맨 윗부분을 잡는다.
5. 시술자는 오른손의 뒷부분을 몸의 중간선에 놓여지도록 하고 기능장애 분절 중 아래 부분의 위가시(supraspinous) 부위에 위치시킨다(T11)(그림 11.47).
6. 환자에게 이완하라고 말한 후 시술자는 T10이 움직이기 시작할 때까지 환자를 약간 앞쪽으로 굴곡시키고 왼쪽으로 측방 굴곡시킨다.
7. 환자가 깊게 숨을 들이쉰 후 숨을 내쉴 때 약간 굴곡되고 좌 측방 굴곡된 상태를 유지하면서 왼쪽으로 회전시킨다(그림 11.48).
8. 제한 장벽에 이르게 되면 환자는 환자가 다시 숨을 들이쉬고 내쉰다. 숨을 내쉴 때 시술자는 왼쪽 회전 제한 장벽을 통하여 빠르게 약간 환자를 잡아당긴다(하얀 화살표, 그림 11.49). 이때 T11에서의 움직임을 방지하면서 T10이 제한 장벽을 통해 회전될 수 있도록 T11에 압박을 유지하여야 한다.
9. 이 기법의 효과는 기능장애 분절의 높이에서 분절 사이 움직임의 재평가를 통해 측정될 수 있다.

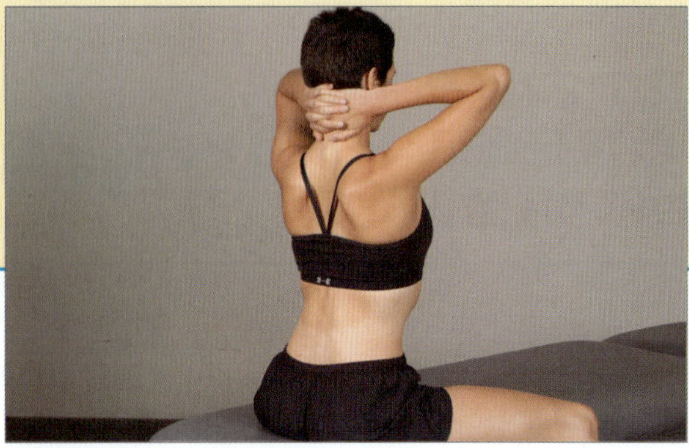
그림 11.46 1~3단계

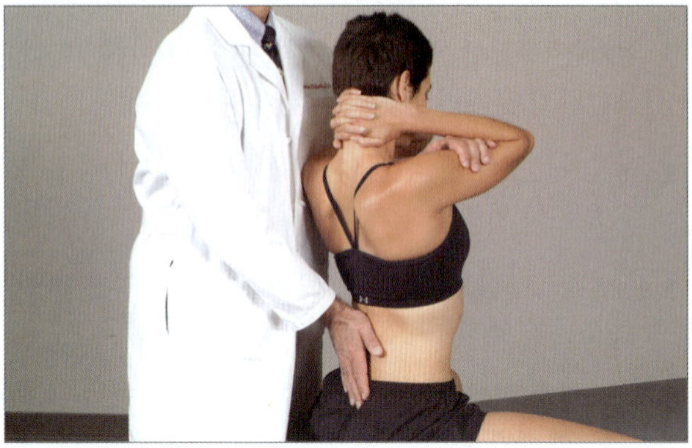
그림 11.47 4~5단계

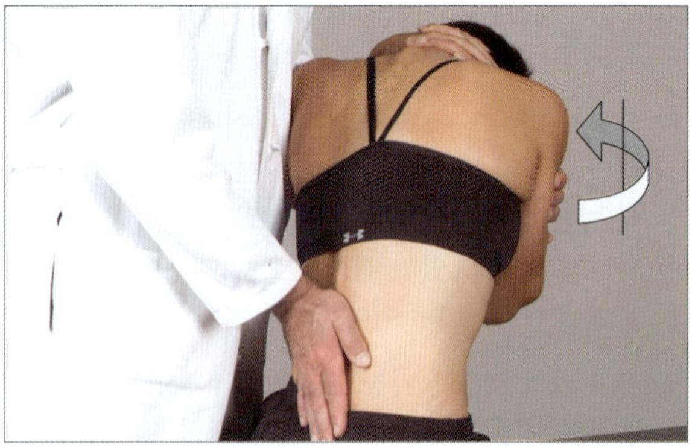
그림 11.48 7단계

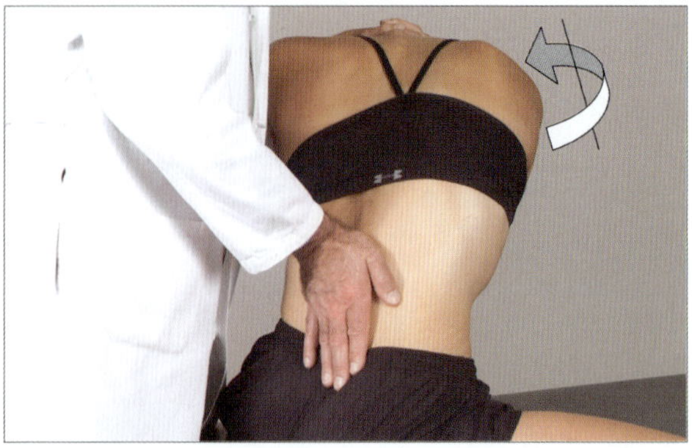
그림 11.49 8단계

갈비뼈부위 COSTAL REGION

오른쪽 첫 번째 갈비뼈 흡기 기능장애 앉은 자세

Right First Rib Inhalation Dysfunction Seated

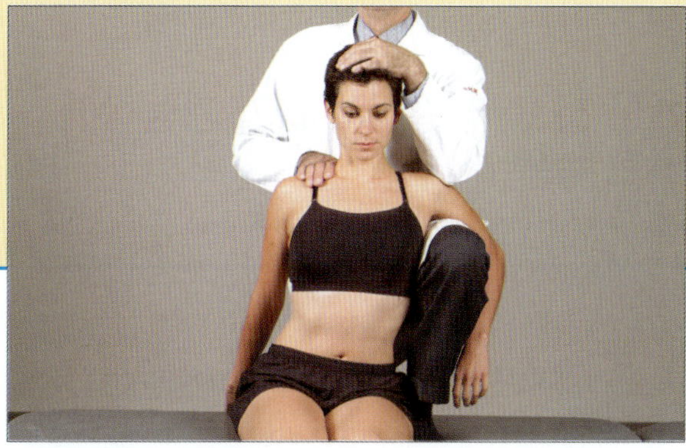

그림 11.50 1~2단계

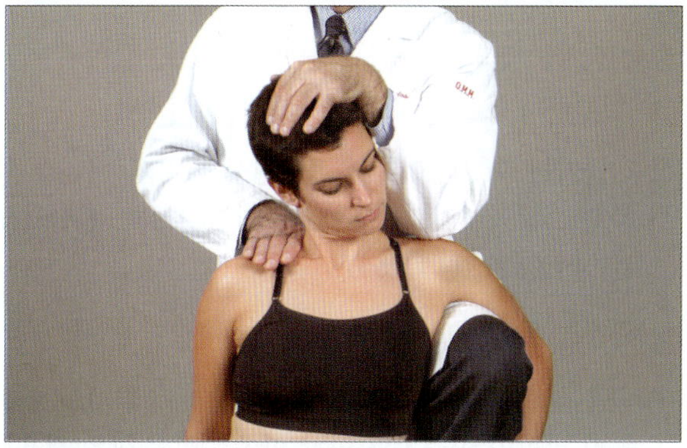

그림 11.51 3~5단계

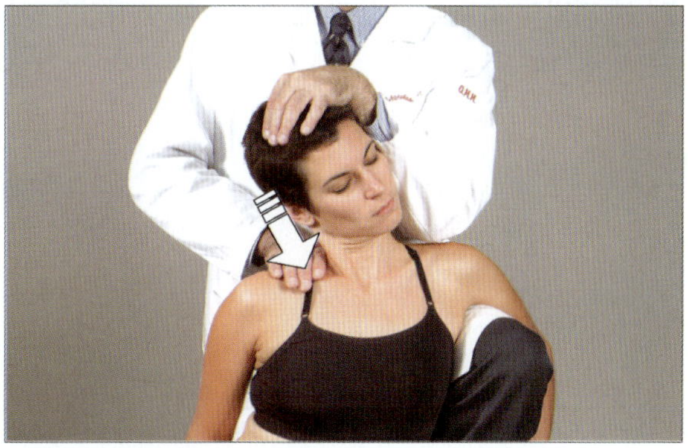

그림 11.52 7단계

1. 환자는 테이블에 걸터 앉고 시술자는 환자 뒤에 선다.
2. 시술자는 환자의 왼쪽에 신발을 벗어 왼발을 올리고 그런 후 환자의 왼쪽 겨드랑이에 다리를 집어넣어 환자가 시술자의 허벅지에 지지되도록 한다(그림 11.50).
3. 시술자는 왼쪽 손을 환자의 머리 위에 두며, 아래팔이 환자의 얼굴 옆 부분을 따라서 놓여지도록 한다.
4. 시술자는 오른손의 엄지손가락 혹은 두 번째 MCP를 환자의 기능장애가 있는 오른쪽 첫 번째 갈비뼈 각(angle)의 위쪽과 뒤쪽에 위치시킨다.
5. 시술자는 움직임 장벽이 느껴질 때까지 환자의 머리와 목을 오른쪽으로 측방 굴곡시키고 왼쪽으로 회전시킨다(그림 11.51)(몇몇 환자에서는 오른쪽으로 회전시키는 것이 더 좋을 수도 있다).
6. 환자는 들이쉬고 내쉰다. 숨을 내쉬는 동안 측방굴곡이 더 이루어지며 회전 움직임이 더 많아질 수 있다.
7. 숨을 내쉬는 마지막 부분에서 시술자는 엄지손가락(혹은 두 번째 MCP)을 이용하여 환자의 왼쪽 젖꼭지 방향인 아래쪽과 앞쪽으로 힘을 적용한다(하얀 화살표, 그림 11.52).
8. 이 기법의 효과는 기능장애 갈비뼈의 움직임을 재측정하여 평가될 수 있다.

갈비뼈부위 COSTAL REGION

왼쪽 첫 번째 갈비뼈 흡기 기능장애 바로 누운 자세

Left First Rib Inhalation Dysfunction Supine

1. 환자는 바로 누우며, 시술자는 환자의 머리 부분에 앉거나 선다.
2. 시술자는 오른손을 환자의 오른쪽 관자마루 부분을 따라서 위치시킨다(그림 11.53).
3. 시술자는 왼쪽 MCP를 기능장애가 있는 갈비뼈 각의 위쪽과 뒤쪽에 왼쪽 두 번째 MCP를 위치시킨다.
4. 시술자는 오른손으로 조절하면서 환자의 머리를 약간 앞쪽으로 굴곡시키고, 왼쪽으로 회전시키며, 왼쪽으로 측방굴곡시킨다(그림 11.54).
5. 환자는 들이쉬고 내쉰다.
6. 숨을 내쉬는 마지막 부분에서 시술자는 환자의 오른쪽 젖꼭지 방향인 아래쪽과 약간 안쪽으로 추력을 적용한다(그림 11.55).
7. 이 기법의 효과는 기능장애 갈비뼈의 움직임을 재측정하여 평가될 수 있다.

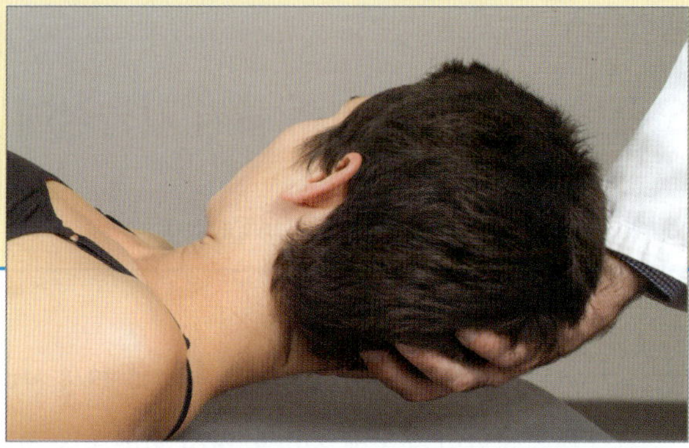

그림 11.53 1~2단계

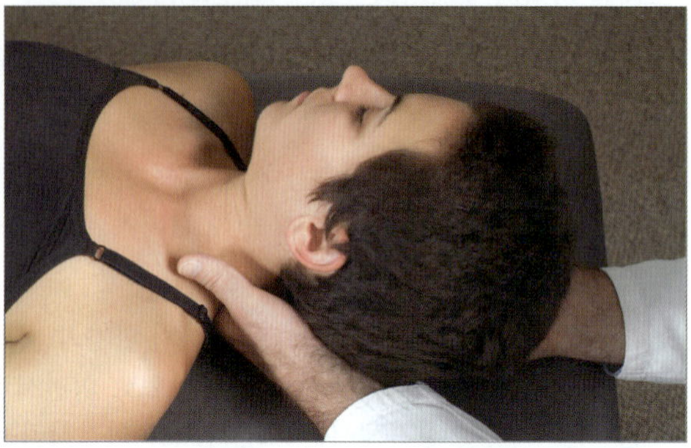

그림 11.54 3~4단계

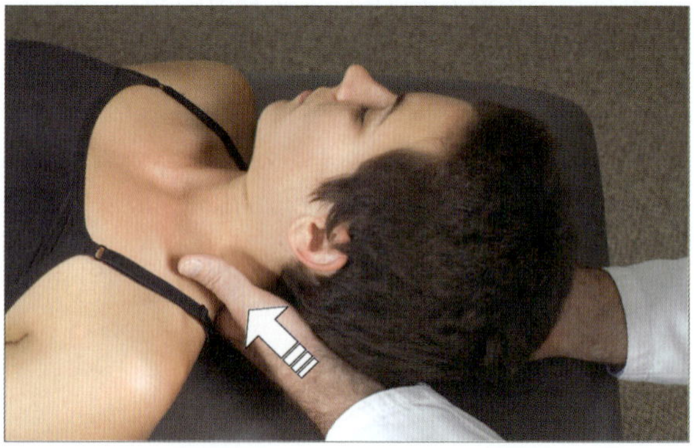

그림 11.55 6단계

갈비뼈부위COSTAL REGION

왼쪽 갈비뼈 6 흡기 기능장애 바로 누운 자세

Left Rib 6 Inhalation Dysfunction Supine

1. 환자는 바로 누우며, 시술자는 환자의 기능장애 갈비뼈 부위의 반대편에 선다.
2. 시술자는 환자의 기능장애가 있는 쪽의 팔을 잡아끌어 흉곽을 가로질러 반대편 팔 아래에 위치시킨다. 환자의 팔은 앞에서 보았을 때 V형태를 이룰 것이다(그림 11.56).
3. 시술자는 환자의 왼쪽 어깨 뒷부분을 앞쪽으로 부드럽게 잡아당겨 환자의 몸이 시술자쪽으로 향하도록 만든다.
4. 시술자는 오른손의 엄지두덩을 기능장애 갈비뼈 각의 뒷부분에 위치시킨다(그림 11.57).
5. 환자는 시술자 손 방향인 뒤쪽으로 몸을 굴리며, 시술자는 가슴과 복부에 환자의 교차된 팔이 닿도록 한다.
6. 압력은 환자의 흉벽을 통하여 적용되며, 엄지 두덩 부위에 국한되어 주어진다.
7. 환자는 숨을 들이쉬고 내쉬며, 숨을 내쉬는 마지막 부분에서 추력에 의한 충격이 엄지 두덩에 대하여 약간 머리쪽으로 환자의 흉벽을 통해 전해진다(하얀 화살표, 그림 11.58 & 11.59).
8. 이 기법의 효과는 기능장애 갈비뼈의 움직임을 재측정하여 평가될 수 있다.

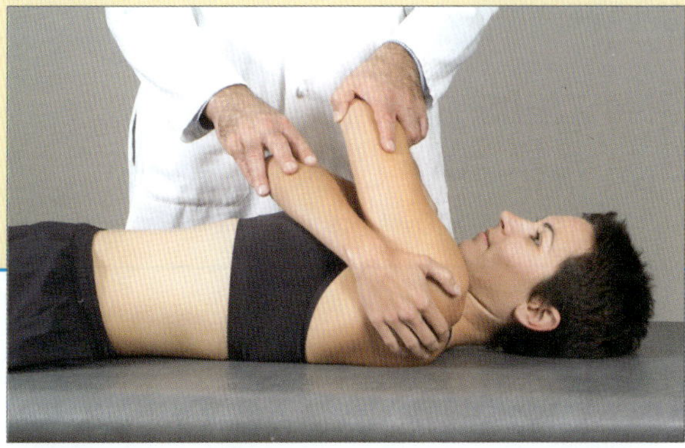

그림 11.56 1~2단계

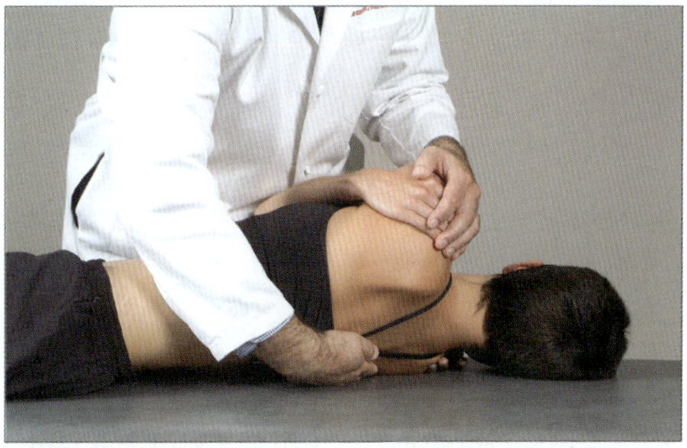

그림 11.57 3~4단계

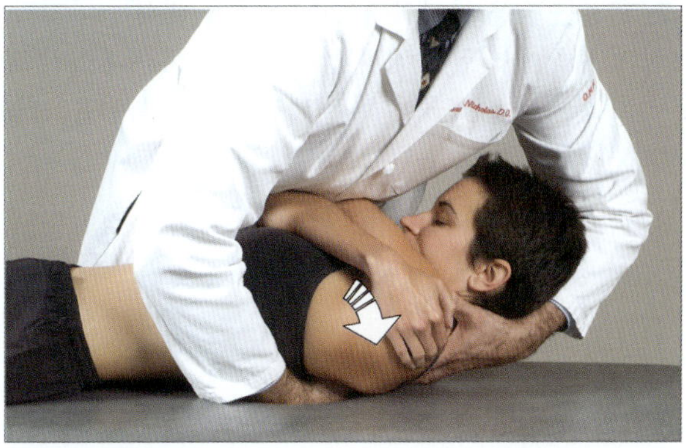

그림 11.58 5~7단계

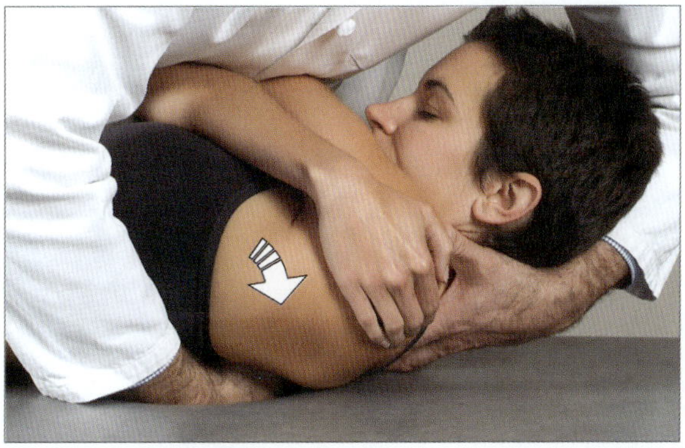

그림 11.59 5~7단계

갈비뼈부위COSTAL REGION

왼쪽 갈비뼈 8 호기 기능장애 바로 누운 자세

Left Rib 8 Exhalation Dysfunction Supine

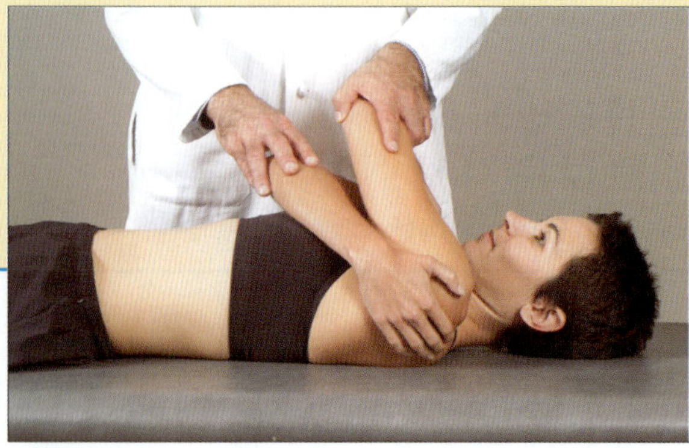

그림 11.60 1~2단계

1. 환자는 바로 누우며, 시술자는 환자의 기능장애 갈비뼈 부위의 반대편에 선다.
2. 시술자는 환자의 기능장애가 있는 쪽의 팔을 잡아끌어 흉곽을 가로질러 반대편 팔 아래에 위치시킨다. 환자의 팔은 앞에서 보았을 때 V형태를 이룰 것이다(그림 11.60).
3. 시술자는 환자의 왼쪽 어깨 뒷부분을 앞쪽으로 부드럽게 잡아당겨 환자의 몸이 시술자쪽으로 향하도록 만든다.
4. 시술자는 오른손의 엄지두덩을 기능장애 갈비뼈 각의 뒷부분에 위치시킨다(그림 11.61).
5. 환자는 시술자 손 방향인 뒤쪽으로 몸을 굴리며, 시술자는 가슴과 복부에 환자의 교차된 팔이 닿도록 한다.
6. 부드러운 압력은 환자의 흉벽을 통하여 적용되며, 엄지 두덩 부위에 국한되어 주어진다.
7. 환자는 숨을 들이쉬고 내쉬며, 숨을 내쉬는 마지막 부분에서 추력에 의한 충격이 엄지 두덩에 대하여 약간 꼬리쪽으로 환자의 흉벽을 통해 전해진다(하얀 화살표, 그림 11.62 & 11.63).
8. 이 기법의 효과는 기능장애 갈비뼈의 움직임을 재측정하여 평가될 수 있다.

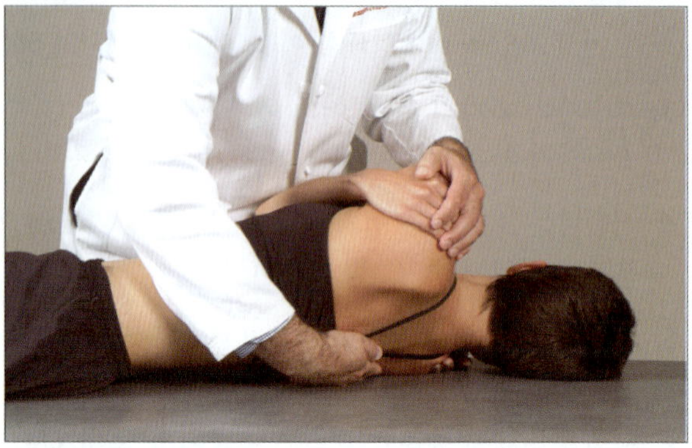

그림 11.61 3~4단계

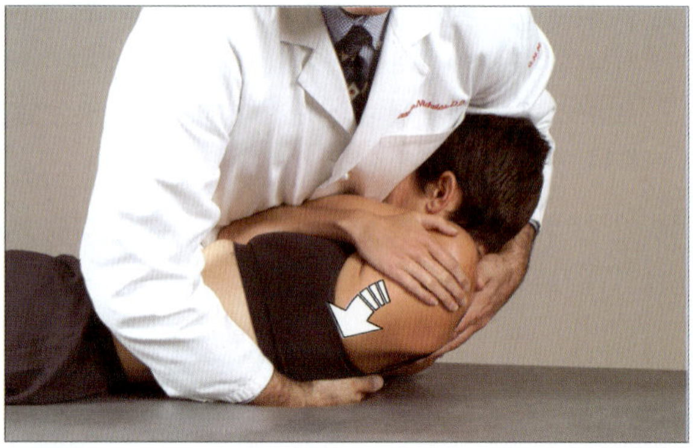

그림 11.62 5~7단계

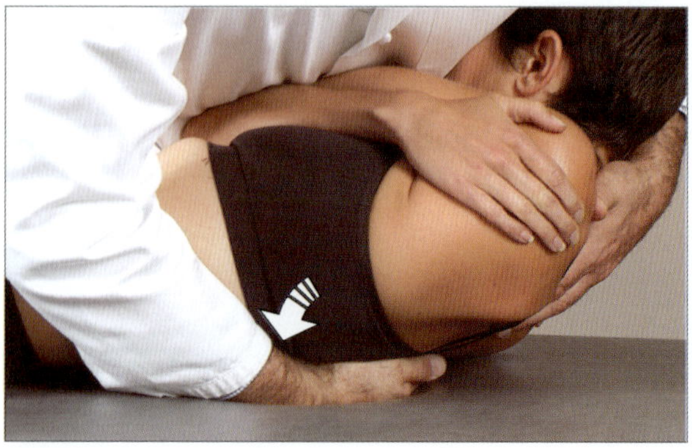

그림 11.63 5~7단계

갈비뼈부위COSTAL REGION

오른쪽 갈비뼈 11과 12 흡기 기능장애 엎드린 자세

Right Ribs 11 and 12 Inhalation Dysfunction Prone

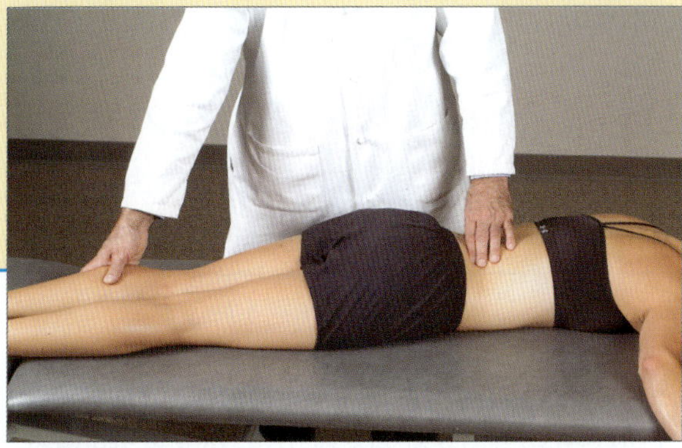

그림 11.64 1~2단계

1. 환자는 테이블에 엎드려 눕는다.
2. 시술자는 테이블의 왼쪽에 서며, 12번째 갈비뼈의 안쪽 아래 부분에 붙어있는 허리네모근(quadratus lumborum)의 긴장도를 이완시키기 위하여 환자의 다리를 15~20도 가량 오른쪽으로 놓여지도록 한다(그림 11.64).
3. 시술자는 왼손의 새끼 두덩을 기능장애가 있는 갈비뼈 각의 안쪽과 아래쪽에 위치시키며, 부드럽게 바깥쪽과 머리쪽으로 지속적인 견인을 적용한다.
4. 시술자는 환자의 골반을 안정화시키기 위하여 오른손으로 환자의 오른쪽 위앞엉덩뼈가시(anterior superior iliac spine)를 잡아주어야 할 것이다(그림 11.65).
5. 환자는 깊게 숨을 들이쉬고 내쉰다.
6. 시술자는 숨을 내쉬는 동안 왼손으로 머리쪽과 바깥쪽으로의 HVLA 추력 충격(하얀 화살표, 그림 11.66)을 적용한다.
7. 이 기법의 효과는 기능장애 갈비뼈의 움직임을 재측정하여 평가될 수 있다.

참고: 일반적으로 이 기법은 흡기 시 갈비뼈 11과 12에 대한 근에너지 호흡 보조 기법을 수행한 후에 시행된다.

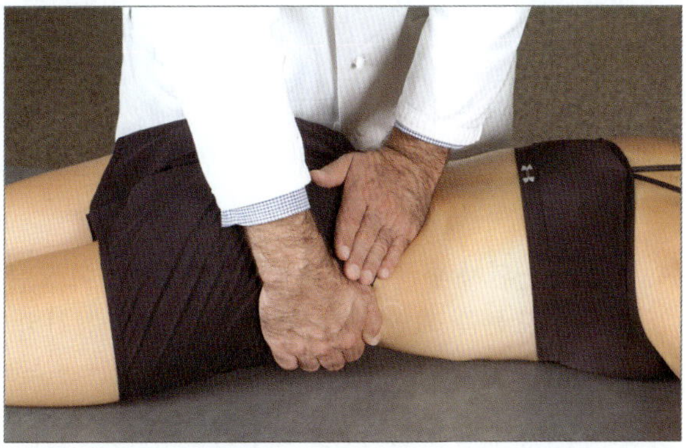

그림 11.65 3~4단계

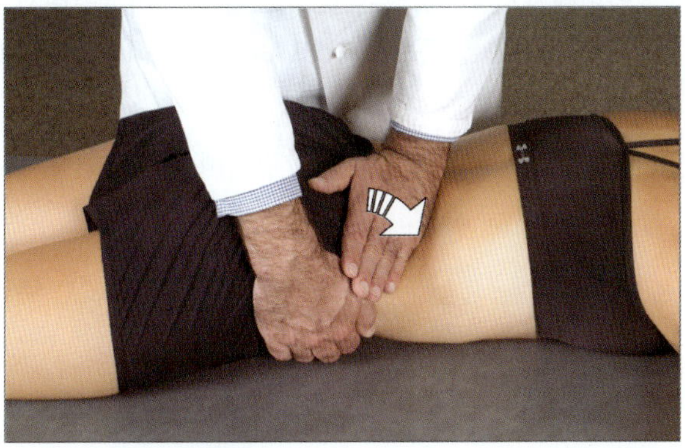

그림 11.66 5~6단계

갈비뼈부위 COSTAL REGION

오른쪽 갈비뼈 11과 12 호기 기능장애 엎드린 자세
Right Ribs 11 and 12 Exhalation Dysfunction Prone

1. 환자는 테이블에 엎드려 눕는다.
2. 시술자는 테이블의 왼쪽에 서며, 12번째 갈비뼈의 안쪽 아래 부분에 붙어있는 허리네모근을 긴장시키기 위하여 환자의 다리를 15~20도 가량 왼쪽으로 놓여지도록 한다(그림 11.67).
3. 시술자는 왼손의 새끼 두덩을 기능장애가 있는 갈비뼈 각의 위쪽과 바깥쪽에 위치시키며, 부드럽게 안쪽과 꼬리쪽으로 지속적인 견인을 적용한다.
4. 시술자는 환자의 골반을 안정화시키기 위하여 오른손으로 환자의 오른쪽 위앞엉덩뼈가시를 잡으며, 천천히 천장쪽으로 살짝 들어준다(그림 11.68).
5. 환자는 깊게 숨을 들이쉬고 내쉰다.
6. 숨을 내쉬는 마지막 부분에서 시술자는 오른손으로 위앞엉덩뼈가시를 천장쪽으로 부드럽게 들어올리면서 왼손으로 꼬리쪽과 안쪽으로의 HVLA 추력을 적용한다(그림 11.69).
7. 이 기법의 효과는 기능장애 갈비뼈의 움직임을 재측정하여 평가될 수 있다.

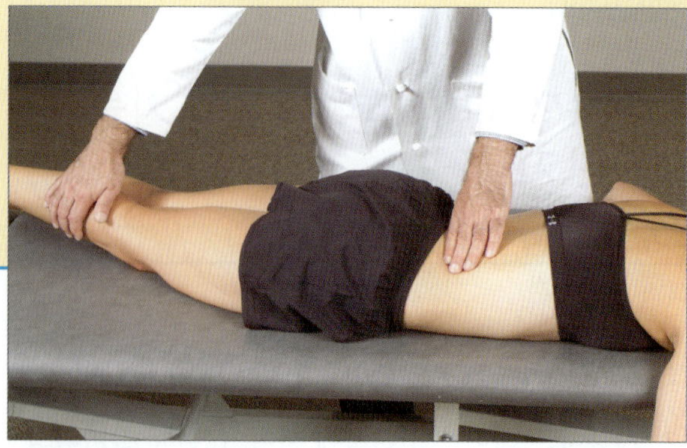
그림 11.67 1~2단계

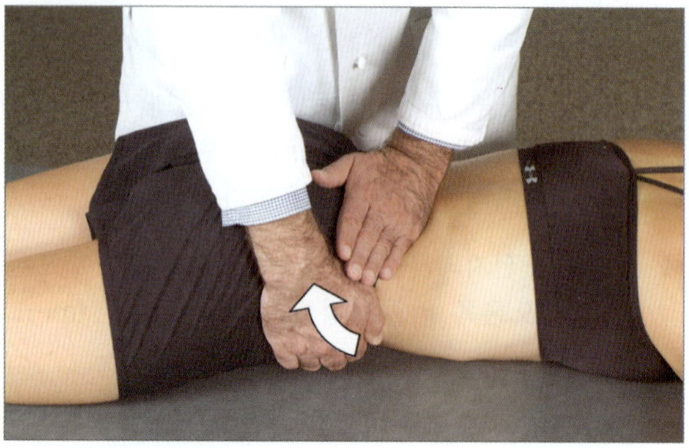
그림 11.68 3~4단계

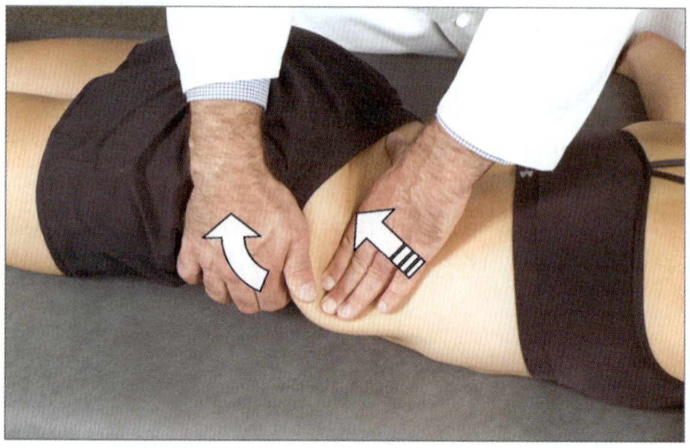
그림 11.69 5~6단계

허리부위LUMBAR REGION

L1-L5 기능장애
예: L5 NSLRR
옆으로 누운 자세(긴 지렛대)

1. 환자를 오른쪽으로 하여 옆으로 눕히며, 시술자는 환자와 마주볼 수 있도록 환자의 앞쪽에 선다.
2. 시술자는 L5와 S1의 가시 돌기(spinous process)사이를 촉진하며, L5가 S1에 대해서 상대적으로 중립위치에 올 때까지 환자의 무릎과 엉덩이(hip) 관절을 굴곡시킨다(그림 11.70).
3. 시술자는 환자의 왼쪽 다리를 더 많이 굴곡시켜 오른쪽 다리보다 더 머리쪽으로 위치되게 하며 테이블 옆쪽으로 살짝 떨어지도록 한다. 이때 발이 바닥에 닿아서는 않된다(그림 11.71).
4. 계속적으로 L5를 촉진하면서 시술자는 환자의 가슴 앞쪽과 어깨부분을 아래팔로 부드럽게 지탱하고 동시에 왼손을 환자의 왼쪽 팔오금(antecubital fossa)을 지나서 위치시킨다.
5. 시술자는 오른 아래팔을 환자의 뒤위엉덩뼈가시(posterior superior iliac spine)와 큰돌기(greater trochanter) 사이 선에 놓여지도록 한다(그림 11.72).
6. 환자의 골반은 제한성 장벽의 끝에 대하여 앞쪽으로 회전되며, 환자의 어깨와 가슴 척추(thoracic spine)는 제한성 장벽의 끝에 대하여 뒤쪽으로 회전된다. 환자는 숨을 들이쉬고 내쉬며, 숨을 내쉬는 동안 더 많은 회전 느슨함이 나타난다.
7. 회전 느슨함과 움직임 장벽이 효과적으로 나타나지 않으면 시술자는 환자의 오른쪽 팔을 잡아 회전 움직임이 L5와 S1 사이에서 촉진될 때까지 어깨를 앞쪽으로 끌어줄 수 있다.
8. 환자가 이완되고 긴장이 풀어졌을 때 시술자는 환자의 척추에 대해서 오른쪽으로 각을 이루면서 오른쪽 아래팔을 이용하여 추력을 준다. 동시에 오른쪽으로의 측방 굴곡과 왼쪽으로의 회전 움직임을 주기위하여 어깨를 약간 머리쪽으로 그리고 골반과 엉치뼈(sacrum)를 꼬리쪽으로 움직이도록 힘을 적용한다(하얀 화살표, 그림 11.73).
9. 이 기법의 효과는 기능장애 분절 높이에서 분절 사이 움직임의 재평가를 통해 측정될 수 있다.

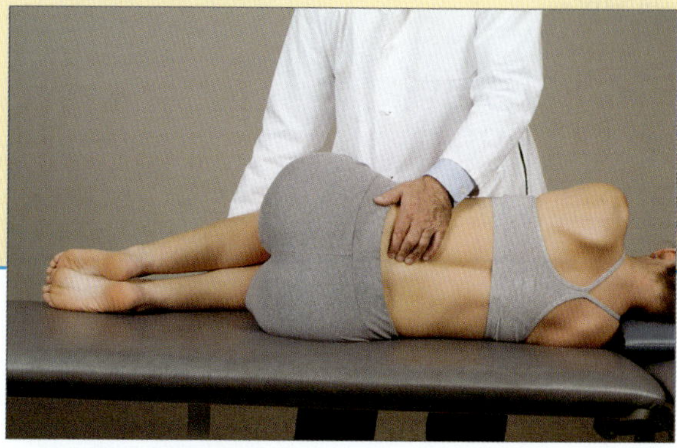

그림 11.70 1~2단계

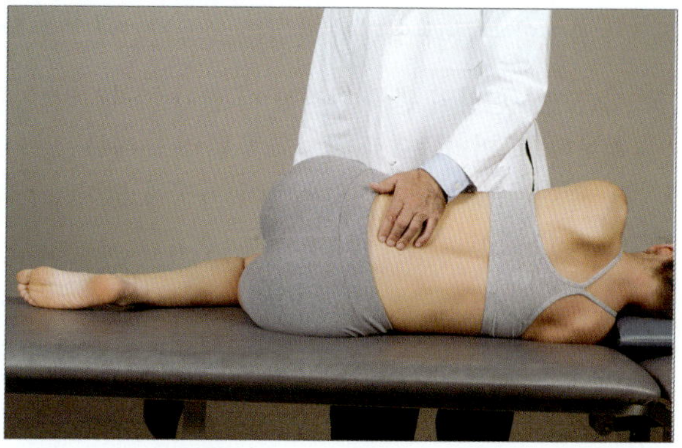

그림 11.71 3단계

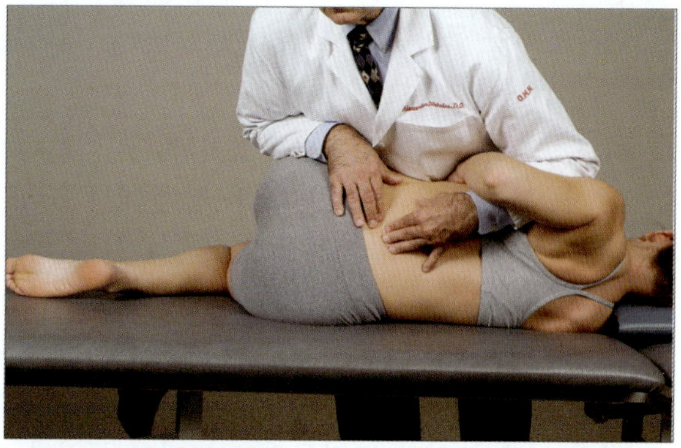

그림 11.72 4~5단계

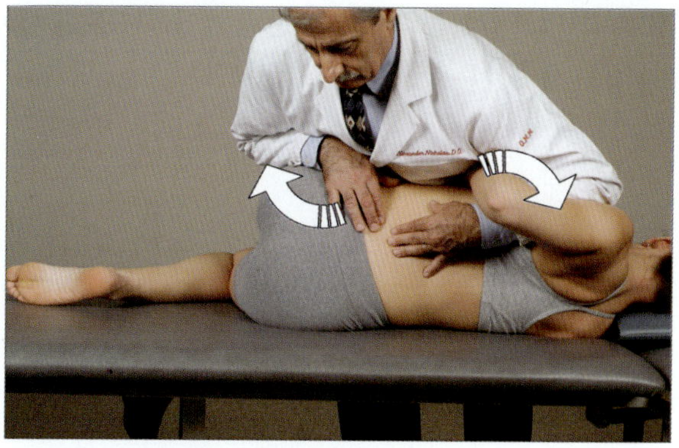

그림 11.73 8단계

허리부위 LUMBAR REGION

L1-L5 기능장애
예: L4 FRRS
옆으로 누운 자세(긴 지렛대)

1. 환자를 오른쪽으로 하여 옆으로 눕히며, 시술자는 환자와 마주볼 수 있도록 환자의 앞쪽에 선다.
2. 시술자는 L4와 L5의 가시 돌기(spinous process)사이를 촉진하며, L4가 L5에 대해서 상대적으로 중립위치에 올 때까지 환자의 무릎과 엉덩이 관절을 굴곡시킨다(그림 11.74).
3. 시술자는 환자의 왼쪽 다리를 더 많이 굴곡시켜 오른쪽 다리보다 더 머리쪽으로 위치되게 하며 테이블 옆쪽으로 살짝 떨어지도록 한다. 이때 발이 바닥에 닿아서는 않된다(그림 11.75).
4. 계속적으로 L4를 촉진하면서 시술자는 환자의 어깨를 아래팔로 부드럽게 지탱하고 동시에 왼손을 환자의 왼쪽 팔오금(antecubital fossa) 부위에 위치시킨다.
5. 시술자의 오른손은 L5를 안정화시킨다(그림 11.76).
6. 환자의 어깨와 골반은 서로 반대 방향으로 축 회전된다. 환자는 숨을 들이쉬고 내쉬며, 내쉬는 동안 더 많은 회전 느슨함이 나타난다.
7. 회전 느슨함과 움직임 장벽이 효과적으로 나타나지 않으면 시술자는 환자의 오른쪽 팔을 잡아 회전 움직임이 L4와 L5 사이에서 촉진될 때까지 어깨를 앞쪽으로 끌어줄 수 있다.
8. 환자가 이완되고 긴장이 풀어졌을 때 시술자는 아래팔을 통해 추력을 적용하며(하얀 화살표 방향, 그림 11.77), 동시에 어깨를 약간 꼬리쪽으로 그리고 골반과 엉치뼈(sacrum)를 머리쪽으로 움직이도록 힘을 적용한다.
9. 이 기법의 효과는 기능장애 분절 높이에서 분절 사이 움직임의 재평가를 통해 측정될 수 있다.

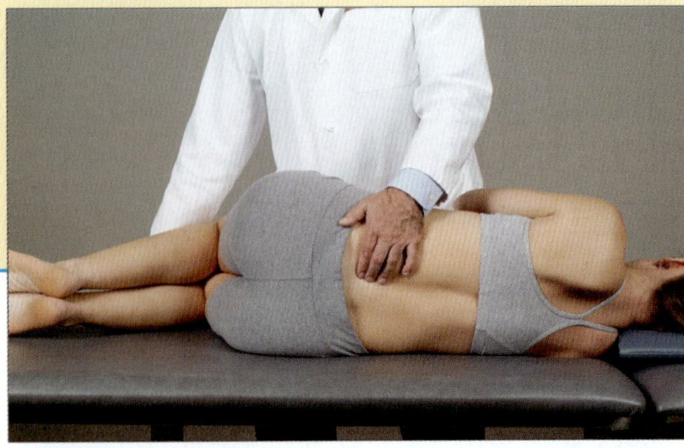

그림 11.74 1~2단계

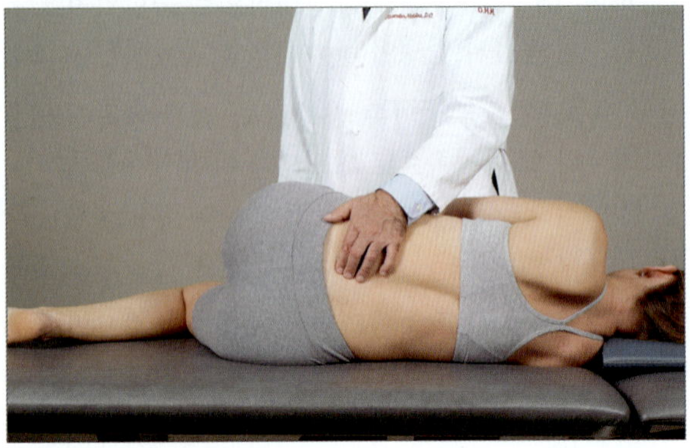

그림 11.75 3단계

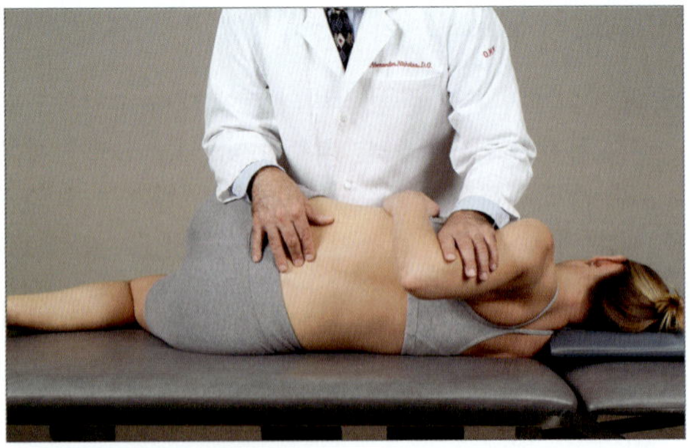

그림 11.76 4~5단계

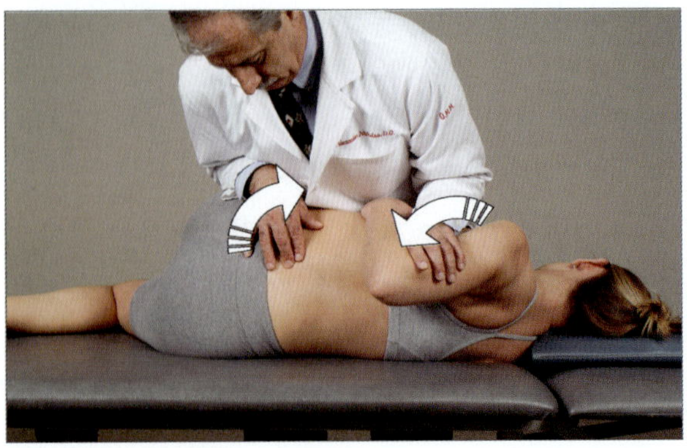

그림 11.77 8단계

허리부위 LUMBAR REGION

L1-L5 기능장애
예: 왼쪽 L5-S1 신경뿌리염*
옆으로 누운 자세(긴 지렛대)

1. 환자를 오른쪽으로 하여 옆으로 눕히며, 시술자는 환자와 마주볼 수 있도록 환자의 앞쪽에 선다.
2. 시술자는 L5와 S1의 가시 돌기(spinous process)사이를 촉진하며, L5가 S1에 대해서 완전히 굴곡될 때까지 환자의 무릎과 엉덩이 관절을 굴곡시킨다(그림 11.78).
3. 시술자는 환자의 왼쪽 다리를 더 많이 굴곡시켜 오른쪽 다리보다 더 머리쪽으로 위치되게 하며 테이블 옆쪽으로 살짝 떨어지도록 한다. 이때 발이 바닥에 닿아서는 안된다(그림 11.79).
4. 계속적으로 L5 촉진하면서 시술자는 환자의 어깨를 아래팔로 부드럽게 지탱하고 동시에 왼손을 환자의 왼쪽 팔오금(antecubital fossa) 부위에 위치시킨다.
5. 시술자는 PSIS와 큰 돌기 사이 선에 오른쪽 아래팔을 위치시킨다(그림 11.80).
6. 시술자는 왼쪽에서 L5와 S1을 분리시킬 수 있도록 팔을 움직인다. 이를 통해 L5와 S1을 견인할 수 있으며 관절 틈을 만들 수 있을 것이다.
7. 환자는 이완하고 긴장을 풀면서 숨을 들이쉬고 내쉰다. 숨을 내쉬는 동안 시술자는 회전 혹은 뒤틀어짐이 일어나지 않도록 하며 S1으로 부터 L5를 분리시키는 힘을 적용한다(하얀 화살표, 그림 11.81).
8. 이 기법의 효과는 신경뿌리 증상의 재평가를 통해 측정될 수 있다.

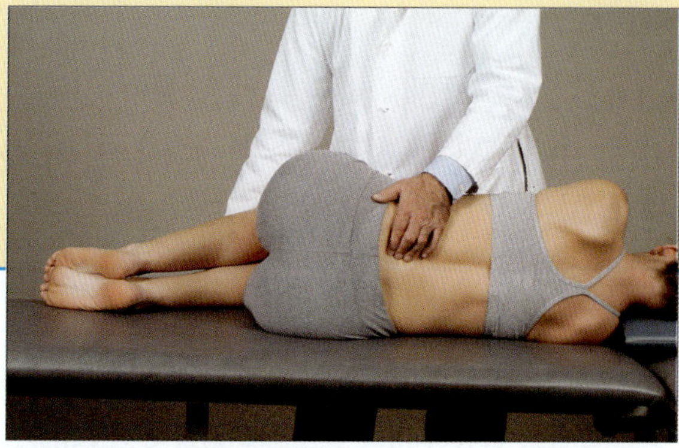

그림 11.78 1~2단계

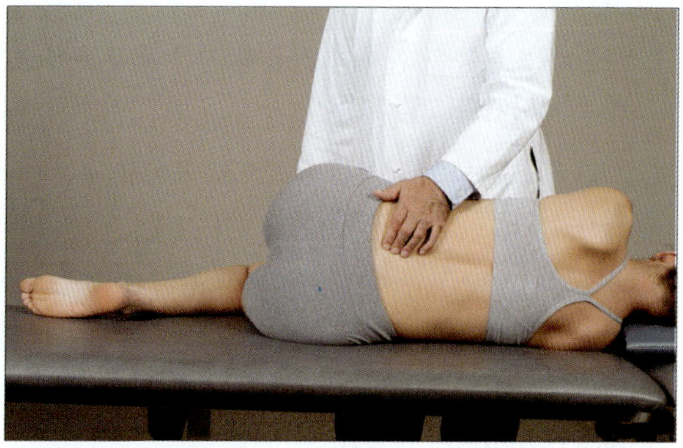

그림 11.79 3단계

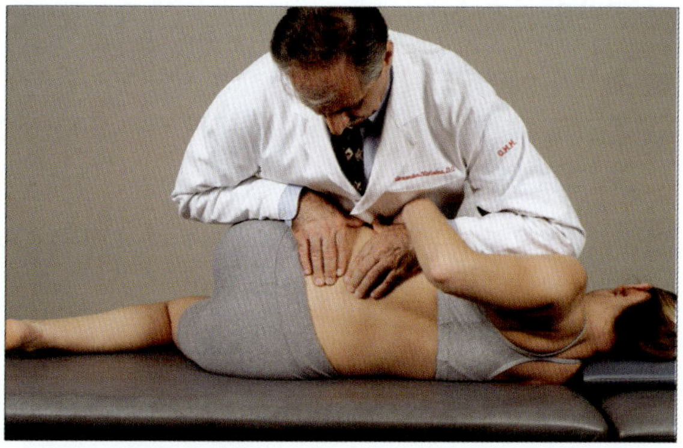

그림 11.80 4~5단계

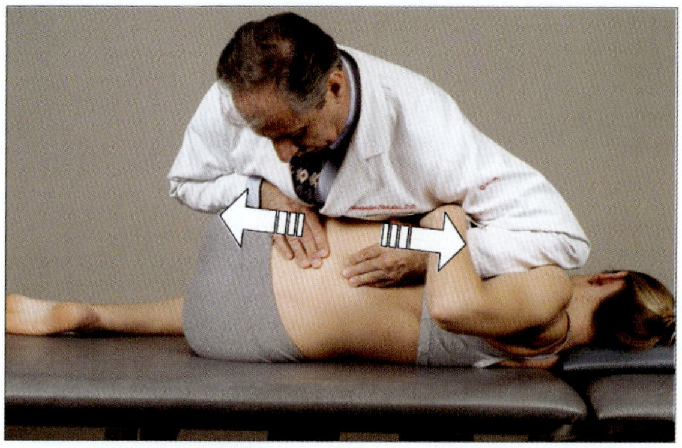

그림 11.81 6~7단계

*증상의 중증이나 특정 신경결함에 대한 임상적 양상에서는 이 기법을 금기한다.

허리부위 LUMBAR REGION

L1-L5 기능장애, 예: L4 NSLRR 바로 누운 자세 허리 주변 걸어 돌아가 시행하는 기법(긴 지렛대)

1. 환자는 양손을 깍지껴서 목 위를 잡고서 바로 눕는다.
2. 시술자는 환자의 머리 윗부분에 서서 오른쪽 아래팔을 환자의 굴곡되어 있는 오른쪽 팔과 어깨 사이 공간으로 통과시킨다.
3. 시술자는 손등을 환자의 가슴뼈 가운데 부분에 조심스럽게 위치시킨다(그림 11.82).
4. 그런 후 시술자는 환자의 왼쪽으로 테이블 주변을 돌아 걸어가 선다.
5. 시술자는 왼손으로 뒷부분을 촉진하면서 L4 부위가 움직일 때까지 환자의 몸통을 오른쪽으로 측방 굴곡시킨다.
6. 시술자는 측방 굴곡 상태를 유지하면서 환자를 왼쪽으로 회전시킨다(그림 11.83).
7. 시술자는 오른손 손바닥으로 환자의 오른쪽 ASIS를 잡아 골반을 고정시킨다.
8. 환자가 이완되고 긴장이 풀어지면 시술자는 환자를 더 왼쪽으로 회전되도록 잡아 당기면서 충격을 준다(하얀 화살표, 그림 11.84).
9. 이 기법의 효과는 기능장애 분절 높이에서 분절 사이 움직임을 재평가함으로써 측정할 수 있다.

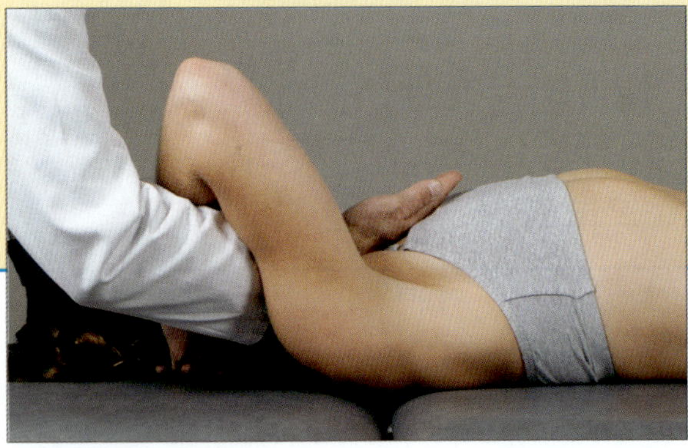
그림 11.82 1~3단계

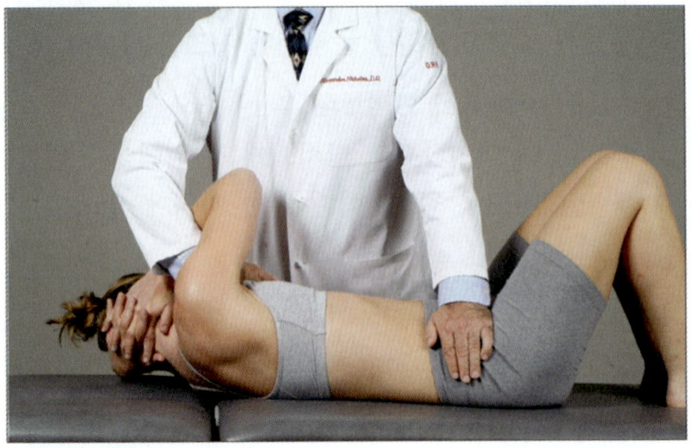
그림 11.83 4~6단계

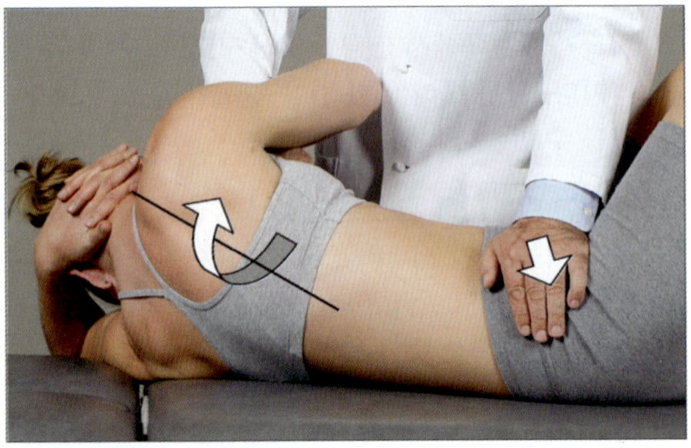
그림 11.84 7~8단계

허리부위LUMBAR REGION

L1-L5 기능장애
예: L2 ESRRR
앉은 자세(짧은 지렛대)

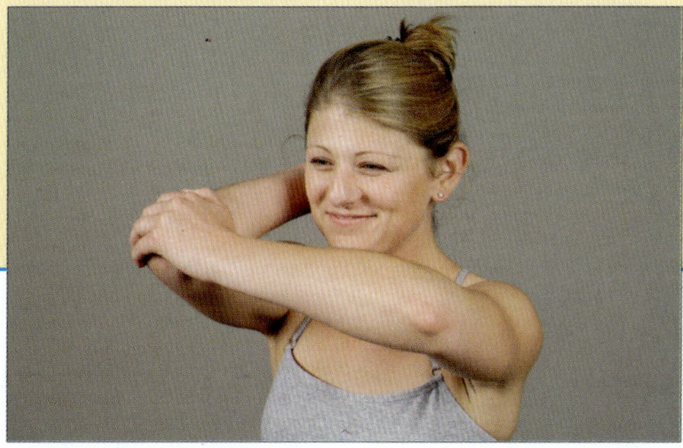
그림 11.85 1~3단계

1. 환자는 엉치뼈와 골반의 움직임을 제한하기위하여 테이블에 다리를 벌려 걸터앉는다.
2. 시술자는 환자의 왼쪽 뒷부분에 선다.
3. 환자는 오른손을 목뒤에 두고 왼손으로는 오른손 팔꿈치를 잡는다(만약 불편하지 않다면 양손을 목뒤에 위치시켜도 좋다) (그림 11.85).
4. 시술자는 왼손을 환자의 왼쪽 겨드랑이 아래로 통과시켜 환자의 오른쪽 위팔의 꼭대기 부분을 잡도록 한다.
5. 시술자는 L2의 오른쪽 가로돌기 부위에 있는 척추옆 근육들에 오른쪽 엄지두덩 혹은 손바닥을 위치시킨다(그림 11.86).
6. 환자는 충분히 이완되도록 하여야 하며, 시술자는 L2에서 움직임이 촉진될 때까지 환자를 약간 앞쪽으로 굴곡시키고 왼쪽으로 측방 굴곡시킨다.
7. 환자가 깊게 숨을 들이쉰 후 숨을 내쉴 때 시술자는 환자가 왼쪽으로 회전된 자세를 취하도록 만든다(약간 굴곡되고 왼쪽으로 측방굴곡된 상태를 유지하면서) (그림 11.87).
8. 환자가 이완되고 긴장이 풀어졌을 때 시술자는 더 왼쪽으로 회전되도록 살짝 끌어 당겨주면서 오른손으로 L2에 대한 짧은 지렛대 추력을 적용한다(하얀 화살표, 그림 11.88).
9. 이 기법의 효과는 기능장애 분절 높이에서 분절 사이 움직임을 재평가함으로써 측정할 수 있다.

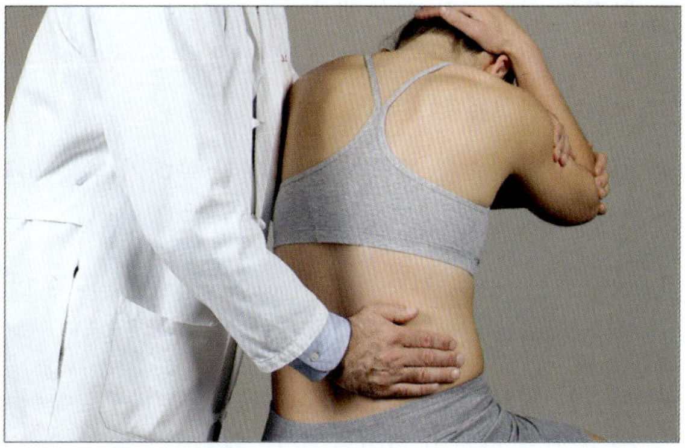
그림 11.86 4~5단계

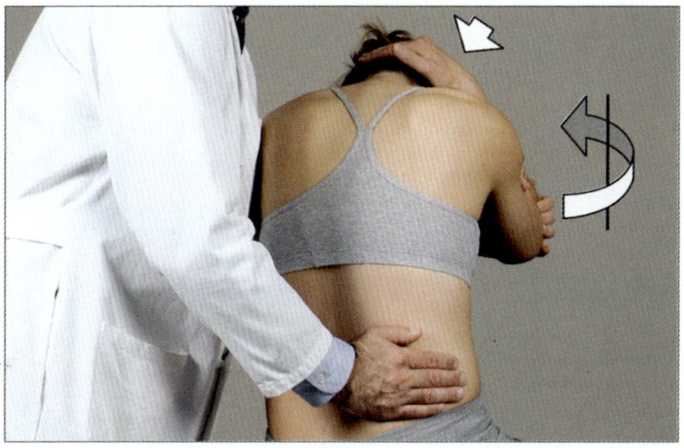
그림 11.87 6~7단계

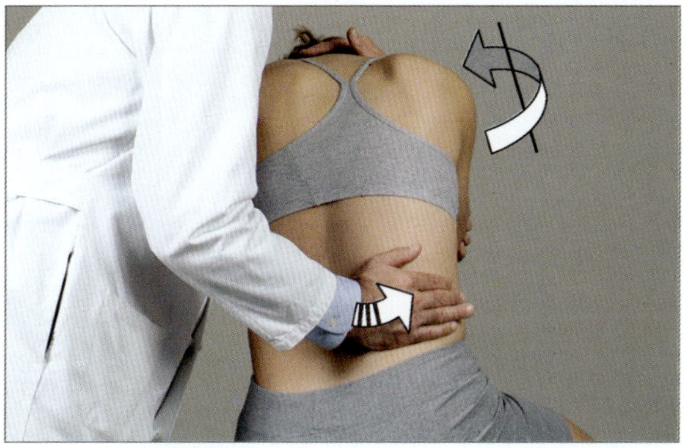
그림 11.88 8단계

허리부위LUMBAR REGION

L1-L5 기능장애 예: L2 ESRRR 앉은 자세(긴 지렛대)

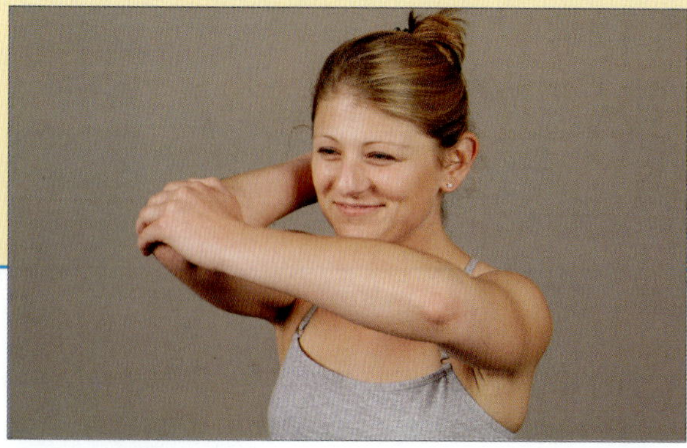

그림 11.89 1~3단계

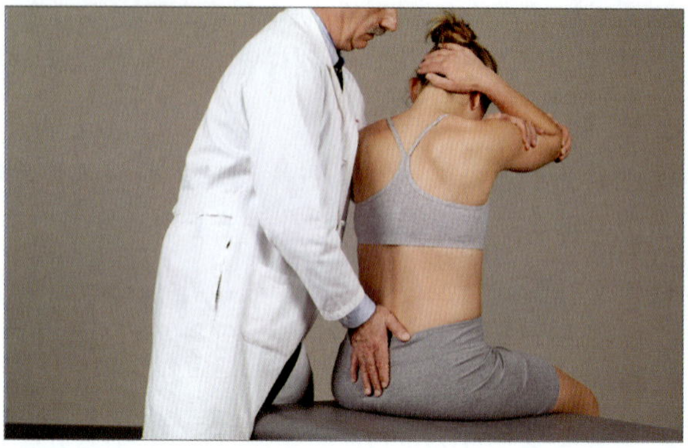

그림 11.90 4~5단계

1. 환자는 엉치뼈와 골반의 움직임을 제한하기위하여 테이블에 다리를 벌려 걸터앉는다.
2. 시술자는 환자의 왼쪽 뒷부분에 선다.
3. 환자는 오른손을 목뒤에 두고 왼손으로는 오른손 팔꿈치를 잡는다(만약 불편하지 않다면 양손을 목뒤에 위치시켜도 좋다) (그림 11.89).
4. 시술자는 왼손을 환자의 왼쪽 위팔 꼭대기 부분 위로 통과시킨 후 환자의 오른쪽 윗부분을 잡도록 한다.
5. 시술자는 L2와 L3 가시 돌기 사이공간에 오른쪽 엄지두덩 혹은 손바닥 중심선을 위치시킨다(그림 11.90).
6. 환자는 충분히 이완하여야 하며, 시술자는 L2에서 움직임이 촉진될 때까지 환자를 약간 앞쪽으로 굴곡시키고 왼쪽으로 측방 굴곡시킨다.

7. 깊게 숨을 들이쉰 후 숨을 내쉴 때 환자는 약간 굴곡되고 왼쪽으로 측방 굴곡 상태를 유지하면서 왼쪽으로 회전된 자세를 취한다(그림 11.91).

8. 환자가 이완되고 긴장이 풀어졌을 때 시술자는 오른손으로 L3를 고정시키면서 왼손으로 환자가 더 왼쪽으로 회전되도록 살짝 끌어당긴다(하얀 화살표) (이것은 L3에 대하여 L2를 왼쪽으로 회전시킨 것이다) (그림 11.92).

9. 이 기법의 효과는 기능장애 분절 높이에서 분절 사이 움직임을 재평가함으로써 측정할 수 있다.

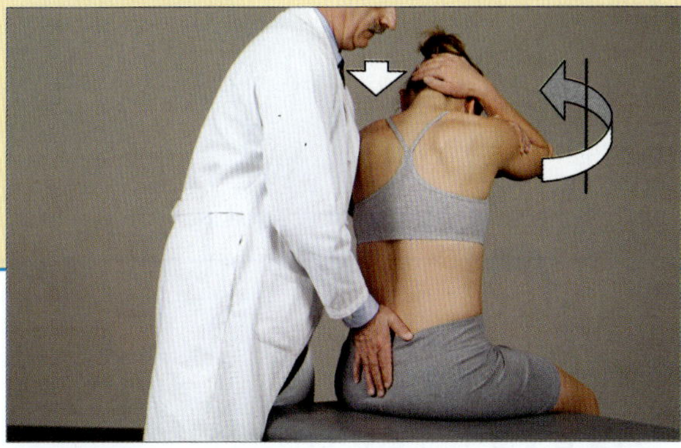

그림 11.91 6~7단계

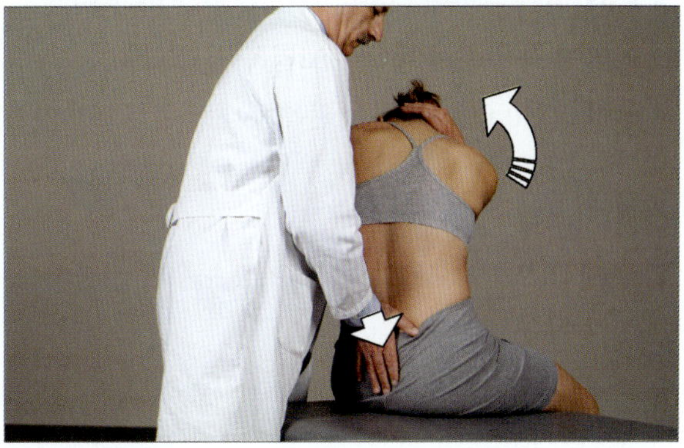

그림 11.92 8단계

엉덩부위PELVIC REGION

왼쪽 볼기 기능장애 옆으로 누운 자세

Left Posterior Innominate Dysfunction, Lateral Recumbent

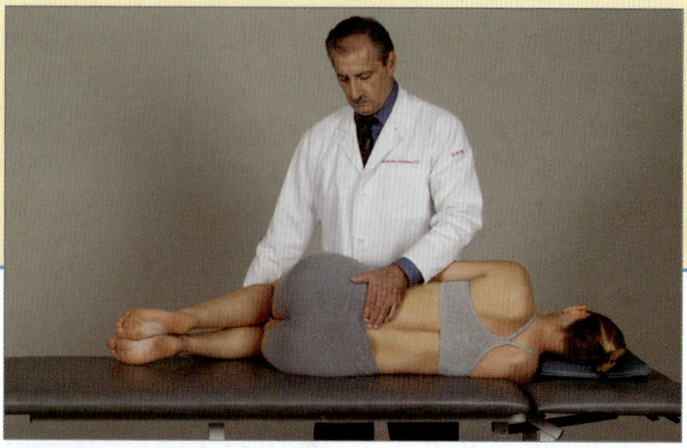

그림 11.93 1~3단계

진단

- **기립 굴곡 검사**: 양성(왼쪽 PSIS 상승)
- 왼쪽 엉치엉덩관절의 수동 움직임 부족
- **ASIS**: 왼쪽 부분에 대하여 머리쪽(약간 바깥쪽)
- **PSIS**: 왼쪽 부분에 대하여 꼬리쪽(약간 안쪽)
- **엉치 고랑**(sacral sulcus): 왼쪽에 대하여 깊으며 앞쪽

기법

1. 환자는 오른쪽으로 하여 옆으로 누우며 시술자는 환자와 마주 보고 선다.
2. 시술자의 왼손은 환자 L5와 S1 사이의 가시 돌기를 촉진한다.
3. 시술자는 오른손으로 L5와 S1의 가시 돌기가 분리될 때까지 환자의 무릎을 굴곡시킨다(그림 11.93).
4. 시술자는 이 자세에서 왼쪽 다리가 유지되도록 하며, 환자에게 오른쪽 다리를 곧게 펴도록 지시한다. 그리고 왼발이 오른쪽 다리 오금(popliteal fossa) 바로 아래쪽에 위치되도록 한다.
5. 시술자는 왼손으로 환자의 왼쪽 팔오금 부위를 잡으며 아래팔은 환자의 왼쪽 어깨 앞부분에 놓는다(그림 11.94).
6. 다음 기법중의 하나를 사용한다:
   a. 오른손 사용. 시술자는 네 번째와 다섯 번째 손가락으로 왼쪽 뒤 엉치뼈 능선(posterior iliac crest)을 에워싸면서 왼쪽 PSIS 위에 새끼두덩을 위치시킨다(그림 11.95).

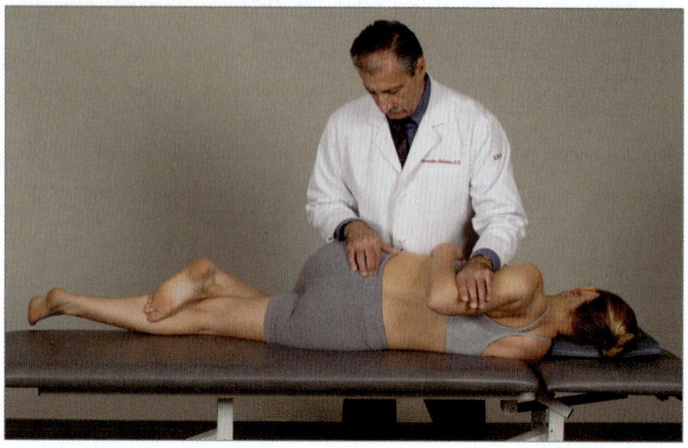

그림 11.94 4~5단계

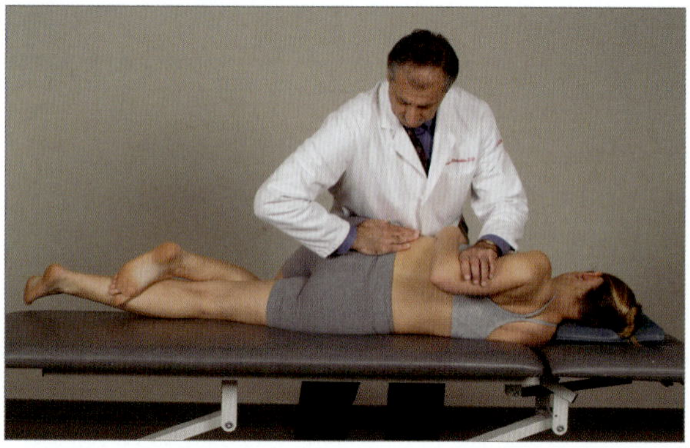

그림 11.95 6a단계

b. 오른손 사용. 시술자는 왼쪽 PSIS와 왼쪽 뒤 엉치뼈 능선 위에 아래팔의 배쪽(ventral) 면을 위치시킨다(그림 11.96).

c. 시술자는 환자의 어깨 높이에서 환자의 골반을 마주보고 선 후에 오른쪽 아래팔을 왼쪽 PSIS와 왼쪽 뒤 엉치뼈 능선 위에 위치시킨다(그림 11.97).

7. 시술자는 환자의 왼쪽 어깨를 부드럽게 뒤로 밀고 동시에 골반을 앞쪽으로 구르도록 하여 서로 반대 방향으로의 축성 회전이 일어나도록 유도한다.

8. 환자가 이완되고 긴장이 풀어졌을 때 시술자는 오른 손 혹은 아래팔을 사용하여 환자의 배꼽 방향으로 충격을 준다(하얀 화살표, 그림 11.98).

9. 이 기법의 효과는 왼쪽 엉치엉덩관절의 움직임을 재평가하여 알아볼 수 있다.

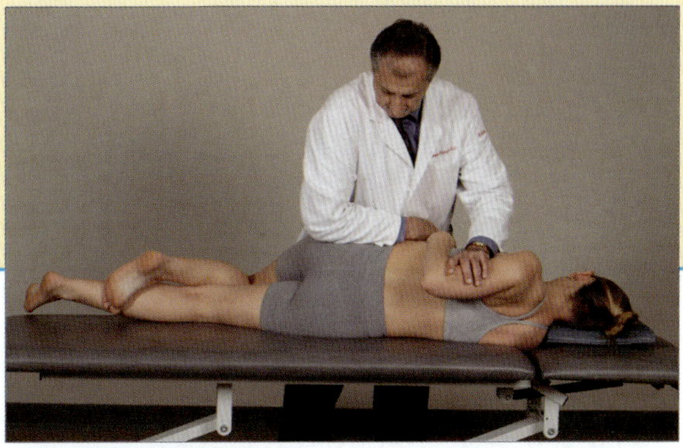

그림 11.96 6b단계

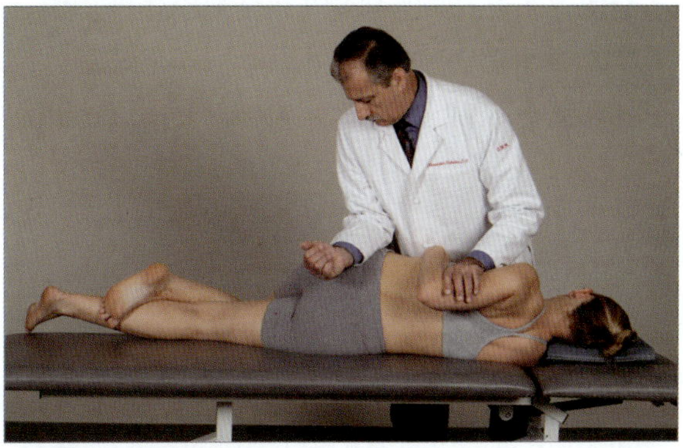

그림 11.97 6c단계

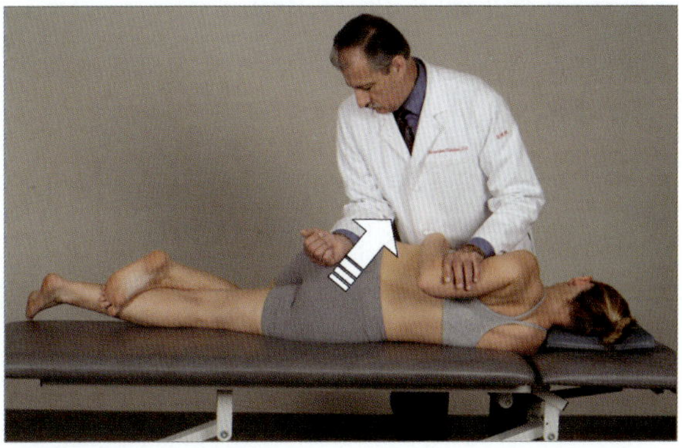

그림 11.98 7~8단계

엉덩부위PELVIC REGION

오른쪽 뒤 볼기 기능장애 바로 누운 자세에서 다리를 끌어 당겨 시행하는 기법

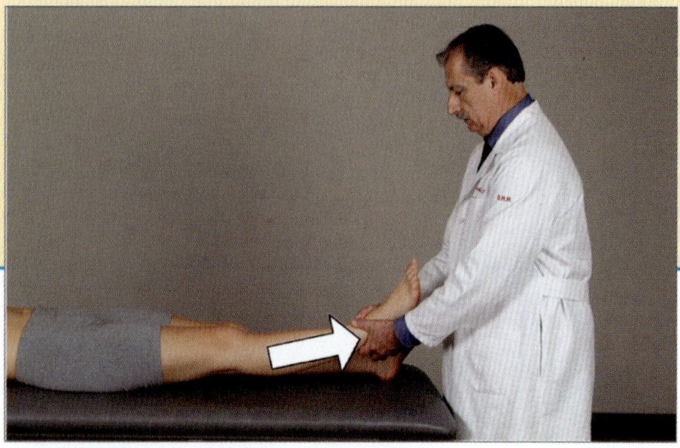

그림 11.99 1~3단계

진단

- **기립 굴곡 검사**: 양성(오른쪽 PSIS 상승)
- 오른쪽 엉치엉덩관절의 수동 움직임 부족
- **ASIS**: 오른쪽 부분에 대하여 머리쪽(약간 바깥쪽)
- **PSIS**: 오른쪽 부분에 대하여 꼬리쪽(약간 안쪽)
- **엉치 고랑**(sacral sulcus): 오른쪽에 대하여 깊으며 앞쪽

기법

1. 환자는 바로 누우며, 시술자는 발 부분에 선다.
2. 시술자는 환자의 오른쪽 발목을 잡는다.
3. 시술자는 환자의 오른쪽 다리를 30도 이하로 들어 올리며, 발쪽으로의 견인을 적용한다(하얀 화살표, 그림 11. 99).
   a. 때때로 10~20도 가량 테이블 측면에서 약간 떨어지도록 하는 것이 좋다(그림 11.100).
4. 이러한 견인을 환자가 3~5회 가량 천천히 호흡하는 동안 유지시킨다.
5. 마지막 호흡의 끝부분에서 시술자는 견인 방향으로 추력을 준다(하얀 화살표 방향, 그림 11.101).
6. 이 기법의 효과는 오른쪽 엉치엉덩관절의 움직임을 재평가하여 알아볼 수 있다.

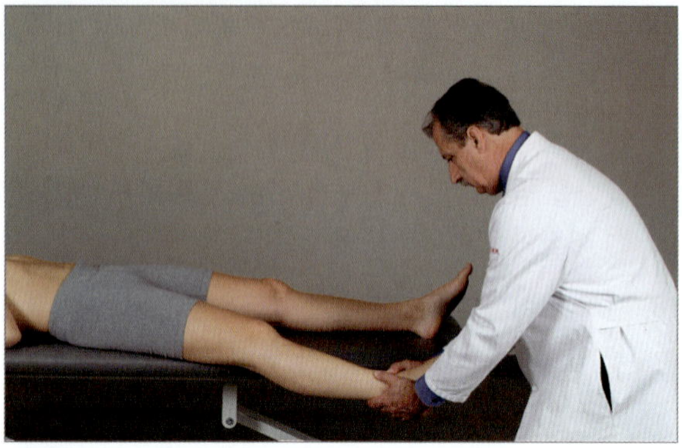

그림 11.100 3a단계

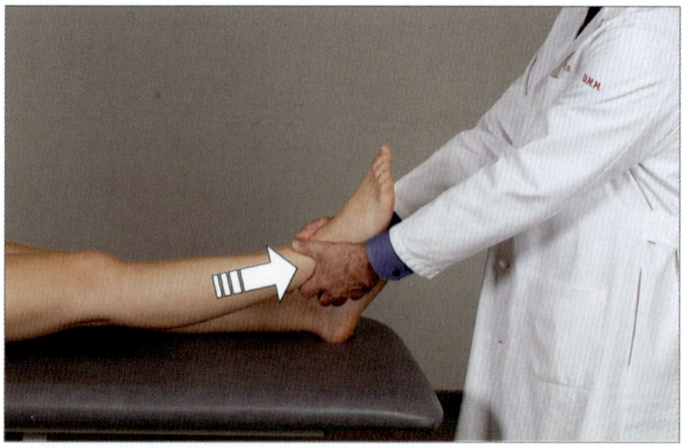

그림 11.101 5단계

엉덩부위PELVIC REGION

왼쪽 뒤 볼기 기능장애 바로 누운 자세 지렛점

Left Posterior Innominate Dysfunction, Supine Fulcrum

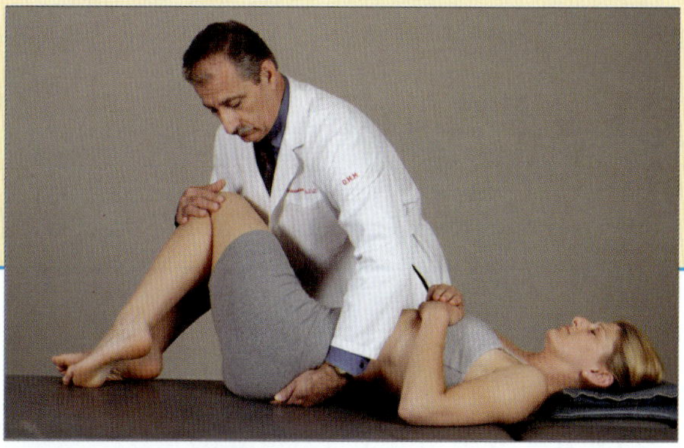

그림 11.102 1~4단계

진단

- **기립 굴곡 검사**: 양성(왼쪽 PSIS 상승)
- 왼쪽 엉치엉덩관절의 수동 움직임 부족
- **ASIS**: 왼쪽 부분에 대하여 머리쪽(약간 바깥쪽)
- **PSIS**: 왼쪽 부분에 대하여 꼬리쪽(약간 안쪽)
- **엉치 고랑**(sacral sulcus): 왼쪽에 대하여 깊으며 앞쪽

기법

1. 환자는 바로 누우며, 시술자는 환자의 오른쪽 부분에 선다.
2. 시술자는 환자의 무릎과 엉덩 관절을 굴곡시킨다.
3. 시술자는 환자의 다리를 시술자 쪽으로 돌린다.
4. 시술자는 볼기 움직임에 대한 지렛점 역할을 하도록 왼손의 엄지 두덩을 환자의 왼쪽 PSIS 아래에 둔다(그림 11.102).
5. 시술자는 지렛점 위에 직접적으로 환자의 체중을 두면서 왼쪽 PSIS에 대해 환자를 굴린다(하얀 화살표, 그림 11.103).
6. 환자는 왼쪽 무릎을 뻗은 후 테이블 쪽으로 천천히 내려 왼쪽 볼기의 짧고 긴 지렛대 작용을 유발한다(하얀 화살표, 그림 11.104 & 11.105).
7. 이 기법의 효과는 왼쪽 엉치엉덩관절의 움직임을 재평가하여 알아볼 수 있다.

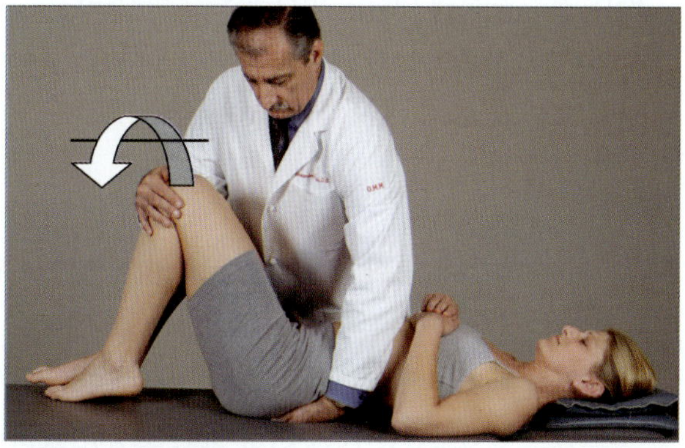

그림 11.103 5단계

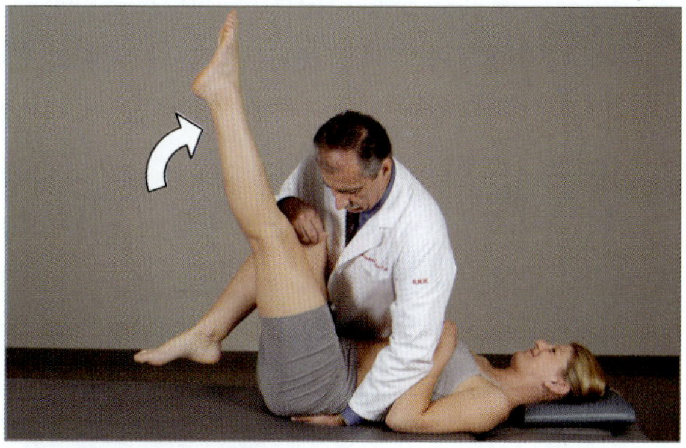

그림 11.104 5~6단계

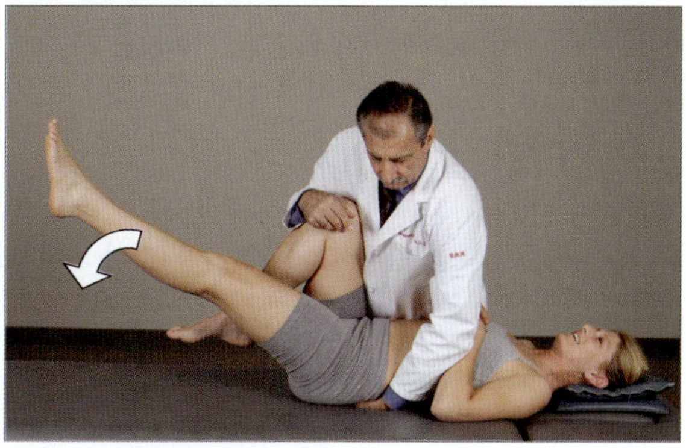

그림 11.105 6단계

엉덩부위PELVIC REGION

왼쪽 앞 볼기 기능장애 옆으로 누운 자세

Left Anterior Innominate Dysfunction, Lateral Recumbent

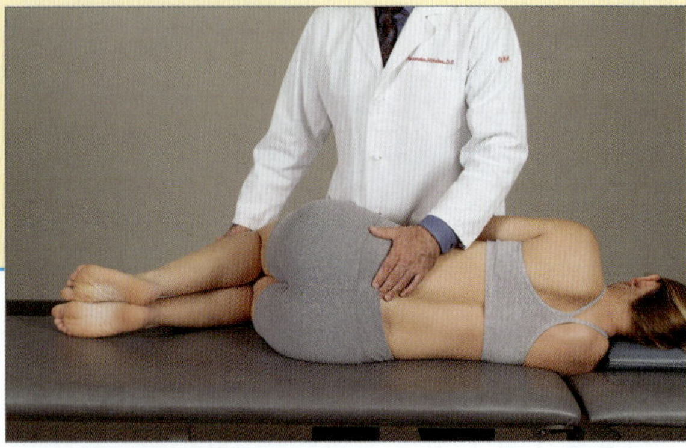

그림 11.106 1단계

진단

- **기립 굴곡 검사**: 양성(왼쪽 PSIS 상승)
- 왼쪽 엉치엉덩관절의 수동 움직임 부족
- **PSIS**: 왼쪽 부분에 대하여 머리쪽(약간 바깥쪽)
- **ASIS**: 왼쪽 부분에 대하여 꼬리쪽(약간 안쪽)
- **엉치 고랑**(sacral sulcus): 왼쪽에 대하여 뒤쪽

기법

1. 환자는 오른쪽으로 하여 옆으로 누우며 시술자는 환자와 마주 보고 선다(그림 11.106).
2. 시술자의 왼손은 환자 L5와 S1 사이의 가시 돌기를 촉진한다.
3. 시술자는 오른손으로 L5와 S1의 가시 돌기가 분리될 때까지 환자의 무릎과 엉덩 관절을 굴곡시킨다.
4. 시술자는 환자의 왼쪽 다리를 테이블 측면으로 떨어뜨려 오른쪽 다리보다 약간 더 굴곡되도록 한다. 환자의 발이 바닥에 닿게 해서는 않된다.
5. 시술자는 오른쪽 아래팔을 왼쪽 PSIS와 돌기(trochanter) 사이의 선에 위치시키며, 왼손 혹은 아래팔을 환자의 왼쪽 어깨부분에 놓는다(그림 11.107).
6. 시술자는 환자의 왼쪽 어깨를 부드럽게 뒤로 밀고 동시에 골반을 앞쪽으로 구르도록 하여 서로 반대방향으로의 축성 회전이 일어나도록 유도한다(하얀 화살표, 그림 11.108). 이러한 동작은 엉치뼈의 움직임이 왼쪽 엉치엉덩관절에서 촉진될 때까지 계속되어야 할 것이다.
7. 만약 움직임이 느껴지지 않으면, 시술자는 환자의 오른팔을 잡고 왼쪽 엉치엉덩관절에서 회전 움직임이 유도될 때까지 어깨를 앞쪽으로 끌어준다.
8. 환자가 이완되고 긴장이 풀어졌을 때 시술자는 넙다리뼈(femur)의 몸체를 따라서 충격을 준다(하얀 화살표, 그림 11.109).
9. 이 기법의 효과는 왼쪽 엉치엉덩관절의 움직임을 재평가하여 알아볼 수 있다.

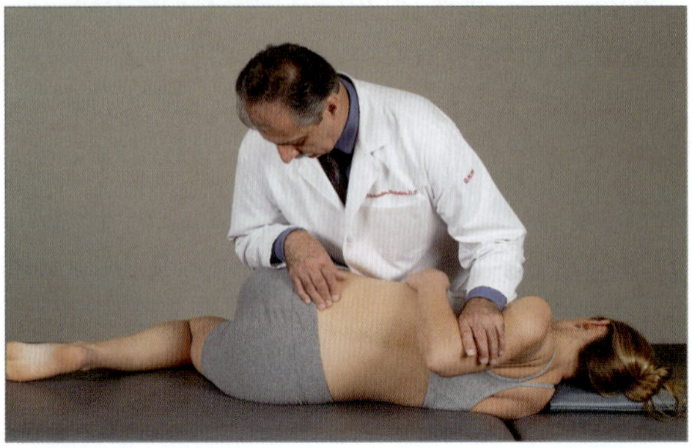

그림 11.107 2~5단계

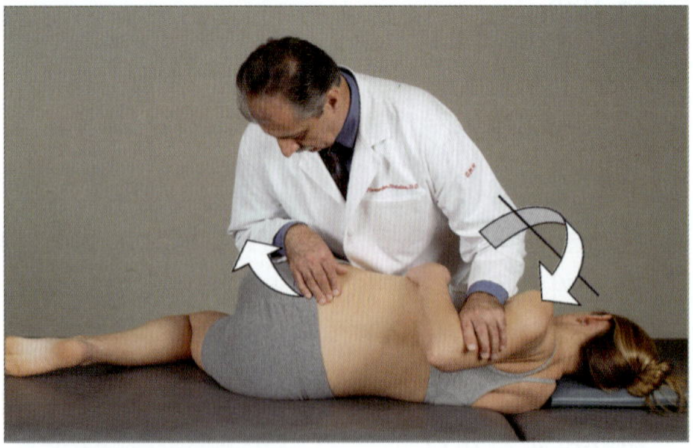

그림 11.108 6단계

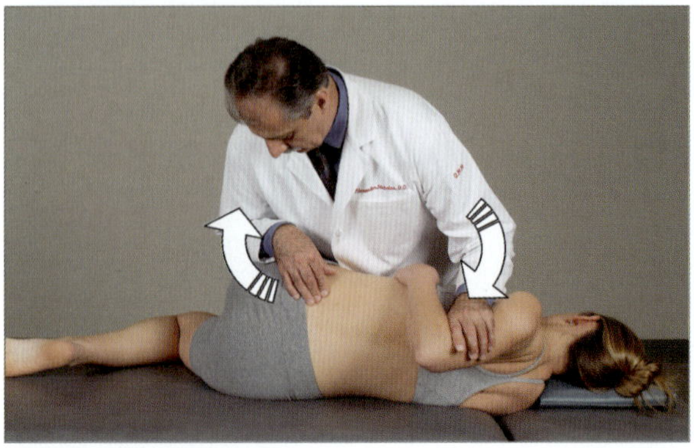

그림 11.109 7~8단계

엉덩부위PELVIC REGION

오른쪽 앞 볼기 기능장애 다리 끌어당기기

Right Anterior Innominate Dysfunction, Leg Pull

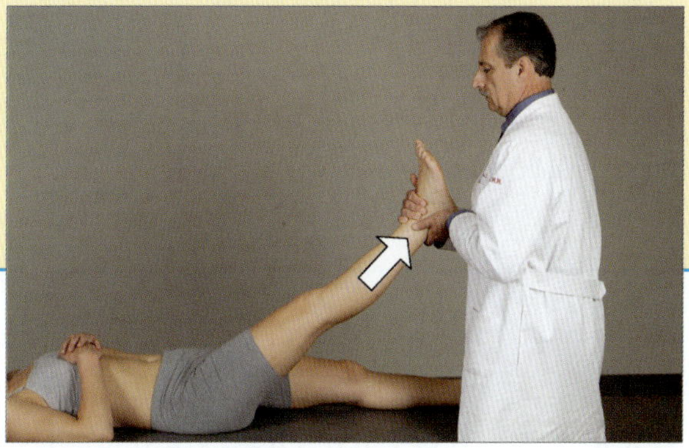

그림 11.110 1~3단계

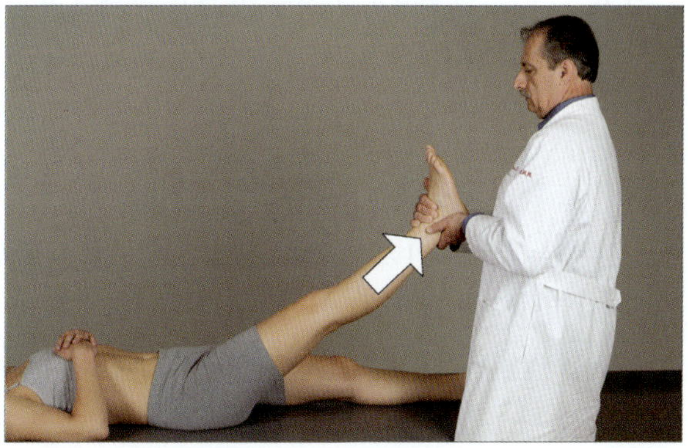

그림 11.111 4단계

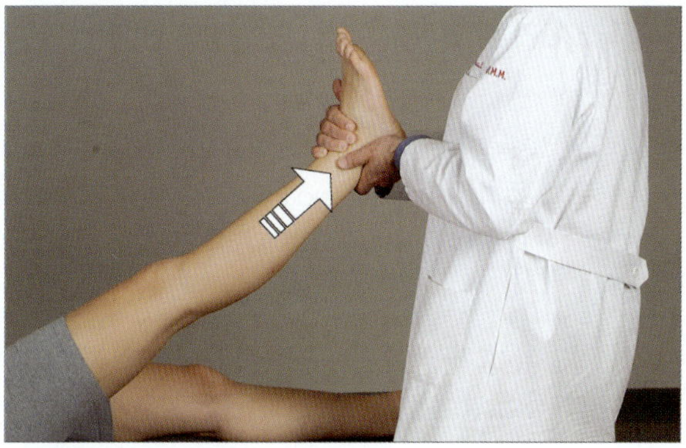

그림 11.112 5단계

진단

- **기립 굴곡 검사**: 양성(오른쪽 PSIS 상승)
- 오른쪽 엉치엉덩관절의 수동 움직임 부족
- **PSIS**: 오른쪽 부분에 대하여 머리쪽(약간 바깥쪽)
- **ASIS**: 왼쪽 부분에 대하여 꼬리쪽(약간 안쪽)
- **엉치 고랑**(sacral sulcus): 오른쪽에 대하여 뒤쪽

기법

1. 환자는 바로 누우며, 시술자는 환자의 발 부분에 선다.
2. 시술자는 환자의 오른쪽 발목을 잡는다.
3. 환자의 오른쪽 다리를 45도 이상 들어올리며 다리를 따라서 견인이 적용되도록 한다(하얀 화살표, 그림 11.110).
4. 이러한 견인을 유지하면서 환자에게 3~5회 가량 호흡하도록 한다. 각 호흡의 숨을 내쉬는 끝부분에서 견인되는 힘을 더 높인다(그림 11.111).
5. 마지막 호흡의 끝부분에 시술자는 견인 방향으로 추력을 준다(하얀 화살표, 그림 11.112).
6. 이 기법의 효과는 오른쪽 엉치엉덩관절의 움직임을 재평가하여 알아볼 수 있다.

팔부위UPPER EXTREMITY REGION

손목, 손목뼈 등쪽 기능장애

Wrist, Dorsal Carpal Dysfunction

진단

- **증상**: 손목을 완전히 신전시켰을 때 불안정성이 나타나며 손목이 불편함
- **촉진**: 손등 쪽에 돌출부가 있으며, 혹은 하나의 손목뼈에서 통증이 나타남

기법

1. 환자는 테이블에 앉으며 시술자는 환자를 마주보고 선다.
2. 시술자는 엄지손가락을 환자 손목 등쪽 면에 두면서 손목을 잡는다(그림 11.113).
3. 엄지손가락을 이용하여 등쪽에서 기능장애가 있는 손목뼈를 찾는다.
4. 전위된 손목뼈 위에 엄지손가락을 위치시키고 다른 엄지손가락을 겹쳐서 단단히 지지되도록 한다. 다른 손가락들로는 환자의 손바닥 면을 휘어 감으며 잡는다(그림 11.114).
5. 전위된 손목뼈에 대한 압박을 유지하면서 손목을 잡아채는 듯한 동작(whipping motion)을 수행한다(하얀 화살표, 그림 11.115)(이 기법에서는 관절 견인을 시행하지 않는다).
6. 이 기법의 효과는 돌출된 손목뼈와 손목의 움직임 범위를 재평가하여 알아볼 수 있다.

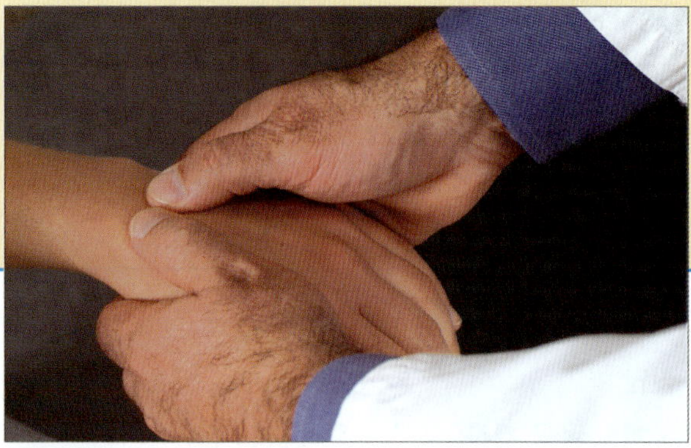

그림 11.113 1~2단계

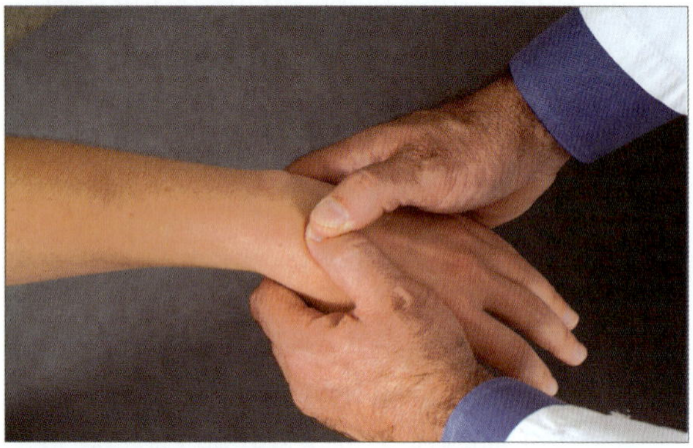

그림 11.114 3~4단계

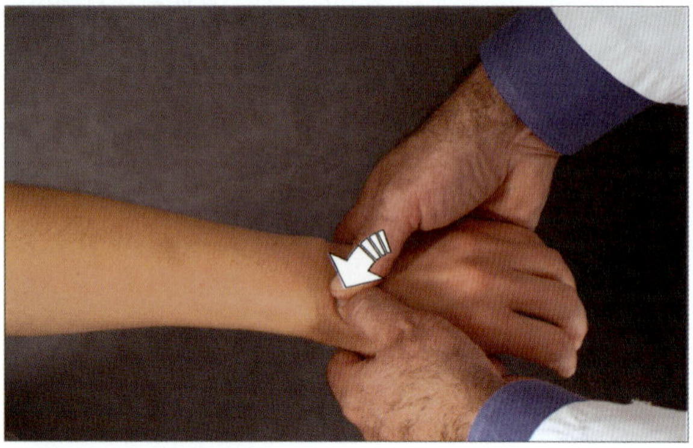

그림 11.115 5단계

팔부위 UPPER EXTREMITY REGION

팔꿈치, 굴곡 기능장애(팔꿈치의 먼쪽, 자뼈)

Elbow, Flexion Dysfunction(Distal Elbow, Ulna)

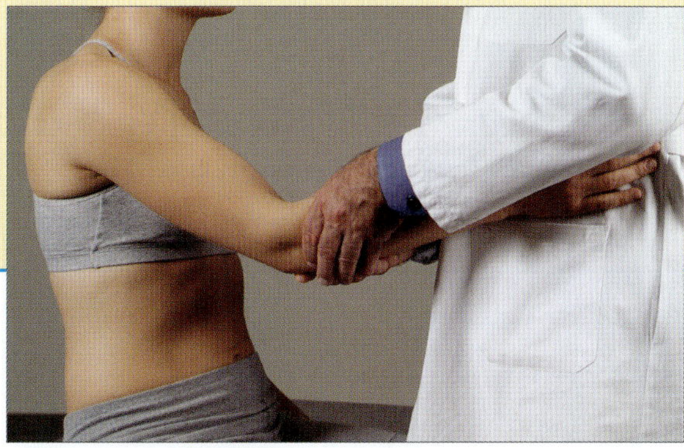

그림 11.116 1~2단계

진단

- **증상**: 팔꿈치의 불편함
- **움직임**: 팔꿈치를 완전히 펼 때 불안정이 나타남
- **촉진**: 팔꿈치가 완전히 펴졌을 때도 팔꿈치 오목(olecranon fossa)이 만져짐

기법

1. 환자는 테이블에 앉으며 시술자는 환자의 앞에 선다.
2. 시술자는 팔꿈치를 이용하여 치료해야 할 팔의 손목을 허리에 붙이도록 한다(그림 11.116).
3. 시술자는 환자의 팔오금 부위인 아래팔의 가장 윗부분에 엄지손가락을 위치시킨다.
4. 바닥을 향하여 아래쪽으로 당기면서 견인을 시행하며, 팔꿈치가 더 많이 굴곡되게 한다(하얀 화살표, 그림 11.117).
5. 어깨를 향하여 위쪽으로 팔꿈치 아래를 압박하며(하얀 화살표, 그림 11.118), 이러한 압박은 팔꿈치가 완전히 펴질 때까지 유지되도록 한다(하얀 화살표, 그림 11.119).
6. 이 기법의 효과는 팔꿈치의 움직임 범위를 재평가하여 알아볼 수 있다.

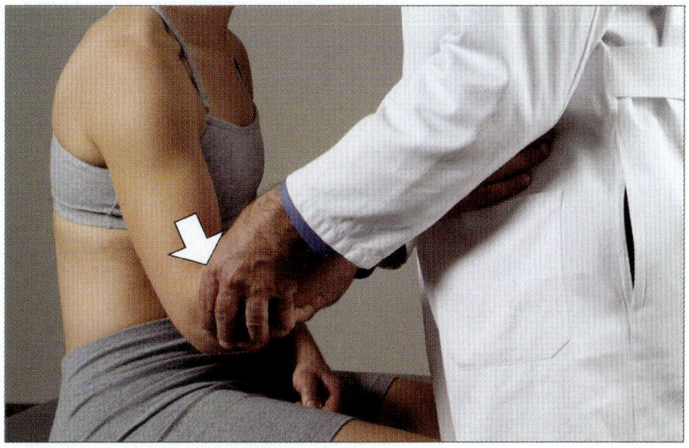

그림 11.117 3~4단계

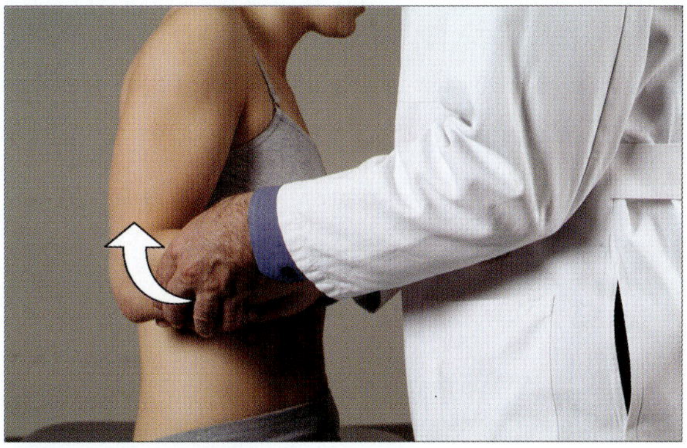

그림 11.118 5단계

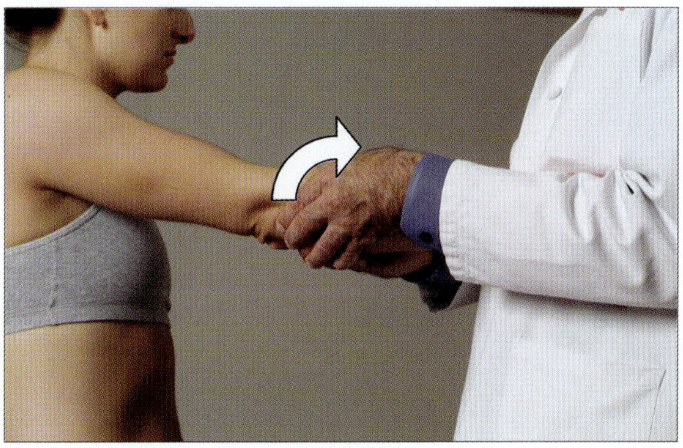

그림 11.119 5단계

팔부위UPPER EXTREMITY REGION

팔꿈치, 신전 기능장애(팔꿈치의 가까운 쪽, 자뼈)

Elbow, Extension Dysfunction(Proximal Elbow, Ulna)

진단

- **증상**: 팔꿈치의 불편함
- **움직임**: 팔꿈치를 완전히 구부릴 때 불안정이 나타남
- **촉진**: 팔꿈치가 완전히 펴졌을 때 팔꿈치 오목(olecranon fossa)이 만져지지 않음

기법

1. 환자는 테이블에 앉으며 시술자는 환자를 마주보고 선다.
2. 시술자는 팔꿈치를 이용하여 치료해야 할 팔의 손목을 허리에 붙이도록 한다.
3. 시술자는 환자의 팔오금 부위인 아래팔의 가장 윗부분에 엄지손가락을 위치시킨다(그림 11.120).
4. 시술자는 바닥을 향하여 아래쪽으로 견인을 적용하며(하얀 화살표, 그림 11.121), 동시에 환자에게 약간 견인에 대한 저항을 주도록 한다(검은 화살표, 그림 11.121~11.123). 견인 상태를 유지하면서 환자의 팔꿈치를 완전히 펴도록 한다(하얀 화살표, 그림 11.122 & 11.123).
5. 이 기법의 효과는 팔꿈치의 신전을 재평가하여 알아볼 수 있다.

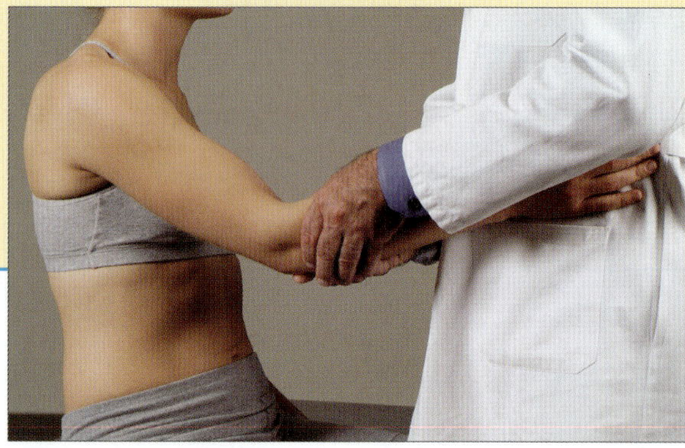

그림 11.120 1~3단계

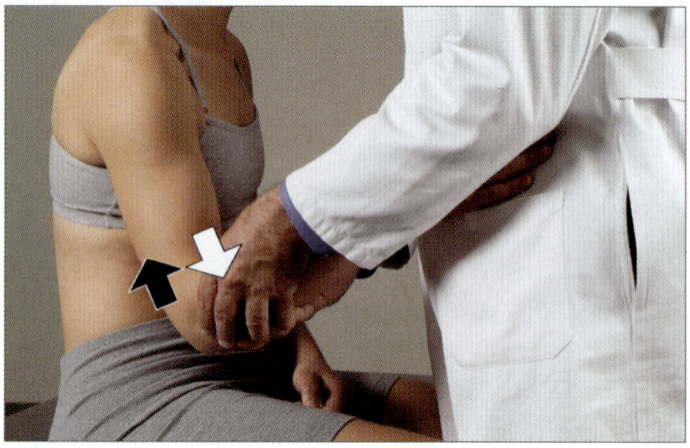

그림 11.121 4단계

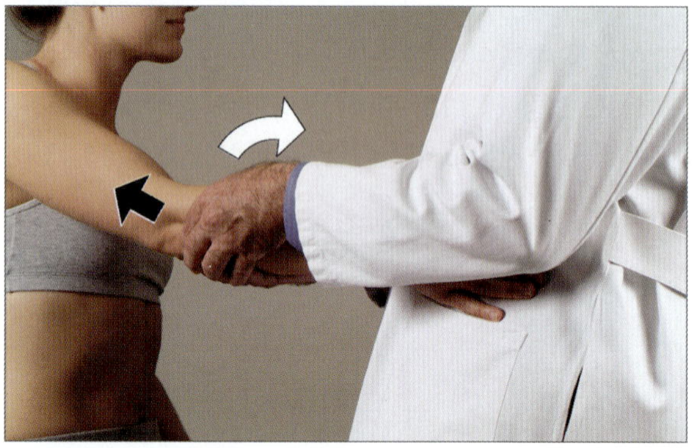

그림 11.122 4단계

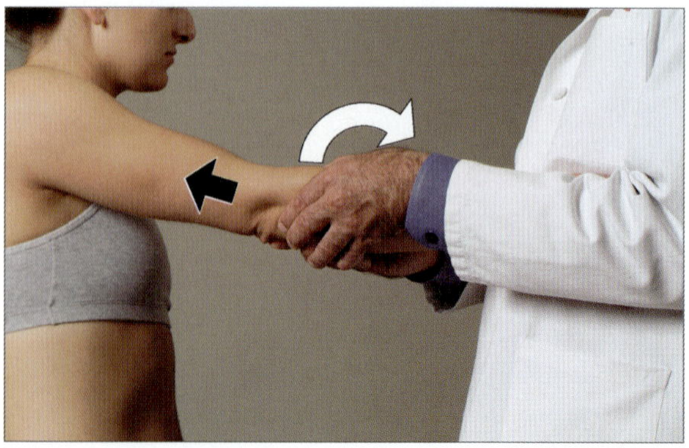

그림 11.123 4단계

팔부위 UPPER EXTREMITY REGION

팔꿈치, 노뼈 머리, 뒤침 기능장애

Elbow, Radial Head, Supination Dysfunction

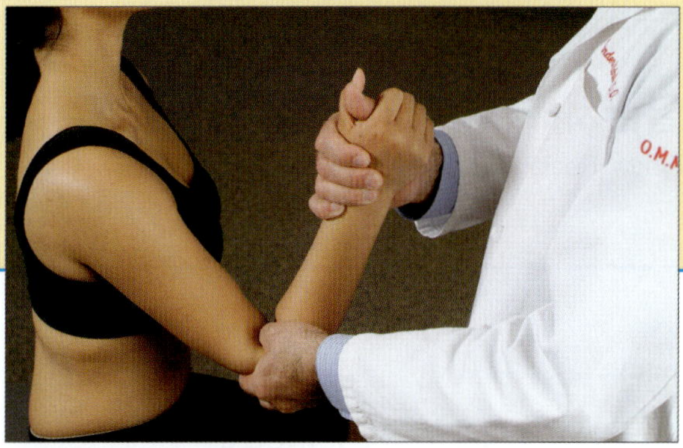

그림 11.124 1~2단계

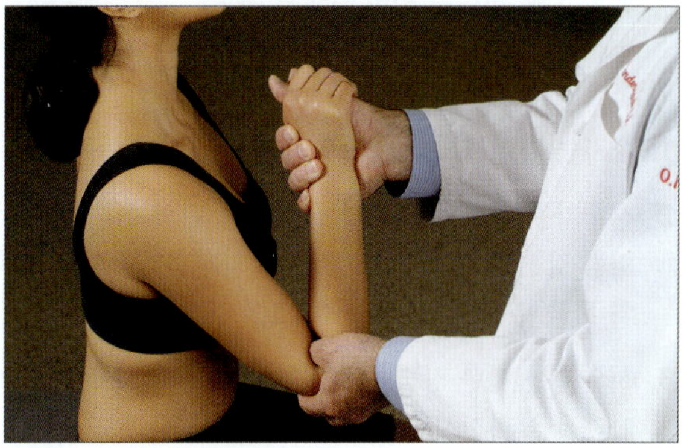

그림 11.125 3~4단계

진단

- **증상**: 노뼈 머리 부위에서의 불편함
- **움직임**: 아래팔의 수동적 엎침(pronation) 결핍
- **촉진**: 노뼈 머리의 앞쪽 돌출과 압통

기법

1. 환자는 테이블에 앉으며 시술자는 환자를 마주 보고 선다.
2. 시술자는 환자의 기능장애가 있는 팔의 손을 악수하는 것처럼 잡는다. 그리고 다른 손의 엄지손가락으로 노뼈 머리의 앞쪽 부분에 위치시킨다(그림 11.124).
3. 시술자는 제한 장벽에 도달할 때까지 엎침 상태가 되도록 아래팔을 회전시킨다.
4. 환자가 완전히 이완되었을 때 시술자는 엄지손가락으로 노뼈 머리의 앞쪽부분을 압박하면서 환자의 아래팔이 약간 구부려지고 엎치도록 한다(그림 11.125).
5. 이 기법의 효과는 아래팔의 엎침 범위를 재평가하고 노뼈 머리의 돌출 정도가 감소되었는지 만져보면 알 수 있다.

팔부위 UPPER EXTREMITY REGION

팔꿈치, 노뼈 머리, 엎침 기능장애

Elbow, Radial Head, Pronation Dysfunction

진단

- **증상**: 노뼈 머리 부위에서의 불편함
- **움직임**: 아래팔의 수동적 뒤침 결핍
- **촉진**: 노뼈 머리의 뒤쪽 돌출과 압통

기법

1. 환자는 테이블에 앉으며 시술자는 환자를 마주보고 선다.
2. 시술자는 환자의 기능장애가 있는 팔의 손을 악수하는 것처럼 잡는다. 그리고 다른 손의 엄지손가락으로 노뼈 머리의 뒤쪽 부분에 위치시킨다(그림 11.126).
3. 시술자는 제한 장벽에 도달할 때까지 뒤침 상태가 되도록 아래팔을 회전시킨다.
4. 환자가 완전히 이완되었을 때 시술자는 엄지손가락으로 노뼈 머리의 뒤쪽부분을 압박하면서 환자의 아래팔이 약간 구부려지고 뒤치도록 한다(그림 11.127).
5. 이 기법의 효과는 아래팔의 뒤침 범위를 재평가하고 노뼈 머리의 돌출 정도가 감소되었는지 만져보면 알 수 있다.

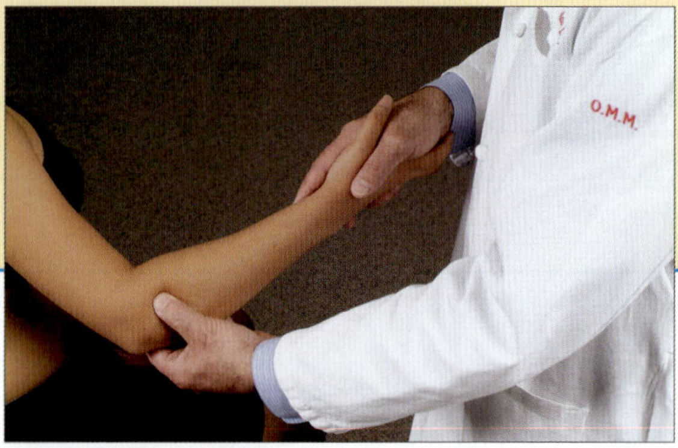

그림 11.126 1~2단계

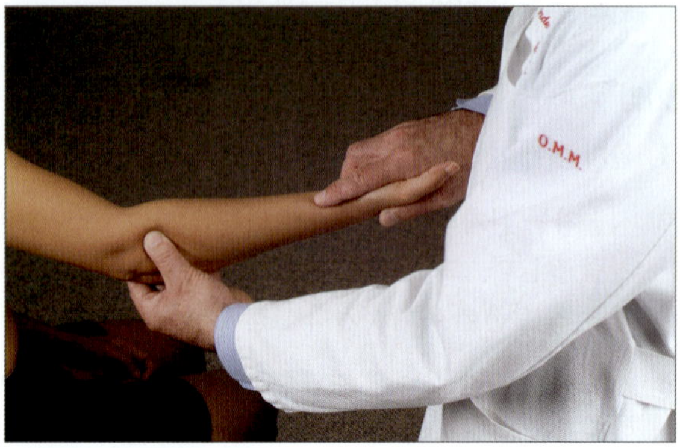

그림 11.127 3~4단계

다리부위LOWER EXTREMITY REGION

무릎: 넙다리뼈에 대한 정강뼈의 앞쪽 기능장애(정강뼈에 대한 넙다리뼈의 뒤쪽), 바로 누운 자세

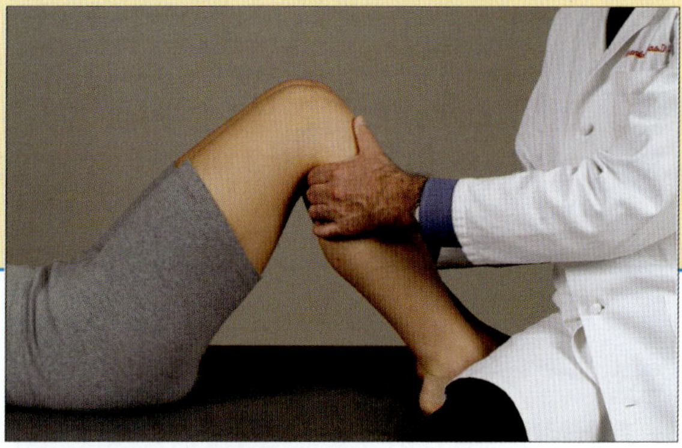

그림 11.128 1~3단계

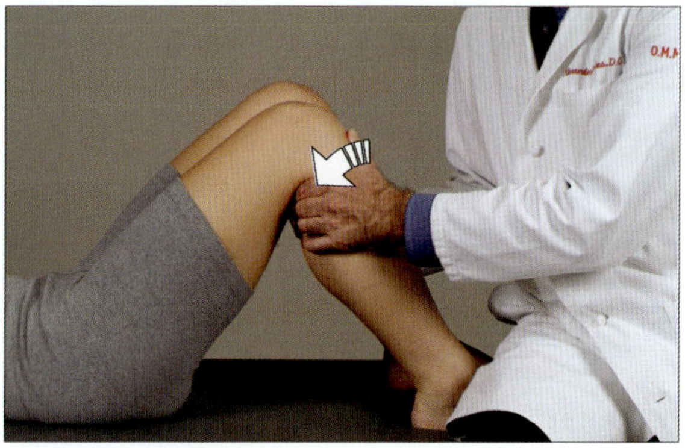

그림 11.129 4단계

진단

- **증상**: 무릎의 불편함, 무릎을 편하게 펴는 것이 어려워짐
- **움직임**: 앞쪽으로의 관절 움직임(play motion)의 소실과 함께 뒤쪽 유연성이 제한됨
- **촉진**: 정강뼈 거친면(tuberosity)의 돌출

기법

1. 환자는 테이블에 누우며, 무릎을 90도로 구부려 발바닥이 테이블에 평평하게 닿도록 한다.
2. 시술자는 테이블에 닿아 있는 환자의 발부분에 앉는다.
3. 시술자는 손가락으로 다리 주위를 감싸면서 엄지두덩을 정강뼈 고원(plateau)의 앞부분에 둔다(그림 11.128).
4. 뒤쪽으로 관절 가동술을 시행한 후 넙다리뼈의 긴 축과 평행하게 뒤쪽으로 추력을 적용한다(하얀 화살표, 그림 11.129).
5. 이 기법의 효과는 무릎의 움직임 범위뿐만 아니라 앞쪽으로의 관절 움직임 정도를 재평가해보면 알 수 있다.

다리부위 LOWER EXTREMITY REGION

무릎: 넙다리뼈에 대한 정강뼈의 앞 기능장애 (정강뼈에 대한 넙다리뼈의 뒤), 앉은 자세

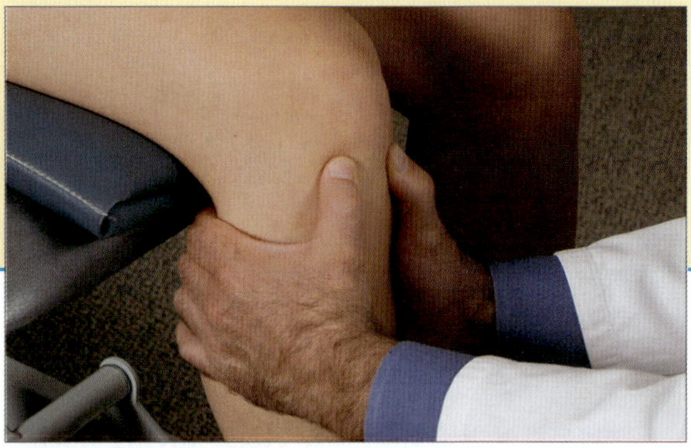

그림 11.130 1~2단계

진단

- **증상**: 무릎의 불편함, 무릎을 편하게 펴는 것이 어려워짐
- **움직임**: 앞쪽으로의 관절 움직임의 소실과 함께 뒤쪽 유연성이 제한됨
- **촉진**: 정강뼈 거친면(tuberosity)의 돌출

기법

1. 환자는 테이블에 걸터 앉으며, 충격을 흡수할 수 있도록 허벅지 아래에 작은 베개를 놓는다.
2. 시술자는 손가락으로 다리 주위를 감싸면서 엄지손가락을 정강뼈 고원의 앞부분에 위치시킨다(그림 11.130).
3. 허벅지 근육들이 완전히 이완되었는지를 확인하기 위하여 허벅지를 아래, 위로 움직여본다(그림 11.131).
4. 엄지손가락으로 후방 압박을 주면서 바닥을 향하여 아래로 곧게 추력을 준다(하얀 화살표, 그림 11.132).
5. 이 기법의 효과는 무릎의 움직임 범위뿐만 아니라 앞쪽으로의 관절 움직임 정도를 재평가해보면 알 수 있다.

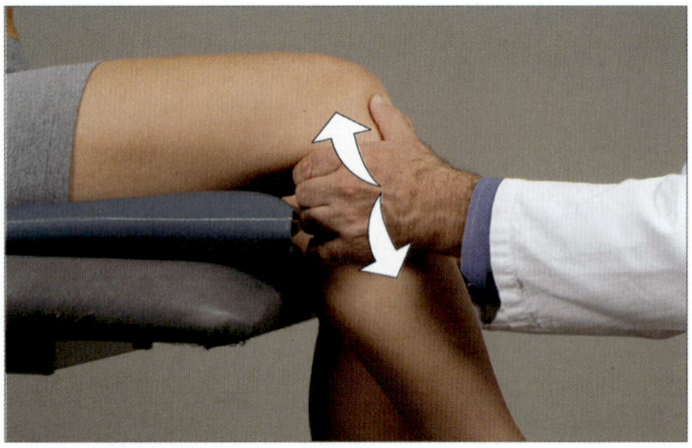

그림 11.131 3단계

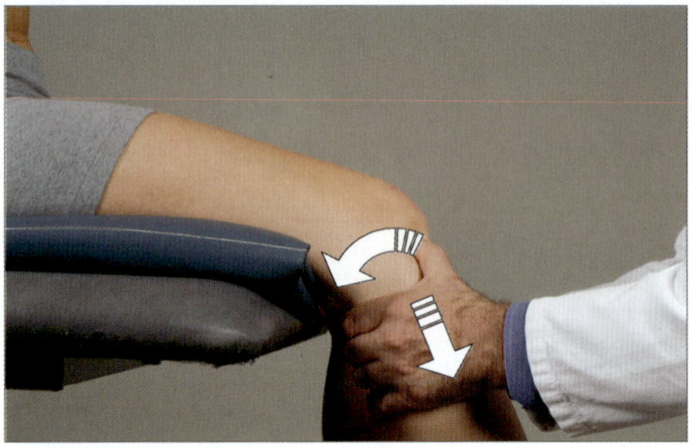

그림 11.132 4단계

다리부위LOWER EXTREMITY REGION

무릎: 넙다리뼈에 대한 정강뼈의 뒤 기능장애 (정강뼈에 대한 넙다리뼈의 앞), 엎드린 자세

진단

- **증상**: 무릎의 불편함, 무릎을 편하게 구부리는 것이 어려워짐
- **움직임**: 뒤쪽으로의 관절 움직임의 소실과 함께 앞쪽 유연성이 제한됨

기법

1. 환자는 가능한 90도까지 기능장애 무릎을 구부린 채로 엎드려 눕는다.
2. 시술자는 환자의 발등을 어깨 앞내측에 붙인 상태로 테이블의 끝부분에 앉거나 선다. 장딴지근(gastrocnemius)의 긴장도를 없애기 위하여 환자의 발은 발바닥쪽굽힘(plantar flexion) 상태로 위치되어야 한다.
3. 시술자는 손가락을 서로 교차시켜 오금 바로 아래인 정강뼈의 가까운 부위를 감싸 잡는다(그림 11.133).
4. 시술자 쪽을 향하여 양손으로 테이블과 평행하게 추력을 준다(하얀 화살표, 그림 11.134).
5. 이 기법의 효과는 무릎의 움직임 범위뿐만 아니라 뒤쪽으로의 관절 움직임 정도를 재평가해보면 알 수 있다

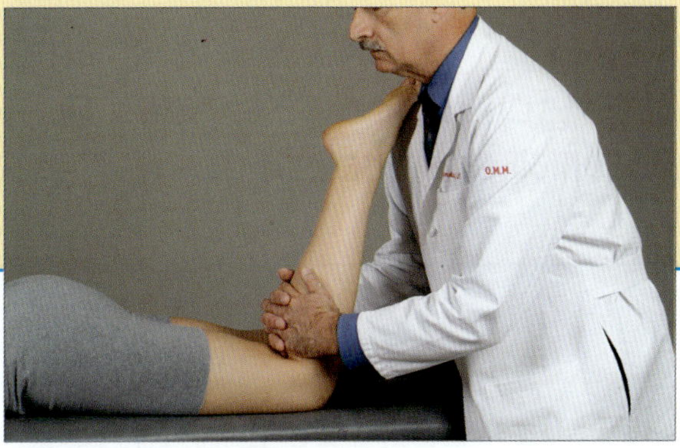

그림 11.133 1~3단계

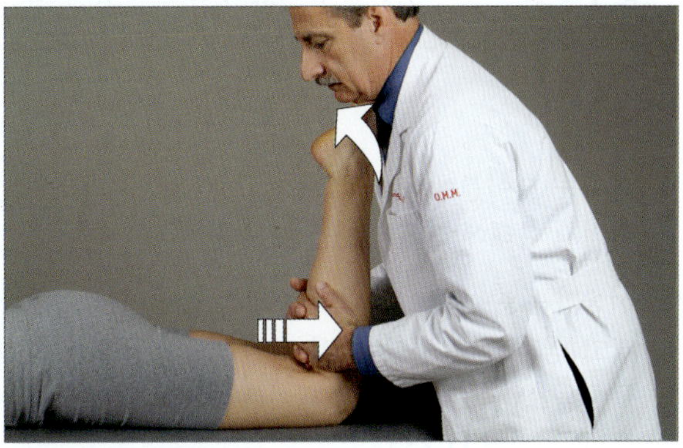

그림 11.134 4단계

다리부위 LOWER EXTREMITY REGION

무릎: 넙다리뼈에 대한 정강뼈의 뒤 기능장애 (정강뼈에 대한 넙다리뼈의 앞), 앉은 자세

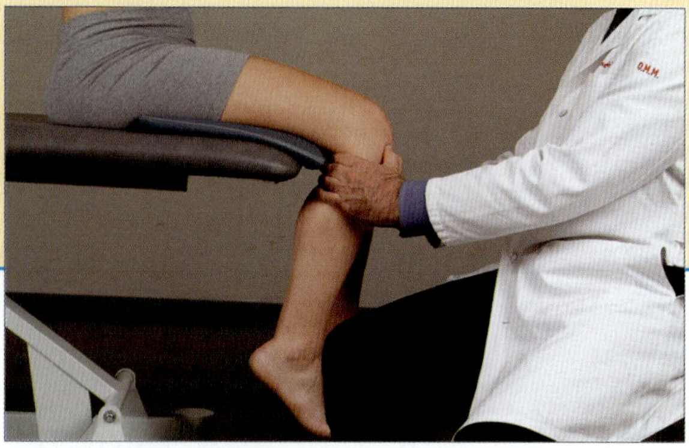

그림 11.135 1~2단계

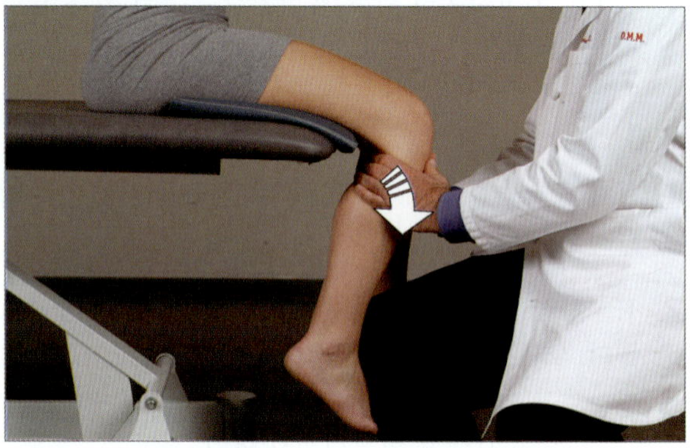

그림 11.136 3~4단계

진단

- **증상**: 무릎의 불편함, 무릎을 편하게 구부리는 것이 어려워짐
- **움직임**: 앞쪽으로의 관절 움직임의 소실과 함께 뒤쪽 유연성이 제한됨

기법

1. 환자는 테이블에 걸터 앉으며, 충격을 흡수할 수 있도록 허벅지 아래에 작은 베개를 놓는다.
2. 시술자는 손가락으로 다리 주위를 감싸면서 오금 부분을 잡고 엄지손가락을 정강뼈 고원의 앞부분에 위치시키며, 무릎을 살짝 구부려 발이 테이블 모서리 아래에 놓여지도록 한다(그림 11.135).
3. 그런 후 허벅지 근육들이 완전히 이완되었는지를 확인하기 위하여 허벅지를 아래, 위로 움직여본다.
4. 바닥을 향하여 아래로 곧게 추력을 주며(하얀 화살표, 그림 11.136), 동시에 오금을 잡고 있는 손가락을 이용하여 앞쪽으로 압박시킨다.
5. 이 기법의 효과는 무릎의 움직임 범위뿐만 아니라 앞쪽으로의 관절 움직임 정도를 재평가해보면 알 수 있다.

다리부위LOWER EXTREMITY REGION

무릎: 앞 종아리뼈 머리 기능장애

Knee: Anterior Fibular Head Dysfunction

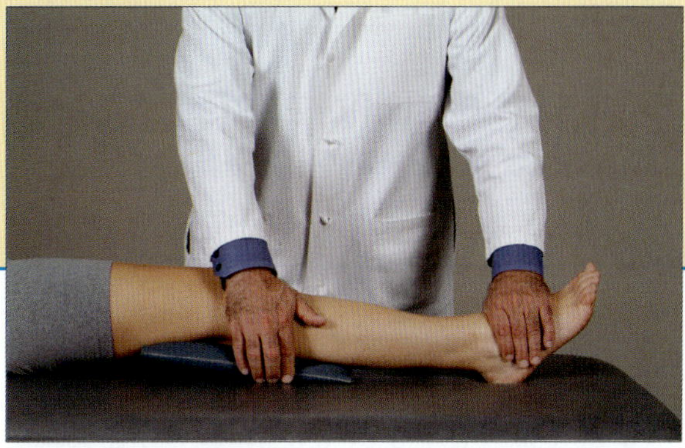

그림 11.137 1~3단계

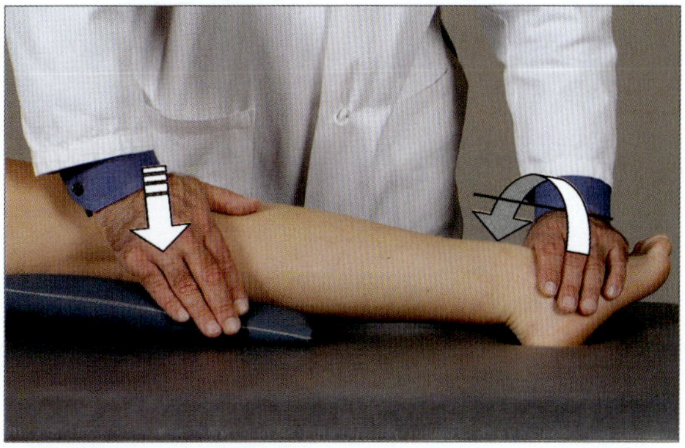

그림 11.138 4~5단계

진단

- **증상**: 종아리뼈 가까운 쪽의 압통과 함께 나타나는 다리 바깥쪽의 쓰라림과 근 경련(cramping)
- **움직임**: 종아리뼈 가까운 쪽 후방 활주가 제한되며 함께 전방활주가 증가됨
- **병력**: 대개 발목 안쪽의 염좌, 발목의 강한 발등굽힘(dorsiflexion), 젖힌 무릎(genu recurvatum) 기형으로 인하여 나타남

기법

1. 환자는 바로 누우며, 무릎이 약간 구부려지도록 기능장애가 있는 무릎 아래에 작은 베개를 놓는다.
2. 시술자는 왼손으로 종아리뼈 가까운 쪽을 더 앞으로 가져오도록 환자의 발목을 안쪽으로 회전시킨다.
3. 시술자는 오른손 손바닥 아래 부분을 종아리뼈 가까운 쪽의 앞면에 위치시킨다(그림 11.137).
4. 추력이 테이블을 향하여 뒤로 곧게 종아리뼈 머리를 통해 전해지도록 한다(점선 하얀 화살표, 그림 11.138).
5. 동시에 내회전 반대 힘을 발목에 적용한다(곡선 하얀 화살표, 그림 11.138)
6. 이 기법의 효과는 종아리뼈 가까운 쪽의 전방 활주 정도를 재평가해보면 알 수 있다.

다리부위LOWER EXTREMITY REGION

무릎: 뒤 종아리뼈 머리 기능장애

Knee: Posterior Fibular Head Dysfunction

진단

- **증상**: 무릎 바깥쪽 통증, 정상적으로 회복될 것으로 생각되지 않는 발목 통증
- **움직임**: 증가된 후방 활주와 감소된 전방 활주
- **촉진**: 종아리뼈 머리 부위에서의 압통; 종아리뼈 머리 부위의 뒤쪽 돌출
- **병력**: 대개 발목의 안쪽 번짐(inversion) 염좌로 인하여 나타남

기법

1. 환자는 기능장애 무릎을 90도로 구부려 놓은 상태에서 엎드려 눕는다.
2. 시술자는 기능장애 부위의 반대쪽에 선다.
3. 시술자는 오른손 두 번째 손가락 MCP를 기능장애 종아리뼈 머리 뒤쪽에 위치시키고, 무릎 뒤쪽에서 손으로 쐐기를 이루도록 넙다리뒤 근육(hamstring)에서 아래 각을 만들면서 새끼두덩을 위치시킨다.
4. 시술자는 왼손으로 기능장애가 있는 쪽의 발목을 잡으며 제한성 장벽에 도달할 때까지 천천히 무릎을 구부린다(그림 11.139).
5. 시술자의 손에 의해 이루어진 지렛점에 대해 종아리뼈 머리가 뒤쪽으로 지향되도록 하기 위하여 환자의 발과 다리를 바깥쪽으로 회전시킨다(하얀 화살표, 그림 11.140).
6. 시술자는 오른손으로 환자의 발과 다리를 조절하면서 무릎을 더 많이 굴곡시키는 방식으로 엉덩이를 향하여 추력을 적용한다(하얀 화살표, 그림 11.141). 그러나 시술자의 오른손으로 이루어진 쐐기 지렛점에 의해 이러한 움직임은 방해받을 수 있다.
7. 이 기법의 효과는 종아리뼈의 움직임을 재평가하고 종아리뼈의 위치가 정상적으로 회복되었는지 만져보면 알 수 있다.

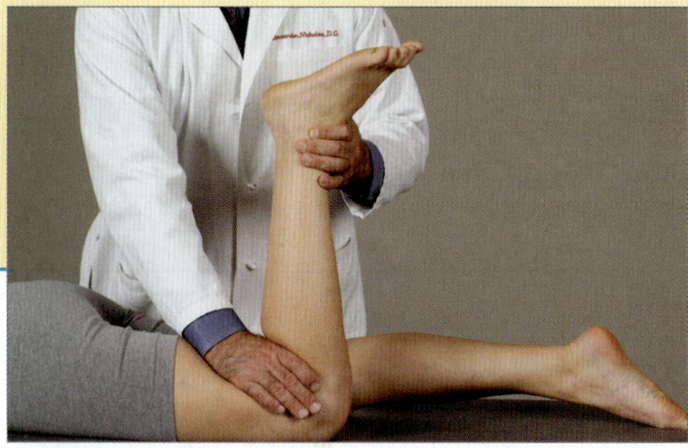

그림 11.139 1~4단계

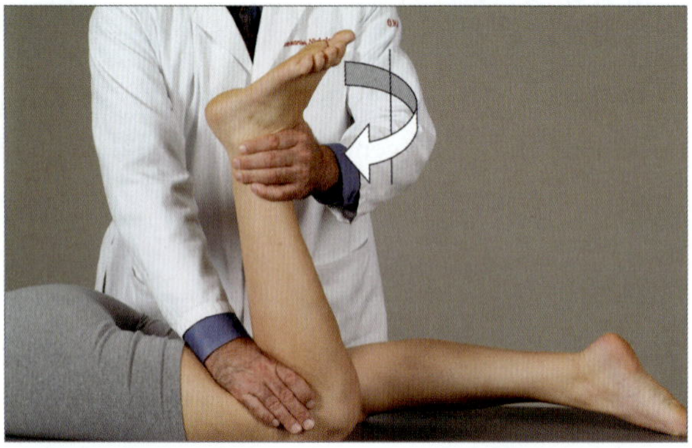

그림 11.140 5단계

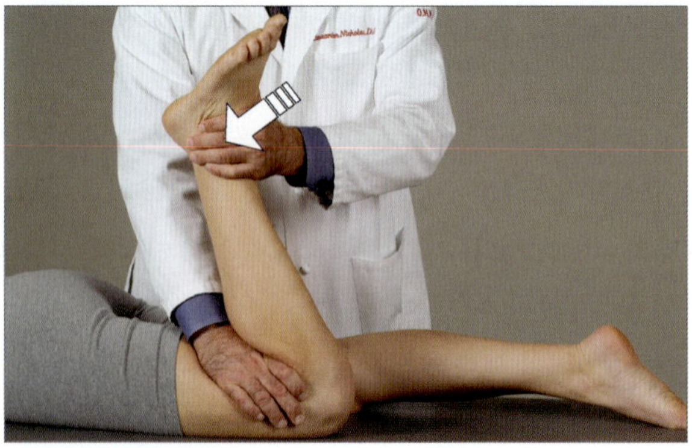

그림 11.141 6단계

다리부위 LOWER EXTREMITY REGION

무릎: 앞 안쪽 반달연골 기능장애

Knee: Anterior Medial Meniscus Dysfunction

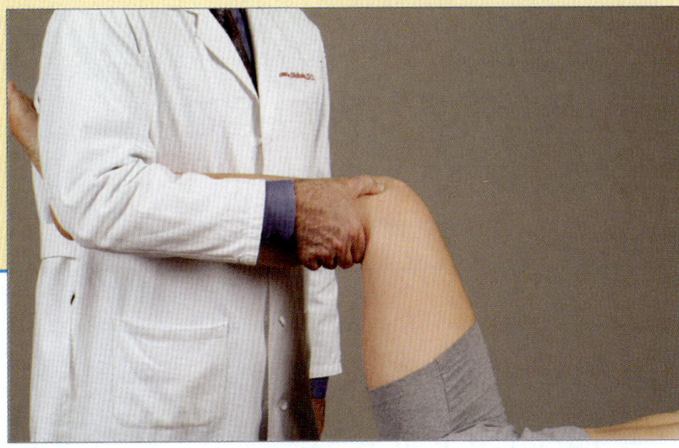

그림 11.142 1~3단계

진단

- **증상**: 무릎 안쪽에서의 불편감, 무릎을 완전히 펼 때 빨리 잠겨짐
- **신체적인 상태**: 무릎(patellar) 힘줄의 바로 안쪽에서 반달연골이 만져질 정도로 튀어나옴, MacMurray 검사에 대한 양성 반응, Apley 압박 검사에 대한 양성 반응
- **촉진**: 종아리뼈 머리 부위에서의 압통; 종아리뼈 머리 부위의 뒤쪽 돌출
- **병력**: 대개 발목의 안쪽 번짐(inversion) 염좌로 인하여 나타남

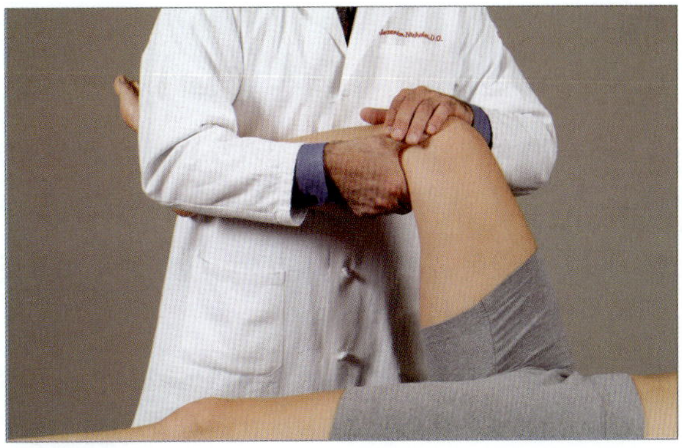

그림 11.143 4단계

기법

1. 환자는 바로 누우며, 엉덩 관절과 무릎 관절을 굴곡시킨다.
2. 시술자는 기능장애 부위쪽에 선다.
3. 시술자는 환자의 기능장애 다리의 발목을 겨드랑이와 오른쪽 흉곽 사이에 낀다(그림 11.142).
4. 시술자는 튀어나와있는 반달연골 위에 엄지손가락을 위치시킨다. 다른 손의 손가락으로 엄지손가락 위에 놓아 단단히 지지해준다. 시술자는 엄지손가락을 지지해주기 위하여 손가락의 손바닥 면을 사용하지만 무릎(patellar) 먼 쪽(distal)에 위치하여야 한다(그림 11.143).
5. 시술자는 무릎에 바깥굽은(valgus) 스트레스를 주며, 발을 바깥쪽으로 회전시킨다(그림 11.144).
6. 이 자세를 계속적으로 유지하여야 하며 안쪽 반달 연골에 엄지손가락으로 중간 정도 이상의 압박을 준다. 이 압박은 무릎을 완전히 펼 때까지 유지되어야 한다(그림 11.145).
7. 이 기법의 효과는 무릎의 움직임 범위를 재평가 해보면 알 수 있다.

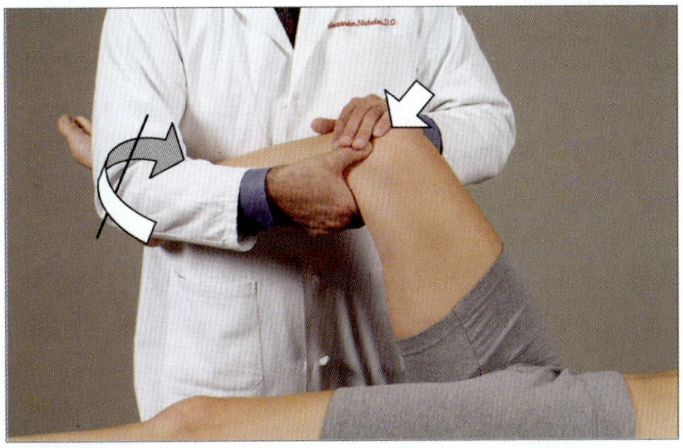

그림 11.144 5단계

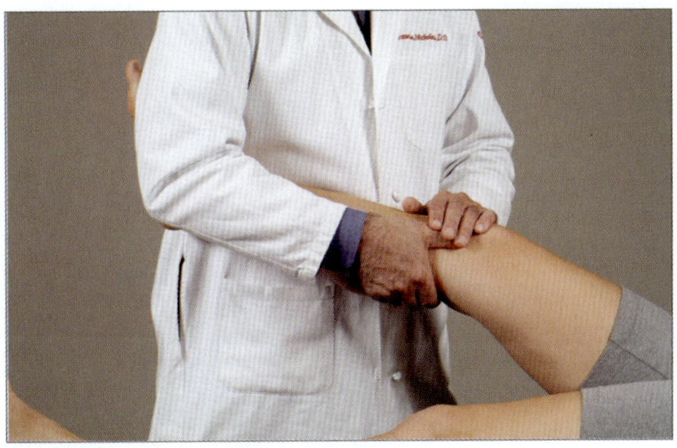

그림 11.145 6단계

다리부위 LOWER EXTREMITY REGION

발목: 목말뼈에 대한 앞 정강이뼈

Ankle: Anterior Tibia on Talus

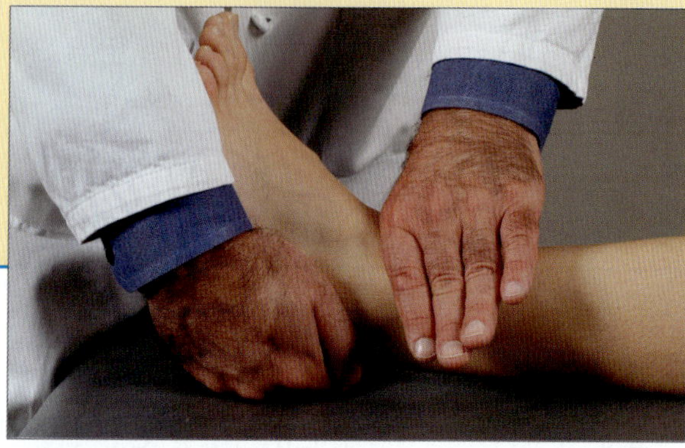

그림 11.146 1~3단계

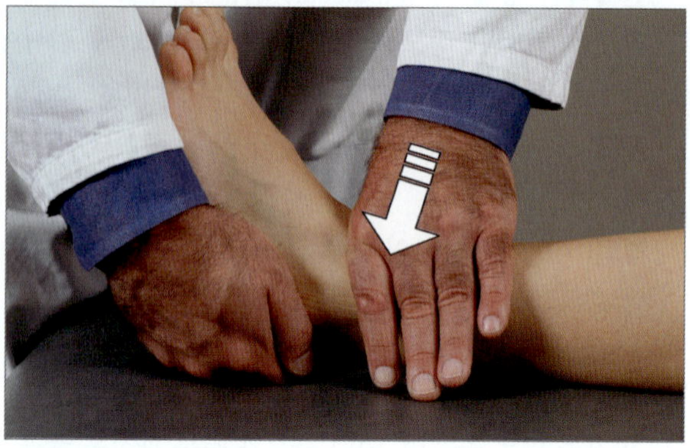

그림 11.147 4단계

진단

- **끌어당기기 검사**: 뒤 끌어당기기 검사에서의 감소된 반응과 함께 전방활주(관절 가동)의 소실

기법

1. 환자는 바로 누우며, 시술자는 환자의 발 쪽에 선다.
2. 시술자는 환자의 발을 고정시키기 위하여 손을 컵모양으로 둥글게 말아 환자의 발꿈치뼈(calcaneus)를 잡는다.
3. 시술자는 발목 가까운 쪽의 정강이 앞부분에 다른 손을 위치시킨다(그림 11.146).
4. 정강이 부분에 위치한 손을 이용하여 테이블을 향하여 아래쪽으로 곧게 추력을 준다(하얀 화살표, 그림 11.147).
5. 이 기법의 효과는 발목의 움직임 범위를 재평가 해보면 알 수 있다.

다리부위 LOWER EXTREMITY REGION

발목: 목말뼈에 대한 뒤 정강이뼈

Ankle: Posterior Tibia on Talus

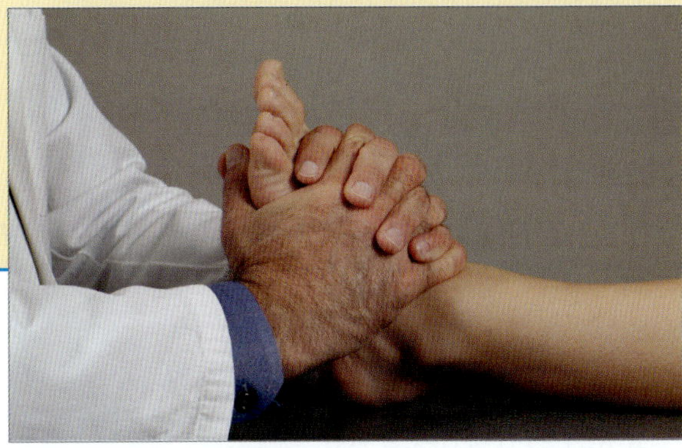

그림 11.148 1~3단계

진단

- **끌어당기기 검사**: 앞 끌어당기기 검사에서의 감소된 반응과 함께 후방활주(관절가동)의 소실

기법

1. 환자는 바로 누우며, 시술자는 환자의 발 쪽에 선다.
2. 시술자는 손가락을 발등 쪽에서 서로 교차하여 환자의 발을 둥글게 말아 쥔다.
3. 시술자는 환자의 발 앞꿈치 부분을 엄지손가락으로 압박하여 움직임 장벽에 이를 때까지 발등굽힘시킨다(그림 11.148).
4. 발등굽힘을 더 많이 만들면서 동시에 견인을 적용한다(하얀 화살표, 그림 11.149).
5. 시술자는 발등굽힘을 증가시키면서 발에 견인성 추력을 준다(하얀 화살표, 그림 11.150).
6. 이 기법의 효과는 발목의 움직임 범위를 재평가 해보면 알 수 있다.

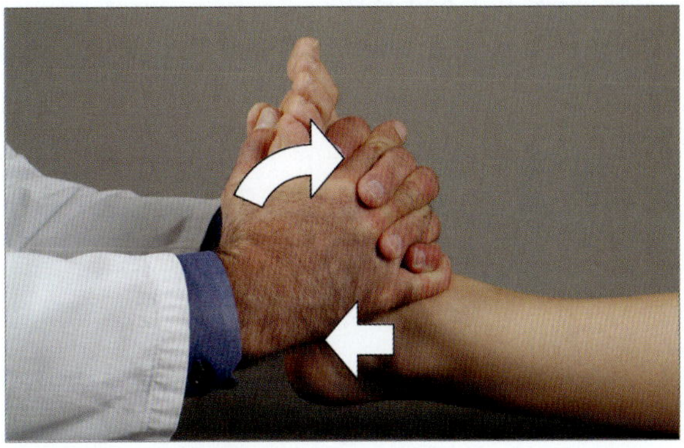

그림 11.149 4단계

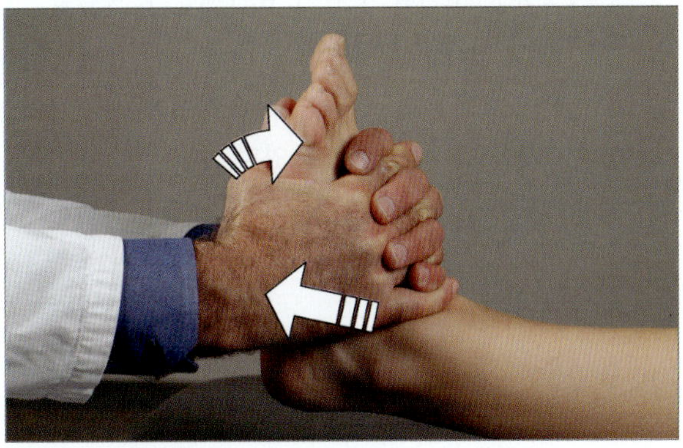

그림 11.150 5단계

다리부위 LOWER EXTREMITY REGION

발: 쐐기뼈, 발바닥 기능장애 (Hiss 박사의 잡아채기 기법)

Foot: Cuneiform, Plantar Dysfunction(Dr. Hiss's Whip Technique)

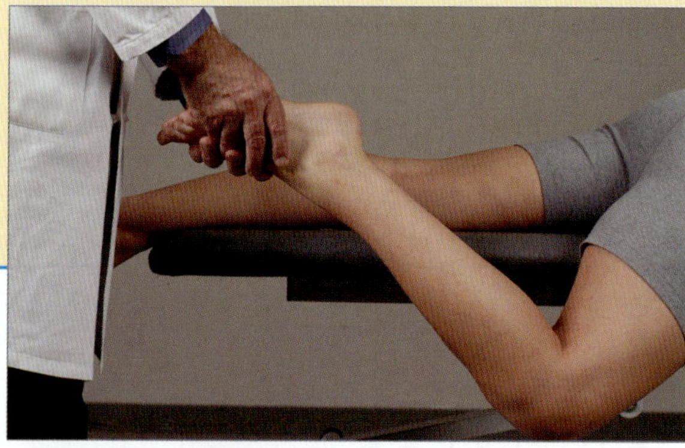

그림 11.151 1~3단계

진단

- **증상**: 발바닥에서의 불편감
- **움직임**: 긴 아치(longitudinal arch)와 발 앞부분이 뒤침에 대한 유연성이 좋지 않음
- **촉진**: 기능장애 쐐기뼈의 발바닥 부분의 예민한 돌출부

기법

1. 환자는 엎드려 누우며, 무릎을 구부려 다리가 테이블에서 떨어져 있도록 한다.
2. 시술자는 환자의 발 쪽에 선다.
3. 시술자는 환자의 돌출된 쐐기뼈 부분에 엄지손가락을 두고 환자 발을 감싸면서 잡는다(그림 11.151).
4. 엄지손가락으로 기능장애 쐐기뼈 수준에서 발바닥으로 곧게 아랫방향 추력을 주면서 잡아채는 움직임을 시행한다(하얀 화살표, 그림 11.152).
5. 이 기법의 효과는 발 앞부분의 움직임을 재평가하고 돌출된 쐐기골을 만져보면 알 수 있다.

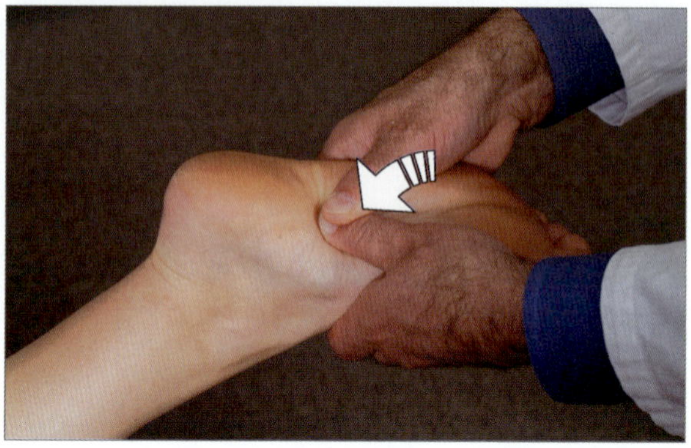

그림 11.152 4단계

다리부위 LOWER EXTREMITY REGION

발: 다섯 번째 발허리뼈 기능장애, 발바닥 붓돌기

Foot: First Metatarsal Dysfunction, Plantar Styloid

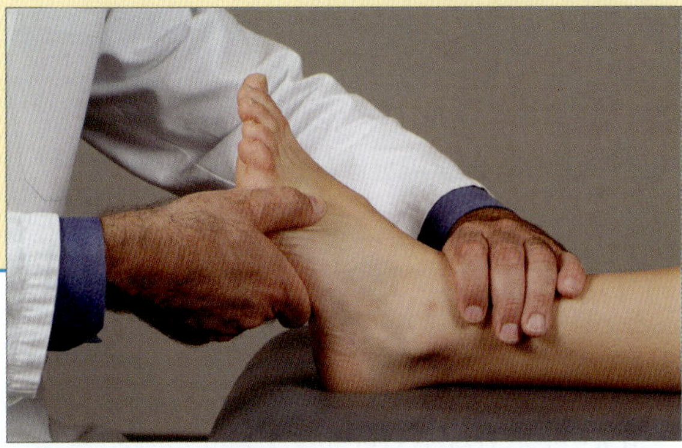

그림 11.153 1~4단계

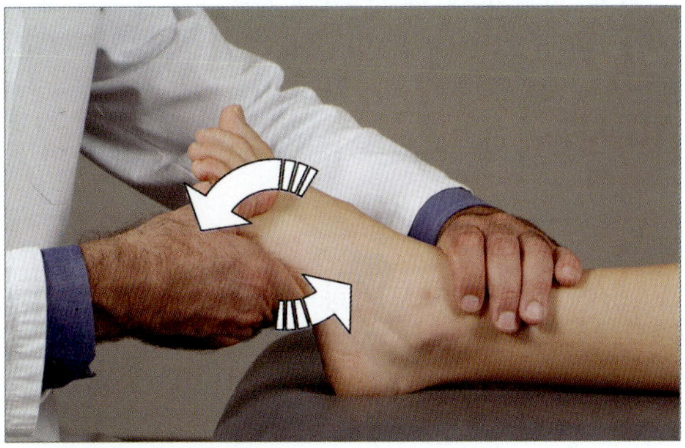

그림 11.154 5단계

진단

- **병력**: 대개 발목의 안쪽번짐 염좌로 인하여 나타남

기법

1. 환자는 엎드려 눕는다.
2. 시술자는 환자의 발 쪽에 앉는다.
3. 시술자는 다섯 번째 발허리뼈의 먼 쪽 끝부분에 엄지손가락을 위치시킨다.
4. 시술자는 붓돌기 아래 부분에 두 번째 손가락 MCP를 위치시킨다(그림 11.153).
5. 추력은 두 손가락을 이용하여 동시에 적용된다. 엄지손가락은 발바닥 쪽으로 압박을 주며 두 번째 손가락은 발등을 향하여 힘을 적용한다(하얀 화살표, 그림 11.154)
6. 이 기법의 효과는 다섯 번째 발허리뼈의 붓돌기의 위치와 압통정도를 재평가하면 알 수 있다.

다리부위 LOWER EXTREMITY REGION

발: 입방뼈, 발바닥 회전

Foot: Cuboid, Plantar Rotation

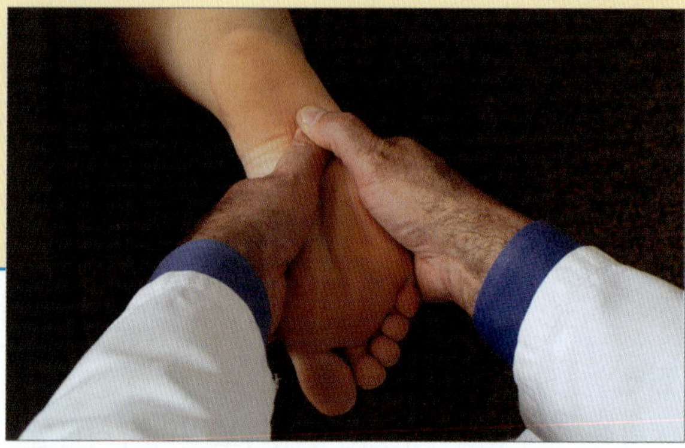

그림 11.155 1~4단계

진단

- **압통**: 다섯 번째 발허리뼈의 붓돌기 가까운 쪽 발의 바깥쪽 발바닥 면과 종아리근(peroneus) 힘줄을 부위
- **촉진**: 다섯 번째 발허리뼈의 붓돌기 먼쪽 고랑(groove)이 정상보다 더 깊음; 발 바깥쪽 발바닥 면에 대한 입방뼈 돌출
- **병력**: 대개 발목의 안쪽번짐 염좌로 인하여 나타남

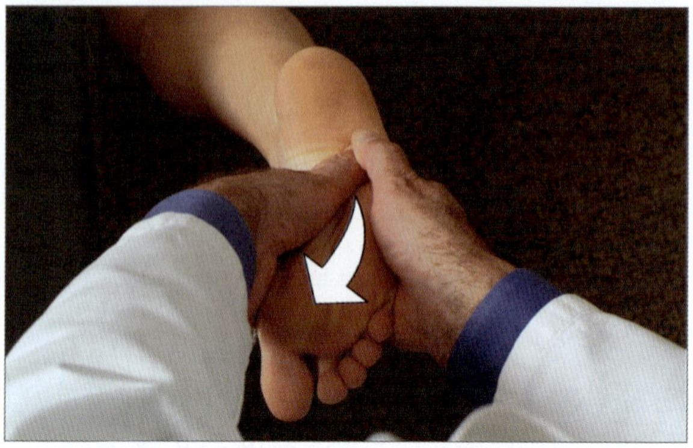

그림 11.156 5단계

기법

1. 환자는 무릎을 30도 가량 구부려 놓은 상태로 엎드려 눕는다.
2. 시술자는 환자의 발 쪽에 앉는다.
3. 시술자는 입방뼈의 발바닥쪽 돌출부인 발의 안쪽 부분에 엄지손가락을 둔다.
4. 시술자는 다른 손의 엄지손가락을 발의 바깥쪽으로 하여 안쪽의 엄지손가락을 지지해준다(그림 11.155).
5. 발 앞부분을 안쪽으로 모아(adduct) 발의 바깥쪽 면이 열려지도록 한다(그림 11.156).
6. 발의 바깥쪽 면을 향하여 잡아채는 듯한 움직임으로 추력을 준다(하얀 화살표, 그림 11.157 & 11.158).
7. 이 기법의 효과는 입방뼈의 위치와 압통 정도를 재평가하면 알 수 있다.

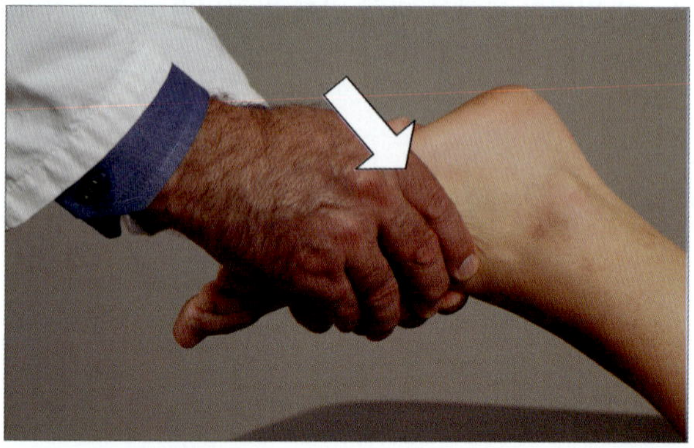

그림 11.157 6단계

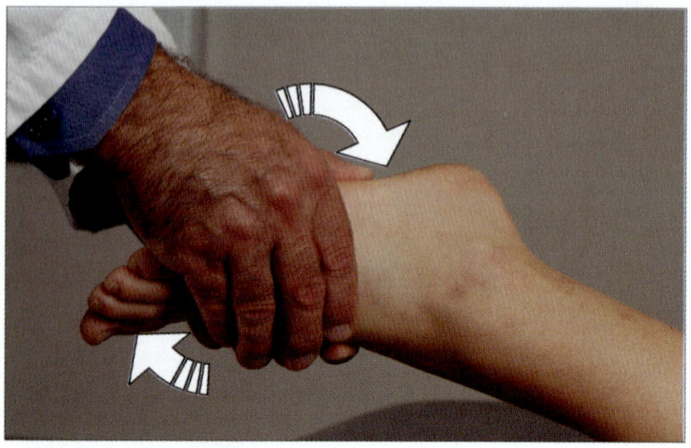

그림 11.158 6단계

REFERENCES

1. Ward R(ed). Foundations for Osteopathic Medicine. Philadelphia: Lippincott Williams & Wilkins, 2003.
2. Heilig D. The Thrust Technique. J Am Osteopath Assoc 1981;81:244-248.
3. Greenman P. Principles of Manual Medicine, 2nd ed. Baltimore: Williams & Wilkins, 1996
4. Modified with permission from Agur AMR, Dally AF. Grant' s Atlas of Anatomy, 11th ed. Baltimore: Lippincott Williams & Wilkins, 2005.

촉진 자세이완 기법

Facilitated Positional Release Techniques

12

기법의 원리 TECHNIQUE PRINCIPLES

촉진된 자세이완기법은 환자-수동적, 간접적 기법이고 근막이완, 균형 잡힌 인대의 긴장, 인대관절 스트레인 기법과 같은 다른 간접적인 정골 기법과 유사하다. 이 자세는 카운터 스트레인(counterstrain)과 스틸(still)기법을 위한 초기 간접적 자세와 아주 유사하다. 정골요법 원칙 교육 위원회(The Education Council on Osteopathic Principles, ECOP)은 촉진된 자세이완기법(FPR)을 "스탠리 슈바이츠(Stanley Schiowitz, DO.)에 의해 발전된 간접적인 근막이완 치료의 체계이며, 모든 면에서 조직과관절장력이 감소되도록 신체 구성의 부위은 중립적 자세에 놓고, 활성화하는 힘(activating force: 압박 또는 비틀림)을 더한다." 고 정의한다(1). 이 기법의 주요목적은 비정상적인 근육의 과긴장성(표층과 심층)을 낮추고 제한된 관절의 소실된 움직임을 회복시키는 것이다.

카운터 스트레인(counterstrain)기법과 더불어, 촉진된 자세이완기법(FPR)에 의해 영향을 받는 주요 신경생리학적 기전은 I-α 구심성과 I-γ 원심성 활동 사이의 관계가 고려되어진다(1-3). 만약 기능장애부위가 적절하게 위치된다면 근방추내근 섬유들(intrafusal fibers)이 정상 길이로 되돌아올 것이고, 이는 다음에 근방추외근 섬유(extrafusal fiber)의 장력을 감소시킬 것이다. 이 감소된 근방추의 장력은 I-α 구심 임펄스를 더욱 떨어뜨릴 것이고, 이로 인해 유익한 상호작용을 지속시켜 결국엔 근육이 정상길이와 긴장에 도달하도록 할 것이다(4). 이런 치료형태의 다른 유익한 측면은 유체 역학과 국소적 대사과정에 영향을 끼치는 림프와 정맥배출, 그리고 다른 생리전기학적 현상을 향상시키는 치료의 긍정적 2차적 효과에 관계되어 있을지도 모른다.

이 기법에서 자세 원칙은 간접적 치료에 기초를 한다. 따라서 의사들은 기능장애 분절, 근육 또는 다른 구조들이 움직임의 긴장이 줄거나 수월하게 되는 자세가 되도록 시도할 것이다. 이것은 슈바이츠(Schiowitz)가 척추만곡을 편평하게 하는 것(flattening)(척추 후관절이 굽힘의 시작자세와 폄의 시작자세 사이에 놓이는 것)으로 표현한 근막 또는 관절 기능장애를 중립적 자세(neutral position)에 놓이게 하는 첫 번째 시도를 행하는 것이다(3). 굽힘되거나 폄된 기능 장애에서, 초기자세는 앞뒤 척추만곡을 편평하게 하고, 기능장애 안에서 중립적인 자세를 찾는 것이다. 이 예는 type II 기능부전에서 일반적이다. type I 기능장애에서는 앞 또는 뒤 자세가 덜 요구된다.

만약, 주요 초점이 근육의 과긴장성과 긴장(tension)치료라면(x- y- z-축 진단의 우세함이 없는 경우), 과긴장된 근육을 긴장의 풀림(ease)자세에 위치하게 한다. 이것은 자세에 대한 비정상적 조직 섬유와 자세에 대한 반응을 촉진하는 것에 근거한다(3). 만약 이 기능장애 근육이 가슴부위 긴장을 전방으로 일으키고 있다면, 굽힘이 가장 예상되는 풀림(ease)자세이다. 후방 가슴부위 근육의 과긴장은 일반적으로 풀림(ease)의 신전 자세와 연관된다(2).

다른 간접적인 기법과 비교해볼때, 주된 구별 요소는 이완항진 기법(release-enhancing mechanism)이다. 이것을 디지오바나(DiGiovanna)와 슈바이츠(Schiowitz)는 촉진되는 근력(facilitating muscle force)이라고 표현한다(1, 3). 이것은 압박력일 수 있지만, 풀린 동작(motion ease)의 모든 방향 또는 근육의 긴장을 감소시키는 방향으로 행할 수 있다. 대부분 기능장애(척추와 팔다리)에서의 옆 굽힘과 돌림 성분때문에 이 기법의 자세에 시술자들은 비틀림(돌림과 결합한옆 굽힘)을 추가할 필요가 있다. 촉진력(facilitating force)으로 풀림의 적절한 제사에 도달할 때 의사들은 약간의 단속적인 용수철(진동)(on-and-off spring(rocking))힘을 추가할 수도 있다. 시술자들은 3~5초 동안 치료 자세를 유지하고, 중립적 자세(이전 치료 자세)로 환자를 되돌린다. 그리고 조직구성변화(tissue texture change), 동작제한, 비대칭, 민감성(자극 감응성)을 위한 촉지성 성격(palpatory parameter)을 이용한 기능장애 재조사를 한다.

기법의 분류 TECHNIQUE CLASSIFICATION

간접 INDIRECT

모든 간접 기법에서와 같이, 시술자들은 근막조직 긴장을 감소하는 방향이나 동작의 편안함(motion freedom)방향으로 환자를 위치시키려고 시도한다.

기법의 형태 TECHNIQUE STYLES

근막(근육 과긴장) MYOFASCIAL(MUSCLE HYPERTONICITY)

촉진된 자세이완기법(FPR)으로 과긴장 근육을 치료하기 위하여, 시술자는 치료받을 부위 또는 척추분절에서의 척주 만곡, 혹은 팔다리에서의 척주 만곡을, 관절을 향해 압박을 가하면서 편평하게 한다. 그 다음에 조직구성변화(예: 장력, 비탄력성, 물렁함)를 평가하고, 이 기능장애 성격들이 최적으로 감소될 때까지 환자의 자세를 정한다. 그 다음, 시술자는 적절한 촉진력(압박과 비틀림)을 가하고 3~5초를 유지한다. 그 후 손상부위를 중립 자세로 되돌리고 재평가한다. 기능장애의 주된 성분(근막 Vs. 관절)을 결정하기 어려울 때, 이런 스타일을 처음에 사용할 것을 추천한다.

관절(척추사이 & 마디사이 x- y- z-Axis) 기능장애 ARTICULAR (INTERVERTEBRAL AND INTERSEGMENTAL X-, Y-, Z-AXIS) DYSFUNCTION

관절기법에서 시술자는 주된 분절간 기능장애에 대해서 촉진 단서를 사용한다. 일반적인 촉진 단서들에는 조직섬유 변화, 움직임 제한, 비대칭적 움직임(대칭적으로 감소된 동작으로 나타날 수 있음), 끝 느낌이나 관절 자유 가동 성질상 변화(joint free-play qualitative change), 통증 등이 있다. 시술자들은 치료될 부위의 앞뒤 척추만곡을 편평하게 함으로 치료를 시작한다. 기능장애 부위는 모든 침범된 면에서 동작의 편안한 방향으로 위치를 취해야한다. 그 다음 시술자는 적절한 축의 촉진력(압박이나 뒤틀림)을 추가하고, 3~5초 동안 유지하고, 침범된 부위를 재평가하기 위해 중립자세로 되돌린다.

적응증 INDICATIONS

근막, 또는 관절의 체성기능장애

금기증 CONTRAINDICATIONS

1. 중간 정도에서 심한 관절 불안전성
2. 자세가 상태를 악화시킬 수 있는 척추사이 원판탈출증
3. 중간 정도에서 심한 척추사이구멍 협착증, 특히, 자세가 척추사이구멍을 더욱 협소하게 하여 증상을 악화시킬 수 있어서 치료 받을 수준에서 방사적 증상이 존재할 경우
4. 자세가 손상을 더 악화시킬 수 있는 곳의 심한 염좌 & 좌상
5. 기능장애 치료에 필요한 자세가 불가능한 특정 선천적인 기형이나 조건(예: 관절굳음증)
6. 척추바닥 부전(Vertebrobasilar insufficiency)

일반적인 고려사항과 규칙 GENERAL CONSIDERATIONS AND RULES

근막과 관절간의 기능장애를 구별할 수 있을 때 시술자는 정확한 진단을 내릴 수 있어야 한다. 앞뒤 척추만곡이 편평하게 되고, 그 후 근막장력이 최대로 감소하는 자세 또는 풀림자세를 한다. 옆 굽힘과 돌림을 결합한 압박의 촉진력을 3~5초 동안 적용하다. 용수철의 힘을 사용할 수도 있다.

간단한 규칙 SHORTHAND RULES

주요 근막 기능장애 PRIMARY MYOFASCIAL DYSFUNCTION

1. 진단내리기(조직 섬유 비정상성)
2. 근막장력을 줄이기 위해 앞뒤 척추만곡 편평하게 하기
3. 압박(compression)이나 비틀림의 촉진력 추가하기
4. 기능장애의 근막구조를 풀린(짧아지거나 이완되어진)자세로 취하기
5. 3~5초 동안 유지하고 그 후 천천히 중립으로 되돌아오는 동안 압력(pressure)을 풀기
6. 기능장애요소(조직섬유의 비정상, 자세비대칭성, 동작제한, 민감도: TART) 재평가하기

주요 관절(x- y- z- Type I과 Type II 기능장애) PRIMARY ARTICULAR (X-, Y-, Z-AXIS) TYPE I AND II DYSFUNCTION

1. 진단내리기(예: Type I or II)

2. 치료될 척추 부위의 앞뒤만곡을 편평하게 하기(폄 또는 굽힘)
3. 촉진력(압박 또는 뒤틀림) 추가하기
4. 풀리는(ease) 굽힘 또는 폄 방향으로 기능 장애 부위 이동시키기
5. 풀리는(ease) 옆 굽힘과 돌림 방향으로 기능장애 부위를 이동시키기
6. 3~5초 동안 유지한 후 천천히 중립으로 되돌리는 동안 압박을 풀기
7. 기능장애 요소 재평가(TART)

목부위 CERVICAL REGION

오른쪽: 뒤통수밑 근육 과긴장

Right: Suboccipital Muscle Hypertonicity

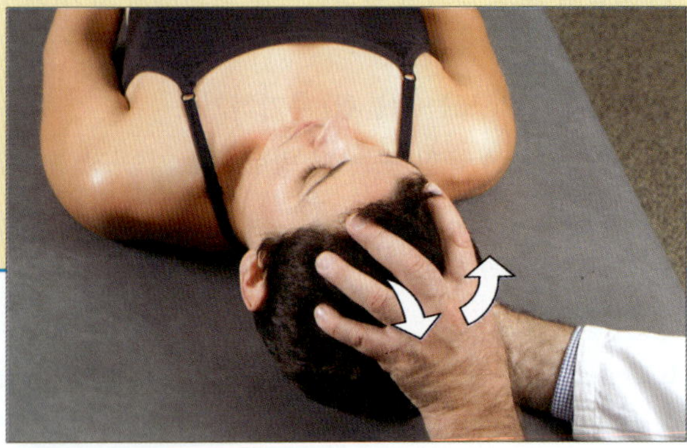

그림 12.1 1~5단계

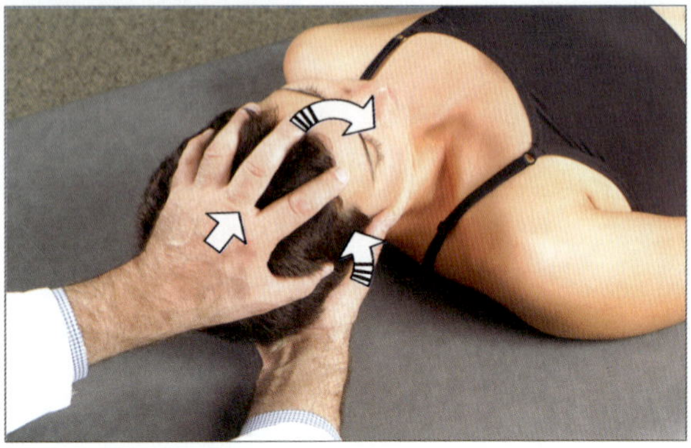

그림 12.2 1~5단계

1. 환자를 눕히고 시술자는 침대의 머리쪽에 앉는다.
2. 시술자는 오른손으로 환자의 뒤통수와 목 윗부분을 부드럽게 지지한다.
3. 시술자는 왼손을 환자의 머리에 얹고, 부드럽게 목뼈의 전후 곡선을 편평하게 함으로 중립의 위치에 가져온다(약간 굽힘).
4. 왼손으로는 부드러운 정도의(1lb 또는 그 보다 적게) 활성화된 힘으로 축성(axial) 압박을 가한다.
5. 압박을 유지하는 동안 시술자는 부드럽게 환자의 머리와 목 부위를 조직과 근육 긴장이 최대로 감소할 때까지 폄, 오른쪽 옆 굽힘, 돌림(화살표, 그림 12.1 & 12.2)을 한다.
6. 시술자는 3~5초 동안 자세를 유지한 후에 중립으로 돌아오는 동안 천천히 압박을 푼다.
7. 몇 초 안에 이완이 촉진되지 않는다면, 축성 압박을 하지 않고 3~6단계를 반복한다.
8. 시술자는 기능장애의 구성요소를 재평가한다(TART).

목부위 CERVICAL REGION

C2에서 C4 기능장애, 예: C4 FSRRR*

C2 to C4 Dysfunction Example: C4 FSRRR*

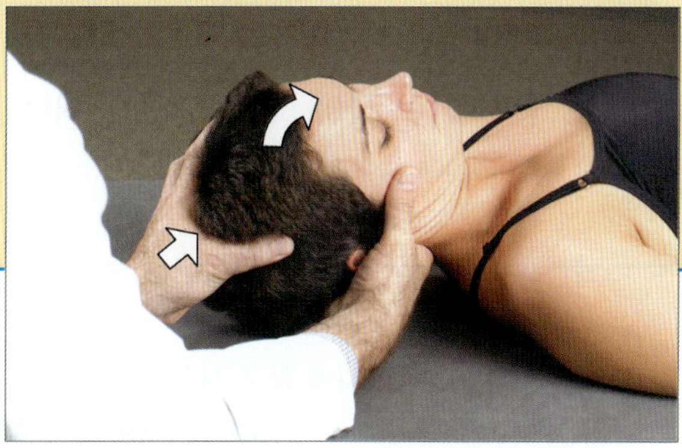

그림 12.3 1~5단계

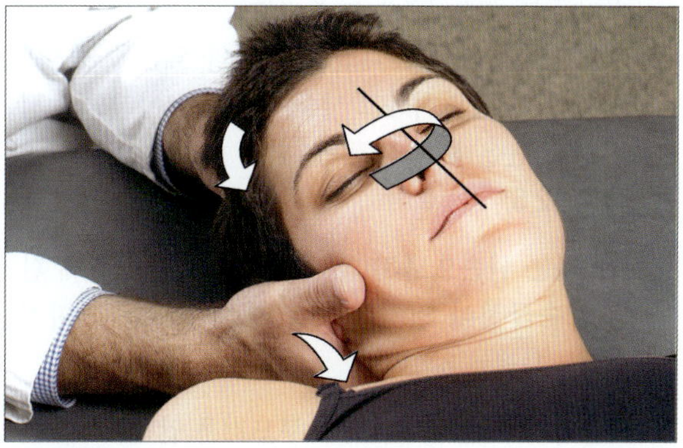

그림 12.4 1~5단계

1. 환자를 눕히고 시술자는 침대의 머리 쪽에 앉는다.
2. 시술자는 오른손으로 환자의 목 부위를 부드럽게 지지한다.
3. 시술자는 왼손을 환자의 머리에 얹고 부드럽게 목뼈의 전후 곡선을 편평하게 함으로 중립의 위치로 가져온다(약간 굽힘).
4. 왼손으로는 부드러운 정도의(1Ib 또는 그 보다 적게) 활성화된 힘으로 축성(axial) 압박을 가한다.
5. 압박을 유지하는 동안 시술자는 부드럽게 환자의 머리를 조직과 근육 긴장이 최대한 감소할때까지 굽힘, 오른쪽 측방 굽힘과 돌림(화살표)을 한다(그림 12.3 & 12.4).
6. 시술자는 3~5초 동안 자세를 유지한 후에 중립자세로 돌아오는 동안 천천히 압박을 푼다.
7. 몇 초 안에 이완이 촉지되지 않는다면 축성 압박을 하지 않고 3~6단계를 반복한다.
8. 시술자는 기능장애의 구성요소를 재평가한다(TART).

*동작 관련 약자에 대한 설명은 36페이지에 있다.

가슴부위 THORACIC REGION

T4에서 T12 기능장애, 예: T6 ESRRR

T4 to T12 Dysfunctions, Example: T6 ESRRR

1. 환자는 침대의 가장자리에 앉고 시술자는 환자의 오른편 약간 뒤쪽으로 선다.
2. 시술자의 왼손은 환자의 T6, T7의 가시돌기와 T6의 오른쪽 가로돌기의 기능부전 상태를 체크한다.
3. 시술자의 오른쪽 아래팔을 환자의 오른쪽 등세모근상부(어깨이음)에 위치하고 시술자의 오른 아래팔의 남은 부분과 남은 손은 환자의 뒷목, 위쪽 등을 가로질러 위치한다(그림 12.5).
4. 시술자는 왼손으로 T6의 펴짐을 촉지하기 위해 환자의 정상 가슴곡선이 일자가 되고(straightened) 펴지는(flattened) 자세로 앉힌다.
5. 시술자의 오른쪽 아래팔은 부드러운 압박(1lb 또는 그보다 적게) 형태의 활성화된 힘을 적용한다.
6. 압박이 유지되는 동안 시술자는 T6 지점에서 더욱 더 폄, 오른쪽 옆 굽힘, 돌림을 하기 위해서 오른팔(흰색 화살표, 그림 12.6)을 꼬리쪽과 뒤쪽으로 위치시킨다. 이러한 것은 균형의 초점과 최소한의 근육 긴장을 가져온다.
7. 시술자는 3~5초 동안 자세를 유지한 후에 중립자세로 돌아오는 동안 천천히 압박을 푼다.
8. 몇 초 안에 이완이 촉지되지 않는다면 축성 압박을 하지 않고 3~6단계를 반복한다.
9. 시술자는 기능부전의 구성요소를 재평가한다(TART).

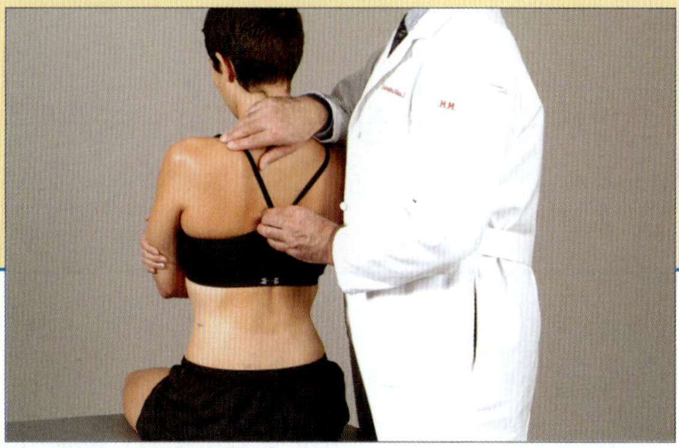

그림 12.5 1~3단계

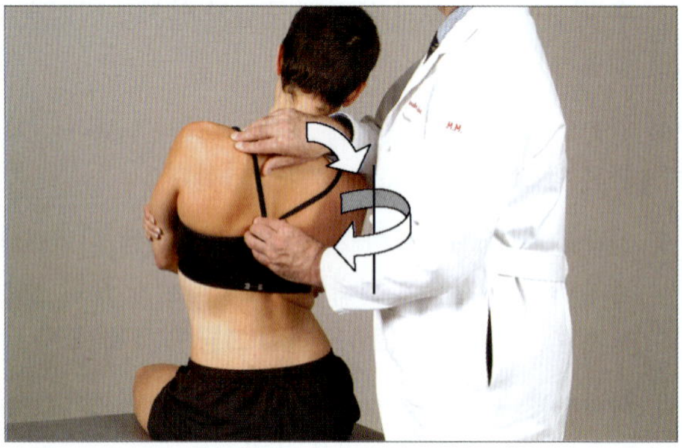

그림 12.6 4~6단계

가슴부위 THORACIC REGION

오른쪽-측면 등세모근 과긴장

Right: Suboccipital Muscle Hypertonicity

1. 환자는 머리와 목을 오른쪽으로 돌림한 상태로 치료 테이블에 엎드린다.
2. 시술자는 왼쪽에 서서 환자를 바라본다.
3. 시술자의 왼손은 오른쪽의 과긴장성 등세모근을 촉지 한다(그림 12.7).
4. 시술자의 오른손은 환자의 몸을 가로질러 환자 오른쪽 어깨의 앞어깨세모근과 봉우리빗장 관절 부위를 움켜쥔다(그림 12.8).
5. 시술자는 오른쪽 등세모근에서 균형점과 최소한의 근긴장도를 이룰 때 까지 뒤쪽과 꼬리 방향 쪽으로 힘(흰색 화살표 그림 12.9)을 가한다.
6. 시술자는 적절한 자세를 하면서, 시술자의 오른손은 부드러운 압박(1lb 또는 그보다 적게) 형태의 활성화된 힘(흰색 화살표 그림 12.10)을 3~5초 동안 가한다.
7. 몇 초 안에 이완이 촉진되지 않는다면, 축성 압박을 3~6단계를 반복한다.
8. 시술자는 기능부전의 구성요소를 재평가한다(TART).

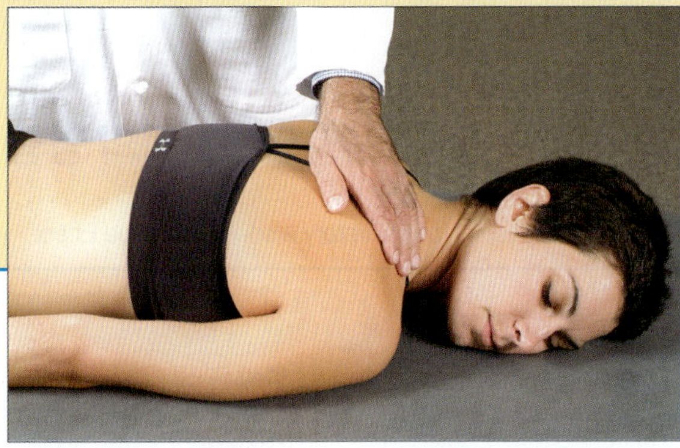

그림 12.7 1~3단계

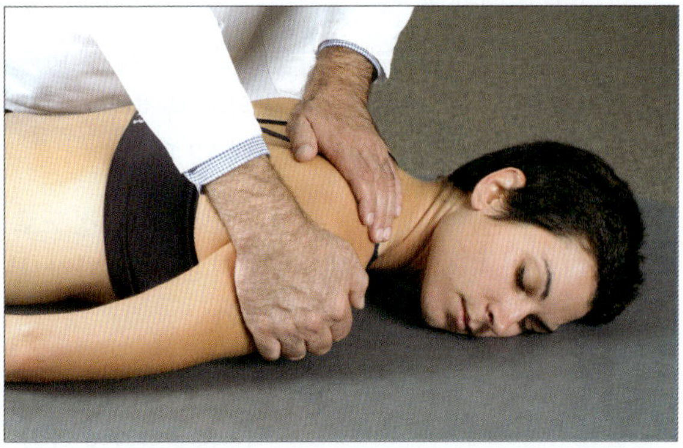

그림 12.8 4단계

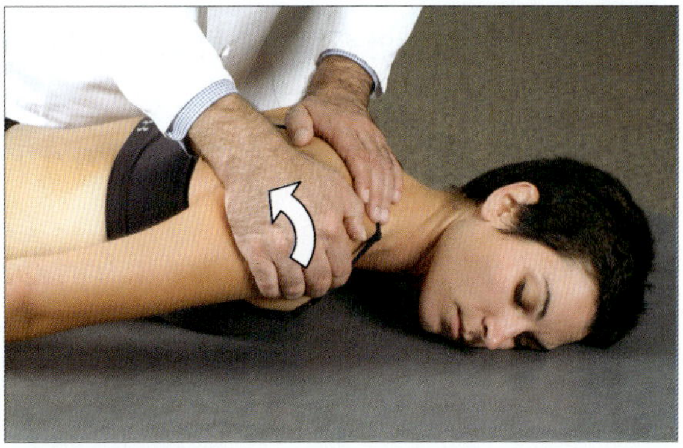

그림 12.9 5단계

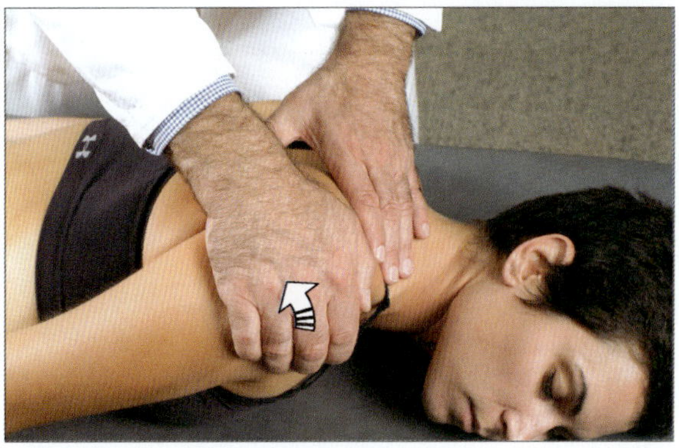

그림 12.10 6단계

갈비뼈부위 COSTAL REGION

왼쪽 첫번째 갈비 기능장애 뒤 올림: 비호흡 모델, 연부조직의 영향

Left First Rib Dysfunction
Posterior Elevation : Nonrespiratory Model, Soft-tissue Effect

1. 환자를 눕게 하고 시술자는 환자를 바라본 상태로 기능장애가 있는 쪽에 선다.
2. 환자의 왼팔 팔꿈치를 굽히고 베개 또는 수건을 감아서 환자의 위팔 아래에 놓도록 한다.
3. 시술자의 오른손 집게와 가운데 손가락이 첫 번째 갈비의 후면을 조직 섬유 변화를 알기 위해 촉지하는 동안 왼손은 팔꿈치머리돌기를 조절한다(그림 12.11).
4. 시술자의 왼손은 환자의 어깨를 거의 90도 정도로 굽히게 하고, 약간 벌린 채 안쪽돌림시켜 조직이 가장 부드럽고 느슨한 상태로 만든다(그림 12.12).
5. 시술자는 환자의 팔을 모음시키고 베게 위에 있는 환자의 팔꿈치를 가슴쪽으로(곡선 화살표) 밀면서 동시에 첫 번째 갈비뼈(직선 화살표, 그림 12.13)를 촉지하는 시술자의 손가락 방향으로 환자의 위팔에 압박을 가한다.
6. 이 자세를 3~5초 동안 유지하고 약간의 단속적인 압박(on-and-off pressure)이 가해질 수 있다.
7. 3~5초 후에 팔이 모음과 하방으로 조금 더 가져가고 다시 가쪽 몸으로 원위치시킨다.
8. 시술자는 기능부전의 구성요소를 재평가한다(TART).

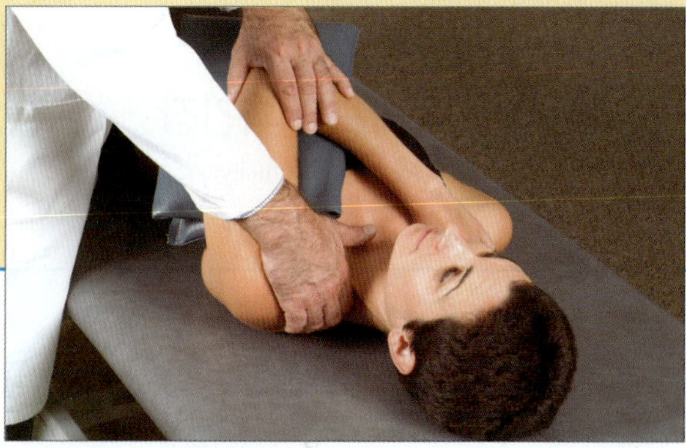

그림 12.11 1~3단계

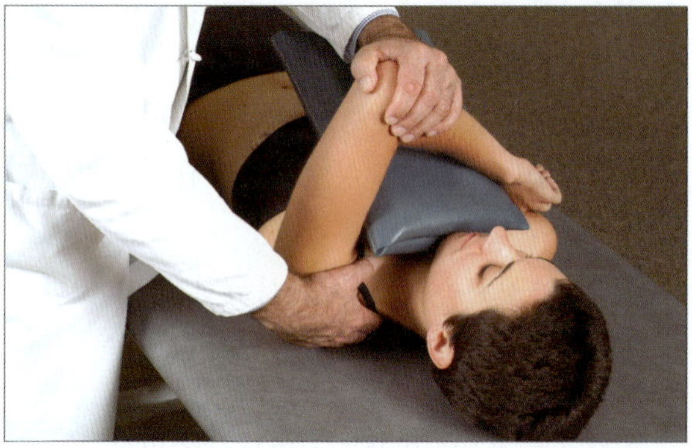

그림 12.12 4단계

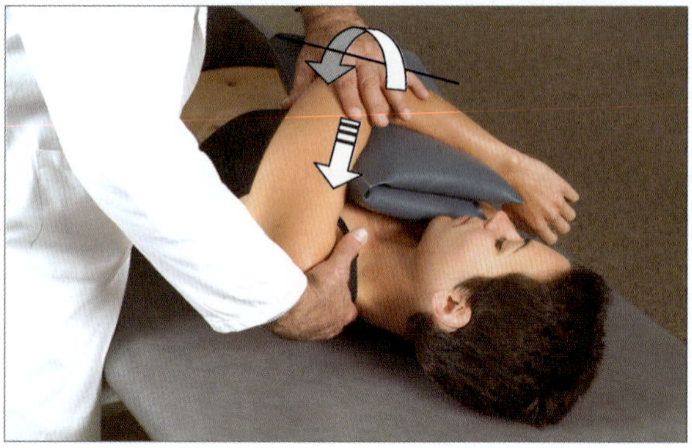

그림 12.13 5단계

갈비뼈부위 COSTAL REGION

왼쪽 일곱 번째 갈비뼈 들이쉼 기능장애

Left Seventh Rib, Inhalation Dysfunction

1. 환자는 팔을 굽히고 거의 90도 벌린 상태로 오른쪽 옆 누운 자세이고, 시술자는 환자의 정면으로 침대의 가장자리에 서있거나 앉는다(**그림 12.14**).
2. 시술자는 일곱 번째 갈비 가로돌기 관절 뒤쪽 면 위에서 오른손의 집게 또는 가운데 손가락을 위치한다. 엄지는 같은 일곱 번째 갈비의 바깥쪽 면의 아래쪽 가장자리 위에 위치한다.
3. 시술자의 왼손(엄지를 벌린 것)은 환자의 일곱 번째 갈비뼈 앞 바깥쪽 면의 윤곽이 드러나게 하고 너무 많은 압력이 연골 부분 위에 가해지지 않도록 조심스럽게 한다(**그림 12.15**).
4. 시술자는 갈비뼈를 부드럽게 뒤쪽으로 밀고(화살표), 압박을 가하여 척추에서 갈비뼈가 풀림(disengage)이 되게 압박을 한다(**그림 12. 16**).
5. 양동이 손잡이 벡터를 통해, 시술자는 머리쪽 벡터의 힘(양동이 손잡이)을 들이쉼 풀림(화살표, **그림 12.17**)쪽으로 가한다.
6. 이 자세를 3~5초 동안 유지하고 단속적인 압박(on and off pressure)이 가해질 수 있다.
7. 3~5초 후에 환자의 팔을 외측 몸 쪽으로 내리게 하면서 갈비를 천천히 눌러 중립으로 되돌아오게 한다.
8. 시술자는 기능장애의 구성요소를 재평가한다(TART).

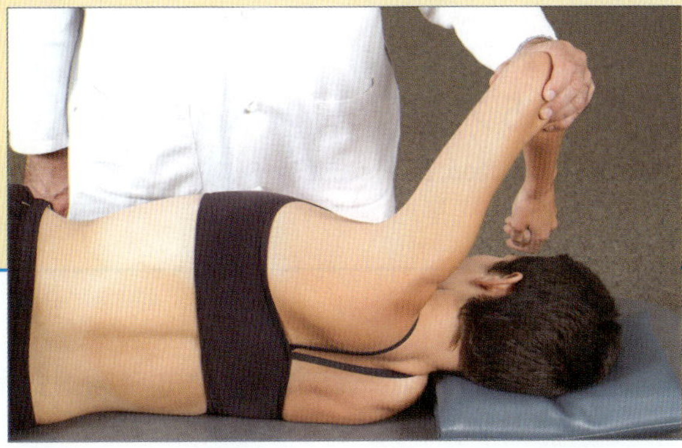

그림 12.14 1단계

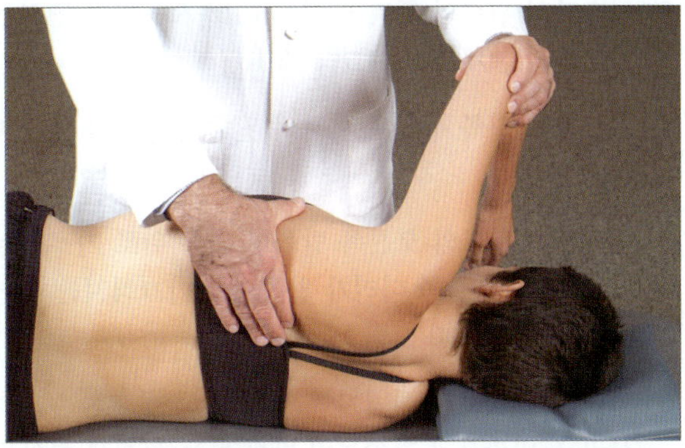

그림 12.15 2~3단계

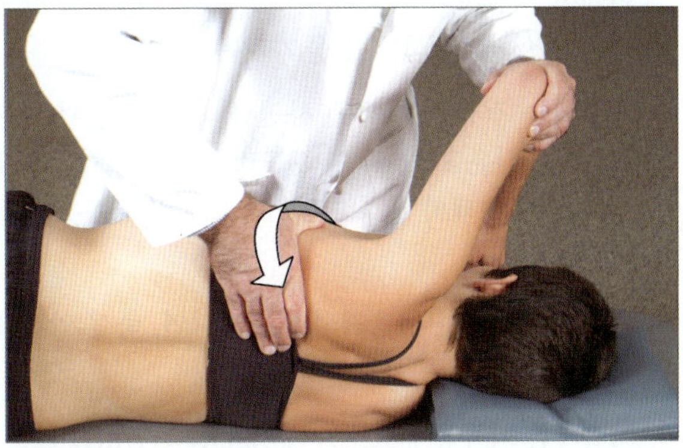

그림 12.16 4단계

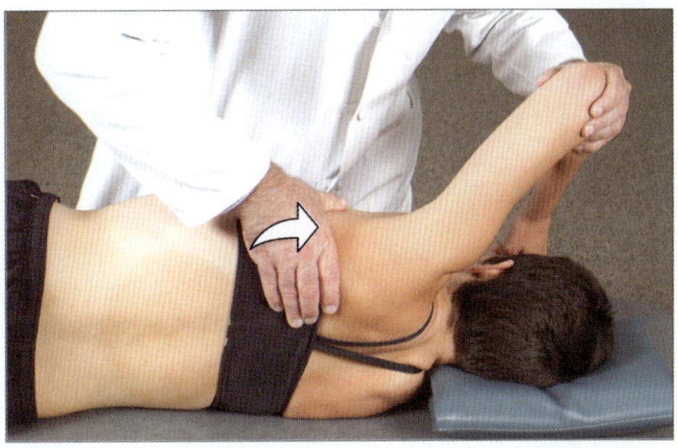

그림 12.17 5단계

허리부위 LUMBAR REGION

L1에서 L5 기능장애, 예: L3 NSLRR

L1 to L5 Dysfunction, Example: L3 NSLRR

1. 환자는 침대 위에 엎드린다. 정상 허리뼈 곡선을 줄이기 위해 배 아래에 베개를 놓을 수도 있다.
2. 시술자는 환자를 바라보며 환자의 왼편에 선다.
3. 시술자의 왼손의 환자의 L3와 L4 가시돌기와 L3의 오른쪽 가로돌기를 체크한다(그림 12.18).
4. 시술자의 왼쪽 무릎은 환자의 왼쪽 엉덩뼈가 있는 테이블 위로 올린다.
5. 시술자는 환자의 오른쪽 발목이 왼쪽 위로 가로지르게 하고, 환자의 오른쪽 다리가 왼쪽으로 미끄러지는 동안 오른쪽 무릎을 잡는다(그림 12.19).
6. 시술자는 환자의 허벅지를 잡기 위해서 오른손을 재위치시키고, 바깥으로 가쪽돌림 방향과 등쪽(흰색 화살표, 그림 12.20)으로 힘을 가한다. 이렇게 혼합된 움직임은 L3~4 높이에서 시술자의 왼손에 받아들여지기 때문에 균형의 초점과 최소한의 근육 긴장을 가져온다.
7. 시술자는 적절한 자세를 하면서, 시술자의 왼손(화살표, 그림 12.21)은 3~5초 동안 부드러운 축성 압박(1lb 또는 그보다 적게)형태의 활성화된 힘을 L4의 오른쪽 가로돌기 위에 적용한다.
8. 몇 초 동안 이완이 촉지되지 않는다면, 축성 압박을 풀어주고 3~7단계를 반복해준다.
9. 시술자는 기능장애 요소를 재평가 한다(TART).

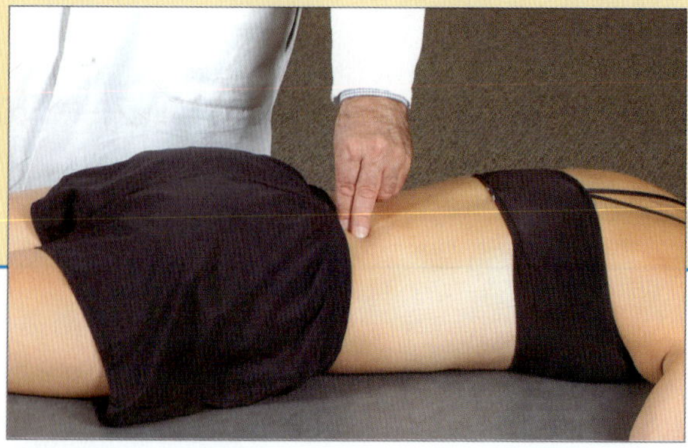

그림 12.18 1~3단계

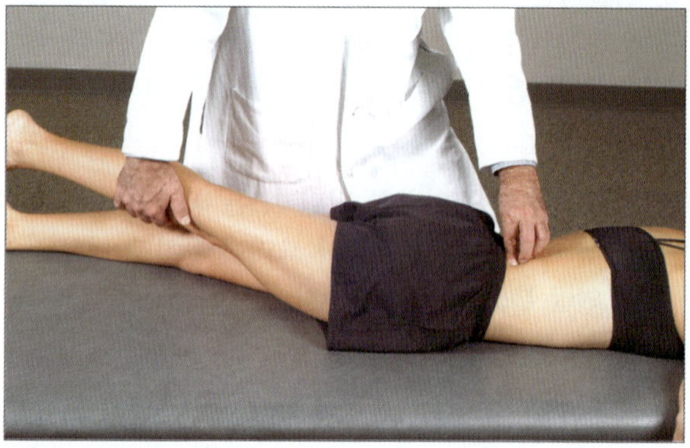

그림 12.19 4~5단계

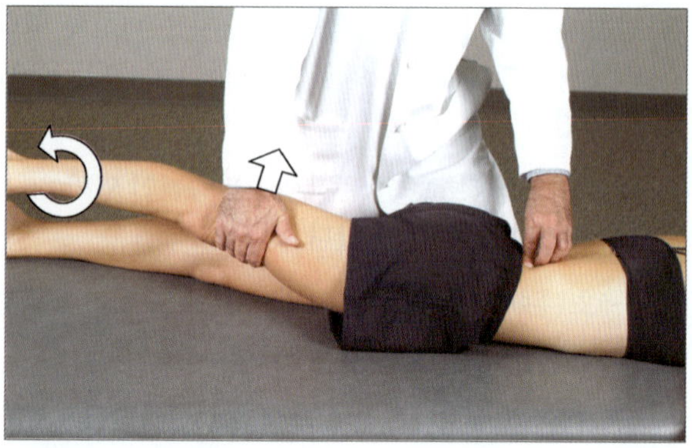

그림 12.20 6단계

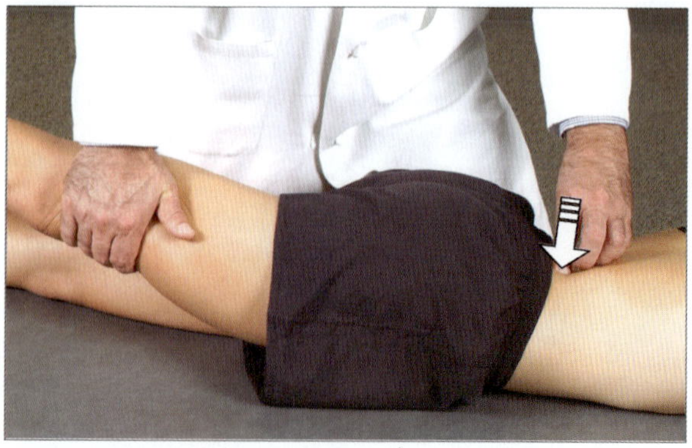

그림 12.21 7단계

허리부위 LUMBAR REGION

L1에서 L5 기능장애, 예: L4 FSRRR

L1 to L5 Dysfunction, Example: L4 FSRRR

1. 환자는 왼쪽 옆 누운 자세이며, 시술자는 환자를 마주보며 침대의 측면에 서 있다.
2. 시술자는 오른쪽 아래팔과 손으로 환자의 오른쪽 앞옆 가슴벽을 조절하고, 왼쪽 아래팔과 손으로 오른쪽 골반과 허리뼈 부위를 조절한다(그림 12.22).
3. 시술자의 왼쪽 집게와 가운데 손가락 바닥면(pad)이 L5의 가로돌기의 상태를 체크하고 조절하는 동안, 오른쪽 가운데와 집게손가락의 바닥면(pad)이 L4의 가로돌기를 체크한다(그림 12.23).
4. 시술자는 L4가 L5 위에서 완전 굽힘 될 때까지 환자의 엉덩관절을 부드럽게 굽힘시킨다.
5. 시술자는 조심스럽게 환자의 L4가 L5위에서 맞물림되고 오른쪽 돌림 될 때 까지 오른쪽 어깨를 뒤쪽으로 민다.
6. 시술자는 L5가 L4 아래에서 왼쪽으로 돌림되고 완전히 맞물림 될 때까지 환자의 골반과 허리뼈 부위를 앞쪽으로 부드럽게 민다.
7. 환자는 숨을 완전히 들이마시고 내쉰다. 내쉴 때 시술자는 양쪽 아래팔과 손가락을 가로돌기 위에 놓고, 동일한 세트에서 회전 벡터(곡선 화살표, 그림 12.24)힘을 증가시킨다. 동시에 아래팔(직선 화살표)을 가깝게 하여 오른쪽 옆 굽힘을 증가시킨다.
8. 시술자는 적절한 자세를 하면서, 손가락의 바닥면(pad)를 이용하여 3~5초 동안 부드러운 축성 압박의 형태(1lb 또는 그 보다 적게)로 활성화된 힘(화살표, 그림 12.25)을 적용한다.
9. 몇 초 동안 이완이 촉지되지 않는다면, 축성 압박을 풀어주고 3~8단계를 반복해 준다.
10. 시술자는 기능장애 요소를 재평가 한다(TART).

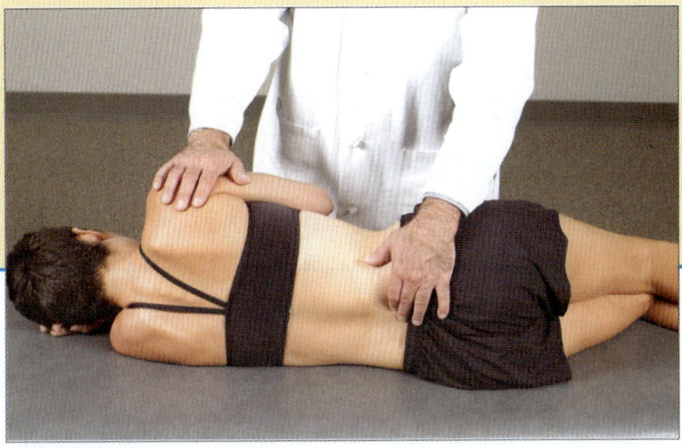

그림 12.22 1~2단계

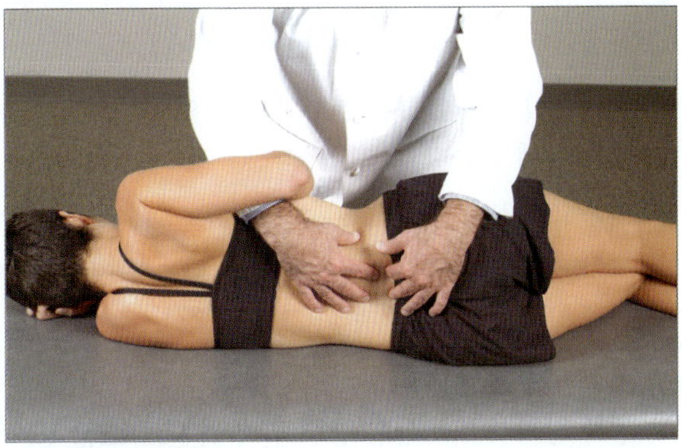

그림 12.23 3단계

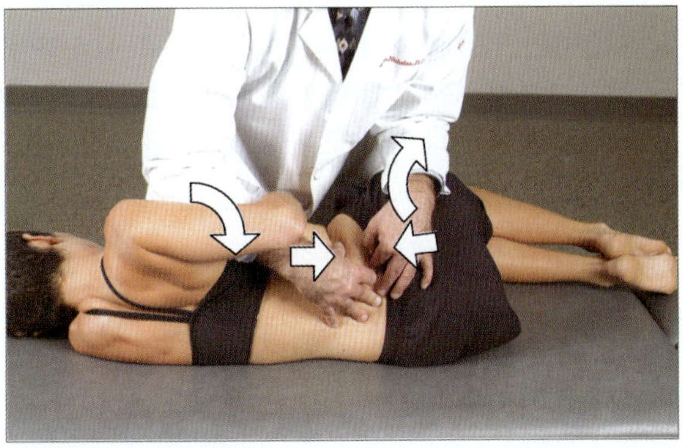

그림 12.24 4~7단계

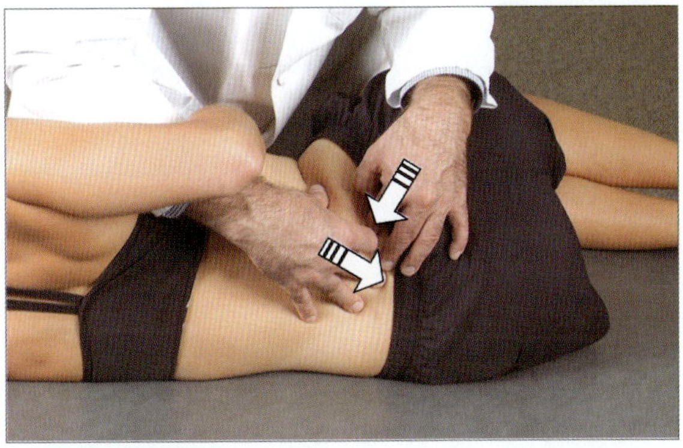

그림 12.25 8단계

허리부위 LUMBAR REGION

왼쪽편 척주세움근 과긴장

Left-Sided Erector Spinae Muscle Hypertonicity

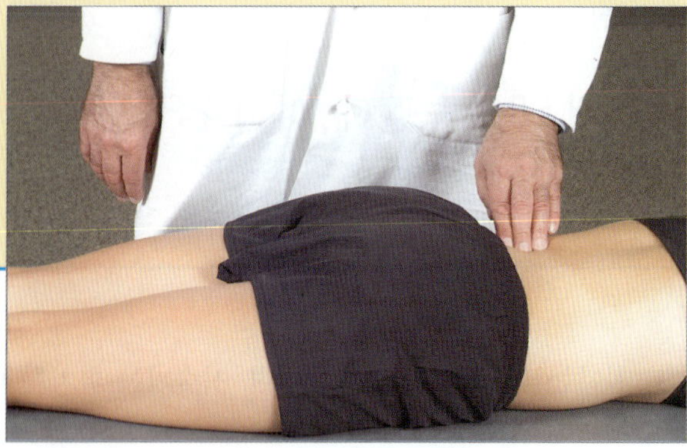

그림 12.26 1~2단계

1. 환자는 침대에 엎드린다. 환자의 정상 허리뼈 곡선을 줄이기 위해 베개를 배 아래에 놓을 수도 있다. 시술자는 왼쪽에서 환자를 마주본다.
2. 시술자는 왼손을 사용하여 기능장애가 있는 환자의 척주세움근 과긴장 상태를 촉지한다(그림 12.26).
3. 시술자의 왼쪽 무릎은 환자의 왼쪽 엉덩뼈에 닿게 하고 테이블 위에 놓는다.
4. 시술자는 환자의 오른쪽 발목을 왼쪽 발목 위에 가로지르고, 환자의 오른쪽 무릎을 움켜쥔 다음 환자의 두 다리를 왼쪽으로 미끄러지게 한다(그림 12.27).
5. 시술자는 오른손은 환자의 오른쪽 넓적다리를 움켜쥐고 등쪽 방향과 가쪽돌림 방향(흰색 화살표, 그림 12.28)으로 재위치 한다. 균형점과 근육의 긴장이 최소화되는 데까지 시술자는 이 혼합된 움직임을 왼손으로 느끼며 수행한다.
6. 시술자는 적절한 자세를 하면서, 왼손을 이용하여 3~5초 동안 부드러운 축성 압박(흰색 화살표, 그림 12.29)의 형태(1lb 또는 그 보다 적게)로 활성화된 힘을 적용한다.
7. 몇 초 동안 이완이 촉지되지 않는다면, 축성(axial) 압박을 풀어 주고 3~6단계를 반복한다.
8. 시술자는 기능장애 요소를 재평가 한다(TART).

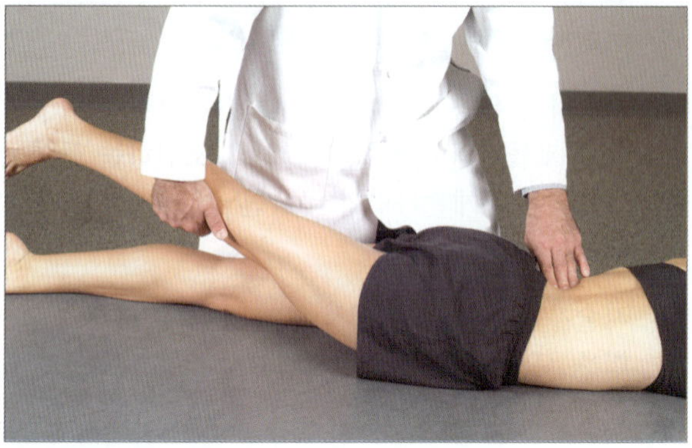

그림 12.27 3~4단계

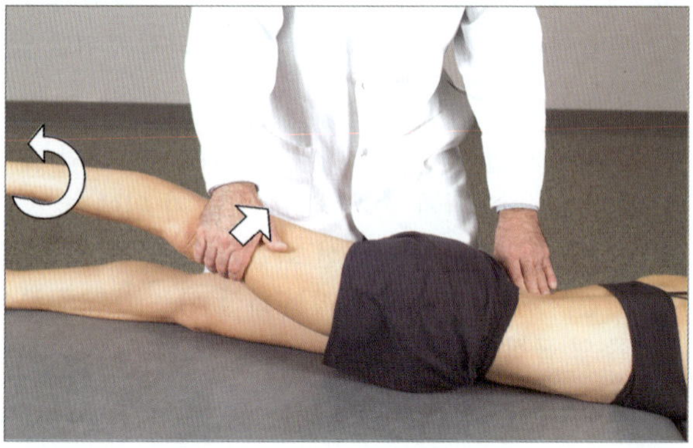

그림 12.28 5단계

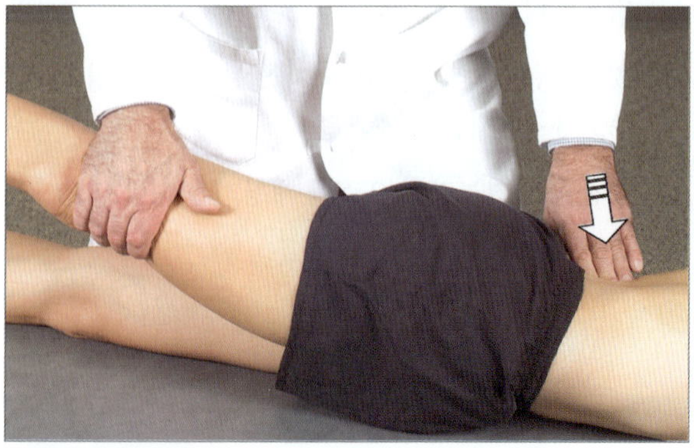

그림 12.29 6단계

엉덩부위 PELVIC REGION

왼 뒤쪽 무명골 기능 장애
Left Posterior Innominate Dysfunction

1. 환자는 오른쪽으로 누워 있고, 시술자는 침대의 옆쪽에서 환자의 정면에 서 있다.
2. 시술자의 오른 팔은 환자의 왼쪽 넓적다리 밑에 위치하고, 거의 30도 정도로 벌림시킨다. 시술자는 이 팔과 어깨와 함께 다리를 조절한다(그림 12.30).
3. 시술자의 왼손바닥은 엉덩뼈능선의 윗부분에 내려놓는다. 손으로 엉덩뼈능선의 위부분을 조절하며, 엄지로 ASIS를 조절한다.
4. 시술자의 아래팔은 큰돌기에 뒤 바깥 면에 놓고 오른손은 엉덩뼈능선과 PSIS 위에 놓는다(그림 12.31).
5. 시술자는 오른손과 아래팔이 아래방향과 앞방향(위방향 화살표)으로 당기면서 왼손(아래방향 화살표)으로 약간의 호(오른쪽 트는 방향)를 만들며 뒤쪽 벡터로 힘을 가한다(그림 12. 32).
6. 골반의 뒤로 돌림 하는 동안 시술자는 엉치엉덩 관절 면을 접근(approximate) 하기 위하여 테이블쪽(화살표, 그림 12.33)으로 압력(1Ib 또는그 보다 적게)을 가한다.
7. 이 자세가 3~5초 동안 유지되어 지고, 부드러운 단속적인 (on and off pressure) 압박이 적용되어 질 수 있다.
8. 몇 초 동안 이완이 촉지되지 않는다면, 축성(axial) 압박을 풀어 주고 3~8단계를 반복한다.
9. 시술자는 기능장애 요소를 재평가 한다(TART).

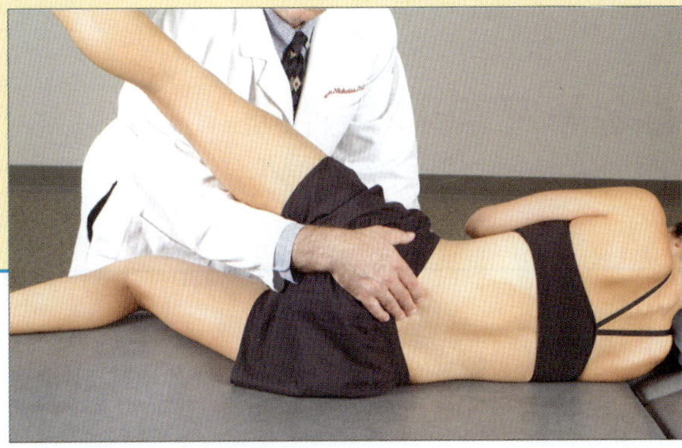
그림 12.30 1~2단계

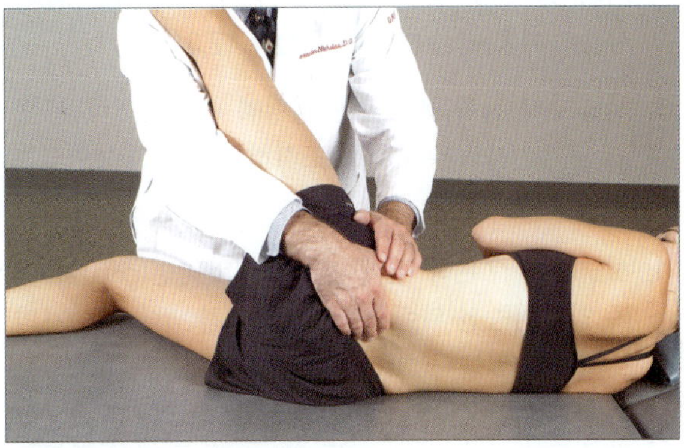
그림 12.31 3~4단계

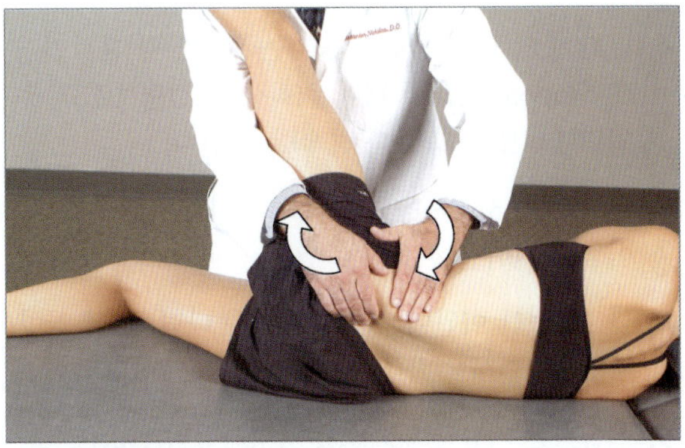
그림 12.32 5단계

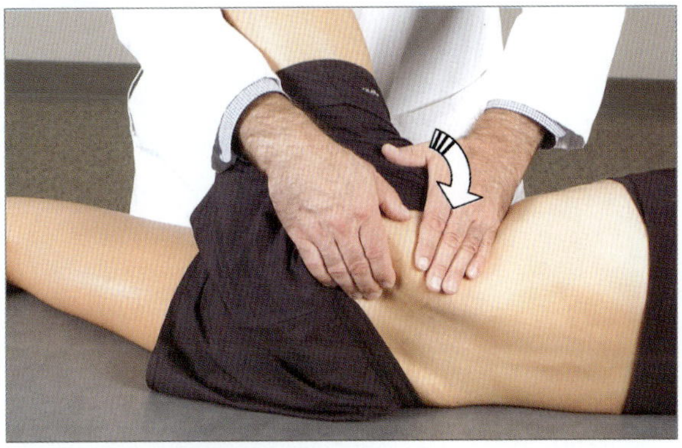
그림 12.33 6단계

엉덩부위 PELVIC REGION

왼 앞쪽 무명골 기능장애

Left Anterior Innominate Dysfunction

1. 환자는 오른쪽 옆 누운 자세이며, 시술자는 침대 옆쪽에서 환자의 정면에 서 있다.
2. 시술자의 오른쪽 팔은 환자의 왼쪽 넓적다리에 위치하고, 거의 30~40도 상태로 벌림시킨다. 시술자는 팔과 어깨를 사용하여 다리를 조절한다(그림 12.34).
3. 시술자의 왼쪽 손바닥은 엉덩뼈 능선의 위부분에 내려놓고 엄지손가락은 ASIS를 조절하면서 오른손으로는 엉덩뼈 능선의 위 부분을 조절한다.
4. 시술자의 오른쪽 집게손가락의 바닥면(pad)이 PSIS의 뒤쪽 엉덩뼈능선 위에 놓고 좌골 거친 면에 시술자의 오른손 소지구를 놓는다(그림 12.35).
5. 시술자의 왼손이 위쪽 앞쪽으로 당길 때 오른손은 약간의 호(왼쪽 트는 방향)를 그리며 앞쪽 벡터의 힘(화살표, 그림 12.36)을 가한다.
6. 골반이 앞 돌림 동안 시술자는 엉치엉덩 관절면이 접근하도록(approximate) 테이블(화살표, 그림 12.37)을 향하여 압력(1Ib 또는 그 보다 적게)을 가한다.
7. 이 자세가 3~5초 동안 유지되어 지고, 부드러운 단속 압박이 적용되어질 수 있다.
8. 몇 초 동안 이완이 촉지되지 않는다면, 축성 압박을 풀어주고 3~7단계를 반복해준다.
9. 시술자는 기능장애 요소를 재평가한다(TART).

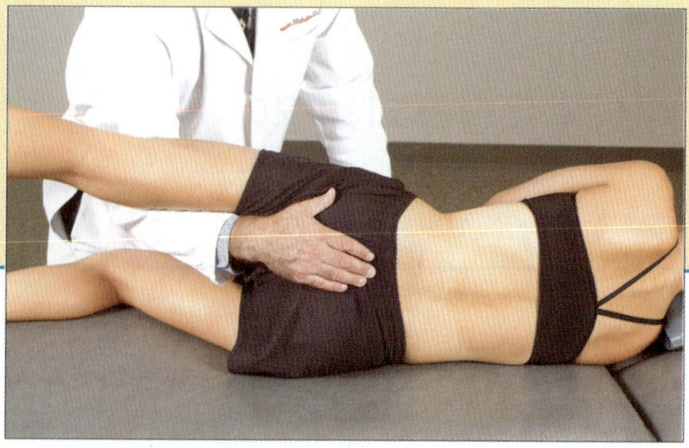

그림 12.34 1~2단계

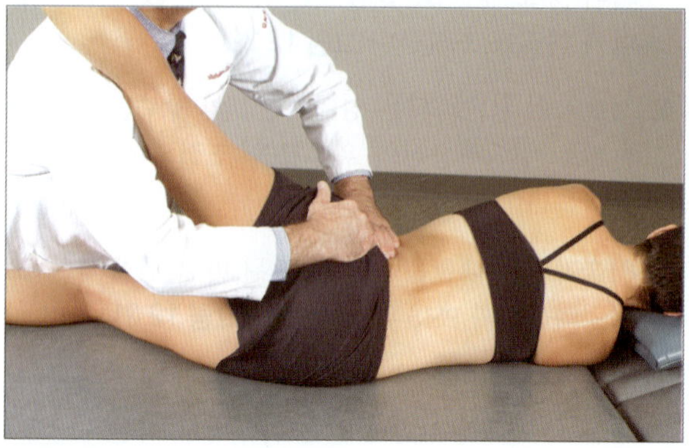

그림 12.35 3~4단계

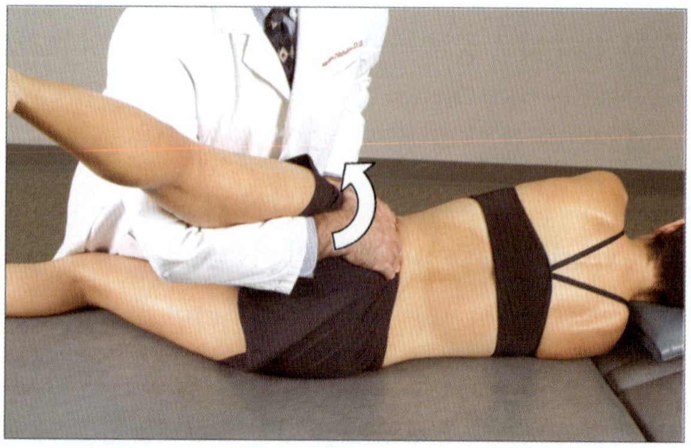

그림 12.36 5단계

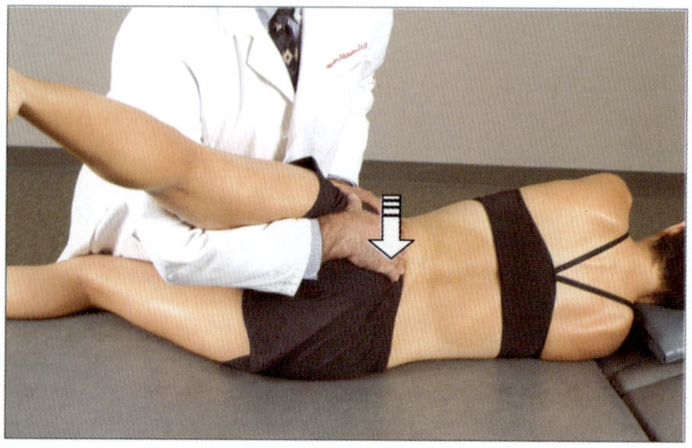

그림 12.37 6단계

REFERENCES

1. Ward R.(ed). Foundations for Osteopathic Medicime, 2nd ed. Philadelphia: Lippincott Williams & Wilkins, 2003.
2. Jones L, Ksunose R, Goering E. Jones Strain-Counterstrain. Boise: Jones Strain-Counterstrain, 1995.
3. DiGiovanna E, Schiowitz S. An Osteopathic Approach to Diagnosis and Treatment, 3rd ed. Philadelphia: Lippincott Williams & Wilkins, 2005.
4. Carew Tj. The Control of reflex Action: Principles of Neural Science, 2nd ed. New York: Elsevier, 1985.

스틸 기법
Techniques of Still

13

기법의 원리 TECHNIQUE PRINCIPLES

이 책에서 앞에서 언급한 것처럼, 많은 정골요법적 기법은 많은 유사점이 있지만 서로 다른 범주들로 나뉜다. 스틸(Still)기법도 예외는 아니다. 이는 얼마나 많은 다른 기법들이 혼합되고 아직은 다른 기법이 될 수 없는 변형된 전형적인 예이고 스틸 기법도 이러한 경우에 속한다. 기본적으로, 스틸기법은 간접적, 조음성 기법(articulatory) 그리고 긴 지렛대의 HVLA (high-velocity, low-amplitude) 기법의 성분들의 혼합이다. 필라델피아 정골의학 대학(Philadelphia College of Ostepathic Medicine, PCOM)에서는 이런 많은 기법들을 몇 년 동안 다른 범주(HVLA, 조음성 기법)에 넣었고, 이런 기법들은 갈비뼈, 허리뼈, 무명골(innominate; hip bone 또는 pelvic bone), 사지 기능 장애(예: Atlas of Osteopathic Technique, 1974)에 공통적으로 사용되었다. 2000년에 리챠드 엘 반 버스킷(Richard L. van Buskirt)에 의한 스틸 기법 매뉴얼(STILL Technique Manual) 출판에서 이 기법은 더욱 공식적으로 구조화되고 분류되어 졌다. 따라서 우리는 HVLA 기법의 범주에서 이전에 배운 기법들을 재분류했다.

기법의 분류 TECHNIQUE CLASSIFICATION

간접 그리고 직접 INDIRECT, THEN DIRECT

스틸(Still) 기법에 대한 진단적 성분은 모든 정골요법적 기법들의 경우와 같다(조직섬유 구성 비정상(Tissue texture abnormality), 자세의 비대칭(Asymmetry of position), 움직임의 제한(Restriction of motion), 압통(Tenderness) [TART]). 관절 가동범위(ROM)와 풀림-잠김(tight-loose)장벽 비대칭은 반드시 기록되어야 하는데, 이 기법의 시작자세는 촉진적 자세이완기법(FPR) 그리고 다른 간접적 기술들과 비슷한 간접적인 자세이다. 예를 들어, 기능장애가 4번째 허리뼈(L4), 굽힘(flexed), 오른쪽 돌림(rotated right), 오른쪽 옆 굽힘(side-bent right)(L4 FRRSR)으로 기록되어 있다면, 초기(간접적)자세는 4번째 허리뼈(L4)가 굽힘, 오른쪽 돌림, 그리고 오른쪽 옆 굽힘으로 이동하였을 것이다. 이 움직임은 기본면(x, y, z)에서 쉽거나 가장 자유로운 동작이 될 수 있다.

간접적 자세의 이 원칙이 이어지면서, 약간의 압박력이 촉진된 자세이완기법(FPR)기법과 비슷하게 추가될지도 모른다. 그때, 긴 지렛대 힘 벡터를 야기하기위해 환자의 해부학적 신체 한 부분을 사용하여 기능장애 분절은 움직임호(arc)를 행하거나, 팽팽한-잠김 제한성 장벽(tight-bind restrictive barrier)으로의 최소 저항의 경로를 향해 움직인다. 관절면과 다른 성분(골성, 인대성 성분)에서 최소저항의 경로을 향한 분절의 움직임은 압박과 압력이 가해져서는 안되기 때문에 매우 중요하다. 하지만 통증과 같은 부적절한 부작용이 초래될 수 있다. 마지막 단계에서의 이 움직임은 긴 지렛대의 HVLA 기법과 유사할지도 모른다. 그러나 풀림(ease)과 잠김(bind), 제한 내 범위 안에서의 움직임동안 기능장애 형태가 없어 질 수 있기에, 기능 장애 분절은 반드시 제한성 잠김 장벽안에서 움직일 필요는 없다. 이것은 제한성 장벽을 만나고 그다음 통과하여 지나는(비록 약하지만) HVLA 기법과는 다르다. 그러므로 여기 간단한 해설에서, 이 기법은 "비간접적에서 직접적인 방법으로 행하는 특정 비반복 조음성(articulatory) 방법" 으로 정의된다.

기법의 형태 TECHNIQUE STYLES

압박 COMPRESSION

간접적인 장벽에서 환자가 자세를 취할 때, 시술자는 제한성 장벽을 향해 분절의 이동이 일어나기 전 조음성표면에 약간의 압박을 가할 수 있다. 이 압박은 기능장애의 작은 분만(disengagement)발생에 도움을 줄 수도 있다. 그러나 환자의 건강과 그 부분에서의 기능적인 능력에 따르며, 제한성 장벽을 향한 움직임의 시작에서 이 압박을 유지하는 것은 전단 효과가 발생하고 관절의 연골이 손상될 수 있기에, 신중하지 못할 수도 있다. 또한, 만약 환자가 추간사이 협착을 가지고 있다면 원하지 않는 부작용인 신경근의 흥분이 일어 날 수도 있다.
이것은 대부분의 환자에게 불편하게 하므로 우리는 전형적으로 관절 움직임과 더불어 동시에 압박을 풀어준다.

당김 TRACTION

간접적인 장벽에서 환자가 자세를 취할 때, 시술자는 제한성 장벽을 향해 분절의 이동이 일어나기 전 약간의 당김을 가할 수 있다. 이 당김은 기능장애의 작은 분만(disengagement) 발생에 도움을 줄 수 도 있다. 우리는 많은 환자에서 당김이 압박 유형보다 더 편안함을 주는 것을 발견해 왔다.

적응증 INDICATIONS

1. 분절간 움직임 제한과 연관된 관절 체성 기능 장애
2. 근육의 과긴장성 또는 근막 유착(facial bind)과 연관된 근막 체성 기능장애

금기증 CONTRAINDICATIONS

1. 척추증, 골관절염 혹은 류마토이드 관절염(RA)의 2차적으로 발생한 치료부위의 심각한 분절간 움직임의 심각한 상실
2. 치료 부위에서의 중간 정도에서 심한 관절 불안정성
3. 이 기법에서 소개된 동작에 의해 조직이 더욱 압박된다는 조건에서 치료 부위의 급성 좌상과 염좌

목부위 CERVICAL REGION

고리뒤통수(C0-C1,OA) 관절 기능장애 예: C0 폄, 오른 옆 굽힘, 왼 돌림(ESRRL), 앉은자세

1. 환자는 앉은 자세를 취한다(선택에 있어서, 환자는 바로 누운자세에서 시술자는 침대 앞쪽에 앉아서 시행될 수도 있다).
2. 시술자는 환자의 뒤에 서서 환자의 머리 정수리에 왼손을 놓는다.
3. 시술자의 오른손 집게 손가락바닥면(또는 엄지 손가락바닥면)은 움직임을 감지하기 위해 오른쪽 뒤통수바닥면(basiocciput)에 놓는다(그림 13.1).
4. 시술자는 머리에 약간의 압박을 가하고(직선 화살표, 그림 13.2) 고리뼈에 대하여 뒤통수가 맞물릴(engage)만큼 충분하게 머리를 약 5~7도 정도 오른쪽(곡선 화살표)으로 옆 굽힘을 한다.
5. 그 때 시술자는 고리뼈에 대하여 뒤통수가 맞물릴(engage)만큼 5~7도 정도 왼쪽으로 머리를 돌린다(화살표, 그림 13.3).
6. 시술자는 최소한으로 머리 압박을 증가시키고, 적절한 가속으로 최소한 굽힌다(10~15도)(그림 13.4). 이 움직임이 C1아래의 분절들과 맞물림이 되지 않았는지 확인하기위해 오른쪽 뒤통수 바닥면을 촉지하면서 왼쪽 옆 굽힘과 오른쪽 돌림(화살표, 그림 13.5)을 추가한다.
7. 시술자는 기능장애 요소를 재평가 한다(TART).

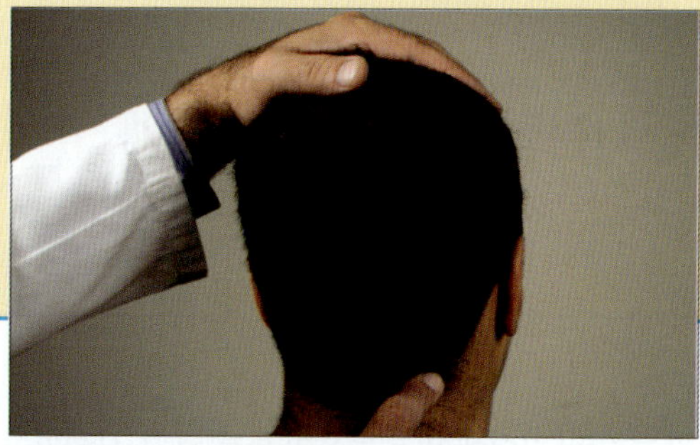
그림 13.1 1~3단계. 구성

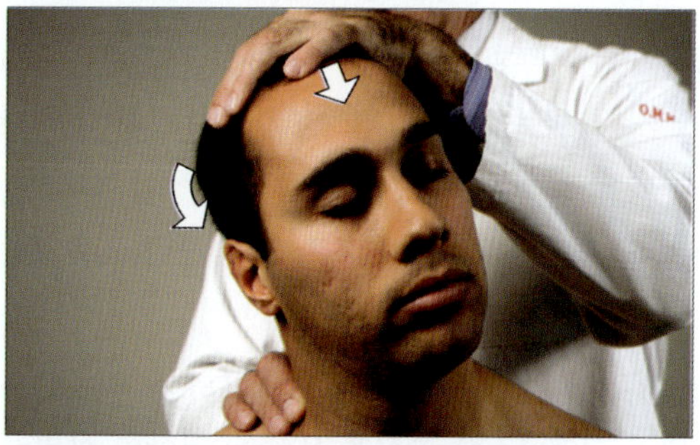
그림 13.2 4단계. 압박과 오른쪽 옆굽힘

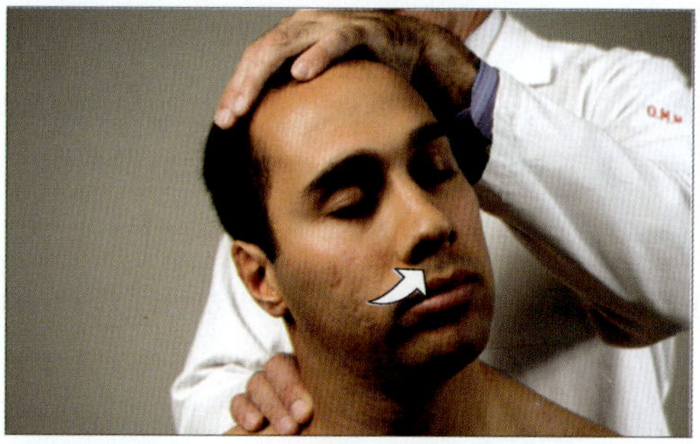
그림 13.3 5단계. 왼쪽으로 돌림

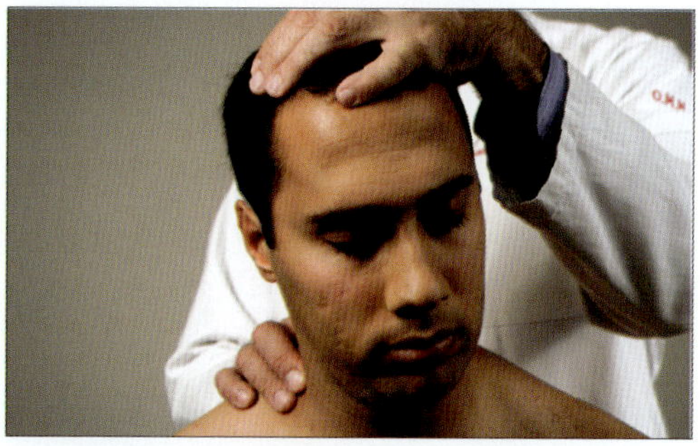
그림 13.4 6단계. 굽힘

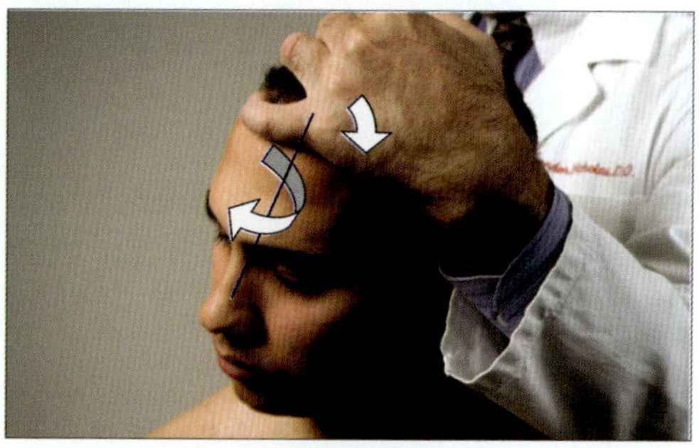
그림 13.5 6단계. 맞물림 장벽을 위한 마지막 자세

*동작 관련 약자에 대한 설명은 36페이지를 참조한다.

목부위 CERVICAL REGION

고리중쇠관절(C1~C2) 기능장애 예: C1 왼쪽 돌림(RL), 누운자세

1. 환자는 치료침대에 바로누운자세를 하고 시술자는 테이블 앞에 앉거나 선 자세를 한다. 앉은 자세로 시행될 수 있다.
2. 시술자는 마루관자 부위에 시술자의 양 손을 두고, 왼 집게손가락 바닥면로 C1의 왼 가로돌기를 촉지한다(그림 13.6).
3. 시술자는 환자의 머리를 왼쪽 풀림 장벽(ease barrier)까지 돌림시킨다(화살표, 그림 13.7).
4. 시술자는 환자의 머리를 C1을 향하여 부드러운 압박을 가하고(그림 13.8) 동시에 오른쪽 제한성 장벽을 향하여 적절한 가속으로 돌림을 시키기 시작한다(화살표, 그림 13.9).
5. 이완은 제한성 장벽이 맞물리기 전에 일어나야 한다. 만약 그렇지 않으면, 시술자는 머리와 기능장애가 있는 C1을 장벽을 지나 그 이상을 넘어 움직여서는 안된다.
6. 시술자는 기능장애 요소를 재평가 한다(TART).

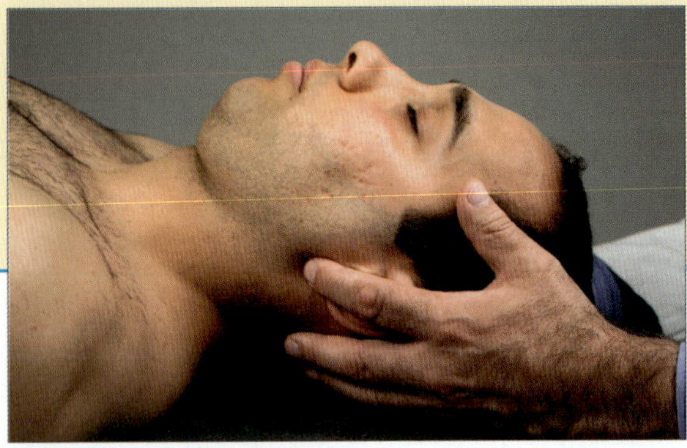

그림 13.6 2단계. 손 위치

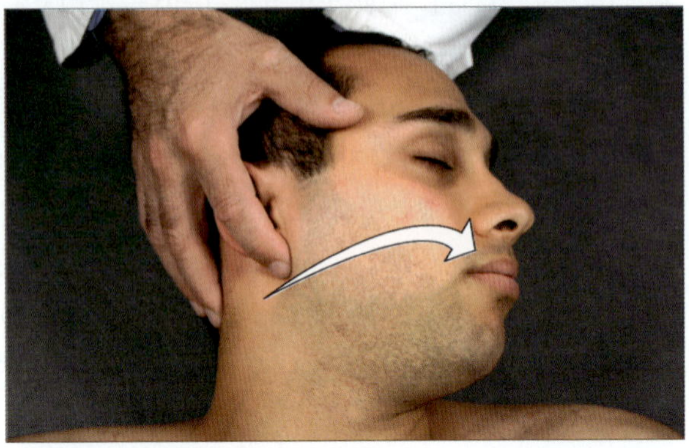

그림 13.7 3단계. 풀림까지 돌림

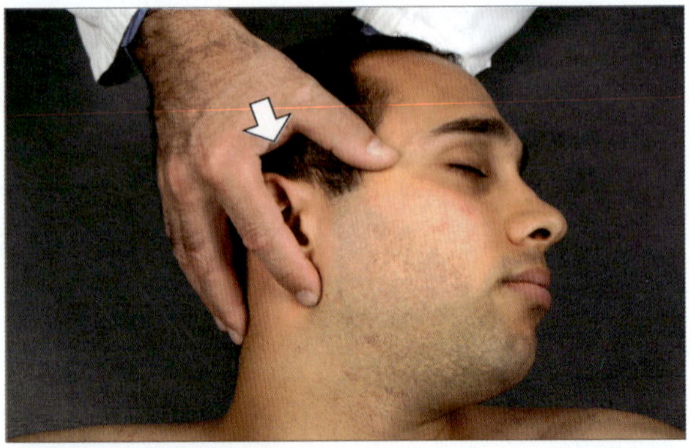

그림 13.8 4단계. 압박

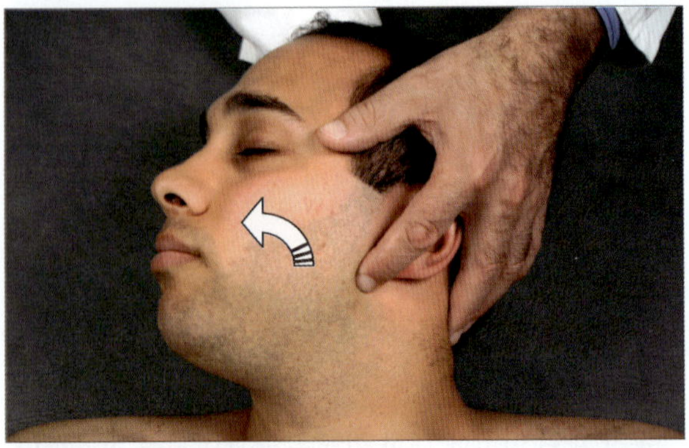

그림 13.9 4단계. 장벽까지 돌림

목부위 CERVICAL REGION

목뼈 2번~7번 기능장애 예: C4 폄, 오른 옆 굽힘, 오른 돌림(ESRRR), 바로누운자세

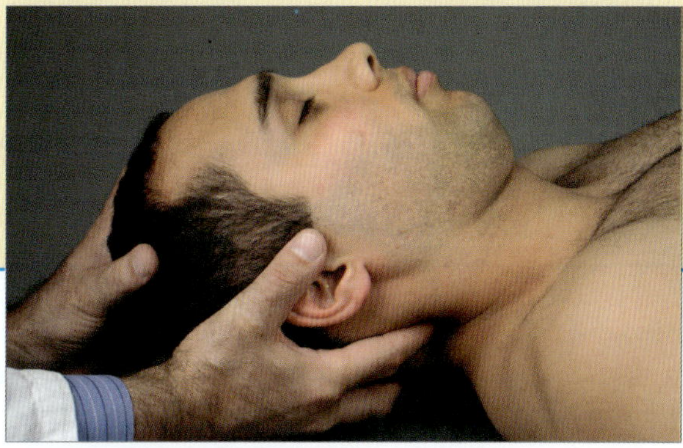

그림 13.10 1~3단계. 손 위치

1. 환자는 치료침대에 바로 누운자세를 한다.
2. 시술자의 왼 집게손가락 바닥면는 환자의 오른쪽 C4관절 돌기를 촉지한다.
3. 시술자의 오른손을 환자의 머리위에 움직임을 조절할 수 있도록 놓는다(그림 13.10).
4. 시술자는 C4가 맞물릴 때까지 머리(화살표, 그림 13.11)를 폄시킨다.
5. 시술자는 C4가 여전히 맞물리기 위해 머리를 돌림과 옆 굽힘을 시킨다(그림 13.12).
6. 시술자는 머리를 C4로 향하여 압박력을 가한 후(그림 13.13), 적절한 가속으로 머리의 왼쪽 돌림과 옆 굽힘을(곡선의 화살표) 시작하면서 점진적인 굽힘도 시행한다.
7. 이완은 제한된 범위가 맞물리기 전에 정상적으로 시행되어야 한다. 만약 그렇지 않으면, 시술자는 머리와 기능장애가 있는 C4를 장벽을 지나 그 이상을 넘어 움직여서는 안된다.
8. 시술자는 기능장애 요소를 재평가 한다(TART).

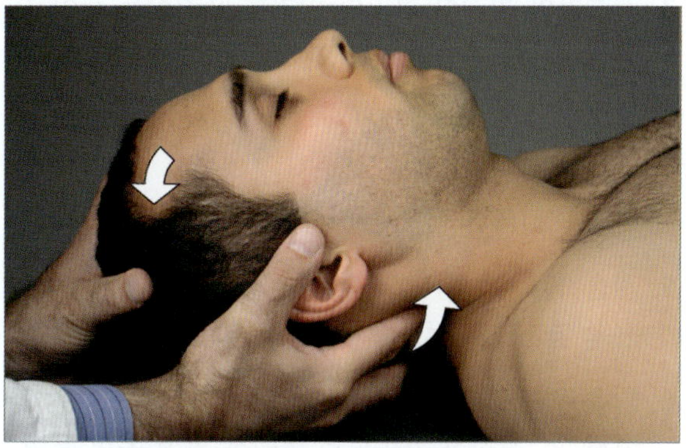

그림 13.11 4단계. 풀림 범위까지 폄

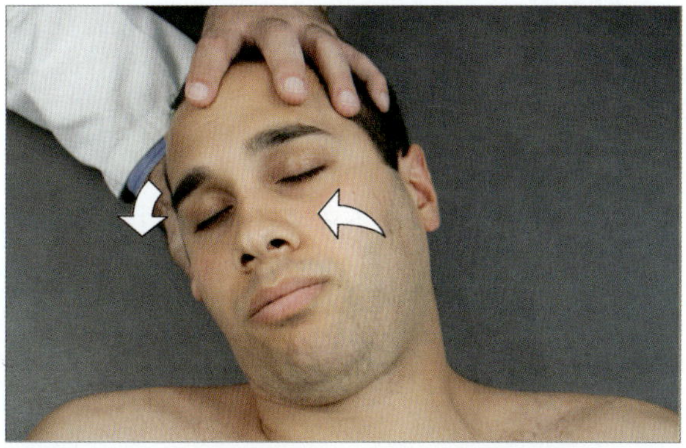

그림 13.12 5단계. 옆 굽힘과 풀림 범위까지 돌림

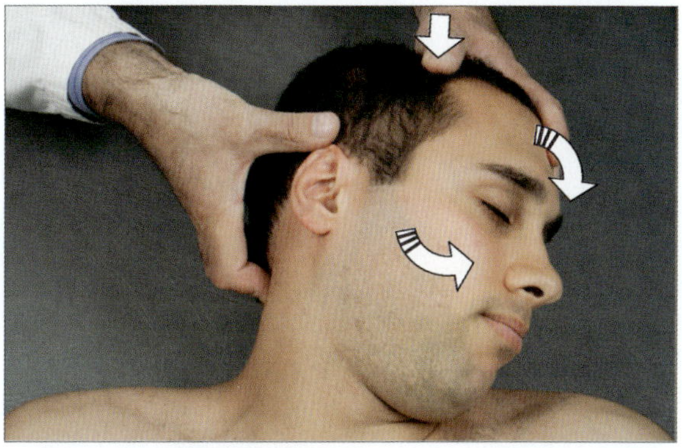

그림 13.13 6단계. 장벽까지 압박, 왼쪽 옆 굽힘과 왼쪽 돌림

가슴 부위 THORACIC REGION

가슴뼈1번과 2번 기능장애 예: T1 폄, 오른돌림, 오른 옆 굽힘(ERRSR), 앉은 자세

1. 환자는 앉은 자세를 한다(바로 누운 자세로 시행될 수도 있다).
2. 시술자는 환자의 앞 또는 뒤에 선다.
3. 시술자의 왼손이 환자의 머리를 움직이는 동안 오른손의 집게손가락 바닥면은 기능장애가 있는 분절(T1)을 촉지한다(**그림 13.14**).
4. 시술자는 머리를 조절하면서 움직임이 T1에서 촉지 될 때까지 머리의 약간 폄을 한다(화살표, **그림 13.15**).
5. 시술자는 움직임이 T1에서 이 움직임이 일어날 때까지 오른쪽 옆 굽힘과 돌림(화살표, **그림 13.16**)을 시행한다.
6. 다음은 시술자는 T1을 향하여 머리에 부드러운 압박력을 가한 후, 적절한 가속으로 머리를 왼쪽 돌림과 옆 굽힘을(화살표, **그림 13.17**) 시작하고, 동시에 점진적인 굽힘도 시행한다.
7. 이 움직임은 제한성 장벽까지 시행한다. 이완은 장벽에 이르기 전에 일어날 것이다. 만약 그렇지 않으면, 머리가 그 이상을 넘어 움직여서는 안된다.
8. 시술자는 기능장애 요소를 재평가 한다(TART).

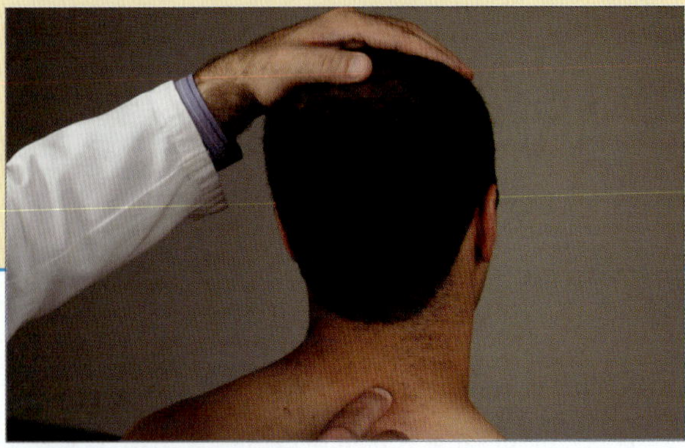

그림 13.14 3단계. 구성

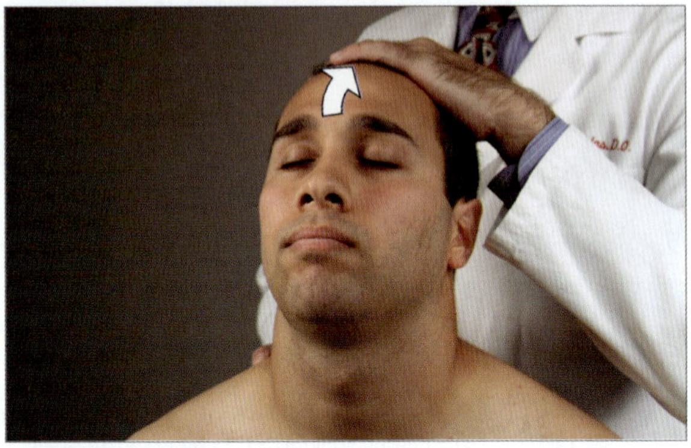

그림 13.15 4단계. 풀림까지 폄

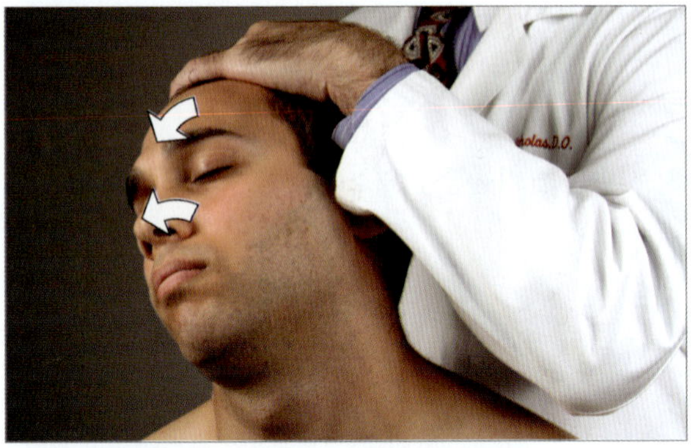

그림 13.16 5단계. 풀림까지 옆 굽힘과 돌림

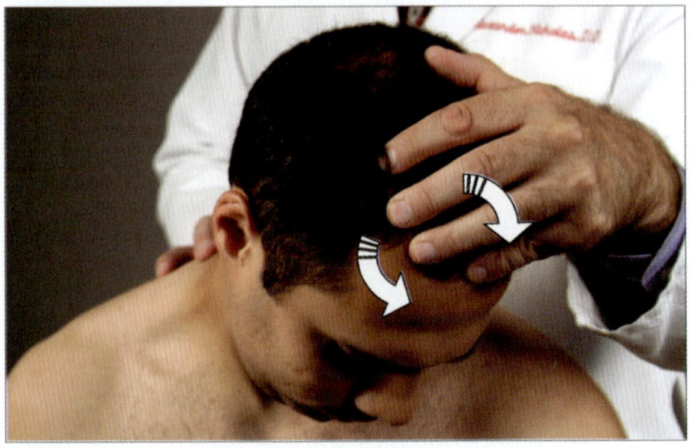

그림 13.17 6단계. 맞물림 범위까지 압박

가슴 부위 THORACIC REGION

가슴뼈 1번과 2번 기능장애 예: T2 굽힘, 왼 돌림, 왼 옆 굽힘(FRLSL), 바로누운자세

1. 환자는 앉은 자세를 한다(바로 누운 자세로 시행될 수도 있다).
2. 시술자는 환자의 앞 또는 뒤에 앉거나 선다.
3. 시술자의 오른 손은 머리를 움직이면서 왼 손의 집게손가락 패드는 기능장애가 있는 분절(T2)을 촉지한다(그림 13.18).
4. 시술자는 머리를 조절하는 손으로 움직임이 T2에서 촉지될 때까지 환자의 목을 약간(화살표, 그림 13.19) 굽힌다.
5. 시술자는 이 움직임이 T2에서 일어날 때 까지 왼쪽 돌림과 옆 굽힘(화살표, 그림 13.20)을 한다.
6. 시술자는 T2로 향하여 머리(직선 화살표, 그림 13.21)에 부드러운 압박력을 가한 후 적절한 가속으로 머리의 오른쪽(곡선 화살표, 그림 13.21) 돌림과 옆 굽힘을 시작하고 동시에 점진적인 폄(그림 13.22)을 시행한다.
7. 이 움직임은 제한성 장벽까지 시행한다. 이완은 장벽에 이르기 전에 일어날 것이다. 만약 그렇지 않으면, 머리가 그 이상을 넘어 움직여서는 안된다.
8. 시술자는 기능장애 요소를 재평가 한다(TART).

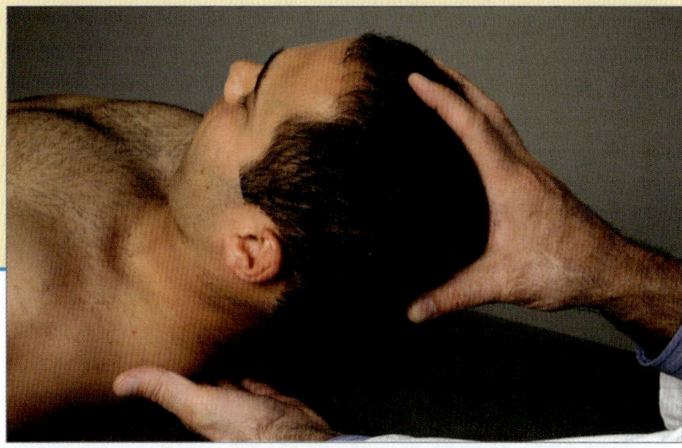
그림 13.18 3단계. 구성

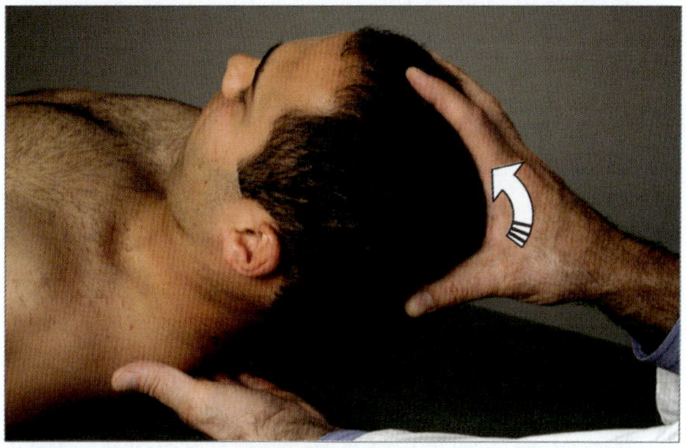
그림 13.19 4단계. 풀림까지 굽힘

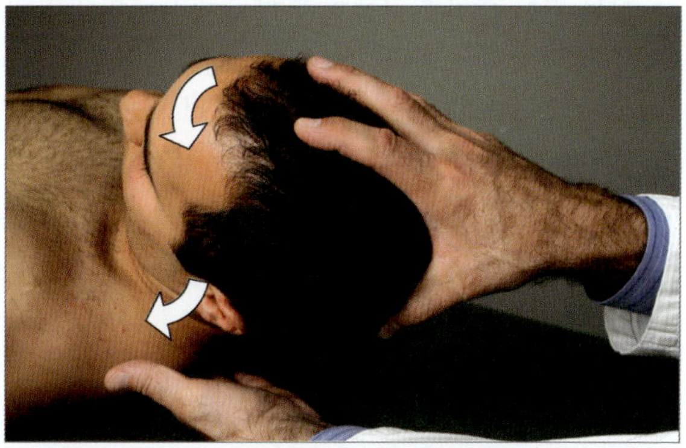
그림 13.20 5단계. 풀림까지 옆 돌림과 돌림

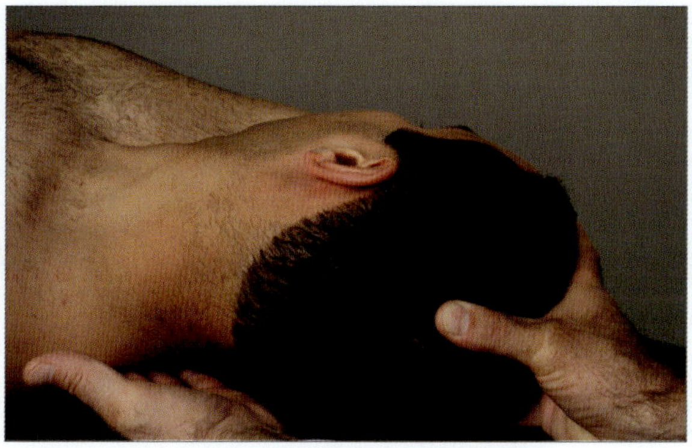
그림 13.22 6단계. 맞물려진 폄, 오른쪽 돌림, 오른쪽 옆 굽힘(ERRSR) 장벽

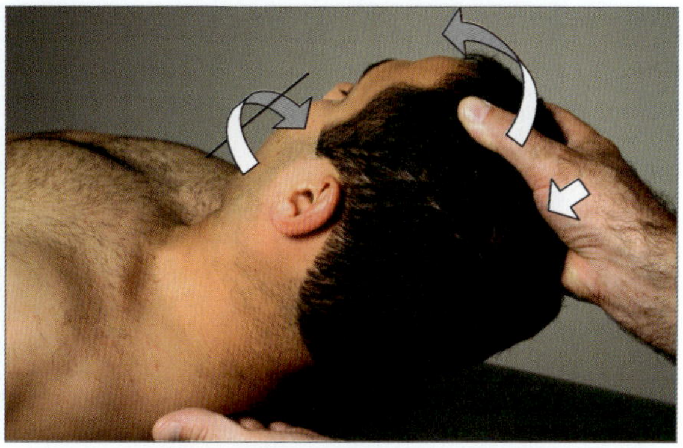
그림 13.21 6단계. 압박, 오른쪽돌림과 오른쪽 옆 굽힘(RRSR)

가슴 부위 THORACIC REGION

가슴뼈 3번과 12번 기능장애 예: T5 중립, 왼 옆 굽힘, 오른돌림(NSLRR), 앉은 자세

1. 환자는 치료침대에 앉는다.
2. 시술자는 환자의 왼쪽에 서거나 앉는다.
3. 시술자는 환자의 오른손을 목 뒤를 잡게하고 왼 손을 오른쪽 앞쪽팔꿈치 오목(antecubital fossa)에 손바닥으로 잡게 한다.
4. 시술자의 왼손은 환자의 왼 팔 아래를 잡거나 환자의 오른쪽 위팔뼈 위를 손바닥으로 잡는다(그림 13.23).
5. 시술자는 오른쪽 엄지 두덩을 T6 왼쪽 가로돌기에 놓고 엄지와 집게손가락을 T5의 양 가로돌기에 각각 놓는다(그림 13.24).
6. 시술자는 환자의 가슴뼈를 T5까지 왼쪽 옆 굽힘과 오른쪽 돌림이 되도록 부드럽게 위치시킨다(화살표, 그림 13.25).
7. 시술자가 T5~T6에 대한 척추의 중립자세로 척추를 유지하는 동안 환자를 부드럽게 당기거나 기울이며 척추에서 T5에 압박력을 가한다(화살표, 그림 13.26). 시술자는 동시에 오른쪽 옆 굽힘(구부려져 내려오는 화살표)과 왼쪽 돌림(굴곡된 화살표, 그림 13.27)을 시행한다.
8. 이 움직임은 제한성 장벽까지 시행한다. 이완은 장벽에 이르기 전에 일어날 것이다. 만약 그렇지 않으면, 머리가 그 이상을 넘어 움직여서는 안된다.
9. 시술자는 기능장애 요소를 재평가 한다(TART).

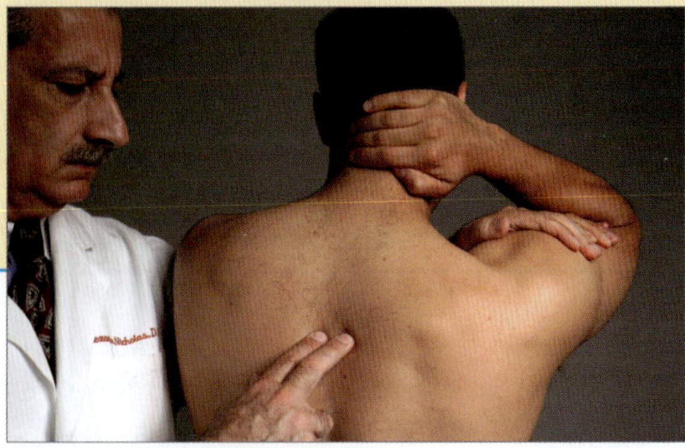

그림 13.23 1~4단계. 자세

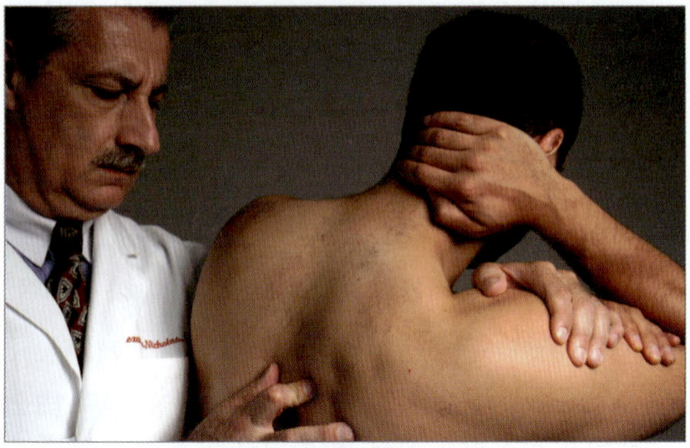

그림 13.24 5단계. T5~T6 감지

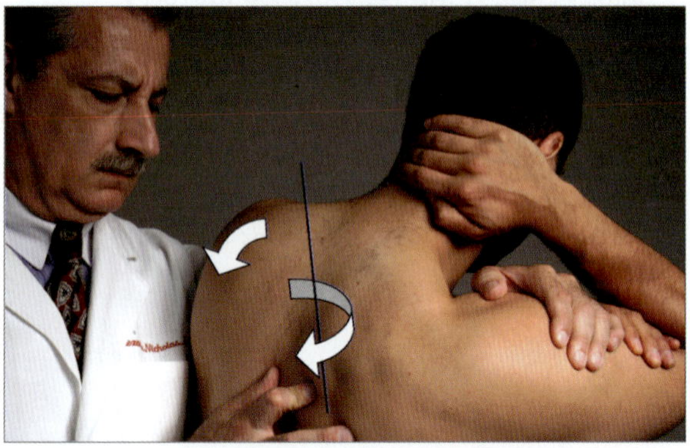

그림 13.25 6단계. 왼쪽 옆 굽힘, 오른쪽 돌림

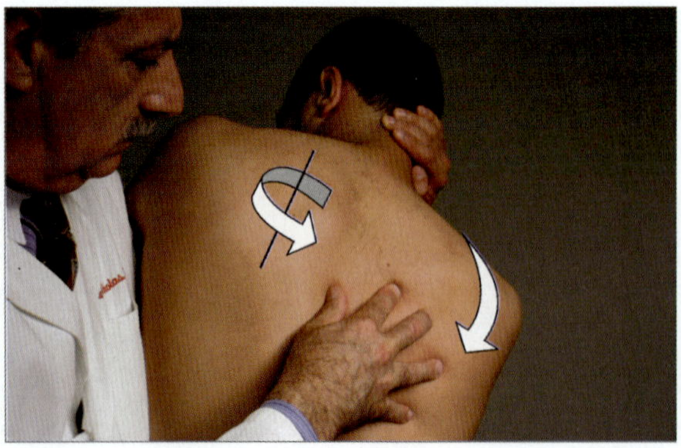

그림 13.27 7단계. 오른 쪽 옆 굽힘, 왼쪽 돌림 장벽까지의 가속

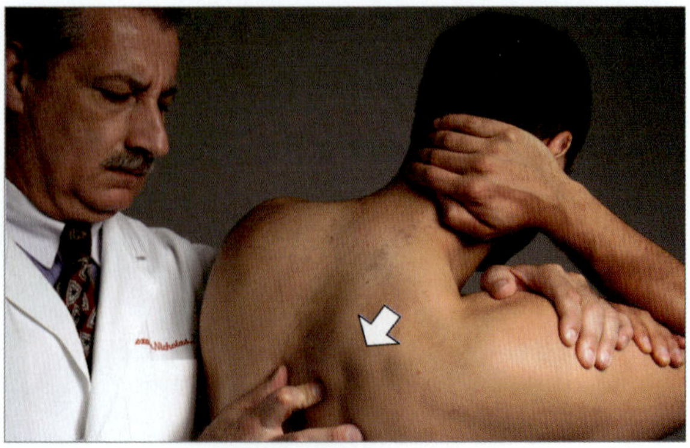

그림 13.26 7단계. 압박 추가

갈비부위 COASTAL REGION

제일 갈비뼈 기능장애
예: 첫 번째 갈비뼈 오른쪽, 후, 올림(비생리학적, 비호흡적)

1. 환자는 앉은 자세를 하고 시술자는 환자 뒤에 선다.
2. 시술자의 컵 모양을 한 왼손으로 환자의 왼 어깨 위를 지나고 환자의 가슴을 따라 손바닥이 아래로 향하며 환자의 오른쪽 어깨 위에 올리고, 시술자의 집게, 가운데 손가락 패드는 환자의 첫 번째 갈비뼈(**그림 13.28**)를 잡는다. HVLA 기법과 유사한 대안적 자세는 언급되어 질 것이다(**그림 13.29**).
3. 시술자의 왼팔은 환자의 몸통을 다음과 같이 유지하는 동안 시술자의 오른손은 환자의 머리를 왼쪽으로(화살표, **그림 13.30**) 옆 굽힘 한다.
4. 시술자의 오른손은 오른쪽 첫번째 갈비뼈를 향하여 부드러운 압박력을(화살표, **그림 13.31**) 가한다.
5. 시술자는 환자가 숨을 들이마시고 내쉬라고 지시한다.
6. 손가락으로 갈비뼈와 머리에 압박을 유지하면서, 숨을 내실 때 시술자는 환자의 머리를 오른쪽으로(화살표, **그림 13.32**) 민다.
7. 이 움직임은 제한성 장벽까지 시행한다. 이완은 장벽에 이르기 전에 일어날 것이다. 만약 그렇지 않는다면 머리가 그 이상을 넘어 움직여서는 안된다.
8. 시술자는 기능장애 요소를 재평가 한다(TART).

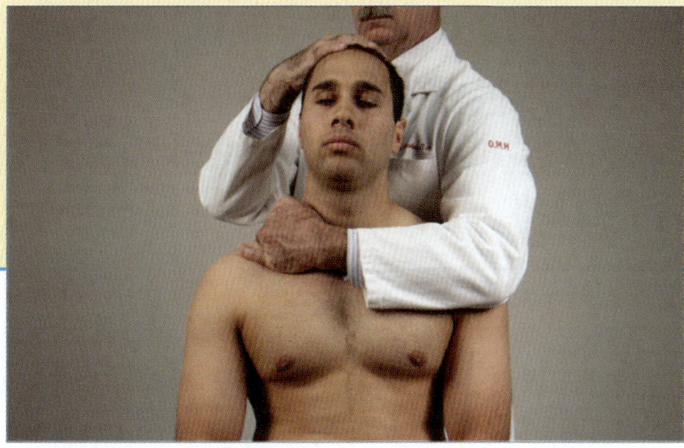

그림 13.28 1~2단계. 자세

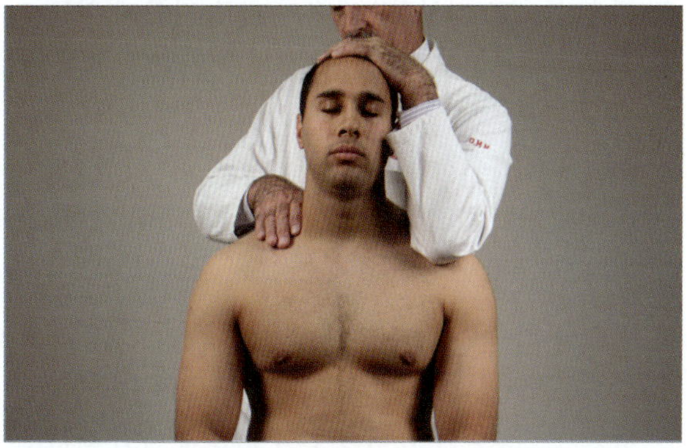

그림 13.29 1~2단계. 대안적인 기술 자세

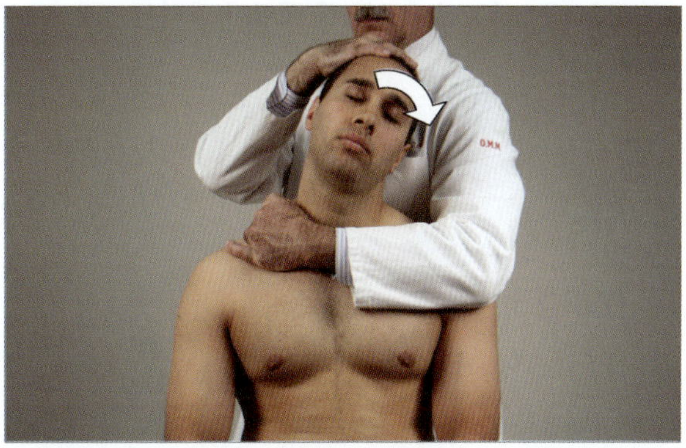

그림 13.30 3단계. 왼쪽으로 옆 굽힘

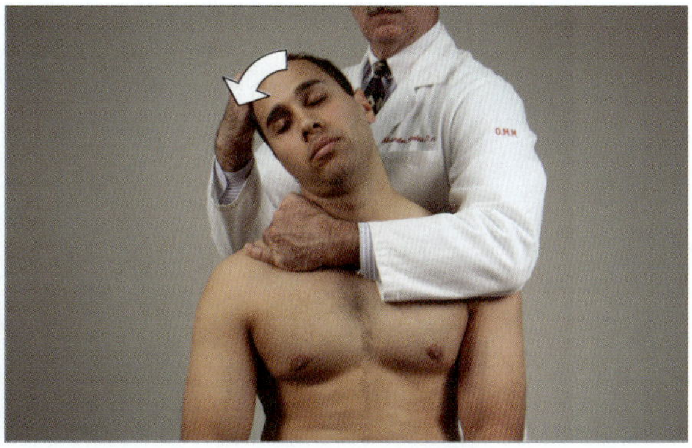

그림 13.32 6단계. 오른쪽으로 옆 굽힘

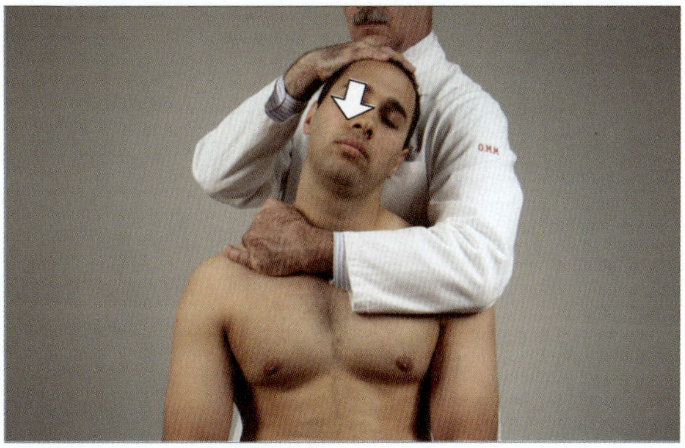

그림 13.31 4단계. 압박력

갈비부위 COASTAL REGION

첫번째 또는 두번째 갈비뼈
예: 왼쪽, 첫번째 갈비뼈 내쉼 기능장애, 앉은 자세

1. 환자는 앉은 자세를 하고, 시술자는 환자의 기능장애가 있는 갈비뼈 뒤에 선다.
2. 시술자의 왼손은 환자의 왼쪽 아래팔을 잡는다.
3. 시술자는 T1 가로갈비관절의 바로 가쪽에 있는 기능장애가 있는 왼쪽 첫 번째 갈비뼈의 뒤쪽면에 오른손(엄지)을 위치한다(그림 13.33).
4. 시술자는 환자의 왼팔을 앞쪽으로, 팔을 환자의 가슴부위를 가로질러 모음시키고, 모음된 팔을 바닥을 향해 끌어당긴다(화살표, 그림 13.34).
5. 적절한 가속으로, 시술자는 팔을 올리고, 동시에 휘돌림 움직임과 함께 굽힘과 벌림을 한다(그림 13.35).
6. 가속이 뒤쪽으로 유지되고 그 다음에 다시 환자 옆쪽으로 돌아온다(그림 13.36).
7. 시술자는 기능장애 요소를 재평가 한다(TART).

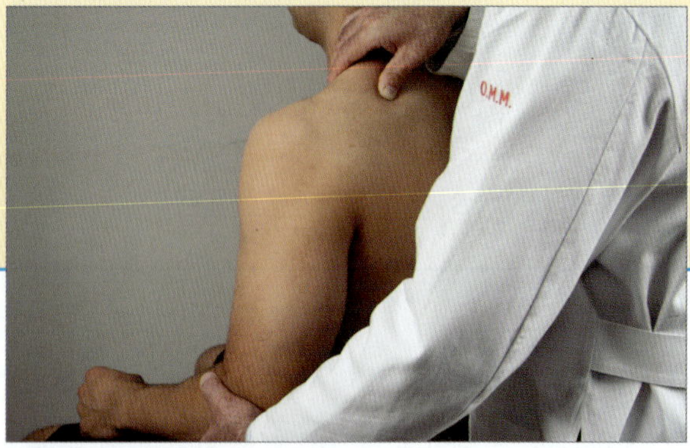

그림 13.33 1~3단계. 자세

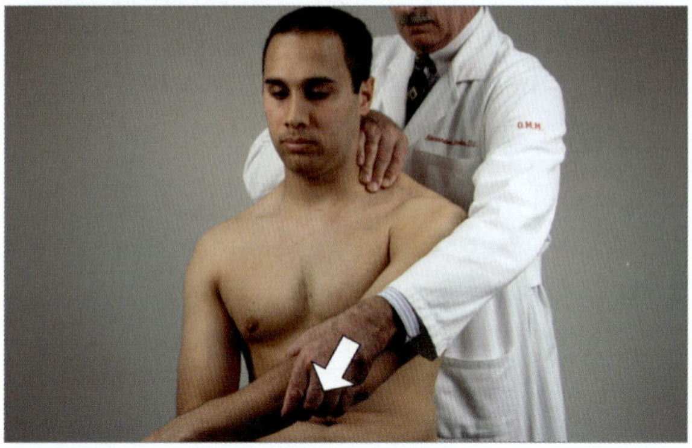

그림 13.34 4단계. 당겨지는 환자의 팔

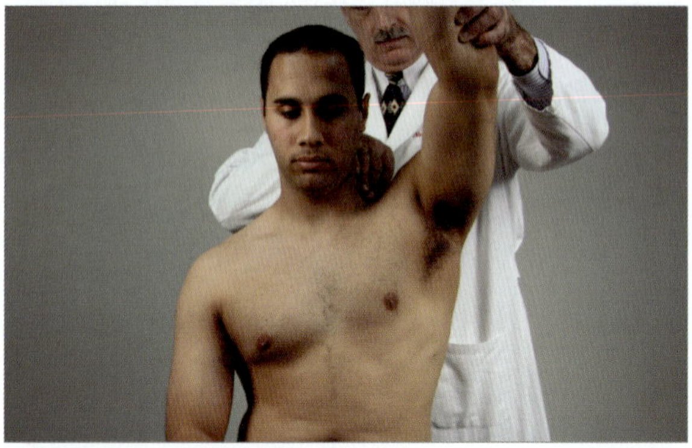

그림 13.35 5단계. 장벽까지 가속

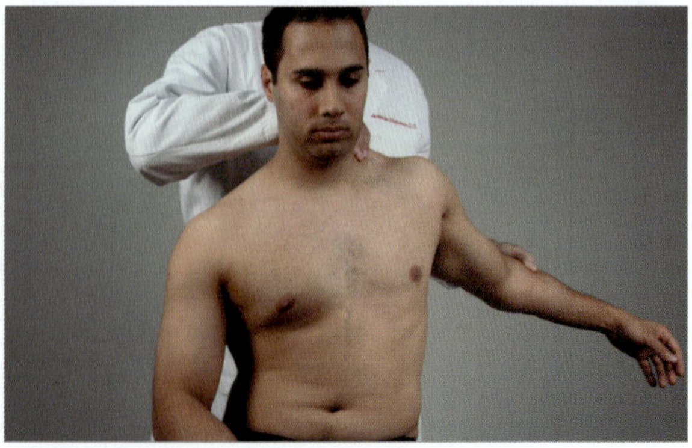

그림 13.36 6단계. 뒤쪽으로 가속

갈비부위 COASTAL REGION

첫 번째 갈비뼈
예: 오른쪽, 첫 번째 갈비뼈 내쉼 기능장애, 앉은 자세

1. 환자는 앉은 자세를 하고, 시술자는 환자 뒤에 선다.
2. 시술자의 오른손은 가로갈비관절에 부착부위의 첫 번째 갈비뼈의 뒤쪽 면을 촉지한다.
3. 시술자는 환자의 머리위에 왼손을 놓는다.
4. 시술자의 왼손은 T1 분절과 첫 번째 갈비뼈가 맞물리기까지 환자의 머리를(곡선 화살표, 그림 13.37) 천천히 굽힘한다.
5. 그 자체의 과도한 내쉼 기능장애 자세로서, 이 움직임의 벡터가 T1과 첫 번째 갈비뼈가 맞물리기까지 환자의 머리는 옆 굽힘과 오른쪽 돌림(곡선 화살표들, 그림 13.38)을 시킨다.
6. 환자는 들이쉼과 내쉼 그리고 반복적인 들이쉼을 지시받고, 환자의 머리는 왼쪽 옆 굽힘과 왼쪽 돌림을 한다.(곡선 화살표, 그림 13.39).
7. 기능장애가 있는 갈비뼈가 맞물려졌을 때, 약간의 머리 폄을 시키고, 움직임의 펌프 손잡이(약간의 양동이 손잡이) 축을 따라 갈비뼈를 움직인다(그림 13.40).
8. 이 움직임은 들이쉼 제한 장벽을 향하여 시행하고, 이완은 장벽이 이르기 전에 일어날 것이다. 만약 그렇지 않는다면 머리가 그 이상을 넘어 움직여서는 안된다.
9. 시술자는 기능장애 요소를 재평가 한다(TART).

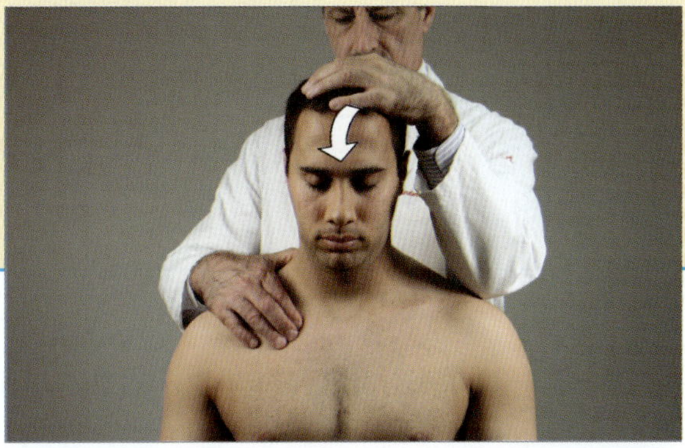

그림 13.37 1~4단계. 구성,T1과 첫 번째 갈비뼈 맞물림

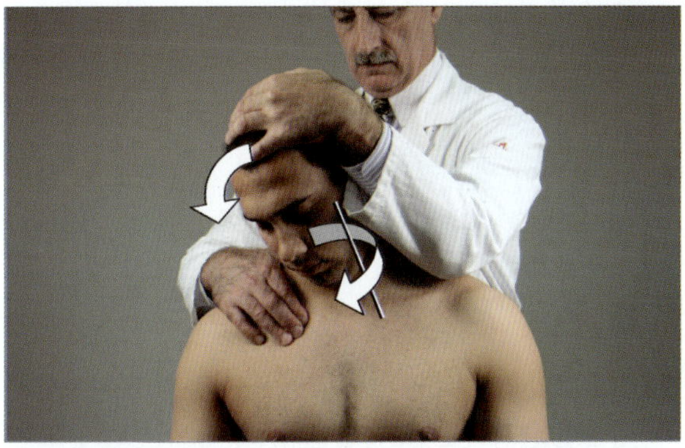

그림 13.38 5단계. 옆 굽힘과 오른쪽으로 돌림

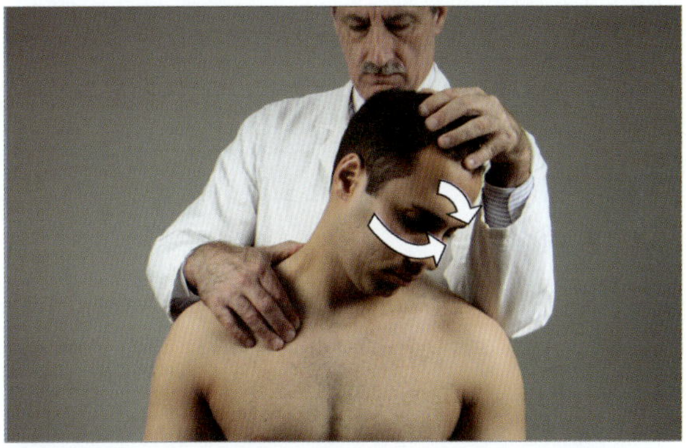

그림 13.39 6단계. SLRL을 향해 움직여지는 머리

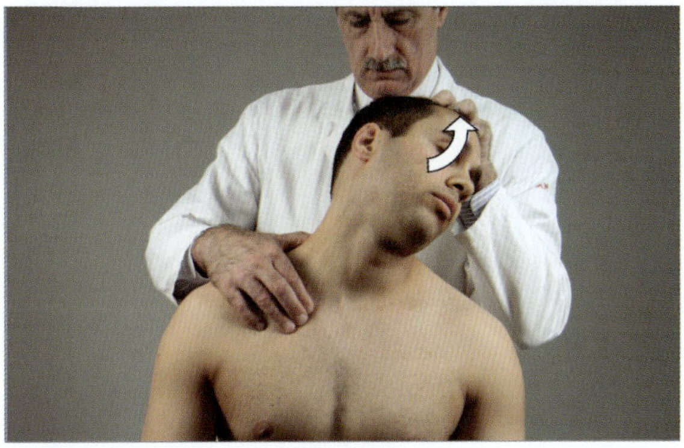

그림 13.40 7단계. 약간의 폄을 추가함

허리부위 LUMBAR REGION

허리뼈 1번에서 5번 기능장애 예: L4 중립, 오른 옆 굽힘, 왼 돌림(NSRRL), 누운 자세

1. 환자는 누운 자세를 하고, 시술자는 돌려지는 신체 옆에 서 있다(환자 왼쪽).
2. 시술자는 L4와 L5의 가로돌기를 촉지하기 위해 환자의 아래 부위에 오른손을 위치한다.
3. 시술자는 환자의 오른쪽 엉덩이와 무릎관절을 굽히도록 지시한다.
4. L5 분절이 맞물리고 L4아래에서 오른쪽으로 돌림 될 때까지, 시술자의 다른 손은 환자의 정강뼈 거친면을 잡고 오른쪽다리의 굽힘과 엉덩관절의 굽힘을 조절한다(그림 13. 41).
5. 시술자의 오른 손이 L4~L5의 움직임을 촉지하는 동안 엉덩관절을 가쪽돌림, 벌림한다. 이 자세는 L5가 오른쪽으로 돌림되는 동안, L5의 기능부전 자세와 관련되어 있는 L4분절을 간접적(indirectly)으로(오른쪽 옆 굽힘, 왼쪽 돌림〔SRRL〕) 위치시켜야 한다(그림 13.42).
6. 시술자는 환자의 오른쪽 다리를 왼쪽방향으로 모음과 안쪽돌림 되도록 적절한 가속으로 당기고(그림 13.43), 그 때 다리를 중앙에서 왼쪽으로 교차하여 완전하게 폄을 한다(그림 13.44).
7. 이 움직임은 L4-L5의 제한성 장벽까지 L4(SLRR) 아래에서 L5(SRRL)를 움직이며, 이완은 장벽이 만나기 전에 일어날 것이다.
8. 시술자는 기능장애 요소를 재평가 한다(TART).

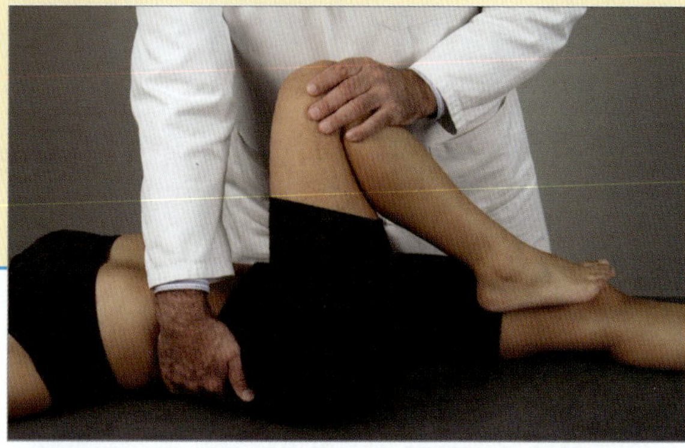

그림 13.41 1~4단계. 회전적 풀림 방향으로 구성

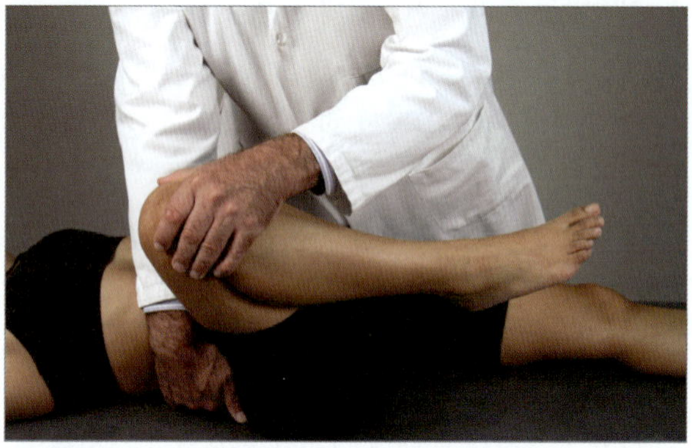

그림 13.42 5단계. 엉덩관절 가쪽돌림

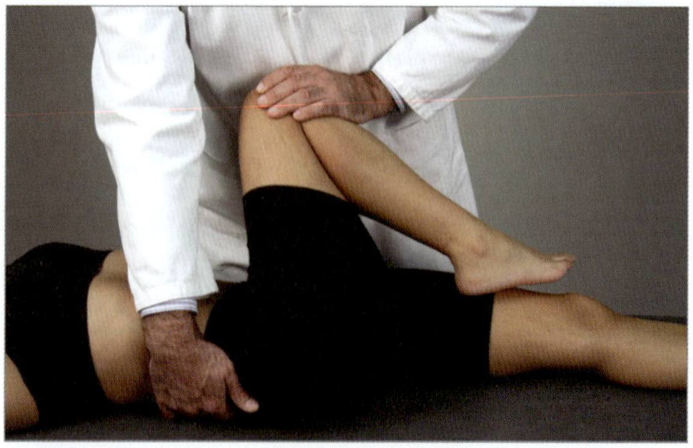

그림 13.43 6단계. 안쪽돌림 모음방향으로 가속도

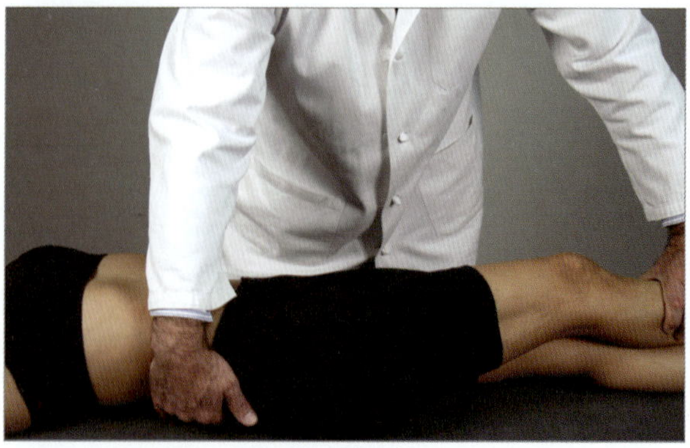

그림 13.44 6단계. 중앙을 교차하여 폄

허리부위 LUMBAR REGION

허리뼈 1번에서 5번 기능장애 예: L3 폄, 오른 옆 굽힘, 오른 돌림(ESRRR), 외측 옆으로 누운 자세

1. 환자는 오른쪽 옆으로 누운 자세를 한다.
2. 시술자는 환자의 앞쪽에 침대의 가장자리에 선다.
3. 시술자의 왼손이 L3-L4의 움직임을 촉지하는 동안 오른손은 환자의 양다리와 엉덩관절을 조절한다.
4. 환자의 양쪽 다리가 L3와 맞물릴 때 까지 굽힘을 시킨다(그림 13.45).
5. 시술자의 왼팔은 환자의 왼쪽 어깨이음뼈를(화살표, 그림 13.46) 앞쪽으로 당기고(화살표) 오른팔은 손가락이 L3~L4척추 부분을 촉지하는 동안 환자의 엉덩이 뼈를 뒤쪽으로 민다.
6. 시술자는 어깨이음뼈와 골반 사이에 약간의 당김을 가하고(화살표, 그림 13.47) 그 다음에 적절한 가속으로 이 당김을 반전(reverse)하고(직선 화살표, 그림 13.48), 동시에 왼쪽 굽힘과 왼쪽 돌림을 하기 위해 어깨를 뒤쪽으로(오른쪽 진동 화살표, 그림 13.48) 골반은 앞쪽으로(왼쪽 진동 화살표, 그림 13.48)민다.
7. 이완은 장벽이 만나기 전에 일어날 것이다. 만약 그렇지 않으면 이 분절은 이완을 통해 최소한으로 움직여야 한다.
8. 시술자는 기능장애 요소를 재평가 한다(TART).

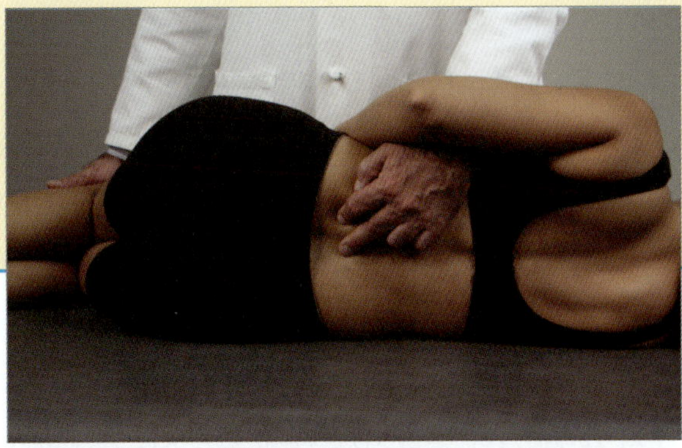

그림 13.45 1~4단계. 분절을 맞물리기 위해 구부려진 엉덩관절

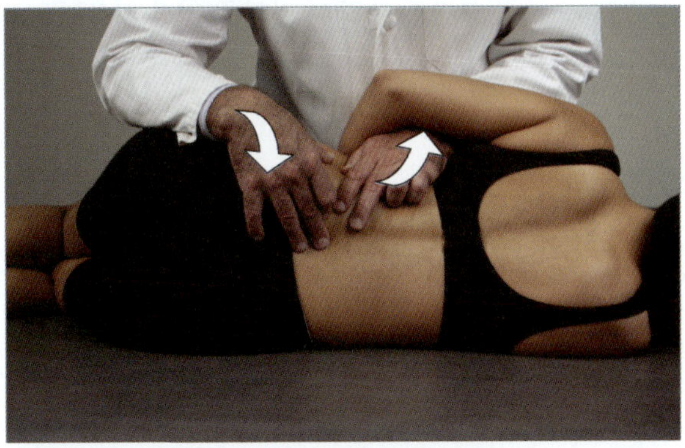

그림 13.46 5단계. 회전적 풀림 방향 자세

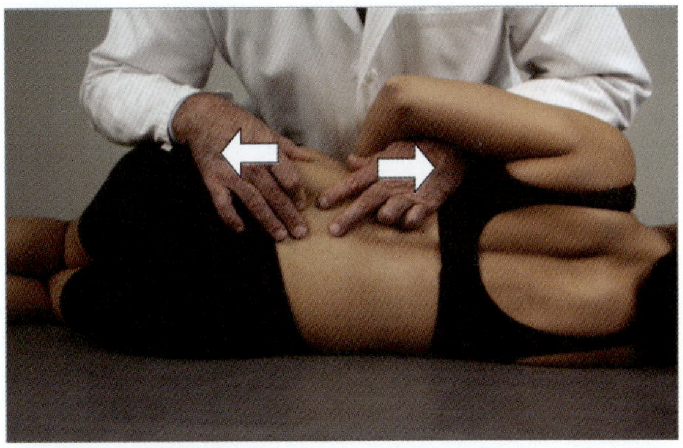

그림 13.47 6단계

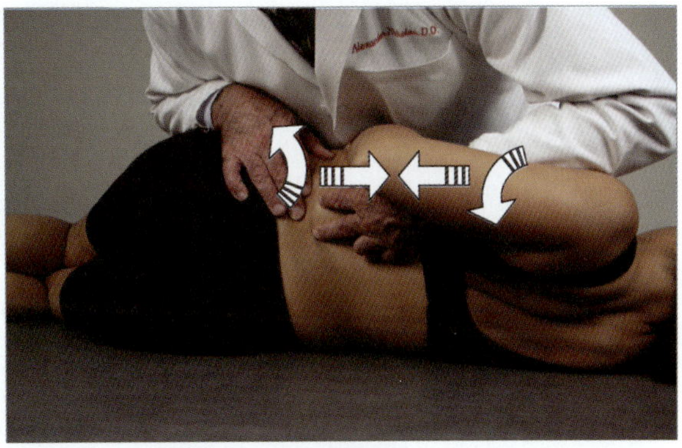

그림 13.48 6단계. SLRL위한 가속

엉덩부위 PELVIC REGION

무명골 기능장애 예: 오른 앞쪽 무명골, 수정된 심스 자세

Innominate Dysfunction, Example: Right Anterior Innominate, Modified Sims Position

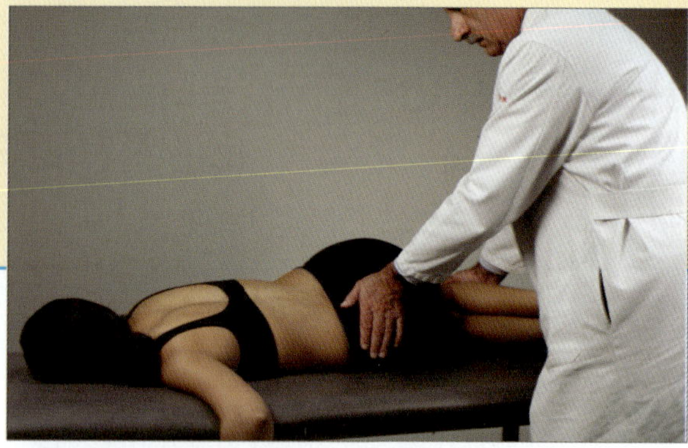

그림 13.49 1단계. 자세

진단

- 선 자세에서의 굽힘 검사: 양성(우측 PSIS 가 올라감.)
- 수동적으로 이끌려진 오른쪽 엉치엉덩관절 동작의 결손
- PSIS: 오른쪽 부분에 대하여 머리쪽(약간 외측)
- ASIS: 오른쪽 부분에 대하여 꼬리쪽(약간 내측)
- 엉치뼈 고랑: 오른쪽 부분에 대하여 뒤쪽

기법

1. 환자는 왼쪽의 수정된 심스 자세(Sims position)로 있고, 시술자는 환자 뒤에 서 있다(그림 13.49).
2. 시술자는 환자의 엉치뼈의 움직임을 저항하기 위하여 환자의 엉치뼈 위에 왼손을 놓는다.
3. 시술자의 오른손이 환자의 오른쪽 무릎아래를(정강이뼈융기) 움켜쥔다(그림 13.50).
4. 시술자의 오른손이 환자의 오른쪽 엉덩이와 무릎(그림 13.51)을 굽히고, 다시 펴진 자세(그림 13.52)로 돌아오게 한다.
5. 이 동작은 세 번 반복되고, 세번째 굽힘의 끝범위에서 왼손이 엉치뼈 쪽을(직선 흰색화살표, 그림 13.53) 고정하는 동안 머리 쪽으로 충격(추력)과 함께 환자의 엉덩관절이 굽힘 쪽으로 가속(굴곡된 흰색 화살표)되어 진다.
6. 오른쪽 다리와 엉덩관절이 폄이 되고, 기법의 효율성을 평가하기 위하여 오른쪽 엉치엉덩관절 움직임을 재검사한다.

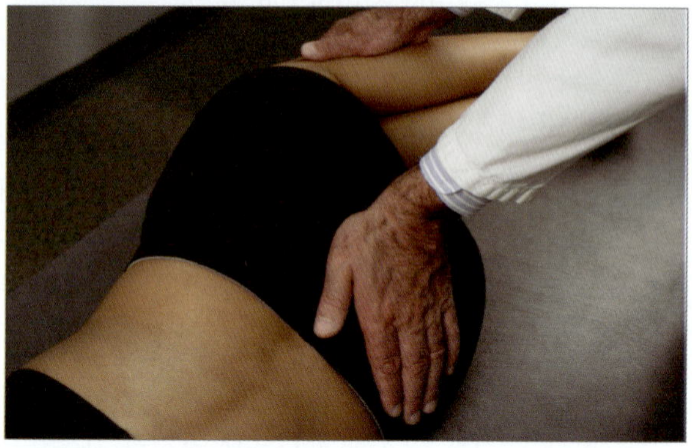

그림 13.50 2~3단계. 손 위치

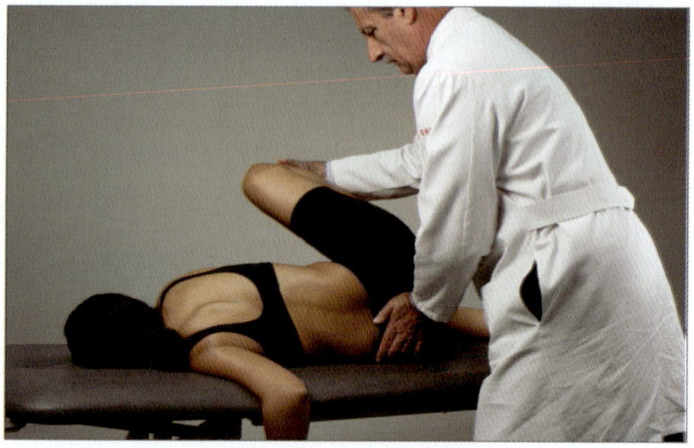

그림 13.51 4단계. 엉덩이관절과 무릎관절 굽힘

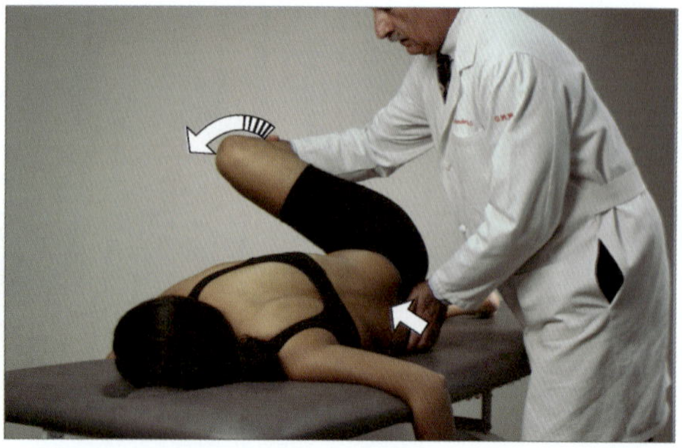

그림 13.53 5단계. 머리쪽으로 충격

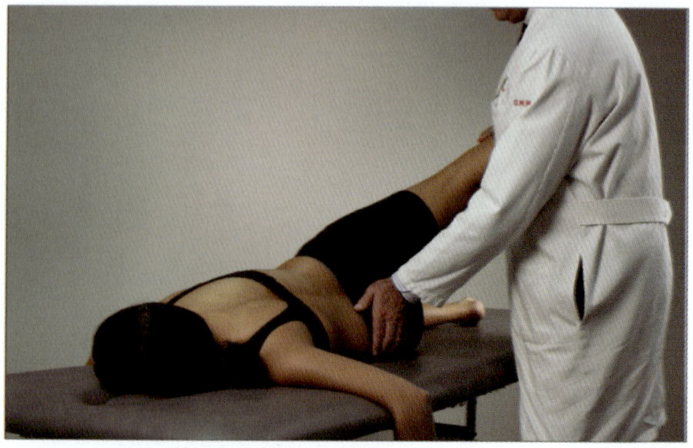

그림 13.52 4단계. 폄으로 돌아옴

엉덩부위 PELVIC REGION

무명골 기능장애
예: 오른 뒤쪽 무명골, 수정된 심스자세

Innominate Dysfunction, Example: Right Posterior Innominate, Modified Sims Position

진단

- 선 자세에서의 굽힘 검사: 양성(오른쪽 PSIS 올라감.)
- 수동적으로 이끌려진 오른쪽 엉치엉덩관절 움직임의 결손
- ASIS: 오른쪽 부위에 대하여 머리쪽(약간 가측)
- PSIS: 오른쪽 부위에 대하여 꼬리쪽(약간 안측)
- 엉치뼈 고랑: 오른쪽에 대하여 깊으며 앞쪽

기법

1. 환자는 왼쪽으로 수정된 심스 자세(Sims position)를 하고, 시술자는 환자의 뒤에 선다.
2. 시술자는 오른손으로 환자의 오른쪽 무릎(정강거친면)을 잡고 왼손은 환자의 오른쪽 PSIS에 놓는다(**그림 13.54**).
3. 엉덩관절 가동범위를 체크하기 위해 엉덩이를 굽힘, 벌림, 바깥돌림, 그리고 폄(**그림 13.56**)으로 하고, 환자의 오른쪽 다리는 위쪽, 바깥쪽으로 원형동작(흰색화살표, **그림 13.55**)으로 움직여진다.
4. 이 원형 동작은 세 개의 주기로 적용되고, 마지막 세번째 주기에서, 환자에게 다리를 곧게 펴고 엉덩이와 무릎도 펴도록 지시한다.
5. 이 차는(kick) 동작이 일어나는(왼쪽 화살표, **그림 13.57**) 동안 시술자는 왼손으로 환자의 오른쪽 PSIS에 환자의 배꼽 방향으로 충격을(오른쪽 화살표)을 가한다.
6. 오른쪽 엉치엉덩관절 움직임은 이 기법의 효용성을 평가하기 위해 재검사된다.

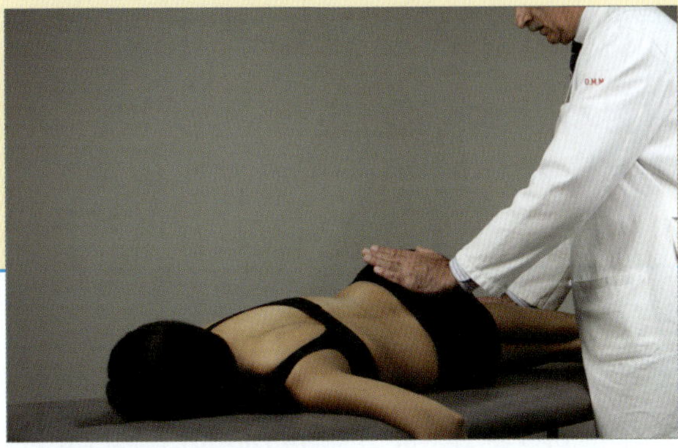

그림 13.54 1~2단계. 구성

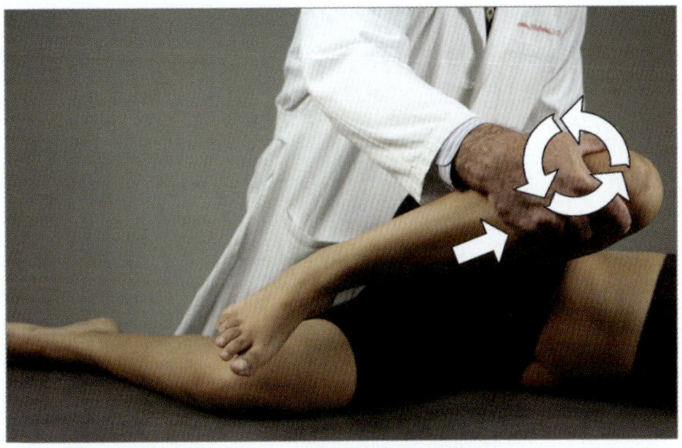

그림 13.55 3단계. 엉덩관절 돌리는 동작

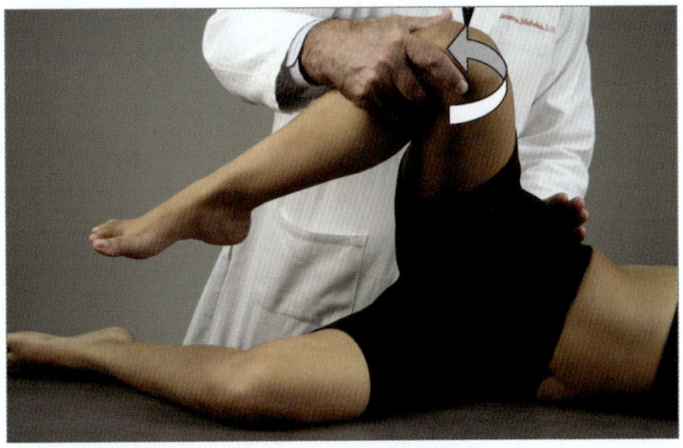

그림 13.56 3단계. 벌림, 바깥돌림과 폄

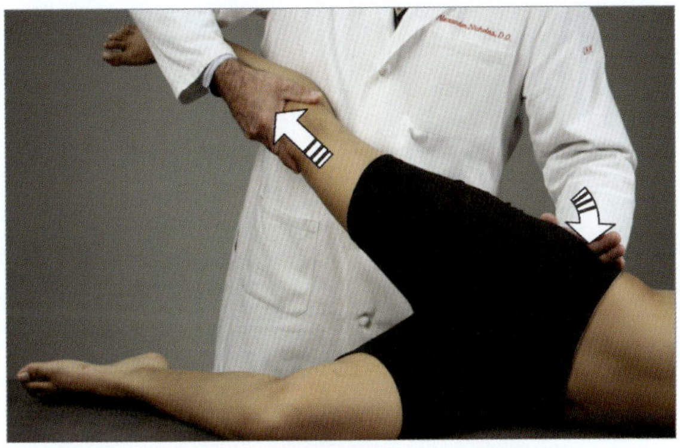

그림 13.57 4~5단계. PSIS에 충격을 가하면서 다리를 곧게 차기

팔부위 UPPER EXTREMITY REGION

팔꿈치: 노뼈머리, 엎침 기능장애

Elbow: Radial Head, Pronation Dysfunction

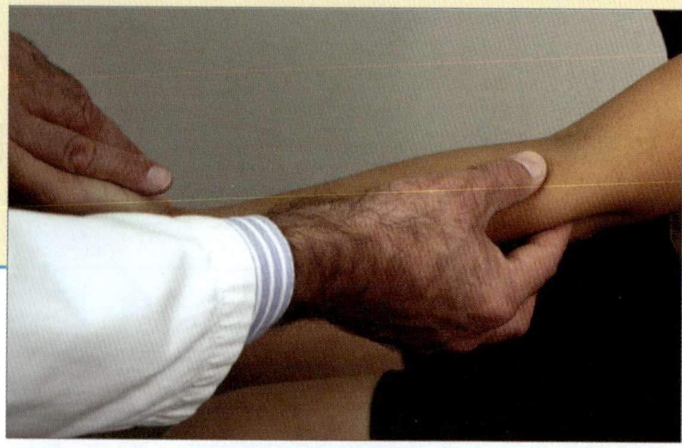

그림 13.58 1~3단계. 구성, 손위치

진단

- 증상: 아래팔 완전히 뒤침 불안정성이 나타나며 팔꿈치 불편함
- 동작: 아래팔의 뒤침이 제한됨
- 촉진: 노뼈머리에 뒤쪽 돌출부가 있으며 노뼈머리의 압통

기법

1. 환자는 침대에 앉아있고, 시술자는 환자 앞에 서 있다.
2. 시술자는 환자의 기능장애된 쪽의 손을 마치 악수하듯이 잡는다.
3. 시술자의 오른손 집게손가락 바닥면은 뒤쪽을 잡고, 엄지손가락은 노뼈 머리의 앞쪽을 잡는다(그림 13.58).
4. 시술자는 손을 간접적 엎침 자세로 돌림시키고, 풀림장벽이 맞물릴 때까지 엄지손가락으로 노뼈머리를 뒤쪽으로 민다(그림 13.59).
5. 마지막으로, 시술자는 적절한 가속도로 호(arc)경로를 통해 최소한의 저항과 함께, 제한적인 잠김 장벽까지(그림 13.60) 아래팔을 뒤침시키고, 집게손가락 바닥면으로 앞방향으로 직접적인 반발력을(화살표, 그림 13.61) 가한다.
6. 이완은 장벽을 만나기 전 일어날 수 있다. 만약 그렇지 않다면 노뼈머리가 그 이상을 넘어 움직여서는 안된다.
7. 시술자는 기능장애 요소를 재평가 한다(TART).

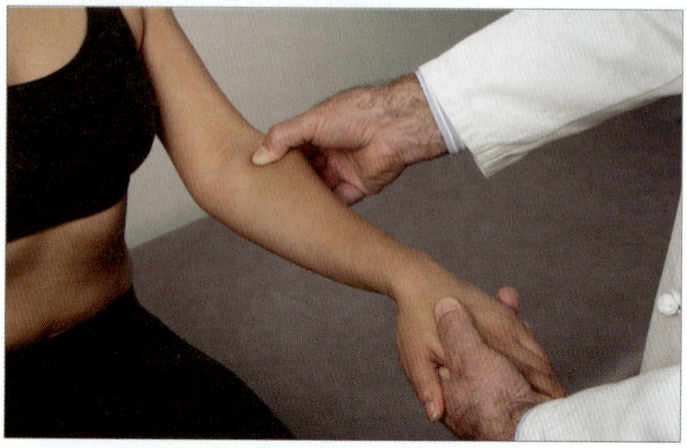

그림 13.59 4단계. 맞물린 엎침과 노뼈머리 풀림

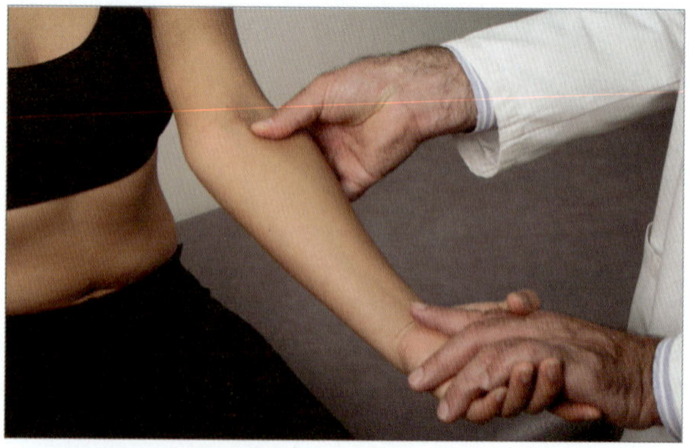

그림 13.60 5단계. 뒤침

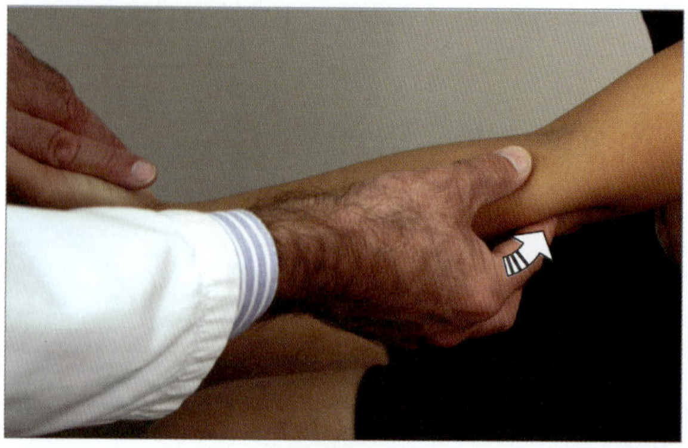

그림 13.61 5단계. 앞쪽 반발력

팔부위 UPPER EXTREMITY REGION

팔꿈치: 노뼈머리, 뒤침 기능장애

Elbow: Radial Head, Supination Dysfunction

진단

- 증상: 아래팔 완전한 엎침 불안정성이 나타나며 팔꿈치 불편함
- 동작: 아래팔의 엎침이 제한됨
- 촉진: 노뼈머리에 앞쪽(배쪽) 돌출부가 있으며 노뼈머리의 압통

기법

1. 환자는 침대 위에 앉아있고, 시술자는 환자 정면에 선다.
2. 시술자는 환자의 기능장애가 있는 손을 마치 악수하듯이 잡는다.
3. 시술자의 오른손 엄지손가락 바닥면은 노뼈머리의 앞쪽, 집게손가락은 뒤쪽을 잡는다(그림 13.62).
4. 시술자는 간접적으로 뒤침 자세로(그림 13.63) 환자의 손을 돌림시키고, 풀림 장벽이맞물릴 때까지 집게손가락 바닥면으로 노뼈머리를(화살표, 그림 13.64) 앞쪽으로 민다.
5. 마지막으로, 시술자는 적절한 가속도로 호(arc)경로를 통해 최소한의 저항과 함께, 제한적인 잠김 장벽까지 아래팔 엎침시키고, 엄지를 이용해 뒤쪽으로 직접적인 반발력(화살표, 그림 13.65)을 가한다.
6. 이완은 장벽이 만나기 전 일어날 수 있다. 만약 그렇지 않다면 노뼈머리가 그 이상을 넘어 움직여서는 안된다.
7. 시술자는 기능장애 요소를 재평가한다(TART).

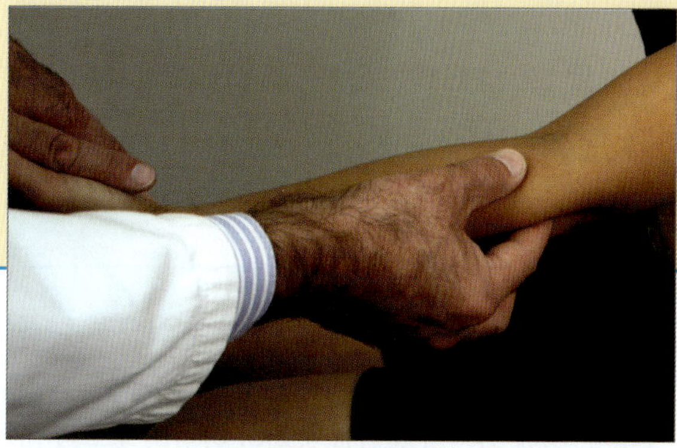

그림 13.62 1~3단계. 구성, 손위치

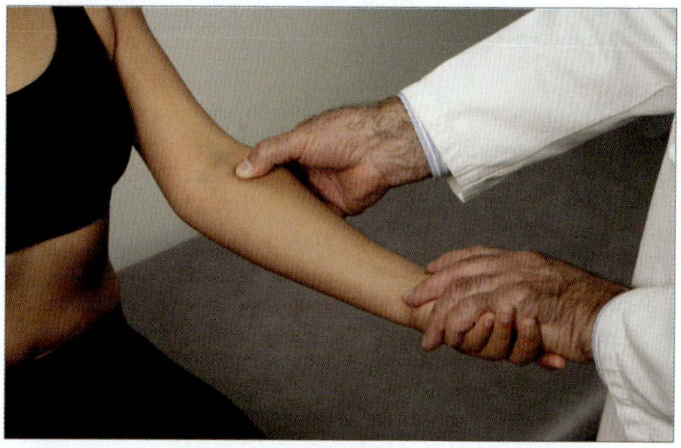

그림 13.63 4단계. 맞물린 뒤침

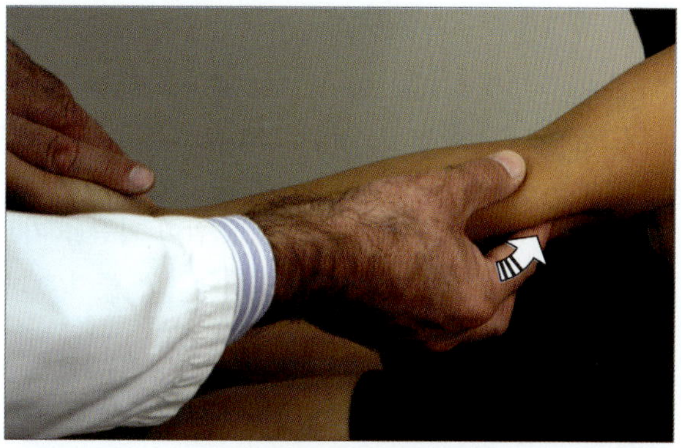

그림 13.64 4단계. 맞물린 노뼈머리 풀림

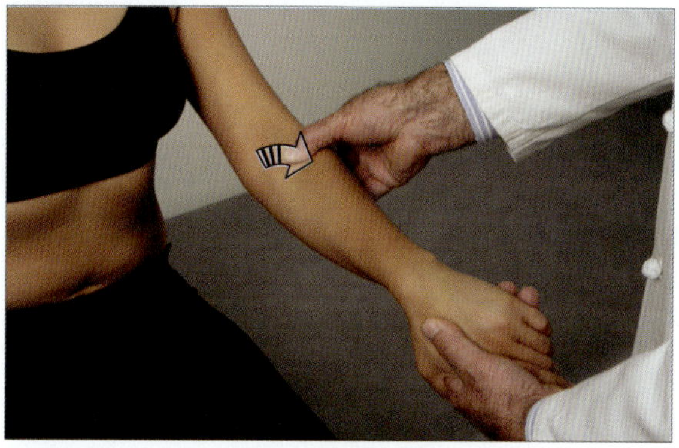

그림 13.65 5단계. 뒤쪽 반발력과 함께 엎침

팔부위 UPPER EXTREMITY REGION

어깨봉우리 빗장관절
예: 오른 먼쪽 빗장 올라감

Acromioclavicular Joint
Example: Right Distal Clavicle Elevated

진단

- 증상: 어깨 완전히 벌림과 굽힘이 안되며 봉우리 빗장이 불편함
- 결과: 봉우리에 대하여 먼쪽 빗장뼈가 촉지되게 올라오고 꼬리쪽의 압력에 저항감

기법

1. 환자는 앉고, 시술자는 환자의 뒤에서 치료할 쪽으로 선다.
2. 시술자는, 환자와 가장 가까운 손을 사용하여, 치료할 빗장뼈의 먼쪽 1/3 지점에 두 번째 손허리 손가락관절을 위치시킨다.
3. 시술자는 치료할 순서에 따라 환자의 빗장뼈 위에서 꼬리쪽을 향한 압력을 일정하게 유지한다.
4. 시술자의 다른 손은 치료 할 환자 팔꿈치부위의 바로 아래를 움켜잡는다(그림 13.66).
5. 환자의 팔을 아래로 당기고 그 때 뒤쪽으로 폄을 시키며(그림 13.67) 투수의 오버핸드(overhand)로 공을 던지는 자세와 비슷한 동작으로 환자의 팔이 가슴 앞으로 올 때까지 팔을 휘돌리면서(그림 13.68), 팔이 가슴을 가로 질러 모음하며 마친다(그림 13.69).
6. 이완은 장벽이 만나기 전에 일어날 수도 있다.
7. 시술자는 기능장애 요소를 재평가 한다(TART).

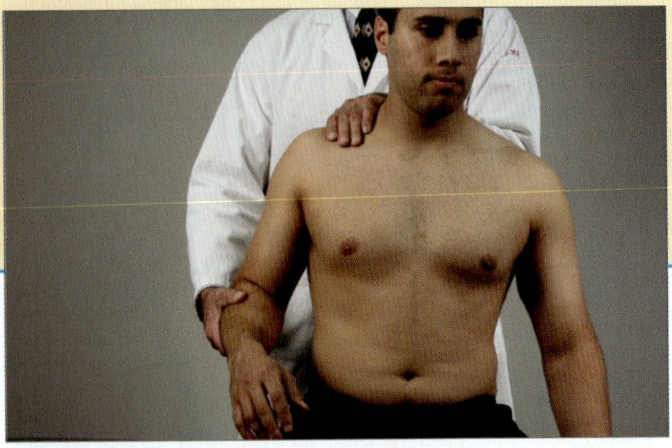

그림 13.66 1~4단계. 구성, 손위치

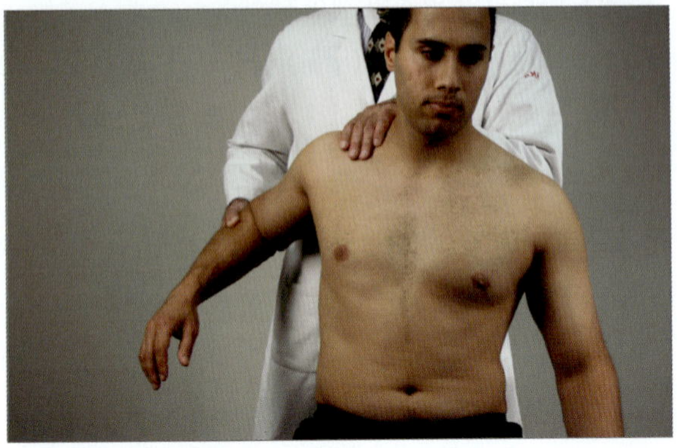

그림 13.67 4~5단계. 뒤로 폄

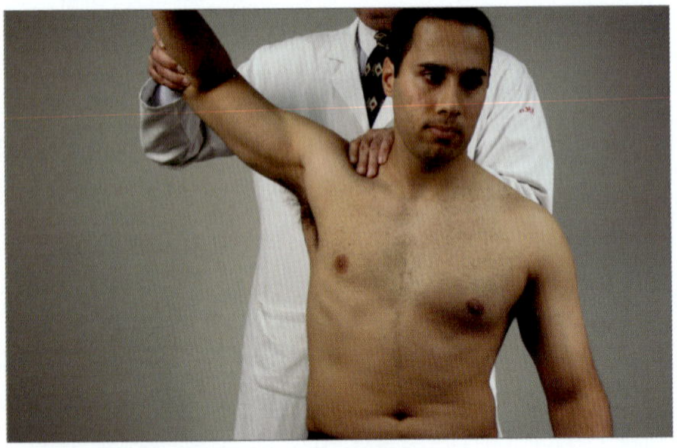

그림 13.68 5단계. 오버핸드 동작

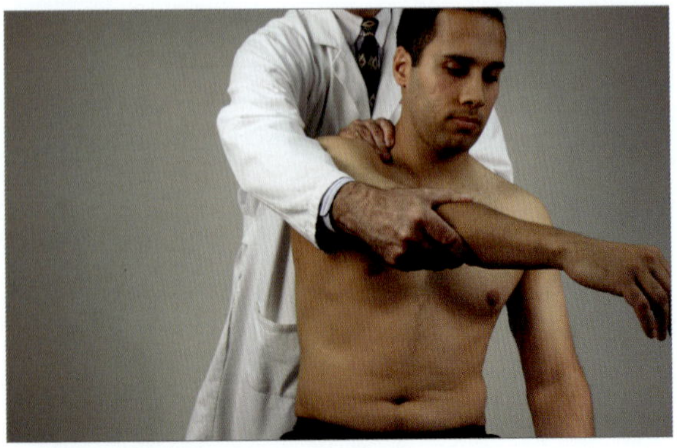

그림 13.69 5단계. 팔이 가슴을 지나가기

팔부위 UPPER EXTREMITY REGION

어깨봉우리 빗장관절 예: 오른 몸쪽 빗장뼈 올라감(먼 빗장뼈 내려감)

Acromioclavicular Joint, Example: Right Proximal Clavicle Elevated(Distal Clavical Depressed)

진단

- 증상: 통증없이 어깨가 완전히 벌림이 안되며 복장빗장관절에 압통
- 움직임: 빗장뼈의 벌림이 제한됨
- 촉진: 빗장뼈 몸쪽 끝 돌출부와 올라감

기법

1. 환자가 앉아 있는 뒤편에 시술자가 선다.
2. 시술자의 왼손은 환자의 오른쪽 빗장뼈의 몸쪽 끝 부위에 엄지를 놓은 채, 환자의 앞쪽 부위을 잡는다.
3. 치료할 순서에 따라 시술자의 왼쪽 엄지는 환자의 빗장뼈 위에서 꼬리 쪽을 향한 압력을 일정하게 유지한다.
4. 시술자의 오른손은 환자의 오른쪽 팔꿈치의 바로 아래를 잡는다(그림 13.70).
5. 환자의 팔은 모음에서 벌림으로 굽힘을 향해 가져간다(그림 13.71). 연속적인 배영 동작처럼(그림 13.72) 환자의 팔이 몸 옆쪽으로 이를 때까지 폄을 향하여 휘돌림을 시킨다(그림 13.73). 이 동작이 환자에게 편안하다면, 팔은 가슴 앞까지 와서 가로질러 갈 것이다.
6. 이완은 장벽이 만나기 전에 일어날 수도 있다.
7. 시술자는 기능장애 요소를 재평가 한다(TART).

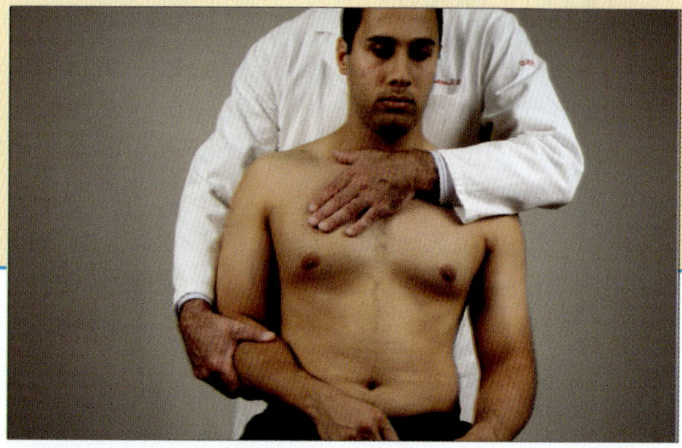

그림 13.70 1~4단계. 구성, 손위치

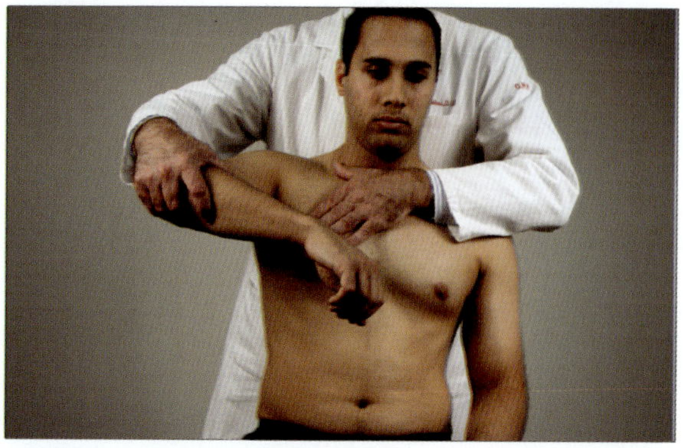

그림 13.71 5단계. 굽힘과 벌림

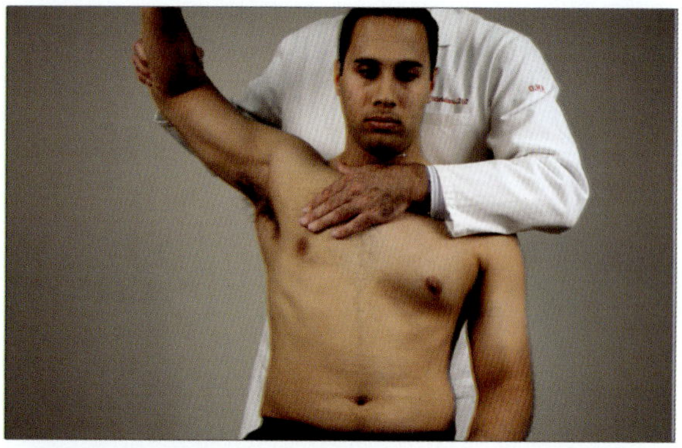

그림 13.72 5단계. 배영 동작

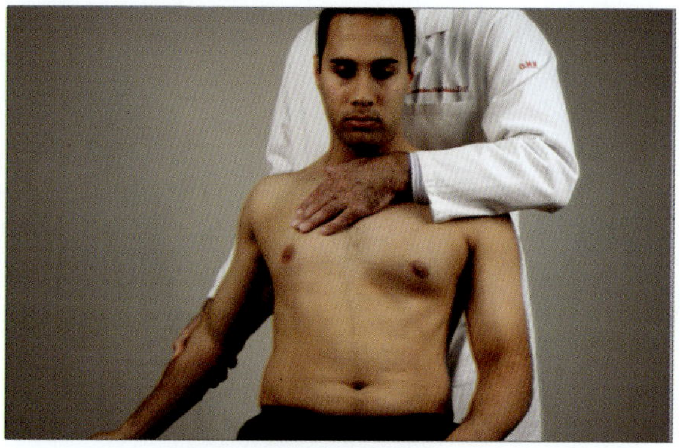

그림 13.73 5단계. 폄을 향해 휘돌림

REFERENCES

1. Van Buskirk RL. The Still Technique manual: Applications of a Redicovered Technique of Andrew Taylor Still, MD. Indianapolis: American Academy of Osteopathy, 2000.
2. Ward R(ed). Foundations for Osteopathic Medicine. Philadelphia: Lippincott Williams & Wilkins, 2003.

균형 잡힌 인대 긴장과 인대 관절 스트레인 기법 14

Balanced Ligamentous Tension and Ligamentous Articular Strain Technique

기법의 원리 TECHNIQUE PRINCIPLES

균형 잡힌 인대 긴장(balanced ligamentous tension, BLT)과 인대 관절 스트레인(ligamentous articular strain, LAS) 기법은 두 개의 별개의 방법, 또는 하나로 여겨지기도 한다. 이 기법들의 발전의 역사는 아마도 A.T. Still의 시대에 시작되었으나, W.G. Sutherland, DO에 한정되지 않고 H.A.Lippincott, DO; R.Lippincott, DO; R.Becker, DO; and A.Wales, DO를 포함한 수많은 정형 시술사의 작업을 통해 위대하게 발전했다(1, 2). 두 그룹 사이의 지리적인 분리와 극미한 접촉이 두 가지 이름으로 알려진 같은 기법의 원인이 되었을 수 있다. 미국 중부(즉, 텍사스)에서는 그것이 결국 LAS라는 용어로 진행되고 미국 북동부(즉, 뉴저지와 뉴잉글랜드)에서는 BLT라는 용어로 활성화되었다. 두 이름이 암시하는 것처럼, 기법에 약간의 변화가 개발되었고, 실행자들은 치료에 적용하기 위해 그들 자신의 특별한 차이를 개발했다. BLT라는 용어가 치료의 과정이나 목표를 설명하는 반면, LAS라는 용어는 기능이상을 설명했던 것으로 보인다.

Sutherland는 초기 정골 연구 그룹에서 가르쳤던 기법에 대해 가장 큰 책임을 져야 할 것이다. 1940년대, 그는 두개골(cranium)의 치료를 위해 개발된 원리로 신체와 사지의 치료 방법을 가르치기 시작했다. 그는 인대와 근막 등(인대 관절 기전, ligamentous articular mechanism)과 관절의 관계에 대하여 말했고, 우리는 기능장애가 있는 부위에서 물리적 자극 수용기(mechanoreceptor) 흥분에 대한 가능성을 포함하기 위해 이것을 추정할 수 있다. Sutherland의 생각 중 하나인 이 분야에서 중요한 개념은 관절의 정상적인 움직임이 인대에서 비대칭적인 긴장을 일으키는 것이 아니고 어떤 주어진 관절에 있는 인대를 통해 퍼진 긴장은 균형이 잡혀진다는 것이다(2, 3). 이 긴장은 변경된 기계적인 힘의 출현으로 인대나 관절이 스트레스(스트레인이나 구성단위의 변형)를 받을 때 변화할 수 있다. 오늘날 이 원리는 R. Buckminster Fuller의 지오데식돔(geodesic dome)과 그의 연구생 Kenneth Snelson의 기술에서처럼 텐스그리티(tensegrity)의 건축학적이고 생체역학적(구조적)인 원리와 비슷하다(4~6). 이 원리는 일반적으로 몸 앞쪽에 해부학적(근막적) 활시위가 나타난다는 가정에서 진행되었다. 그 이론은 중요한 기능이상이 몸쪽과 먼쪽 둘 다에 효과를 생성할 수 있다는 것이다. 이 효과들은 앞쪽과 뒤쪽 모두에서 증상을 일으킬 수 있다(1).

정형 도수 기법(OMT) 형태에서 언급된 한가지 방면은 이완 촉진 기전(release enhancing mechanism)이다. 이 기전은 근육의 등척성 수축, 횡격막의 호흡성 움직임, 눈과 혀의 움직임 또는 BLT나 LAS의 사례에서, 순환(Traube-Hering-Mayer), 림프 또는 다른 요인들(예: 일차 호흡 기전)의 다양함처럼 본래 가지고 있는 힘을 사용하는 것이다(2). 시술사는 환자의 위치를 정하기 위해 힘을 끌어들여서 지레점을 설정할 수 있다. 조직(인대)의 이차적인 지레작용과 결합한 이 지레점은 기능장애 상태에서 변화를 일으키기 위해 유체역학(fluid dynamics)과 다른 요인들을 결합시킨다. 어떤 경우에는, 기법이 근막 구조에 영향을 주기 위해 사용된다. 근막 구조를 치료하는 경우에, BLT/LAS와 근막이완(MFR) 사이의 차이는 BLT/LAS에서는 타고난 힘(유체 모델)이 이완-촉진 기전이라는 것이다; MFR에서 압박에 대한 열역학(thermodynamic) 반응은 일차적인 이완요인이다.

기법의 분류 TECHNIQUE CLASSIFICATION

간접적 방법

BLT/LAS의 경우, 시술사는 풀림 장벽 쪽으로 환자의 기능장애 부위를 위치시킨다. 이러한 간접적인 위치잡기는 이 기법에서 고전적인 치료 방법이다. 그러나 어떤 LAS 기법은 MFR

처럼 정확히 직접적인 기법이고, 그런 것들은 이 장이 아니라 8장, 근막이완에 포함되어 있다(1).

치료를 시작할 때, 시술사는 일반적으로 관절에 약간의 자유 움직임(free play)을 일으키고자 한다. 저항 없이 일어나도록 최대로 동작을 허용하기 위한 이런 시도를 이탈(disengagement)라고 한다. 과장(exaggeration)은 두 번째 단계이다. 과장은 편안한 쪽으로 움직이거나 손상의 원래 위치로 알려진 쪽으로 움직이는 것에 의해 일어난다(1). 기능장애가 있는 관절이나 영역에서 최적으로 균형 잡힌 긴장 상태에 조직을 놓는 것이 이 기법의 마지막 위치 잡기 단계이다. 어떤 이들은 이 지점을 워블 포인트(wobble point)라고 부른다. 이것은 손가락 끝에서 사물의 균형을 잡는 감각과 비슷하다. 워블 포인트는 모든 방사상으로 퍼지는 긴장의 중심에 있고, 그 지점이 아닐 때에는 비대칭적으로 느껴진다. 이 위치를 잡고 있는 동안, 시술사는 이완을 기다린다. 이 이완은 편안한 쪽으로의 부드러운 움직임과 그 다음의 균형 잡힌 지점을 향하여 느리게 거슬러 올라가는 움직임(밀물과 썰물)으로 설명되어 왔다.

예를 들면, 만약 치료받고 있는 기능장애가 L4, F SL RL로 나타난다면, 편안하거나 자유로운 방향은 다음의 방향이다: 굽힘, 왼쪽 옆 굽힘, 왼쪽 돌림. 이 방향에서 L4를 움직이는 것(고정된 L5 위에서)은 제한성 장벽에서 멀리 움직이는 것으로 나타나고 그러므로 이 기법을 간접적 방법이라고 정의한다.

직접적 방법

LAS는 다양하다. 근육조직이 한 방향에서 긴장의 벡터를 일으킬 때 직접적 기법으로 수행할 수 있으나, 관절의 균형을 잡기 위해 당신이 직접적(제한성) 장벽을 향해 움직이고 있는 것으로 느낀다. 그것은 8장에 설명한 직접적 형태의 MFR 기법을 따른다. Speece와 Crow(1)는 자신들의 책에서 이것을 첫 번째 갈비뼈의 기능장애, 엉덩정강근막띠(iliotibial band), 두덩 가로막(pubic diaghragm) 등에 사용하는 기법으로 설명하였다.

기법의 형태 TECHNIQUE STYLES

호흡을 동반한 진단과 치료

이 방법에서, 시술사는 영향을 받은 부분을 촉지하고 매우 가벼운 촉지 기법으로 기능이상의 형태를 분별하도록 한다. 이것은 호흡으로 일어난 움직임으로 X-, Y-, Z- 축에서 분절을 조금씩 움직이는 것으로 설명할 수 있다. 그러므로 기능장애를 진단하고 치료하기 위해 사용된 움직임은 극도로 작다.

분절간 동작 검사를 동반한 진단과 치료(시술사 능동적)

분절간 동작 검사/치료 유형에서, 약간 더 많은 동작 또는 힘이 기능장애 부위에서 동작 변수를 검사하고 그 부위를 긴장의 균형이 잡힌 적당한 간접적인 위치로 움직이는 것을 시작하기 위해 사용될 수 있다. 기능장애 상태나 위치, 치료하는 시술사의 수행에 의존할 뿐만 아니라 이런 형태에서 더 많은 압박이나 견인이 있을 수도 있다.

적응증 INDICATIONS

1. 관절에 근거한 체성 기능장애
2. 근막에 근거한 체성 기능장애
3. 림프 울혈 부위나 국소 부종

금기증 CONTRAINDICATIONS

1. 치료 부위의 골절이나 탈구, 전체적인 불안정
2. 치료 부위의 악성종양이나 감염, 심한 골다공증

일반적인 고려사항과 규칙 GENERAL CONSIDERATIONS AND RULES

이 테크닉은 조직주변과 관절이나 그와 관련된 근막조직의 특별한 촉진상의 균형을 잡는 것이다. 목표는 그 관절에 일반적인 생리학적 동작의 방향에서 관절면과 조직의 균형을 맞추는 것이다. 시술사는 신체가 그 자체를 돕도록 하여 너무 많은 변화를 일으키지 않는다. 이런 면에서, 신경근골격계 시스템의 유체(fluid)와 다른 역학이 전반적인 정상화나 균형을 찾아내므로, 매우 정골의학적이다. 이 기법은 너무 많은 압박을 주지 않는 것이 중요하다. 조직의 탄력 한계를 넘어서면 안되고, 시술사는 방어반응을 일으킬 정도로 불편하게 해서는 안된다. 일반적으로 환자가 참을 수 있는 정도여야 한다.

모든 기능장애에 대한 일반적인 정보 GENERAL INFORMATION FOR ALL DYSFUNCTIONS

자세

1. 시술사는 허용된 동작의 모든 면에서 체성 기능장애를 진단한다.
2. 시술사는 가능하다면 동시에, 허용된 동작의 모든 면에서 균형잡힌 인대성 긴장의 지점에 대하여 고정된 아래분절

위에 위(상부 또는 몸쪽) 분절의 위치를 정한다.

a. 이것은 일반적으로 장벽에서 느슨해진(편안한) 부위로 이동하는 것을 의미한다.

b. 모든 면은 가장 균형 잡힌 지점까지 섬세하게 조절되어야 한다.

3. 섬세한 조절(Fine-tune): 가장 느슨하게(이완된, 부드러운, 등) 느끼는 호흡의 시기를 평가하기 위해 환자는 천천히 숨을 들이쉬고 내쉰다; 환자는 균형이 최대인 지점(오직 부분적으로 완벽한 들이쉬기와 내쉬기일 수 있다)에서 호흡을 멈춘다.

치료

1. 균형 잡힌 인대성 긴장의 지점에서, 시술사는 균형을 유지하기 위해 위, 아래 분절 사이의 상대적인 위치를 조절한다.

a. 이것은 일반적으로 이완됨에 따라 조직이 팽팽하게 되는 것을 막기 위해 맨 위 분절은 계속 직접적인 장벽에서 멀리 이동하는 것을 의미한다.

b. 조직이 이완됨에 따라, 조직들은 마치 그것들이 녹거나 부드러워지는 것으로 묘사된다.

c. 조직 구조 변화는 이완하는 동안 일어나야 한다. 만약 촉지되지 않는다면, 균형 잡힌 인대성 긴장의 위치가 설정되지 않은 것이다.

2. 완전한 이완이 느껴지면, 체성 기능장애의 구성요소를 재평가한다(조직 구조 이상, 자세의 비정렬, 동작의 제한, 압통(tenderness) [TART]). 만약 필요하다면 반복한다.

이것에 대한 요약된 규칙들은 다음과 같다(1):

1. 이탈(disengagement)
2. 과장(exaggeration)
3. 이완이 일어날 때까지 균형 잡기

목부위CERVICAL REGION

고리뒤통수(C0-C1, OA) 기능장애 예: C0-C1 ESLRR*

Occipitoatlantal(C0-C1,OA) Dysfunction
Example: C0-C1 ESLRR*

1. 환자는 바로 눕고, 시술사는 테이블의 위쪽에 앉는다.
2. 환자는 시술사의 전완과 팔꿈치가 테이블에 놓여있을 수 있게 충분히 떨어진다.
3. 시술사는 양손바닥을 위로하여 환자의 머리 아래에 두어서, 주로 새끼두덩(hypothenar eminences)쪽의 손뒤꿈치가 소뇌천막(tentorium cerebelli) 높이(1)에 접촉하게 한다.
4. 시술사의 인지나 중지로 환자의 C1 가로돌기를 촉지한다(**그림 14.1 & 14.2**).
5. 시술사가 촉지하고 있는 손가락은 C1 가로돌기를 뒤통수 아래에서 펴기 편안한 쪽과 오른쪽 옆 굽힘, 왼쪽 돌림쪽으로 위로 향해 머리쪽으로(화살표, **그림 14.3**) 동시에 가져간다. 이것은 뒤통수에 상대적인 왼쪽 옆 굽힘과 오른쪽 돌림 효과를 일으킬 것이다.
6. 시술사가 방향을 바꾼 힘을 이끌어냄에 따라, 긴장의 균형 잡힌 지점을 만날 때까지 머리를 천천히 왼쪽으로 기울이고 오른쪽으로 회전시킨다(화살표, **그림 14.4**).
7. 이 균형 잡힌 지점에 도달했을 때, 느린 율동적 압박이 밀물과 썰물처럼 나타나고, 시술사는 편안한 방향에서 이완이 일어날 때까지 이 자세를 유지한다.
8. 시술사는 기능장애의 구성요소를 재평가한다(TART).

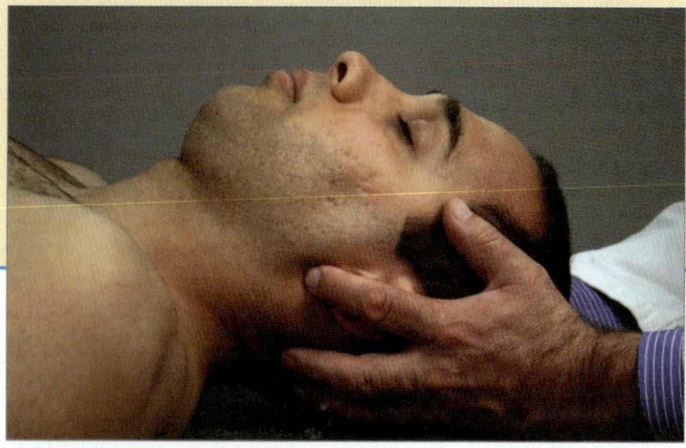
그림 14.1 머리와 척추에 접촉

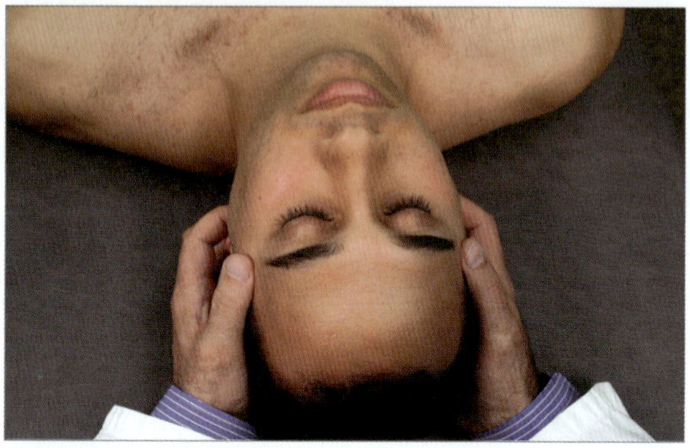
그림 14.2 3~4단계

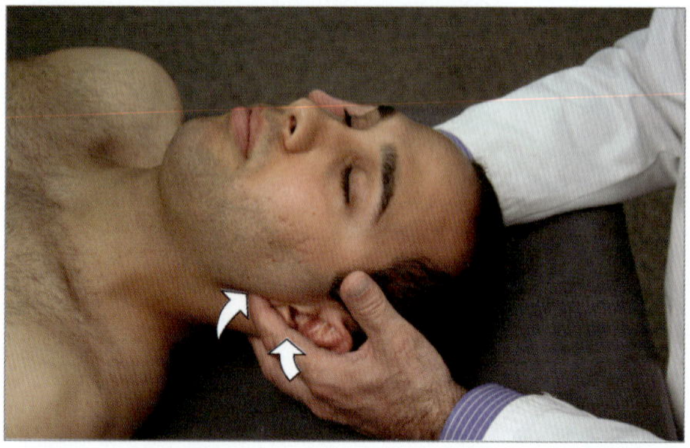
그림 14.3 5단계

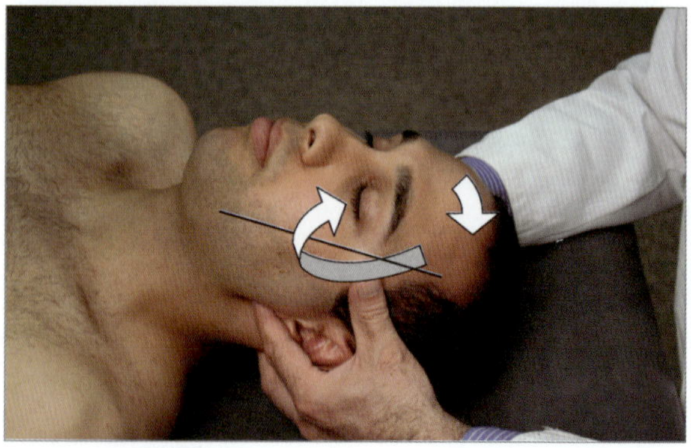
그림 14.4 6단계

* 동작 관련 약자에 대한 설명은 p36에 있다.

목부위 CERVICAL REGION

고리중쇠(atlantoaxial)(C1-C2, AA) 기능장애 예: C1 RR

Atlantoaxial(C1-C2, AA) Dysfunction
Example: C1 RR

1. 환자는 바로 눕고, 시술사는 테이블의 위쪽에 앉는다.
2. 환자는 시술사의 전완과 팔꿈치가 테이블에 놓여있을 수 있게 충분히 떨어진다.
3. 시술사는 양손바닥을 위로 하여 환자의 머리 아래에 두어서, 주로 새끼두덩(hypothenar eminences)쪽의 손뒤꿈치가 소뇌천막(tentorium cerebelli) 높이(1)에 접촉하게 한다.
4. 시술사의 인지나 중지로 환자의 C2 가로돌기를 촉지한다(**그림 14.5 & 14.6**).
5. C1아래(굽은 화살표, **그림 14.7**)에서 C2를 동시에 왼쪽으로 돌리는 동안(완만한 화살표) 촉지하고 있는 손가락은 C1-C2를 자유롭게 하기 위해 C2 관절돌기를 위로 향해 머리쪽으로 동시에 가게 한다. 이것은 C1이 상대적으로 오른쪽으로 돌아가는 효과를 가져 올 것이다.
6. 시술사가 방향이 바뀐 힘을 이끄는 동안, 긴장의 균형 잡힌 지점에 도착할 때까지 C1과 머리가 극미한 정도로 부드럽게 오른쪽으로 돌려질 것이다(화살표, **그림 14.8**).
7. 균형 잡힌 지점에 도달했을 때, 느린 율동적 압박이 밀물과 썰물처럼 나타나고, 시술사는 편안한 방향에서 이완이 일어날 때까지 이 자세를 유지한다.
8. 시술사는 기능장애의 구성요소를 재평가한다(TART).

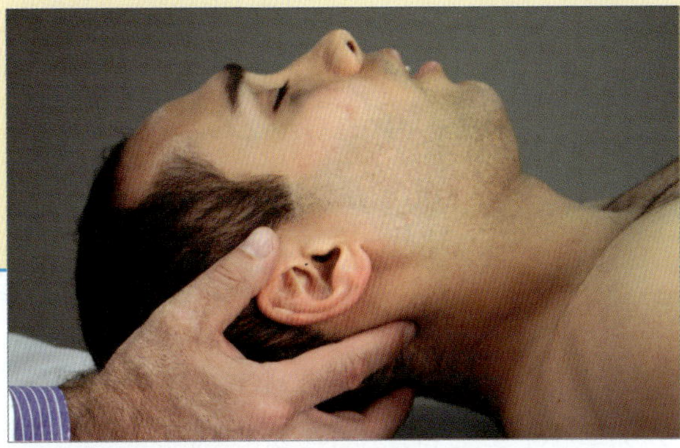

그림 14.5 C2 관절 기둥의 촉지

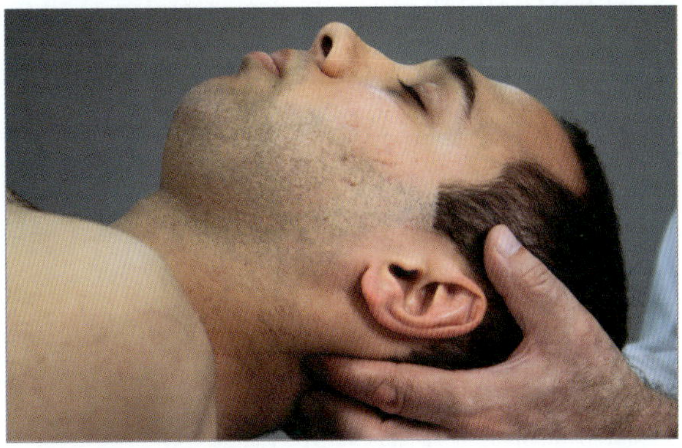

그림 14.6 3~4단계

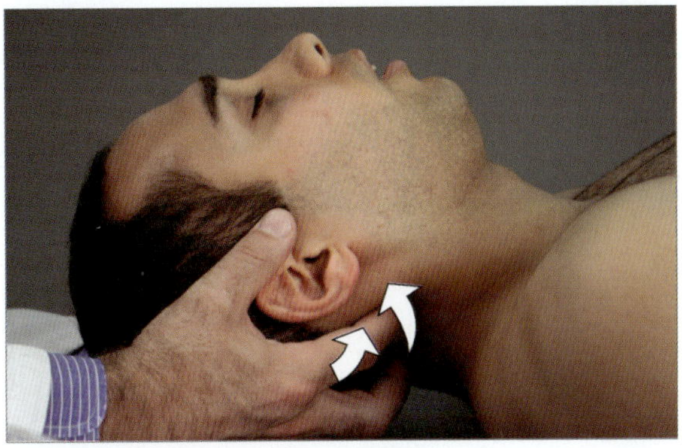

그림 14.7 5단계, 오른쪽 돌림 효과

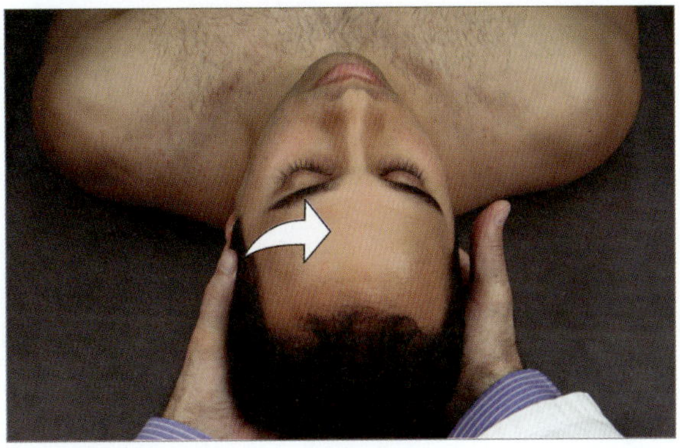

그림 14.8 6단계

목부위CERVICAL REGION

고리중쇠(C1-C2) 기능장애 예: C1 오른쪽, 가쪽 이동

Atlantoaxial(C1-C2, AA) Dysfunction
Example: C1 Right, Lateral Translation

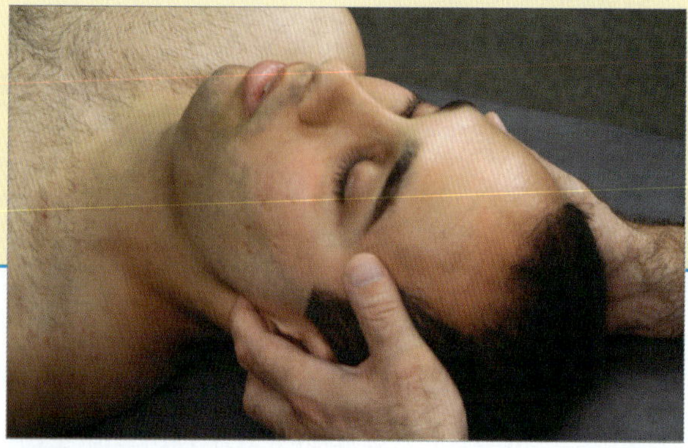

그림 14.9 2~3단계, 손 위치

1. 환자는 바로 눕고, 시술사는 테이블의 위쪽에 앉는다.
2. 시술사의 손은 마루관자부위(parietotemporal region)의 윤곽을 따라 컵모양으로 감싼다.
3. 시술사는 인지를 C1 가로돌기 위에 댄다(그림 14.9).
4. 시술사는 풀림 장벽쪽으로 왼쪽에서 오른쪽으로 평형 이동하는 힘(화살표, 그림 14.10)을 부드럽고 천천히 가한다. 시술사는 균형 잡힌 지점을 결정하기 위해 왼쪽과 오른쪽 사이에서 앞뒤로 움직여야 할 수도 있다(그림 14.10 & 14.11).
5. 균형 잡힌 지점에 도달했을 때, 느린 율동적 압박이 밀물과 썰물처럼 나타나고, 시술사는 편안한 방향에서 이완이 일어날 때까지 이 자세를 유지한다.
6. 만약 선호하거나 필요하다면 직접적 방법으로 수행할 수 있다.
7. 시술사는 기능장애의 구성요소를 재평가한다(TART).

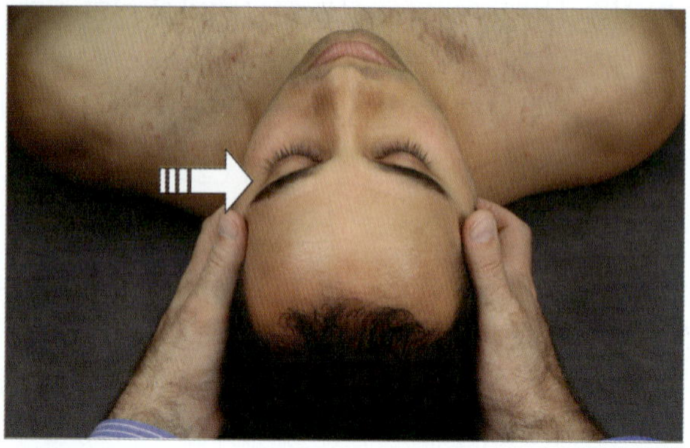

그림 14.10 4단계, 왼쪽에서 오른쪽으로 이동

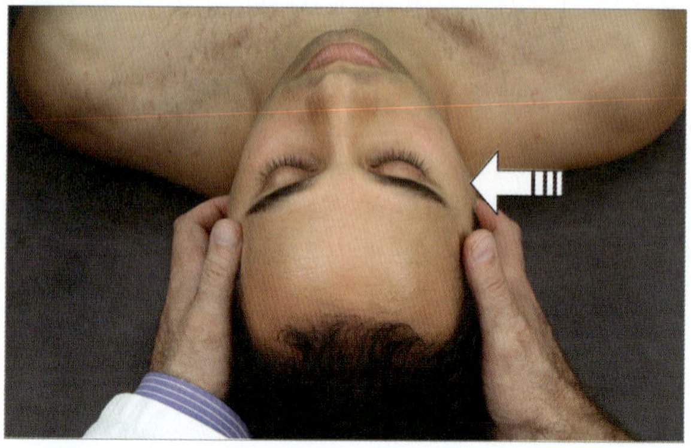

그림 14.11 4단계, 오른쪽에서 왼쪽으로 이동

목부위CERVICAL REGION

C2 to C7 기능장애 예: C4 ESRRR

C2 to C7 Dysfunction
Example: C4 ESRRR

1. 환자는 바로 눕고, 시술사는 테이블의 위쪽에 앉는다.
2. 환자는 시술사의 전완과 팔꿈치가 테이블에 놓여있을 수 있게 충분히 떨어진다.
3. 시술사는 양손바닥을 위로하여 환자의 머리 아래에 두어서, 주로 새끼두덩(hypothenar eminences)쪽의 손뒤꿈치가 소뇌천막(tentorium cerebelli) 높이(1)에 접촉하게 한다(그림 14.12).
4. 시술사는 인지나 중지로 환자의 C5 관절 돌기를 촉지한다(화살표, 그림 14.13).
5. 시술사는 촉지하고 있는 손가락을 C4 아래(굽은 화살표, 그림 14.14)에서 C5를 돌리고 왼쪽 옆으로 굽히는(완만한 화살표) 동안 동시에 C5 관절돌기를 위로 향해 머리쪽으로 가져간다. 이것은 C4의 옆 굽힘과 오른쪽 돌림이라는 상대적인 효과를 일으킬 것이다.
6. 시술사가 방향이 바뀐 힘을 가함에 따라, 한 단위로서 C1부터 C4와 함께 머리는 긴장의 균형 잡힌 지점에 도달할 때까지 최소한으로 부드럽게 오른쪽으로 돌 수도 있다(화살표, 그림 14.15).
7. 균형 잡힌 지점에 도달했을 때, 느린 율동적 압박이 밀물과 썰물처럼 나타나고, 시술사는 편안한 방향에서 이완이 일어날 때까지 이 자세를 유지한다.
8. 시술사는 기능장애의 구성요소를 재평가한다(TART).

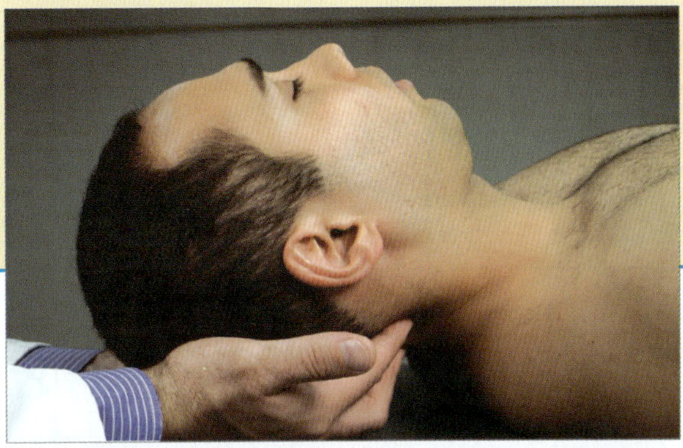

그림 14.12 1~3단계, 머리에 접촉

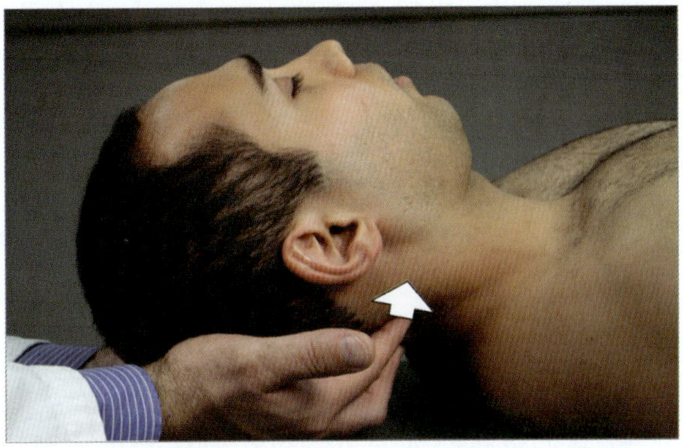

그림 14.13 4단계

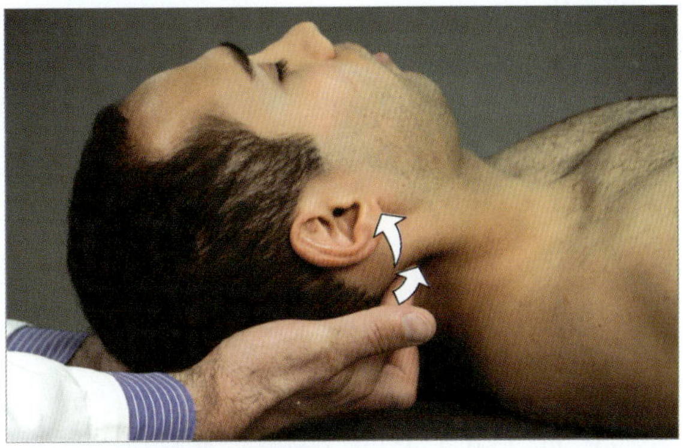

그림 14.14 5단계, SRRR

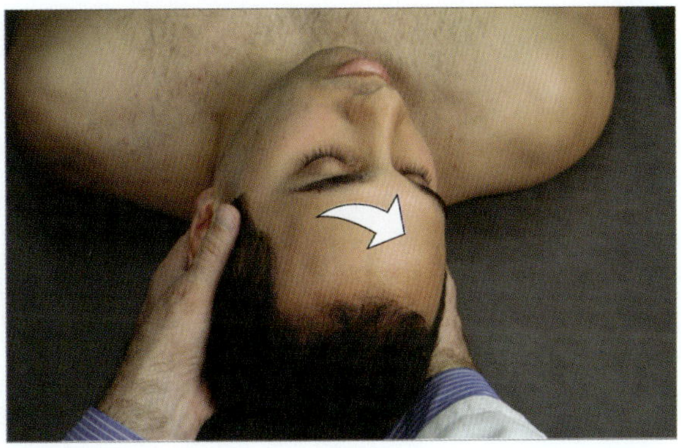

그림 14.15 6단계

가슴부위THORACIC REGION

T1과 T2 기능장애 예: T1 FSRRR

T1 and T2 Dysfunction
Example: T1 FSRRR

1. 환자는 바로 눕고, 시술사는 테이블의 위쪽에 앉는다.
2. 환자는 시술사의 전완과 팔꿈치가 테이블에 놓여있을 수 있게 충분히 떨어진다.
3. 시술사는 손바닥을 위로 하여 C2나 C3 높이의 환자 목뼈 아래에 손을 받쳐서 목뼈가 그 위에 편안하게 쉬게 한다.
4. 시술사는 인지를 T1의 가로돌기에 대고 중지는 T2의 가로돌기에 댄다(그림 14.16 & 14.17).
5. 시술사의 촉지하고 있는 손가락으로 굽힘과 폄 장벽 사이를 자유롭게 하는 지점을 찾기 위해 T2의 가로돌기를 위, 아래로 들어올린다(화살표, 그림 14.18).
6. 중지를 사용하여, 시술사는 T2를 왼쪽으로 부드럽게 옆 굽힘(굽은 화살표)과 돌림(완만한 화살표)을 하여, T1에서 상대적인 오른쪽 옆 굽힘과 오른쪽 돌림을 일으킨다(그림 14.19).
7. 시술사가 방향이 바뀐 힘을 가함에 따라, T1 분절에 있는 인지는 긴장의 균형 잡힌 지점에 도달할 때까지 T1을 오른쪽으로 최소한으로 부드럽게 돌리고 옆으로 굽힌다(그림 14.20).
8. 이 균형 잡힌 지점에 도달했을 때, 느린 율동적 압박이 밀물과 썰물처럼 나타나고, 시술사는 편안한 방향에서 이완이 일어날 때까지 이 자세를 유지한다.
9. 시술사는 기능장애의 구성요소를 재평가한다(TART).

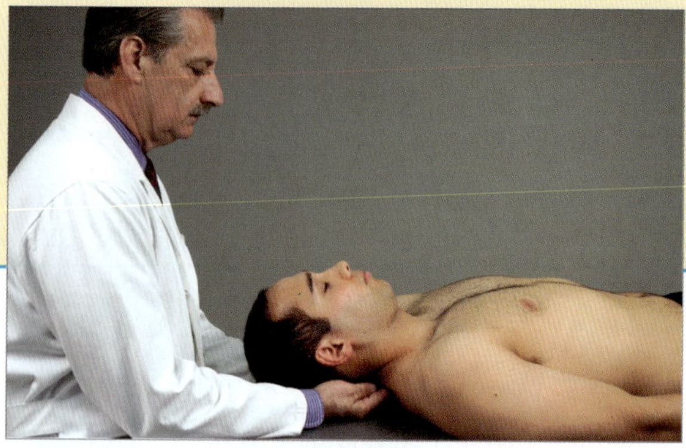
그림 14.17 3~4단계, 환자의 촉지

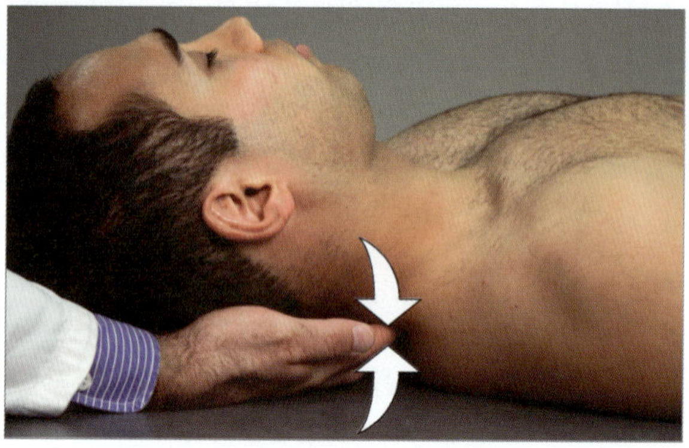
그림 14.18 5단계, 중립 균형 지점

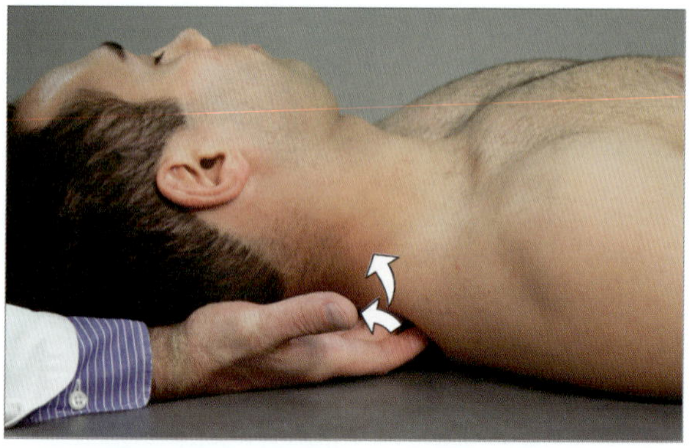
그림 14.19 6단계, T2, SLRL

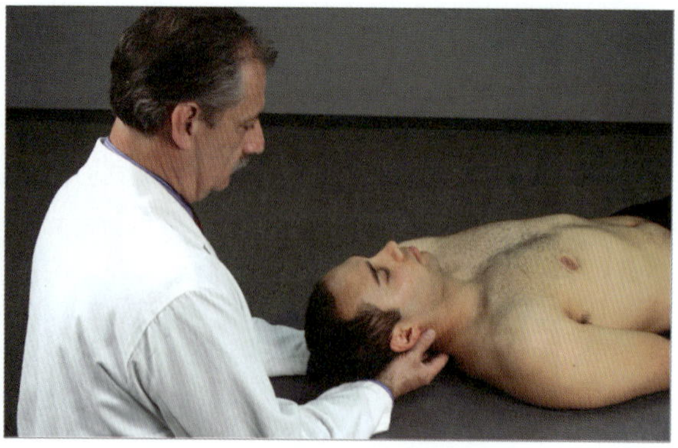
그림 14.16 3~4단계, 손과 손가락 자세

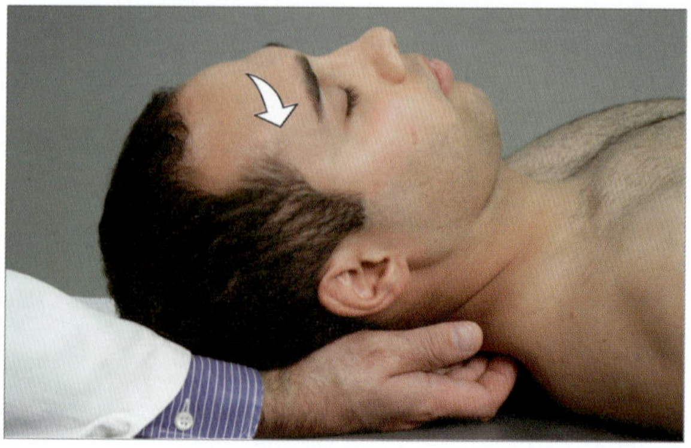
그림 14.20 7단계, T1, SRRR.

목가슴부위 CERVICOTHORACIC REGION

목 앞쪽 근막, 직접적 기법

Anterior Cervical Fascia, Direct Technique

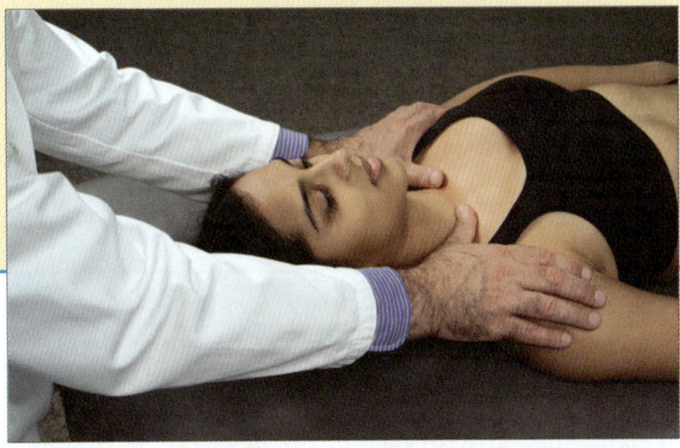

그림 14.21 1~2단계

1. 환자는 바로 눕고, 시술사는 테이블의 위쪽에 앉는다.
2. 시술사는 엄지를 벌리고 목빗근(sternocleidomastoid muscles) 바로 가쪽의 빗장위오목(supraclavicualr fossa)에 있는 빗장뼈(clavicle) 위에 엄지와 엄지두덩(thenar eminences)을 올려놓는다(그림 14.21).
3. 시술사는 발쪽으로 향하여 아래쪽 약간 뒤쪽으로 힘을 가한다(화살표, 그림 14.22).
4. 시술사는 제한성 장벽을 자유롭게 하기 위해 왼쪽에서 오른쪽으로 손을 앞, 뒤로 움직인다(화살표, 그림 14.23).
5. 만약 대칭적인 제한이 나타난다면, 양 손으로 양쪽 제한을 향하게 할 수 있다(화살표, 그림 14.24).
6. 긴장이 이완됨에 따라, 엄지를 더 바깥쪽으로 밀 수 있다.
7. 이 압박은 더 이상의 진행이 감지되지 않을 때까지 유지한다.
8. 시술사는 기능장애의 구성요소를 재평가한다(TART).

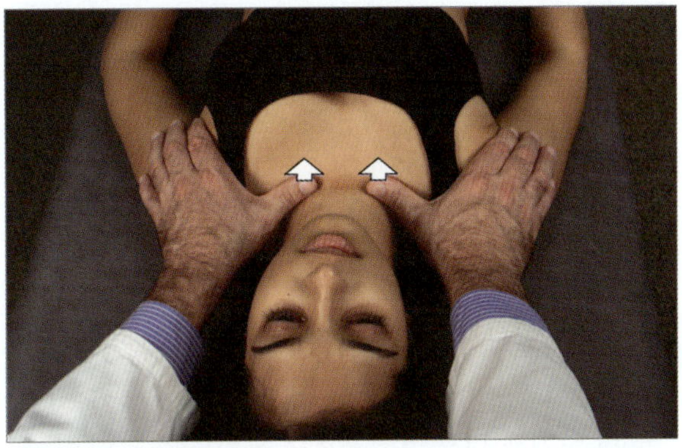

그림 14.22 3단계

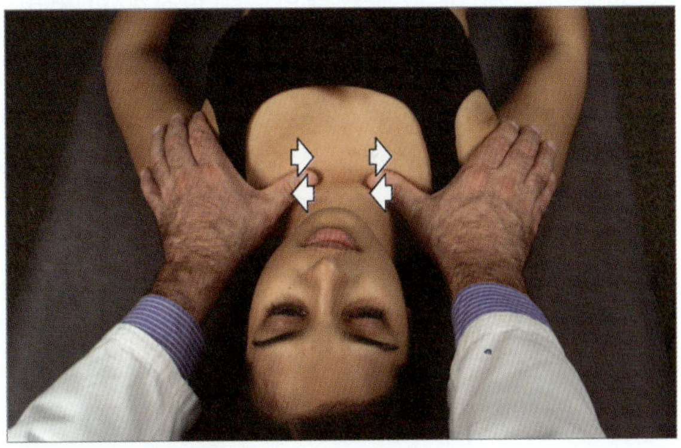

그림 14.23 4단계

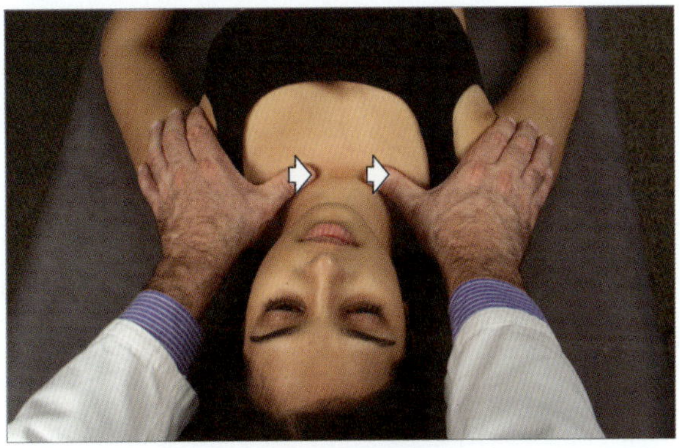

그림 14.24 5단계, 경우에 따라 양측 긴장

가슴과 허리부위 THORACIC AND LUMBAR REGIONS

T3에서 L4
예: T12 ESLRL

T3 to L4
Example: T12 ESLRL

1. 환자는 엎드려 눕고, 시술사는 테이블 옆에 선다.
2. 시술사는 왼손 엄지를 T12의 왼쪽 가로돌기 위에 대고 왼손의 인지와 중지를 T12의 오른쪽 가로돌기 위에 댄다.
3. 시술사는 오른손 엄지를 L1의 왼쪽 가로돌기 위에 대고 인지와 중지를 L1의 오른쪽 가로돌기 위에 댄다(그림 14.25).
4. 환자는 호흡을 들이쉬고 내쉬며, 내쉴 때, 시술사는 이 두 분절의 동작을 따라간다.
5. 시술사는 T12와 L1이 가까워지도록 압박(긴 화살표)한 다음 방향을 펌 장벽(extension barrier)으로 바꾸기 위해 테이블을 향해 아래쪽(짧은 화살표)을 향한다(그림 14.26).
6. 그 다음, T12를 왼쪽으로 돌리고(왼쪽 인지 손가락 화살표) 동시에 L1을 오른쪽으로 돌리는(오른쪽 엄지, 아랫방향 화살표)동안, 시술사의 엄지로 T12와 L1의 왼쪽 가로돌기를 가깝게 하여 왼쪽 옆으로 굽혀지게 한다(수평 화살표, 그림 14.27).
7. 이 균형 잡힌 지점에 도달했을 때, 느린 율동적 압박이 밀물과 썰물처럼 나타나고, 시술사는 편안한 방향에서 이완이 일어날 때까지 이 자세를 유지한다.
8. 시술사는 기능장애의 구성요소를 재평가한다(TART).

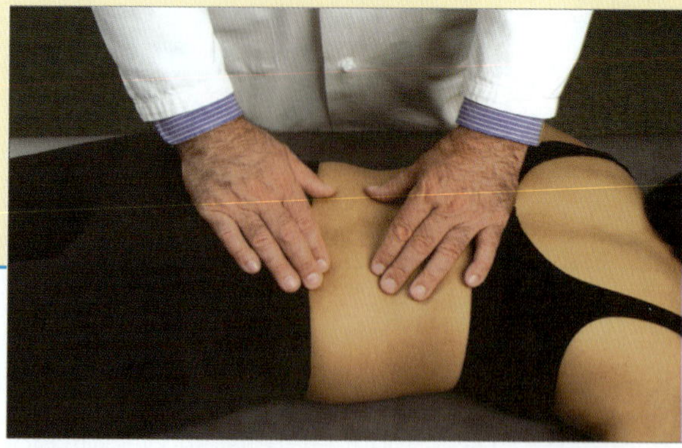

그림 14.25 1~3단계

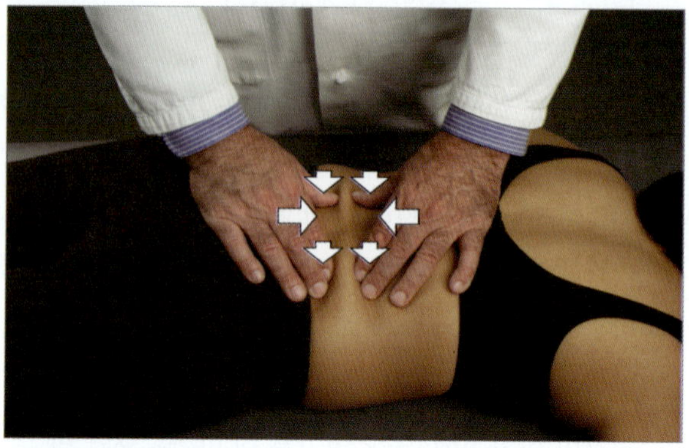

그림 14.26 5단계

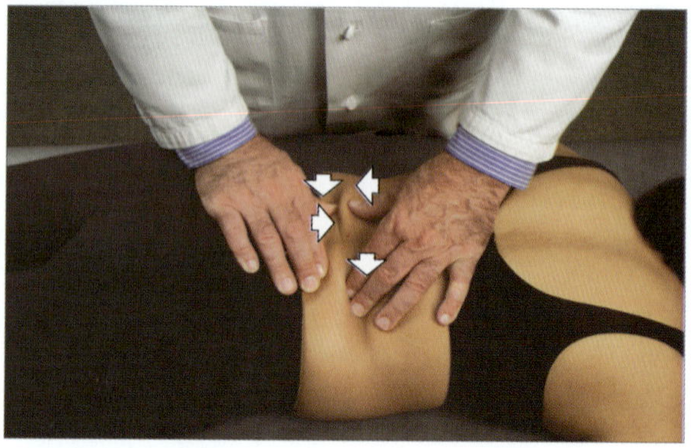

그림 14.27 6단계

가슴과 허리부위 THORACIC AND LUMBAR REGIONS

T8에서 L5
예: 엉치뼈의 테더링을 동반한 L5 FSRRR

T8 to L5
Example: L5 FSRRR with Sacral Techering

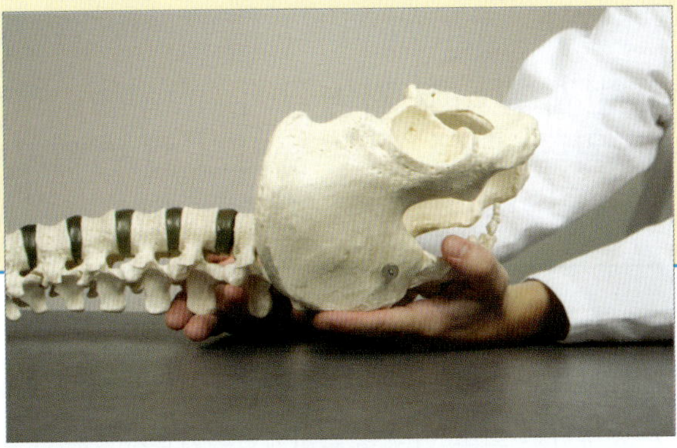

그림 14.29 엉치뼈와 허리뼈에서 손의 위치

만약 엉치뼈의 구성요소가 없다면, 양손을 기능장애가 있는 척추 단위의 각 분절에 닿게 할 수도 있다(예: L2와 L3).

1. 환자는 바로 눕고, 시술사는 환자의 옆에 앉는다.
2. 시술사는 아래쪽 손을 환자의 엉치뼈 아래 대어서 손가락 끝이 엉치뼈의 기저에 있게 하고 손뒤꿈치는 엉치꼬리뼈 부위(sacrococcygeal region)를 향한다.
3. 시술사는 위쪽 손은 기능장애 분절의 높이에서 척추를 가로질러 손뒤꿈치와 손가락 끝이 왼쪽과 오른쪽 L5 가로돌기에 닿게 한다(그림 14.28 & 14.29).
4. 엉치뼈에 있는 손은 허리뼈에 댄 손과 마찬가지로 편안한 지점을 찾기 위해 위, 아래로 움직인다(화살표, 그림 14.30).
5. 허리에 있는 손은 굽힘과 폄 사이의 균형을 잡기 위해 위쪽과 아래쪽으로 들어올리는 것이 필요할 수 있다(화살표, 그림 14.31).
6. 그 다음 허리에 있는 손은 이 방향에서 균형 잡힌 긴장을 찾기 위해 L5를 오른쪽으로 돌리고 옆으로 굽힌다(그림 14.32).
7. 균형 잡힌 지점에 도달했을 때, 느린 율동적 압박이 밀물과 썰물처럼 나타나고, 시술사는 편안한 방향에서 이완이 일어날 때까지 이 자세를 유지한다.
8. 시술사는 기능장애의 구성요소를 재평가한다(TART).

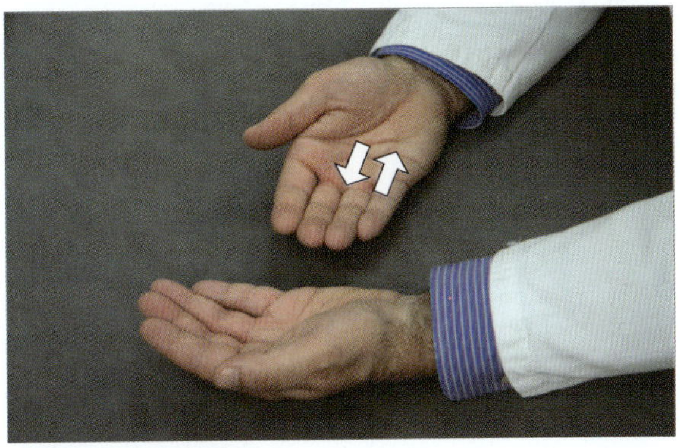

그림 14.30 4단계

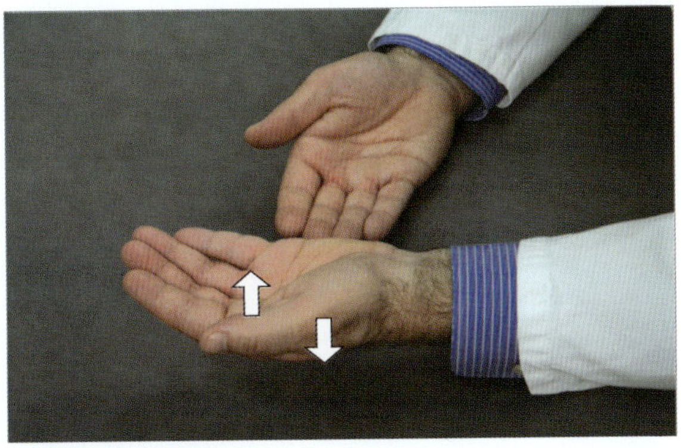

그림 14.31 5단계

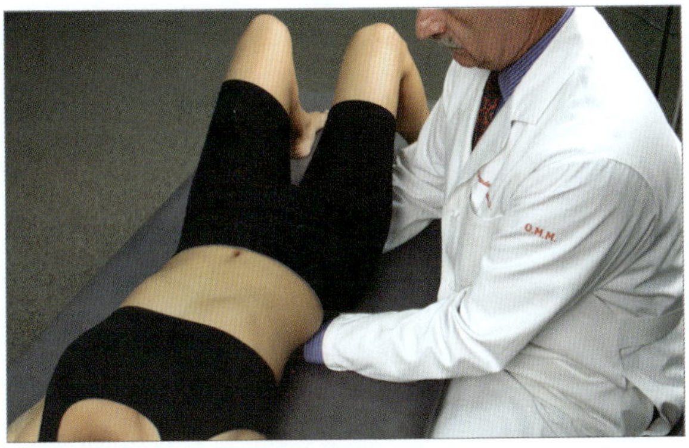

그림 14.28 2~3단계, 손의 위치

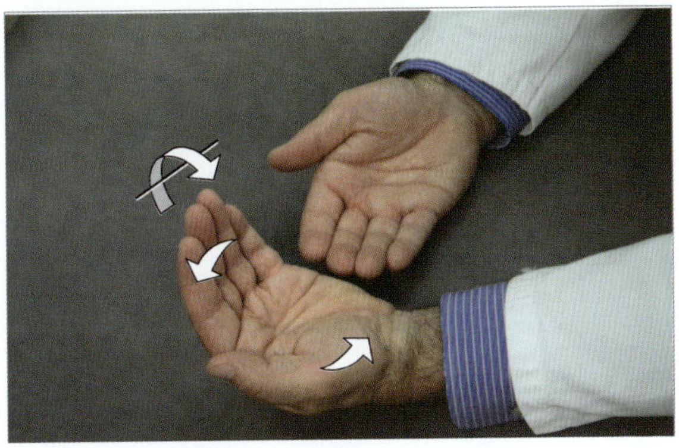

그림 14.32 6단계, L5, SRRR

갈비뼈 부위 COSTAL REGIONS

첫 번째 갈비뼈 기능장애 예: 왼쪽, 뒤쪽, 위로 들려진 첫 번째 갈비뼈 (비생리학적, 비호흡성)

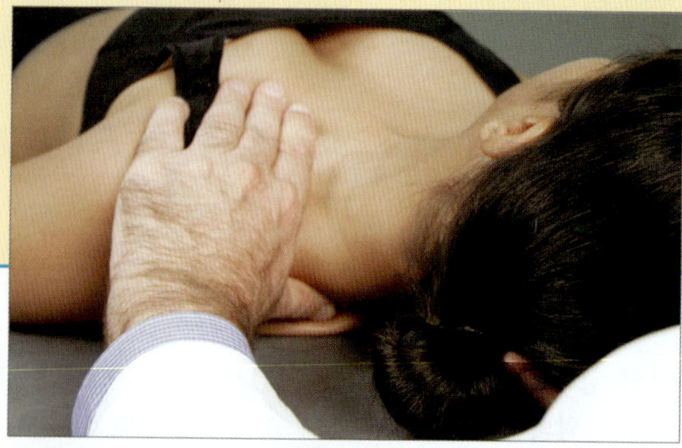

그림 14.33 2단계, 엄지의 위치

1. 환자는 앉거나 바로 눕고, 시술사는 테이블의 위쪽에 앉는다.
2. 시술사는 왼손 엄지를 갈비가로돌기관절(costotransverse articulation)에 있는 들어올려진 왼쪽 첫 번째 갈비뼈의 뒤쪽 면 위에 댄다(그림 14.33).
3. 시술사는 위에 있는 조직을 통하여 들어올려진 왼쪽 첫 번째 갈비뼈 안으로 아래쪽으로 힘을 가한다(화살표, 그림 14.34).
4. 가해진 힘은 적당해야 하지만 심해서는 안된다.
5. 압박은 제한성 장벽을 움직이도록 엄지에 의해 유도될 때와 같이 이완이 일어날 때까지 유지한다.
6. 시술사는 기능장애의 구성요소를 재평가한다(TART).

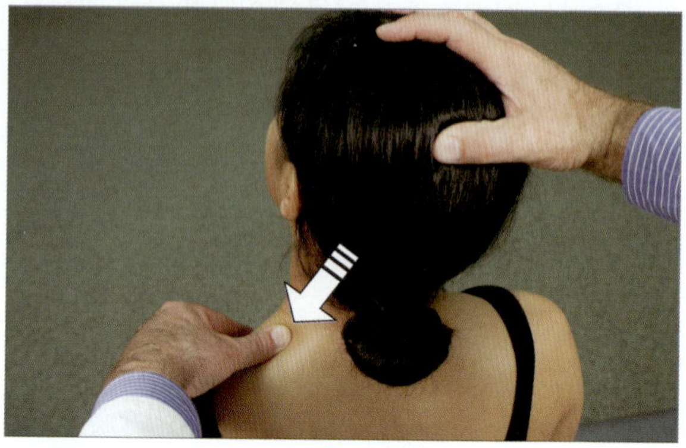

그림 14.34 3단계, 아래쪽을 향한 힘

갈비뼈 부위 COSTAL REGIONS

호흡가로막의 기능장애 또는 아래 갈비뼈의 내쉼 기능장애

Dysfunction of the Respiratory Diaphragm and/or Exhalation Dysfunction of the Lower Ribs

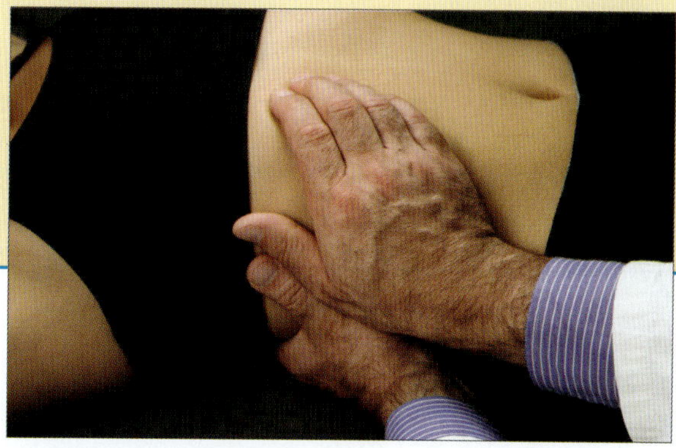

그림 14.35 2~3단계, 손의 위치

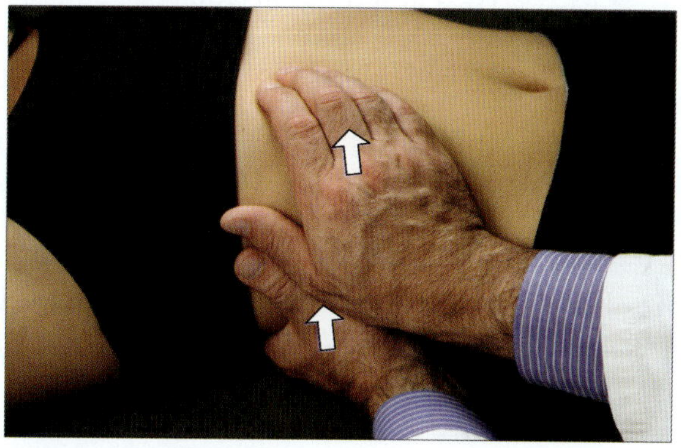

그림 14.36 4단계, 압박

1. 환자는 바로 눕고, 시술사는 환자의 옆쪽에 앉거나 선다.
2. 시술사는 한손은 손바닥을 위로 하여 갈비뼈우리(rib cage) 뒤쪽각의 윤곽을 따라 손가락을 댄다.
3. 다른 손은 손바닥을 아래로 하여 갈비뼈우리 앞쪽각의 윤곽을 따라 손을 올려 놓는다(그림 14.35).
4. 양 손으로 적당한 압력을 가하여(화살표, 그림 14.36) 방향이 칼돌기(xiphoid process)를 향하게 한다.
5. 이 압박은 균형 잡힌 긴장이 달성될 때까지 갈비뼈와 그 아래 있는 조직의 움직임의 편한 방향으로 조정된다.
6. 균형 잡힌 지점에 도달했을 때, 느린 율동적 압박이 밀물과 썰물처럼 나타나고, 시술사는 편안한 방향에서 이완이 일어날 때까지 이 자세를 유지한다.
7. 시술사는 기능장애의 구성요소를 재평가한다(TART).

팔부위UPPER EXTREMITY REGION

빗장뼈: 왼쪽 복장빗장 기능장애(직접적 방법)

Clavicle: Left Sternoclavicular Dysfunction(Direct Method)

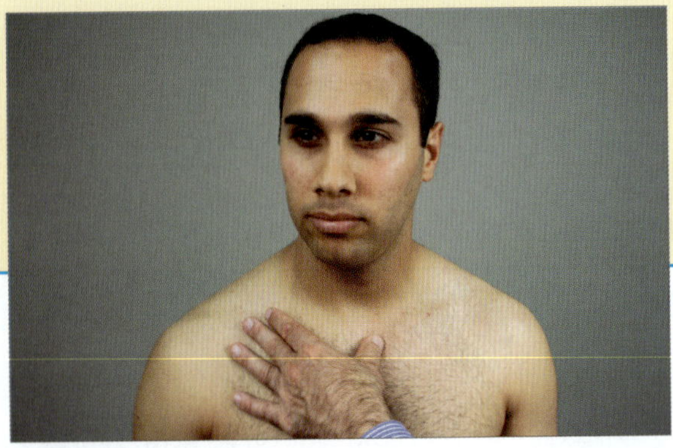

그림 14.37 3단계

증상과 진단

빗장뼈 양 끝에 통증이 있다.

기법

1. 환자는 테이블의 가장자리에 앉는다.
2. 시술사는 약간 낮은 의자에 앉아서 환자를 마주본다.
3. 시술사의 왼쪽 엄지를 복장빗장관절(sternoclavicular joint)의 바로 바깥쪽 빗장뼈의 아래 안쪽 복장끝(sternal end)의 꼭대기에 올려놓는다(그림 14.37).
4. 시술사는 오른쪽 엄지를 봉우리빗장관절(arcomioclavicular joint)의 바로 안쪽 아래의 가쪽 빗장뼈에 올려놓는다)(그림 14.38).
5. 환자는 시술사의 위팔에 기능장애가 있는 팔을 걸쳐놓을 수 있다.
6. 시술사는 환자가 정상적인 어깨를 뒤로 당기는 동안(완만한 화살표) 양쪽 엄지를 가쪽, 위쪽, 약간 뒤쪽으로 움직인다(화살표, 그림 14.39).
7. 시술사는 이완이 감지될 때까지 양쪽 엄지로 균형잡힌 가쪽과 위쪽, 뒤쪽 압력을 유지한다(화살표, 그림 14.40).
8. 시술사는 기능장애의 구성요소를 재평가한다(TART).

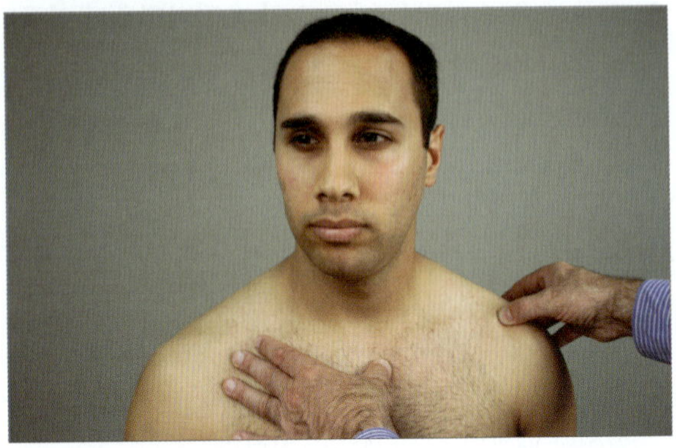

그림 14.38 4단계

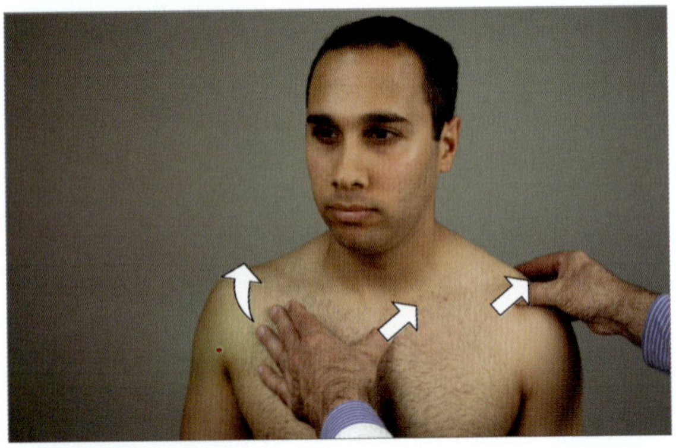

그림 14.39 6단계

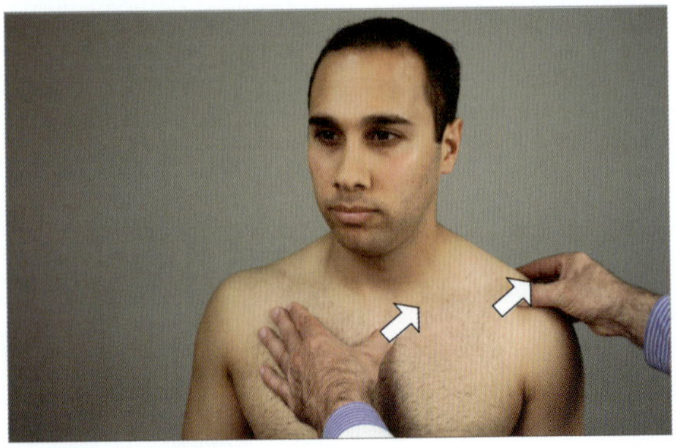

그림 14.40 7단계

팔부위UPPER EXTREMITY REGION

어깨: 작은 원근의 경축(직접적 방법)

Shoulder: Spasm in the Teres Minor Muscle(Direct Method)

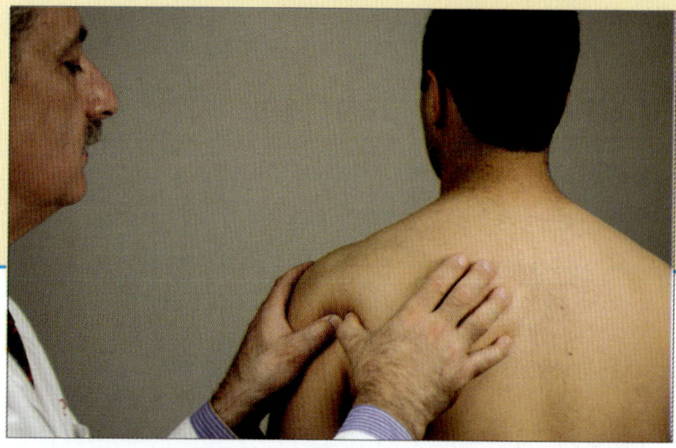

그림 14.41 4단계, 긴장이 가장 강한 지점에서의 엄지

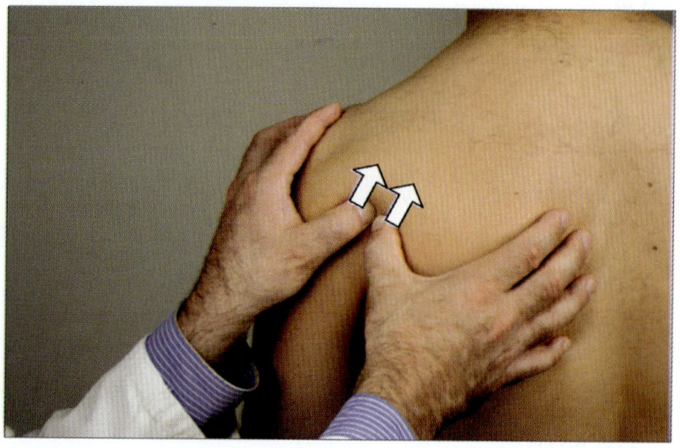

그림 14.42 5단계

증상과 진단

적응증은 뒷겨드랑이주름(posterior axillary fold)에 발생하는 통증이다.

기법

1. 환자는 아픈 어깨를 위로 하여 옆으로 눕는다.
2. 시술사는 환자의 뒤로 테이블 옆에 선다.
3. 시술사는 뒷겨드랑이주름(posterior axillary fold)에 작은 원근(teres miner)을 위치시킨다.
4. 시술사의 엄지손가락 끝을 최대로 긴장이 과도한 지점에 근섬유(엄지는 근육에 평행한 방향으로 압박)에 대해 직각으로 올려놓는다(그림 14.41).
5. 시술사는 경축의 이완이 감지될 때까지, 꾸준한 압력을 위쪽, 안쪽, 약간 앞쪽으로 유지한다(화살표, 그림 14.42).
6. 시술사는 기능장애의 구성요소를 재평가한다(TART).

팔부위UPPER EXTREMITY REGION

어깨: 어깨관절 기능장애

Shoulder: Glenohumeral Dysfunction

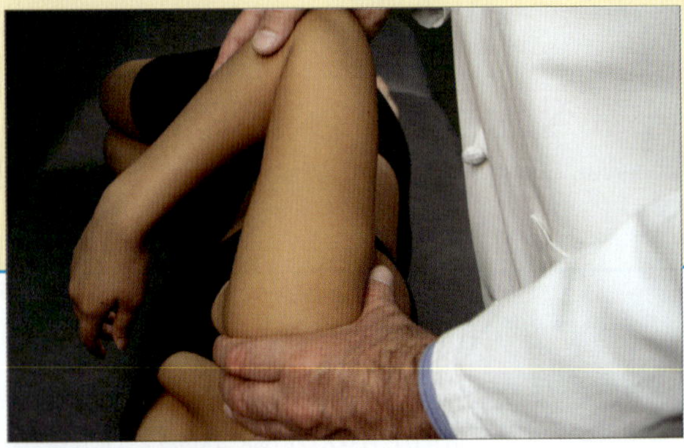

그림 14.43 3단계

증상과 진단

적응증은 세모근밑주머니염(subdeltoid bursitis)이나 동결견(frozen shoulder)이다.

기법

1. 환자는 아픈 어깨를 위로 하여 옆으로 눕는다.
2. 시술사는 환자의 뒤로 테이블의 옆에 선다.
3. 시술사는 환자의 팔꿈치를 굽히고 힘을 뺀 상태에서 팔꿈치머리돌기(olecranon process)를 먼쪽 손바닥에 대고 반대쪽 손으로 환자의 어깨를 잡는다(그림 14.43).
4. 시술사는 환자의 팔꿈치에서 위팔뼈(humerus)를 조절하여 관절오목(glenoid fossa) 안으로 압박한다(화살표, 그림 14.44).
5. 시술사는 어깨를 통해 균형 잡힌 긴장을 일으키기 위해 팔꿈치를 가쪽과 약간 앞쪽이나 뒤쪽으로 끌어당긴다(화살표, 그림 14.45).
6. 시술사는 반대쪽 어깨관절로 방향을 바꾸어, 어깨를 앞쪽이나 뒤쪽으로 끌어당기고 동시에 아래쪽으로 누른다(화살표, 그림 14.46).
7. 시술사는 이완이 느껴질 때까지 균형 잡힌 긴장의 자세를 유지한다.
8. 균형 잡힌 지점에 도달했을 때, 느린 율동적 압박이 밀물과 썰물처럼 나타나고, 시술사는 편안한 방향에서 이완이 일어날 때까지 이 자세를 유지한다.
9. 시술사는 기능장애의 구성요소를 재평가한다(TART).

이완한 후에 귀를 지나 얼굴 앞에선 아래로 지나가면서, 위팔을 위쪽과 앞쪽으로 가져갈 수도 있다(1).

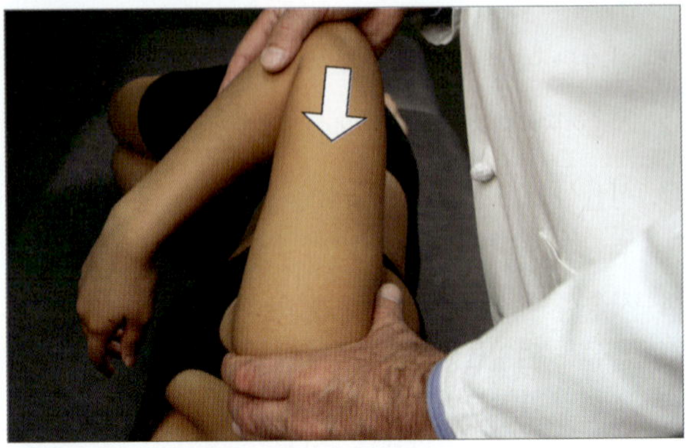

그림 14.44 4단계, 오목쪽으로 압박

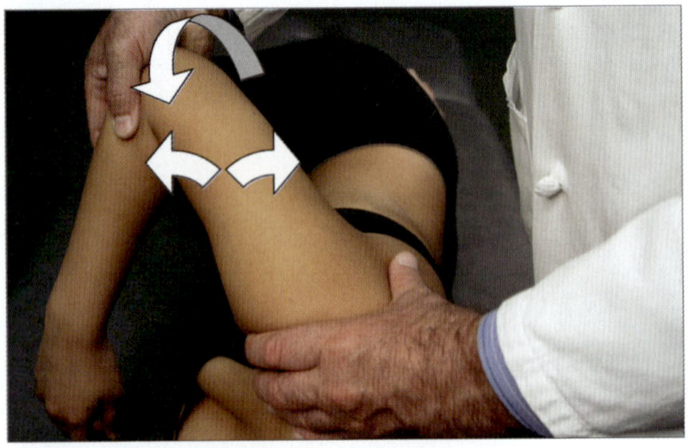

그림 14.45 5단계, 긴장의 균형 잡기

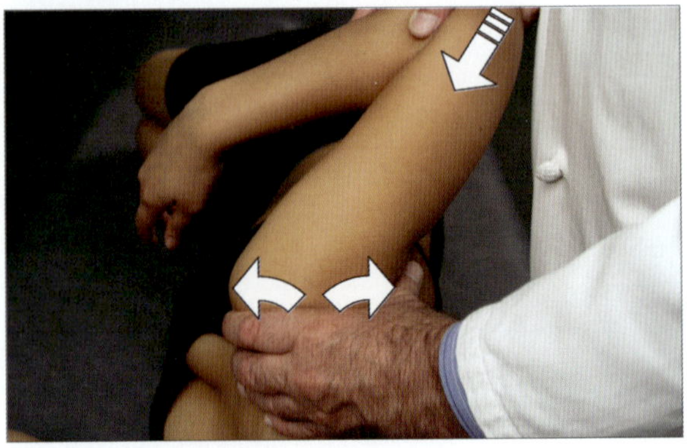

그림 14.46 6단계, 균형의 지점

팔부위UPPER EXTREMITY REGION

아래팔과 팔꿈치: 위팔자관절과 노자관절 기능장애

Forearm and Elbow: Ulnohumeral and Radioulnar Dysfunction

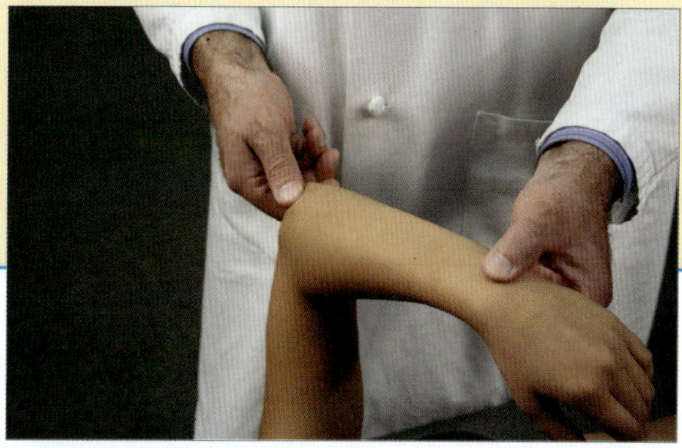

그림 14.47 2~3단계

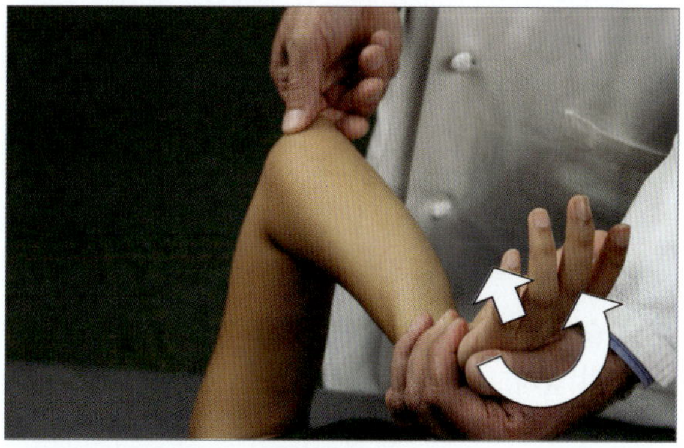

그림 14.48 4단계, 엎침과 굽힘

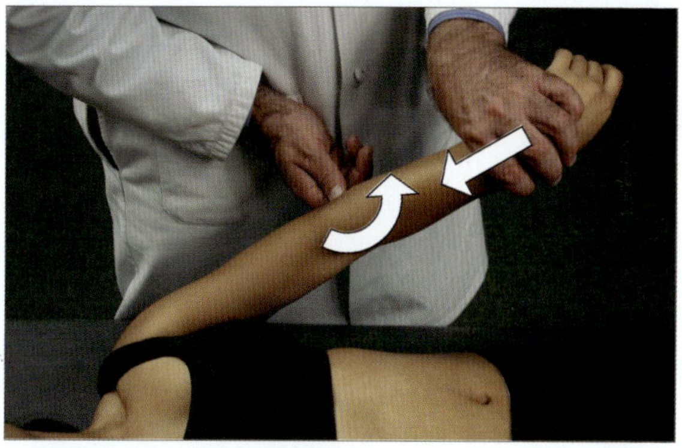

그림 14.49 5단계, 압박과 폄

증상과 진단

적응증은 팔꿈치 통증과 뻣뻣함이다.

기법

1. 환자는 똑바로 눕고, 시술사는 환자의 옆쪽에 앉거나 선다.
2. 시술사는 고랑(groove) 양쪽으로 팔꿈치돌기(olecranon process)의 먼쪽 끝(proximal tip)에서 엄지(바깥면)와 인지(안쪽면)로 환자의 팔꿈치돌기(olecranon process)를 잡는다.
3. 시술사의 다른 손은 환자의 손목을 굽혀 손등을 잡는다(그림 14.47).
4. 시술사는 환자의 아래팔을 완전히 엎침(pronation)(굽은 화살표, 그림 14.48)으로 돌리고 손을 완전히 굽힌다(짧은 화살표).
5. 시술사의 손은 환자의 팔꿈치를 천천히 펴는 동안(굽은 화살표) 환자의 아래팔을 압박한다(곧은 화살표, 그림 14.49).
6. 팔꿈치가 똑바로 펴지고 시술사의 엄지와 손가락 끝이 팔꿈치돌기(olecranon process)의 양 옆 고랑(groove)을 통해 미끄러질 때까지 어떤 장벽에 대하여, 꾸준히 균형 잡힌 압박을 유지한다.
7. 이 치료는 노뼈 머리(radial head)의 어떤 비틀림(torsion)과 팔꿈치오목(olecranon fossa)에 있는 팔꿈치돌기(olecranon process)가 외측이나 내측으로 벗어난 것을 해결한다.
8. 시술사는 기능장애의 구성요소를 재평가한다(TART).

팔부위 UPPER EXTREMITY REGION

손목: 손목굴증후군

Wrist: Carpal Tunnel Syndrome

1. 환자는 똑바로 눕고, 시술사는 기능장애가 있는 손목의 팔을 쭉 뻗쳐서 옆에 선다.
2. 시술사의 손바닥 내측으로 환자의 엄지와 엄지두덩(thenar eminence)을 조절한다(그림 14.50).
3. 시술사의 다른 손은 환자의 새끼두덩(hypothenar eminence)을 잡은 다음 아래팔을 뒤친다(화살표, 그림 14.51).
4. 완전한 뒤침(supination)에서, 견딜 수 있는 한계까지 환자의 손목을 굽히고(긴 화살표, 그림 14.52) 엄지를 손등 쪽으로 민다(짧은 화살표).
5. 시술사는 힘을 유지하면서 아래팔을 편안한 한계까지 천천히 엎치고, 자쪽벗어남(ulnar deviation)을 향해 힘을 추가한다(화살표, 그림 14.53).
6. 시술사는 기능장애의 구성요소를 재평가한다(TART).

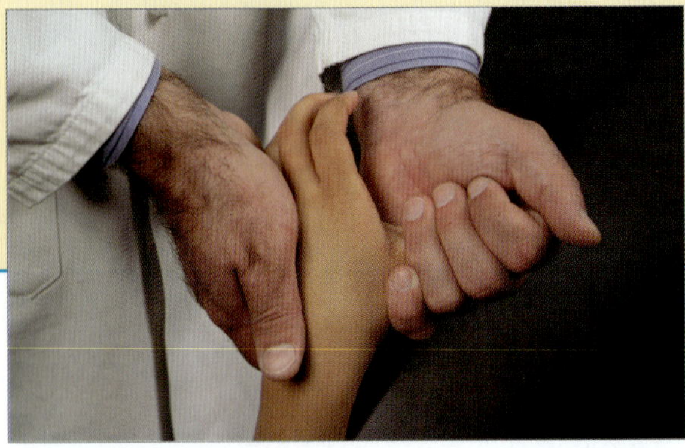

그림 14.50 1~2단계

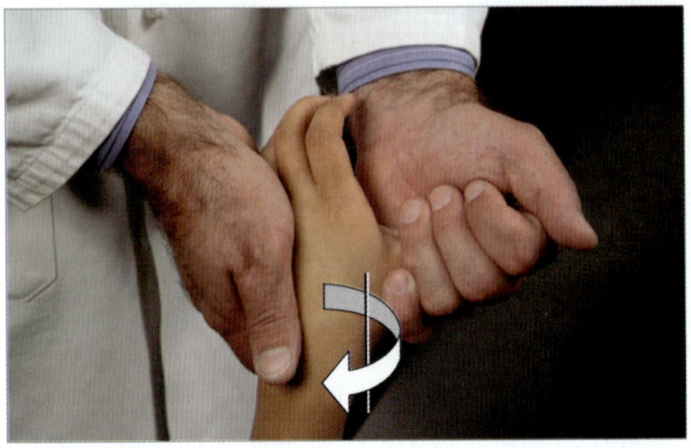

그림 14.51 3단계, 뒤침

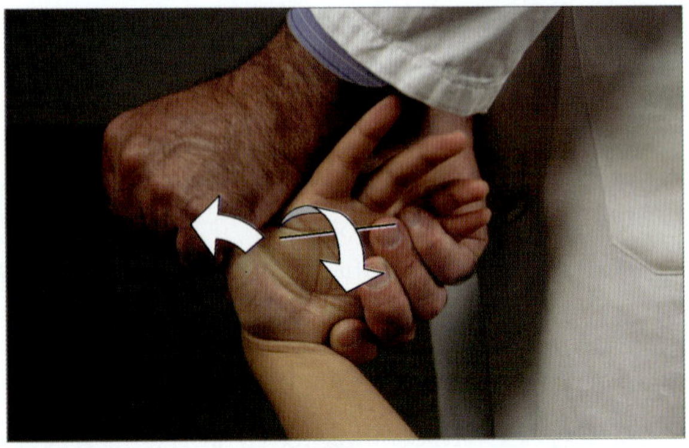

그림 14.52 4단계, 손목 굽힘

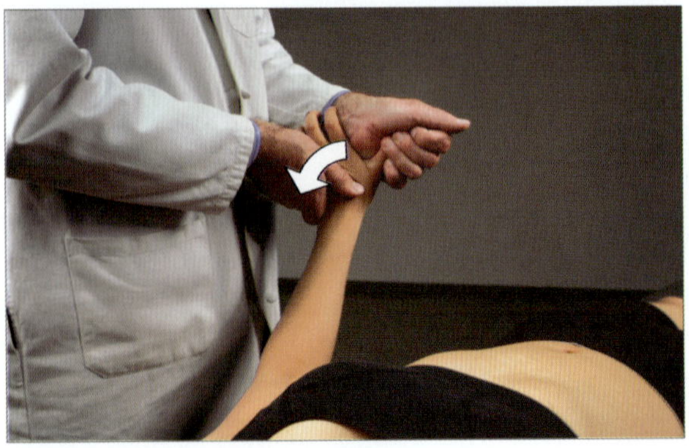

그림 14.53 5단계, 자쪽 벗어남

다리부위 LOWER EXTREMITY REGION

엉덩이 바깥쪽 돌림근과 넙다리뼈 벌림근의 과긴장 (예: 궁둥구멍근 과긴장과 섬유성 비탄력)

1. 환자는 증상이 있는 쪽을 위로 하고 양쪽 엉덩관절을 90~120도 구부린 채로 옆으로 눕는다.
2. 환자의 무릎은 대략 100도 정도 구부린다.
3. 시술사는 테이블을 마주보고, 환자의 엉덩관절 정도에서 환자의 앞에 선다.
4. 시술사는 과긴장(hypertonic) 또는 통증이 심한 궁둥구멍근(piriformins)을 큰돌기(greater trochanter)의 위쪽 부분에 대해 약간 뒤쪽 아래로 위치시킨다.
5. 시술사는 이완이 촉진될 때까지 근육 위에 엄지 손끝으로 내측으로(테이블 쪽으로 아래로) 압력을 견고하게 유지한다(그림 14.54).
6. 다른 방법: 시술사는 엄지 대신 팔꿈치의 팔꿈치돌기(olecranon process)를 사용할 수 있다(그림 14.55). 팔꿈치(olecranon)는 압력에 민감하고 인대의 저항과 그 부위의 해부학적 차이를 결정할 수 있다. 또한 이런 치료형태가 엄지에 피로를 줄 수 있기 때문에 이것이 시술사에게 더 쉽다.
7. 시술사는 기능장애의 구성요소를 재평가한다(TART).

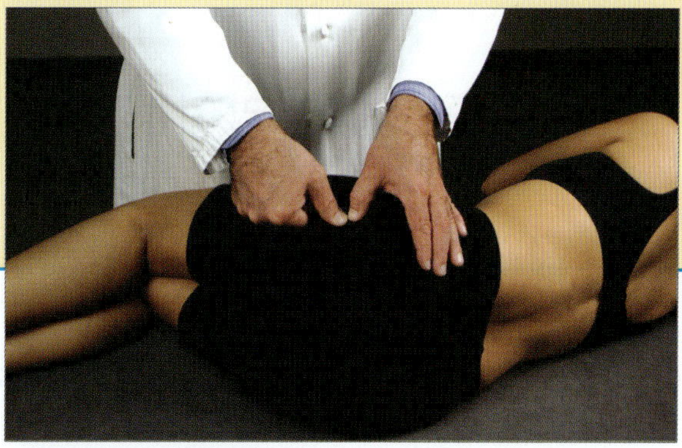

그림 14.54 1~5단계

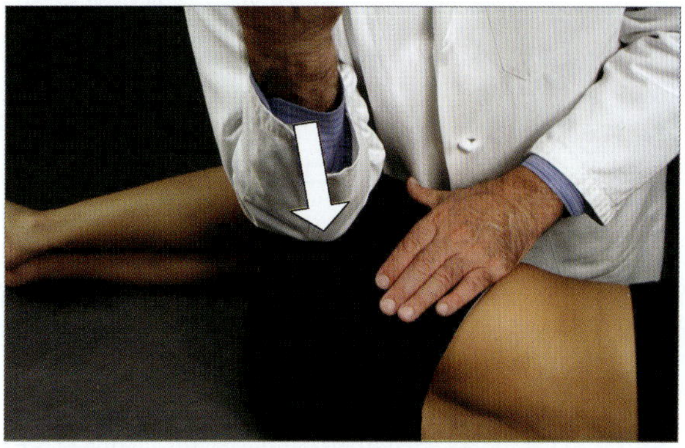

그림 14.55 6단계, 팔꿈치로 하는 다른 방법

다리부위LOWER EXTREMITY REGION

무릎: 뒤쪽 종아리뼈 머리 기능장애

Knee: Posterior Fibular Head Dysfunction

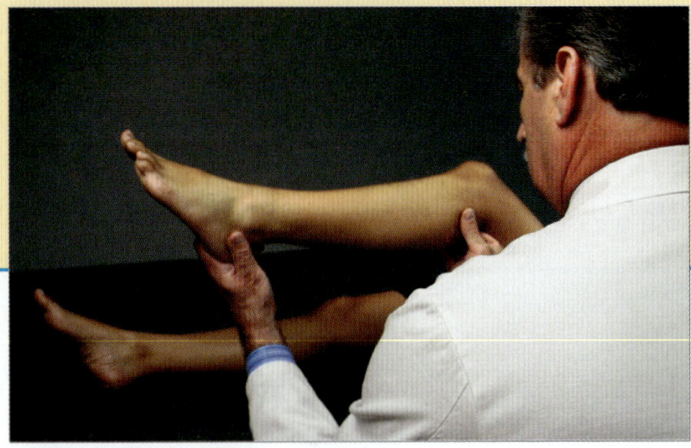

그림 14.56 1~4단계

1. 환자는 바로 눕고, 시술사는 기능장애가 있는 다리의 옆쪽에 앉는다.
2. 환자의 엉덩관절과 무릎관절은 모두 90도 정도 구부린다.
3. 위쪽에 있는 시술사 손의 엄지는 종아리뼈 머리(fibular head)의 위가쪽면(superolateral aspect)에 댄다.
4. 시술사의 다른 손은 먼쪽 종아리(distal fibular)의 바로 아래쪽에서 발을 조절한다(그림 14.56).
5. 다른 손이 발과 발목을 뒤집는 동안(왼쪽 화살표) 엄지로 발쪽을 향해 일직선 방향(vector straight)으로 몸쪽 종아리뼈(proximal fibular)에 압박을 가한다(오른쪽 화살표, 그림 14.57).
6. 시술사는 몸쪽 종아리뼈(proximal fibular)에서 균형 잡힌 긴장의 지점을 결정하고 이 자세를 유지한다.
7. 균형 잡힌 지점에 도달했을 때, 느린 율동적 압박이 밀물과 썰물처럼 나타나고, 시술사는 편안한 방향에서 이완이 일어날 때까지 이 자세를 유지한다.
8. 시술사는 기능장애의 구성요소를 재평가한다(TART).

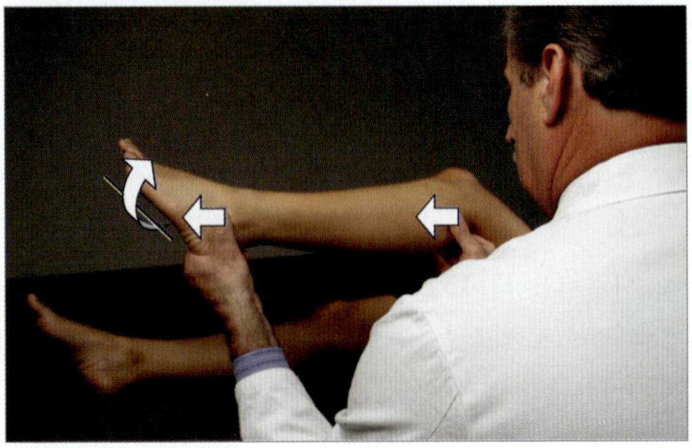

그림 14.57 5단계

다리부위 LOWER EXTREMITY REGION

무릎: 넙다리정강 기능장애 예: 십자인대의 접질림

Knee: Femorotibial Dysfunctions
Example: Sprain of the Cruciate Ligaments

1. 환자는 똑바로 눕고, 시술사는 기능장애가 있는 무릎의 옆에 선다.
2. 시술사는 위쪽 손바닥을 아래로 하여 먼쪽 넙다리뼈의 앞쪽에 댄다.
3. 시술사는 아래쪽 손바닥을 아래로 하여 정강뼈 거친면(tibial tuberosity) 위에 댄다(그림 14.58).
4. 시술사는 테이블 쪽으로 힘을 향하게 하여 환자의 다리를 아래로 누른다(화살표, 그림 14.59).
5. 시술사는 넙다리뼈(femur)와 정강이뼈(tibia)를 가깝게 하기 위해 압력을 가한다(화살표, 그림 14.60).
6. 시술사는 어떤 것이 더 자유로운지 결정하기 위해 아래쪽 손으로 정강뼈(tibia)를 안쪽돌림 또는 가쪽돌림을 해본다(화살표, 그림 14.61).
7. 균형 잡힌 지점에 도달했을 때, 느린 율동적 압박이 밀물과 썰물처럼 나타나고, 시술사는 편안한 방향에서 이완이 일어날 때까지 이 자세를 유지한다.
8. 시술사는 기능장애의 구성요소를 재평가한다(TART).

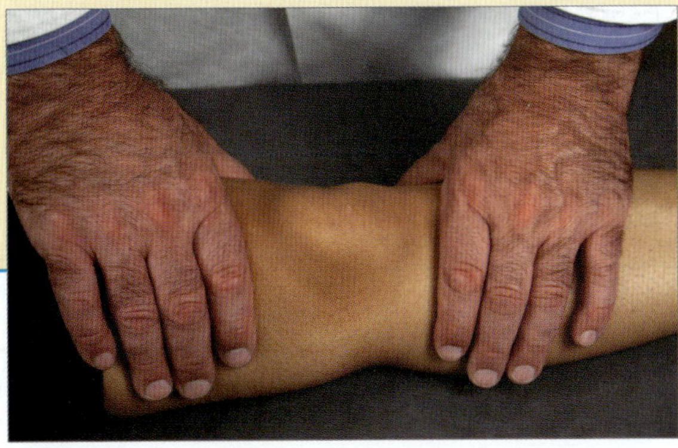
그림 14.58 1~3단계

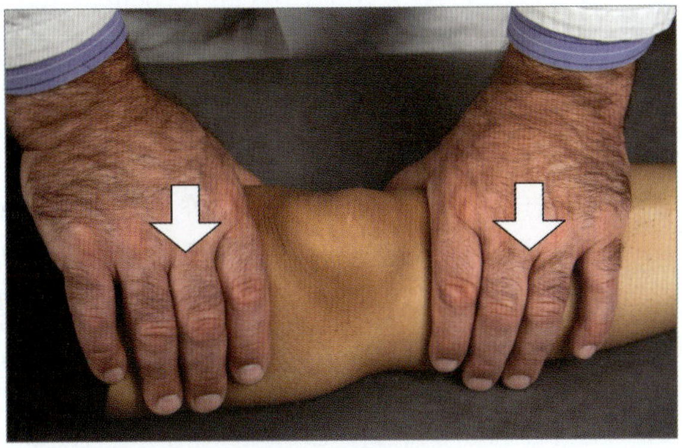
그림 14.59 4단계, 아래로 향한 힘

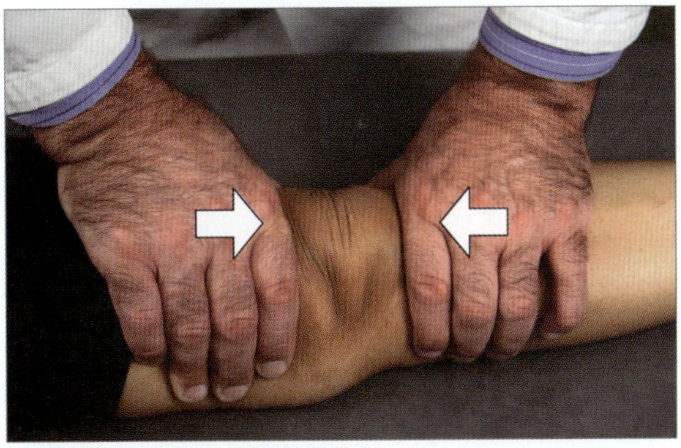
그림 14.60 5단계, 관절 압박

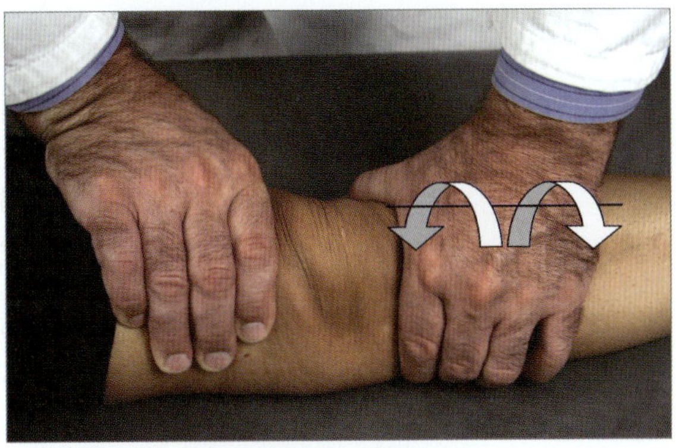
그림 14.61 6단계, 안쪽 또는 가쪽돌림

다리부위 LOWER EXTREMITY REGION

장딴지근 과긴장, 직접적 방법

Gastorocnemius Hypertonicity, Direct Method

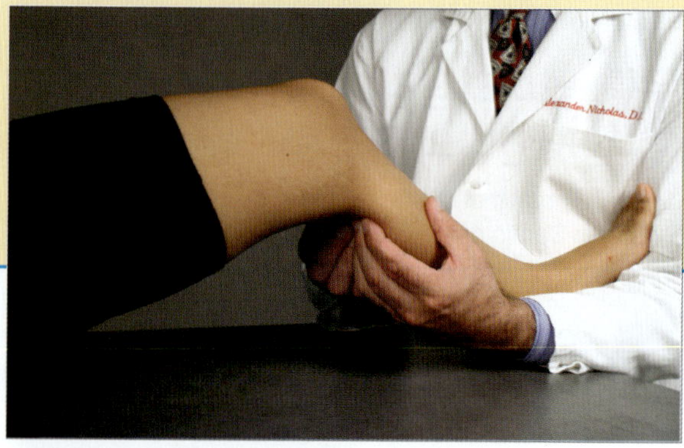

그림 14.62 1단계

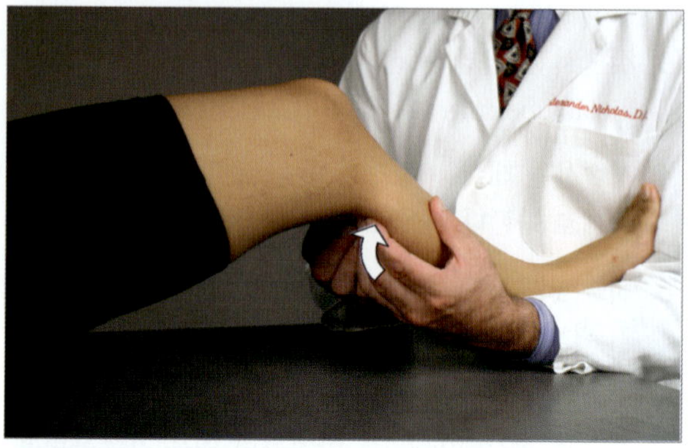

그림 14.63 2단계

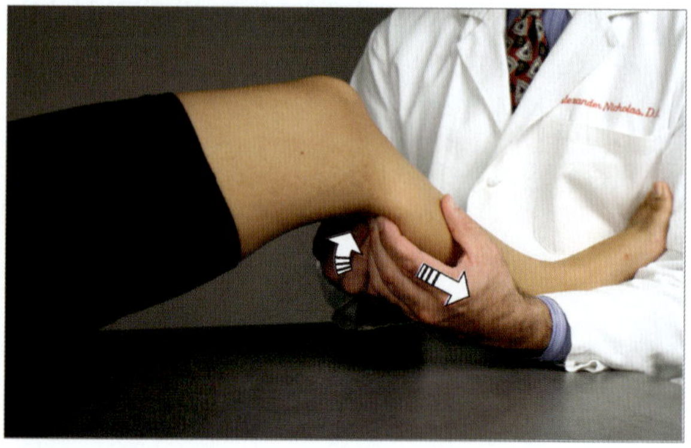

그림 14.64 3단계

1. 환자는 똑바로 눕고 시술사는 테이블의 위쪽을 마주보고, 환자의 장딴지(calf) 쪽으로 테이블의 옆에 앉는다(그림 14.62).
2. 시술사는 양손을 장딴지 근육(gastrocnemius muscle) 아래에 나란히 댄다. 시술사의 손가락은 살짝 구부려야 하고(화살표, 그림 14.63), 다리의 무게는 시술사의 손가락 끝에 놓여 있어야 한다.
3. 시술사는 손가락을 근육 안으로 위쪽 방향으로 힘(왼쪽 화살표, 그림 14.64)을 가한 다음 그 부위를 압박하기 위해 다리의 무게를 이용하여 아래로(오른쪽 화살표)당긴다.
4. 이 압박을 이완이 일어날 때까지 유지한다.
5. 시술사는 기능장애의 구성요소를 재평가한다(TART).

다리부위 LOWER EXTREMITY REGION

발목: 목말뼈에 있는 뒤쪽 정강뼈

Ankle: Posterior Tibia on Talus

1. 환자는 테이블에 발뒤꿈치를 대고 똑바로 눕는다.
2. 시술사는 증상이 있는 발목의 옆쪽으로 테이블의 아래쪽에 선다.
3. 시술사는 먼쪽 정강뼈(distal tibia)에 인지의 몸쪽 손허리손가락관절(meracarpalphalangeal joint)로 먼쪽 정강뼈를 가로질러 몸쪽 손바닥을 아래로 하여 올려놓는다(그림 14.65).
4. 시술사는 테이블을 향해 바로 아래쪽으로(화살표, 그림 14.66)누르고 뒤꿈치와 정강목말 관절(tibiotalar joint)을 통해 나타나는 긴장의 균형을 잡는다.
5. 시술사의 다른 손은 좀 더 압력을 가하기 위해 치료하는 손 위에 올려놓을 수 있다. 시술사는 긴장의 균형 잡힌 지점에 대해 압박하기 위해 정강뼈(tibia)를 살짝 안쪽돌림(그림 14.67)하거나 가쪽돌림(그림 14.68)한다.
6. 균형 잡힌 지점에 도달했을 때, 느린 율동적 압박이 밀물과 썰물처럼 나타나고, 시술사는 편안한 방향에서 이완이 일어날 때까지 이 자세를 유지한다.
7. 시술사는 기능장애의 구성요소를 재평가한다(TART).

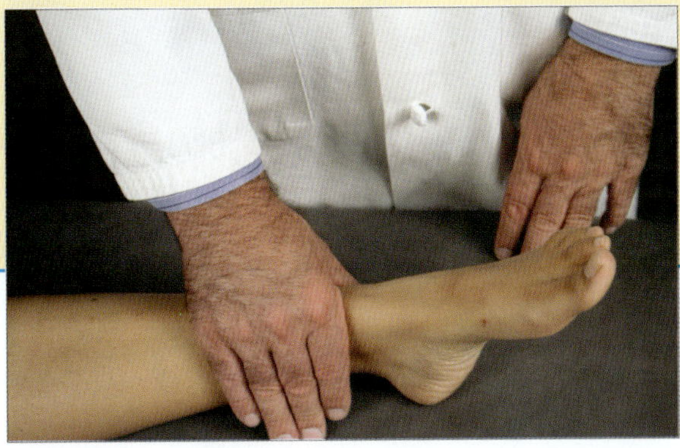

그림 14.65 1~3단계

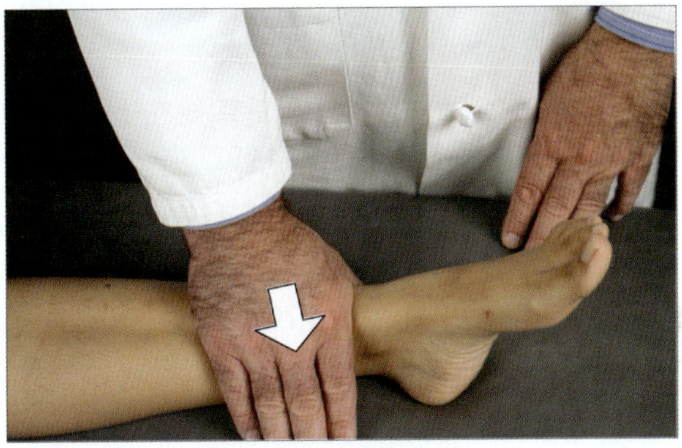

그림 14.66 4단계, 아래쪽으로 누르기

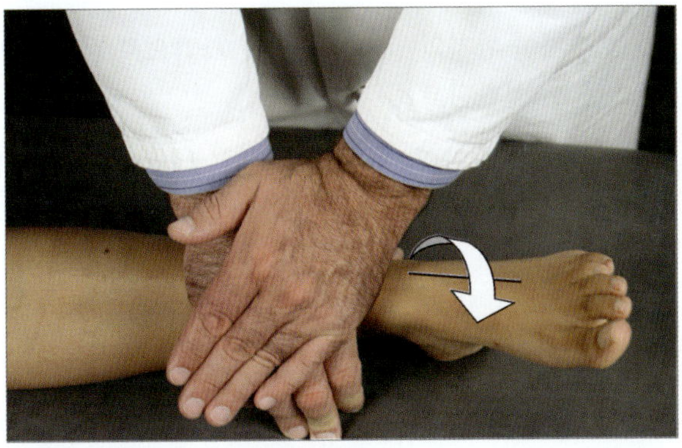

그림 14.67 5단계, 안쪽돌림

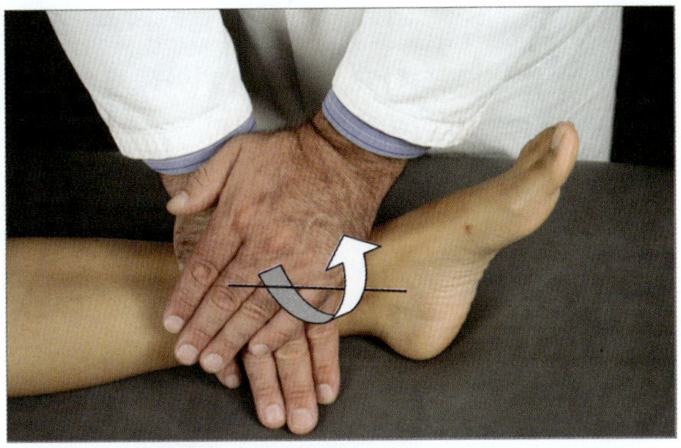

그림 14.68 5단계, 가쪽돌림

다리부위LOWER EXTREMITY REGION

발과 발목
예: 왼쪽 발꿈치뼈 기능장애, 부트 잭 기법(1)

Foot and Ankle
Example: Left Calcaneus Dysfunction, the Boot Jack Technique(1)

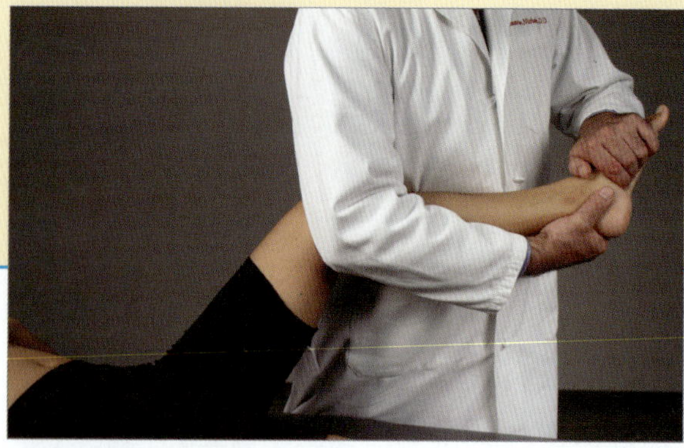

그림 14.69 1~3단계

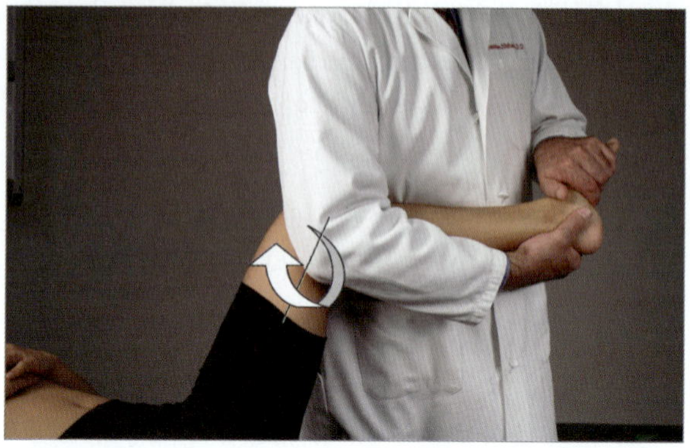

그림 14.70 4단계, 넙다리뼈의 가쪽돌림과 벌림

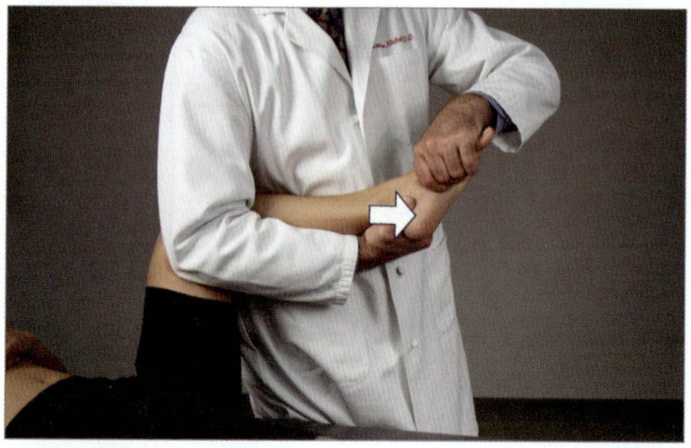

그림 14.71 5~7단계

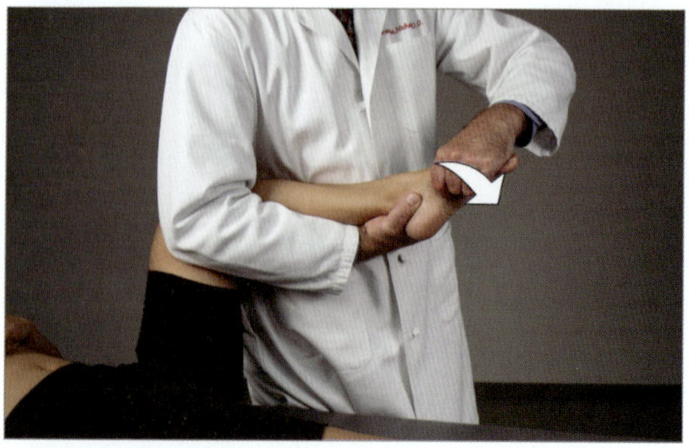

그림 14.72 8단계, 균형을 잡기 위한 발바닥굽힘

1. 환자는 똑바로 눕고, 시술사는 테이블 아래쪽을 보는 방향으로 왼쪽에 선다.
2. 환자의 왼쪽 다리(lower thigh)와 무릎(knee)은 균형과 조절을 위해 시술사의 오른쪽 겨드랑이 아래의 가쪽 갈비뼈우리(rib cage)에 기대어 놓는다.
3. 시술사는 오른쪽 엄지와 인지로 환자의 왼쪽 발꿈치뼈(calcaneus)를 잡는다(그림 14.69).
4. 시술사는 환자의 왼쪽 엉덩관절과 무릎을 90도 정도 구부리고 부드럽게 환자의 넙다리뼈(femur)를 가측돌림시키고 벌린다(화살표, 그림 14.70).
5. 시술사의 오른쪽 먼쪽 위팔뼈(distal humerus)와 팔꿈치는 몸쪽 압력(proximal pressure)이 생기게 하기 위한 지레받침점으로써 오목오금(popliteal fossa) 바로 위에서 환자의 먼쪽 넙다리뼈(femur)를 만진다.
6. 시술자는 환자의 발 바깥쪽을 손가락으로 감싸 환자의 왼발을 조절한다.
7. 시술사는 환자의 왼쪽 발꿈치뼈(clacaneus)를 빈틈없이 조절하면서 환자의 왼쪽 엉덩관절(hip)과 무릎을 그 이상으로 굽히기 위해 뒤로 기댄다. 이것은 목말뼈(talus)로부터 발꿈치뼈(calcaneus)에서 견인효과(distraction effect)(화살표, 그림 14.71)가 일어나게 한다.
8. 시술사의 왼쪽 손은 환자 왼발의 발허리뼈(metatarsal)와 발목뼈(tarsals)에서 균형 잡힌 긴장의 지점에 대해 약간의 발바닥굽힘(화살표, 그림 14.72)을 일으킨다.
9. 균형 잡힌 지점에 도달했을 때, 느린 율동적 압박이 밀물과 썰물처럼 나타나고, 시술사는 편안한 방향에서 이완이 일어날 때까지 이 자세를 유지한다.
10. 시술사는 기능장애의 구성요소를 재평가한다(TART).

다리부위LOWER EXTREMITY REGION

발의 기능장애: 발허리통증
Foot Dysfunction: Metatarsalgia

1. 환자는 똑바로 눕고, 시술사는 테이블 아래쪽에 서거나 앉는다.
2. 시술사는 손가락을 먼쪽 발허리(metatarsals)(그림 14.73)의 발바닥면에 대고 엄지는 발등(그림 14.74)에 올려 양손으로 발을 잡는다.
3. 시술사는 발바닥에 있는 손가락을 수축시켜서 먼쪽 아래발(forefoot)을 약간 구부린다(화살표, 그림 14.75).
4. 그 다음 시술사는 엄지를 테이블 쪽으로 발허리(metatarsals) 안으로 아래를 향해 누른다(화살표, 그림 14.76).
5. 시술사는 균형 잡힌 긴장의 지점에서 발의 위치를 잡아본다.
6. 균형 잡힌 지점에 도달했을 때, 느린 율동적 압박이 밀물과 썰물처럼 나타나고, 시술사는 편안한 방향에서 이완이 일어날 때까지 이 자세를 유지한다.
7. 시술사는 기능장애의 구성요소를 재평가한다(TART).

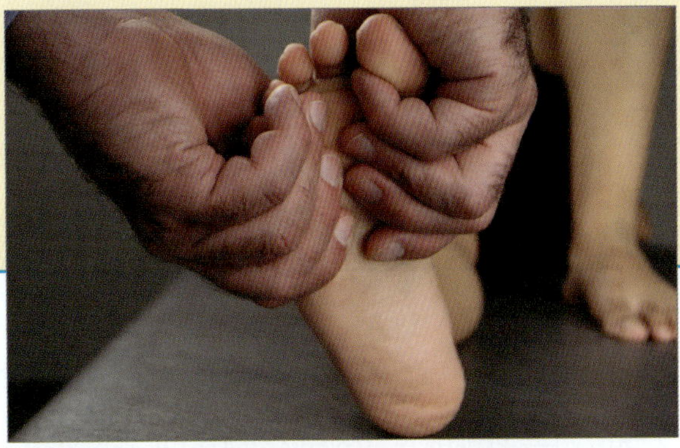
그림 14.73 1~2단계, 발바닥 면에 댄 손가락

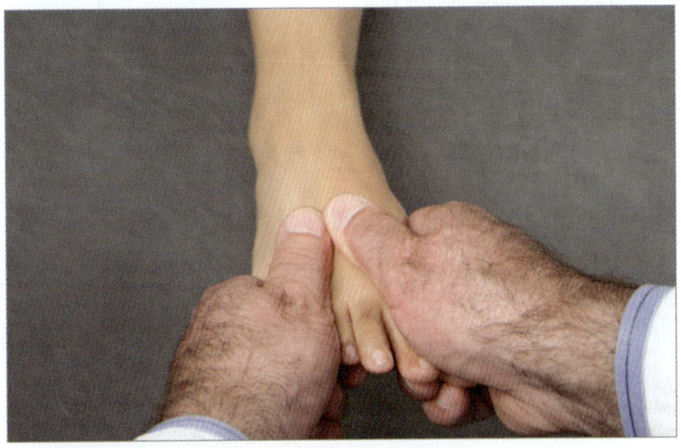
그림 14.74 1~2단계, 발등에 올린 엄지

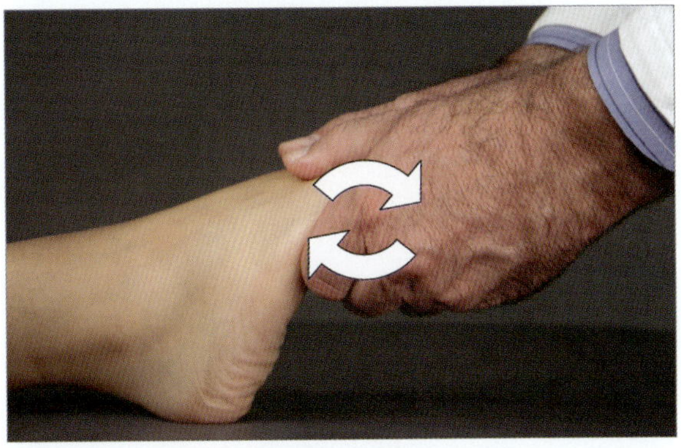
그림 14.75 3단계, 아래발의 굽힘

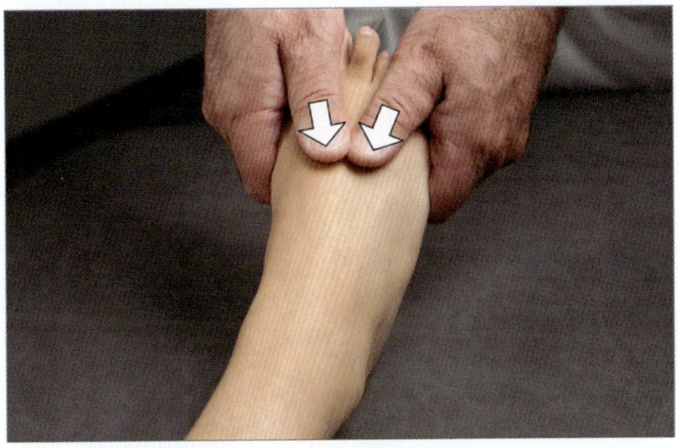
그림 14.76 4단계, 테이블 쪽으로 누름

다리부위LOWER EXTREMITY REGION

발: 발바닥 근막염, 직접적 방법

Foot: Plantar Fasciitis, Direct Method

1. 환자는 똑바로 눕고, 시술사는 테이블의 아래쪽에 앉는다.
2. 시술사는 발바닥 근막(plantar fascia)의 관련된 부위(발목뼈에서 먼쪽 발허리까지) 위에 엄지손가락으로 X자 모양을 만들어 교차시킨다.
3. 엄지는 먼쪽과 가쪽을 향하여 안쪽으로 힘을 전한다(화살표, 그림 14.77). 이 압박은 제한성(묶인) 장벽을 만날 때까지 계속된다.
4. 압박은 이완이 촉지될 때까지 유지한다.
5. 발을 교대로 발바닥굽힘(plantar flexion)(그림 14.78)과 발등굽힘(dorsiflexion)(그림 14.79)을 하면서 반복한다.
6. 시술사는 기능장애의 구성요소를 재평가한다(TART).

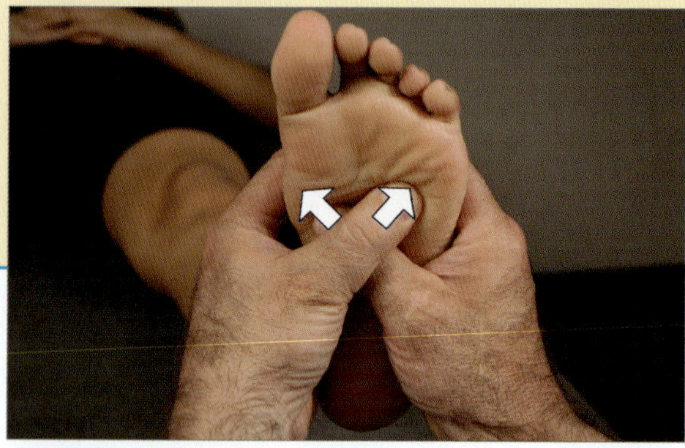

그림 14.77 1~3단계

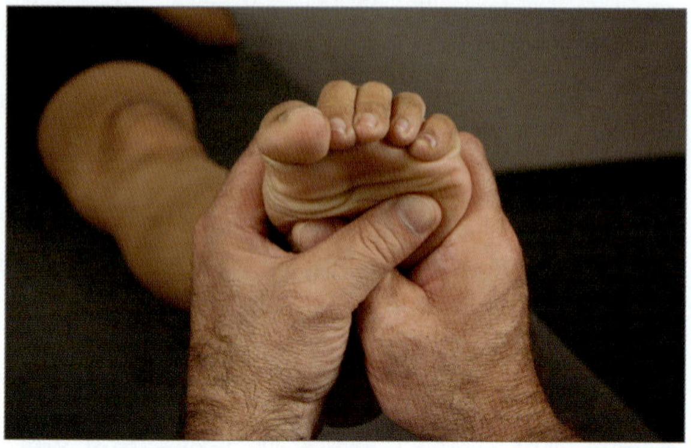

그림 14.78 5단계, 발바닥굽힘

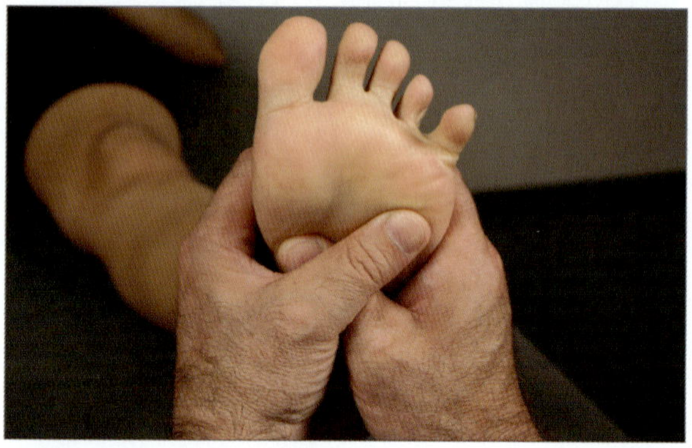

그림 14.79 5단계, 발등굽힘

REFERENCES

1. Speece C, Crow T. Ligamentous Articular Strain: Osteopathic Techniques for the Body. Seattle: Eastland, 2001.
2. Ward R (ed). Foundations for Osteopathic Medicine. Philadelphia: Lippincott Williams & Wilkins, 2003.
3. Sutherland WG. Teachings in the Science of Osteopathy. Wales A (ed). Portland, OR: Rudra, 1990.
4. Fuller RB. Synergetics. New York: Macmillan, 1975.
5. Snelson, K. http://www.kennethsnelson.net/. Frequently Asked Question (FAQ) and Structure & Tensegrity. Accessed February 4, 2007.
6. Ingber DE. The architecture of life. Sci Am 1998;278:48-57.

15 내장 기법
Visceral Techniques

기법의 원리 TECHNIQUE PRINCIPLES

정골 내장기법(VIS)은 "생리적 기능 향상을 위해 내장의 직접적인 진단과 치료 체계로 전형적으로 내장은 근막 균형 관점에서 근막 부착부위로 움직이며, 또한 복막 기법이라고 불려진다" 라고 정골 요법 원리 교육 위원회(ECOP)에서 정골 요법 용어로 정의하였다(1). 내장 기법은 Still 이래로 정골 도수의 필수적 부분으로 전해져 오고 있으며, 그는 이를 진단 시스템으로 발전 그리고 진보시킴으로 단지 근 골격계 통증만이 아닌 인간이 갖는 통증에 이 기법을 이용하였다. 실제로, Still이 쓴 대부분의 저서에는 순환(동맥, 정맥, 그리고 림프계), 신경, 내장, 그리고 상지계(humeral systems)의 내용과 관련이 있으며, 요통(low back pain) 등에 대한 치료는 기술하지 않았다. 모든 정골의 중재는 보다 양성(benign)적이며, 효과적인 방법으로 환자를 치료하는데 기초를 두고 있다.

대다수의 정골 의학 학교에서는 근 골격계 기능부전의 원인인 머리, 목, 요통 그리고 사지통증과 더욱 관련이 있는 기법을 가르치기 위해 VIS기법에 대한 교육은 줄고 있다. 그러나 이 기법의 대부분은 내장(간, 지라, 위 창자, 폐, 그리고 림프계)에 긍정적 효과를 가지며, 전반적인 건강 상태를 지속적으로 알 수 있다. 게다가, 체성내장계와 내장체성계의 관계 그리고 자율신경계 이상의 결과에 대해서는 전체적인 정골 교과과정에서 중요시 여겨져 왔다. 내장계에 악 영향을 끼칠 수 있는 체성 기능부전의 영역은 이 책에 나와 있는 다양한 정골 도수 치료(OMT)를 가지고 치료되어 질것이다. 만약 체성 질병을 정골 도수 치료로 할 경우 환자의 상태는 향상 되며, 그 기법은 내장 기법으로 고려되어 질 수 있다. 그러므로, 이 장에 묘사한 몇몇 기법은 내장 계에 간접적(indirect) 또는 원위적 효과(distal effect) 보여주나, 대다수 묘사된 기법은 내장계와 관련하여 보다 직접적(direct)이다. 다른 장에서는 체성 기능부전을 알기 위해 정골 촉진 진단을 논의한다.

진단에 이용되어지는 동일한 조직긴장 풀림-잠김(ease-bind) 비대칭과 운동 그리고 치료방향의 발달은 내장계를 위해 필요하다. 내장 본래의 움직임(mobility)은 많은 의사에 의해 인정되어 졌다; 그러나 더욱 더 진보적으로 여기는 것은 운동성(motility)으로, 이는 두 개강 분야에서 정골 요법에 의해 발전 되었으며, 기관 본래의 고유 운동성으로 정골 치료의 영역 안에서 널리 이용 되고 있다. 임상에서, 시술자는 기관비대(organomegaly)의 촉진과 움직임의 제한뿐만 아니라 기관 본래의 움직임 에서 섬세한 변화 또한 식별 할 수 있다.

더욱이 최근 Barral의 저서(work)에는 내장계에 영향을 끼치는 기법들에 관심을 잃었던 시술자들에게 다시금 흥미를 가지게 하였다(2). 모든 정골 진단 검사에서는 내장 부위 안에서 조직 결의 변화, 비대칭적 구조 또는 운동(움직임 그리고 운동성), 이러한 운동의 제한과 압통(민감성)을 알기 위해 층간 촉진(layer-by-layer palpatory)을 포함해야 한다.

기법의 분류 TECHNIQUE CLASSIFICATION

직접, 간접, 또는 복합된 DIRECT, INDIRECT, OR COMBINED

기법의 형태 TECHNIQUE STYLES

체성 기능부전의 완화 ALLEVIATION OF SOMATIC DYSFUNCTION

비정상적 기능의 장기는 체성 기능부전의 직접적 원인으로 나타나며, 이와 관련된 부위의 치료는 때때로 내장계의 비정상적 상태를 감소 또는 제거 할 수 있다. 이와 관련된 예로서, 체성 기능부전 제거에 의해 체성내장 반사는 완화 되어 진다. 비정상적 체성 구심성 자극은 제거되며, 이전에 비정상적 반응과 관련된 내장계의 원심성 신경 지배는 정상화 되어진다.

반사 지향 REFLEX ORIENTED

이 기법은 자율신경 계통(보통 교감신경이며, 때론 부교감신경)에 영향을 줌으로써 장기에 이차적 반응을 시도한다. 이것은 목(carotid) 마사지, 발살바 방법(Valsalva maneuver)을 통한 미주신경(vagal) 유도, 시각적(ocular) 압박, 얼음물 침수 등과 같은 다른 자율 반사를 이용하는 것과 유사하다. 이러한 치료법들은 교감 또는 부 교감 반응과 관련된 특별한 방법들로 자율 신경계에 영향을 끼칠 수 있는 여러 영역에서 이용된다. 시술자들은 문제가 있는 영역에 자율 신경 출력(output)의 범위를 증가 또는 감소시키려 시도한다. 평소, 우리는 자율신경 활동의 범위(level)를 증가 또는 감소하기 보다는 체성 기능부전 영역을 감소시키는 게 더욱 좋다고 생각한다. 그러나 상부가슴(thoracic) 부위에 가슴펌프(pump)에 의한 자극으로 자율신경계 중 교감신경의 반응 또는 기도 반응 저하를 보이는 천식환자는 이를 반증하는 몇몇의 임상적 사례이다.

근막 지향 MYOFASCIAL ORIENTED

내장 움직임의 구성인 근막은 이 기법의 진단과 치료의 일차적 측면이다. (균형 잡힌 인대[BLT] 또는 인대 관절 스트레인[LAS] 기법은 근막이완[MFR]의 효과와 같은 조직을 사용하더라도 진단과 치료의 촉진적 표현이 다르기 때문에 제외된다.) 층별 접근법을 이용함에 있어 시술자는 특정 장기 부위의 여러 범위를 촉진하며, 풀림-잠김 경계 개념과 관련하여 어떠한 잠김이 발생할지 않을지 결정한다. 그런 다음 시술자는 MFR과 같은 직접 또는 간접기법 중 어느 기법을 이용할지 결정한다. 이러한 기법은 염증반응과 통각 등이 감소되면서 나타나는 임상적 반응을 갖고 있는 내장기관에 의해 존재하는(세포사이 포함) 부위로부터 정맥과 림프계 배출에 직접적으로 영향을 줄 수 있다.

균형 잡힌 인대 긴장, 또는 인대 관절 스테레인
BALANCED LIGAMENTOUS TENSION, OR LIGAMENTOUS ARTICULAR STRAIN

진단과 치료의 BLT/LAS 방법은 비대칭적 풀림-잠김을 식별하려는 시도이다. 그리고 장기의 고유 운동성을 감지하기 위해 촉진기법을 이용하며, 시술자는 간접 기법을 통해 조직에 제한적으로 나타나는 장기 유리와 자유 움직임 패턴의 활성화 그리고 X, Y, Z축에 일정한 긴장이 나타나는 지점에서 균형 유지를 위한 시도를 한다.

진동 또는 자극 기법 Vibratory or stimulatory technique

진동 또는 자극기법은 동맥, 정맥 그리고 림프혈관을 통한 액체의 움직임 촉진과 장기의 울혈제거에 도움을 주기 위해 반복적 움직임인 진동, 흔들기 또는 두드리기를 이용한다. 이런 기법들의 강도는 금기증이 되지 않아 지라 그리고 간에 문제시 자주 이용된다.

적응증 INDICATIONS

진동 또는 자극 치료의 적응증은 많은 임상적 소견에서 나타나는 장기 본래의 기능부전으로, 아래의 항목을 포함되나 국한 되지 않는다(1).

1. 심장부정맥(Cardia arrhytnmia), 울혈심부전증(congestive heart failure), 그리고 고혈압(hypertension
2. 천식(Asthma), 기관지염(bronchitis), 폐렴(pneumonia), 무기폐(atelectasis) 그리고 공기증(emphysema)
3. 위식도역류(Gastroesophageal reflux), 위염(gastritis) 그리고 틈새헤르니아(hiatal hernia)
4. 간염(Hepatitis), 쓸개돌증(cholelithiasis), 쓸개염(cholecystitis), 췌장염(pancreatitis), 만성피로(chronic fatigue) 그리고 호르몬 불균형(hormonal imbalance)
5. 곁주머니증(Diverticulosis), 궤양결장염(ulcerative colitis), 과민대장(irritable bowel), 변비(constipation), 설사(diarrhea) 그리고 치질(hemorrhoids)
6. 신우신장염(Pyelonephritis) 그리고 신장 돌증(Renal lithiasis)
7. 재발성 방광염(Recurrent cystitis), 사이질 방광염(Interstitial cystitis), 그리고 복압 요실금(Stress in continence)
8. 월경통(Dysmenorrhea), 성교통(Dyspareunia) 그리고 불임증(Infertility)

금기증 CONTRAINDICATIONS

이런 형태의 치료에서 절대적 금기증은 없다. 그러나 임상적 판단을 다시 하는 것은 원칙이다. 염증이 있거나 심한 감염 또는 출혈이 있는 기관위에 압박, 압축, 또는 견인은 적절하지 않다.

일반적인 고려사항과 규칙
GENERAL CONSIDERATIONS AND RULES

시술자는 질병 상태에서 체성 구성이 있는지를 확인해야 한다. 기능부전과 관련하여 질병 그리고 본래의 특성에 따라, 시술자는 안전한 상황에서 체성 기능부전을 줄이기 위한 치료 계획을 세우고 시작해야 한다. 또한 자율신경계의 합병증(예: 자극된 분절)이 있다면 기록해야하며, 만약 그렇다면 가능한 먼저 치료를 해야 한다. Chapman' s 반사는 정확한 진단과 주요 기능부전을 결정하는데 있어 또 다른 진단 가능성에 도움이 된다. 이 반사는 대부분은 진단학적 도구로 사용되어왔으며, 테크닉 영역에는 포함되지 않는다.

반사 지향 치료 REFLEX ORIENTED TREATMENT

뒤통수 꼭지 봉합 압박

Occipitomastoid Suture Pressure

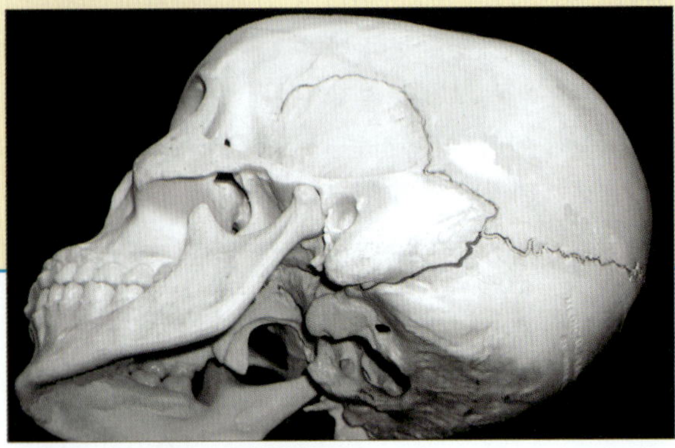

그림 15.1 뒤통수 꼭지 봉합

적응증

뒤통수 꼭지 봉합 압박 이완을 위한 적응증은 빈맥(저 부교감 상태)과 서맥(과 부교감 상태)이다.

생리적 목표

반사(부교감 신경)를 이용한 목적은 머리신경 X(미주신경)을 경유하여 심장 비율을 조절함으로 또는 이차적 서맥(체성내장유형)을 유발할 수 있는 뇌 체성기능부전 부위를(그림 15.1) 치료함으로서 환자의 맥박을 감소시키는데 있다.

기법

1. 환자는 바로 눕고 시술자는 테이블 머리 쪽에 앉는다.
2. 시술자는 양쪽 뒤통수 꼭지 고랑(occipitomastoid grooves)을 촉진한다.
3. 시술자는 각각의 꼭지돌기(mastoid process) 위와 고랑 전면 근위에 집게손가락을 놓는다.
4. 시술자는 뒤통수(occiput) 위와 고랑 후면 근위에 가운데 손가락을 놓는다(그림 15.2).

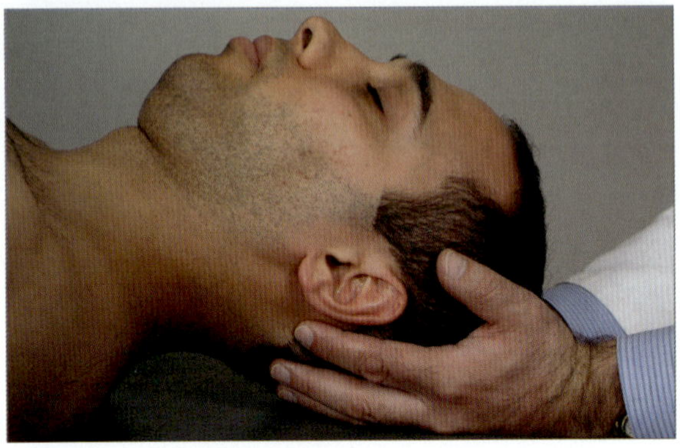

그림 15.2 3~4단계, 손가락 부위

5. 시술자의 손가락 끝은 중간선으로부터 외측으로 편향된 힘과 함께 봉합(sutures) 위에서 가벼운 축 견인을 한다(화살표, **그림 15.3 & 15.4**).

6. 가벼운 압박은 기대했던 효과를 얻을 때 또는 이 기법이 비효과적이라고 판단 될 때까지 유지해야 한다.

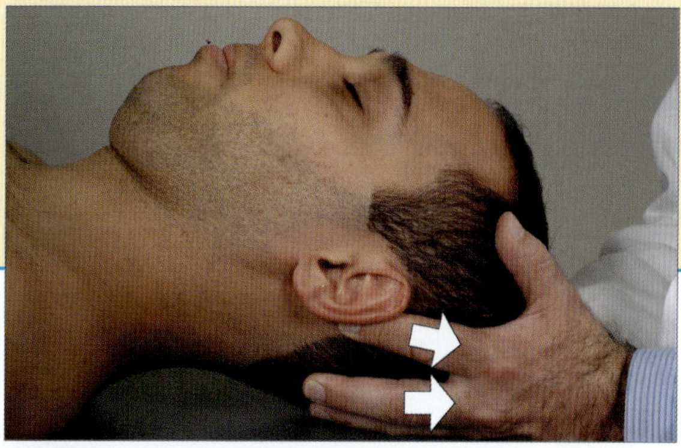

그림 15.3 5단계, 손가락을 이용한 견인

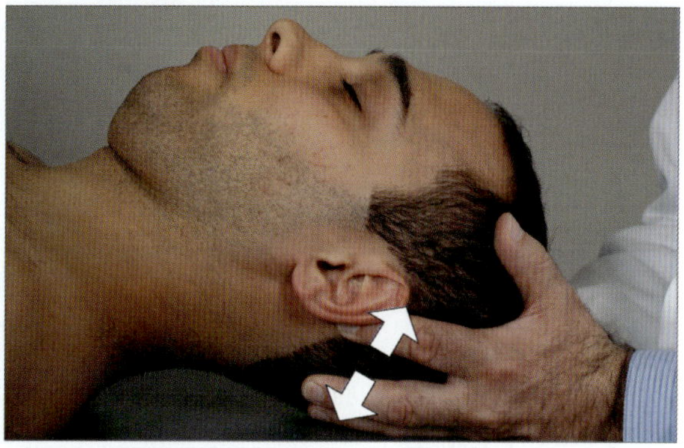

그림 15.4 5단계, 손가락에 의한 봉합 분리

반사 지향 치료 REFLEX ORIENTED TREATMENT

교대적 압박, 왼쪽 두 번째 늑골

Alternating Pressure, Left Second Rib

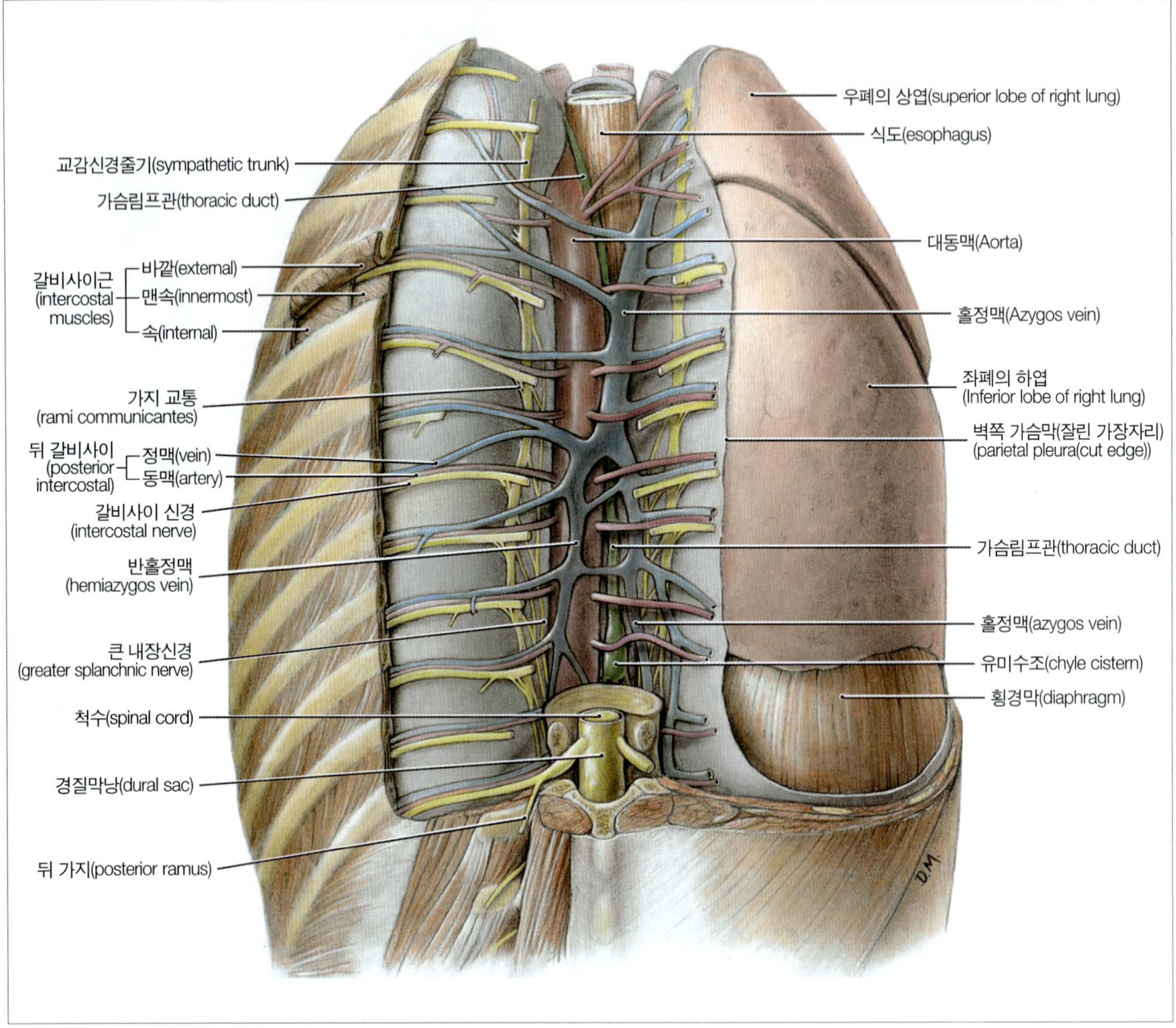

그림 15.5 교감 신경 사슬 절의 해부학적 위치, 뒷면(3)

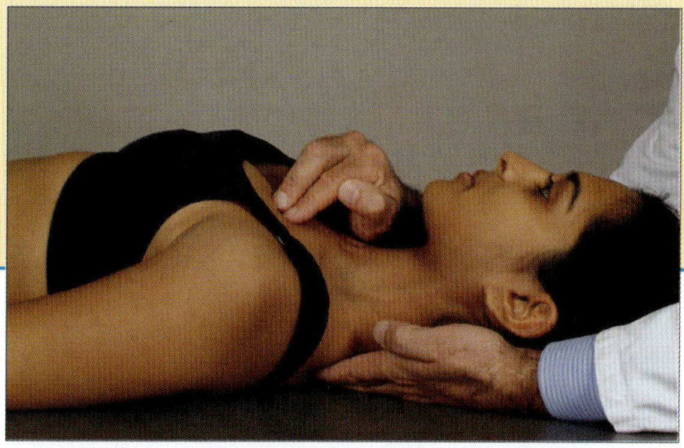

그림 15.6 1~3단계, 앞 그리고 뒤 손가락 부위

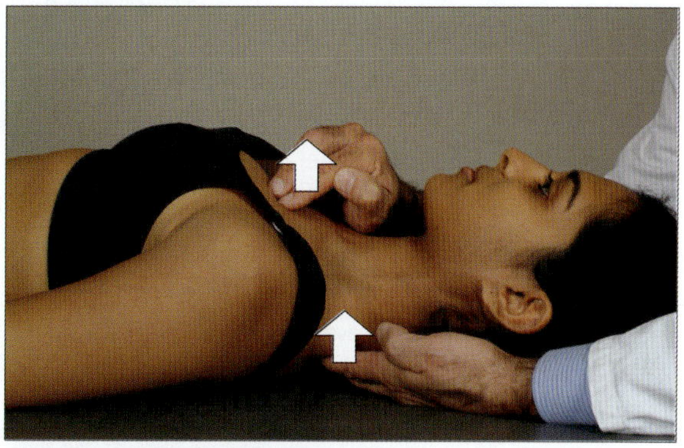

그림 15.7 4단계, 앞쪽으로 압박

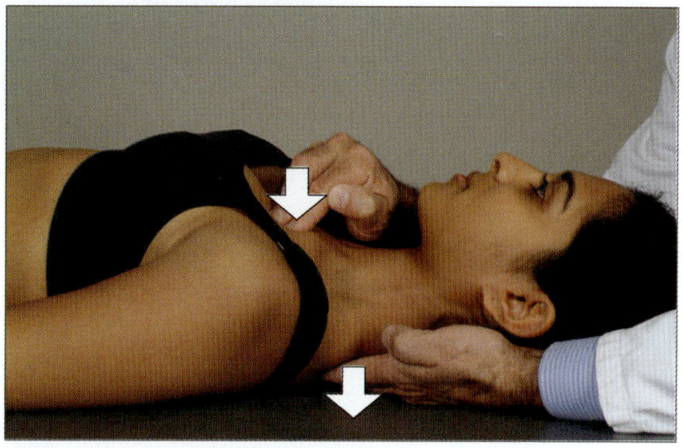

그림 15.8 5단계, 뒤쪽으로 압박

적응증

빈맥(저 부교감 상태)과 서맥(과 부교감 상태)치료를 위한 적응증이다.

생리적 목표

교감신경반사를 이용한 목적은 교감신경 사슬 절(sympathetic chain ganglia)(그림 15.5)을 경유하여 심장 비율을 조절함으로 또는 심장 비율에 영향을 끼치는 가슴갈비 체성 기능부전부위를 치료함으로서 환자의 맥박을 증가시키는데 있다.

기법

1. 환자는 바로 눕고 시술자는 테이블 머리 쪽에 앉는다.
2. 시술자는 환자 밑으로 손을 뻗고, 갈비가로관절(costotransverse articulation)과 밀접한 왼쪽 두 번째 늑골 각 위에 집게와 가운데 손가락 끝을 놓는다.
3. 시술자는 갈비연골 이음부(costochondral junction)와 밀접한 왼쪽 두 번째 늑골 전면에 반대쪽 집게와 가운데 손가락 끝을 놓는다(그림 15.6).
4. 시술자는 천장(top) 손 압박을 이완하는 동안 바닥(bottom) 손을 위로 압박한다(그림 15.7).
5. 시술자는 몇 초 동안 이 자세를 유지 한 후, 바닥 손 압박은 이완하고 천장 손은 아래로 압박한다(그림 15.8).
6. 이 압박은 다시 바꾸기 전 몇 초 동안 똑 같이 유지한다. 이러한 교대적 압박은 기대했던 효과를 얻을 때 또는 이 기법이 비효과적이라고 판단 될 때까지 계속되어야 한다.

반사 지향 치료 REFLEX ORIENTED TREATMENT

딸꾹질

Singultus, Hiccups

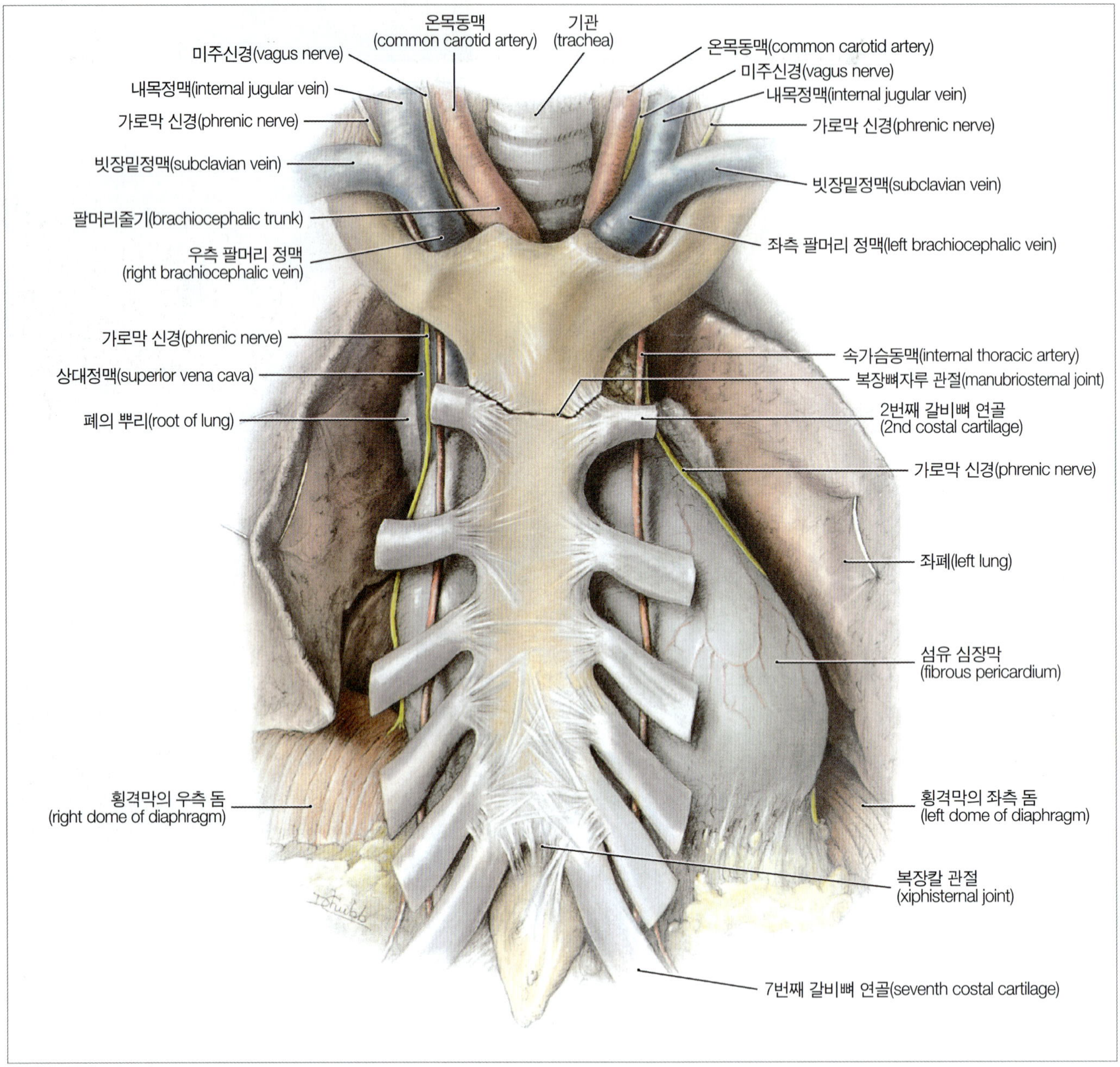

그림 15.9 가로막 신경의 해부학적 위치(3)

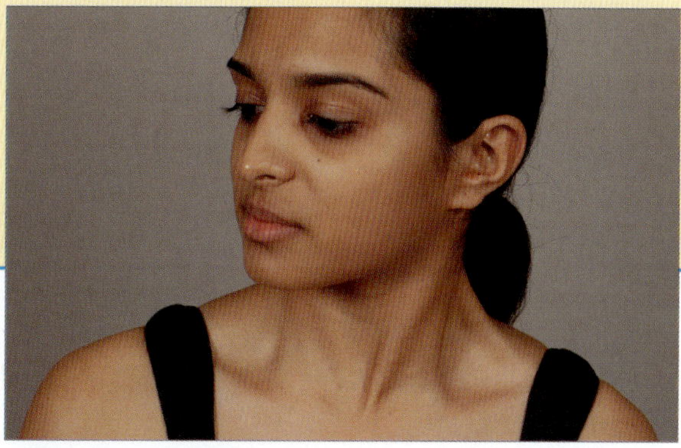

그림 15.10 1~2단계

가로막 신경(phrenic nerve)은 C4로부터 일차적 분지, 또는 C3 그리고 C5로부터 섬유를 받기도 한다. 이 신경은 깊은(deep) 어깨 목 뿔근(omohyoid muscle) 그리고 얕은(superficial) 앞 목 갈비근(anterior scalene muscle)까지 주행 하며, 횡격막을 지배하는 유일한 운동 신경이다(그림 15.9).

기법

1. 환자는 앉거나 바로 눕는다.
2. 시술자는 왼쪽 목 빗근판 근육(sternocleido-mastoid muscle)의 흉골 그리고 쇄골 두로 구성된 삼각형에 위치한다(그림 15.10).
3. 시술자는 엄지, 집게, 또는 가운데 손가락을 이용하여 이 삼각형 안쪽을 깊게 압박한다(그림 15.11 & 15.12).
4. 이 압박은 경증의 통증을 동반하며, 반사 궁(reflex arc)을 없애기 위해 딸꾹질이 중단된 후 적어도 1분 동안 유지해야 한다.
5. 만약 이 기법이 왼쪽에서 성공하지 못하면 오른쪽으로 반복하여 실시한다.

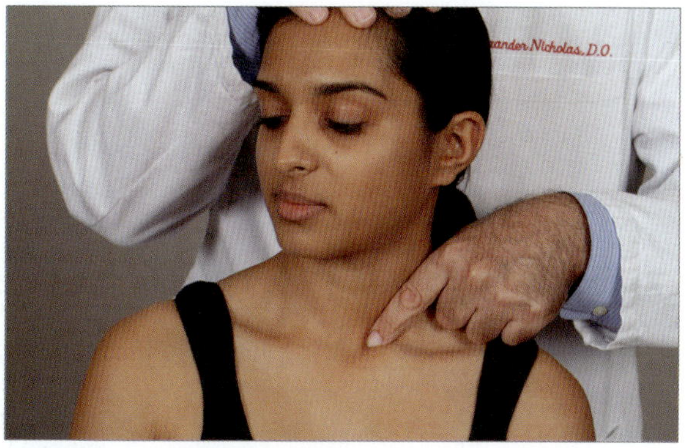

그림 15.11 손가락으로 압박

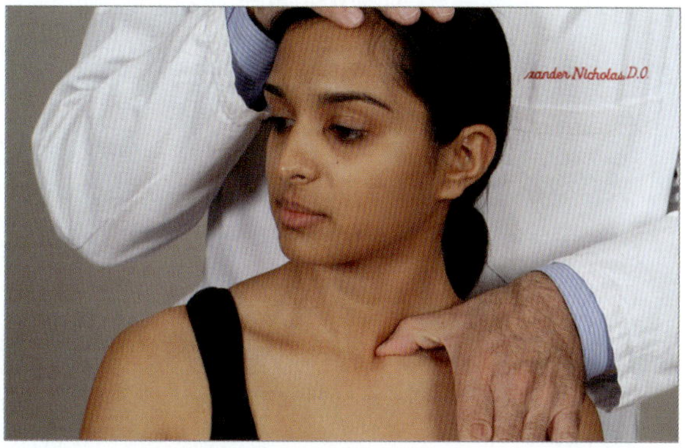

그림 15.12 변형된 엄지 압박

반사 지향 치료 REFLEX ORIENTED TREATMENT

갈비뼈 올리기

Rib Raising

제16장 임프계 기법을 참조

적응증

- 수술 후 무력 창자 막힘 증(paralytic ileus)을 완화하기 위해
- 늑골의 호흡운동(respiratory excursion of the ribs)을 향상하기 위해
- 임파 배출(lymphatic drainage)을 촉진하기 위해

금기증

- 늑골 골절(rib fracture)
- 척수 신경 손상 그리고 수술(spinal cord injury and surgery)
- 악성(malignancy)

기법

1. 환자는 바로 눕고, 시술자는 환자 옆에 앉는다.
2. 시술자는 환자의 가슴허리(thoracolumbar)부위 밑으로 양 손을 넣는다(그림 15.13 & 15.14).
3. 시술자와 밀접한쪽에 있는 갈비가로관절(costotransverse articulation)위 척추 옆(paravertebral)조직에 손가락 끝을 놓는다(그림 15.15).
4. 시술자는 팔꿈치를 아래로 기울이면서 척추 옆 조직 안으로 손가락 들고, 이와 동시에 손가락을 당긴다(화살표, 그림 15.16).
5. 테이블 바깥으로 척추를 들고, 척추 옆 조직위에 외측신장을 한다.
6. 이 기법은 간헐적인 안마 기법 또는 지속적인 깊은 억제성 압박과 함께 수행되어 진다.

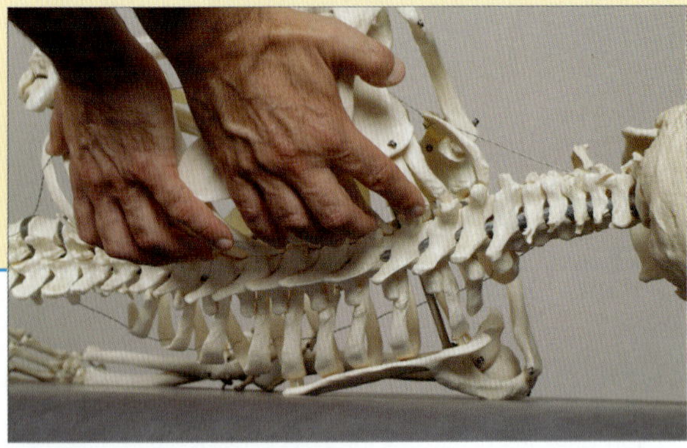

그림 15.13 골격에 손 접촉

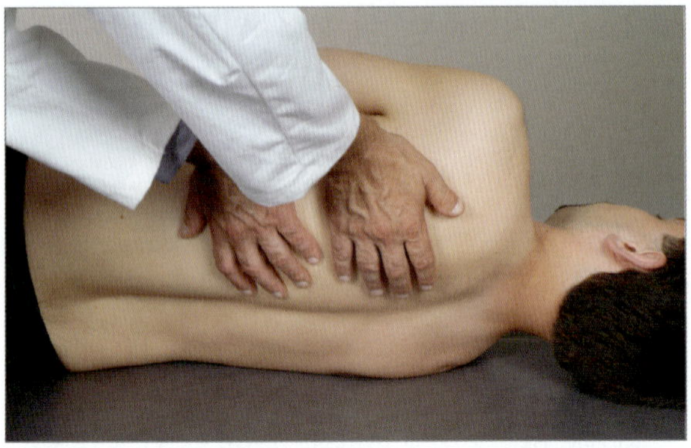

그림 15.14 환자의 접촉 부위

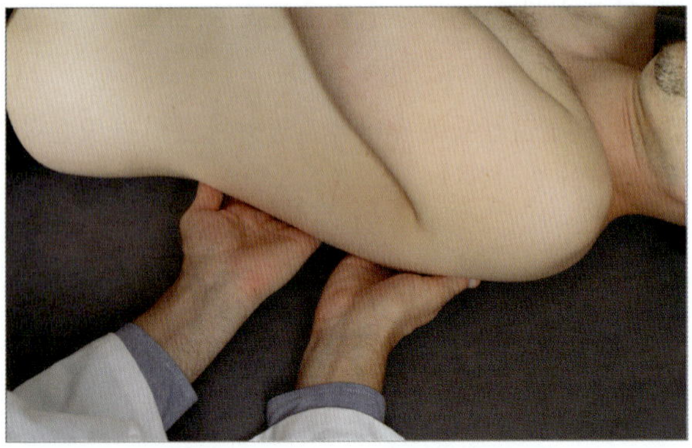

그림 15.15 시술자와 환자의 위치 과정

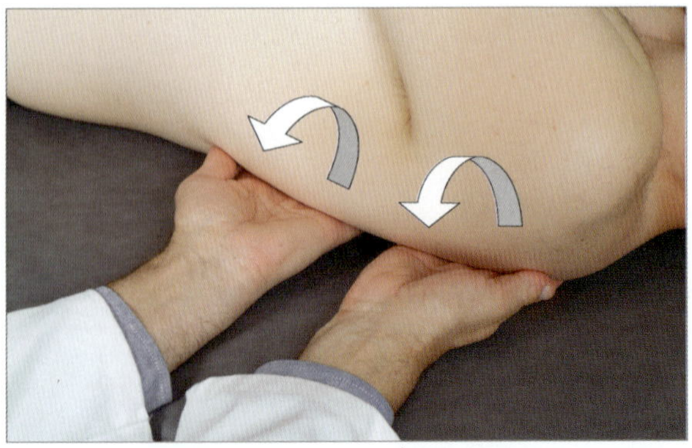

그림 15.16 4단계, 배쪽, 그 다음 외측 압박

자극적/진동적 치료 STIMULATORY/VIBRATORY TREATMENT

잘록 창자 자극

Colonic Stimulation

적응증

- 변비(Constipation)

금기증

- 장 폐쇄(Bowel obstruction)
- 복부 신생물(Abdominal neoplasm)
- 진단 미확정의 복부 통증(Undiagnosed abdominal pain)

기법

1. 환자는 바로 눕고, 시술자는 환자 옆에 선다.
2. 시술자는 손가락 끝을 잘록 창자의 왼 창자굽이(splenic flexure)와 겹치는 복벽 위(abdominal wall)에 손가락 끝을 놓는다(그림 15.17).
3. 시술자는 장을 따라 잘록 창자 흐름의 방향으로 손가락을 옮긴다(화살표, 그림 15.18)
4. 시술자는 압박을 이완한 다음 잘록 창자를 따라 구불창자 방향(sigmoid region)으로 한손 넓이만큼 재배치한다.
5. 내림(descending) 잘록 창자 아래로 몇 차례 시행 후 시술자는 손의 재배치를 오른 창자굽이(hepatic flexure)에서 시작 하여 횡행(transverse)과 내림 잘록 창자를 따라 시행한다(그림 15.19).
6. 몇 차례 이러한 과정 후, 시술자는 손의 재배치를 맹장(cecum)부위에서 시작하여 오름(ascending), 횡행 그리고 내림 잘록 창자를 따라 시행한다(화살표, 그림 15.20).

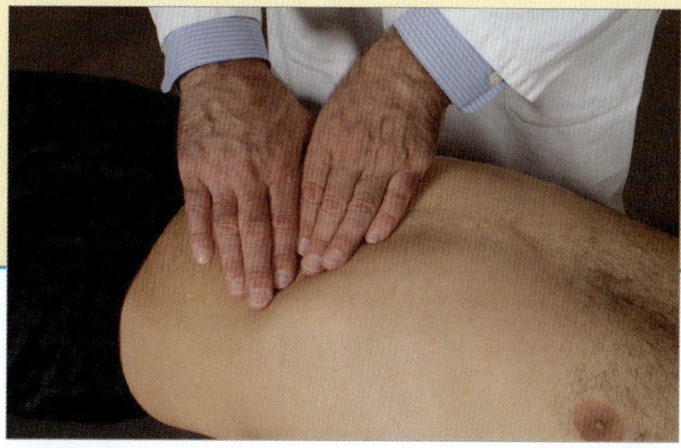

그림 15.17 1~2단계

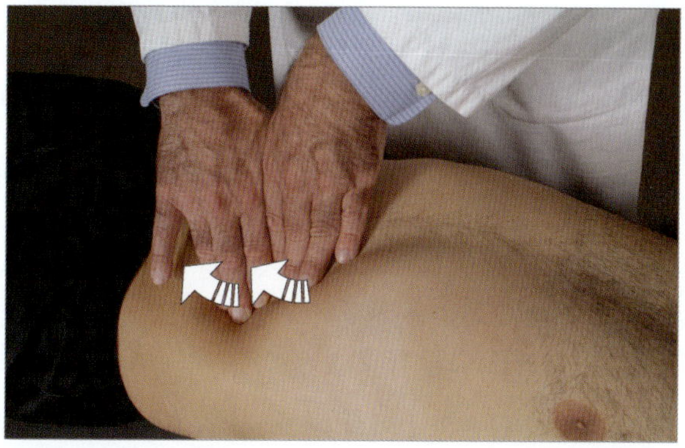

그림 15.18 3단계

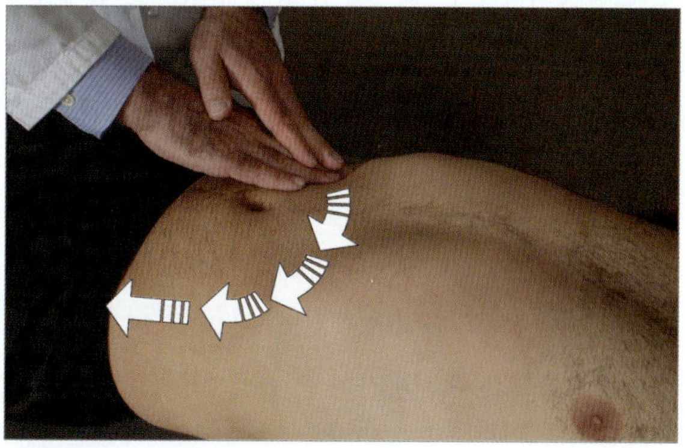

그림 15.19 5단계

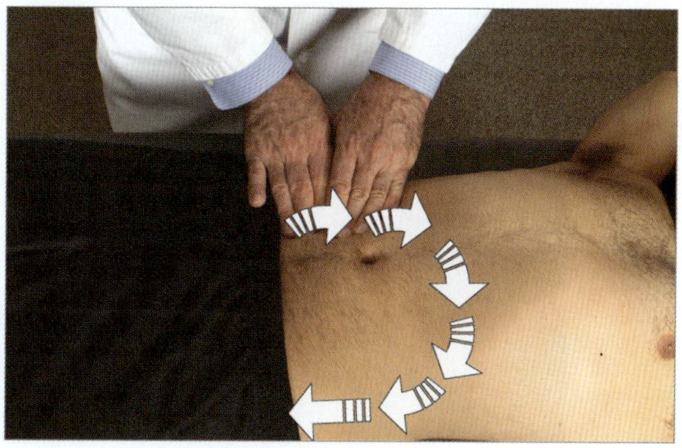

그림 15.20 6단계, 큰창자의 전체 길이

자극적/진동적 치료 STIMULATORY/VIBRATORY TREATMENT

지라 자극
Splenic Stimulation

적응증

- 모든 감염성 질병; 또는 예방책

금기증

- 전염단핵구증(Infectious mononucleosis); 모든 지라 비대
- 비장의 신생물 침윤(Neoplasm infiltrating the spleen)

기법

1. 환자는 바로 눕고, 시술자는 환자 왼쪽에 선다.
2. 시술자의 오른손은 환자의 왼팔을 90도 벌리고 가볍게 견인을 한다(화살표, **그림 15.21**).
3. 시술자의 왼손은 환자의 비장(spleen)과 겹치는 하부 갈비연골과 함께 손가락은 갈비 사이공간에 따라 놓는다(**그림 15.21**).
4. 시술자의 왼손은 환자의 몸 중심 방향으로 압박을 하면서 갈비뼈 내향으로 스프링(springing)을 한다.
5. 스프링잉 움직임(화살표, **그림 15.22**)은 1초에 두 번 그리고 30초에서 몇 분 동안 계속 실시한다.
6. 이 기법의 첫 번째 변형은 시술자의 손과 왼쪽의 하부 갈비 우리(cage) 사이를 서서히 압박과 동시에 갑작스런 이완을 한다(chugging 움직임이라 불린다)(**그림 15.23 & 15.24**).
7. 두 번째 변형은 시술자의 한 손을 하부 갈비 연골위에 놓고 주먹 또는 아래팔(forearm)로 손 등위를 타진한다(화살표, **그림 15.25**).

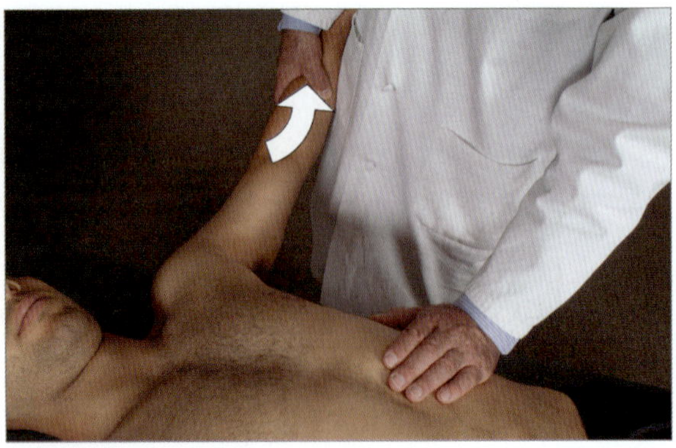

그림 15.21 1~3단계

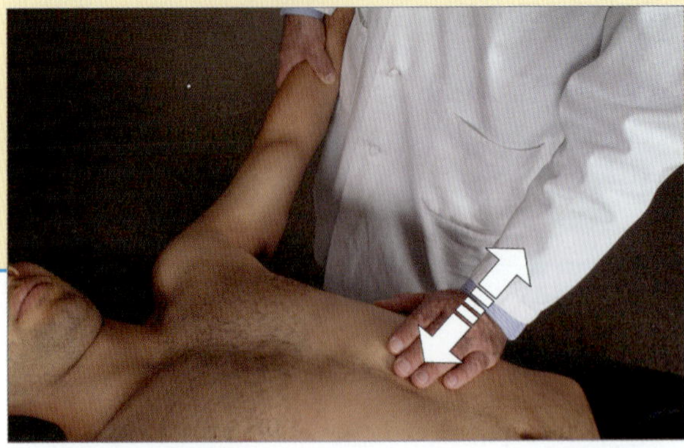

그림 15.22 5단계

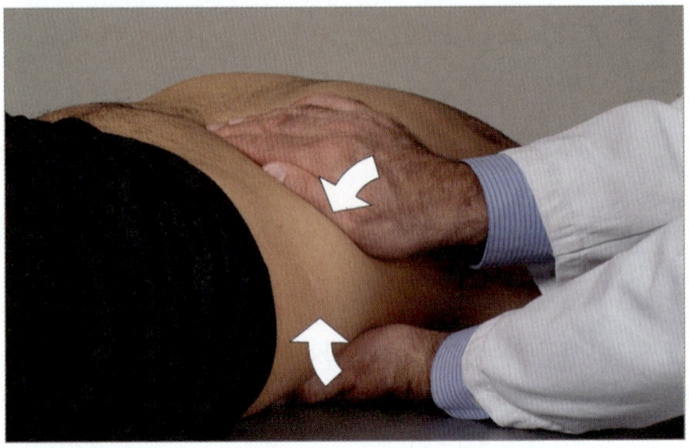

그림 15.23 6단계, 갑작스런 이완 변형(압축)

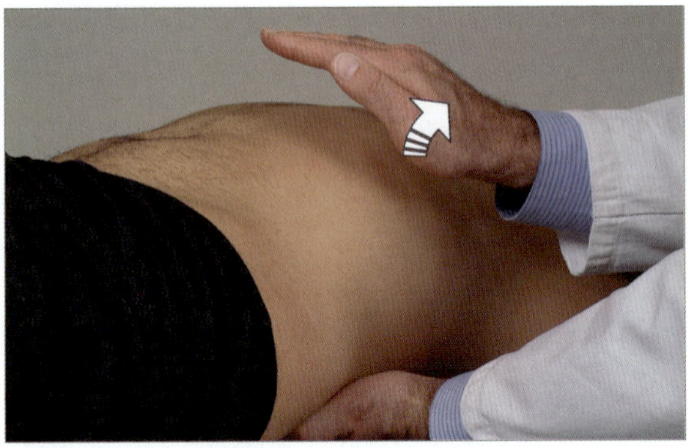

그림 15.24 6단계, 이완

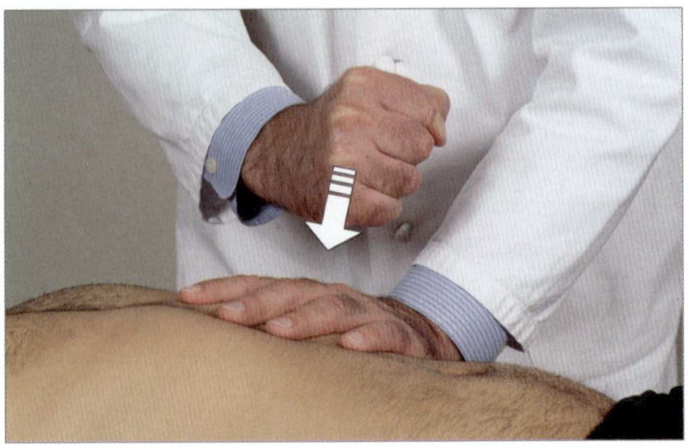

그림 15.25 7단계, 타진적인 변형

반사 지향 치료 REFLEX ORIENTED TREATMENT

천골 걸림
Sacral Rock

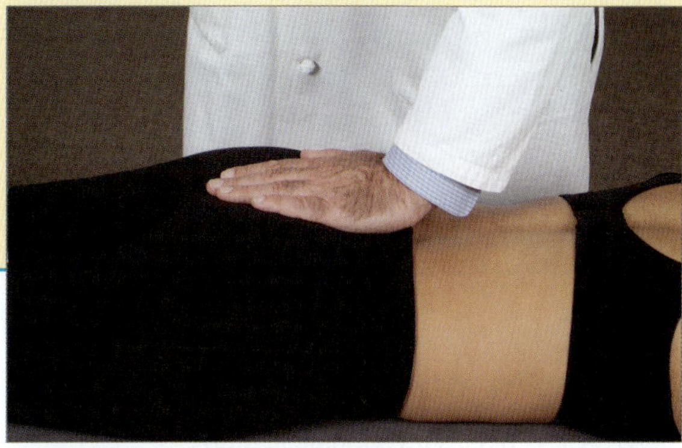

그림 15.26 머리쪽 손

적응증

- 월경통(Dysmenorrhea)
- 골반 울혈 증후군(Pelvic congestion syndrome)
- 엉치엉덩 기능부전(Sacroiliac dysfunction)

금기증

- 진단 미확정의 골반 통증(Undiagnosed pelvic pain)
- 골반 악성(Pelvic malignancy)

기법

1. 환자는 엎드려 눕고, 시술자는 테이블 쪽에 선다.
2. 시술자는 엉치 기저(sacral base)에 머리 쪽 손(cephalad hand)의 뒤꿈치(heel)를 놓고, 손가락은 꼬리뼈(coccyx)쪽을 향한다(그림 15.26).
3. 시술자의 꼬리 쪽 손(caudad hand)은 머리 쪽 손을 보강하며, 손가락은 반대로 방향을 향한다(그림 15.27).
4. 시술자는 팔꿈치의 수직을 유지하며, 가볍게 엉치(sacurm) 위를 누른다.
5. 시술자는 환자의 호흡과 동시에 엉치쪽 걸림 움직임을 안내한다. 엉치뼈 폄(Sacral extension) (화살표, 그림 15.28)은 들이쉼(inhalation) 동안 그리고 엉치뼈 굽힘(Sacral flexion) (화살표, 그림 15.29)은 내쉼(exhalation) 동안 발생한다.
6. 이 기법은 몇 분 동안 계속한다.

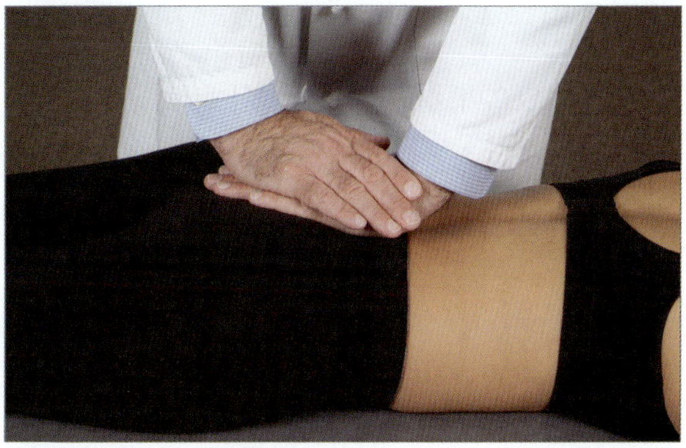

그림 15.27 꼬리쪽 손

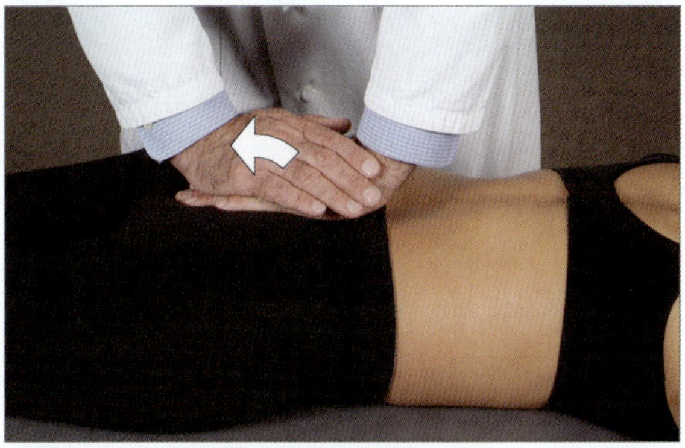

그림 15.28 엉치뼈 폄(카운터뉴테이션)

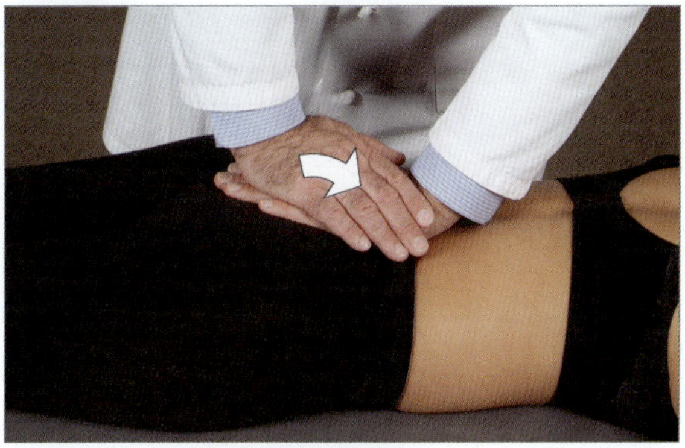

그림 15.29 엉치뼈 굽힘(뉴테이션)

근막이완 치료MYOFASCLAL RELEASE/BLT TREATMENT

위 이완
Gastric Release

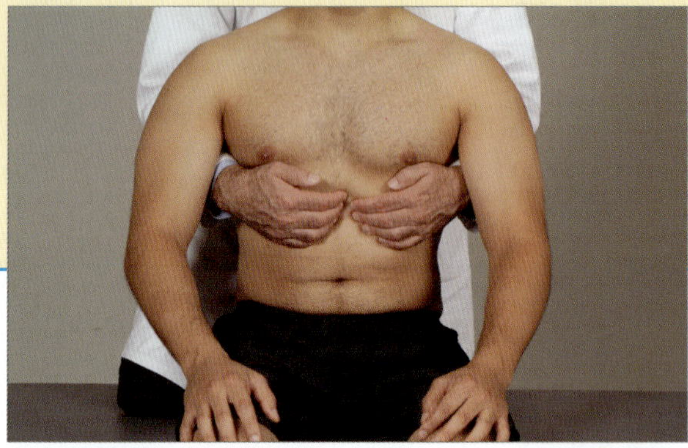

그림 15.30 1~2단계

적응증

- 위 식도역류(Gastroesophageal reflux)
- 위하수(Gastric ptosis)

기법

1. 환자는 앉으며, 시술자는 환자 뒤에 선다.
2. 시술자의 왼손 그리고 오른손은 왼쪽과 오른쪽 앞갈비 밑(subcostal) 그리고 칼 밑(subxiphoid) 부위에 놓는다(그림 15.30).
3. 시술자의 손은 상 복부면(upper abdominal quadrants)윤곽에 그리고 손가락은 끝을 약간 구부린 다음 내향으로 누른다(화살표, 그림 15.31).
4. 시술자는 약간 더 내향으로 압박한 다음 조직의 결(texture)변화와 풀림-잠김 움직임의 자유도에서 비대칭적 검사를 한다.
5. 시술자는 환자의 내성(tolerance)과 자신의 선호도(perference)에 따라, 풀림(간접) 또는 잠김(직접)에 일정한 압박을 가한다(그림 15.32 & 15.33).
6. 시술자는 이완을 느낄 때 까지 유지하고, 더 이상 향상이 없을 때까지 계속한다.
7. 깊은 들이쉼 그리고 내쉼과 같은 방식은 이완-촉진 기전에 도움이 될 것이다.

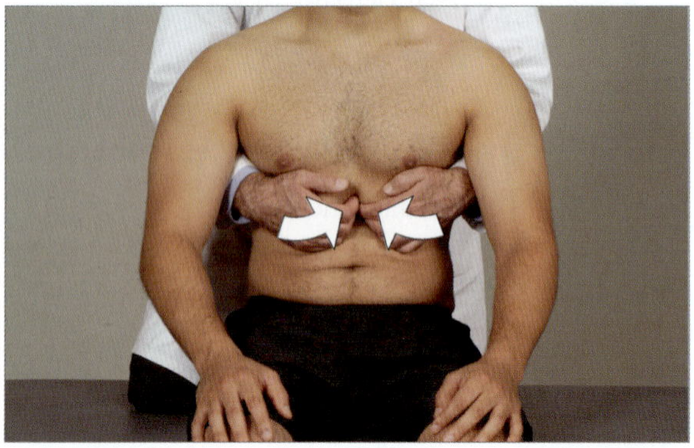

그림 15.31 3단계

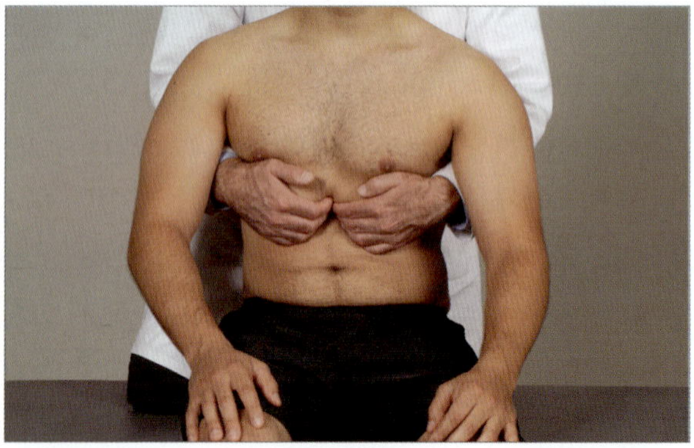

그림 15.32 5단계, 간접 힘(풀림)

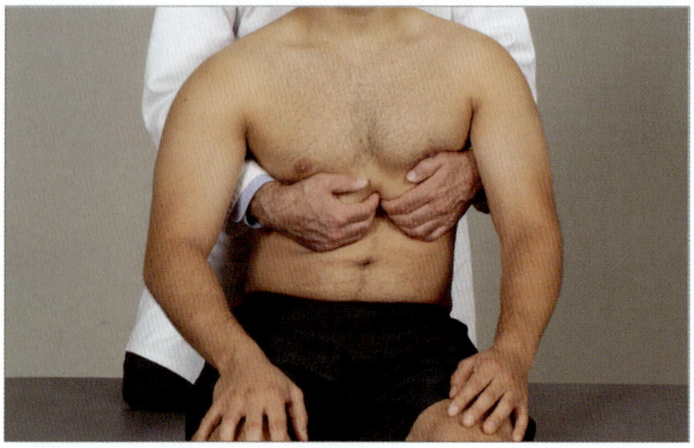

그림 15.33 5단계, 직접(잠김)

근막이완 치료 MYOFASCLAL RELEASE/BLT TREATMENT

간 이완
Hepatic Release

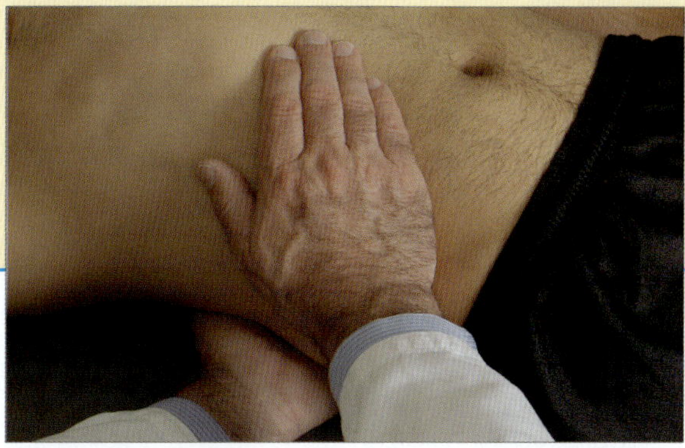
그림 15.34 1~3단계

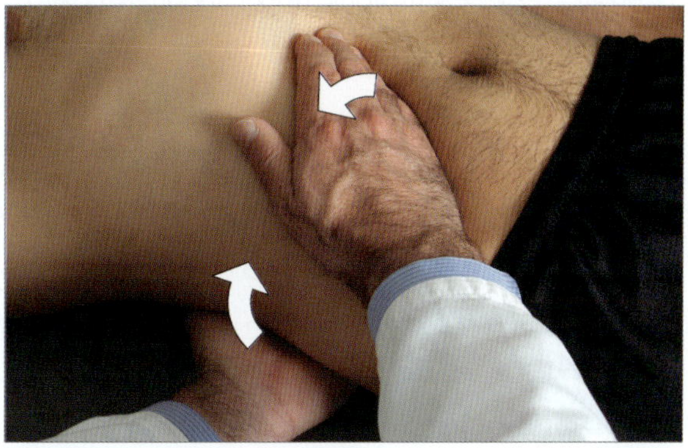
그림 15.35 촉진한 간을 압박

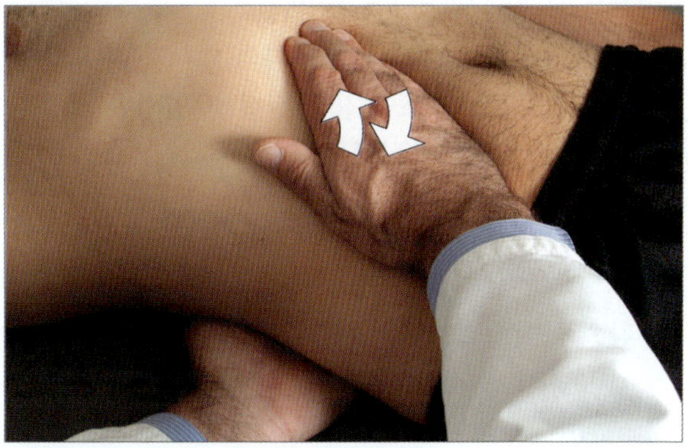
그림 15.36 6단계, 직접 또는 간접 힘

적응증

- 간염(Hepatitis)
- 경화증(Cirrhosis)
- 담석증(Cholelithiasis)

기법

1. 환자는 바로 눕고, 시술자는 환자의 오른쪽 얼굴 방향으로 앉는다.
2. 시술자는 간(liver) 높이(level)에 있는 갈비 우리(rib cage) 밑에 왼손을 놓는다.
3. 시술자는 동시에 환자의 우측 상면(upper quadrant) 갈비 밑 각(subcostal angle) 아래에 오른손을 놓는다(그림 15.34).
4. 시술자는 가볍게 양손으로 환자를 압박하여 간 촉진을 시행한다(화살표, 그림 15.35).
5. 시술자는 풀림-잠김으로 조직의 결 그리고 비대칭적 움직임을 위해 다음 검사를 한다.
6. 모든 비대칭이 나타나면, 환자의 내성과 자신의 선호도에 따라, 풀림(간접) 또는 잠김(직접)에 일정한 압박을 가한다(그림 15.36).
7. 시술자는 이완을 느낄 때 까지 유지하고, 더 이상 향상이 없을 때까지 계속한다.
8. 깊은 들이쉼 그리고 내쉼과 같은 방식은 이완-촉진 기전에 도움이 될 것이다.

근막이완 치료 MYOFASCLAL RELEASE/BLT TREATMENT

담낭

Gallbladder

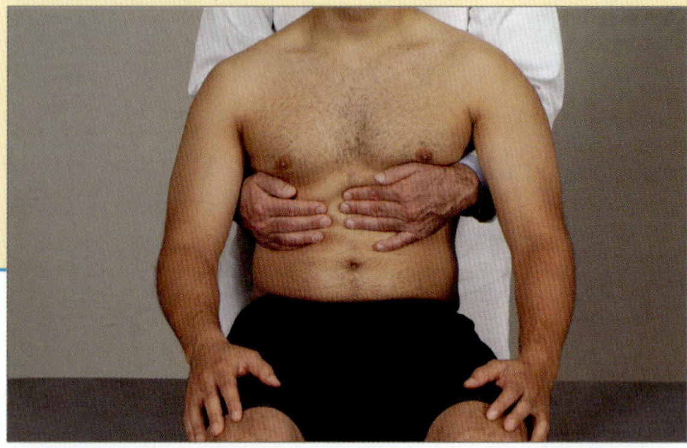

그림 15.37 1~3단계

적응증

- 담낭염(Cholecystitis)
- 쓸개즙정체(Cholestasis)
- 만성 상 복부 통증(Chronic upper abdominal pain)

기법

1. 환자는 앉으며, 시술자는 환자 뒤에 선다.
2. 시술자는 왼손의 집게, 셋째 그리고 넷째 손가락을 중간선(midline)의 약간 오른쪽 칼 돌기 하부에 된다.
3. 시술자는 오른손 집게, 셋째 그리고 넷째 손가락을 갈비 밑 가장자리 하부에 놓고 나서 바로 담낭의 오른쪽 중간선 외측에 놓는다(그림 15.37).
4. 시술자는 풀림-잠김으로 조직의 결 그리고 비대칭적 움직임을 위해 다음 검사를 한다.
5. 모든 비대칭이 나타나면, 환자의 내성과 자신의 선호도에 따라, 풀림(간접) 또는 잠김(직접)에 일정한 압박을 가한다(화살표, 그림 15.38 & 15.39).
6. 시술자는 이완을 느낄 때 까지 유지하고, 더 이상 향상이 없을 때까지 계속한다.
7. 깊은 들이쉼 그리고 내쉼과 같은 방식은 이완-촉진 기전에 도움이 될 것이다.

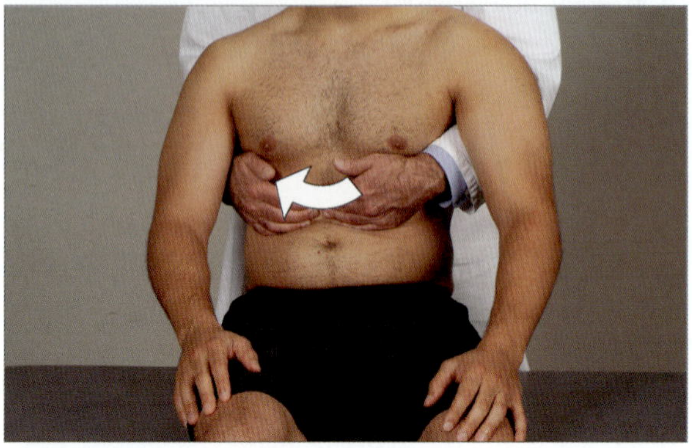

그림 15.38 5단계, 간접 힘(풀림)

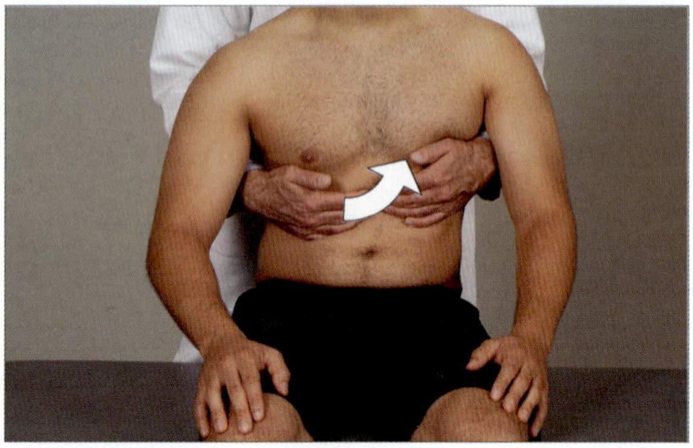

그림 15.39 5단계, 직접 힘(잠김)

근막이완 치료MYOFASCLAL RELEASE/BLT TREATMENT

신장 이완

Kidney Release

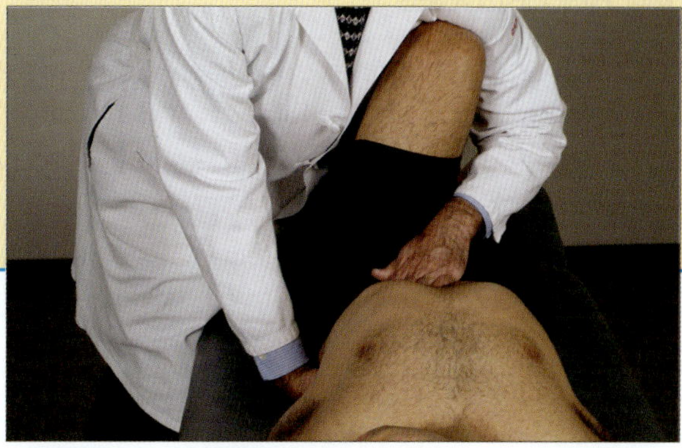

그림 15.40 1~3단계

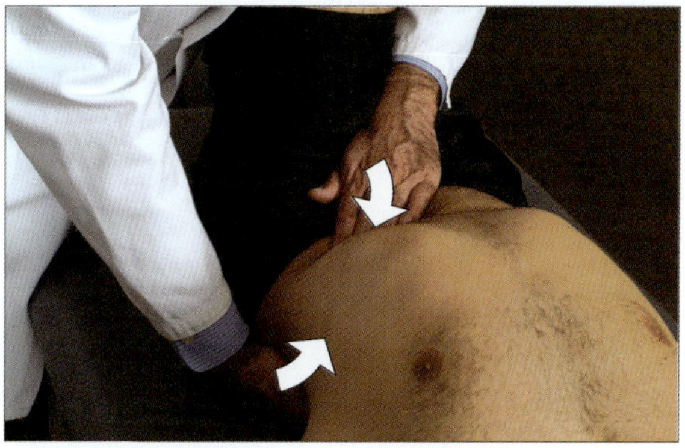

그림 15.41 4~6단계

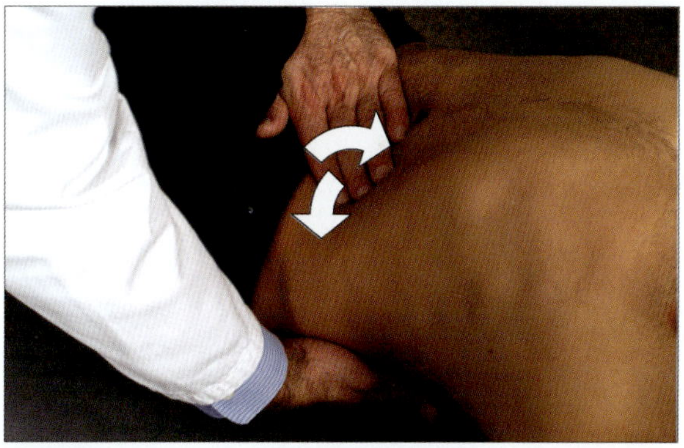

그림 15.42 8단계, 직접 또는 간접 힘

적응증

- 깔 대기 콩팥 염(Pyelonephritis)
- 신장 결석증(Renal lithiasis)
- 옆구리 그리고 서혜부 통증(Flank and inguinal pain)

기법

1. 환자는 환측의 엉덩이와 무릎을 구부리고 바로 눕는다.
2. 시술자는 엉덩이 높이에 있는 환측에 선다.
3. 환자의 무릎은 시술자의 겨드랑 앞 부리돌기(coracoid process) 위치하고, 앞쪽 복부 부위의 이완을 위해 엉덩이를 굽힌다(그림 15.40).
4. 시술자는 뜬 갈비뼈(floating ribs)밑 환자의 허리 아래 바깥쪽 손바닥을 된다.
5. 시술자는 안쪽 손을 환자의 넓적다리 주위에 되고, 환측의 상복부면 위에 놓고 신장이 촉진될 때 까지 아래로(뒤쪽으로)(천장 화살표, 그림 15.41) 압박한다.
6. 시술자는 신장 촉진을 위해 뒤쪽 손을 위로(앞쪽으로) 든다(바닥 화살표, 그림 15.41).
7. 시술자는 풀림-잠김으로 조직의 결 그리고 비대칭적 움직임을 위해 다음 검사를 한다.
8. 모든 비대칭이 나타나면, 환자의 내성과 자신의 선호도에 따라, 풀림(간접) 또는 잠김(직접)에 일정한 압박을 가한다(그림 15.42).
9. 시술자는 이완을 느낄 때 까지 유지하고, 더 이상 향상이 없을 때까지 계속한다.
10. 깊은 들이쉼 그리고 내쉼과 같은 방식은 이완-촉진 기전에 도움이 될 것이다.

REFERENCES

1. Ward R. Foundations for Osteopathic Medicine. Philadelphia: Lippincott Wiliams & Wilkins, 2003.
2. Barral JP, Mercier P. Visceral Manipulation. Seattle: Eastland, 1988.
3. Reprinted with permission from Agur AMR, Dalley AF. Grant's Atlas of Anatomy, 11th ed. Baltimore: Lippincott Williams & Wilkins, 2005.

림프 기법
Lymphatic Techniques

16

기법의 원리 TECHNIQUE PRINCIPLES

최근까지 림프 기법들을 정골 도수교정의 특정 영역으로 인식하기 보다는 정골의학의 원리나 실습에서 이 기법들을 일반적으로 내장영역에 포함시켜 왔다. 정골의학원리 교육평의회(ECOP)에서는 정골도수교정을 분류함에 있어, 림프 기법에 대해 어떠한 정의도 내리지 않고 있다. 단지 정골의학원리 교육평의회 소사전에 림프 기법에 대해 림프(Miller) 펌프나 페달(Dalrymple) 펌프(1)라고만 특별히 언급하고 있을 뿐이다. 이런 기법들에 대한 내용은 정골의학 기초(1)에서 언급되어졌을 뿐만 아니라 본장에도 그 내용이 포함되어져 있다.

모든 정골기법 원리에는 어느 정도 림프에 대한 효과를 가지고 있다. 이런 효과는 직접 흐름을 자극하거나 또는 흐름을 방해하는 것을 제거하는 것에 의해 이루어진다. 또는 간접적으로는 체성 기능장애를 제거하는 것에 의해 결과적으로 정상화 되거나 자율신경계의 균형을 이루는 것에 의해 성취되기도 한다. 또한 어떤 일부 기법들은 본장에서 언급하고 있는 다른 그 어떤 기법들 보다 림프계에 보다 직접적인 효과를 보이고 있는 것 같다. 림프에 효과적인 기법들은 다른 장에도 잘 언급되어 있다. 림프에 보다 효과적인 기법들의 예에는 인대 긴장 또는 관절 인대 염좌 균형(BLT/LAS); 연부조직; 내장; 근막 이완(MFR); 그리고 관절기법 등이 있다. 이런 기법들은 각 기법과 관련된 장에 구체적으로 언급되어져 있다.

그동안 많은 시술자들이 림프계에 영향을 주기 위한 시도를 해 왔으며, 이 외에도 순환을 개선하기 위한 광범위한 연구가 진행 되어져왔다. 그리고 정골의학을 공부하는 학생들 대부분은 A.T. Still의 법칙을 접하게 될 것이다. Still은 건강을 유지하기 위한 일환으로 일차적으로 림프계를 생각했고, 스트레스가 질병과 질병율 증가시키는 주 요인임을 인지했었다. 그는 자신의 사상에서 림프계를 논할 때(2) "삶과 죽음"이란 용어로 표현했다.

필라델피아 시술자들은 많은 효과적인 기법들을 발전시켰고 림프계를 이해하는데 있어 매우 중요한 역할을 하고 있다. William Gralbreath(필라델피아 대학 정골의학 [PCOM], 1905)는 아래턱 배농(mandibular drainage)을 발전시켰다. 이 기법은 이 교과서(3, 4)에 언급되어 있다. 또 다른 동문인 J. Gordon Zink는 근막과 울혈성 림프 치료 측면에서 아주 유명한 강사이다. 분비계의 하나로 압력이 낮은 림프계는 흐름을 쉽게 저지 받기 때문에 대단히 임상적으로 중요하다고 우리는 본다. 자가면역반응이나 다른 염증성 반응으로 인해 악화된 일반적인 만성 상황의 일부를 치료하기 위해 우리는 림프계에 강력한 효과를 나타내는 기법 적용을 시도하고 있다.

정골의학 전공 학생들은 1918~1919년 세계적으로 유행했던 인프루엔자 악영향에 대해 반드시 교육을 받게 된다. 이런 측면에서 대부분의 학생들은 시카고 대학 정골의학을 졸업하고 북부 필라델피아에서 개업 한 C. Earl Miller, DO에 의해 개발된 림프(흉부) 펌프에 대해 배우게 된다. 그가 이 기법을 최초로 사용하기 시작했고 1920년 중기에는 다른 정골의사들에게도 이 기법을 확산시켰다. 그러나 Miller의 기법은 인플루엔자 유행할 당시에는 사용되지 않았다. 그리고 이것은 그 기간 동안에 일반적으로 사용되어졌던 다른 연부조직기법이나 관절기법과 매우 흡사했기 때문이다.

몇 년 전만 해도 의사인 Miller의 아들이 그가 직접 보았던 자기 아버지의 기법들과 그 자신이 내과학(internal medicine) 실습에서 지속적으로 사용한 기법들 그리고 그 외 여러 가지 상황들에 대해 우리와 지속적으로 의견을 나누었다. 그는 그의 아버지 장비 중의 일부를 PCOM 보관소에 기증하여 귀중한 자료를 확보 할 수 있게 해주었다. 우리가 가장 흥미로워

하는 것은 그가 이야기하는 매우 다양한 경우에서 그의 아버지의 기법이 갖는 긍정적인 효과이다. 일부 어떤 것들은 그것을 적용하기 위한 적응증으로 전통적으로 교육되어진 것과는 다른 경우도 있다. 우리는 여기에 어떤 심오한 효과가 있다고 생각한다. 우리는 이 분야(예: 파킨슨 병, 다발성 경화증)의 연구를 보다 더 발전시키려고 노력하고 있다. 안면신경마비는 그 임상적인 가치를 고려해 볼 때 우리의 흥미를 자극하기에 매우 충분하다. Millar는 이 기법으로 안면신경마비를 치료했다. 왜 얼굴머리에서 이런 증상을 갖는 대부분 증후군에서 허파 공간(pulmonary cavity)과 가슴 벽(chest wall)에 대한 자극이 매우 즉각적인 임상반응을 가져오는지에 대해서와 이런 과정과 연계된 증상에 대한 우리의 시각은 이로 인해 변하게 되었다. 우리는 안면신경이 통과하는 구멍에서 흐름 자극 효과가 울혈을 제거할 수 있었기 때문에 증상이 호전될 수 있었던 것으로 보고 있다.

임상적인 효과는 자극된 분절이 잠재적으로 정상화 되고, 림프 기법의 이차적인 효과로 인한 자율신경 변화가 연계된 부위의 체성 기능장애를 제거시키는 것으로 보여 진다. 이런 정상화는 체성과 내장 반사, 유해 수용기, 그리고 혈관 긴장에 효과를 갖고 있을 뿐만 아니라 자율신경성 자극을 받은 림프계에도 영향을 줄 수 있다. 상대적으로 큰 림프 혈관들은 교감신경 자극에 따라 직경이 변할 수 있다(1, 5).

기법의 분류 TECHNIQUE CLASSIFICATION

림프흐름 제한을 제거하는 기법

특이적 체성 기능장애와 연계된 림프흐름 제한은 다양한 범주(예: BLT/LAS; 높은 량, 낮을 진폭[HVLA])의 기법들에 의해 제거될 수 있다. 이것은 땜을 무너트리는 것과 같은 맥락으로 생각할 수 있다. 그 한 예가 통증이 원인이 되어 움직임이 제한된 첫째 갈비 기능장애이다. 첫째 갈비 기능장애는 잠재적으로 위가슴문(thoracic inlet)을 통한 흐름을 제한할 가능성을 가지고 있다. 따라서 갈비 가동(mobilizing)에 의한 정상가동범위회복이나 기능회복은 림프흐름의 제한을 제거할 수 있을 것이다. 이런 이유에서 첫째 갈비 체성 기능장애를 위한 여러 기법(예: MFR, MET)들 중에는 림프기법으로서의 잠재력을 가지고 있는 것들도 있다. 또 다른 중요한 원리는 이차적인 자율신경 영향이 원인이 된 체성 기능장애(예: 교감신경항진에 따른 림프 수축에 의한 가슴 기능장애)를 제거할 수 있다는 것이다.

이런 형태의 기법들이 도움이 될 수 있는 기능장애의 다른 일반적인 영역에는 턱밑(submandublar) 제한, 근막 긴장에 따른 이차적인 위가슴문 제한, 배 가로막(abdominal diaphragm) 기능장애, 허리근(psoas muscle) 기능장애, 기능장애에 영향을 받은 겨드랑이, 팔앞오금(antecubital fossa), 다리오금(popliteal fossa) 그리고 발바닥쪽 근막(plantar fascia) 등이 있다.

림프 흐름을 촉진하는 기법

림프 흐름을 촉진하는 방법에는 일반적인 자극, 스트로킹(stroking), 진동(vibratory), 경찰법(effleurage), 유날법(petrissage) 그리고 전형적인 마사지 등과 같은 다양한 유형의 기법들이 있다. 흐름을 자극하는 기법들을 정골의학에서는 흉부펌프, 페달 펌프, 아래턱 배농 그리고 앞 목 사슬(anterior cervical chain) 배농 등으로 분류하고 있다.

이런 기법들의 방식은 악성 종양 환자 치료에 관한 논의에도 포함되어 있다. 어떤 이들은 림프의 흐름을 촉진하는 것은 바람직한 것이 아니라고 여기는 반면 또 다른 이들은 적절한 것이라고 생각한다. 왜냐하면 정상적인 흐름의 가속은 비정상적인 세포를 보다 더 깨끗하게 해주기 때문이다. 물론 이에 대한 보다 많은 연구가 필요하기는 하지만, 만약 특이적 악성종양 환자에게 운동 처방이 가능하다면 이런 환자들에게 림프흐름자극을 적용하는 것 또한 가능하리라 우리는 본다.

기법의 형태 TECHNIQUE STYLES

정형도수치료(OMT) 영역에도 다양한 유형의 림프 기법이 있다. 이 영역들의 하위분류에는 내재성과 외재성 림프 펌프에 영향을 주는 기법이 포함되어 있다.

내재성 림프 펌프

이 기법은 간질 공간에서 자율신경 긴장정도와 조직의 결을 변화시킨다. 간질 액은 정상적인 림프의 흐름을 방해하거나 축적시킬 수 있다. 이런 유형의 예에는 가슴허리 영역(thoracolumbar region)에서 자극된 분절에 대한 치료와 뼈사이막(interosseous membrane)에 대한 간접적 근막이완이 포함된다.

외재성 림프 펌프

외재성 림프 펌프는 근 수축이나 동작이 림프계에 영향을 주는 것과 연관되어 있다. 따라서 이런 기전에 영향을 줄 수 있는 기법이 외재성 유형으로 고려될 수 있다. 그 예에는 근막이완술에 의한 골반 가로막(pelvic diaphragm)과 배 가로막(abdominal diaphragm) 치료, MET 또는 HVLA에 의한 체성요소 기능장애 치료(예: C3~C5 기능장애에 영향을 받은 가로막) 근 활동에 영향을 주는 어떤 운동의 형태나 기법(예: 직접적인 압박, 스트로킹, 경찰법)들이 이 유형에 포함된다.

적응증 INDICATIONS

- 울혈성 림프, 수술 후 부종(예: 유방절제술)
- 가벼운, 중등도 울혈성 심장 질환
- 상하 호흡기 감염, 다른 영역 감염
- 천식, 만성 폐쇄성 허파 질환
- 팽윤과 림프 울혈에서 기인하는 통증

금기증 CONTRAINDICATIONS

- 급성으로 경환된 림프절(직접치료하지 않음)
- 골절, 탈구 또는 기법이 증상을 악화시킬 수 있는 골다공증
- 비장의 전염성 단핵 세포증처럼 부서지기 쉬운 기관
- 급성 간염
- 악성 종양

일반적인 고려사항과 규칙
GENERAL CONSIDERATIONS AND RULES

림프 기법은 내장 기법 원칙의 범주와 유사하다. 정골의사들은 특정한 기법을 적용하기에 앞서 환자의 특이적 증상에 따른 현재의 건강상태를 반드시 고려해야만 한다. 이런 측면에서 안정적이어야 하고 표피는 탐색(probing)이나 마찰(friction)과 같은 기법에서 유발되는 압력을 견딜 수 있어야만 한다. 뼈의 밀도와 연계된 환자의 근골격계 상태나 동작 수행능력은 진동이나 압력이 적용되는 기법에 대해서 상대적으로 정상이어야만 한다. 만약 환자가 적절한 체성요소와 함께 자율신경 장애의 림프 속발증 있다면 정골의사 결정에 의해 치료를 위한 어떤 적절한 기법이 적용되어야만 할 것이다.

이런 기법들은 신경근골격계, 자가 면역 그리고 내분비계에 영향을 줄 수 있고, 부가적으로 림프 순환에 영향을 주어 결과적으로 움직임을 향상시키고, 통증을 감소시키고, 전반적인 감각을 향상시킬 것이다. 앞에서 언급된 것처럼 뒤에 나올 기법들은 단지 림프에만 영향을 주는 것은 아니다. 자율신경 지배를 정상화 하고 제한을 감소하고 림프의 흐름을 향상시키는 방법들에 대해서는 다른 장들을 참조 해 볼 필요가 있다.

머리와 목 HEAD AND NECK

앞 목 활: 목 뿔과 반지이완

Anterior cervical arches: hyoid and cricoid release

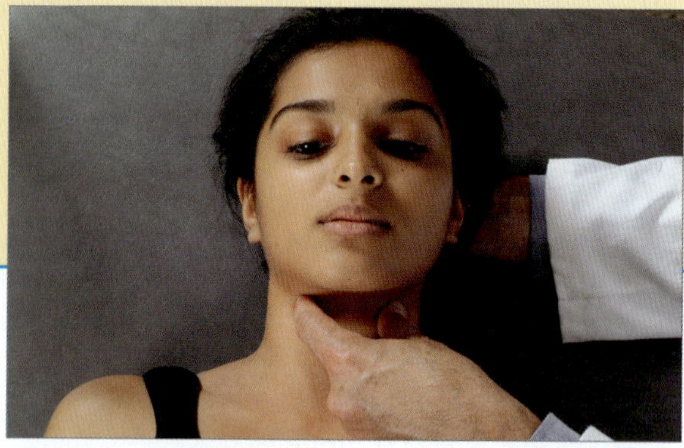

그림 16.1 1~3단계, 배열

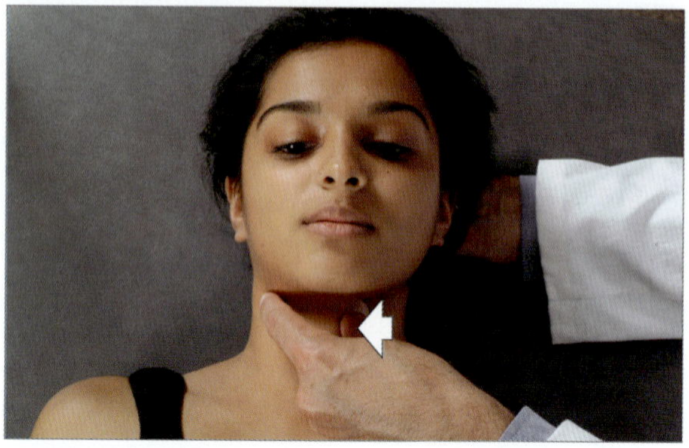

그림 16.2 4단계, 목 뿔

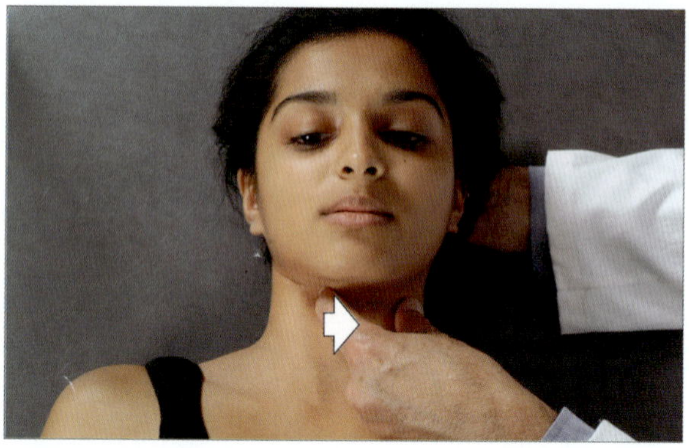

그림 16.3 4단계, 반지

적응증

- 후두염
- 인두염
- 기침
- 귀, 코, 목(ENT) 부위에 울혈성 림프나 기능장애

기법

1. 환자는 바로 누운자세를 취한다. 시술자는 치료대 위쪽에 앉는다.
2. 시술자는 머리쪽에 있는 손으로 환자의 앞이마를 부드럽게 잡거나, 손을 환자머리 뒤에 놓는 것으로 환자의 머리를 안정시킨다.
3. 시술자의 꼬리쪽 손은 앞 목 활 부위에서 엄지손가락과 집게손가락을 이용하여 말굽 모양(거꾸로 된 C자)을 만든(그림 16.1).
4. 시술자는 목 뿔 뼈(hyoid bone), 후두 연골(laryngeal cartilage)과, 위 기관 링(upper tracheal ring)의 측면을 교대로 접촉하면서(그림 16.2 & 16.3) 그것들을 한쪽에서 다른 쪽으로 부드럽게 민다.
5. 시술자는 앞 목을 따라 위아래 교대로 압력을 주면서 이 기법을 지속한다.
6. 만약 앞 연골구조물 간이나 목과 목척추에 연발음이 있을 경우 과도한 마찰을 제거하기 위해 목을 가볍게 구부리거나 펴게 할 수 있다(약간의 염발음은 정상이다).
7. 이 기법을 30초에서 2분 동안 지속한다.

머리와 목 HEAD AND NECK

목 사슬 배액

Cervical chain Drainage Technique

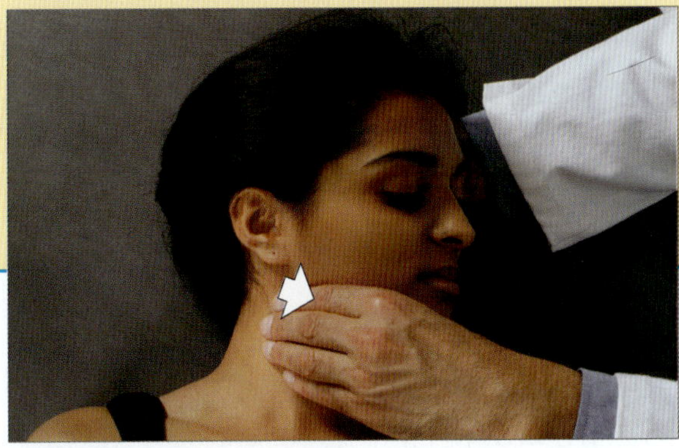

그림 16.4 1~3단계, 손 배치

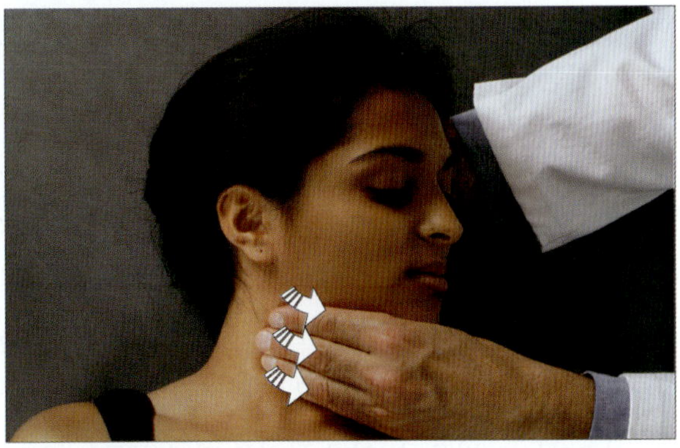

그림 16.5 4단계, 우유 짜기 동작

적응증

이 기법은 ENT 부위에 울형성 림프나 기능장애에 적용된다.

기법

1. 환자는 바로 누운 자세를 취하고, 시술자는 치료대 위쪽으로 앉는다.
2. 시술자는 머리쪽 손으로 앞이마를 부드럽게 잡거나, 목을 가볍게 들어 올리기 위해 손을 머리 뒤에 놓는 것으로 환자의 머리를 안정시킨다.
3. 시술자의 꼬리쪽 손(손가락의 손바닥 측)은 턱뼈 각(angle of mandible) 가까이 목빗근(SCM) 위에 넓게 접촉한다(화살표, 그림 16.4).
4. 머리쪽에서 꼬리쪽으로 근육를 따라 손가락을 이용하여 우유를 짜듯이 움직인다(화살표, 그림 16.5). 이때 손은 근육을 따라 보다 꼬리쪽으로 가볍게 이동하면서 우유 짜기 동작을 반복한다.
5. 이 같은 진행은 앞뒤 림프 사슬 양쪽 모두에 영향을 주기 위해 목빗근의 앞과 뒤 양쪽 모두에서 적용될 수 있다.
6. 주의: 전염성 림프절이나 통증 부위에는 직접적으로 적용하지 말아야 한다.

머리와 목 HEAD AND NECK

아래턱 배액: Galbreath 기법

Mandibular Drainage: Galbreath Technique

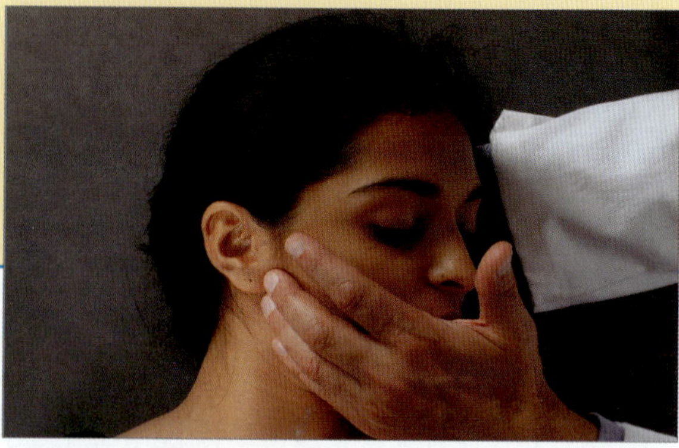

그림 16.6 1~3단계, 배열과 손의 배치

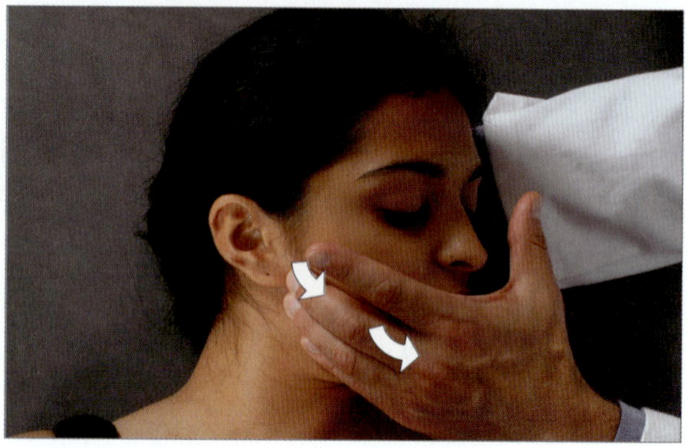

그림 16.7 5단계, 턱뼈위의 꼬리쪽 압박

적응증

이 기법은 ENT와 턱밑 부위(submandibular region)에 울혈성 림프나 기능장애, 특히 유스타키오관(Eustachian tubes)의 기능장애가 있을 때 적용되어 진다. 활동성 턱관절에 심한 움직임 상실이나 잠김(locking)에 따른 기능장애(예: 통증성 염발음)가 있는 환자는 주의 깊게 다루어져야 한다.

기법

1. 환자는 시술자 쪽으로 가볍게 머리를 돌린 채 바로누운자세를 취하다. 시술자는 치료대 위쪽에 앉는다.
2. 시술자의 머리쪽 손은 환자 머리를 가볍게 들어올리기 위해 환자 머리 뒤에 놓는 것으로 환자의 머리를 안정시킨다.
3. 시술자는 꼬리쪽 손 엄지 두덩을 턱뼈 몸통(body)을 따라 놓고, 턱뼈 뒤 가지(posterior ramus)를 따라 세 번째, 네 번째, 다섯 번째 손가락을 위치시킨다(그림 16.6).
4. 환자는 입을 가볍게 벌린다.
5. 시술자의 꼬리쪽 손은 턱뼈를 부드럽게 압박하여 중심선으로 향하도록 해서, TMJ(화살표, 그림 16.7)가 약간 앞으로 당겨지도록 한다.
6. 이 과정은 30초에서 2분 동안 천천히 율동적으로 반복해서 적용된다. 이것을 반대쪽에도 반복할 수 있다.

머리와 목 HEAD AND NECK

귀바퀴 배액

Auricular Drainage Technique

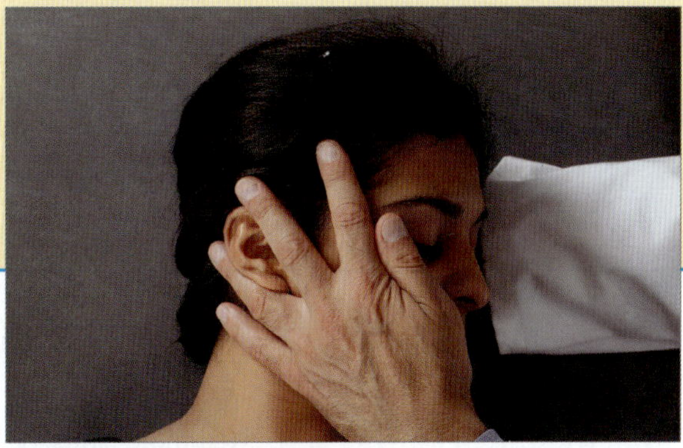

그림 16.8 1~3단계, 손의 배치

적응증

- 귀 주변의 기능장애 또는 울형성 림프
- 내이염
- 외이염

기법

1. 환자는 시술자 쪽으로 가볍게 머리를 돌린 채 바로누운자세를 취하다. 시술자는 치료대 위쪽에 앉는다.
2. 시술자는 환자 머리를 가볍게 들어올리기 위해 머리쪽 손을 환자 머리 뒤에 놓는 것으로 환자의 머리를 안정시킨다.
3. 시술자는 꼬리쪽 손을 평편하게 펴서 환자의 머리 측면에 대고 손가락은 위쪽으로 향하도록해서 세 번째, 네 번째 손가락 사이에 환자의 귀가 들어오도록 한다(그림 16.8).
4. 시술자는 꼬리쪽 손으로 두피의 근막과 피부를 시계 방향과 반 시계 방향으로 움직여 돌리는 동작을 수행한다(그림 16.9 & 16.10). 피부 위에서 미끄러지거나 마찰이 있어서는 안된다.
5. 30초에서 2분간 진행한다.

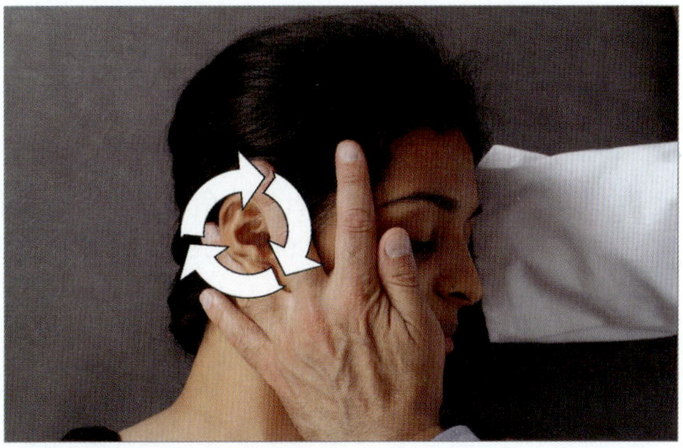

그림 16.9 4단계, 시계방향

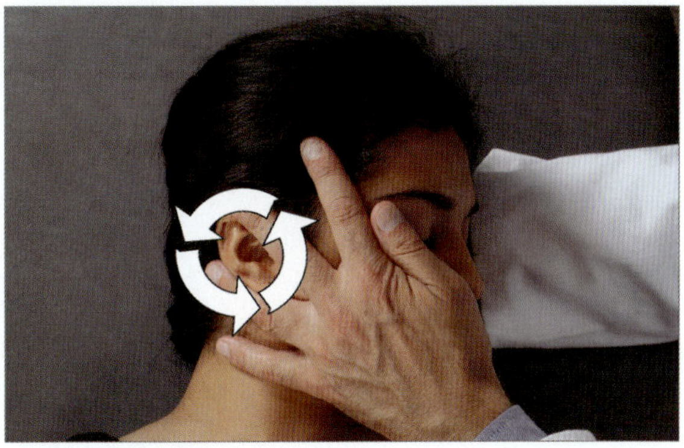

그림 16.10 4단계, 반시계방향

머리와 목 HEAD AND NECK

교대 코 압박 기법

Alternating Nasal Pressure Technique

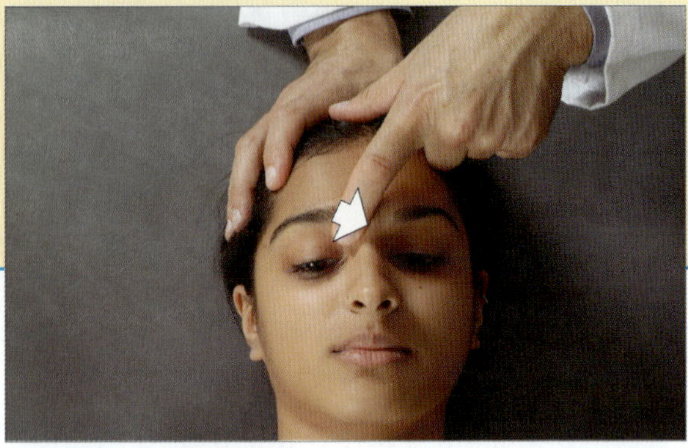

그림 16.11 4단계, 왼쪽

적응증

이 기법은 ENT 부위, 특히 벌집 굴(ethmoid sinus)에 울혈성 림프, 기능장애에 적용되어 진다.

기법

1. 환자는 바로 눕고, 시술자는 치료대 위쪽에 앉는다.
2. 시술자는 이마뼈와 코 접합부에 대각선(화살표, 그림 16.11 & 16.12)으로 압력을 주기 위해 집게손가락을 이용한다. 우선 한 방향으로만 하고 그리고 나서 다른 방향으로 한다.
3. 이 과정은 30초에서 2분 동안 시행된다.
4. 개인에 따라 손의 위치를 변경하여 교대법을 적용할 수 있다(그림 16.13).

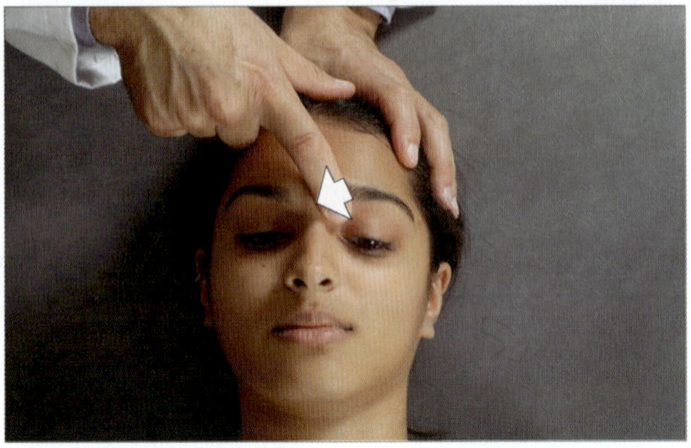

그림 16.12 4단계, 오른쪽

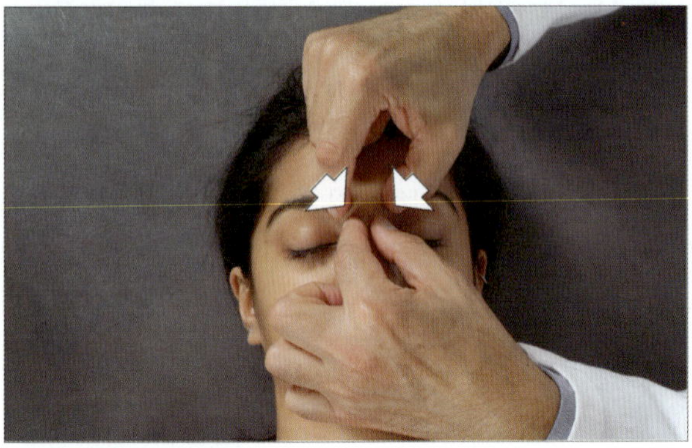

그림 16.13 변형

머리와 목 HEAD AND NECK

턱밑 이완

Submandibular Release

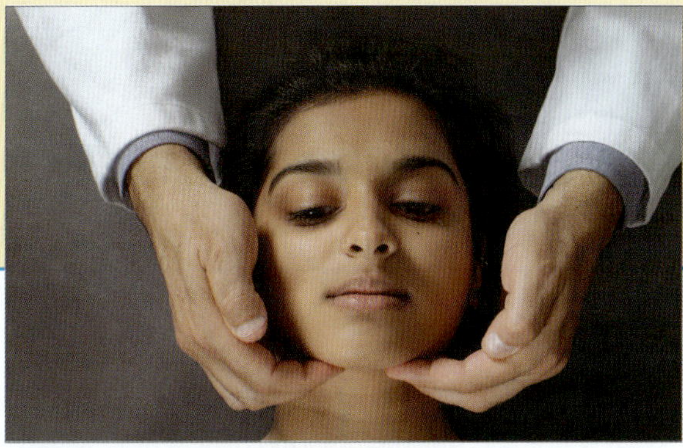

그림 16.14 손과 손가락 배치

적응증

이 기법은 ENT 부위에 울형성 림프, 기능장애. 특히 아랫니, 혀, 침샘, 턱관절 기능장애에 적용되어진다.

기법

1. 환자는 바로 눕고, 시술자는 치료대 위쪽에 앉는다.
2. 시술자는 집게와 세 번째 손가락(네 번째 손가락을 포함할 수도 있다) 끝을 턱뼈 아래 가장자리 바로 밑에 놓는다(그림 16.14).
3. 편안함(ease) - 결합(bind) 비대칭이 존재하는 지를 확인하기 위해 턱밑 근막부위에서 손가락들을 위쪽으로 향하도록 한다(화살표, 그림 16.15).
4. 시술자는 이 때 (직접적)결합이나 (간접적)편안한 제한이 느껴질 때 까지 직접적(화살표, 그림 16.16) 간접적(화살표, 그림 16.17)인 벡터 힘을 가한다.
5. 매우 부드럽게 하여 가벼운 힘이 적용되도록 한다.
6. 시술자(근막 가소성 변형)는 이완이 느껴질 때까지 그리고 이 가소성 변형이 탄력적으로 되돌아가지 않을 때까지 계속한다. 이것을 수행하는 대에는 30초에서 2분이 소요된다.
7. 시술자는 확장된 턱밑 림프절에 너무 과도한 압박이 가해지지 않도록 주의하며, 통증에 대해서도 주의한다.

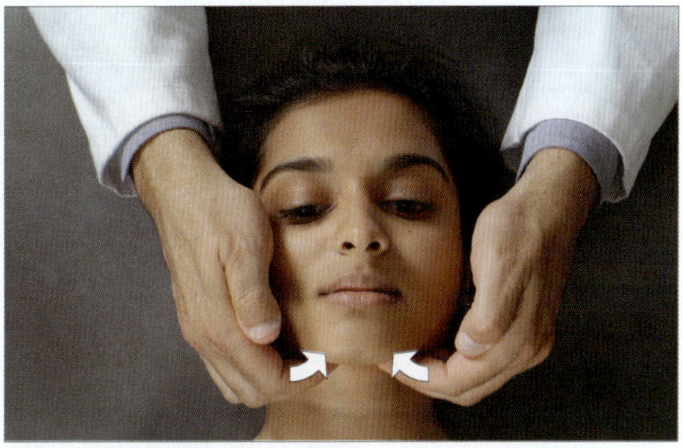

그림 16.15 3단계, 손가락들은 위쪽으로 향함

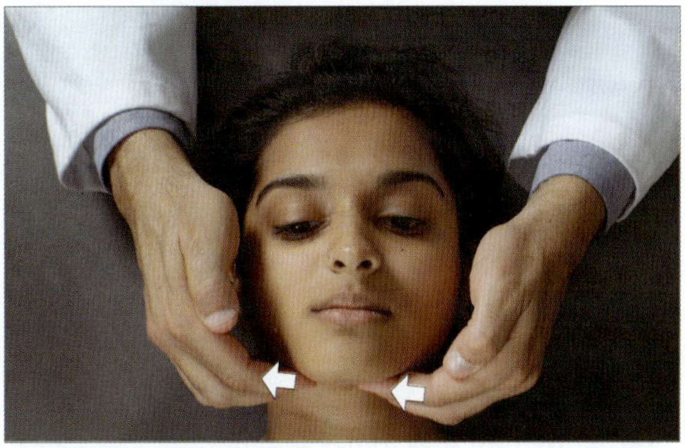

그림 16.16 직접

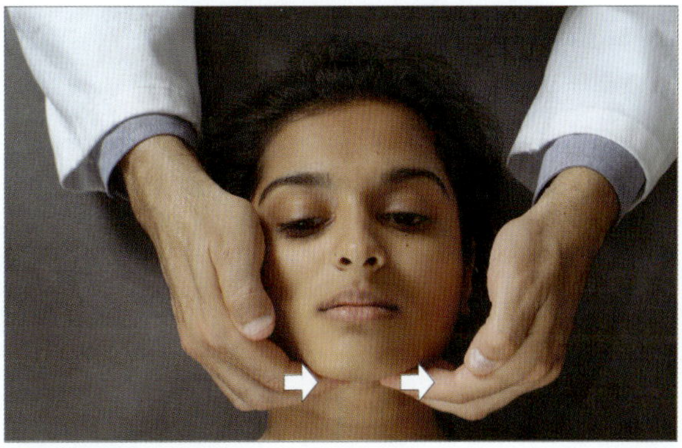

그림 16.17 간접

머리와 목 HEAD AND NECK

삼차신경자극법

Trigeminal Stimulation Technique

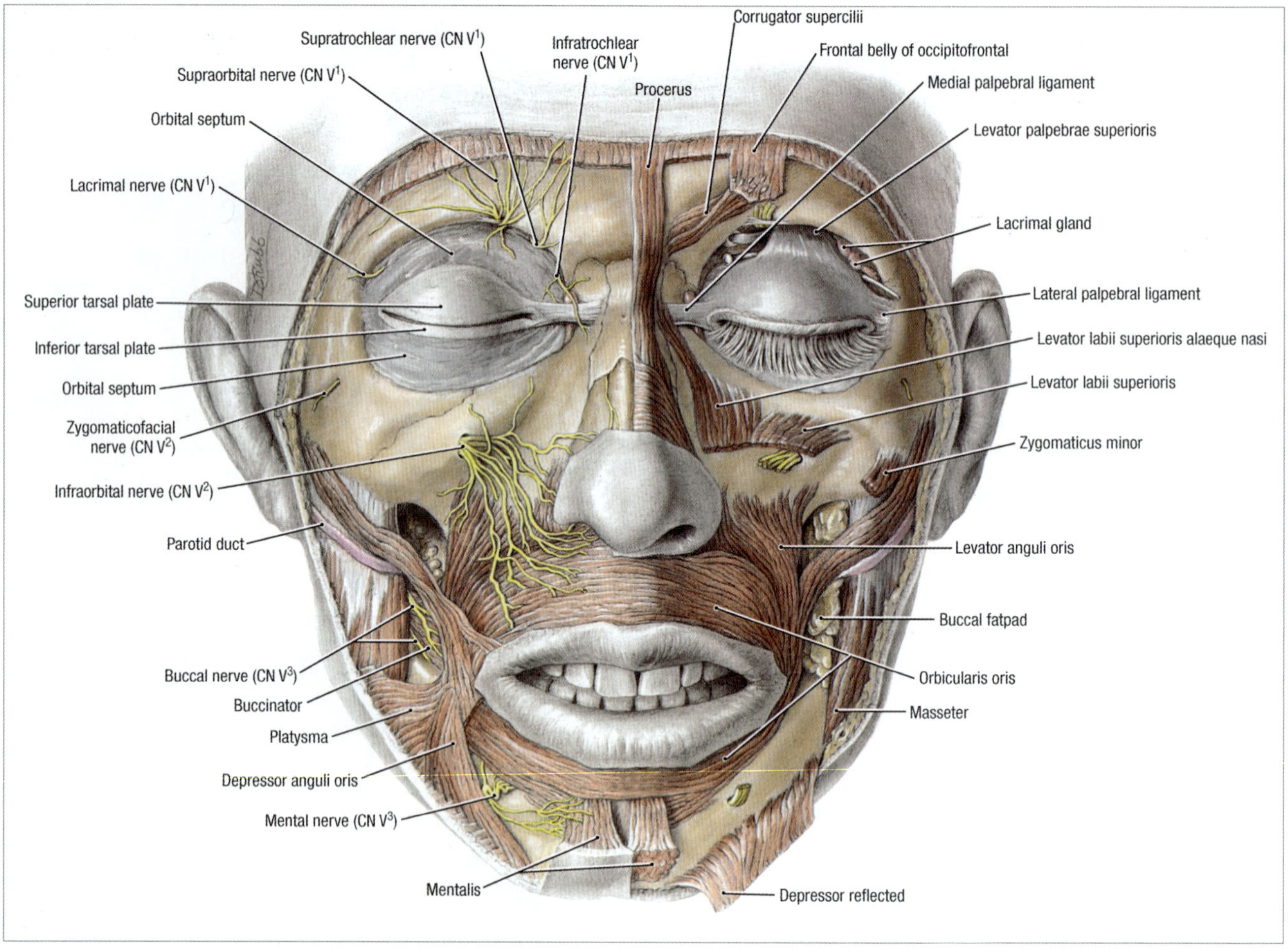

그림 16.18 다섯 번째 뇌신경 분류(6).

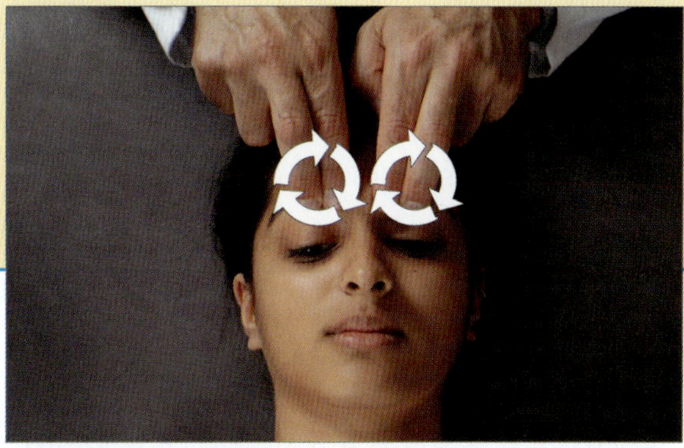
그림 16.19 2~3단계, 위눈확 구멍

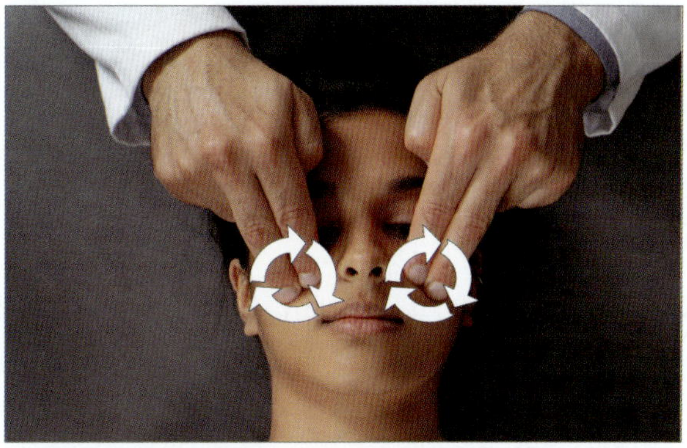
그림 16.20 4~5단계, 아래눈확 구멍

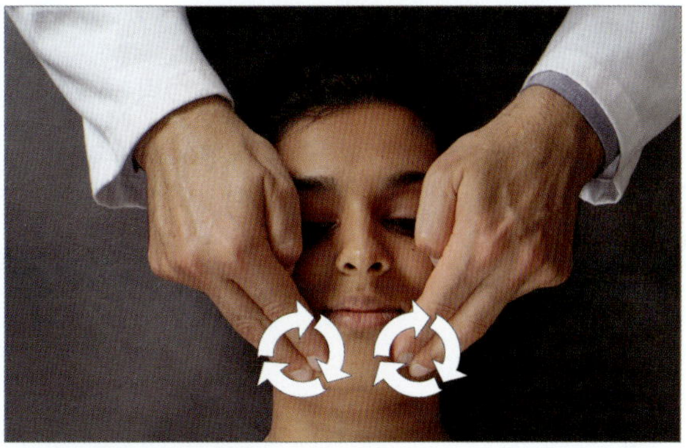
그림 16.21 6~7단계, 턱뼈 구멍

적응증

이 기법은 다섯 번째 뇌신경 염증으로 인해 영향을 받았거나 악화된 ENT 부위에 울혈성 림프나 기능장애에 적용할 수 있다(**그림 16.18**).

기법

1. 환자는 바로 눕고, 시술자는 치료대 위쪽에 앉는다.
2. 시술자는 위눈확 구멍(supraorbital foramen)을 확인하고 위눈확 능선(superior orbital ridge) 따라 촉진한다.
3. 시술자는 눈확 능선 바로아래에 집게와 중간 손가락의 끝부분으로 놓고 양손의 손가락으로 회전동작을 시행한다(화살표, **그림 16.19**).
4. 시술자는 아래눈확 구멍(infraorbital foramen)을 확인하고 아래눈확 능선(inferior orbital ridge)따라 촉진한다.
5. 시술자는 아래눈확 구멍 바로아래 집게와 중간 손가락의 끝부분을 위치시키고 양손의 손가락으로 회전동작을 시행한다(화살표, **그림 16.20**).
6. 시술자는 턱뼈 구멍(mandibular foramen)을 확인하고, 알려진 것처럼 직선상으로 형성된 세 개 구멍을 아래턱뼈를 따라가며 촉진한다.
7. 시술자는 삼차신경의 턱뼈 가지에 집게와 중간 손가락의 끝부분을 위치시키고 양손 손가락으로 회전동작을 시행한다(화살표, **그림 16.21**).
8. 이런 삼차신경 자극은 세 위치에서 각 30초에서 2분 동안 적용되도록 진행한다.

머리와 목 HEAD AND NECK

위턱 배액: 경찰법

Maxillary Drainage: Effleurage

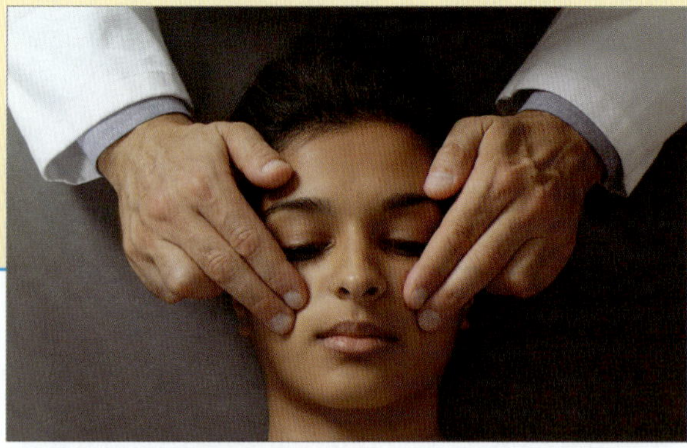

그림 16.22 2단계, 손가락 배치

적응증

이 기법은 ENT 부위의 울혈성 림프와 기능장애, 특히 위턱 굴(maxillary sinuses)이 영향을 받은 경우 적용되어질 수 있다.

기법

1. 환자는 바로 눕고, 시술자는 치료대 위쪽에 앉는다.
2. 시술자는 집게손가락 끝부분(세 번째 손가락을 포함할 수도 있다)을 아래눈확 구멍 바로아래에 위치시킨다(그림 16.22).
3. 시술자는 손가락을 코 가쪽(lateral) 측면에 평행하게 해서 자유잇몸(gum)의 치아능선(dental ridge)까지 환자의 피부 위에서 천천히 부드럽게 스트로킹(경찰법)을 시작한다(화살표, 그림 16.23).
4. 손가락으로 지속적인 부드러운 움직임을 광대의 날개 측을 향해 가쪽으로 계속한다.
5. 이것을 30초에서 2분 동안 반복한다(그림 16.24).
6. 이것을 인접한 피하조직 피부를 가볍게 띄우거나 매우 부드럽게 말거나 또는 3이나 4 단계의 각 높이에서 20~30초 동안 다른 높이을 유지하는 것으로 변형시킬 수 도 있다(그림 16.25).

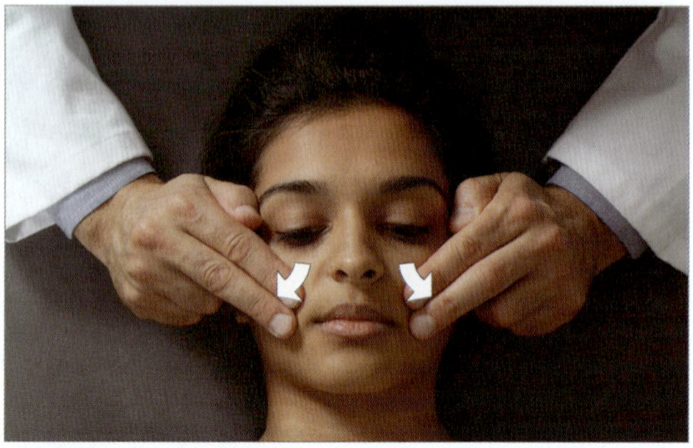

그림 16.23 3단계, 경찰법

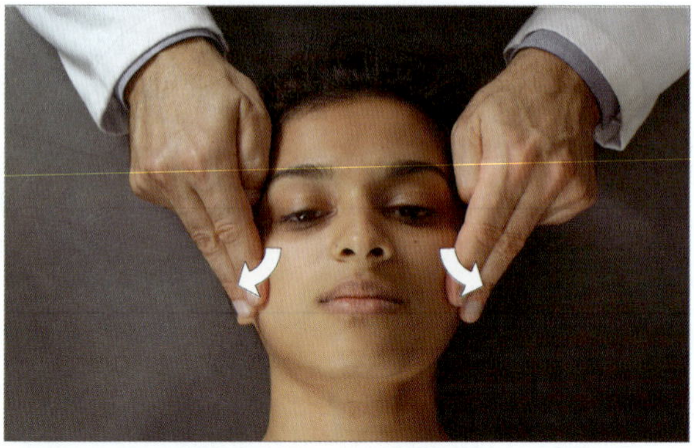

그림 16.24 4단계, 광대를 향한 동작

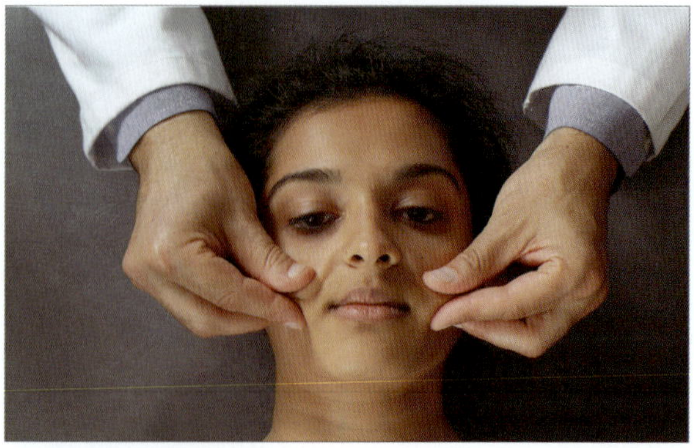

그림 16.25 변형

머리와 목 HEAD AND NECK

이마 턱관절 배액: 경찰법

Frontal Temporomadibular Drainage: Effleurage

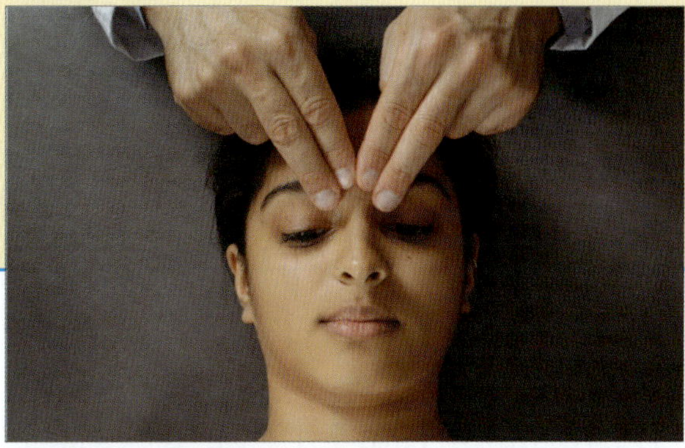

그림 16.26 2단계, 손가락 배치

적응증

이 기법은 ENT 부위의 울혈성 림프나 기능장애 특히 긴장성 두통이나 턱 부위를 통해 이마까지 영향을 받은 경우 적용할 수 있다.

기법

1. 환자는 바로 눕고, 시술자는 치료대 위쪽에 앉는다.
2. 시술자는 집게손가락(세 번째 손가락을 포함 할 수도 있다)을 눈썹 중간 바로 위에 놓는다(그림 16.26).
3. 시술자는 손가락을 위눈확 능선 가까이에 평행하게 하여 가쪽으로 이동하면서 관자놀이 부위까지 느리고 부드러운 stroking(경찰법)을 실시한다(화살표, 그림 16.27).
4. 손가락으로 지속적이고 부드러운 동작을 턱관절과 아래턱뼈를 향하여 아래쪽으로 계속 진행한다(그림 16.28).
5. 이것을 30초에서 2분 동안 반복한다.

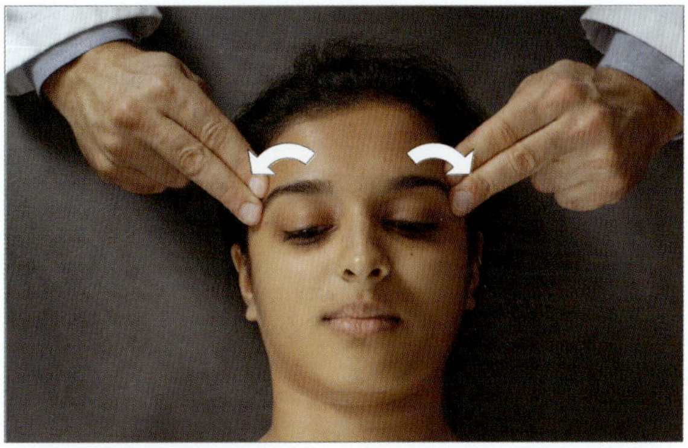

그림 16.27 3단계, 경찰법

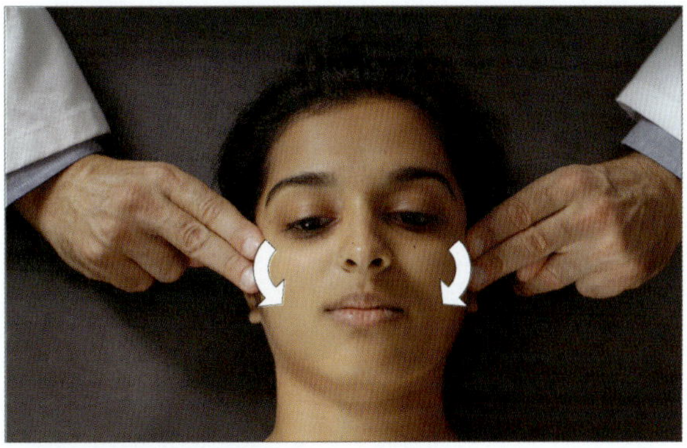

그림 16.28 4단계, 턱관절을 향한 동작

가슴부위 THORACIC REGION

위가슴문과 아래가슴문: 앉은자세에서 직접 또는 간접적 근막이완, 운전대 기법

Thoracic Inlet and Outlet: Myofascial Release, Direct or Indirect, Seated, Steering Wheel Technique

적응증

이 기법은 위, 아래가슴문 부위에서 근막의 비대칭적 긴장이 원인이 되었거나 그로 인해 악화된 울혈성 림프나 기능장애에 적용된다.

금기증

이 기법의 절대 금기증은 없다.

기법

상세한 것은 제 8장의 근막이완 기법을 참조하라.

가슴부위 THORACIC REGION

위가슴문과 아래가슴문: 바로누운자세에서 직접적 근막이완

Thoracic Inlet and Outlet: Myofascial Release, Direct, Supine

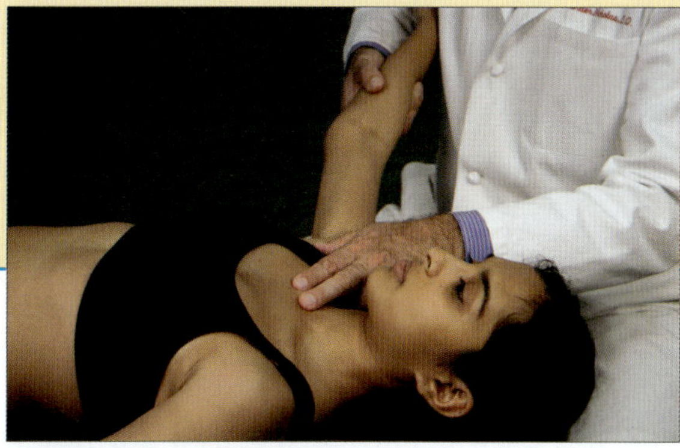
그림 16.29 1~2단계, 배열

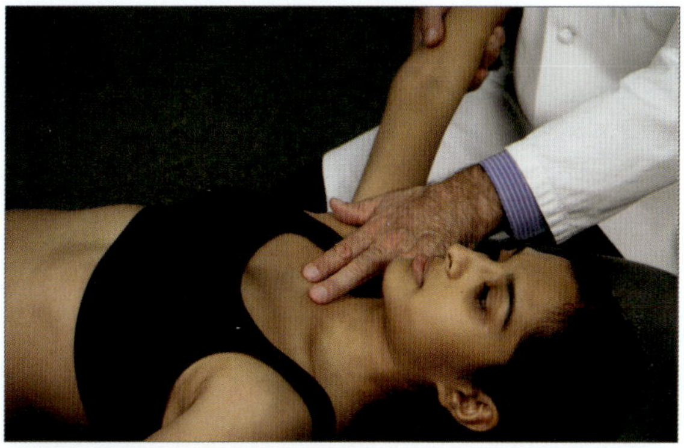
그림 16.30 변형된 지지 자세

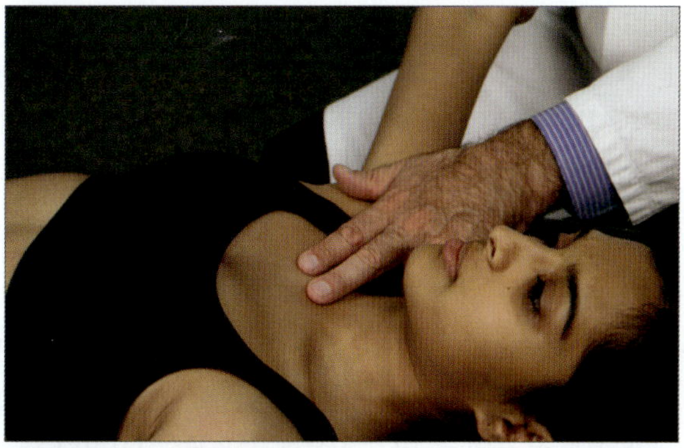
그림 16.31 위가슴문 촉진

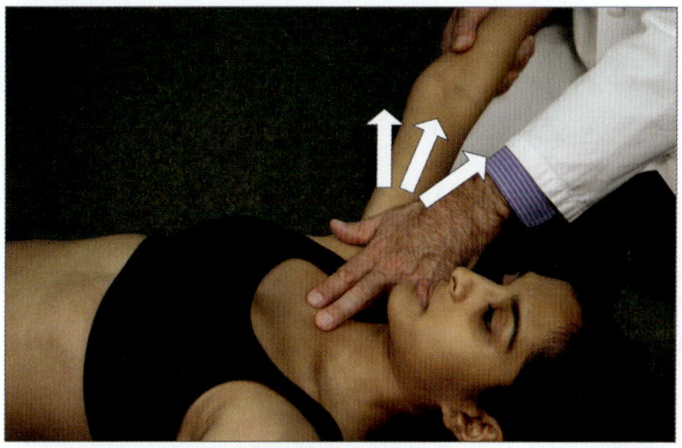
그림 16.32 5단계, 팔을 통한 연계 동작

적응증

이 기법은 위가슴문, 아래가슴문 부위에서 근막의 비대칭적 긴장이 원인이 되었거나 악화 된 울혈성 림프나 기능장애에 적용된다.

금기증

만약 환자가 어깨관절의 심한 움직임 제한이나, 통증(예: 오십견, 어깨 돌림근 파열)이 있을 경우 이 기법을 사용해서는 안 된다.

기법

1. 환자는 제한이 있는 팔을 약 90도 정도 벌린 상태로 바로누운자세를 취한다.
2. 시술자는 벌려진 팔의 머리 쪽이나 꼬리 쪽 기능장애가 있는 위가슴문 측에 앉거나 선다(그림 16.29). 필요하다면 환자의 팔을 치료사 넓적다리(thigh)로 지지해 준다(그림 16.30).
3. 시술자는 머리쪽 손 집게손가락과 세 번째 손가락 끝부분을 위가슴문 부위에 놓고, 빗장위(supraclaviculr) 근막과 복장뼈 자루(manubrium)에 있는 첫 번째 갈비 정지부 근막의 긴장을 촉진한다(그림 16.31).
4. 시술자는 아래쪽 손으로 환자의 팔을 조절한다.
5. 시술자는 긴장에 의한 벡터선이 위가슴문으로 향하도록하기 위해 환자의 팔을 연계성 있게 부드럽게 움직인다(화살표, 그림 16.32). 성공적으로 수행 되었을 때는 위가슴문 부위에서 긴장을 느끼게 될 것이다.
6. 시술자는 제한 마지막 위치에서 더 이상 향상이 없을 때까지 계속하며, 이완(근막의 가소성 변형)이 이루어질 때까지 기다린다. 깊은 들이쉼이나 손목조절을 통해 팔에 다양한 움직임을 만들 수 있는 것과 같이 다른 이완-확산 기전들도 도움이 될 수 있다.

가슴부위 THORACIC REGION

Miller 가슴(림프) 펌프

Miller Thoracic(Lymphatic) Pump

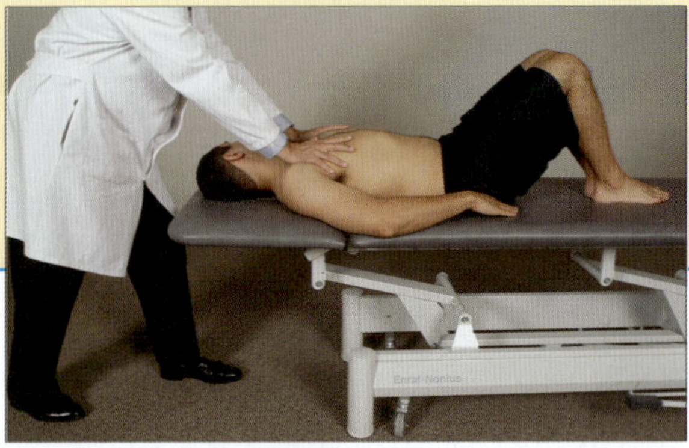

그림 16.33 1~2단계, 배열

적응증

이 기법은 만성습성기침, 수포(라셀)음, 울혈성 림프, 발열, 감염 등에 적용될 수 있고, 백신접종 후 적절한 효과 증가나 예방을 위해서도 적용될 수 있다(7, 8, 9, 10, 11).

금기증

만약 환자가 골절, 골다공증, 중등도나 심한 호흡곤란, 국부 절개, 빗장밑선(subclavian lines), 전이성 암 등과 같은 경우에는 이 기법을 사용해서는 안된다.

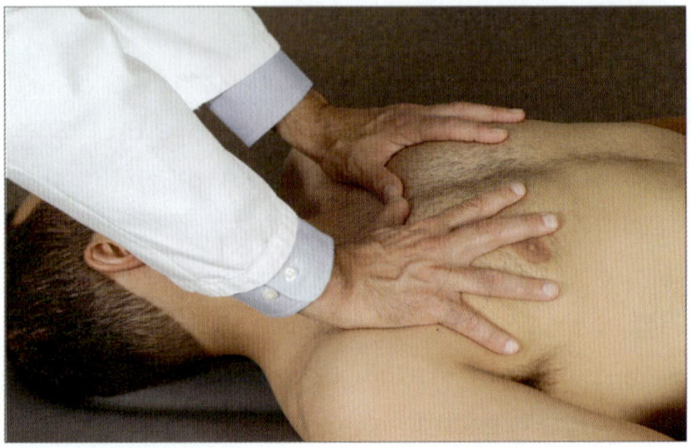

그림 16.34 손 자세

생리학적 목표

목표는 자가면역계를 잠정적으로 자극하고 진동요소를 매개로 하여 점막 조직세포를 느슨하게 하고, 림프 환류를 향상시키고 그리고 가슴 내 음압을 조장하는 것이다.

기법

1. 환자(시술자의 얼굴쪽으로 기침이나 호흡하는 것을 방지하기 위해)는 한쪽으로 머리를 돌리고 바로누운자세에서 무릎과 엉덩이를 구부리고, 발을 편평하게 하여 치료대 위에 놓는다.
2. 시술자는 한발을 앞으로 내어 앞굽이 자세로 하고 치료대 위쪽으로 선다(그림 16.33).
3. 시술자는 엄지 두덩을 환자 빗장뼈 아래 놓고 손가락을 펴서 위 갈비우리(rib cage)에 놓는다(그림 16.34). 여자 환자의 경우에는 복장뼈 좀 더 중심부에 손을 놓는다(그림 16. 35).
4. 환자에게 깊이 숨을 들여 마시고 완전히 내쉬는 것에 대해 교육한다.
5. 내쉬는 동안, 시술자는 앞 갈비우리에 압박을 증가시켜 내쉬는 동작을 강화한다.
6. 내쉬는 마지막에, 시술자는 갈비우리에 초당 2회의 압박 진동동작을 가한다(맥동 화살표, 그림 16.36).
7. 압박은 수분동안 지속되게 되며, 압력이 약간 감소했을 때 환자는 숨을 들여 쉬어야 한다.

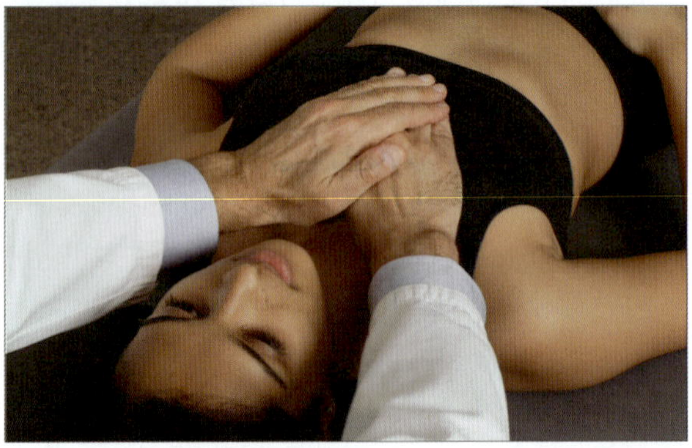

그림 16.35 변형된 손 자세

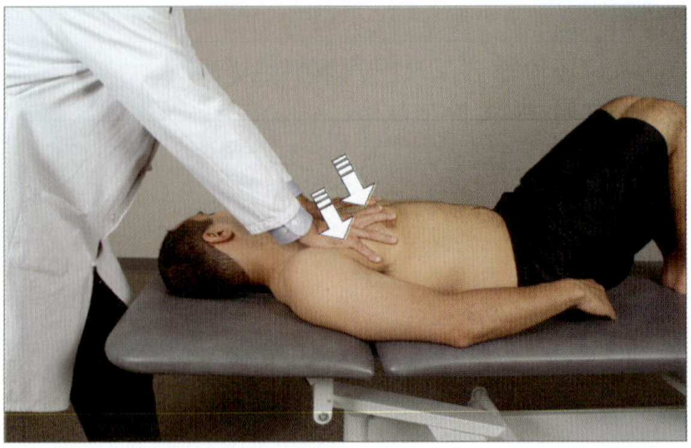

그림 16.36 분당 2회 압박

가슴부위 THORACIC REGION

Miller 가슴(림프) 펌프, 강한 호흡

Miller Thoracic(Lymphatic) Pump, Exaggerated Respiration

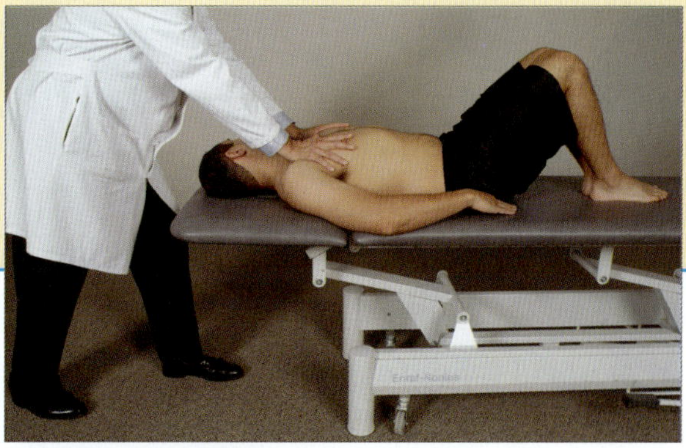

그림 16.37 손 위치

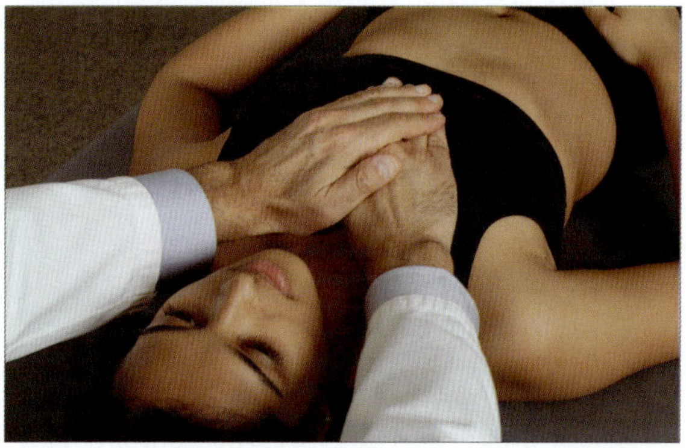

그림 16.38 변형된 손 위치

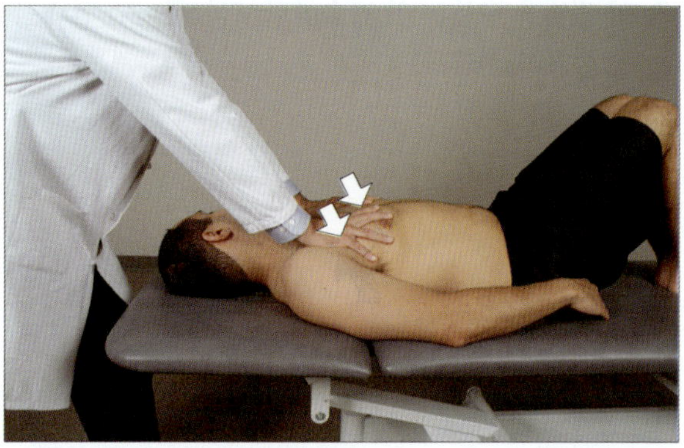

그림 16.39 내쉼과 함께 압박

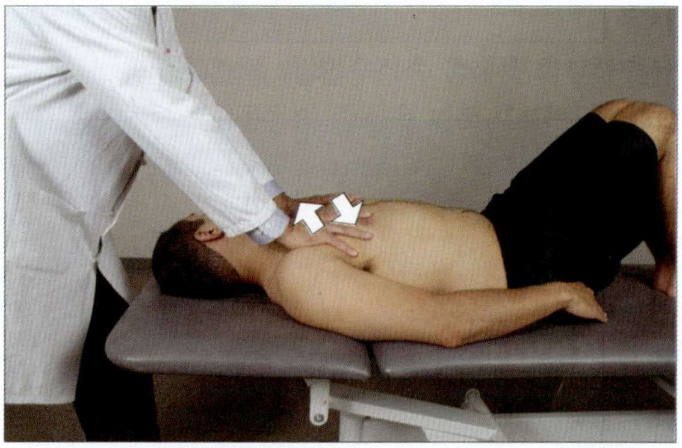

그림 16.40 들이쉼에 압박 이완과 내쉼에 압박 복원

적응증

이 기법은 만성습성기침, 수포(라셀)음, 울혈성 림프, 발열, 감염 등에 적용될 수 있고, 예방을 위해서도 적용될 수 있다.

금기증

만약 환자가 골절, 골다공증, 중등도나 심한 호흡곤란, 국부 절개, 빗장밑선, 전이성 암이거나 또는 이와 유사한 상황이라면 이 기법을 사용해서는 안된다.

생리학적인 목표

목표는 림프 환류를 향상시키고 가슴 내 음압을 조장하는 것이다.

기법

1. 환자(시술자의 얼굴쪽으로 기침이나 호흡하는 것을 방지하기 위해)는 한쪽으로 머리를 돌리고 바로누운자세에서 무릎과 엉덩이를 구부리고, 발을 편평하게 하여 치료대 위에 놓는다.
2. 시술자는 한발을 앞으로 내어 앞굽이 자세를 하고 치료대 위쪽에 선다.
3. 시술자는 엄지 두덩을 환자 빗장뼈 아래 놓고 손가락을 펴서 위 갈비우리(rib cage)에 놓는다(그림 16.37). 여자환자의 경우에는 복장뼈 좀더 중심부에 손을 놓는다(그림 16. 38).
4. 환자에게 완전히 내쉬고 깊이 들여 마시는 것에 대해 교육해야 한다.
5. 내쉬는 동안, 시술자는 앞 갈비우리의 압력을 증가시켜, 내쉬는 동작을 강화한다(화살표, 그림 16.39).
6. 다음 숨을 들이 쉬는 동안 시술자는 압력을 감소시키고(위를 향한 화살표, 그림 16.40), 다음 숨을 내쉴 때 그것을 복원시킨다(아래로 향한 화살표).
7. 이 가슴펌프 방법을 5~10회 호흡주기로 반복할 수 있다. 이것은 환자에게 과호흡을 유발시킬 수도 있으며, 가벼운 두통이나 어지러움은 일반적인으로 나타날 수 현상이다.

가슴부위THORACIC REGION

가슴(림프)펌프, 측면 변형

Thoracic(Lymphatic) Pump, Side Modification

1. 환자는 바로누운자세를 취한다. 그리고 시술자는 환자의 갈비우리 높이에서 치료대 옆에 선다.
2. 시술자는 환자의 팔을 90도나 그 이상으로 벌리고 머리쪽에 있는 손을 이용하여 환자 팔을 당기도록 한다.
3. 시술자의 꼬리쪽 손은 아래 가슴 연골 위에 놓고 손가락은 갈비 간 공간을 따라 놓는다(그림 16.41).
4. 환자에게 완전히 내쉬고 깊이 들여 마시는 것에 대해 교육한다.
5. 내쉬는 마지막에서 시술자는 초당 2회 정도의 진동동작이나 타진(그림 16.42)을 실행한다.
6. 진동동작을 계속하되 환자가 내쉬기를 쉽게 하도록 하기 위해서 압박을 충분히 감소시켜 주어야하고 환자는 호흡의 필요성을 느껴야만 한다.
7. 이 기법을 수분 동안 지속한다. 가능하다면 반대편 가슴에도 반복 실시한다.

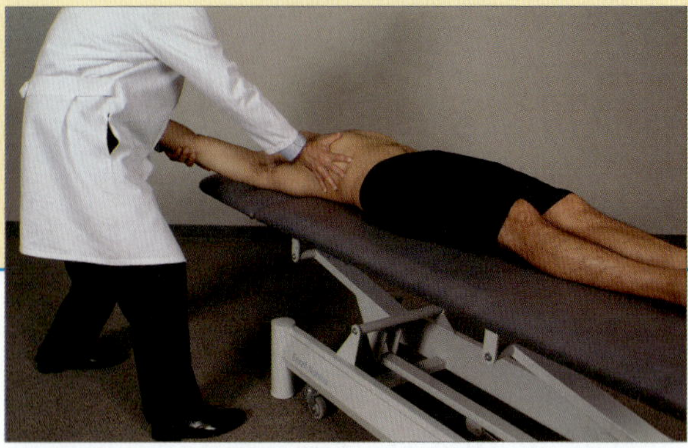

그림 16.41 1~3단계, 배열과 손의 배치

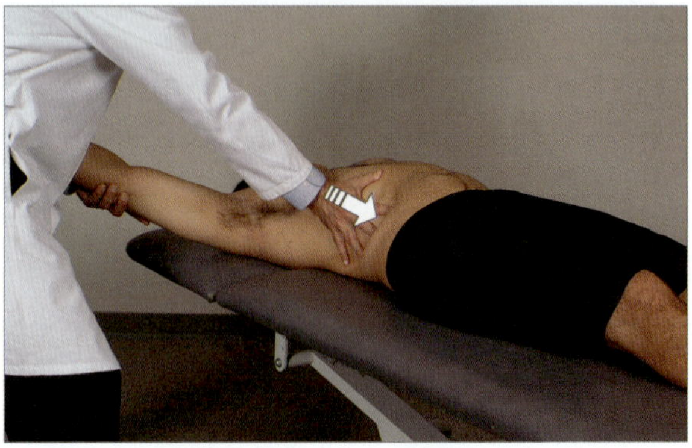

그림 16.42 5단계, 단진 또는 진동동작

가슴부위 THORACIC REGION

가슴(림프)펌프, 확장부전증(무기폐) 변형

Thoracic(Lymphatic) Pump, Atelectasis Modification

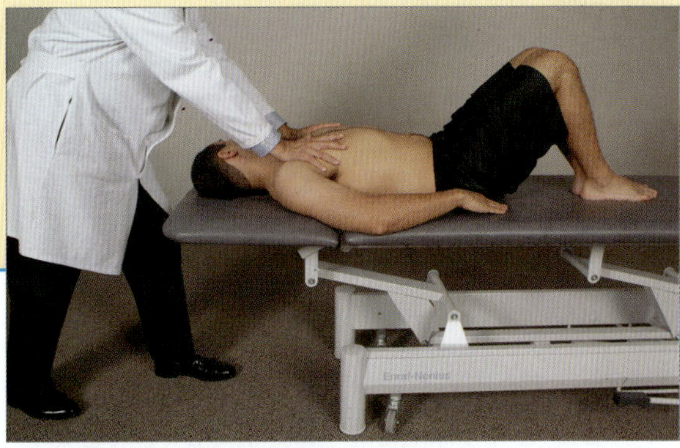

그림 16.43 1~3단계, 배열과 손의 배치

적응증

이 기법은 확장부전증에 적용된다.

금기증

만약 환자가 골절, 골다공증, 중등도나 심한 호흡곤란, 국부 절개, 빗장밑선, 전이성 암이 있거나 또는 이와 유사한 상황이라면 이 기법을 사용해서는 안된다.

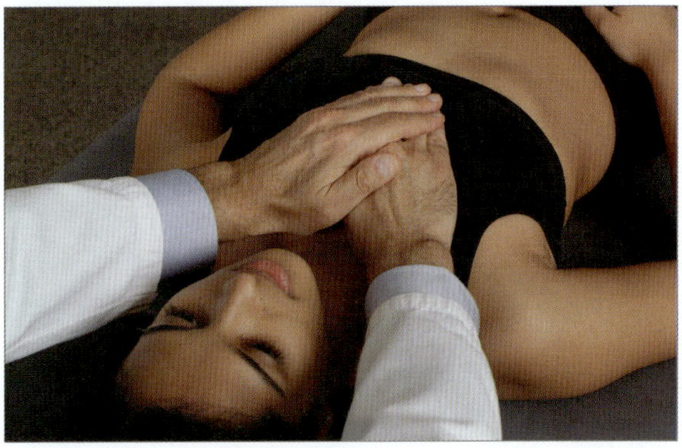

그림 16.44 변형된 손의 위치

생리학적인 목표

목표는 점막조직을 깨끗이 하고 호흡의 음압기를 강화하는 것이다.

기법

1. 환자(시술자의 얼굴쪽으로 기침이나 호흡하는 것을 방지하기 위해)는 한쪽으로 머리를 돌리고 바로누운자세에서 무릎과 엉덩이를 구부리고, 발을 편평하게 하여 치료대 위에 놓는다.
2. 시술자는 한발을 앞으로 내어 앞굽이 자세로 치료대 위쪽으로 선다.
3. 시술자는 엄지 두덩을 환자 빗장뼈 아래 놓고 손가락을 펴서 위 갈비 우리(rib cage)에 놓는다(그림 16.43). 여자환자의 경우에는 복장뼈 좀더 중심부에 손을 놓는다(그림 16.44).
4. 환자에게 완전히 내쉬고 깊이 들여 마시는 것에 대해 교육해야한다.
5. 내쉬는 동안, 시술자는 앞 갈비우리의 압박을 증가시켜 내쉬는 동작을 강화한다.
6. 연이어 깊이 들여 마시는 동안 시술자는 묵직한 압박을 가슴벽 위에 계속 유지한다(그림 16.45).
7. 확장부전 분절이 있을 경우 환자가 매우 빠르고 깊이 있는 들이쉼을 쉴 수 있도록 들이쉼의 마지막에서 시술자는 갑자기 압박을 이완시킨다(그림 16.46).

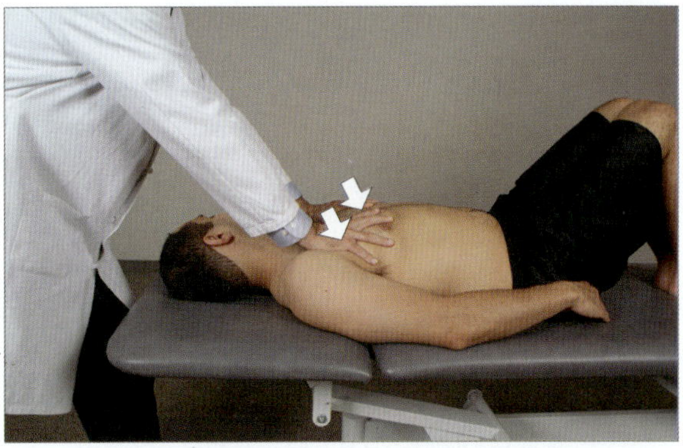

그림 16.45 5~6단계, 내쉼 강화, 들이쉼 제한

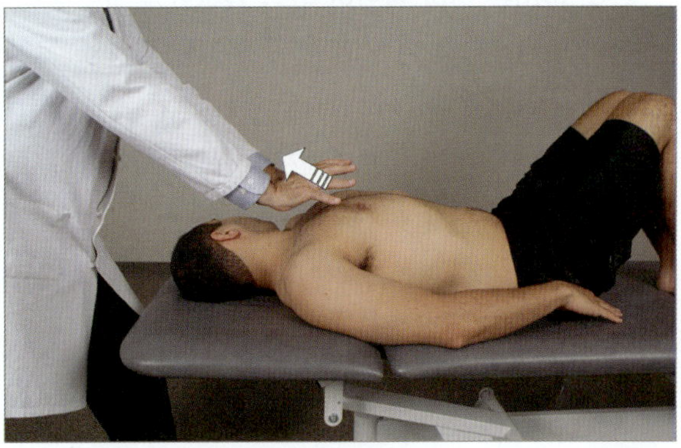

그림 16.46 압박의 갑작스런 이완

가슴부위THORACIC REGION

가슴근 견인: 큰 가슴근, 작은 가슴근 그리고 앞 어깨세모근

Pectoral Traction: Pectoralis Major, Pectoralis Minor, and Anterior Deltoid

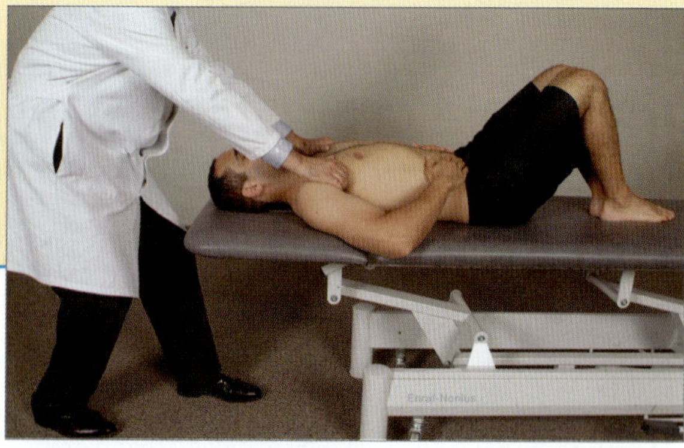

그림 16.47 1~3단계, 손 위치

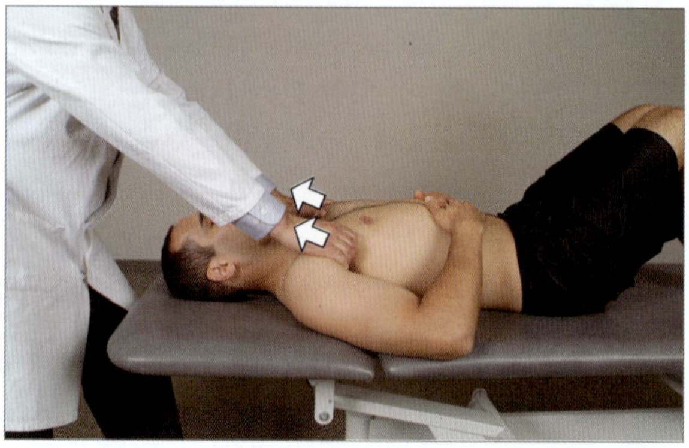

그림 16.48 4~5단계, 천장을 향한 힘

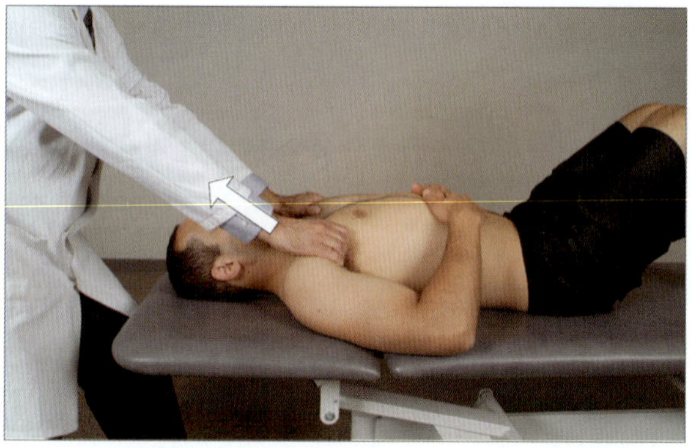

그림 16.49 6단계, 깊은 들이쉼

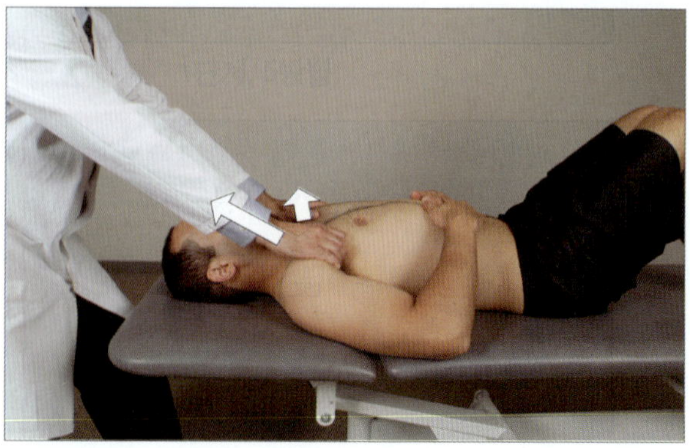

그림 16.50 7단계, 완전한 내쉼

적응증

이 기법은 천식이나 반응성 기도, 천명음, 경미한 또는 중등도 호흡곤란, 팔 부종, 울혈성 림프에 적용될 수 있으며 가슴펌프 역시 자극한다.

금기증

만약 환자가 앞 겨드랑이 주름 접촉에 과민반응을 보이거나 빗장밑 선, 심장박동 조절장치, 전이성 암이 있거나 또는 이와 유사한 상황이라면 이 기법을 사용해서는 안된다.

생리학적인 목표

목표는 림프 환류를 증가시키는 것이다.

기법

1. 환자는 바로누운자세에서 무릎과 엉덩이를 구부리고, 발을 편평하게 하여 치료대 위에 놓는다.
2. 시술자는 한발을 앞으로 낸 앞굽이 자세로 치료대 위쪽에 선다.
3. 시술자는 손가락 끝을 환자의 빗장뼈 아래, 앞 겨드랑이 주름 부위에 놓는다(그림 16.47).
4. 환자의 겨드랑이가 시술자의 손과 손가락에 의해 머리쪽으로 움직이도록 천천히 부드럽게 체중을 뒤쪽으로 이동한다.
5. 시술자의 손과 손가락에 의해 제한 점에 도달하였을 때, 위쪽으로 향하는 새로운 힘을 가한다(그림 16.48).
6. 환자는 입으로 깊이 들여 마시는 것을 배워야 하며, 이렇게 들여 마시는 것이 원인이 된 부가적인 움직임으로 인해 시술자는 머리쪽으로 더 당길 수 있게 된다(화살표, 그림 16.49).
7. 다음은 환자가 숨을 완전히 내쉬는 것을 배워야 하며, 시술자는 환자의 겨드랑이 부위에서 이 동작에 저항하고 연이어 머리와 위쪽으로 당긴다(화살표, 그림 16.50).
8. 들이쉼에 대한 머리쪽 견인과 내쉼에 따른 가슴하제에 대한 저항을 5내지 7번 지속하다.

팔부위UPPER EXTREMITY REGION

앞 겨드랑이 주름; 큰 가슴근, 앞 어깨세모근

Anterior Axillary Folds: Pectoralis Major and Anterior Deltoid Muscles

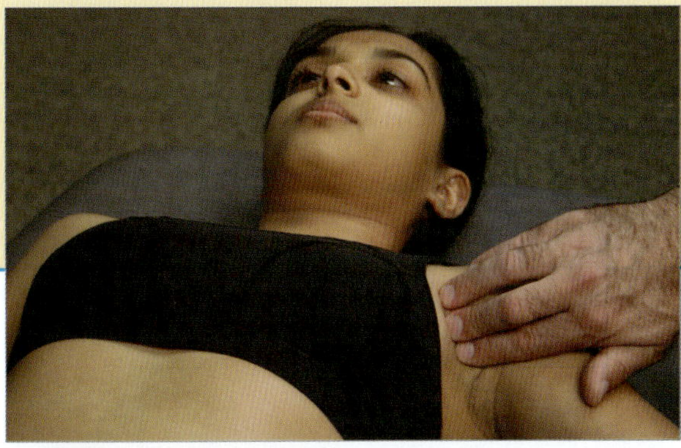

그림 16.51 1~3단계, 배열

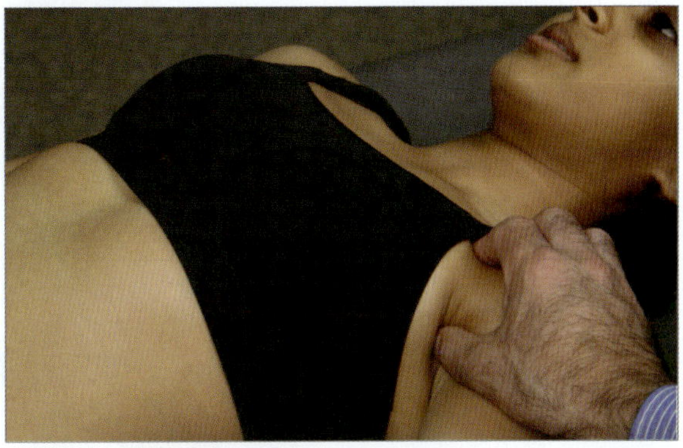

그림 16.52 4단계, 손과 손가락 배치

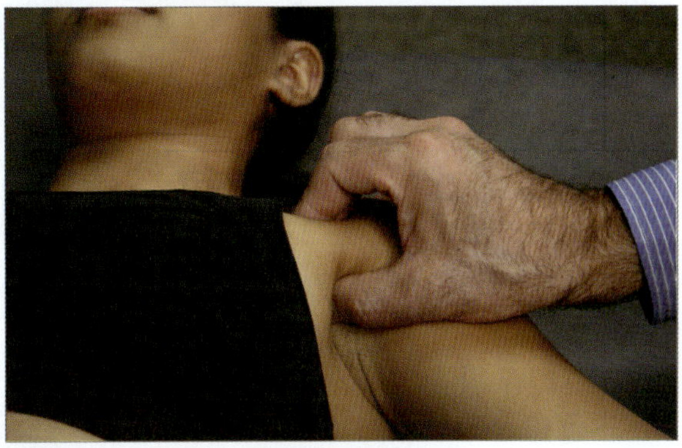

그림 16.53 5단계, 손과 손가락 배치

적응증

이 기법은 팔 부종이나 울혈성 림프에 적용된다.

금기증

만약 환자가 앞 겨드랑이 주름 접촉에 과민반응을 보이거나 빗장밑 선, 심장박동 조절장치, 전이성 암이 있거나 또는 이와 유사한 상황이라면 이 기법을 사용해서는 안된다.

생리학적인 목표

목표는 림프 환류를 증가시키는 것이다.

기법

1. 환자는 바로 누운자세를 취한다, 시술자는 기능장애가 있는 환자의 팔쪽 옆에 서거나 앉는다.
2. 시술자는 조직의 긴장 증가나 부종, 조직액 증가 등이 있는가를 촉진한다(그림 16.51).
3. 시술자의 엄지는 겨드랑이에, 집게손가락과 세 번째 손가락은 앞 겨드랑이 주름위에 놓고, 겨드랑이 안쪽에서부터 앞으로 촉진하면서 조직의 결 변화를 확인한다(그림 16.52 & 16.53).
4. 시술자는 앞 겨드랑이 주름 부위에서 엄지와 다른 손가락들에 의한 쥐어짜기 동작이 최소화될 수 있도록 아주 천천히 시행하여야 한다.
5. 이것을 30에서 60초 동안 유지한다. 필요하다면 반대쪽에도 반복한다.

가슴배 부위 THORACOABDOMINAL REGION

가로막을 돔(dome)화

Doming the Diaphragm

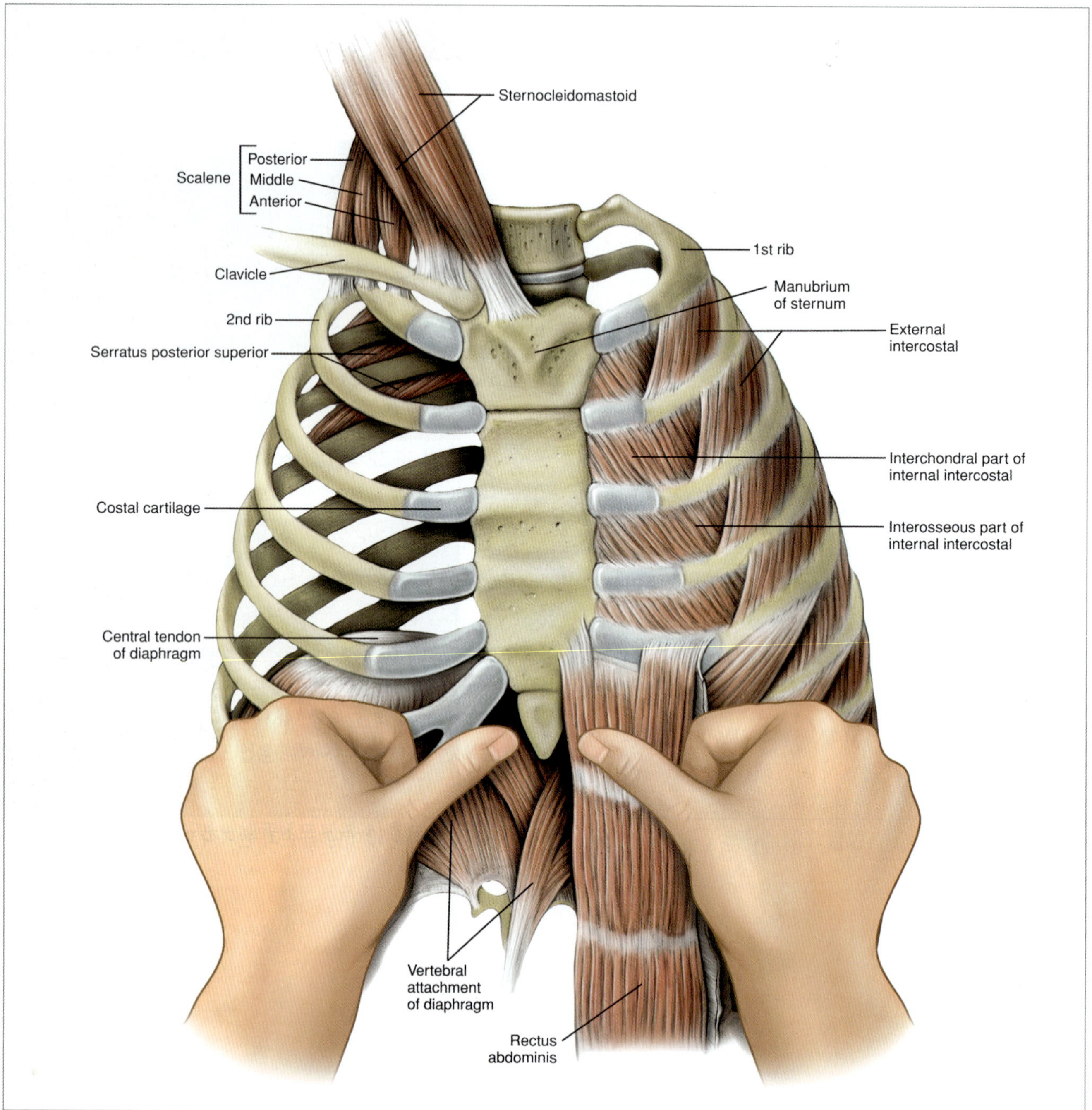

그림 16.54 골격 상의 엄지 배치

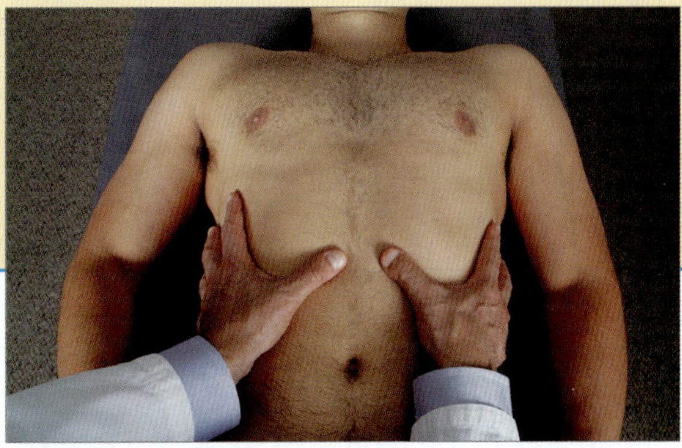

그림 16.55 엄지 배치

적응증

이 기법(근막측면에서)은 두덩결합(pubic symphysis)까지의 완전한 확산이 없는 호흡이나 가로막의 먼쪽 울혈성 림프에 적용될 수 있다.

금기증

만약 환자가 배출관을 하고 있거나 혈관내 삽입, 가슴이나 배의 절개 또는 중등도나 심한 열공성 헤르니아 또는 위식도 역류 증후군이 있는 경우에는 이 기법이 사용되어서는 안된다.

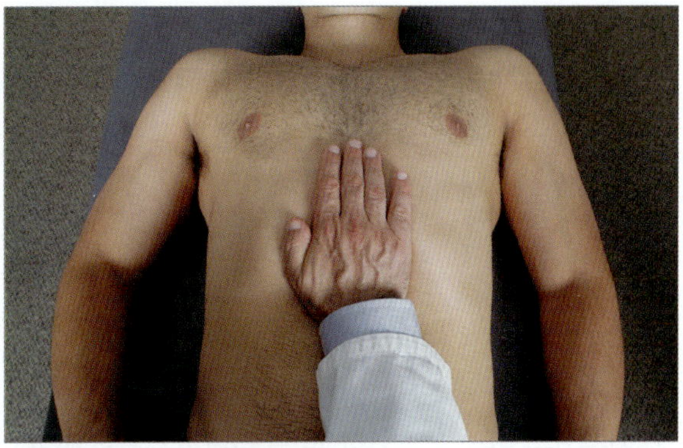

그림 16.56 엄지 두덩 진동 배치

생리학적인 목표

목표는 림프와 정맥 환류를 증가시키고, 자가면역 기능을 향상시키는 것이다.

기법

1. 환자는 바로누운자세에서 무릎과 엉덩이를 구부리고, 발을 편평하게 하여 치료대 위에 놓는다.
2. 시술자는 환자의 골반높이에서 환자의 얼굴을 마주보고 치료대 한쪽으로 선다.
3. 시술자는 엄지를 머리쪽으로 향하게 해서 엄지와 엄지 두덩을 환자의 칼 돌기(xiphoid process)와 아래 갈비가장자리 바로 아래에 놓는다(**그림 16.54~16.56**).
4. 환자는 깊이 들여 마시고 내 쉬는 것을 교육 받아야 한다. 내쉼에서 엄지가 뒤로 움직이도록 허락하여 시술자의 엄지 손가락이 가로막(화살표, **그림 16.57**)을 따라 가도록 한다.
5. 환자는 들이쉼을 교육받고, 시술자는 이 동작에 가벼운 저항을 가한다.
6. 환자는 내쉼을 교육받고, 시술자는 칼돌기와 갈비 가장자리 아래 있는 엄지손가락으로 이 동작을 머리쪽 뒤쪽(화살표, **그림 16.58**)으로 부드럽게 따라간다.
7. 환자는 시술자가 윗배에 압력을 유지하는 동안 들여 마시고, 이어 내 쉬는 것을 반복하여 보다 머리쪽으로의 확장을 조장한다.
8. 이것은 3번에서 5번의 호흡주기로 반복한다.

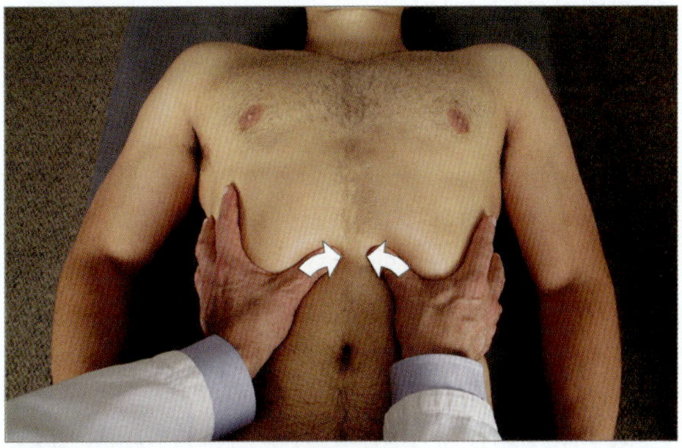

그림 16.57 4단계, 내쉼 따라가기

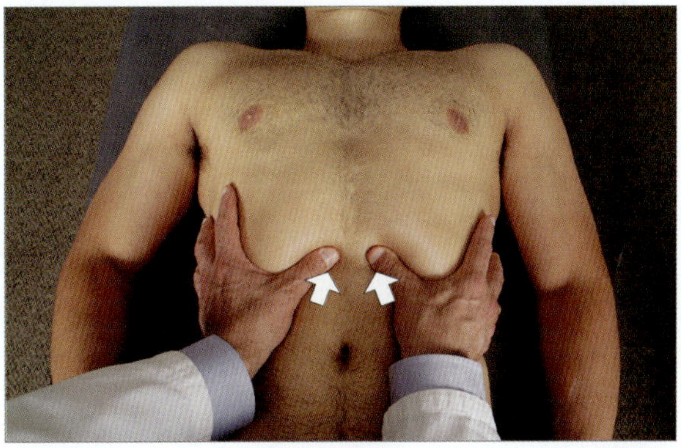

그림 16.58 6단계, 엄지 아래 갈비-칼돌기 가장자리

가슴부위THORACIC REGION

갈비 띄우기: 양쪽 위 가슴 변형

Rib Raising: Bilateral Upper Thoracic Variation

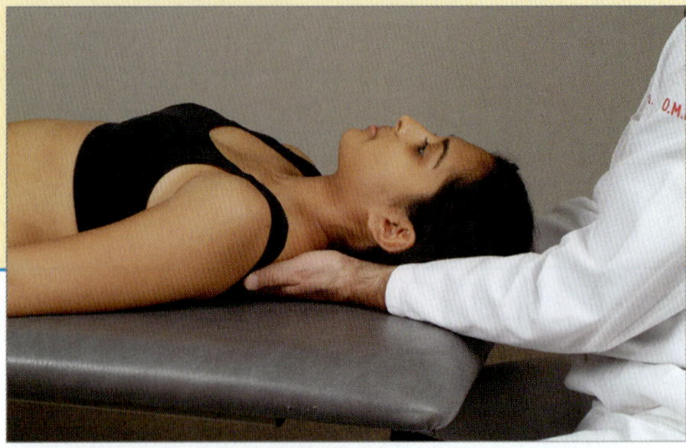

그림 16.59 1~3단계, 배열과 손 배치

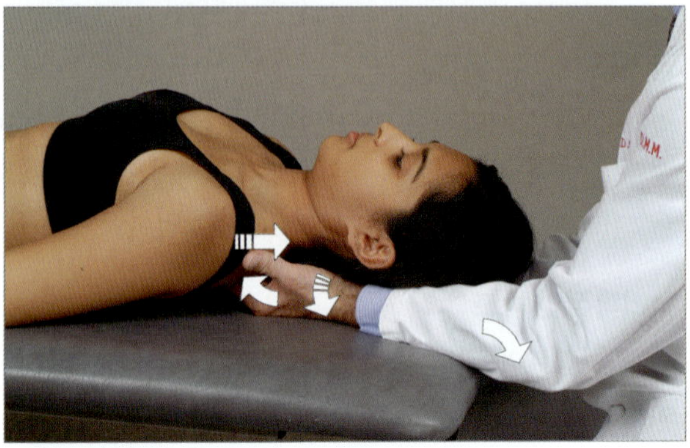

그림 16.60 4단계, 앞쪽 머리쪽 가쪽 힘

적응증

이 기법은 수술 후 마비성 장폐색증을 제거하거나, 호흡 시 갈비 확장 증가, 림프 배출 자극에 적용될 수 있다.

금기증

만약 환자가 갈비나 척추에 골절이 있거나 등골(spinal cord) 손상, 가슴 수술 또는 치료할 부위에 악성 종양이 있는 경우 이 기법을 사용해서는 안된다.

기법

1. 환자는 바로누운자세를 취하고 시술자는 치료대 위쪽에 앉는다.
2. 시술자는 양손을 환자의 등 뒤쪽에(가슴부위 아래) 미끄러트려 넣는다.
3. 갈비가로돌기관절(costotransverse articulation) 주위 척주옆(paravertebral) 조직에 양손의 손끝을 접촉시킨다(그림 16.59).
4. 시술자는 팔꿈치를 아래로 기울이는 것으로 척주옆 조직 쪽으로 손가락이 들려 올라가게 한다(견고한 화살표, 그림 16.60). 이런 상태에서 척주옆 조직을 시술자의 머리쪽과 가쪽으로 당긴다(깨진 화살표).
5. 이것은 척주를 펴고 척주옆 조직을 가쪽으로 신장시킨다.
6. 이 기법은 2분에서 5분간 심부 억제성 압력을 유지하는 것으로 간헐적인 주무르기(kneading) 기법처럼 수행될 수 있다.

배와 골반부위 ABDOMINAL AND PELVIC REGION

Marian Clark 배액

Marian Clark Drainage

적응증

이 기법은 아래 배와 골반으로부터 정맥혈과 림프의 수동적인 배액을 향상시키고, 생리통을 제거하는 데에도 도움이 된다.

기법

1. 환자는 손, 팔꿈치, 무릎을 접촉점으로 하여 반 엎드려 누운 자세를 한다(그림 16.61).
2. 시술자는 치료대 아래쪽으로 향한 상태로 환자 옆에 선다.
3. 시술자는 손가락 끝을 갈고리처럼 구부려 양쪽 위 앞 엉덩뼈가시(ASIS) 안쪽으로 놓는다(그림 16.62).
4. 시술자는 손을 머리쪽으로 당긴다(화살표, 그림 16.63).
5. 시술자는 배 견인을 지속하는 동안 환자로 하여금 고양이처럼 등을 활처럼 휘라고 말할 수 있다.
6. 시술자는 환자의 몸통을 머리쪽으로 흔들어 이 동작을 더 조장하도록 한다(그림 16.64).
7. 이렇게 천천히 흔드는 동작을 수분동안 반복한다. 환자는 집에서도 이런 동작으로 운동할 수 있다.

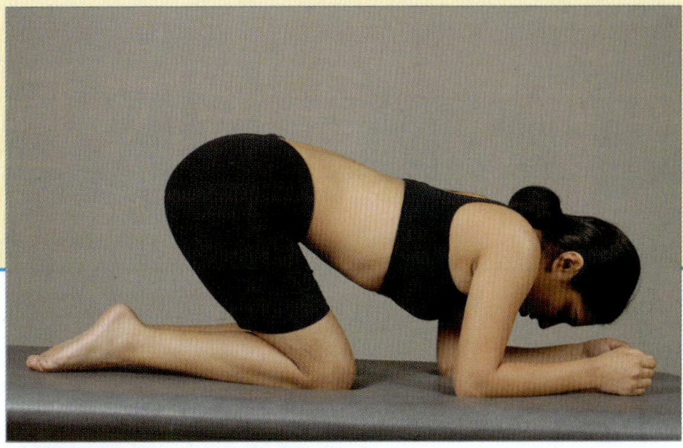

그림 16.61 1단계, 환자 자세

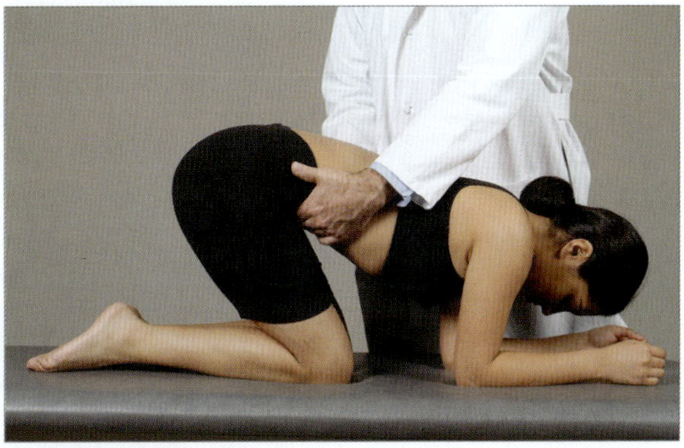

그림 16.62 손 위치

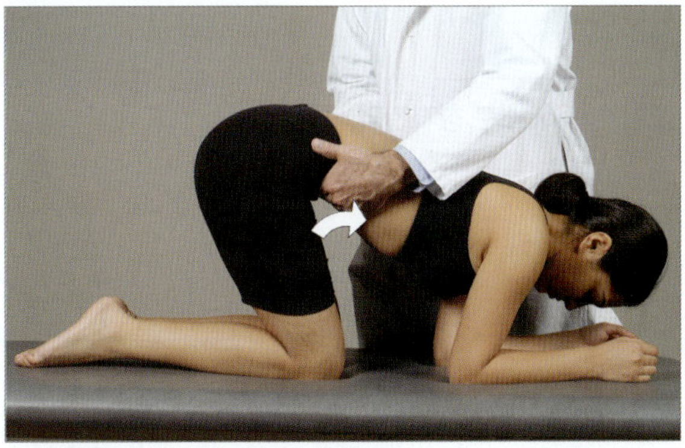

그림 16.63 4단계, 머리쪽 방향

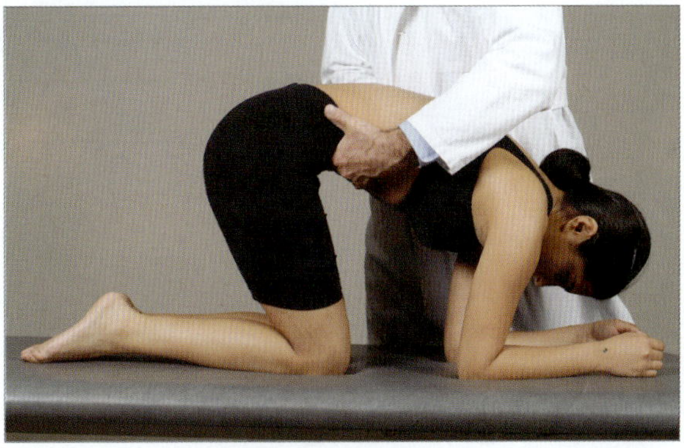

그림 16.64 5~6단계, 배부 견인, 머리쪽으로 흔들기

배 부위 ABDOMINAL REGION

창자간막 이완, 소장
Mesenteric Release, Small intestine

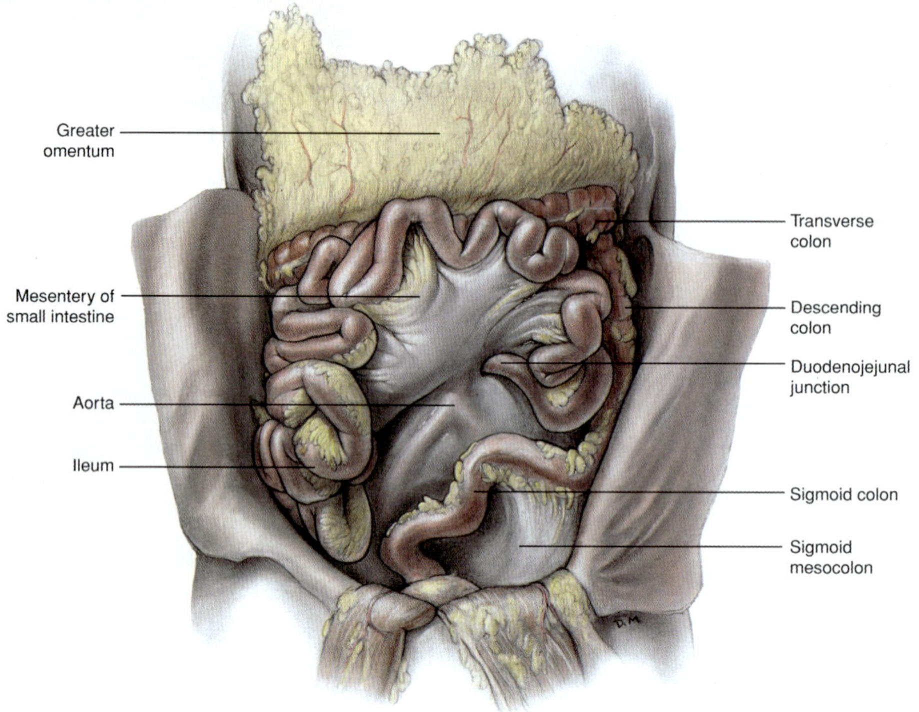

그림 16.65 배부 창자간막, 소장(12)

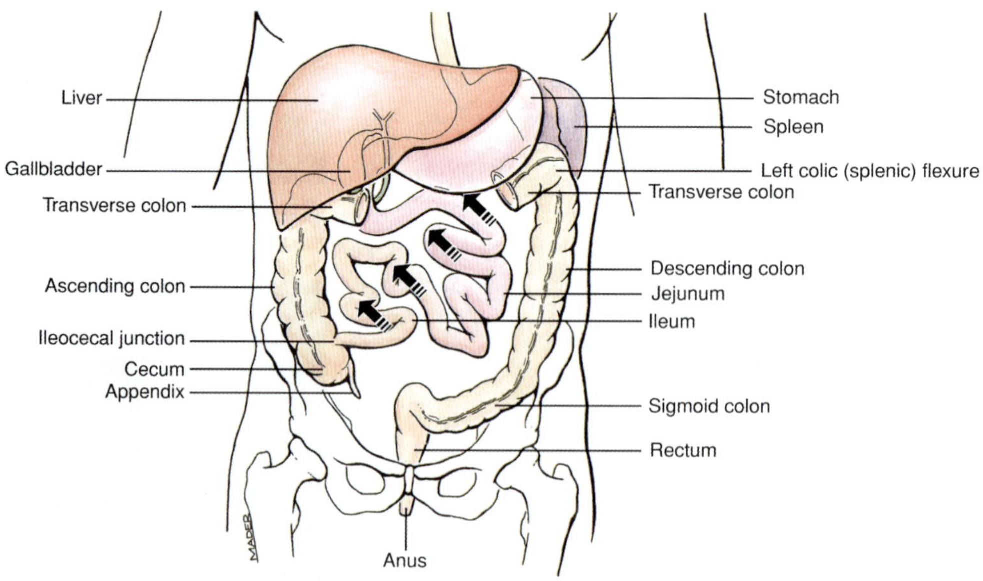

그림 16.66 소장치료의 창자간막 벡터(12)

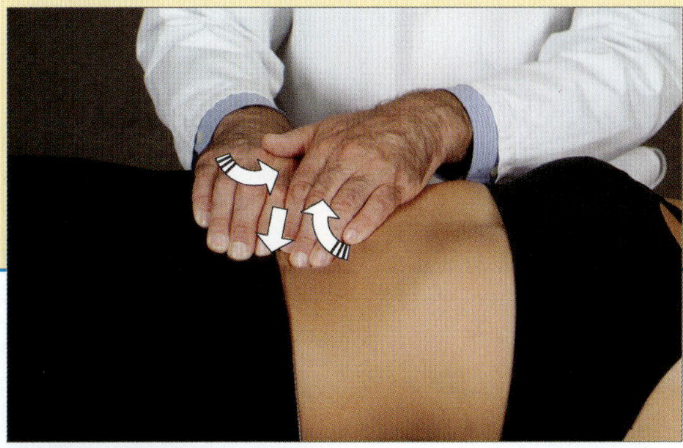

그림 16.67 바로누운 자세

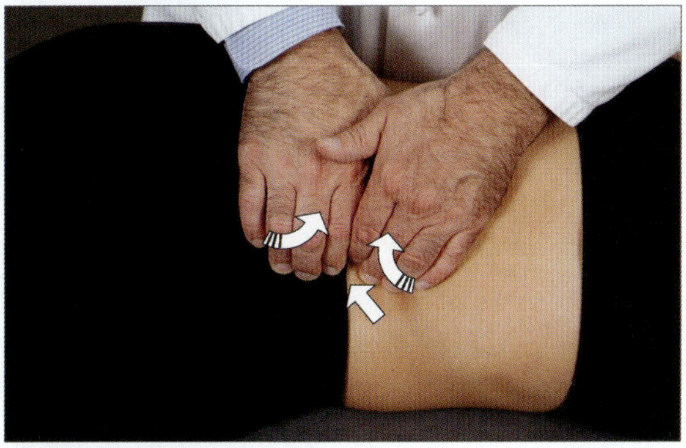

그림 16.68 옆누움 자세

적응증

이 기법은 림프와 정맥혈 배액을 확대하고, 장하수에 따른 이차적인 울혈을 제거하기 위해 적용될 수 있다.

금기증

만약 환자가 배 절개, 급성 허혈성 장 질환, 폐쇄증이나 이와 유사한 상황에 있다면 이 기법을 사용하지 말아야 한다.

기법

소장의 창자간막은 빈창자(jejunum), 돌창자(ileum)의 길이와 조화를 이루기 위해 짧은 뿌리로 둘러쳐 있어(**그림 16.65**), 이 길이(**그림 16.66**)를 따라 치료의 초점이 맞추어져야 한다.

1. 환자는 바로누운자세를 취하거나(**그림 16.67**) 또는 왼쪽으로 옆누움 자세를 취한다(**그림 16.68**).
2. 시술자는 환자 오른편에 앉거나 뒤에 선다.
3. 시술자는 손가락으로 가볍게 말아 쥐고 소장의 창자간막 부위 왼쪽 모서리에 한손 또는 양손을 놓는다.
4. 손가락을 환자의 등쪽을 향하여 부드럽게 밀며(견고한 화살표, **그림 16.67 & 16.68**) 연이어 오른쪽(굽은 화살표)으로 향해 조직에 의한 장벽이 느껴질 때까지 간다.
5. 시술자는 이완이 느껴질 때까지 이 자세를 유지하고(20~30초), 새로운 장벽에서 이 동작(근막 가소성 변형)을 계속한다. 더 이상의 증가가 느껴지지 않을 때까지 지속한다.

배 부위 ABDOMINAL REGION

창자간막 이완, 오름 잘록 창자

Mesenteric Release, Ascending colon

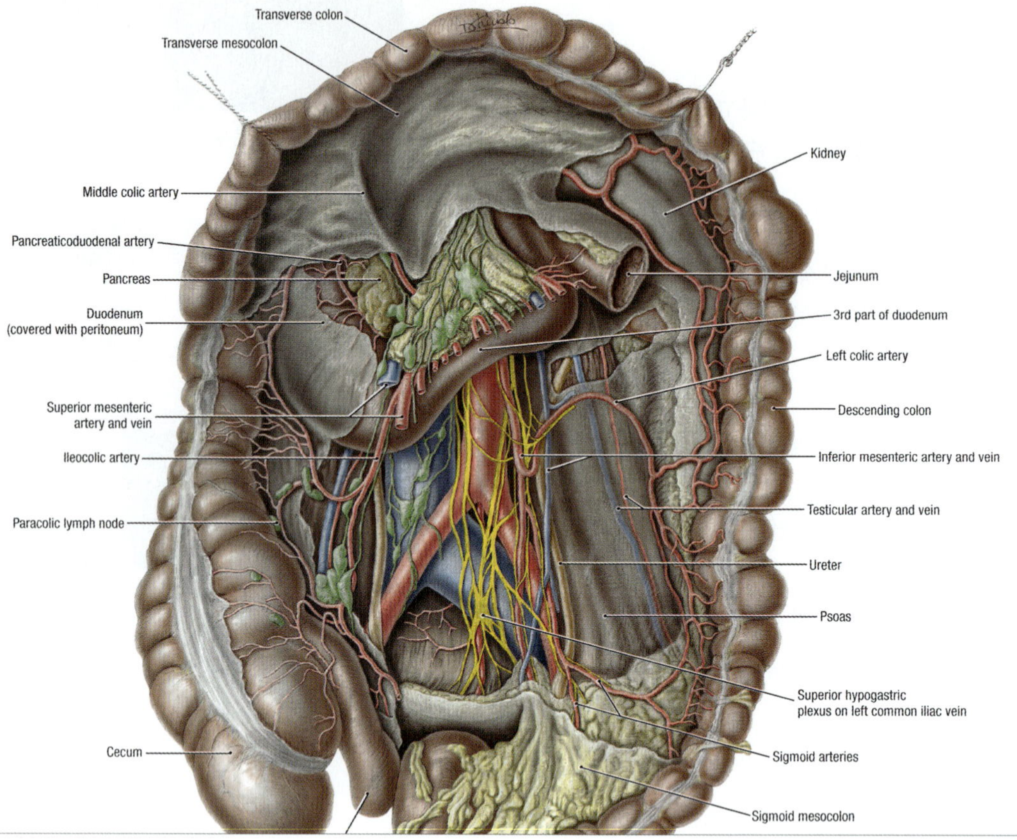

그림 16.69 배부 창자간막, 오름 잘록 창자(12)

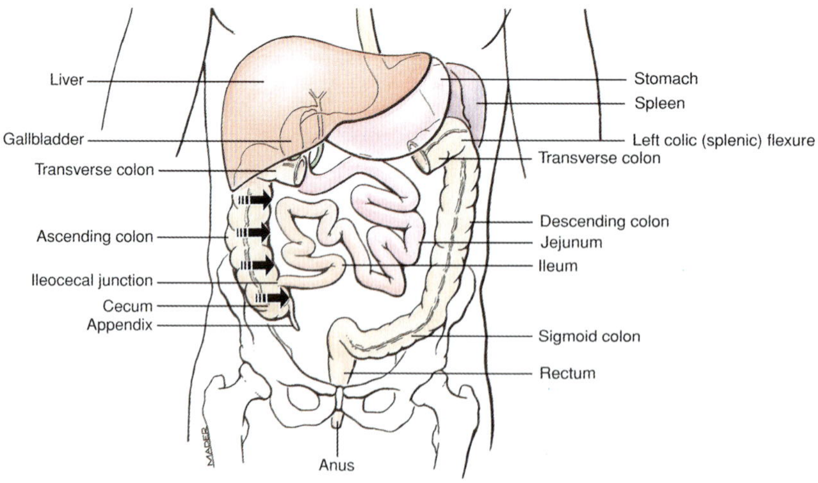

그림 16.70 오름 잘록 창자 치료의 창자간막 벡터(12)

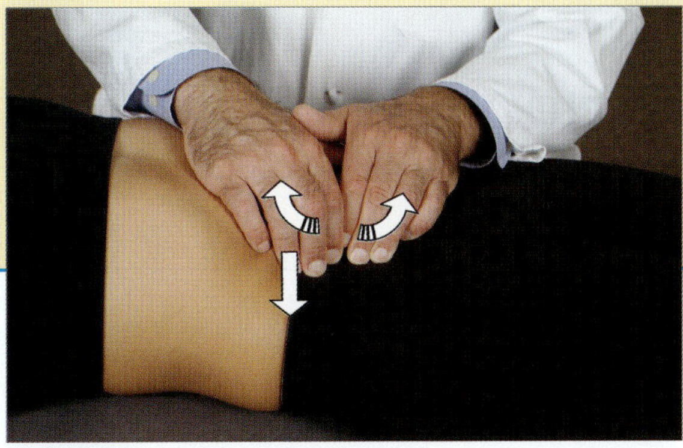
그림 16.71 바로누운 자세

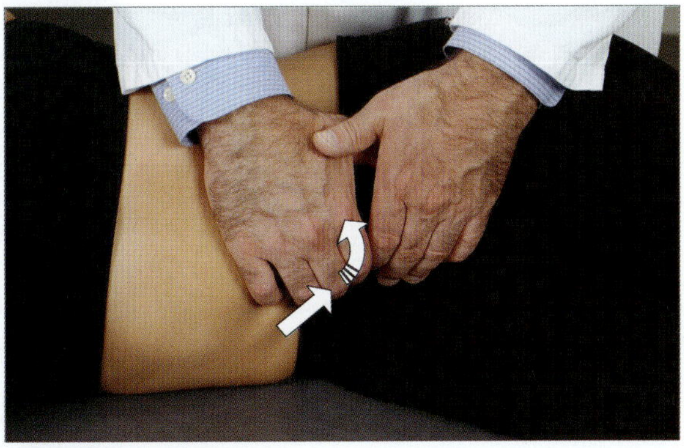
그림 16.72 옆누움 자세

적응증

이 기법은 림프와 정맥혈 배액을 확대하고, 장하수에 따른 이차적인 울혈을 제거하기 위해 적용될 수 있다.

금기증

만약 환자가 배 절개, 급성 허혈성 장 질환, 폐쇄증이나 이와 유사한 상황에 있다면 이 기법을 사용하지 말아야 한다.

기법

오름 잘록 창자 창자간막 부착 부위를 따라 치료의 초점을 맞추어야 한다(그림 16.69 & 16.70).

1. 환자는 바로 누운자세를 취한다(그림 16.71). 또는 오른쪽 옆누움 자세를 취한다(그림 16.72).
2. 시술자는 환자 왼편에 앉거나, 뒤에 선다.
3. 시술자는 손가락을 가볍게 말아 쥐고 오름 잘록 창자의 창자간막 부위 오른쪽 모서리에 한손 또는 양손을 놓는다.
4. 조직에 의한 장벽이 느껴질 때까지 손가락을 환자의 등쪽을 향하여 부드럽게 밀고(견고한 화살표, 그림 16.71 & 16.72). 연이어 환자의 왼쪽(굽은 화살표)으로 끌어 당긴다.
5. 시술자는 이완이 느껴질 때까지 이 자세를 유지하고(20~30초), 새로운 장벽에서 이 동작(근막 가소성 변형)을 반복하여, 더 이상의 증가가 느껴지지 않을 때까지 지속한다.

배 부위 ABDOMINAL REGION

창자간막 이완, 내림 잘록 창자

Mesenteric Release, Descending Colon

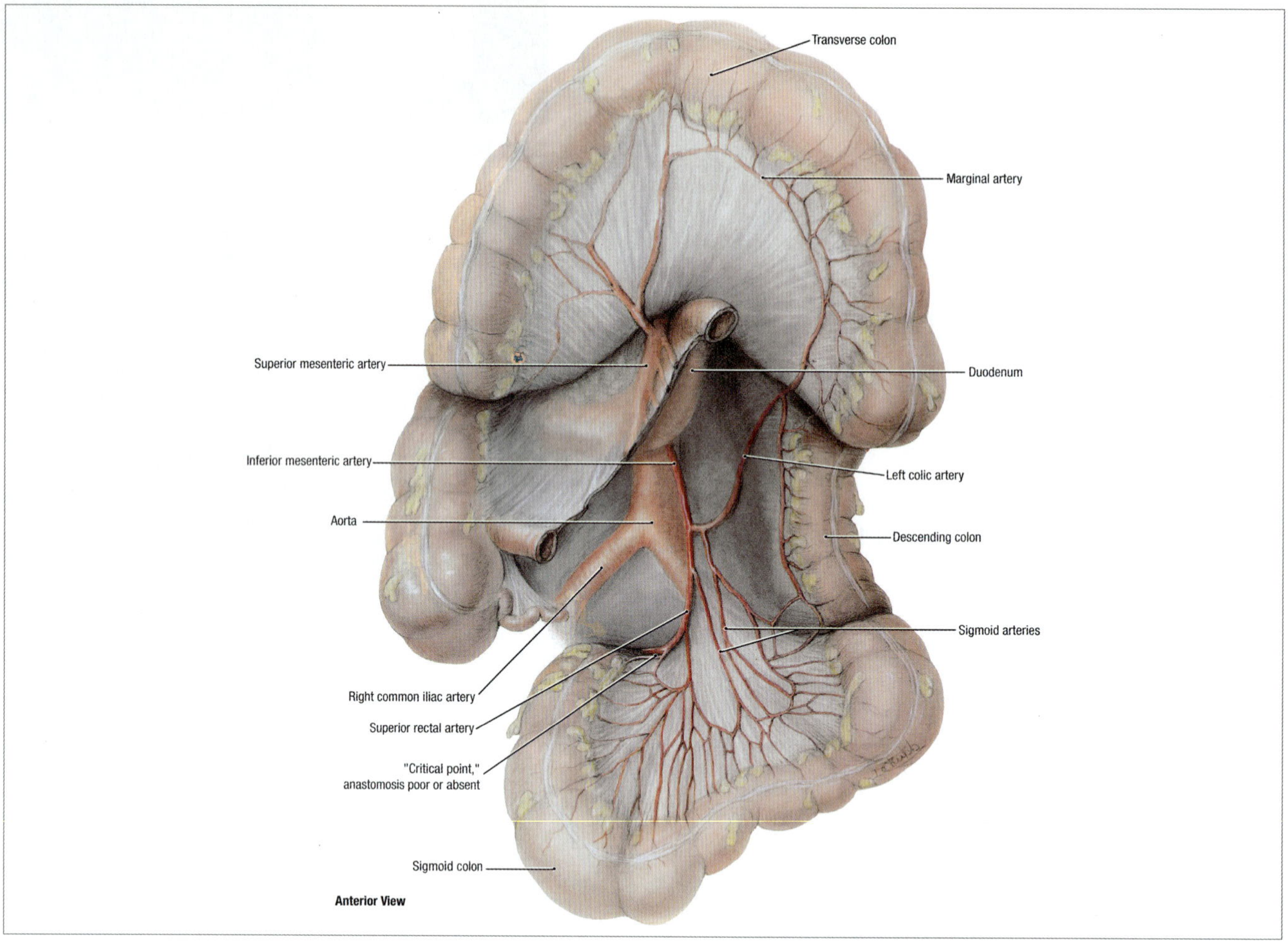

그림 16.73 배부 창자간막, 내림 잘록 창자(12)

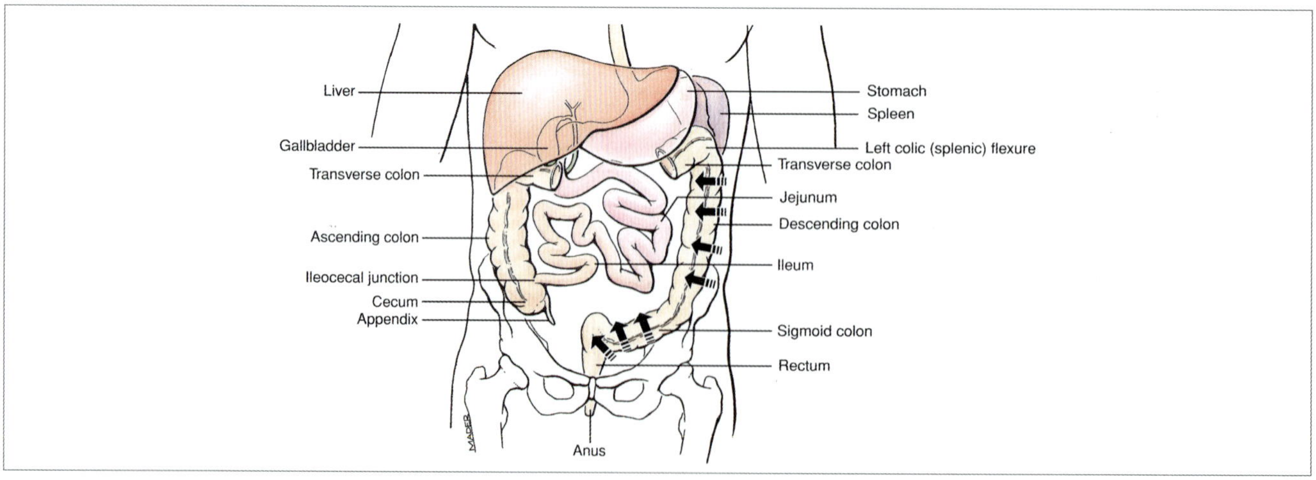

그림 16.74 내림 잘록 창자의 창자간막 벡터(12)

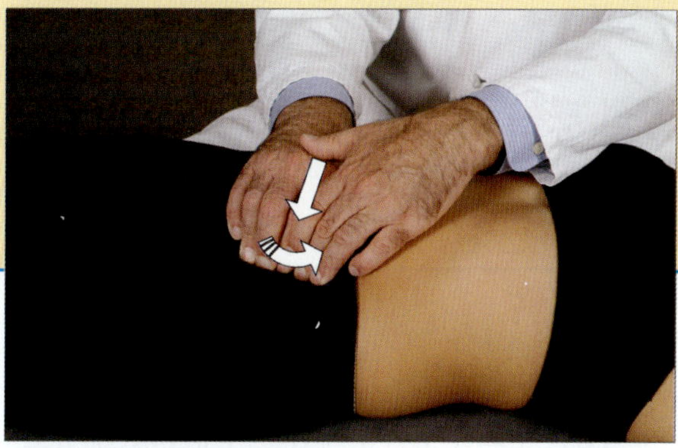

그림 16.75 바로 누운 자세

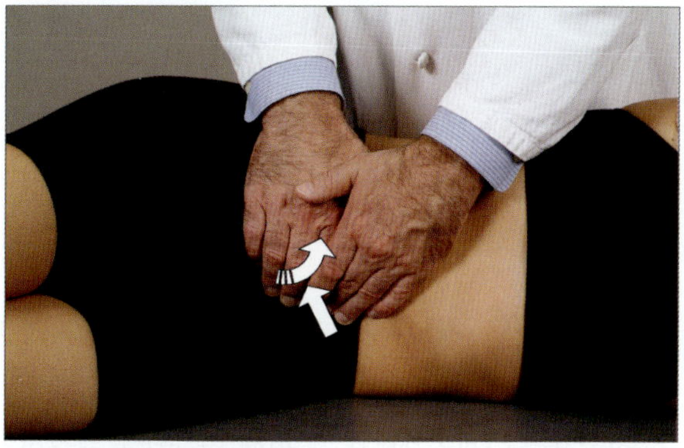

그림 16.76 옆누움 자세

적응증

이 기법은 림프와 정맥혈 배액을 확대하고, 장하수에 따른 이차적인 울혈을 제거하기 위해 적용될 수 있다.

금기증

만약 환자가 배 절개, 급성 허혈성 장 질환, 폐쇄증 이나 이와 유사한 상황에 있다면 이 기법을 사용하지 말아야 한다.

기법

오름 잘록 창자 창자간막 부착 부위를 따라 치료의 초점을 맞추어야 한다(그림 16.73 & 16.74).

1. 환자는 바로누운 자세를 취한다(그림 16.75). 또는 왼쪽 옆누움 자세를 취한다(그림 16.76).
2. 시술자는 환자 왼편에 앉거나 뒤에 선다.
3. 시술자는 손가락을 가볍게 말아 쥐고 구불 잘록 창자(sigmoid colon)와 내림 잘록 창자의 창자간막 부위 오른쪽 모서리에 한손 또는 양손을 놓는다.
4. 조직에 의한 장벽이 느껴질 때까지 손가락을 환자의 등쪽을 향하여 부드럽게 밀고(견고한 화살표, 그림 16.75 & 16.76). 이 시점에서 연이어 환자의 오른쪽(굽은 화살표)으로 끌어당긴다.
5. 시술자는 이완이 느껴질 때까지 이 자세를 유지하고(20~30초), 새로운 장벽에서 이 동작(근막 가소성 변형)을 답습하여, 더 이상의 증가가 느껴지지 않을 때까지 지속한다.

배 부위 ABDOMINAL REGION

직접 또는 간접적 앞엉치 이완

Presacral Release, Direct or Indirect

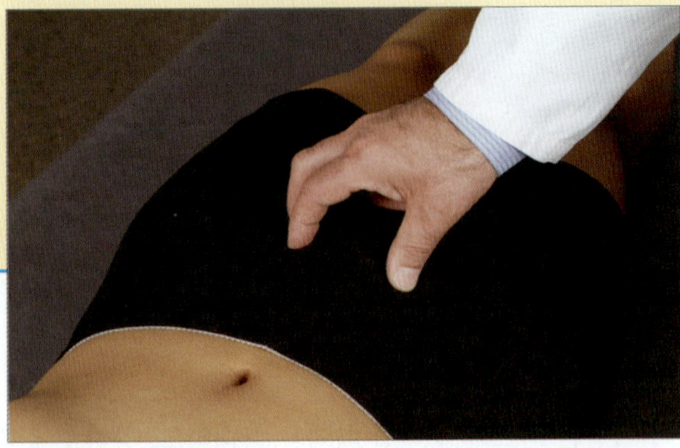

그림 16.77 손 배치

적응증

이 기법은 림프와 정맥혈 배액을 확대하고, 다리, 골반 그리고 아래 배 부위에 정맥 울혈을 완화하기 위해 적용될 수 있다.

금기증

만약 환자가 배 절개, 급성 허혈성 장 질환, 폐쇄증이나 이와 유사한 상황에 있다면 이 기법을 사용하지 말아야 한다.

기법

1. 환자는 바로 누운자세를 취한다. 그리고 시술자는 환자의 양쪽 측면 중 한쪽에 선다.
2. 시술자는 집게손가락과 세 번째 손가락을 밀착시키고 엄지를 벌려 C자 형태를 만든다.
3. 시술자는 두덩뼈(pubic bone) 가지 바로 위, 아래 배 부위에다 엄지와 손가락들을 아래로 향하게 해서 놓는다(그림 16.77).
4. 시술자는 시계, 반시계 방향, 위쪽, 아래쪽 그리고 뒤쪽을 포함하는 다양한 방향으로 벡터 힘을 적용하는 것으로 편안함-결합의 비대칭이 존재하는지 그 여부를 판단해야 한다(그림 16.78).
5. 시술자는 확인된 비대칭 기능장애에, 각각 편안한 장벽이나 결합 제한에 도달 할 때 까지 직/간접적 방법으로 힘을 적용한다(그림 16.79).
6. 시술자는 이완이 느껴질 때까지 이 자세를 유지하고(20~30초), 새로운 장벽에서 이 동작(근막 가소성 변형)을 반복하여, 더 이상의 증가가 느껴지지 않을 때까지 지속한다.

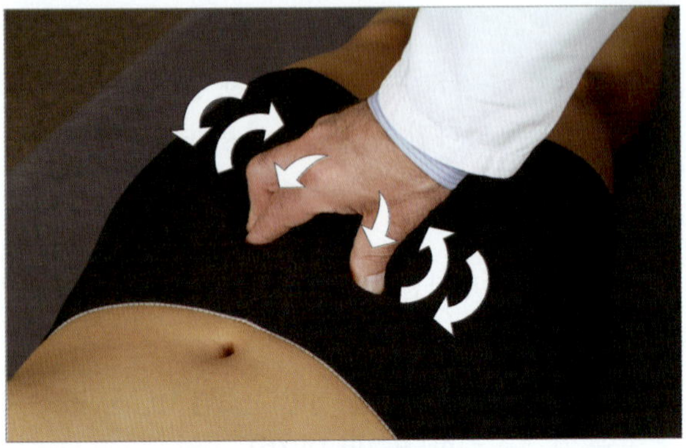

그림 16.78 4단계, 편안함-결합 결정

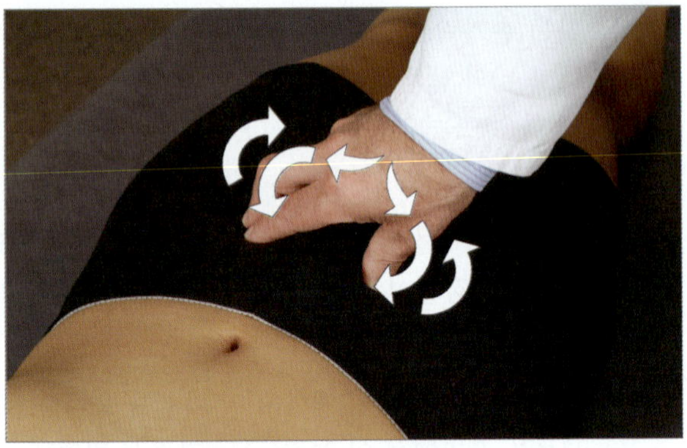

그림 16.79 5단계, 편안함-결합 결정

엉덩부위 PELVIC REGION

바로 누운자세에서 궁둥항문오목 이완

Ischiorectal Fossa Release, Supine

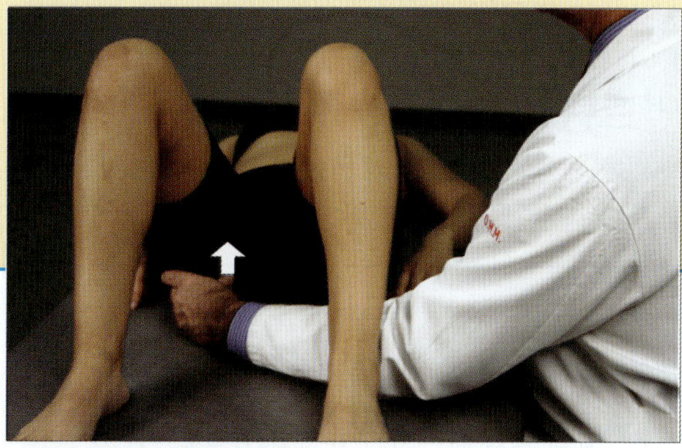

그림 16.80 시술자와 환자의 자세

적응증

이 기법은 골반 가로막의 움직임을 증가하고 골반 기저부와 골반 내부 장기로부터 림프와 정맥혈을 배액하기 위해 적용될 수 있다.

기법

1. 환자는 무릎과 엉덩이를 구부리고 바로누운자세를 취한다.
2. 시술자는 치료해야 할 기능장애가 있는 곳 반대쪽 치료대 쪽에 앉는다.
3. 시술자는 기능장애가 있는 궁둥뼈 결절(ischial tuberosity)(화살표, 그림 16.80 & 16.81)에 가장 근접해서 치료대 중앙에 엄지손을 놓는다.
4. 시술자는 궁둥항문오목쪽에서 저항이 느껴질 때 까지 부드러운 압박을 머리쪽(화살표, 그림 16.81)으로 가한다. 그러고 나서 가쪽으로 향하는 힘(굽은 화살표, 그림 16.82)을 적용한다.
5. 시술자는 이완과 함께 분비액의 감소나 유동을 느껴 볼 수 있고, 부가적으로 깊은 호흡을 환자에게 교육함으로서 이 완확산기전을 자극할 수 있다.
6. 각 내쉼에서 시술자는 골반 가로막위에서 더 이상 머리쪽이나 가쪽으로 확장이 불가능할 때 까지 머리쪽으로의 압박을 증가시키도록 한다.
7. 이 기법은 필요하다면 반대쪽 골반에도 반복 시행한다.

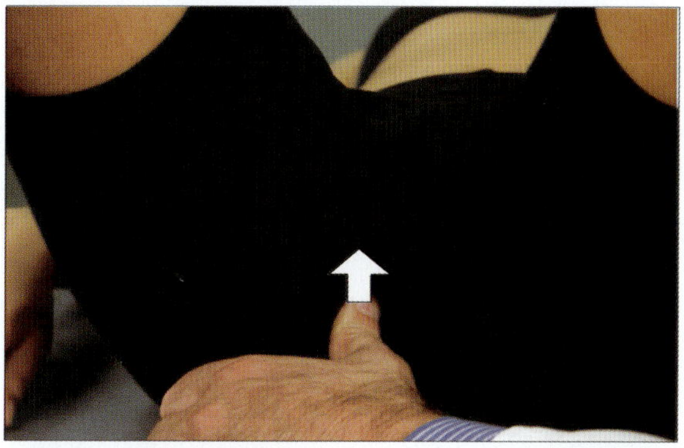

그림 16.81 엄지 위치

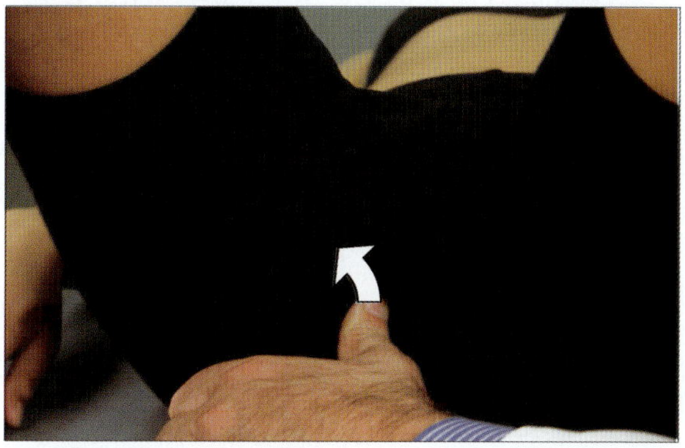

그림 16.82 머리쪽 가쪽 힘

엉덩부위 PELVIC REGION

엎드린 자세에서 궁둥항문오목 이완

Ischiorectal Fossa Release, Prone

적응증

이 기법은 골반 가로막의 움직임과 골반 기저부와 골반 내부 장기로부터 림프와 정맥혈 배액을 향상시킨다.

기법

1. 환자는 엎드린 자세를 취한다. 시술자는 치료대의 위쪽을 바라보고 치료대 옆에 선다.
2. 시술자는 양쪽 궁둥뼈 결절(ischial tuberosity) 내측에 엄지 손가락을 놓는다(그림 16.83).
3. 궁둥항문오목에서 저항감이 느껴질 때까지 부드러운 압력을 머리쪽으로 가한다(화살표, 그림 16.84). 그러고 나서 가쪽으로 힘을 적용한다(화살표, 그림 16.85).
4. 환자에게 깊은 호흡을 교육한다.
5. 시술자는 이완과 함께 분비액의 감소나 유동을 느껴 볼 수 있고, 깊은 호흡을 환자에게 교육함으로서 이완확산기전을 자극할 수 있다.
6. 시술자는 각 들이쉼에서 더 이상 골반 가로막 위에서 머리쪽이나 가쪽으로의 확장이 불가능할 때까지 머리쪽으로 향하는 압박을 증가시키도록 한다.
7. 이 기법은 필요하다면 반대쪽 골반에도 반복 시행한다.

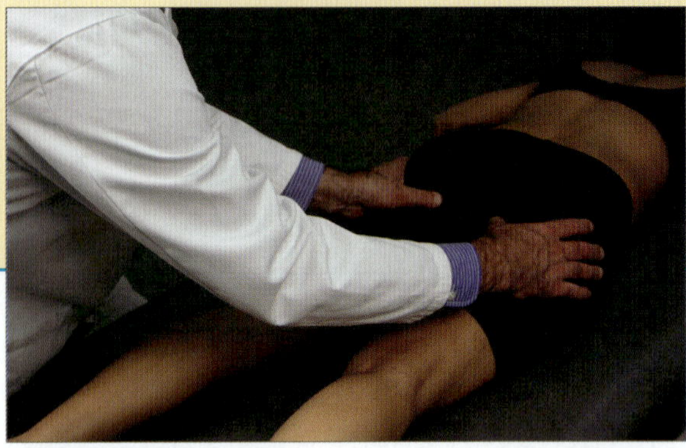

그림 16.83 엄지 배치

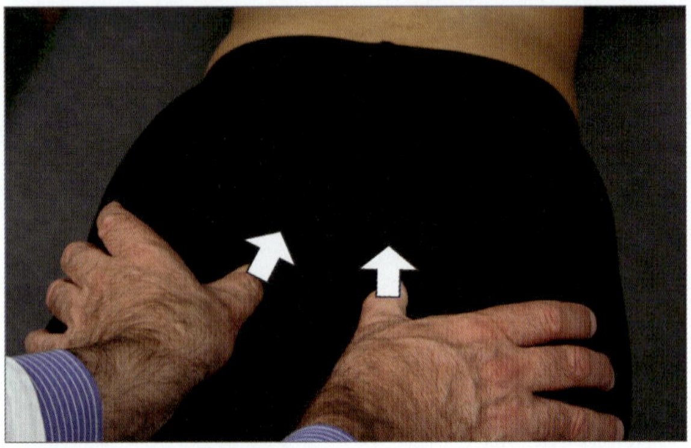

그림 16.84 머리쪽 힘

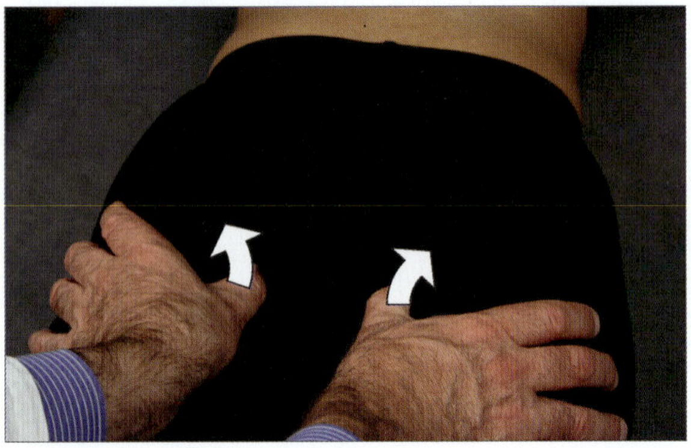

그림 16.85 가쪽 힘

다리부위LOWER EXTREMITY REGION

바로누운 자세에서 페달펌프

Pedal Pump(Dalrymple Technique), Supine

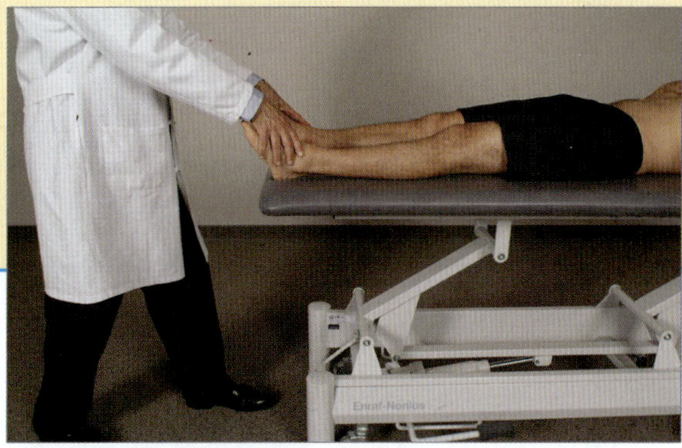

그림 16.86 1~3단계, 초기 손 배치

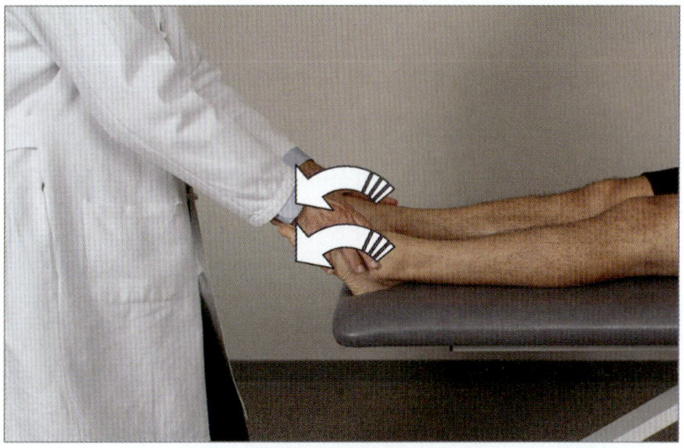

그림 16.87 4단계, 뒤쪽, 위쪽 벡터 힘

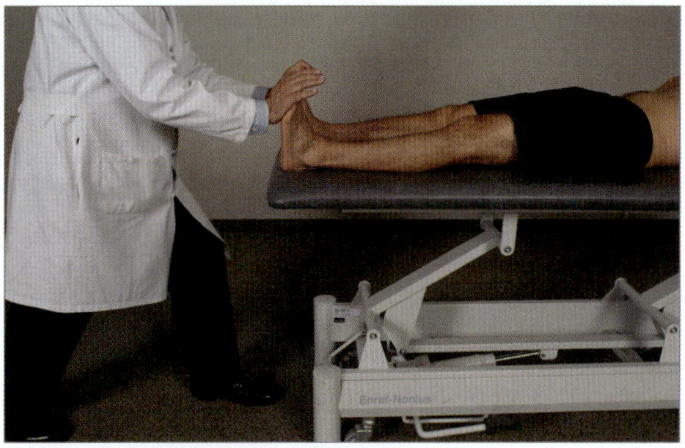

그림 16.88 5단계, 배열, 발등쪽 굽힘

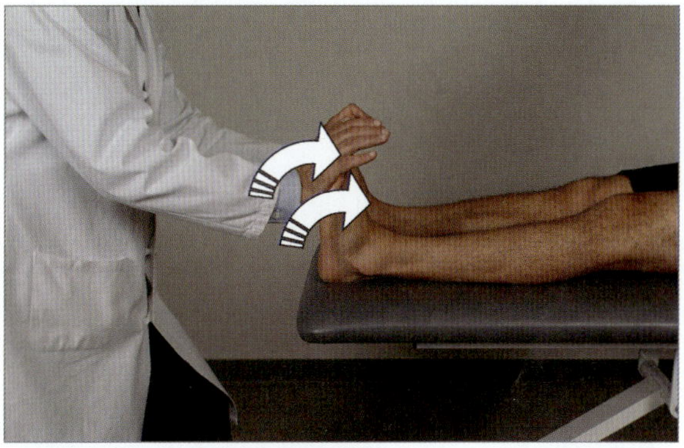

그림 16.89 5단계, 발등쪽 굽힙

적응증

이 기법은 가슴펌프 사용을 자제하고, 감염, 발열, 울혈성 림프에 대해 적용될 수 있다.

금기증

만약 환자가 정맥 혈전; 발목 염좌, 아킬레스 염좌, 장딴지근 염좌 또는 다른 급성 진행이나 다리에 통증이 있는 경우에는 이 기법을 사용해서는 안된다. 또한 배 수술환자의 수술 직후에 사용해서도 안된다.

생리학적인 목표

목표는 배안의 음압을 강화하는 것과 림프 환류의 증가, 항염증반응에 도움이 되는 내피 세포층의 산소와 질소의 증가이다(13, 14).

기법

1. 환자는 바로 누운 자세를 취한다.
2. 시술자는 균형을 위해 발을 앞뒤로 교차하여 앞굽이 자세로 치료대 아래쪽에 선다.
3. 시술자는 환자발의 발등면 위에 손을 놓고, 조심스럽게 발을 편안한 제한점까지 발바닥쪽 굽힘을 실시한다(그림 16.86).
4. 시술자는 이 압력을 유지하며, 율동적이고 빠른 압력(화살표, 그림 16.87)을 1~2분 동안 1초에 2회씩 주었다 뺐다 한다.
5. 시술자는 발등쪽에서 발허리뼈(metatarslas) 먼쪽을 잡아 압력을 배가하거나, 이와 반대되는 기법을 선택할 수 있다(그림 16.88). 1~2분 동안 1초에 2회 압력을 머리쪽으로 동일한 율동(화살표, 그림 16.89)으로 준다.
6. 이런 율동적인 힘은 치료대쪽으로 직접 가하지 말고, 치료대에 평행하게 가해야만 한다.

다리부위 LOWER EXTREMITY REGION

페달펌프(Dalrymple 기법), 변형된 엎드린 자세

Pedal Pump(Dalrymple Technique), Prone Variation

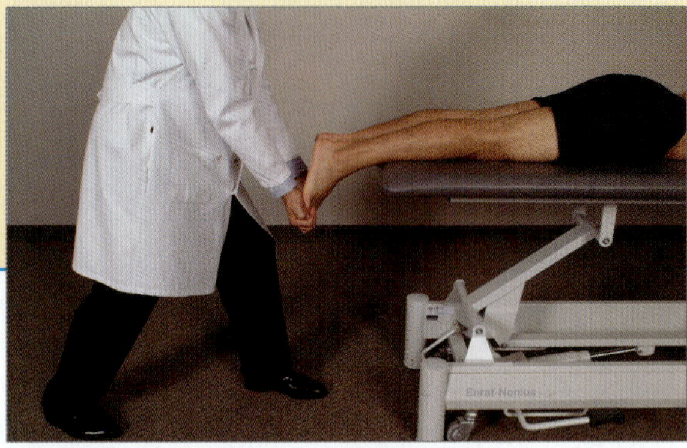

그림 16.90 1단계, 시술자와 환자의 자세

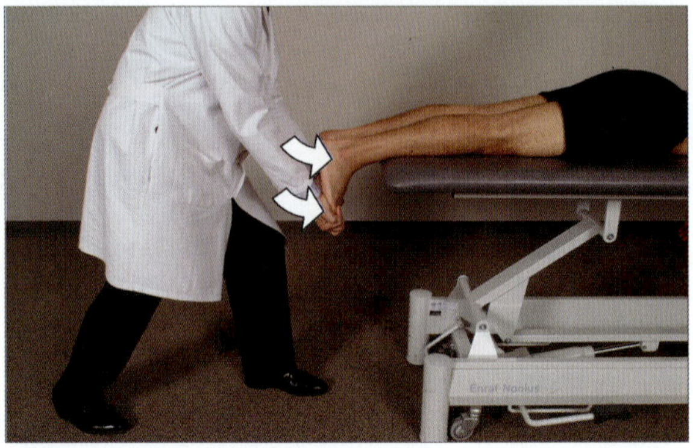

그림 16.91 손과 발의 위치

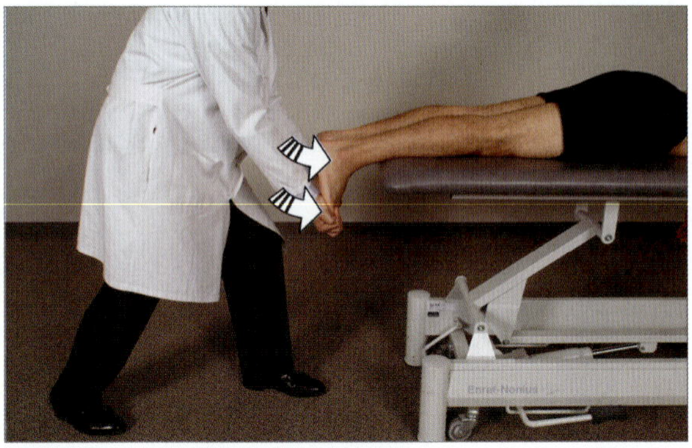

그림 16.92 3단계, 머리쪽 압박

적응증

이 기법은 가슴펌프 사용을 자제하고, 감염, 발열, 울혈성 림프에 대해 적용될 수 있다.

금기증

만약 환자가 정맥 혈전; 발목 염좌, 아킬레스 염좌, 장딴지근(gastrocnemius) 염좌 또는 다른 급성 진행이나 다리에 통증이 있는 경우에는 이 기법을 사용해서는 안 된다. 또한 배수술환자의 수술직후에도 사용해서는 안된다.

생리학적인 목표

목표는 배안의 음압을 강화하는 것과 림프 환류의 증가, 항염증반응에 도움이 되는 내피 세포층의 산소와 질소 증가이다.

기법

1. 환자는 치료대 밖으로 발을 내놓은 상태로 엎드린 자세를 취한다. 시술자는 발을 앞뒤로 교차하여 압굽이 자세로 치료대 아래쪽에 선다(그림 16.90).
2. 시술자는 발허리뼈 먼쪽을 잡고 양쪽 발의 발등굽힘을 성취하기 위한 방향으로 힘(화살표, 그림 16.91)을 가한다.
3. 발등굽힘의 안정적인 제한에서 시술자는 1초에 1~2회 머리쪽으로 압력(화살표, 그림 16.92)을 율동적으로 주었다 뺐다하는 것을 반복한다.
4. 이 율동적인 압력은 1~2분 동안 지속하되 치료대 면에 대해 평행하게 실시하다.

다리와 엉덩부위 LOWER EXTREMITY AND PELVIC REGION

바로누운자세에서 엉덩이에 간접적 LAS/BLT

Hip, Indirect LAS/BLT, Supine

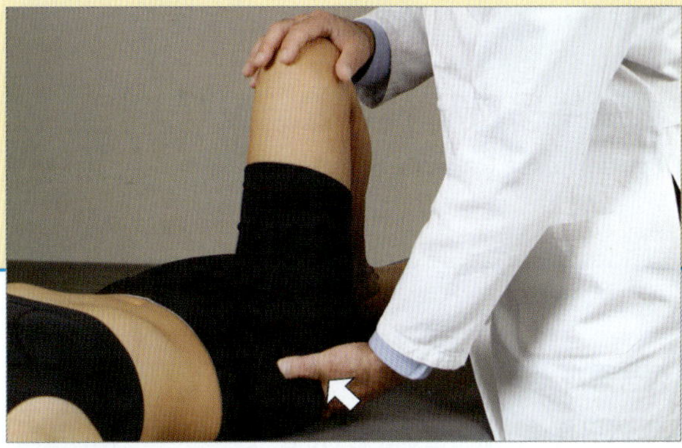

그림 16.93 1~3단계, 초기 손 배치

적응증과 생리학적인 목표

이 기법은 다리와 골반 부위에 정맥 울혈을 완화하고, 림프 배출을 확산하기 위해 적용될 수 있다.

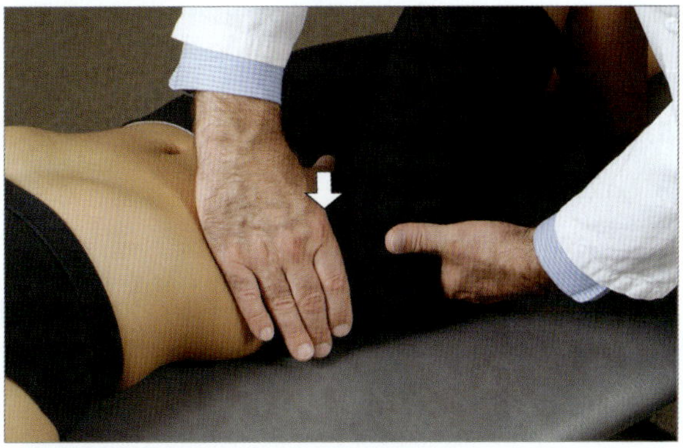

그림 16.94 4단계, 뒤쪽 위쪽 벡터 힘

기법

1. 환자는 치료 받을쪽 엉덩이와 무릎을 구부리고 바로 누운 자세를 취하다.
2. 시술자는 치료할 쪽 치료대 편으로 선다.
3. 시술자는 환자의 큰돌기(greater trochanter)에서 손가락들을 안으로 향하게 하고 엄지는 가쪽에서 체형에 맞게 놓고 엄지두덩을 머리쪽으로 향하게 한다. 앞과 안쪽으로 힘을 적용하기 시작하다(화살표, **그림 16.93**)
4. 치료사의 꼬리쪽 손은 벌린 엄지와 집게, 중간손가락으로 거꾸로 된 C자 형태를 만들어 넙다리뼈(femur) 머리 앞을 조절하도록 한다. 이 손으로는 뒤와 먼쪽으로 힘을 가한다(화살표, **그림 16.94**).
5. 환자의 기능장애가 있는 쪽 무릎을 시술자의 가슴근 앞부위와 겨드랑이에 끼고 조절하여, 엉덩이 관절의 굽힘(flexion)과 폄(extension) 가벼운 벌림(abduction)과 모음(adduction) 그리고 가쪽 돌기(external rotation)와 안쪽 돌기(internal rotation) 동작을 통해 결정된 풀림 장벽의 균형점에 위치시킨다(화살표, **그림 16.95**).
6. 가벼운 엉덩관절 움직임으로 세 면 모두에서의 가장 편안한 위치를 찾고 환자의 무릎이 엉덩이로 향하도록 압력을 적용하기 위해 시술자는 어깨관절을 이용한다(화살표, **그림 16.96**). 여기에는 세 개의 힘이 적용되어야 한다.
7. 동시에 적용된 세 개의 힘 모두는 편안한 위치를 간접적으로 찾기 위한 것이다. 환자에게 깊은 호흡을 교육함으로서 이완을 조장하는 기전을 부가적으로 향상시킬 수 있다. 이완은 제한점을 향한 움직임을 간접적으로 증가시키는 것으로 볼 수 있다.

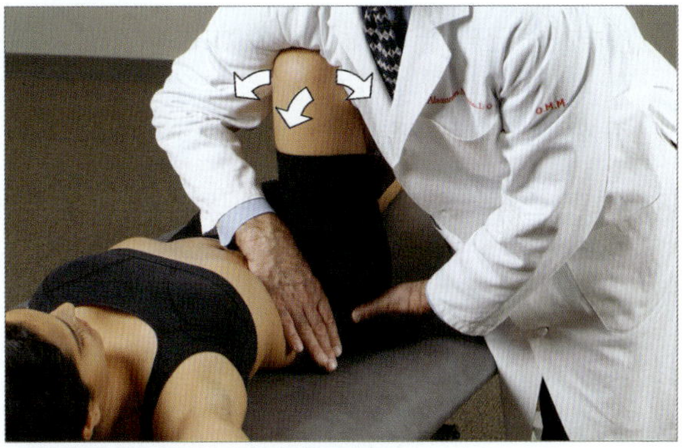

그림 16.95 5단계, 세 힘의 균형

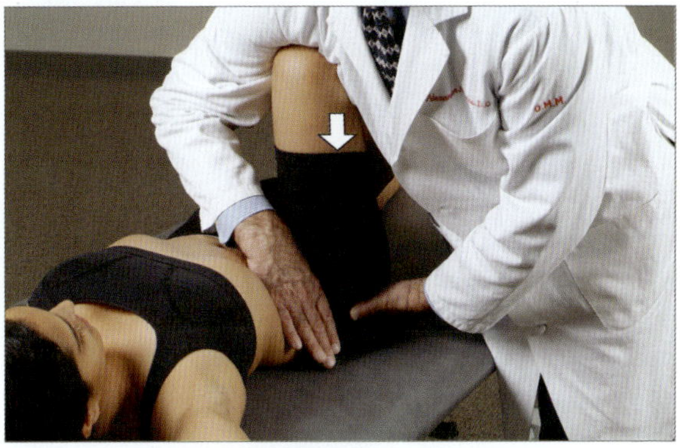

그림 16.96 6단계, 엉덩이를 통한 압박

다리부위 LOWER EXTREMITY REGION

바로 누운자세에서 오금오목 이완

Popliteal Fossa Release, Supine

적응증과 생리학적 목표

이 기법은 다리(무릎, 장딴지, 발목 그리고 발)로 부터 정맥혈과 림프의 배출을 증가시키고 오금오목의 근막제한을 이완시키기 위해 적용될 수 있다.

기법

1. 환자는 치료대 위에 다리를 펴고 바로누운자세를 취한다.
2. 시술자는 치료대 위쪽을 마주보고 치료하고자 하는 쪽에 앉는다.
3. 시술자는 가쪽 손으로 환자 오금오목 가쪽 면을 잡고, 안쪽 손은 환자 오금오목 안쪽 면 주위에 배치시킨다(그림 16.97).
4. 시술자는 근막제한을 찾기 위해 머리쪽, 꼬리쪽, 안쪽 그리고 가쪽을 포함하여 촉진해 본다(그림 16.98).
5. 시술자는 근막 장벽(예: 머리쪽, 꼬리쪽, 안쪽, 가쪽)에 의한 저항이 느껴질 때까지 손가락 끝을 이용해 앞쪽으로 향한 힘을 조직에 가하면서 찾는다(그림 16.99).
6. 시술자는 이완과 함께 분비액의 감소나 유동을 느껴 볼 수 있고, 부가적으로 깊은 호흡을 환자에게 교육함으로서 이완확산기전을 추가 할 수 있다. 힘은 조직 이완이 가능하거나 더 이상의 확대가 없을 때까지 제한이 있는 쪽으로 가해져야 한다.
7. 이 기법은 필요하다면 반대쪽에도 반복 시행한다.

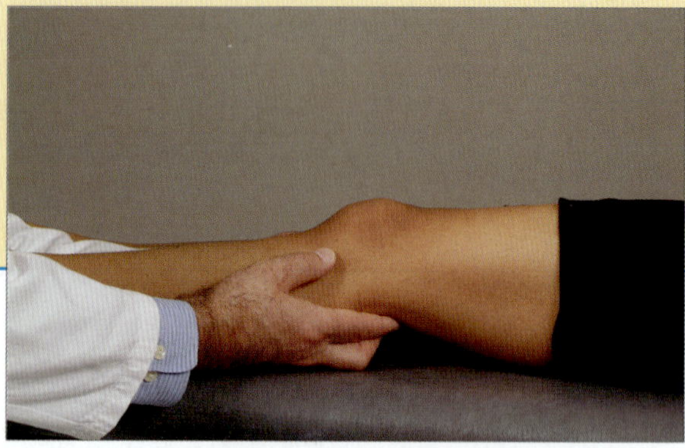

그림 16.97 1~3단계, 배열과 손 배치

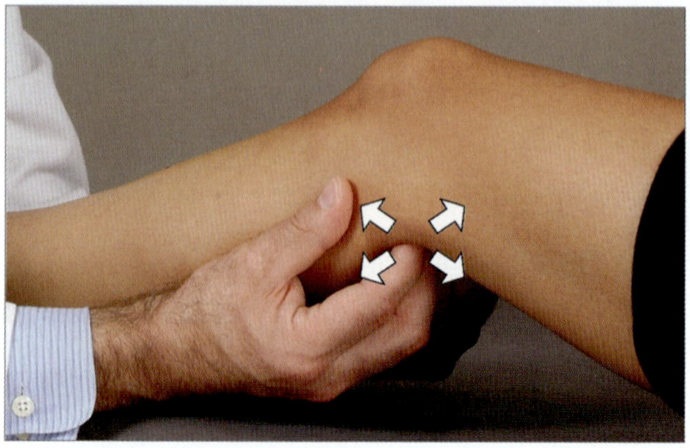

그림 16.98 4단계, 장벽 결정

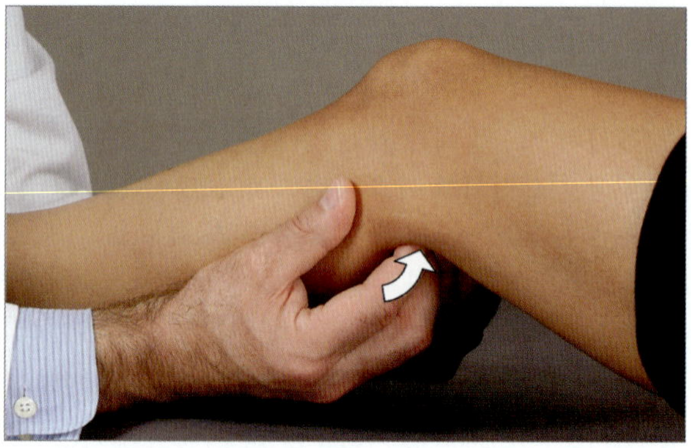

그림 16.99 5단계, MFR 방향

REFERENCES

1. Ward R (ed). Foundations for Osteopathic Medicine. 2nd ed Philadelphia: Lippincott Williams & Wilkins, 2003.
2. Still AT. Philosophy of Osteopathy. Kirksville, MO: A. T. Still, 1809:108.
3. Galbreath WO. Acute Otitis Media, Including its Postural and Manipulative Treatment. J Am Osteopath Assoc. Jan 1929.
4. Pratt-Harrington D. Galbreath technique: a manipulative treatment for otitis media revisited. J Am Osteopath Assoc. 2000: 100; 635-639.
5. Chikly B. Silent Waves: Theory and Practice of Lymph Drainage Therapy. An Osteopathic Lymphatic Technique, 2nd ed. Scottsdale AZ: IHH, 2004.
6. Reprinted with permission from Agur AMR, Dally AF. Grant's Atlas of Anatomy, 11th ed. Baltimore: Lippincott Williams and Wilkins, 2005.
7. Knot EM, Tune JD, Stoll ST, Downey HF. Increased Lymphatic Flow in the Thoracic Duct During Manipulative Intervention. J Am Osteopath Assoc 2005;105:593-596.
8. Jackson KM, Steele TG, Dugan EP, Kukulka G, Blue W, Roberts A. Effect of Lymphatic and Splenic Pump Techniques on the Antibody Response to Hepatitis B Vaccine: A Pilot Study. J Am Osteopath Assoc 1998;98:155-160.
9. Steele T, Jackson K, Dugan E. The Effect of Osteopathic Manipulative Treatment on the Antibody Response to Hepatitis B Vaccine. J Am Osteopath Assoc 1996;96(9)
10. Breithaupt T, Harris K, Ellis J, Purcell E, Weir J, Clothier M, Boesler D. Thoracic Lymphatic Pumping and the Efficacy of Influenza Vaccination in Healthy Young and Elderly Populations. J Am Osteopath Assoc 2001;101(1).
11. Mesina J, Hampton D, Evans R, Ziegler T, Mikeska C, Thomas K, Ferretti J. Transient Basophilia Following the Applications of Lymphatic Pump Techniques: A Pilot Study. J Am Osteopath Assoc 1998;98(2)
12. Modified with permission from Agur AMR, Dally AF. Grant's Atlas of Anatomy, 11th ed. Baltimore: Lippincott Williams and Wilkins, 2005.
13. Kuchera M, Daghigh F. Determination of Enhanced Nitric Oxide Production Using External Mechanical Stimuli. J Am Osteopath Assoc 2004;104:344(abstract)
14. Kuchera M. Osteopathic Manipulative Medicine Considerations in Patients with Chronic Pain. J Am Osteopath Assoc 2005;105(suppl 4).

관절과 결합된 기법들 Articulatory and Combined Techniques 17

기법의 원리 TECHNIQUE PRINCIPLES

이 장은 관절과 연관된 기법들에 대하여 서술하고 있다. 기법들이 많은 공통점을 갖고, 다른 기법들로부터 사용되는 원리, 특별히 결합조직(connective tissue), 림프관(lymphatic), 근에너지(muscle energy) 그리고 HVLA(high-velocity, low-amplitude)의 기법이 많은 공통점을 갖기 때문에 이장에서 의논되어 진다. 정골의학원리교육협의회(Education Council on Osteopathic Principles, ECOP)는 "낮은 속도/중간~높은 진폭 기법과 같이 완전한 움직임과 증가된 자유로운 움직임의 범위를 통하여 수반되는 관절 치료법(ART)을 정의하였다. 활성화한 힘은 제한성 장벽을 통과하는 관절의 반복적인 동심성(concentric) 움직임이거나 또는 스프링잉 움직임(springing motion) 중 하나이다(1)." 필라델피아 정골 의학 대학(Philadelphia College of Osteopathic Medicine, PCOM)에서는 간단히 스프링잉 기법(springing technique)으로 언급하였다. 이 기법은 예상 했던 것처럼 근막(myofascial) 요소와 관절(articular) 요소 각각에 영향을 미칠 수 있다는 점에서 물렁조직(soft tissue)과 HVLA 사이에 유사점이 있다. 하지만 정의에서 언급한 중간에서 높은 진폭은 높은 진폭일 때 제한성 장벽을 통과하여 움직이는 것을 의미하지는 않는다. 병리학적, 생리적 그리고 해부학적 장벽 사이의 관계는 HVLA의 원리와 일치되어야 한다 즉 제한성 장벽을 통과한 움직임은 완화되고 최소한으로 유지되어야 한다. 진폭은 기능장애적인 범위 내에서 이용 가능한 거리이다.

정골의학원리교육협의회(Education Council on Osteopathic Principles, ECOP)은 결합 기법에 대해 다음과 같이 정의 하였다. "1. 초기 움직임이 간접적인 곳에서의 치료전략 ; 기법이 완전하다면 움직임은 직접적인 힘으로 변화된다. 2. 도수는 2개 또는 그 이상의 정골 도수 치료 시스템(예: 스펜서 기법 (Spencer technique) 근에너지(muscle energy)와 결합된 기법)의 2개 또는 그 이상이 연관된 도수치료과정. 3. 정골 의사 폴 킴벌리(Paul Kimberly, DO)에 의해 기술된 개념" (1). 킴벌리(Kimberly)는 이 용어를 치료에 있어서 직접적 방법(direct), 간접적 방법(indirect), 선천적인 면, 중력, 지정된 의사, 호흡보조(respiratory assist), 그리고 그 외의 것을 포함한 다양한 힘을 조화 시키는 다른 치료법에서의 조합을 보조적 개념으로 하여 사용하였다(2). 그러므로 이 장의 기법들은 각 기법들의 중요한 요점에 기초하여 분리되어 있다.

관절치료법(ART)은 근막(myofascial)과 관절 요소(articular component)의 기능장애에 주로 영향을 미칠 뿐 아니라 순환계통(circulatory)과 림프계통(lymphatic system)에도 상당히 영향을 미친다. 이러한 기법의 형태는 노인 환자의 정골의학 치료법으로 비교적으로 수년간 안전하게 잘 다루어져 왔다.

기법의 분류 TECHNIQUE CLASSIFICATION

직접, 간접, 또는 복합 기법 DIRECT, INDIRECT OR COMBINED

이 기법들은 관절치료법이나 조합된 방법에 달려있고, 이 기법들은 직접적, 간접적, 또는 둘 다 적용될 수 있다. 관절(articulatory)은 전형적으로 직접 기법을 사용한다고 정의 되지만, 시술자의 선호도에 의존하며, 풀림(ease)과 잠김(bind)의 장벽은 양쪽 모두 부드러운 스프링 움직임(springing motion)을 하면서 접하게된다.

기법의 형태 TECHNIQUE STYLES

율동적 형태 RHYTHMIC

시술자는 연부조직(soft tissue)의 변화 또는 제한된 관절(articular)의 이완에 율동적인 관절치료법(articulatory treatment)

을 선택할 것이다. 이 기법의 신장이나 이완의 흐름은 "압력 가감법(make and break)" 로 압박을 주었다가 주지 않는 기법으로 의사 엔. 에스. 니콜라스(N. S. Nicholas, DO)에 의해 기술되었다. 이 기법은 느리거나 중간의 진동기법이 될 것이다.

혼합된 형태 MIXED

시술자는 환자의 상태에 따라 다양한 율동, 진폭, 또는 가속(속도)를 선택할 것이다. 그러므로 환자는 혼합된 기법들의 종류에 의해 치료될 것이다.

적응증 INDICATIONS

1. 관절(articulatory)이나 근막(myofascial) 체성 기능장애(somatic dysfunction)로(특히 어린이나 노인) 인한 제한된 움직임이 있는 경우
2. 순화계통(circulatory)과 림프계통(lymphatic)에 울혈(congestion)

금기증 CONTRAINDICATIONS

1. 심각한 긴장(strain) 또는 삠(sprain)으로 인한 급성기(acute)
2. 치료에 의해 영향을 받는 부위 안에 골절(fracture), 탈구(dislocation), 또는 관절(joint) 불안정성
3. 치료에 의해 영향을 받는 부위 안에 급성(acute) 염증(inflammation) 관절(joint) 질환(disease)
4. 치료에 의해 영향을 받는 부위 안에 전이(metastasis)

일반적인 고려사항과 규칙

GENERAL CONSIDERATIONS AND RULES

이 기법들의 수행은 시술자의 생각에 기능장애나 복잡한 요인의 심각성에 따라 다양할 수 있다. 기법의 범위는 매우 부드럽고, 낮은 진폭에서 강한 당김(traction)까지 있다. 율동적인 관점에서도 느린 율동부터 빠른 율동까지 다양하다. 일반적으로 압박력(compressive force)은 뼈엉성증(osteoporosis), 관절굳음증(ankylosis), 등에서는 제한된다. 이 기법들은 움직임을 증가시키고 부기(edema)를 감소시키는데 광대한 적용의 범위를 갖는다.

팔부위UPPER EXTREMITY REGION

팔 이음뼈: 스펜서 기법
Shoulder girdle: Spancer Techniques

적응증

- 유착성 관절낭염(Adhesive capsulitis)
- 윤활낭염(Bursitis)
- 힘줄윤활막염(Tenosynovitis)
- 관절염(arthritis)

일반적인 고려사항들

니콜라스 S. 니콜라스, 정골의사, FAAO(Nicholas S. Nicholas, DO FAAO)는 이 기법을 다른 어떤 것보다 장려했다. 게다가 그는 그 효능을 입증하는 논설 중의 하나를 출판하면서 여러 기관, 특히 운동 의학(athletic medicine)에 여러 해 동안 강의와 발표를 해왔다. 그가 스포츠 의학에서 자문의사로 여러 해를 보내며, 특히 1940~1960년까지 빌라노바대학교(Villanova University) 미식축구팀에서 자문의사로 있는 동안 다른 치료법들이 실패할 때 이 치료법으로 많은 성공적인결과를 얻었다. 이 치료의 프로토콜(protocol)은, 다른 정골 도수 치료(osteopathic manipulative treatment)와 함께 목뼈(cervical), 가슴뼈(thoracic), 그리고 갈비뼈(costal)부분을 치료할 때 쓰면 환자에게 우수한 회복의 기회를 줄 수 있다. 이 기법은 8단계로 구성되어 있지만, 두운(alliteration) 목적상 "스펜서의 7단계(seven stage of Spencer)"로 가르쳐 졌다. 필라델피아 정골의학 대학(Philadelphia College of Osteopathic Medicine, PCOM)에서, 우리는 이 기법을 5A와5B를 가짐으로써 8단계를 수용한 7단계를 배우고 있다.

환자는 옆누움 자세(lateral recumbent position)로 누워있고 어깨(shoulder)는 테이블에서 떨어지게 한다. 환자의 등은 테이블에 수직하게 두고, 전방 구르기(roll)를 방지하기 위해 아래 무릎과 엉덩이는 굽힌다. 베개는 환자의 목뼈와 팔 이음뼈(shoulder girdle)의 근육조직(musculature)으로 부터의 끌림을 제거하기 위해 환자의 머리 아래에 둔다.

팔부위 UPPER EXTREMITY REGION

팔 이음뼈: 스펜서 기법 1단계-팔꿉 굽힌 상태에서 어깨 폄

Shoulder Girdle: Spencer Technique
Stage 1-shoulder extension and elbow flexed

1. 시술자는 환자와 마주 보고 선다.
2. 시술자의 머리 쪽 손은 봉우리빗장(acromioclavicular)과 어깨뼈흉곽(scapulothoracic)의 움직임이 일어나지 않게 잡는다. 손가락은 어깨뼈(scapula)의 가시(spine)에 두고, 엄지는 빗장뼈(clavicle)의 앞면에 둔다.
3. 시술자의 꼬리 쪽 손은 환자의 팔꿉(elbow)을 움켜잡는다.
4. 환자의 어깨(shoulder)는 수평면에서 제한성 장벽의 가장자리로 폄(extension)해서 이동한다.
5. 느리고, 부드러운 스프링잉(springing)(관절, 압력 가감법)(articulatory, make and break) 움직임(화살표, 그림 17.1)을 관절운동범위의 끝 범위에 적용한다.
6. 근 에너지(muscle energy) 활성화: 시술자의 저항(흰색 화살표)에 대항하여 환자의 어깨(shoulder)를 굽히도록(검은색 화살표, 그림 17.2) 지시한다. 이 수축은 3~5초 동안 유지한다.
7. 2초 이완 후에, 어깨(shoulder)를 새로운 제한성 장벽 쪽으로 폄(extension)한다(그림 17.3).
8. 6, 7방법을 3~5회 반복하고 폄(extension)을 재평가한다.
9. 시도되는 폄(extension)에 대항하여 저항을 주면(흰색 화살표, 그림 17.4) (상호억제)(reciprocal inhibition) 유용한 증진효과를 볼 수 있다.

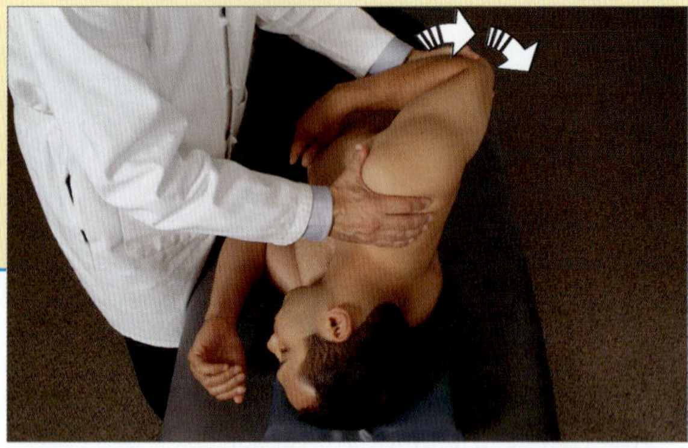
그림 17.1 1단계, 1~5방법

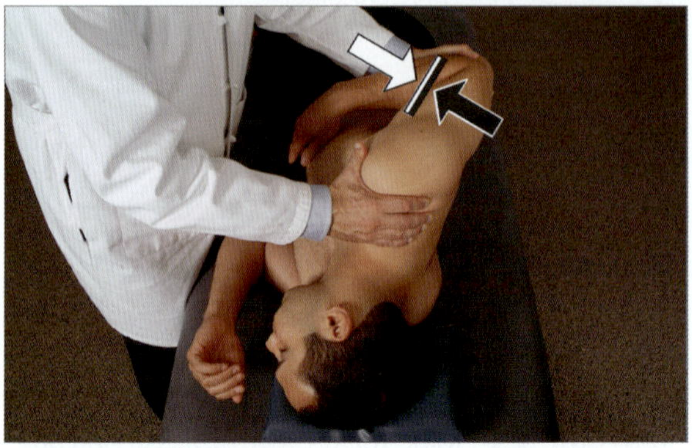
그림 17.2 1단계, 6방법

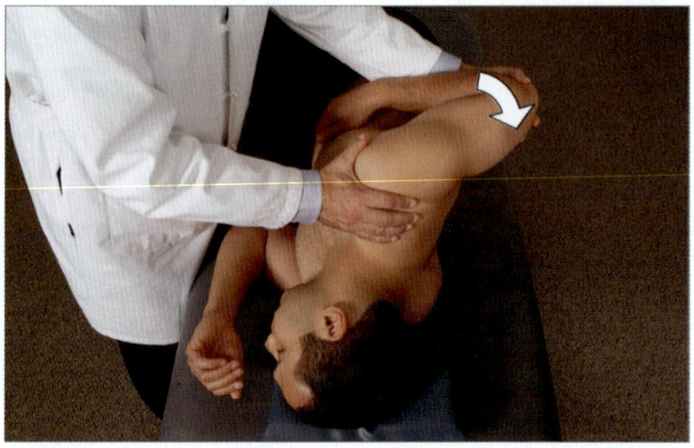
그림 17.3 1단계, 7방법

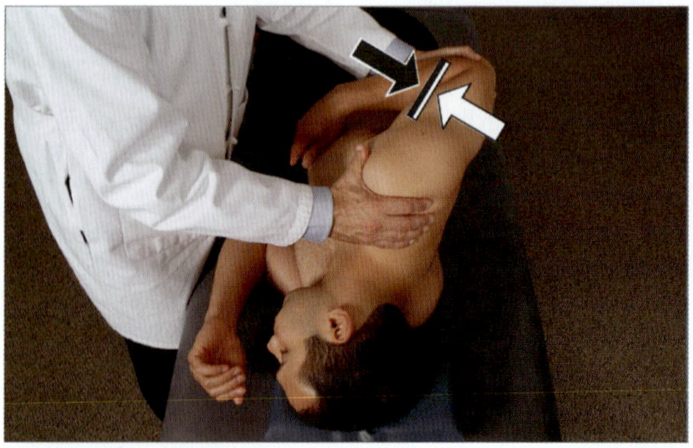
그림 17.4 상호억제

팔부위 UPPER EXTREMITY REGION

팔 이음뼈: 스펜서 기법 2단계-팔꿉 펴고 어깨 굽힘.

Shoulder Girdle: Spencer Technique
Stage 2-shoulder flexion and elbow extended

1. 시술자의 손은 어깨(shoulder)와 위팔(arm)을 바꾸어 접촉한다. 꼬리쪽(caudad) 손은 환자의 위쪽과 뒤쪽에 두어 어깨의 봉우리빗장(acromioclavicular)과 어깨뼈흉곽(scapulothoracic)의 움직임이 일어나지 않게 둔다. 손가락은 빗장뼈(clavicle)의 앞면에 두고, 손바닥 끝부분(heel)은 어깨뼈(scapula)의 가시(spine)에 둔다.
2. 다른 손으로, 시술자는 환자의 어깨(shoulder)가 수평면에서 제한성 장벽의 가장자리로 굽힘(flexion)할 수 있게 한다.
3. 느린, 스프링(springing)(관절, 압력 가감법)(articulatory, make and break) 움직임(화살표, 그림 17.5)을 관절운동범위의 끝 부분에서 적용한다.
4. 근 에너지(muscle energy) 활성화: 환자에게 시술자의 저항(흰색 화살표)에 대항하여 어깨를 폄(검은색 화살표, 그림 17.6)하도록 지시한다. 수축은 3~5초 동안 유지한다.
5. 2초 이완 후에, 새롭게 제한성 장벽이 있을 때 까지 환자의 어깨(shoulder)를 굽힘(flexed)한다(그림 17.7).
6. 4,5방법을 3~5회 반복하고 굽힘(flexion)을 재평가한다.
7. 시도되는 굽힘(flexion)에 대항하여 저항을 주면(상호억제)(reciprocal inhibition)의 유용한 증진 효과를 볼 수 있다(그림 17.8).

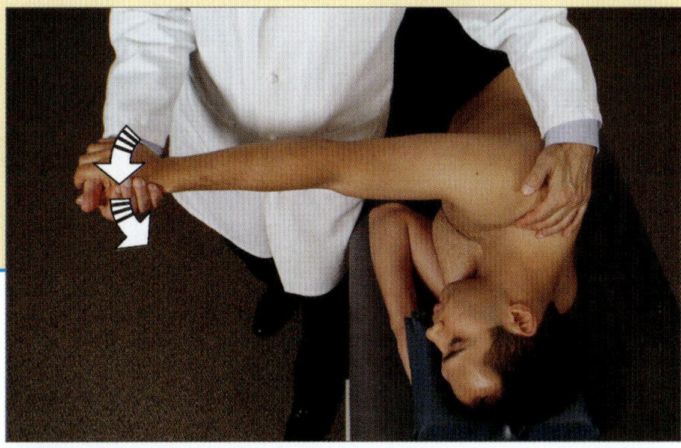

그림 17.5 2단계, 1~3방법

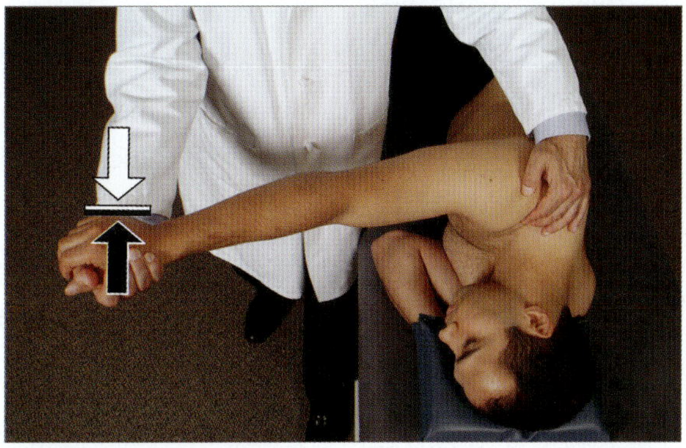

그림 17.6 2단계, 4방법

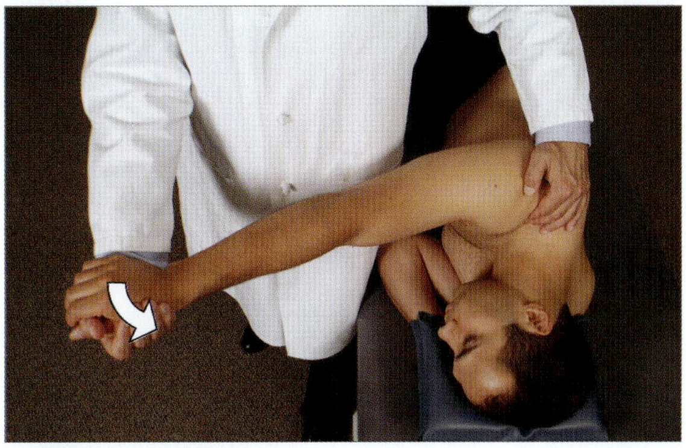

그림 17.7 2단계, 5방법

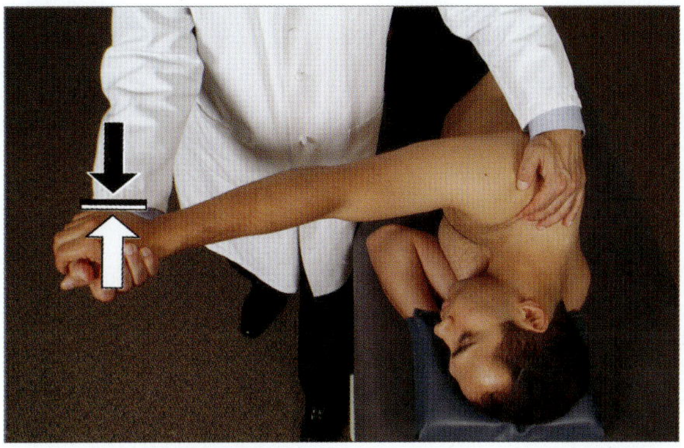

그림 17.8 상호억제

팔부위 UPPER EXTREMITY REGION

팔 이음뼈: 스펜서 기법 3단계-팔꿉 굽혀 약간 압박하면서 휘돌림

Shoulder Girdle: Spencer Technique Stage 3-Circumduction with slight Compression and Elbow Flexed

1. 본래의 시작 자세는 머리쪽(cephalad) 손과 함께 다시시작 된다.
2. 환자의 어깨(shoulder)는 제한성 장벽의 가장자리까지 벌림(abducted)한다(그림 17.9).
3. 환자의 위팔(arm)은 약간의 압박(compression)과 함께 완전한 시계방향 휘돌림(clockwise circumduction)을 한다. 증가된 관절운동범위에 동심성(concentric) 원을 점점 크게 만든다(그림 17.10).
4. 휘돌림(circumduction)은 부분적으로 장벽이 나올 것이다. 같은 도수를 시계반대방향으로 반복한다(그림 17.11).
5. 이 방법에서는 특별한 근 에너지(muscle energy) 활성화가 있지 않다; 하지만 휘돌림(circumduction)이 잘 될 때에는 제한된 활(arc)의 부분에서 실행할 수 있게 된다.
6. 이것을 각각의 방향에서 약 15~30초 동안 반복하고 휘돌림(circumduction)을 재평가한다.

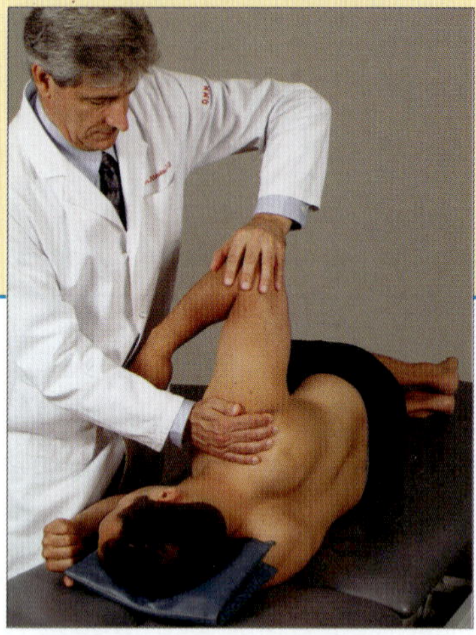

그림 17.9 3단계, 1~2방법

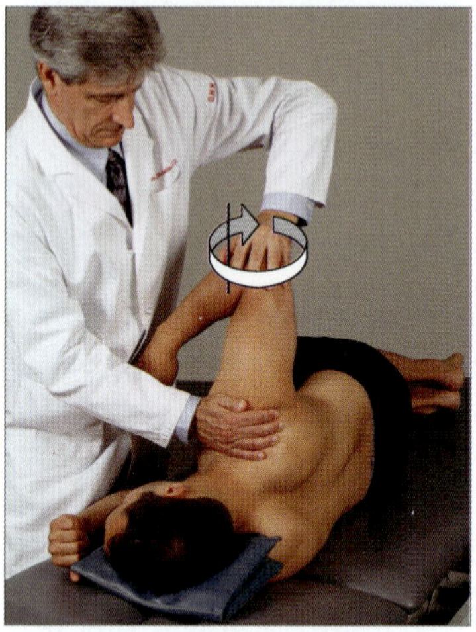

그림 17.10 3단계, 3방법

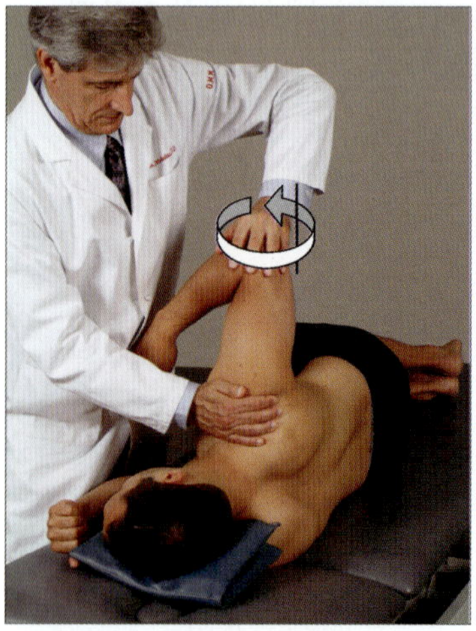

그림 17.11 3단계, 4방법

팔부위UPPER EXTREMITY REGION

팔 이음뼈: 스펜서 기법 4단계-팔꿉 굽힘과 함께 휘돌림과 당김

Shoulder Girdle: Spencer Technique Stage4-circumduction and Traction with Elbow Extended

1. 환자의 팔꿉(elbow)을 폄(extented)한 상태에서 어깨(shoulder)를 제한성 장벽의 가장자리로 벌림(abduction)한다.
2. 시술자의 꼬리쪽(caudad) 손은 환자의 손목을 쥐고, 수직 당김(traction)을 한다. 시술자의 머리쪽(cephalad) 손은 1단계와 같이 고정한다(그림 17.12).
3. 환자의 위팔(arm)은 완전 시계방향(clockwise) 휘돌림(circumduction)하고 동시에 당김(traction)한다. 증가된 관절 운동범위에 동심성(concentric) 원을 점점 크게 만든다(그림 17.13).
4. 같은 방법을 시계반대방향(counterclockwise)으로 반복한다(그림 17.14).
5. 이 방법에서는 특별한 근 에너지(muscle energy) 활성화가 있지 않다; 하지만 휘돌림(circumduction)이 섬세하게 조율하는 동안, 제한이 있는 활(arc)의 부분에서 실행할 수 있게 될 것이다.
6. 이것을 각각의 방향에서 약 15~30초 동안 반복하고 휘돌림(circumduction)을 재평가한다.

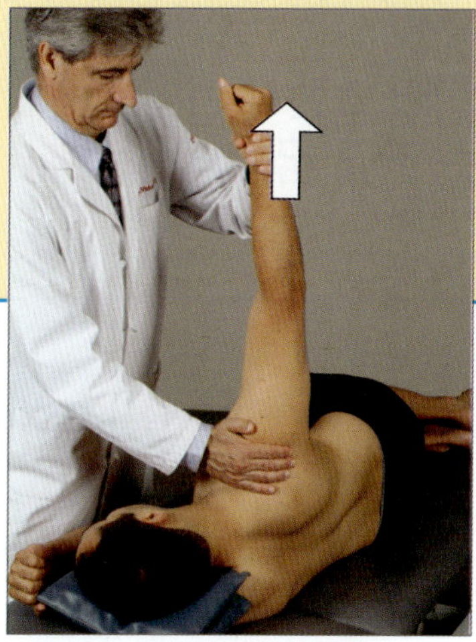

그림 17.12 4단계, 1~2방법

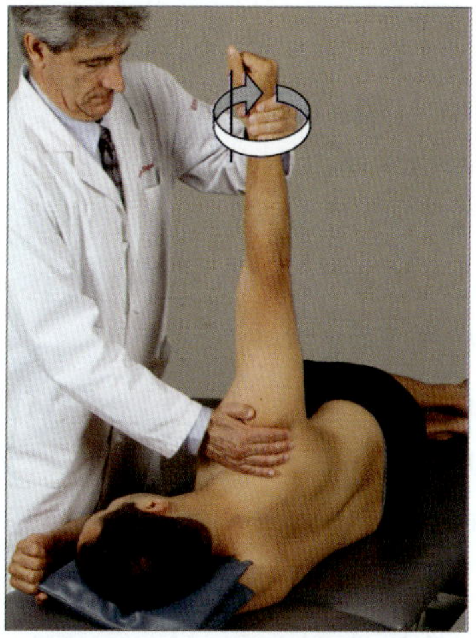

그림 17.13 4단계, 3방법

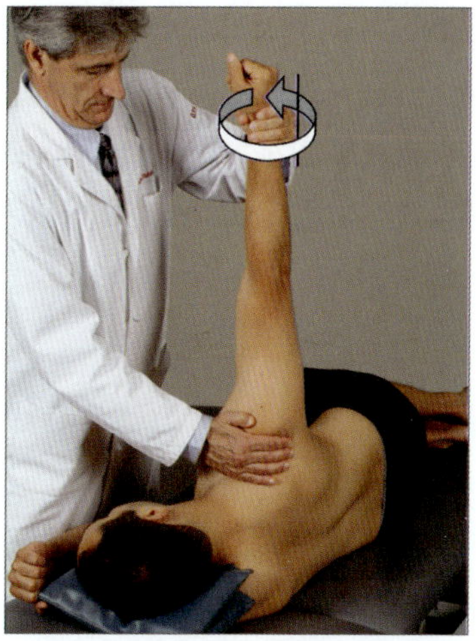

그림 17.14 4단계, 4방법

팔부위UPPER EXTREMITY REGION

팔 이음뼈: 스펜서 기법 5A단계- 팔꿉 굽혀서 벌림

Shoulder Girdle: Spencer Technique
Stage5A-Abduction with Elbow Flexed

1. 환자의 어깨는 제한성 장벽의 가장자리까지 벌림(abducted)한다.
2. 시술자의 머리쪽(cephalad) 위팔(arm)을 테이블의 바닥면과 평행하게 둔다.
3. 환자는 치료받을 위팔(arm)로 시술자의 아래팔(forearm)을 잡는다(그림 17.15).
4. 움직임의 장벽까지 환자의 어깨(shoulder)를 벌림(abducting)하면서 팔꿉(elbow)은 머리를 향해 움직인다. 약간의 안쪽돌림(internal rotation)이 추가된다.
5. 느리고 부드러운(관절, 압력 가감법)(articulatory, make and break) 움직임(화살표, 그림 17.16)이 관절운동범위의 끝부분에서 적용된다.
6. 근 에너지(muscle energy) 활성화: 환자는 시술자의 저항(흰색 화살표)에 대항하여 어깨(shoulder)를 모음(adduct)(검정색 화살표, 그림 17.17)하게 지시한다. 이 수축은 3~5초 동안 유지한다.
7. 2초 이완 후에, 어깨(shoulder)를 새로운 제한성 장벽 쪽으로 벌림(abducted)한다(그림 17.18).
8. 방법6, 7을 3~5회 반복하고 벌림(abduction)을 재평가 한다.
9. 시도되는 벌림(abduction)(검은색 화살표)에 대항하여 저항을 주면(흰색 화살표, 그림 17.19)(상호억제)(reciprocal inhibition) 유용한 증진효과를 볼 수 있다.

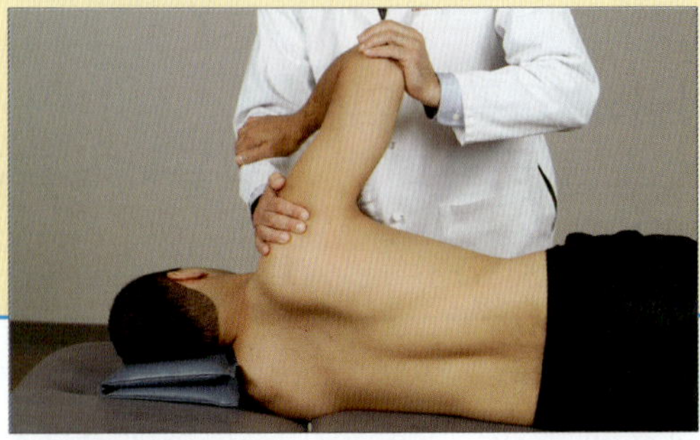

그림 17.15 5A단계, 1~3방법

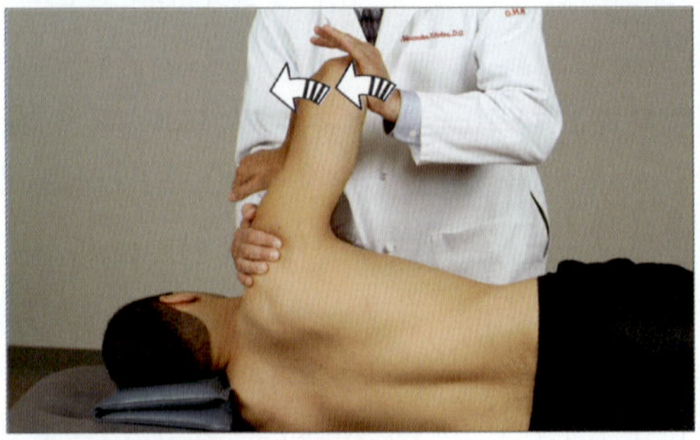

그림 17.16 5A단계, 4~5방법

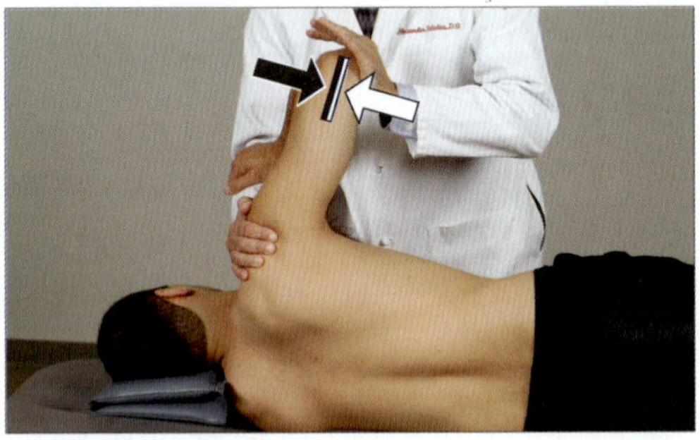

그림 17.17 5A단계, 6방법

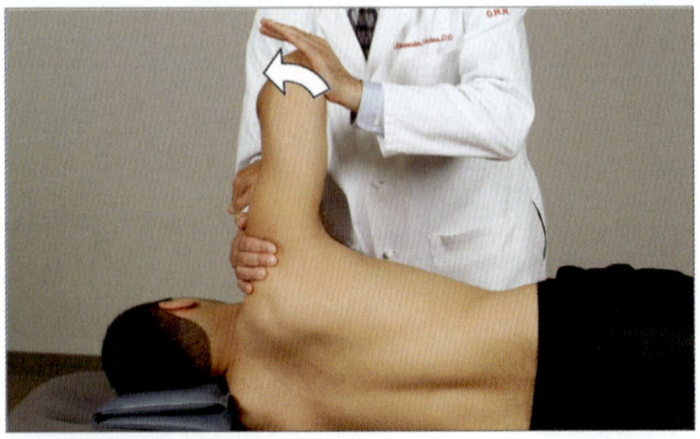

그림 17.18 5A단계, 7방법

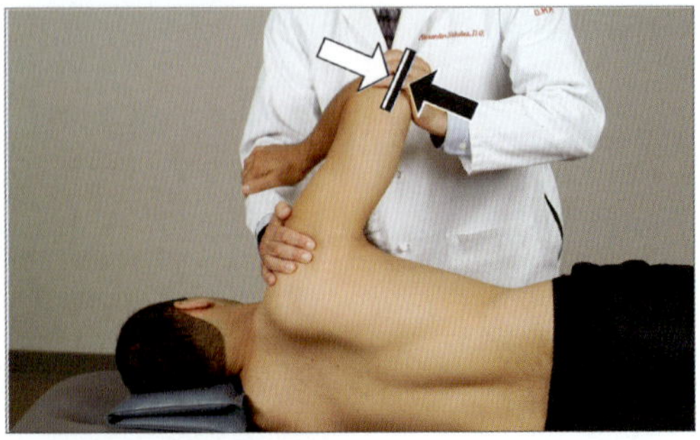

그림 17.19 상호억제

팔부위UPPER EXTREMITY REGION

팔 이음뼈: 스펜서 기법
5B단계-팔꿉 굽힘과 함께 모음과 가쪽 돌림

Shoulder Girdle: Spencer Technique
Stage5B-Adduction and External Rotation with Elbow Flexed

1. 환자의 위팔(arm)이 가슴(chest)벽(wall)의 앞을 지나갈 수 있도록 충분하게 팔꿉(elbow)을 굽힘(flexed)한다.
2. 시술자의 아래팔(forearm)에 대하여 환자의 손목(wrist)을 안정하게 두고 시술자의 아래팔(forearm)은 테이블에 평행하게 둔다.
3. 환자의 어깨(shoulder)는 제한성 장벽의 가장자리로 모음(adducted) 한다(그림 17.20).
4. 느리고 부드러운(관절, 압력 가감법)(articulatory, make and break) 움직임(화살표, 그림 17.21)이 관절운동범위의 끝부분에서 적용된다.
5. 근 에너지(muscle energy) 활성화: 환자는 시술자의 저항(흰색 화살표)에 대항하여 팔꿉(elbow)을 들어 올리게 지시한다(검은색 화살표, 그림 17.22). 이 수축은 3~5초 동안 유지한다.
6. 2초 이완 후에 새롭게 제한성 장벽이 있을 때 까지 환자의 어깨(shoulder)를 모음(addcuted)한다(그림 17.23).
7. 방법 5,6을 3~5번 반복하고, 모음(adduction)을 재평가 한다.
8. 시도되는 모음(adduction)에 대항하여 시술자의 엄지를 사용하여 팔꿈치머리 돌기(olecranon process) 아래 저항을 주면 (상호억제)(reciprocal inhibition) 유용한 증진효과를 볼 수 있다(그림 17.24).

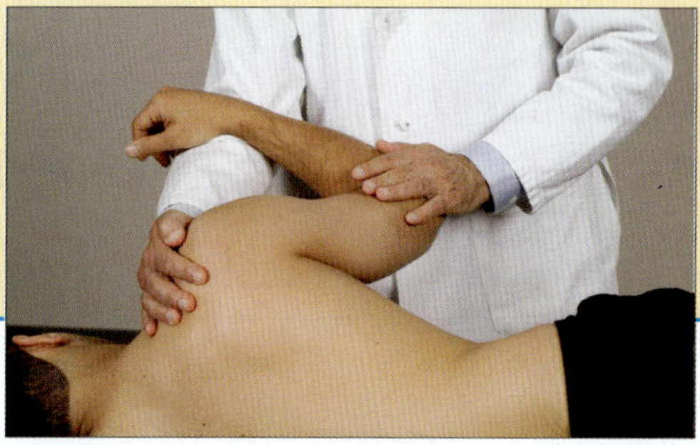
그림 17.20 5B단계, 1~3방법

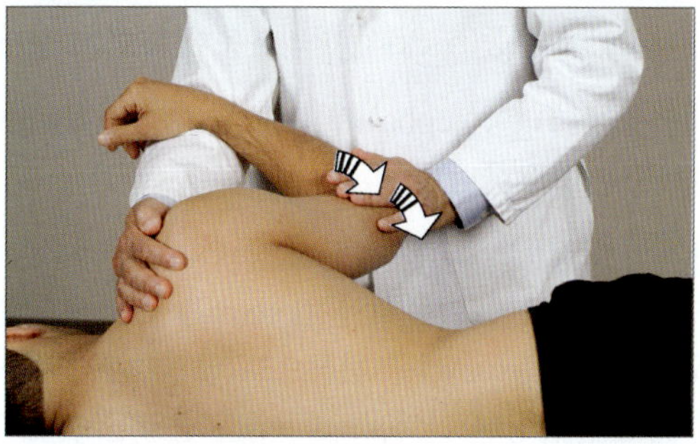
그림 17.21 5B단계, 4방법

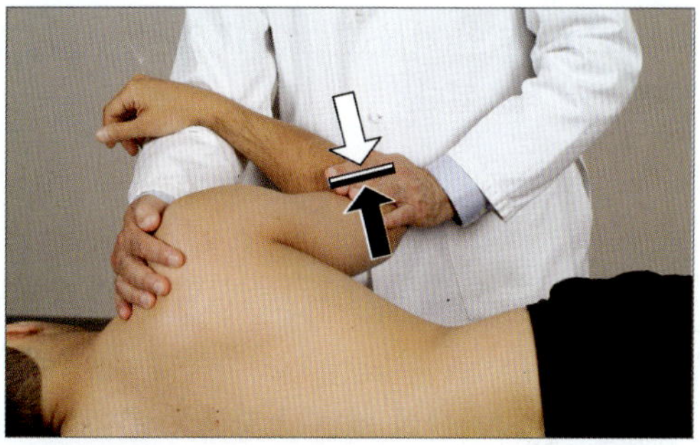
그림 17.22 5B단계, 5방법

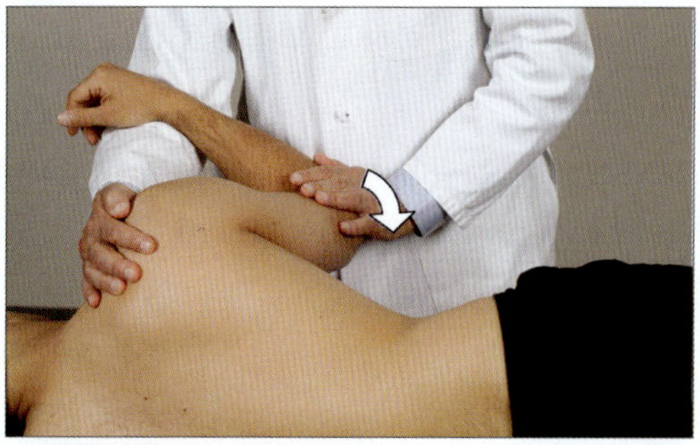
그림 17.23 5B단계, 6방법

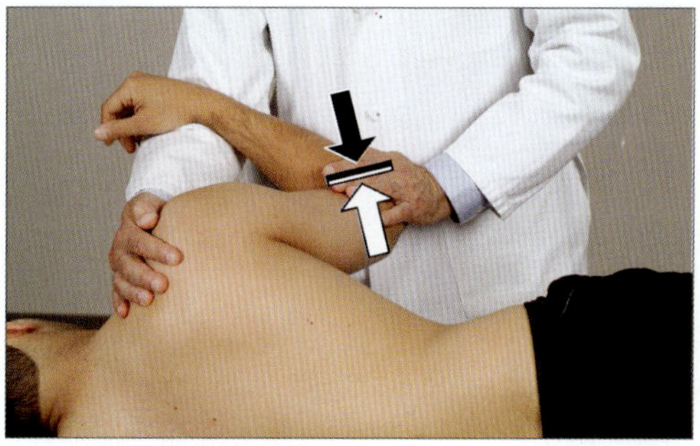
그림 17.24 상호억제

팔부위UPPER EXTREMITY REGION

팔 이음뼈: 스펜서 기법
6단계-위팔 벌리고, 손을 등 뒤쪽으로 하여 안쪽 돌림

Shoulder Girdle: Spencer Technique
Stage6-Internal Rotation with Arm Abduction, Hand Behind Back

1. 환자의 어깨(shoulder)는 45도 벌림(abducted)하고 대략 90도 안쪽 돌림(internal rotated) 한다. 환자의 손의 등(dorsum)쪽이 등(back)의 허리부분에 놓이게 한다.
2. 시술자의 머리쪽(cephalad) 손은 환자의 어깨(shoulder)의 앞부분을 보강한다.
3. 환자의 팔꿉(elbow)을 제한성 장벽의 가장자리로 매우 부드럽게 앞쪽으로(안쪽 돌림)(internal rotation) 당긴다(그림 17.25). 팔꿉(elbow)을 뒤쪽으로 밀지 않도록 한다, 이렇게 하면 불안정한 어깨(shoulder)가 탈구될 수 있다.
4. 느리고, 부드러운(관절, 압력 가감법)(articulatory, make and break) 움직임(화살표, 그림 17.26)이 관절운동범위의 끝부분에서 적용된다.
5. 근 에너지(muscle energy) 활성화: 환자의 팔꿉(elbow)을 시술자의 저항(흰색 화살표)에 대항하여 뒤쪽으로 당기도록(검은색 화살표, 그림 17.27) 지시한다. 이 수축은 3~5초 동안 유지한다.
6. 2초 이완 후에, 새롭게 제한성 장벽이 있을 때 까지 팔꿉(elbow)을 앞쪽으로 운반한다(화살표, 그림 17.28).
7. 방법 5, 6을 3~5회 반복하고, 안쪽 돌림(internal rotation)을 재평가 한다.
8. 시도되는 안쪽 돌림(internal rotation)에 대항하여 저항을 주면(상호억제)(reciprocal inhibition) 유용한 증진효과를 볼 수 있다(그림 17.29).

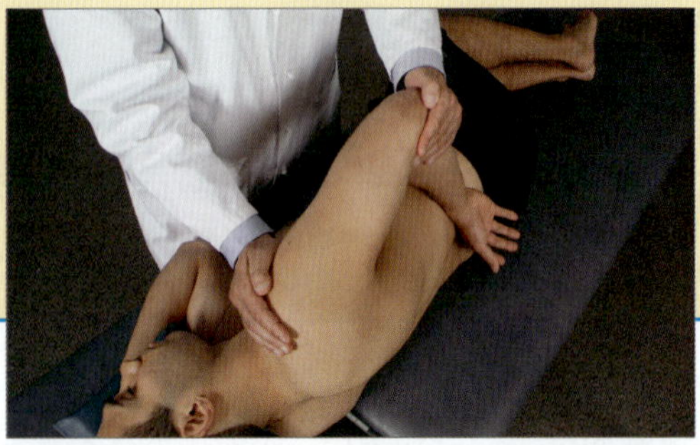
그림 17.25 6단계, 1~2방법

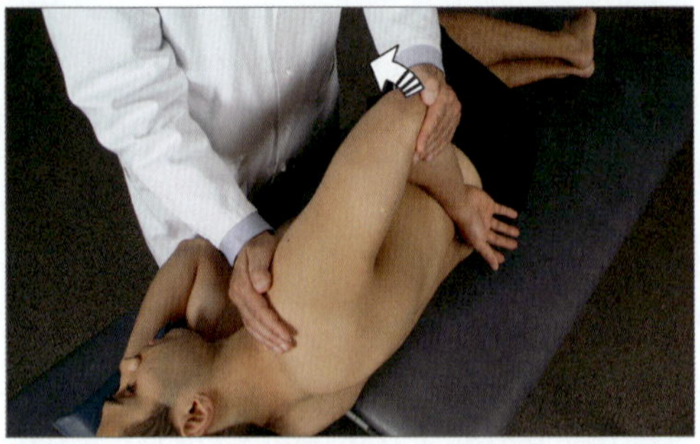
그림 17.26 6단계, 4방법

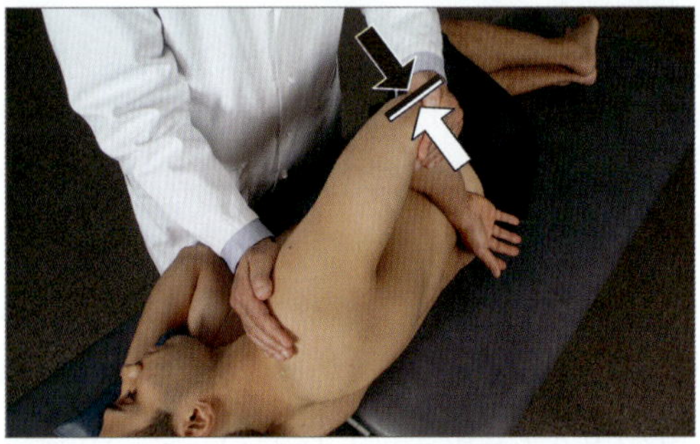
그림 17.27 6단계, 5방법

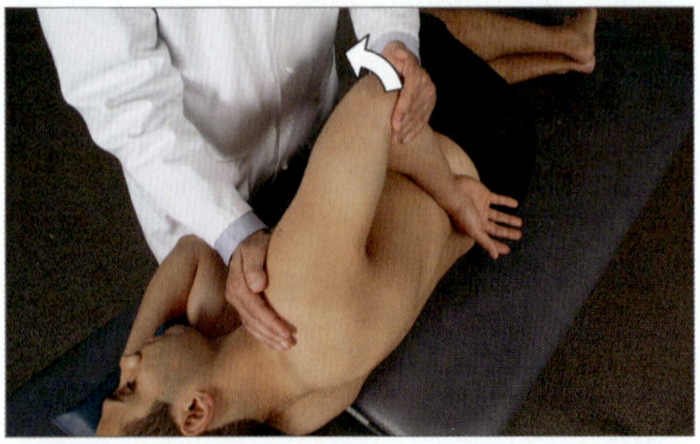
그림 17.28 6단계, 6방법

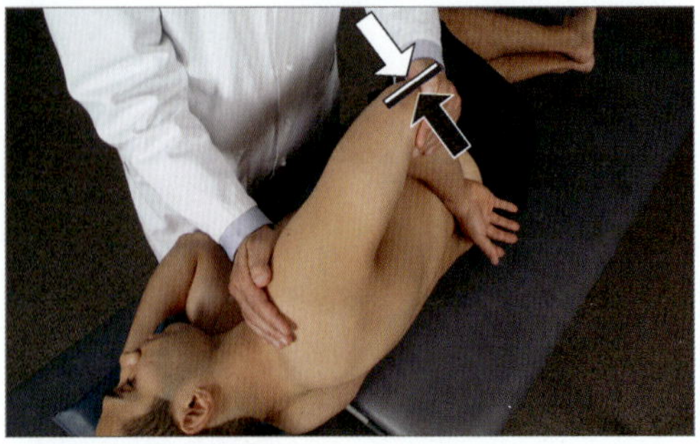
그림 17.29 상호억제

팔부위UPPER EXTREMITY REGION

팔 이음뼈: 스펜서 기법
7단계-위팔 폄과 함께 떼어당김, 조직 신장, 그리고 액 배액의 촉진

1. 시술자는 돌고 테이블에 머리를 마주본다.
2. 환자의 어깨(shoulder)는 벌림(abducted)되고, 환자의 손과 아래팔(forearm)은 환자로부터 시술자의 어깨 가까이에 둔다.
3. 시술자의 손가락은 교차시키고, 손은 봉우리 돌기에 약간 먼 쪽(distal)에 둔다(그림 17.30).
4. 환자의 어깨(shoulder)를 아래쪽으로(inferiorly) 떠 올리고 (화살표, 그림 17.31) 관절오목(glenoid fossa)의 아래(inferior)쪽 가장자리를 가로지르는 변위 움직임을 만든다. 관절의 형태 안에서 이것을 반복한다.
5. 교대로, 위팔(arm)을 아래쪽 관절오목(glenoid fossa)쪽으로 곧게 밀고 펌핑(pumping)움직임과 같이 다시 곧게 당긴다(화살표, 그림 17.32)
6. 근 에너지(muscle energy) 활성화: 떠올리는 당김(traction)은 어깨(shoulder)에 위치하고 유지하면서 한다. 당김(traction)을 유지하고 있는 동안(곡선 화살표), 환자에게 시술자의 안정된 어깨를 아래로 곧게 밀라고 지시한다(곧은 화살표). 이 수축은 3~5초 동안 유지한다. 2초 이완 후에 새로운 제한성 장벽이 있을때 까지 어깨에서 꼬리쪽(caudad) 당김(traction)을 한다(그림 17.33).
7. 방법6을 3~5회 반복한다.

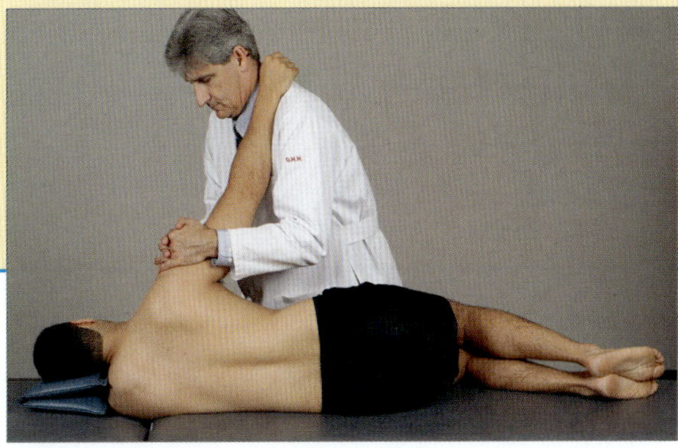

그림 17.30 7단계, 1~3방법

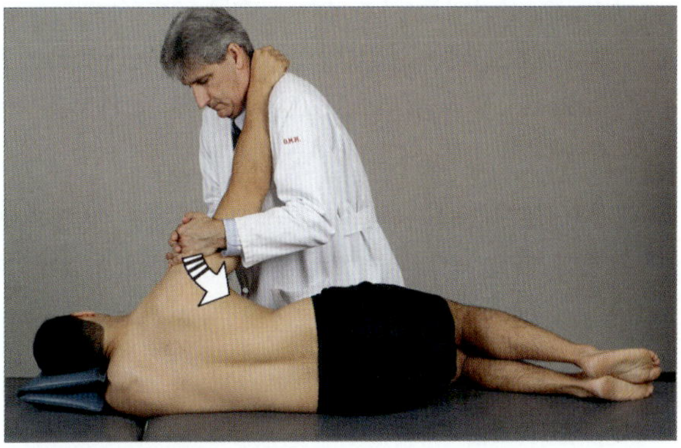

그림 17.31 7단계, 4방법

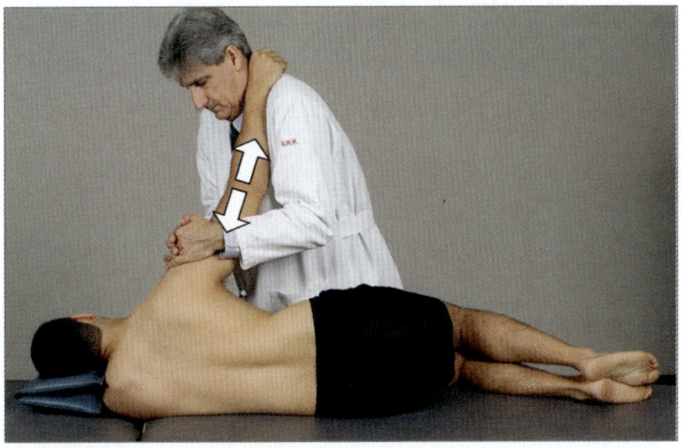

그림 17.32 7단계, 5방법

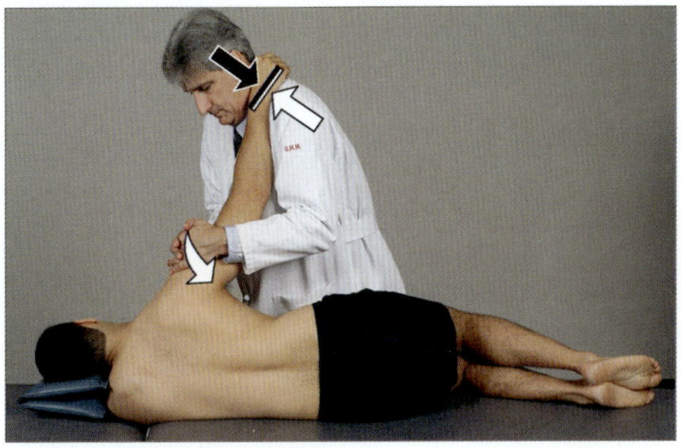

그림 17.33 7단계, 6방법

다리부위 LOWER EXTREMITY REGION

엉덩 이음뼈: 스펜서 기법 1단계-엉덩이 굽힘

Hip Girdle: Spencer Technique Stage1-Hip Flexion

1. 환자는 바로 누운자세(supine)로 눕고, 시술자는 기능장애인 엉덩이의 옆에 테이블 옆으로 선다.
2. 시술자는 환자의 무릎을 굽힘(flexion)-제한성 장벽으로 굽혀(flexs) 엉덩이를 이동시킨다(그림 17.34).
3. 느리고 부드러운 관절(압력 가감법)(articulatory, make and break) 움직임(화살표, 그림 17.35)이 관절운동범위의 끝부분에서 적용된다.
4. 근 에너지(muscle energy) 활성화 : 환자는 무릎을 시술자의 저항 쪽으로(화살표, 그림 17.36) 민다(엉덩이 폄)(hip extension). 이 수축은 3~5초 동안 유지한다.
5. 2초 이완 후에 새로운 제한성 장벽 쪽으로 엉덩이(hip)을 이동한다(그림 17.37).
6. 방법4.5를 3~5회 반복하고, 굽힘(flexion)을 재평가한다.
7. 시도되는 엉덩이 굽힘(hip flexion)에 대항하는 저항을 주면(상호 억제)(reciprocal inhibition) 유용한 증진 효과를 볼 수 있다(그림 17.38).

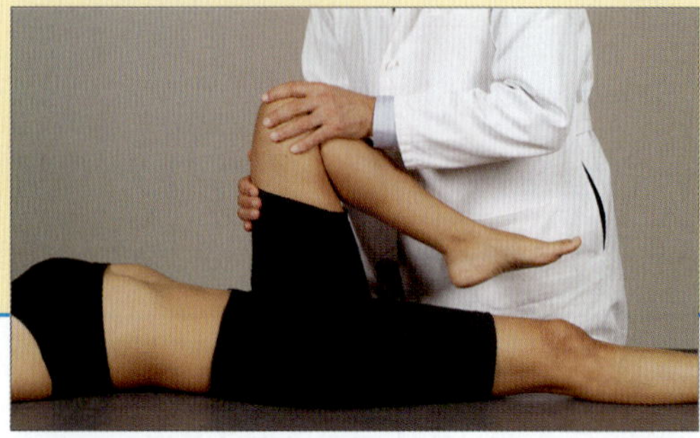

그림 17.34 1단계, 1~2방법

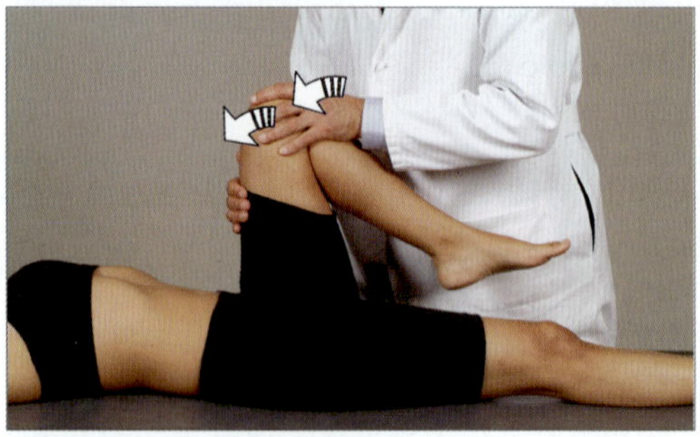

그림 17.35 1단계, 3방법

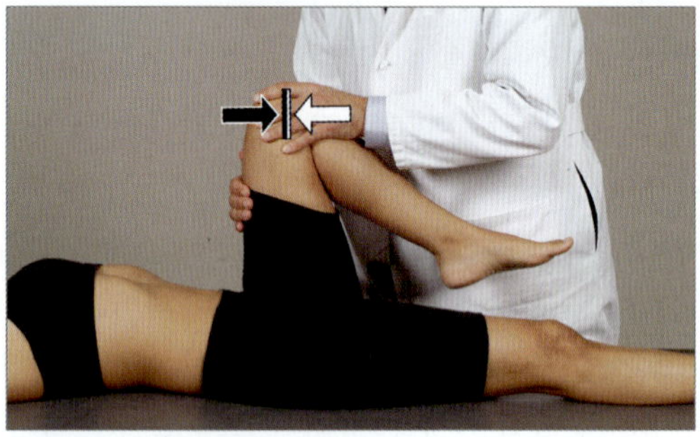

그림 17.36 1단계, 4방법

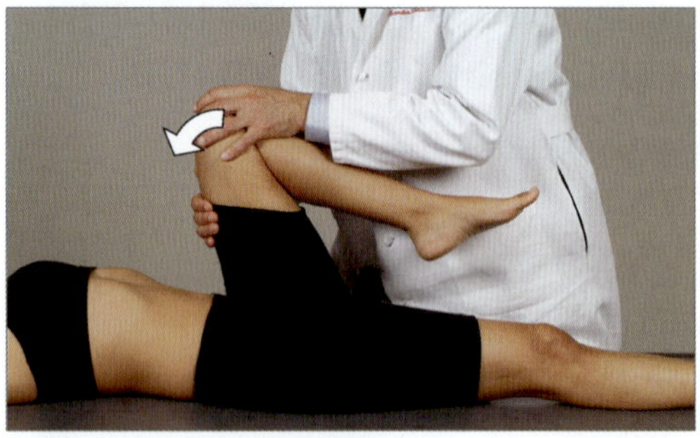

그림 17.37 1단계, 5방법

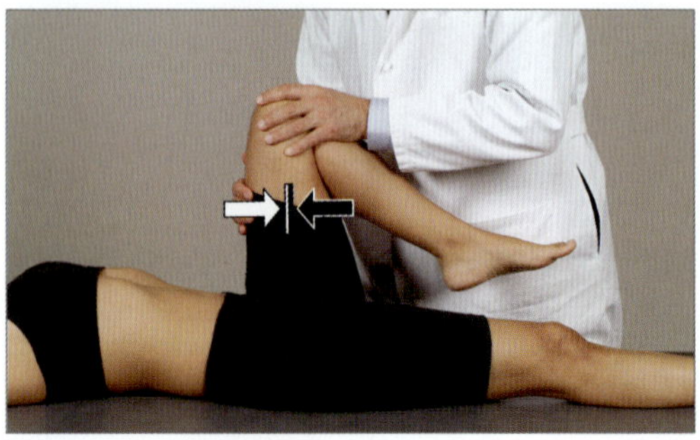

그림 17.38 상호억제

다리부위 LOWER EXTREMITY REGION

엉덩 이음뼈: 스펜서 기법 2단계-엉덩이 폄

Hip Girdle: Spencer Technique
Stage1-Hip Extension

1. 환자의 종아리(leg)를 테이블의 옆면으로 떨어뜨리고, 폄(extension)-제한성 장벽이 나타날 때까지 아래로 종아리(leg)를 내린다(그림 17.39).
2. 느리고, 부드러운 관절 (압력 가감법)(articulatory, make and break) 움직임(화살표, 그림 17.40)이 관절운동범위의 끝부분에서 적용된다.
3. 근 에너지(muscle energy) 활성화 : 환자에게 시술자의 저항에(흰색 화살표)에 대항하는 방향으로 무릎(knee)을 당기도록(검은색 화살표, 그림 17.41) 지시한다. 이 수축은 3~5초 동안 유지한다.
4. 2초 이완 후에 새로운 제한성 장벽 쪽으로 엉덩이(hip)를 이동한다(그림 17.42).
5. 방법 3, 4를 3~5회 반복하고 폄(extension)을 재평가한다.
6. 시도되는 엉덩이(hip)의 폄(extension)에 대항하는 저항을 주면(상호억제)(reciprocal inhibition) 유용한 증진효과를 볼 수 있다(그림 17.43).

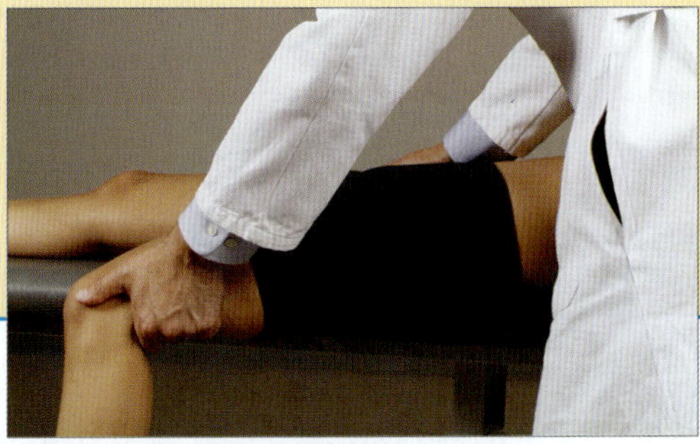

그림 17.39 2단계, 1방법

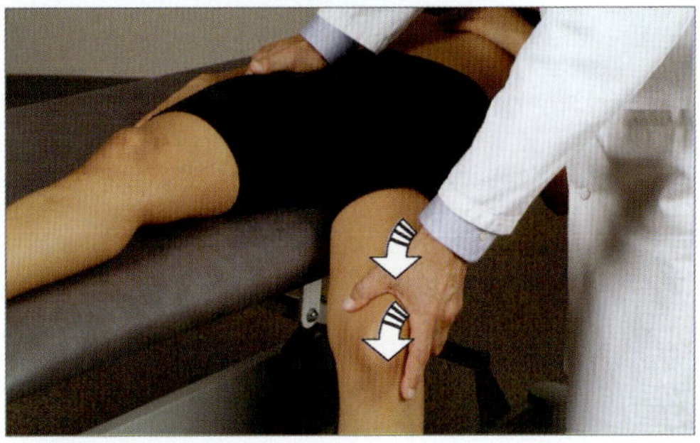

그림 17.40 2단계, 2방법

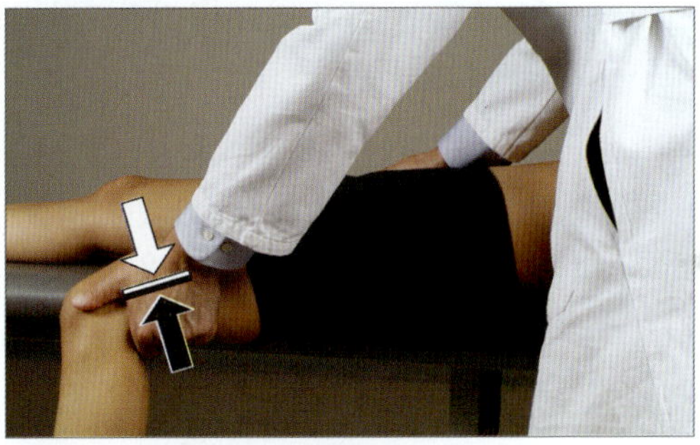

그림 17.41 2단계, 3방법

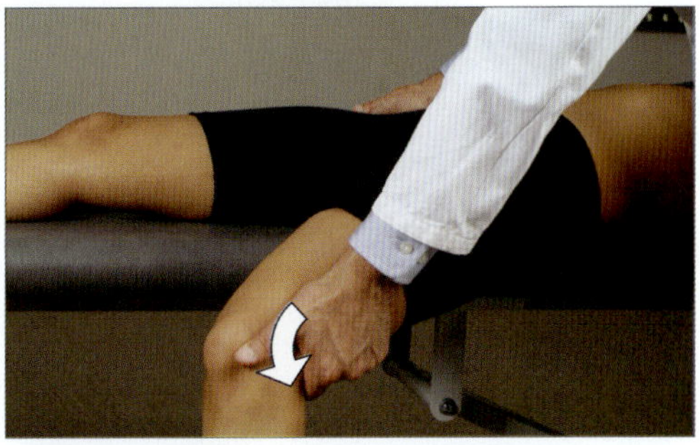

그림 17.42 2단계, 4방법

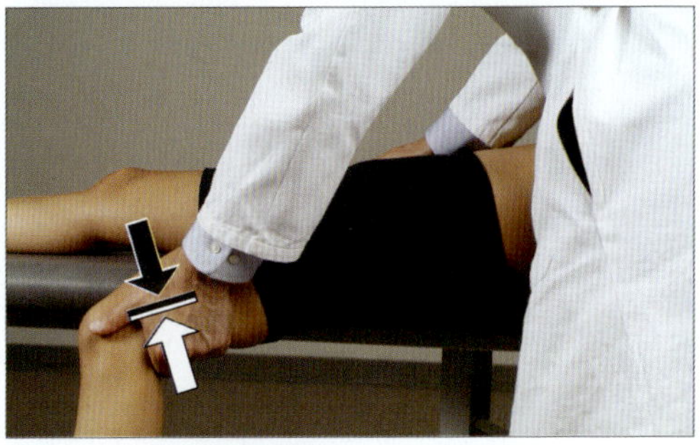

그림 17.43 상호억제

다리부위 LOWER EXTREMITY REGION

엉덩 이음뼈: 스펜서 기법 3,4단계-휘돌림

Hip Girdle: Spencer Technique Stage3and4-Circumduction

1. 시술자는 환자의 엉덩이(hip)(무릎 굽힘과 함께)(with knee flex)를 굽힘(flexion) 장벽이 있는 방향으로 굽히고(flexs) 약간의 압박(compression)을 추가한다(화살표, 그림 17. 44).
2. 시술자는 환자의 엉덩이(hip)를 압박(compression)을 유지한 상태에서 약 30초 동안 작은 원과 그이상의 큰 원을(시계방향과 반시계방향)(clockwise and contraclockwise) 그리며 휘돌림(circumduction) 해준다(화살표, 그림 17. 45).
3. 시술자는 환자의 무릎(knee)을 폄(extension)하고 발목관절(foot)과 발(ankle)을 쥐어 잡고 중간강도의 당김(traction)을 추가한다(그림 17.46).
4. 당김(traction)을 유지하는 것을 계속 하고, 시술자는 약 15~30초 동안 시계방향(clockwise)과 반시계방향(counterclockwise)으로 환자의 엉덩이을 작은 원이나 그 이상 크기의 원을 그리며 휘돌림(circumduction)한다(화살표, 그림 17. 47).

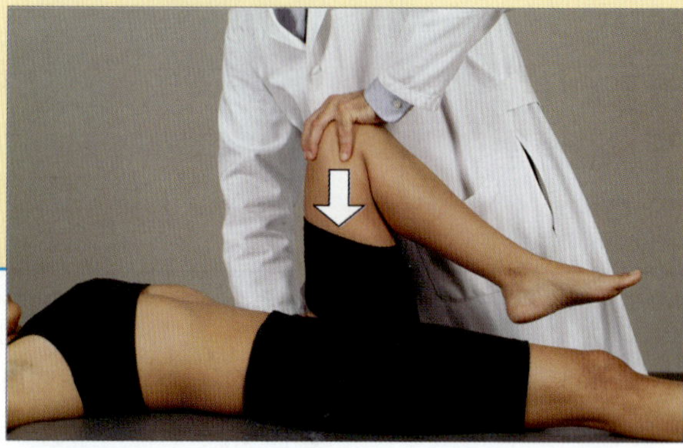
그림 17.44 3~4단계, 1방법

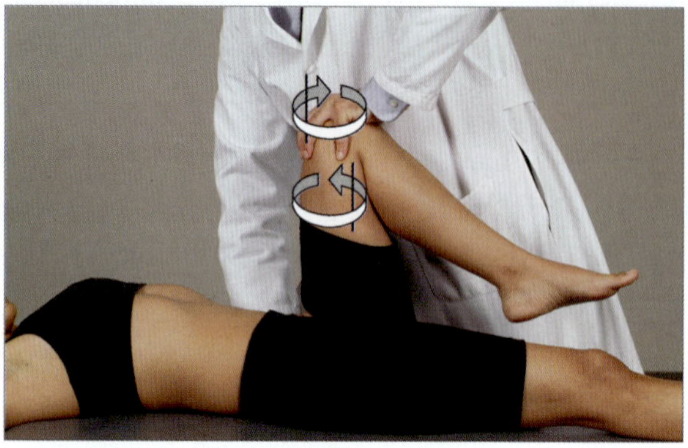
그림 17.45 3~4단계, 2방법

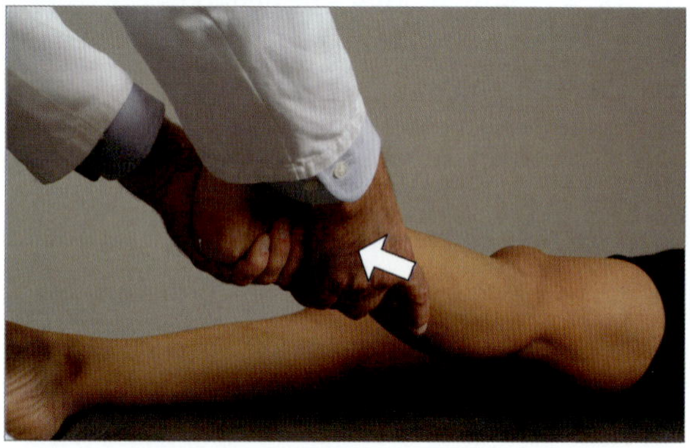
그림 17.46 3~4단계, 3방법

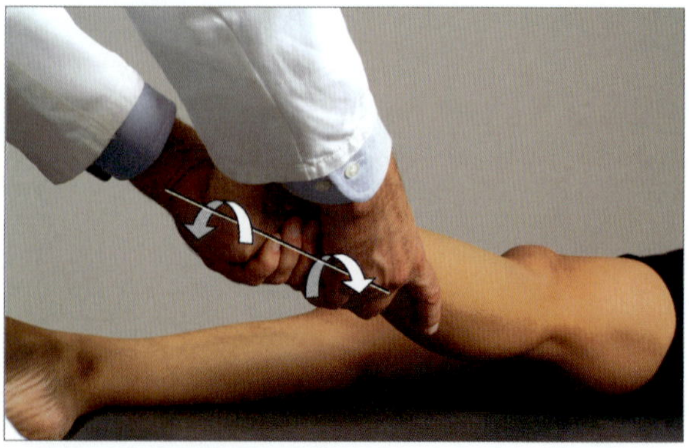
그림 17.47 3~4단계, 4방법

다리부위 LOWER EXTREMITY REGION

엉덩 이음뼈: 스펜서 기법 5,6단계-안쪽과 가쪽 돌림

Hip Girdle: Spencer Technique
Stage5and6-Internal and External Rotation

1. 시술자는 환자의 엉덩이(hip)와 무릎(knee)을 굽히고 (flexs) 엉덩이(hip)의 장벽까지 안쪽 돌림(internal rotation)을 해준다.
2. 느리고 부드러운(관절, 압력 가감법)(articulatory, make and break) 움직임(화살표, 그림 17.48)이 관절운동범위의 끝부분에서 적용된다.
3. 근 에너지(muscle energy) 활성화: 시술자의 저항에(흰색 화살표) 대항하는 방향으로 환자가 무릎을 밀도록(가쪽 돌림)(external rotation)(검은색 화살표, 그림 17.49) 지시한다. 이 수축은 3~5초 동안 유지한다. 2초 이완 후에 제한성 장벽 쪽으로 엉덩이(hip)를 이동한다.
4. 방법3을 3~5번 반복하고 안쪽 돌림(internal rotation)을 재평가 한다.
5. 환자는 가쪽 돌림(external rotation)을 한 다음에 느리고, 부드러운 관절 (압력 가감법)(articulatory, make and break) 움직임(화살표, 그림 17.50)이 관절운동범위의 끝부분에서 적용한다.
6. 근 에너지(muscle energy) 활성화: 시술자의 저항에(화살표, 그림 17.51) 반대되는 방향으로 환자의 무릎(knee)를 밀도록(엉덩이 안쪽 돌림)(hip internal rotation) 지시한다. 이 수축은 3~5초 동안 유지한다. 2초 이완 후에 새로운 제한성 장벽 쪽으로 엉덩이을 이동한다.
7. 방법 6을 3~5회 반복하고, 가쪽 돌림(external rotation)을 재평가한다.

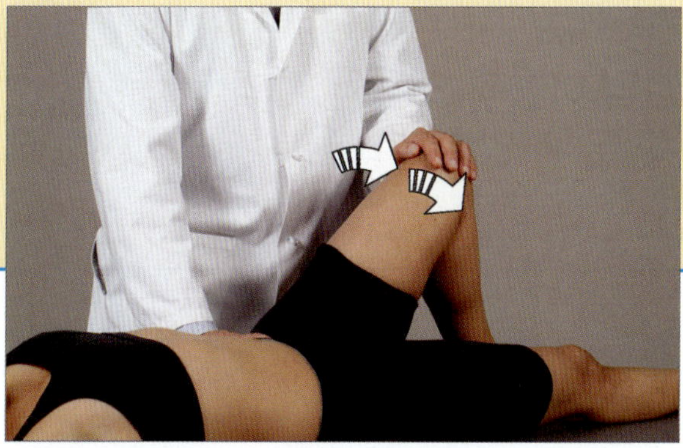

그림 17.48 5단계, 1~2방법

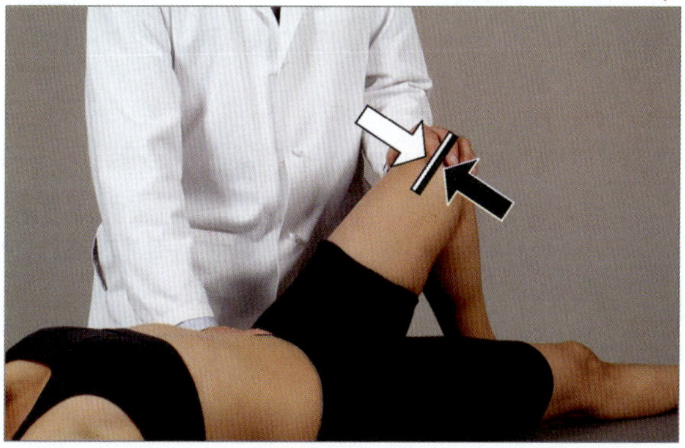

그림 17.49 5단계, 3방법

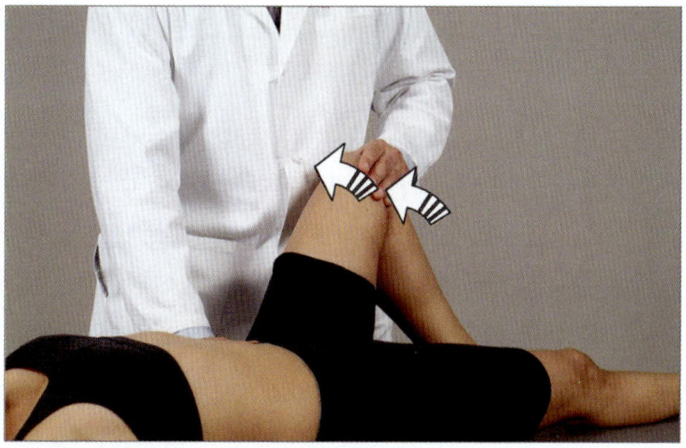

그림 17.50 6단계, 5방법

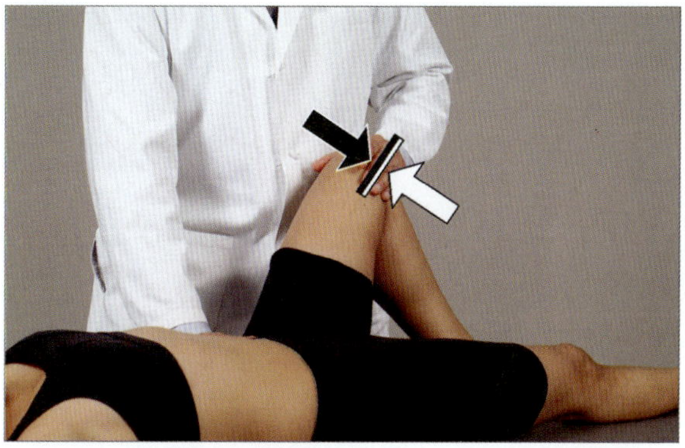

그림 17.51 6단계, 6방법

다리부위LOWER EXTREMITY REGION

엉덩 이음뼈: 스펜서 기법 7, 8단계-벌림과 모음

Hip Girdle: Spencer Technique Stage7and8-Abduction and Adduction

1. 환자는 치료 테이블 위에 바로누운자세(supine)로 눕고, 시술자는 환자의 종아리(leg)를 부드럽게 잡아 곧게 피고 제한성 장벽까지 벌림(abducts)해준다.
2. 느리고 부드러운 관절 (압력 가감법)(articulatory, make and break) 움직임(화살표, 그림 17.52)이 관절운동범위의 끝부분에서 적용된다.
3. 근 에너지(muscle energy) 활성화: 시술자의 저항(흰색 화살표)에 대항하여 환자의 무릎을 당기도록(엉덩이 모음)(hip adduction)(검은색 화살표, 그림 17.53) 지시한다. 이 수축은 3~5초 동안 유지한다. 2초 이완 후에, 새로운 제한성 장벽 쪽으로 엉덩이(hip)를 이동한다.
4. 방법3을 3~5회 반복하고, 벌림(abduction)을 재평가 한다.
5. 환자의 엉덩이(hip)를 모음(adduction) 장벽까지 이동시키고 느리고, 부드러운(관절, 압력 가감법)(articulatory, make and break) 움직임(화살표, 그림 17.54)이 관절운동범위의 끝부분에서 적용된다.
6. 근 에너지(muscle energy) 활성화: 시술자의 저항(흰색 화살표)에 대항하여 환자의 무릎을 밀도록 (엉덩이 벌림)(hip abduction)(검은색 화살표, 그림 17.55) 지시한다. 이 수축은 3~5초 동안 유지한다. 2초 이완 후에, 새로운 제한성 장벽 쪽으로 엉덩이(hip)를 이동한다.
7. 방법 6을 3~5회 반복하고, 모음(addcution)을 재평가한다.

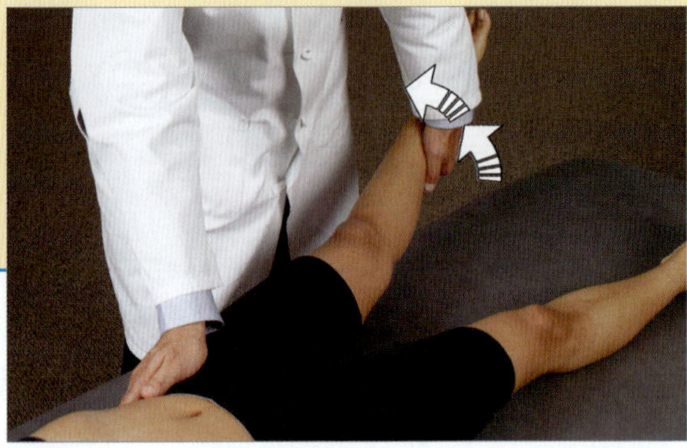

그림 17.52 7단계, 1, 2방법

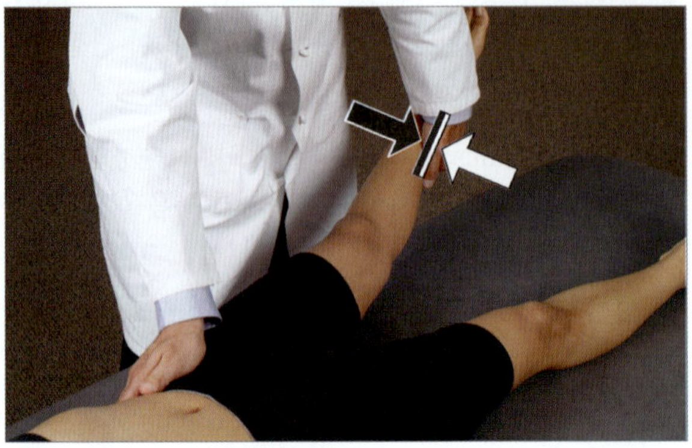

그림 17.53 7단계, 3방법

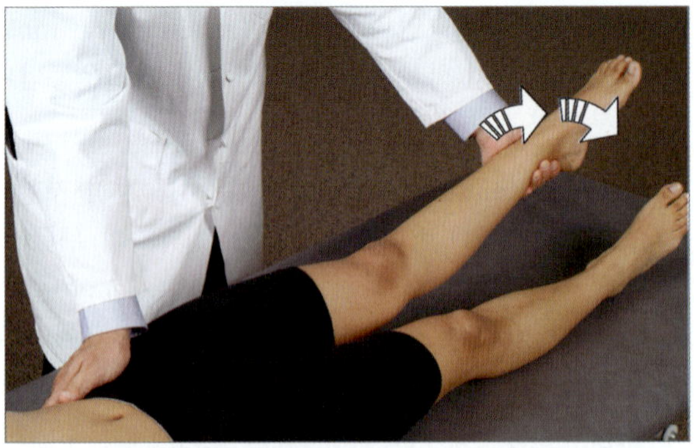

그림 17.54 8단계, 5방법

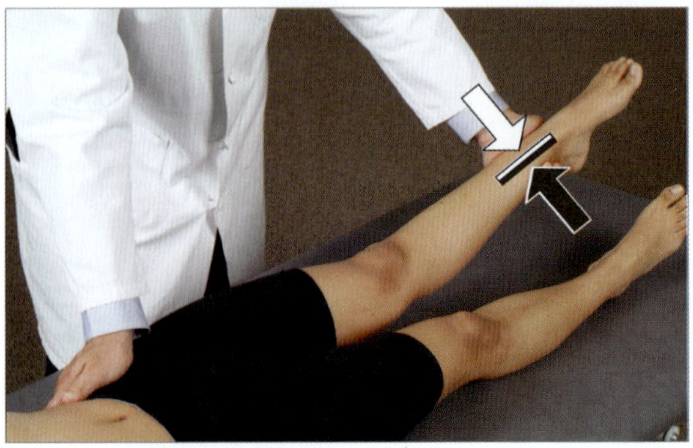

그림 17.55 8단계, 6방법

팔부위 UPPER EXTREMITY REGION

팔꿉: 노자 기능장애, 긴축, 엎침 기능장애(뒤침의 상실), 근 에너지, HVLA

Elbow: Radioulnar Dysfunction, Long Axis, Pronation Dysfunction(Loss of Supination), Muscle energy, HVLA

긴 축 기능장애는 앞쪽과 뒤쪽 이동이 없는 노뼈(radius)의 길이에 따라 돌림(rotational) 움직임과 관련이 있다. 그 장애에는 시소 움직임과 같이 묘사 되는 앞쪽 뒤쪽 기능장애와는 다른 노뼈 머리(radial head) 와 붓돌기(styloid process)가 서로 다른 방향으로 움직이는 장애다.

1. 환자는 테이블 위에 앉고, 시술자는 환자의 앞에 선다.
2. 시술자는 환자의 기능장애가 있는 위팔(arm)을 악수(shaking hands)를 하는 것처럼 고정하고 반대방향의 손의 엄지(thumb)를 노뼈 머리(radial head)의 앞쪽(anterior)을 향하게 둔다.
3. 시술자는 제한성 장벽이 나올 때 까지 환자의 손을 뒤침(supination) 해준다(그림 17.56).
4. 시술자가 완고한 대응력을 적용(흰색 화살표)하고 있는 동안 시술자는 환자가 아래팔(forearm)을 엎침(pronate)하도록(검은색 화살표, 그림 17.57) 지시한다.
5. 2초 이완 후에 환자의 아래팔(forearm)을 더 뒤침(supination) 하게 한다.
6. 방법 4, 5를 3~5회 반복한다.
7. 완전 뒤침(supination)이 되지 않는다면 밀기 기법(thrust technique)을 사용한다. 시술자의 엄지(thumb)를 노뼈 머리(radial head)에 앞쪽(anterior)에 고정하면서 손을 같은 형태로 고정한다.
8. 팔꿉(elbow)을 완전 폄(extension)하면서 뒤침(supination)을 동시에 한다.
9. 폄(extension)의 끝지점에서, 엄지(thumb)를 노뼈(radius)쪽에 두고 뒤쪽으로 바로 밀기(thrust)를 한다(그림 17.58).
10. 시술자는 기능장애의 요소(비정상적 조직(tissue) 감촉(texture), 위치의 비대칭, 움직임의 제한, 누름통증(tenderness) [TART])를 재평가한다.

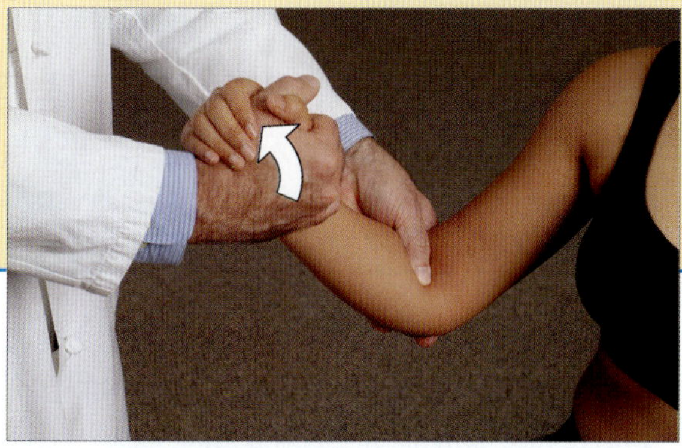

그림 17.56 1~3방법

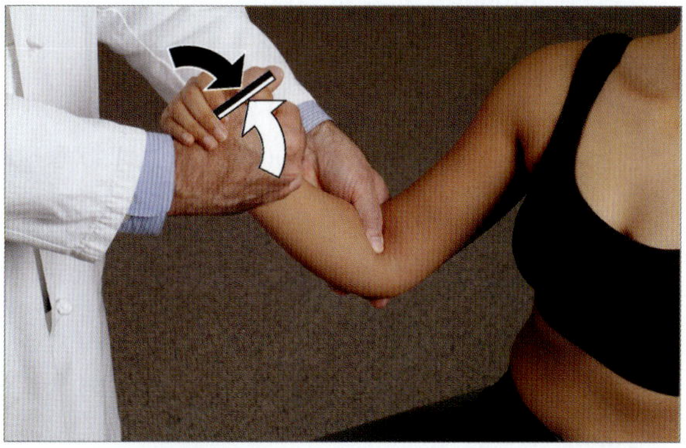

그림 17.57 4방법

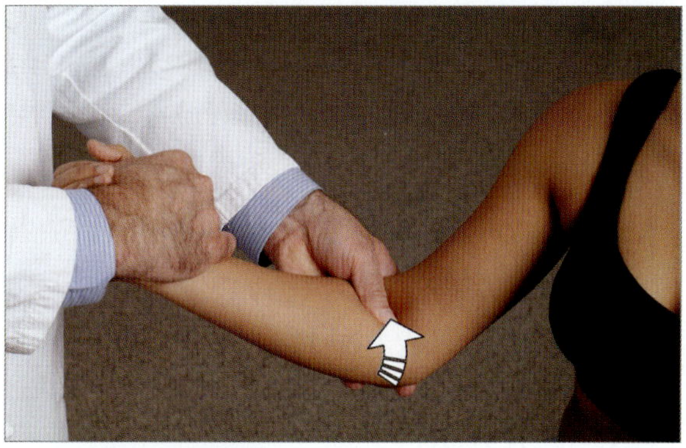

그림 17.58 7~9방법

팔부위UPPER EXTREMITY REGION

팔꿉: 노자 기능장애, 긴축, 뒤침 기능장애 (엎침의 상실), 근 에너지, 높은 속도, 낮은 진폭

Elbow: Radioulnar Dysfunction, Long Axis, Supination Dysfunction (Loss of Pronation), Muscle energy, HVLA

1. 환자는 테이블 위에 앉고, 시술자는 환자의 앞에 선다.
2. 시술자는 환자의 기능장애가 있는 위팔(arm)을 악수(shaking hands)를 하는 것처럼 고정하고 반대방향의 손의 엄지(thumb)를 노뼈 머리(radial head) 뒤쪽에 지지하기위해 둔다.
3. 시술자는 제한성 장벽이 나올 때 까지 환자의 아래팔(forearm)을 엎침(pronation)(화살표, **그림 17.59**) 해준다.
4. 시술자가 완고한 대응력을 적용(흰색 화살표)하고 있는 동안 시술자는 환자가 손목(wrist)을 뒤침(supinate)(검은색 화살표, **그림 17.60**) 하도록 지시한다.
5. 2초 이완 후에, 환자의 아래팔(forearm)을 더 엎침(pronation) 하게 한다.
6. 단계 4, 5를 3~5회 반복한다.
7. 완전 엎침(pronation)이 되지 않는다면 밀기 기법(thrust technique)을 사용한다. 시술자의 엄지(thumb)를 노뼈 머리(radial head)에 뒤쪽(posterior)에 고정하면서 손을 같은 형태로 고정한다.
8. 팔꿉(elbow)을 완전 폄(extension)하면서 엎침(pronation)을 동시에 한다.
9. 폄(extension)의 끝지점에서, 노뼈 머리(radial head) 뒤에 위치한 엄지(thumb)와 앞쪽(anterior)으로 밀기(thrust)를 한다(**그림 17.61**).
10. 시술자는 기능장애의 요소(비정상적 조직(tissue) 감촉(texture), 위치의 비대칭, 움직임의 제한, 누름통증(tenderness)[TART])를 재평가한다.

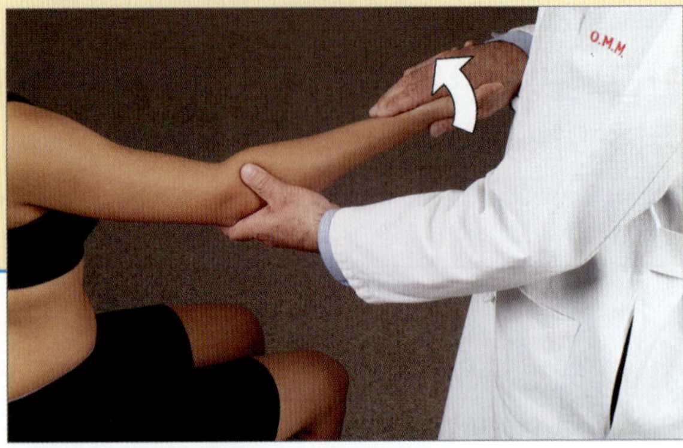

그림 17.59 1~3방법

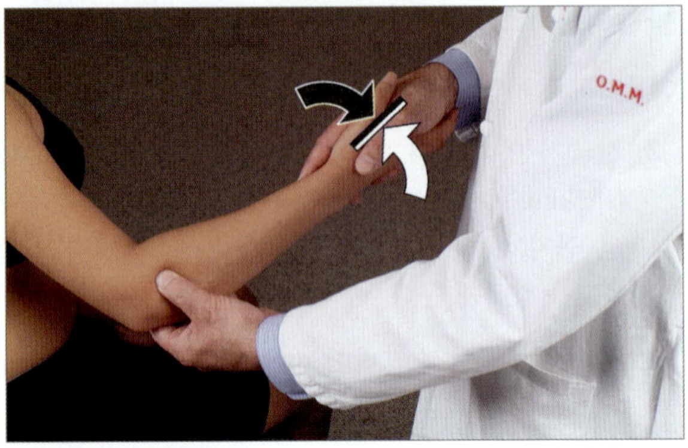

그림 17.60 4방법

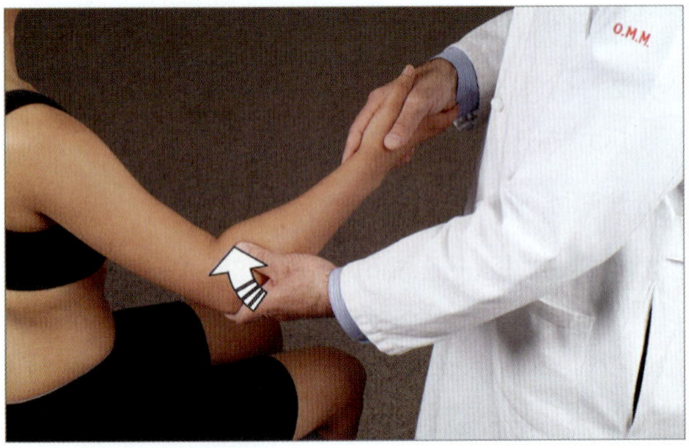

그림 17.61 7~9방법

엉덩부위PELVIC REGION

오른쪽 앞 무명 기능장애: HVLA와 호흡보조, 종아리-당김 기법

Right Anterior Innominate Dysfunction: HVLA with Respiratory Assistance, Leg-Pull Technique

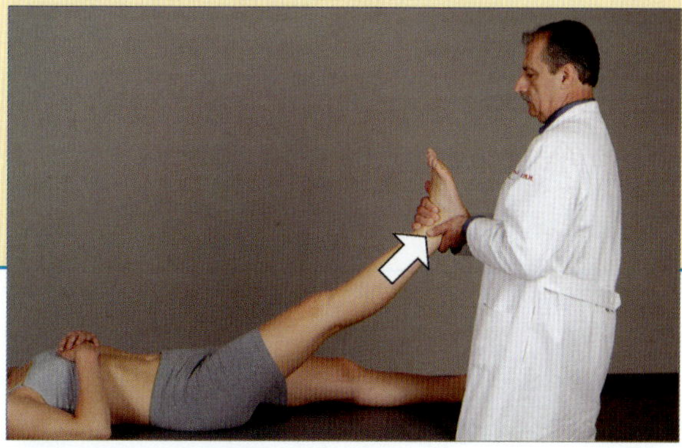

그림 17.62 1~2방법

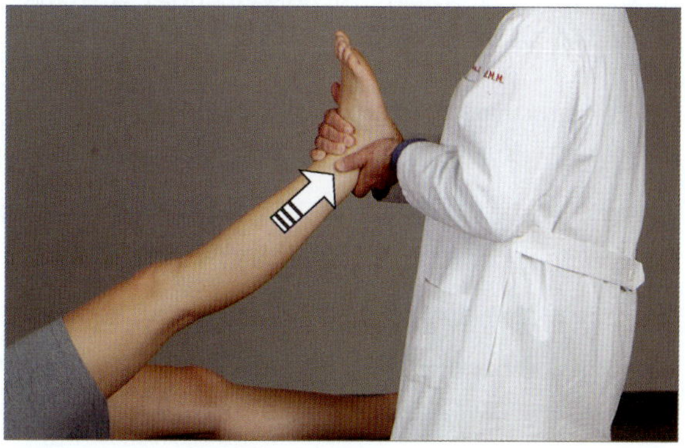

그림 17.63 3~4방법

1. 환자는 바로누운자세(supine)로 눕고, 시술자는 테이블의 발쪽에 선다.
2. 시술자는 환자의 오른쪽 발(ankle)을 쥐어 잡고, 오른쪽 종아리(leg)를 45도 또는 그 이상 들고 종아리(leg) 몸통(shaft)에 당김(traction)(흰색 화살표, 그림 17.62)을 적용한다.
3. 당김(traction)을 유지하고, 환자에게 3~5회 느리고 깊게 호흡하라고 한다. 각 내쉼(exhalation)의 끝에서 당김(traction)은 증가된다.
4. 마지막 호흡의 끝에서, 시술자는 당김(traction)의 방향으로 밀기(thrust) 충격을 준다(화살표, 그림 17.63).
5. 시술자는 기능장애의 요소(비정상적 조직(tissue) 감촉(texture), 위치의 비대칭, 움직임의 제한, 누름통증(tenderness)[TART])를 재평가한다.

목부위CERVICAL REGION

두 번째 목척추뼈~일곱 번째 목척추뼈, 관절, 2형태 움직임

C2 to C7, Articulatory, Type 2 Motion

1. 환자는 바로누운자세(supine)로 눕고, 시술자는 테이블의 머리 쪽에 앉는다.
2. 시술자는 두 번째 또는 세 번째 손가락(finger)의 패드(pad)와 함께 평가되는 분절(segment)의 관절(articular) 돌기(process)를 촉진(palpate)한다.
3. 관절(articular) 돌기(process)를 통하여 왼쪽에서 오른쪽으로(왼쪽 측방 굽힘)(left side bending)움직인 다음에 오른쪽에서 왼쪽(오른쪽 측방 굽힘)(right side bending)으로 움직이는 변형된 움직임을 지시한다(그림 17.64 & 17.65).
4. 각 변형된 움직임의 제한에서, 발산된 변형(예: 왼쪽 측방 굽힘(side bending left), 왼쪽 돌림(rotation left))의 방향으로부터 돌림(rotational) 스프링잉(springing)은 적용될 것이다(그림 17.66).
5. 이 방법은 두 번째 목척추뼈(C2)~일곱 번째 목척추뼈(C7)에서 증진 또는 국소적(local)인 기능장애 분절(segment) 부위에 반복해야 할 것이다.
6. 시술자는 기능장애의 요소(비정상적 조직(tissue) 감촉(texture), 위치의 비대칭, 움직임의 제한, 누름통증(tenderness) [TART])를 재평가한다.

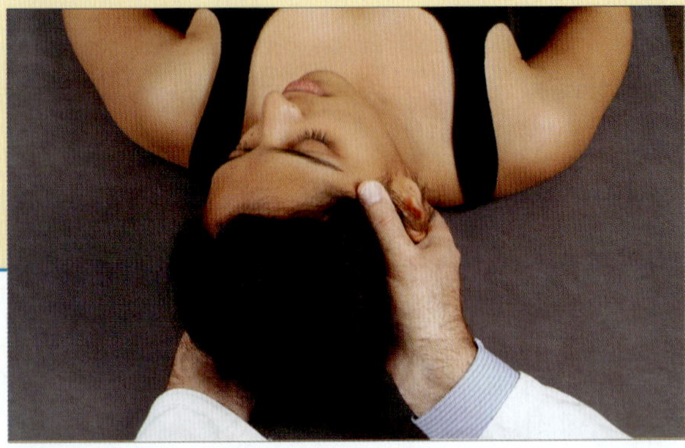

그림 17.64 1~3방법, 오른쪽에 변형

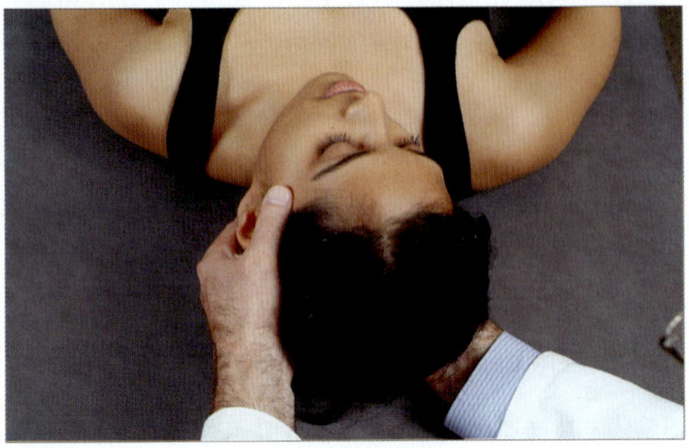

그림 17.65 1~3방법, 왼쪽에 변형

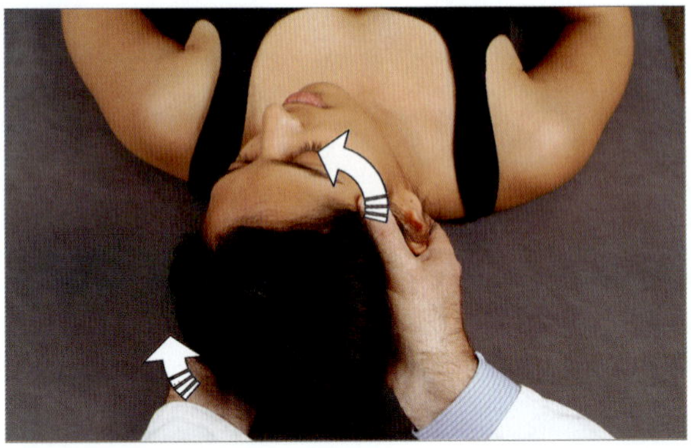

그림 17.66 4방법

가슴부위THORACIC REGION

첫 번째 가슴척추뼈~네 번째 가슴척추뼈, 관절, 측방 굽힘

T1 to T4, Articulatory, Side Bending

1. 환자를 앉히고, 시술자는 환자의 뒤쪽에 앉거나 옆쪽에 앉는다.
2. 시술자의 뒤쪽(posterior) 손의 엄지두덩(thenar eminence)을 기능장애가 있는 가슴척추뼈(thoracic)의 몸 쪽(proximal) 척추주위(paraspinal)에 부분에 둔다.
3. 시술자의 다른 한손은 환자 앞에 두고, 환자의 머리 측면을 잔(cup) 모양으로 감싼다(**그림 17.67**).
4. 시술자가 환자의 머리를 시술자 쪽으로 부드럽게 측방 굽힘(side-bending)하면, 가슴뼈(thoracic)에 있는 손은 척주(vertebral column)의 길이에 수직되는 방향으로 스프링잉(springing) 힘을 가한다(**그림 17.68**).
5. 이 기법은 가슴뼈(thoracic) 부분 또는 국소적(local)인 기능장애가 있는 부분뿐만 아니라 다른 측방도 이행할 수 있을 때까지 계속되어야 한다.
6. 시술자는 기능장애의 요소(비정상적 조직(tissue) 감촉(texture), 위치의 비대칭, 움직임의 제한, 누름통증(tenderness) [TART])를 재평가한다.

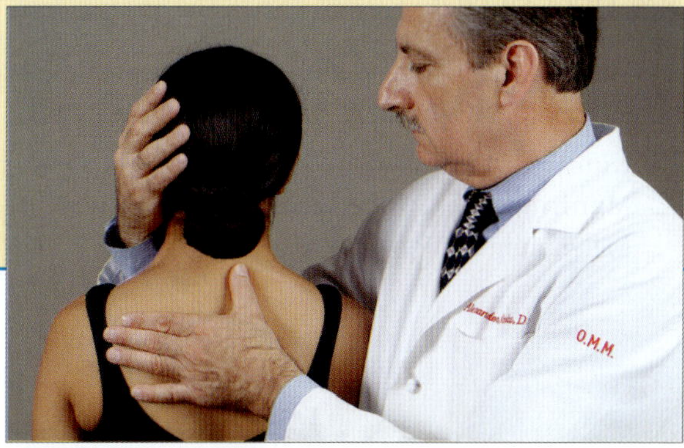

그림 17.67 1~3방법

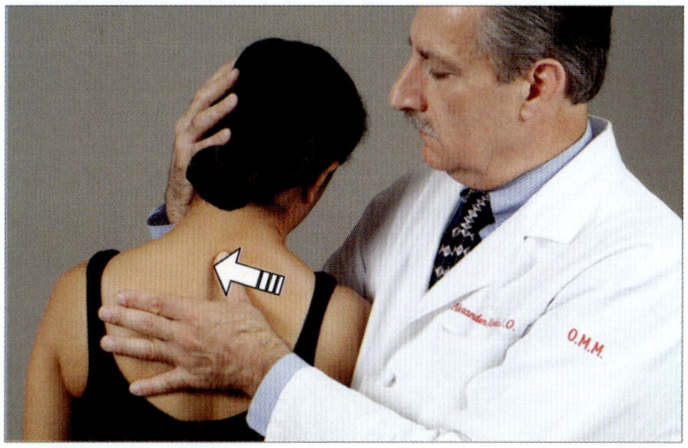

그림 17.68 4방법

REFERENCES

1. Ward R (ed.). Foundations for Osteopathic Medicine. Philadelphia: Lippincott Williams&Wilkins, 2003.
2. Kimberly P, Funk S (eds.). Outline of Osteopathic Manipulative Procedures: The Kimberly Manual Millennium Edition, MO: Walsworth, 2000.

두개골頭蓋骨 정골치료법 Osteopathy in the cranial field 18

기법의 원리 TECHNIQUE PRINCIPLES

정골치료법 원리 교육위원회(Educational Council on Osteopathic Principles, ECOP)에 의해 정의되는 두개골 정골치료법(Osteopathy in the cranial field, OCF)은 "윌리엄 가르너 셔더랜드(William Garner Sutherland DO)에 의해 처음으로 정의된 일차 호흡기전(primary respiratory mechanism)과 긴장된 막을 바로 잡아주는 정골치료법 시술자에 의한 진단과 치료체계이며, Harold Magoun, Sr.에 의한 참고서적(reference work)의 표제(title)" 이다. A. T. Still의 제자인 셔더랜드(Sutherland)는 질병에 관련된 두개골(cranium)과 해부 그리고 생체역학(biomechanics)을 평생 연구하기 시작했다. 두개골에 대한 그의 관심은 킬크스빌(Kirksville)에 있는 MO(미국 정골 학교)에서 탈구된 두개골을 본 이후부터였다. 비록 셔더랜드는 이러한 치료형태와 가장 쉽게 연상되는 이름이지만, 많은 사람들이 그의 연구를 이어받아 연구, 조사와 교육(2, 3)을 계속하였다. 정골치료법 협회(ECOP)는 일차 호흡기전(PRM)을 "다음과 같이 5가지 신체 구성요소 간의 상호 기능을 기술하기 위해 William Garner Sutherland, DO에 의해 제안된 모델" 이라고 정의했다.

1. 뇌와 척수의 고유의 운동성(The inherent motility of the brain and spinal cord)
2. 뇌척수액(CSF)의 파동(The fluctuation of cerebrospinal fluid)
3. 두개강과 척수강내 막(경막)의 운동성(The mobility of intracranial and intraspinal membranes)
4. 두개골뼈의 관절성 운동(The articular mobility of the cranial bones)
5. 장골 사이에 있는 천골의 불수의적 운동성(The involuntary mobility of the sacrum between the ilia)

OCF는 두개골 정골치료법(cranial osteopathy (CO)(1), 두개천골 치료법(craniosacral technique)(4), 그리고 단순히 두개골 치료법(cranial technique)이라 불린다. OCF는 앞에서 기술한 원리로 사용된다는 것이 중요하다. 다른 정골치료법은 두개골(cranium)에 사용될 수 있지만, 신체 기능장애(somatic dysfunction)에 대한 치료 효과를 위한 구체적 원리로 사용된다. 예를 들면, 역-긴장(counterstrain), 연부조직(soft tissue), 근막 이완(myofascial release)과 림프치료법(lymphatic techniques)은 모두 이 부분에 사용될 수 있지만, OCF, CO, 혹은 두개천골 치료법(craniosacral technique)으로 분류되지는 않는다.

많은 시술자(physician)들은 두개골(cranial bones)은 움직일 수 있다거나 움직임을 촉진(觸診: palpate)할 수 있다는 것을 믿지 않으려고 한다. 많은 연구에서 그러한 움직임(motion)의 증거가 나타나며, 두개골 관상봉합(cranial suture)은 완전히 경화되지 않음을 시사하고 있다(1). 관상봉합이 두개골 운동성(mobility)을 인정해 주는 단순한 사례는 학생에게 친구의 관골전 봉합(frontozygomatic sutures)를 양측으로 고정시키게 하는 것이다. 엄지를 한쪽 관골전 봉합(frontozygomatic sutures)에다 놓고, 같은 손의 검지 바닥을 반대쪽 관골전 봉합(frontozygomatic sutures)에다 놓으면 된다. 그러면 그 학생은 관골부분(zygomatic portion)을 좌우로 부드럽게 움직여 주고 다른 손으로 머리를 흔들어 준다. 그러면 관절의 소리가 들릴 정도로 난다. 시행자나 환자 혹은 양자 모두 이러한 움직임을 느낄 수 있다. 우리는 이러한 치료에서 어떠한 역효과(adverse effects)도 보지 못했으므로 긍정적인 교육 결과를 확신하고 있다.

환자가 OCF에 긍정적으로 반응하는 이유는 완전히 이해되고 있지는 않지만, 기전 수용기 (mechanoreceptor)나 유해수용기(nociceptors) 혹은 미세적이고 거시적인 뇌척수액 교환(fluid exchange)으로부터 주변적(Traube-Hering-Mayer oscillations) (5) 혹은 중앙 신경체계내에서 반사 현상(reflex phenomena)을 포함할 수도 있다. 많은 환자들을 촉진(觸診) 한 후 셔더랜드는 특수한 움직임 형태를 느꼈지만, 두개골 해부에 대한 근육 활동에 기초한 이러한 움직임을 설명할 수 없었다. 그러므로 그는 선천적 무의식적 메카니즘(inherent involuntary mechanism)을 주장하여, 결국 '일차 호흡기전(primary respiratory mechanism)' 이라는 용어를 사용하기에 이르렀다(6).

'일차 호흡기전' 은 다음과 같이 보다 더 자세히 정의될 수 있다:

'1차(Primary)' 는 내적 호흡 조직 돌기(process)를 가리킨다.

'호흡(Respiratory)' 는 내호흡 돌기를 가리킨다[즉, 세포를 걸러주는(bathing) 뇌척수액(fluid)을 구성하고 있는 조직 세포와 그 내부 환경 간에 호흡 가스(gases)의 교환]

'메카니즘(Mechanism)' 은 특수한 목적을 가진 조직과 뇌척수액의 상호 운동을 가리킨다.

특별한 운동 패턴은 존재하며 사람마다 쉽게 식별되고 촉진될 수 있다고 여겨진다. 이러한 운동 패턴은 다양한 요인에 의해 결정되지만, 그 봉합(suture)의 경사(beveling)와 경막(dura)의 부착(attachments)과 관계된다고 생각된다. 그러므로 OCF를 이용한 진단과 치료에 대해 시술자(physician)는 두개골 해부조직(cranialanatomy)을 알아야 한다[즉, 관자놀이점(pterion)에서 뼈들이 다음과 같이 겹쳐진다. 전두골(frontal), 두정골(parietal), 접형(sphenoid), 측두골(temporal) 안쪽에서 바깥쪽으로 표의 알파벳 순서로 나열].

대뇌겸(falx cerebri), 소뇌겸(falx cerebelli)와 소뇌천막(tentorium cerebelli)의 내부 경막 반사(internal dural reflections)는 '상호 막 긴장(reciprocal tension membrane)' 라고 공통적으로 알려져 있다. 두개골의 위치나 움직임에서의 뒤틀림(distortion)은 상호 막 긴장을 통해 바닥과 천장으로 전이될 수 있다. 그러므로 두개골 대칭 운동패턴의 뒤틀림을 가진 두개골 움직임에 대한 제한이 "두개골의 신체적 기능장애(cranial somatic dysfunction)" 이라고 일컬어진다.

두개골에서 촉진(觸診)되는 움직임의 양상(兩相) 파동(biphasic fluctuation)은 "두개골 리듬 움직임(cranial rhythmic impulse: CRI)" 이라고 언급된다. OCF에 있어 강조점은 두개천골(craniosacral mechanism)의 동시적 운동성(motion)에 놓여있다. 두개골과 천골 간의 운동은 대후두공(foramen magnum)에 경막관(dural tube)과 호흡 축(respiratory axis)에 이차 천골부분의 연결장치(attachments)와 연관되어 있다. 이것은 때때로 핵심 링크(core link)라고 불린다. 그것은 분당 8~14 주기로 규칙적인 리듬(rhythmic cadence)이 뒤따른다(1, 4). 이러한 지압(impulse)은 신체 어느 곳에나 촉진할 수 있지만, 두개골의 정골치료법 뿐만 아니라 균형적인 인대 긴장(ligamentous tension)이나 인대 관절 팽창(ligamentous articular strain)(BLT/LAS) 기법에도 사용된다. 그 진동 횟수와 진폭은 특정한 질병상태에 따라 변한다(예: 발열).

Cranial nomenclature은 일반적으로 접골형기저면 치골결합(sphenobasilar symphysis)이나 접골형 기저면 섬유성 유리결합조직(sphenobasilar synchondrosis, SBS)에서 일어나는 운동을 가리킨다. 그것은 위쪽 면에 약간 볼록하며, 이러한 철면(凸面)은 굴곡(flexion)동안 증가된다. 이것은 또한 SBS의 굴곡(flexion)을 가진 이러한 아래쪽 각이 더 좁고 더 예리하게 되기 위해 각을 이루는 SBS의 하단 부분으로 생각될 수 있다.

연골 굴곡(sphenobasilar flexion)에서 후두골 기저면(basiocciput)와 접형골 기저면(basisphenoid)는 머리쪽으로(cephalad) 움직이며, 반면 대천문(the wings of sphenoid)과 후두 린(occipital squama)은 꼬리쪽으로(caudally) 움직인다. 이러한 굴곡(flexion)과 신전 운동(extension motion)은 횡축으로 회전한다: 하나는 대후두공(foramen magnum)의 단계에서 회전하고 또 다른 하나는 접형 체(body)을 통해 회전한다(6). 모든 정중선(正中線 midline) 짝 없는(unpaired 하나뿐인) 두개골은 굴곡(flexion)과 신전(extension)에서 움직이는 것으로 기술되고 있다.

접골형 기저면 섬유성 유리결합조직의 굴곡과 신전
FLEXION AND EXTENSION OF THE SPHENOBASILAR SYNCHONDROSIS

두개골 기저(cranial base)의 굴곡(flexion)에 있어(**그림 18.1**), 측두골(temporal bones)은 SBS된 머리쪽으로(cephalad) 움직인다. 모든 쌍의 뼈들(paired bones)은 접형골 기저면 굴곡(sphenobasilar flexion)과 동시에 밖으로 회전하며 움직인다. 쌍 골의 안으로의 회전은 접형골 기저면 신전(sphenobasilar extension)과 동시에 일어난다. 그러므로 굴곡(flexion)에 있어, 두개골(skull)은 전후로(anteroposterior) 늘어나고 측면으로 좁아진다고 말할 수 있다. 신전(**그림 18.2**)에 있어, 두개골(skull)은 전후 방향으로 길어지고 측면으로는 좁아진다.

두개골(cranium)과 천골(sacrum) 사이에 연결 때문에, 천골은 두개골과 함께 움직인다. SBS 굴곡(flexion)에 있어, 천골 기저(sacral base)는 후방 상단으로(posterosuperiorly) 움직이며(1), SBS 신전(extension)에 있어, 천골(sacrum)은 전방 하단으로(anteroinferiorly) 움직인다. 전체 천골운동(gross sacral motion)에 대한 이전에 사용된 명칭의 차이 때문에, 최근 이러한 두개천골 메카니즘(craniosacral mechanism)이라는 용어에 다소 혼동이 일어나고 있다.

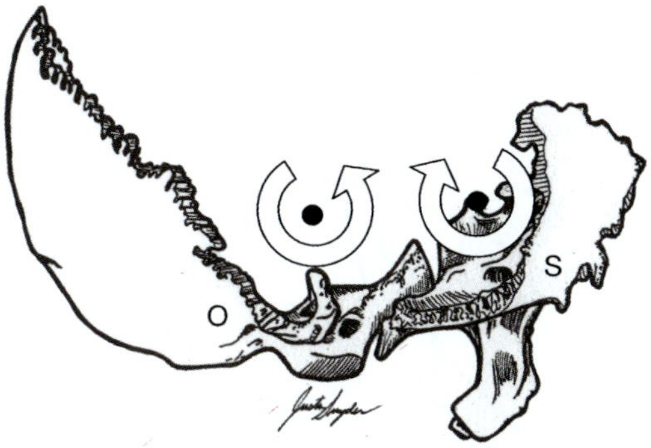

그림 18.1 접골형 기저면 섬유성 유리 결합조직의 굴곡. 후두골 회전축(O), 접형 회전축(S)

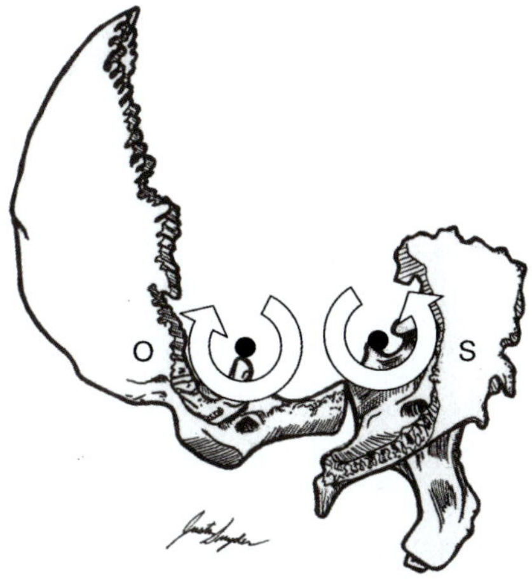

그림 18.2 접골형 기저면 섬유성 유리 결합조직의 신전. 후두골 회전축(O), 접형 회전축(S)

전체 천골 생체역학(gross sacral biomechanics)에 있어 천골기저 전방이동은 '천골의 굴곡' 이라고 일컬어진다. 하지만 두개천골 메카니즘 용어에 있어 굴곡(flexion)은 후방으로 '움직이는 천골기저(sacral base)' 이라고 정의된다. 어떤 사람들은 천골기저 이동을 '상하 움직임(nodding motions)' 이라고 표현했다. 따라서 천골기저의 전방이동을 '골반숙이기(nutation)' 이라 불리고, 천골기저의 후방이동을 '역-골반숙이기(counter-nutation)' 라고 불린다. 어떤 용어를 택하든 간에 천골기저는 전체 굴곡과 두개천골 신전에 있어 전방으로 이동한다. 천골기저는 전체 신전과 두개천골 굴곡에 있어 후방으로 이동한다.

두개천골 메카니즘 CRANIOSACRAL MECHANISM

두개골 운동의 기능장애 형태는 생리적 장애나 비-생리적 장애로 묘사되어 왔다. 생리적 기능장애의 예로서 염전(torsion), 측면굴곡(side bending)과 회전, 고정된 (굴곡과 신전) 등이 있다. 압박, 수직 긴장(shear)과 측면 긴장들이 비-생리적 장애의 예들이다. 이것들은 두부손상(head trauma), 분만외상(birth trauma), 치아순서(dental procedure), 하부 근골격 스트레스와 장애(musculoskeletal stress and dysfunction), 그리고 자세 불안정(postural abnormalities)등이 이차적 사례들이다.

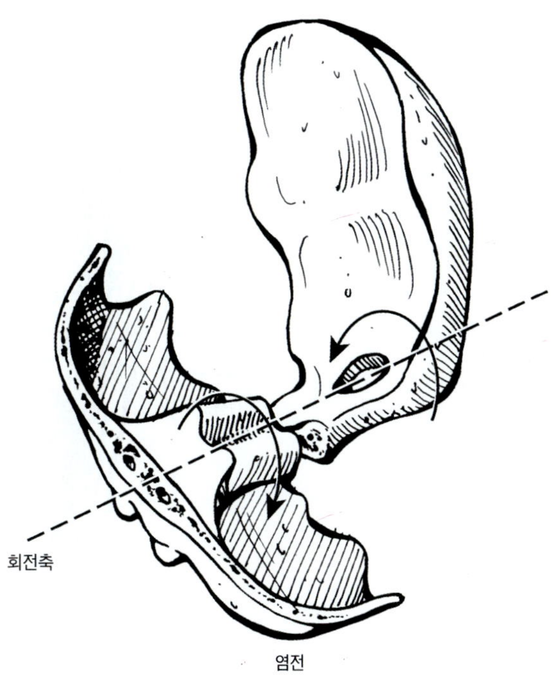

그림 18.3 오른쪽 SBS 염전

'염전(torsion)' 은 전후 축 둘레를 도는 SBS의 회전을 포함한다. 접형(sphenoid)과 후두(occiput)는 반대 방향으로 회전한다. '우측 염전(right torsion)' 의 촉진(觸診)은 마치 우측에 접형(sphenoid)의 커다란 날개(greater wing)가 올라가 좌측으로 회전하고, 반면 우측의 후두 린(occipital squama)이 손안으로 떨어져 우측으로 회전한다(그림 18.3).

'측면굴곡/회전(side bending/rotation)' 은 SBS에서 동시에 일어난다. 측면만곡은 두 개의 수직축 둘레를 회전하면서 일어나는데, 하나는 접형몸통의 중심을 가로지르는 축이고, 또 하나는 대후두공(foramen magnum)에 있는 축이다. 접형(sphenoid)과 후두(occiput)는 이들 축에 대해 반대방향으로 회전한다. 장애(dysfunction)를 일으키는 회전 요인은 전후 축을 돌면서 발생하지만, 접형(sphenoid)과 후두(occiput)는 같은 방향으로 회전한다. 회전은 볼록성(convexity)의 측면을 따라서 발생한다. '좌측 굴곡회전(left side bending rota-

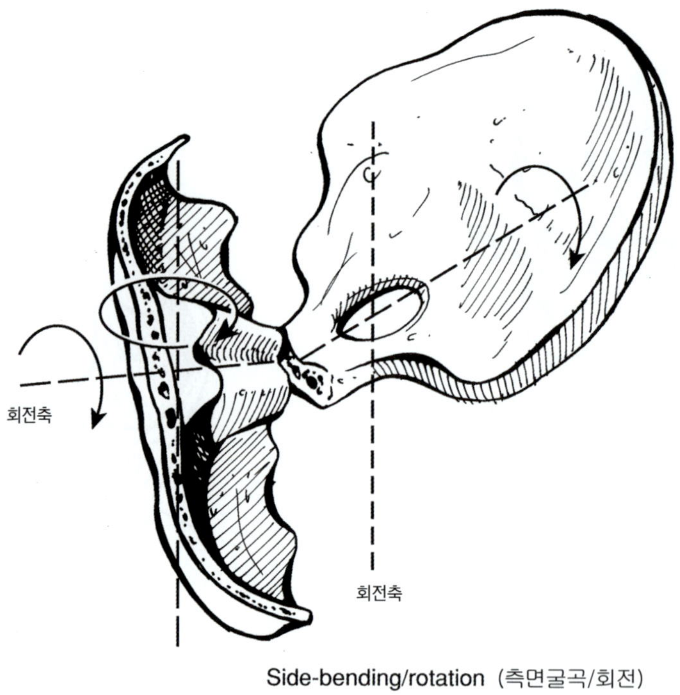

그림 18.4 Left SBS side bending/rotation (좌 SBS 측면 굴곡/회전)

tion)' 을 촉진하면, 왼 손이 오른 손에 비교하여 (측면 만곡) 충분히 느낄 수 있고, 또한 왼 손이 접형과 후두 (회전) 두 곳 모두에서 미골부(尾骨部caudally)로 끌려가는 것을 느낄 수 있다(그림 18.4).

SBS 압축(compression)은 마치(어떠한 미동도 없는) 볼링공처럼 딱딱하게 느낄 수도 있고 시술자(physician)는 모든 장애적 긴장패턴(dysfunctional strain patterns)을 느끼기 시작한다(그림 18.5).

상/하 수직적 긴장(superior/inferior vertical strains)은 접형에서 굴곡을, 후두에서 신전을 포함하거나 접형에서 신전을, 후두에서 굴곡을 포함한다. 장애(dysfuncetion)는 접형기저(basisphenoid)의 위치에 의해 붙여진 이름이다. 촉진을 하는 동안 상부 수직 염전(shear)은 마치 접형의 커다란 날개가 너

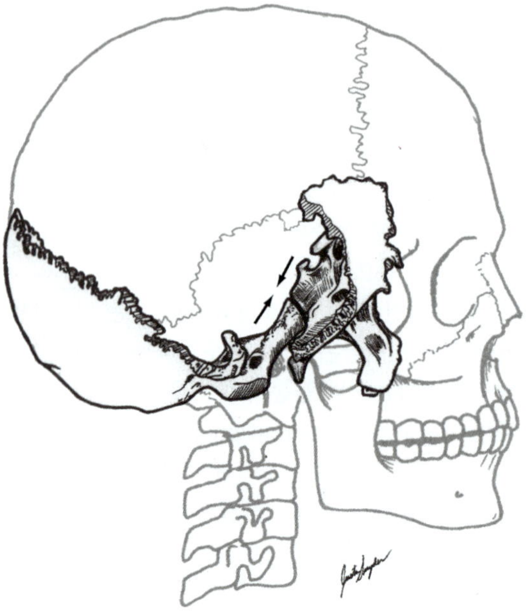

그림 18.5 SBS 압축(compression)

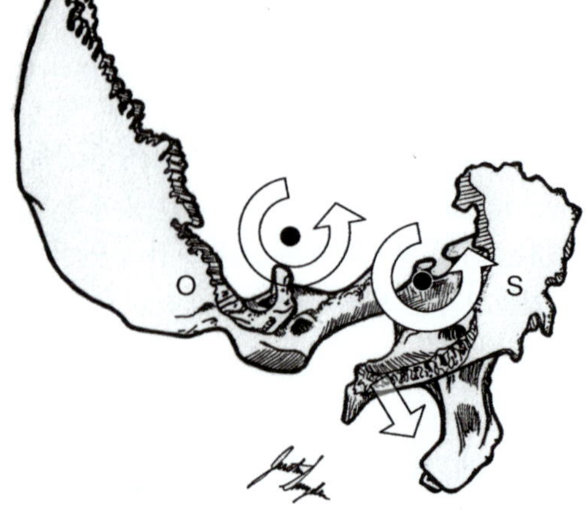

그림 18.6 SBS 하 수직 염좌(inferior vertical strain).
O, 후두골 회전축 , S 접형 회전축

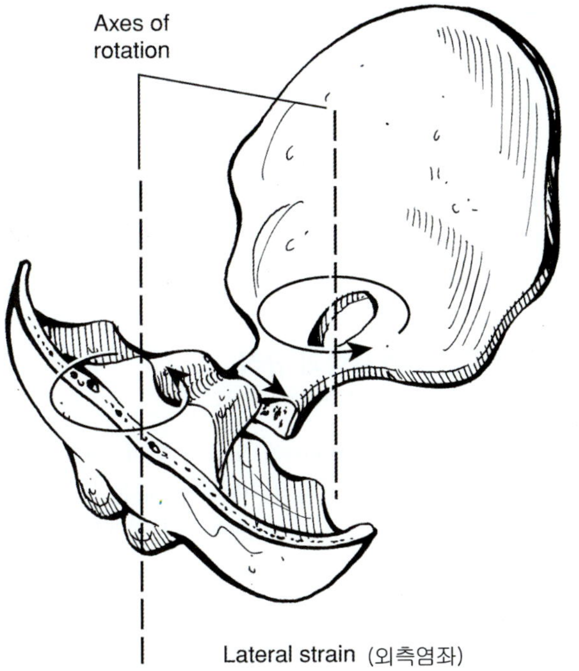

그림 18.7 SBS 외측염좌(later strain)

무 멀리 미골부로 끌려가는 것을 느낀다. 하부 수직 염전(shear)에서는 접형이 미골(caudad)쪽으로 최소한 움직인다(그림 18.6).

측면 긴장(lateral strain)은 두 수직축 둘레를 회전하지만, 그 회전은 동일한 방향으로 일어난다. 이것은 SBS에 측면 비정상적 전단(shearing) 힘을 야기시킨다. 그러한 장애는 접형기저(basisphenoid)의 위치에 대해 붙여진 이름이다. 촉진하는 동안 측면 긴장은 마치 손이 평행사변형(parallelogram) 위에 있는 것처럼 느껴진다(그림 18.7).

기법의 분류 TECHNIQUE CLASSIFICATION

직접 치료법 DIRECT TECHNIQUE

두개골 정골 직접치료법에서 장애는 제한성 장벽(restrictive barrier: bind, tension)에서 멀리 떨어져 움직인다. 시술자는 이러한 장벽에 조심스럽게 접근하여 이완될(release) 때까지 가볍게 힘을 가해야 한다. 만약 장애가 관절에 나타난다면 직접 치료법이 적절하다. 이러한 치료법은 흔히 두개골 봉합이 완전히 발달되기 이전의 유아나 아동에게 사용되며 아주 특수한 장애가 있는 성인에게 적용된다(4).

간접 치료법 INDIRECT TECHNIQUE

두개골 정골 간접치료법에서 장애는 제한성 장벽에서 떨어져 움직이거나 완화(ease) (freedom, loose) 쪽으로 움직인다. 시술자는 균형된 긴장 (균형된 막질 긴장)이 완화(ease)나 묶임 사이에서 일어날 때까지 장애를 자유로운(freedom) 방향으로 이동시킨다(4, 6). CRI는 모니터링하며 고유의 힘은 결국 완화(ease)시키게 되며 그리고 나서 원래 균형위치에 되돌아가는데 그것은 이완(release)의 증거이다. 만약 주된 장애가 막질 제한(membranous restriction)에 이차적이라면 이 치료법이 가장 바람직하다(4).

확장 EXAGGERATION

과장 방법(Exaggeration method)은 간접 치료법과 비슷하게 장애를 완화(ease)시키는 쪽으로 이동시키는 시술자에 의해 실행되지만 쉬운 장벽(ease barrier)을 만나면 활성력(activating force)이 더해진다.

이탈 DISENGAGEMENT

이탈에 있어 시술자는 관절의 개방이나 분리를 시도한다. 관절의 제한상태의 느낌에 따라 견인(traction)이나 하중(compressive force)이 더해진다.

기법의 형태 TECHNIQUE STYLES

고유한 힘 INHERENT FORCE

일차 호흡 메카니즘을 통해 신체의 고유한 힘을 사용하는 것이 OCF의 주된 방식이다. 뇌척수액(cerebrospinal fluid)의 파동(fluctuation)을 이용하여, 시술자는 한 구역(area)이나 다른 구역에 압력을 바꿀 수 있고 이 척수액으로 여러 가지 장애(barriers)를 변화시킬 수 있다. 이것은 V-spread 치료법에서 가장 두드러진다(4).

호흡 보조 RESPIRATORY ASSISTANCE

다른 치료법처럼 폐호흡(pulmonary respiration)을 이용하는 것은 정골 치료법을 보다 용이하게 한다. 이러한 이완 강화 메카니즘(release enhancing mechanism)은 들숨(inhalation) 날숨(exhalation)과 관련된 움직임(movement)을 강화시킨다. 예를 들면, 숨을 들어 마실 때 SBS는 굴곡(flexion)으로 이동하게 되며 두개의 뼈는 보다 외부 회전(external rotation) 쪽으로 이동하게 된다. 내쉴 때는 한 개의 뼈는 먼저 신전(extension)으로 이동하고 두개의 뼈(paired bones)는 내부 회전(internal rotation) 쪽으로 이동하게 된다. 시술자는 환자에게 그것과 관계된 두개골 효과를 가져오는 방향으로 호흡하게 하며 환자에게 충분한 호흡을 하게끔 한다. 이 방법은 이완(release)을 높일 것이다.

말초 활성화 DISTAL ACTIVATION

어떤 상황에서는 시술자가 환자의 천골 부분(sacral region)이나 사지(extremities, 四肢)에 나타나는 문제를 치료하는 것을 선호할 수도 있다. 천골에 긴장을 가함으로써 시술자는 그러한 메카니즘을 아래로부터 이끌어 와서 SBS의 이동을 초래할 수 있다. 게다가 시술자는 SBS의 특수한 효과를 얻기 위해 환자에게 적극적으로 발바닥쪽 굽힘(plantarflexion)이나 발목쪽 굽힘(dorsiflexion)을 시도하게 한다. 발목쪽 굽힘은 SBS 굴곡을 높이는 반면, 발바닥쪽 굽힘은 신전(extension)을 높인다(4).

Still Point

이 방법에서는 시술자는 두개천골리듬(CRI)을 통해 모니터된 일차 호흡 메카니즘을 억제(resist)하려고 시도합니다. 이것은 흔히 제 4 뇌실(ventricle)(CV4)이라고 불린다. CV4치료법의 성공여부는 고유의 힘(inherent forces)에 달려있다. 이 치료법에 있어 시술자는 CRI의 여러 차례 주기(cycles)를 모니터한 뒤 촉진(觸診)된(보통 후두 링occipital squama) 뼈에 내쉬기 운동을 하도록 한다. 그리고 나서 시술자는 뇌척수액 파동(cerebral spinal fluid fluctuation)의 정지(cessation)가 촉진될 때까지 굴곡(flexion)을 부드럽게 억제한다. 이것이 still point 방법이다. 이 자세(position)는 시술자가 CRI의 재개(return)를 허락할 때까지 15초에서 몇 분간 유지한다. 이것은 두부(head) 접촉이 금기(contraindicated)될 때 천골(sacrum)에 적용된다(4, 6).

적응증 INDICATIONS

1. 두통 (Headaches)
2. 약하거나(mild) 심한 채찍현상 긴장(whiplash strain)과 염좌(sprain injuries)
3. 현기증(vertigo)과 이명(tinnitus)
4. 삼출성 중이염(otitis media with effusion)과 심한 중이염
5. 턱관절 장애(측두하악관절 장애, temporomandibular joint dysfunction)
6. 부비강염(sinusitis)

금기증 CONTRAINDICATIONS

1. 심각한 두개내 출혈(acute intracranial bleeding and hemorrhage)
2. 증가되는 두개골내 압박(increased intracranial pressure)
3. 심각한 두개골절(acute skull fracture)
4. 발작상태(certain seizure states)

일반적인 고려사항과 규칙 GENERAL CONSIDERATIONS AND RULES

OCF는 많은 상황(conditions)에 도움이 된다. OCF의 역-반응(adverse reactions)은 거의 없지만, 시술자는 두통, 현기증, 이명, 메스꺼움(nausea), 구토(vomiting) 등이 나타날 때, 관련된 어떤 자율신경 예를 들면 서맥(bradycardia)과 같은 결과가 일어날지 조심스럽게 지켜보아야 한다. 이런 것들은 대개 학생들이 처음 이 치료법을 배울 때 나타나지만 환자의 두개골 내에 가해진 압박(pressure)을 깨닫지 못하고 있다. 이런 일은 종종 후두골-유양돌기 봉합(occipitomastoid suture)에서 치료법(위치와 부정확한 압력)을 부적절하게 행함으로써 일어난다. 두통, 메스꺼움과 구토는 흔치는 않지만 가끔 나타난다.

그러므로 시술자는 환자와 적절히 접촉하여 전념해야 하지만 적절한 시간에 너무 심한 압박을 가하지 않아야 한다. 시술자는 또한 치료를 종료할 때 일차 호흡 메카니즘이 나타나는지를 확인해야 한다.

이러한 여러 가지 치료법은 다양한 접근을 가능하게 한다. 한 시술자(operator)가 두개골을 촉진하면서 동시에 다른 시술자는 척골이나 다른 신체 부위를 촉진할 수 있다. 이것은 치료의 효과를 강화시킬 수 있다.

두개원개 유지

Cranial Vault Hold

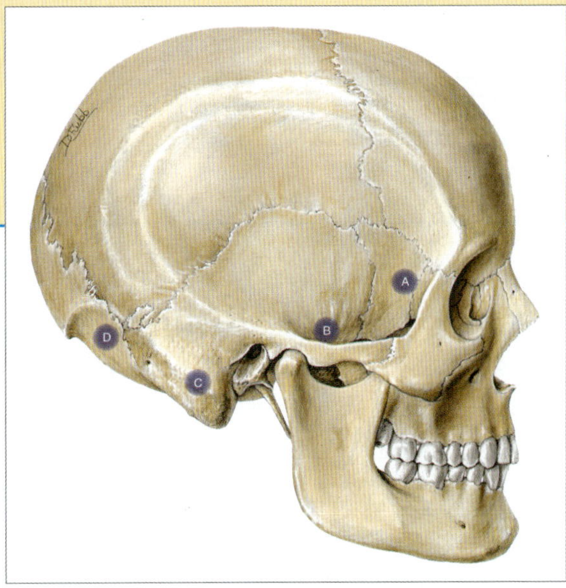

그림 18.8 손 위치를 표시한 두개골 측면(7)

목적

본 치료법의 목적은 일차 호흡 메카니즘이 두개골의 일반 운동에서 각각 뼈들의 참여 정도와 두개골 내에서 그 자체 메카니즘이 나타날 때, 그것을 평가하는 것이다.

기법

1. 환자는 반듯이 눕고 시술자는 테이블 머리에 앉는다.
2. 시술자는 테이블 위에 두 팔을 받쳐 지렛대(fulcrum)처럼 세운다.
3. 시술자는 손으로 환자의 머리를 살짝 안듯이 감싸고 양쪽 면에 손바닥을 완전히 닿게 한다.
4. 시술자의 검지(index fingers)는 환자의 대천문(wing of sphenoid) 위에 고정시킨다(A, 그림 18.8).
5. 시술자의 중지(middle fingers)는 환자의 측두골(temporal bones)의 관골돌기(zygomatic processes)를 받친다(B, 그림 18.8).
6. 시술자의 약지(ring fingers)는 환자의 측두골의 유양돌기(mastoid processes)를 받친다(C, 그림 18.8).
7. 시술자의 소지(little fingers)는 환자의 후두골(occiput) 인부(squamous partion)를 받친다(D, 그림 18.8).
8. 시술자의 엄지(thumbs)는 환자의 두개골(cranium)을 닿지 않고 서로 서로 교차시킨다(그림 18.9 & 18.10).
9. 시술자는 CRI를 촉진한다.
   a. 신전/내 회전: 두정(頭頂) 지름(coronal diameter)이 좁아지고 전후(anteroposterior) 지름은 커지고 높이(height)도 커진다.
   b. 굴곡/외 회전: 두정 지름은 넓어지고 전후 지름은 줄어들고 높이도 줄어든다.
10. 시술자는 CRI의 진폭(amplitude), 횟수(rate)과 균형(regularity)을 기록한다.
11. 시술자는 어떤 뼈의 크기, 비율, 균형이 바뀌는지 기록한다.

시술자는 CRI에서 발생하는 주기적인 느낌(rhythmic sensation)을 잘 식별하기위해 환자에게 호흡을 중지할 것을 지시한다. 시술자는 또한 CRI의 진폭(amplitude)를 높이기 위해 충분한 호흡을 하게 하는데, 그렇게 함으로써 더 편안한 느낌을 가질 수 있다.

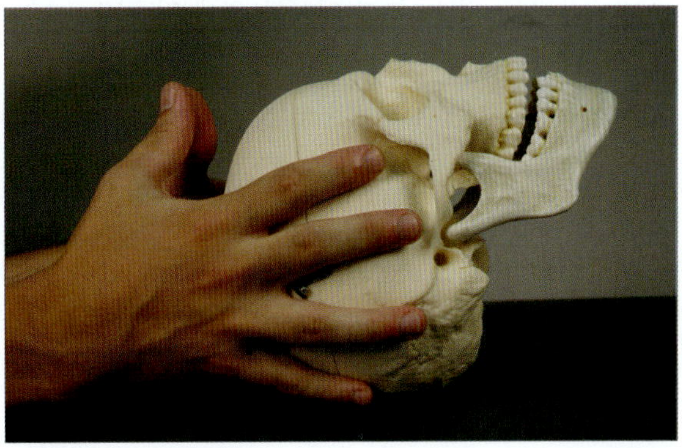

그림 18.9 1~8단계

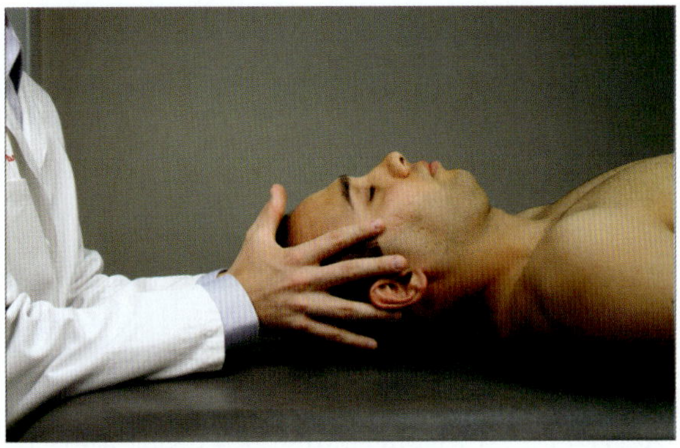

그림 18.10 1~8단계

전-후두 유지

Fronto-occipital Hold

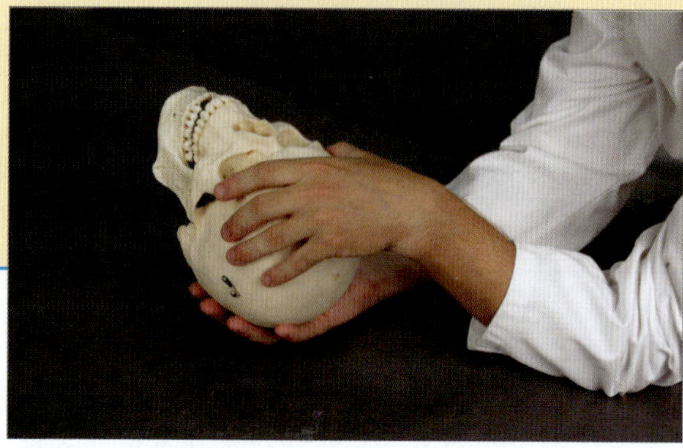

그림 18.11 1~5단계

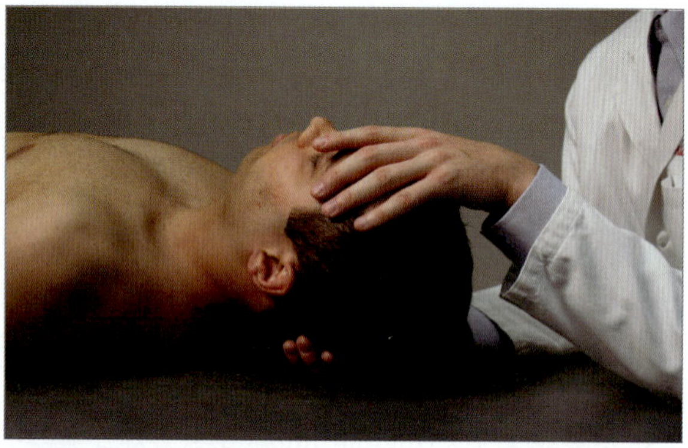

그림 18.12 1~5단계

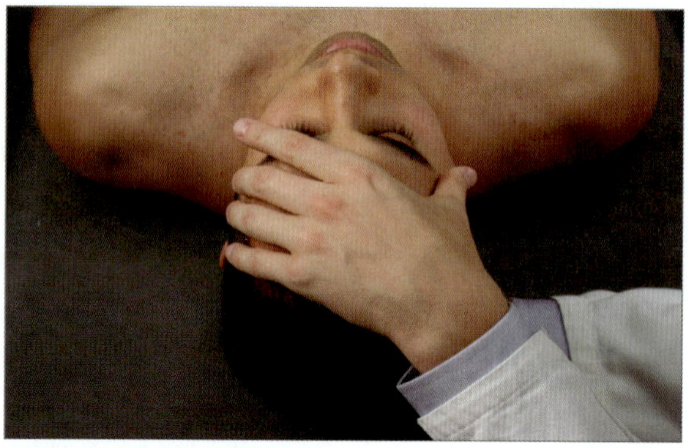

그림 18.13 1~5단계

목적

본 치료법의 목적은 일차 호흡 메카니즘이 두개골 내에서 그 메카니즘이 나타날 때, 그것을 평가하는 것이며 두개기저(cranial base), 특히 SBS에서 자유로운 운동(motion)을 평가하는 것이며, CRI의 나머지부분과 연결되는 전두골(frontal bone)을 평가하는 것이다.

기법

1. 환자는 반듯이 눕고 시술자는 테이블 머리에 앉는다.
2. 시술자는 환자의 후두린(occipital squama) 밑으로 손 끝방향(caudad hand)을 놓고 테이블 위에 앞 팔(forearm)을 받쳐 지렛대처럼 세운다.
3. 시술자의 손을 위 방향으로(cephalad hand)를 환자의 전두골을 bridge across(교차 연결)하고 팔꿈치는 테이블 위에 세워 지렛대 역할을 한다.
4. 시술자의 손을 위 방향으로(cephalad hand) 엄지와 중지는 환자의 대천문(wing of sphenoid) 위에 고정시킨다(만약 연장된 손이 너무 짧으면, 큰 날개(greater wings)에 가까이 접근시켜라).
5. 시술자는 충분히 양 손바닥을 접촉시킨다(그림 18.11~18.13).
6. 시술자는 CRI를 촉진한다.
   a. 신전/내 회전: 두정(頭頂) 지름(coronal diameter)이 좁아지고 전후(anteroposterior) 지름은 커지고 높이(height)도 커진다.
   b. 굴곡/외 회전: 두정 지름은 넓어지고 전후 지름은 줄어들고 높이도 줄어든다.
7. 시술자는 CRI의 진폭(amplitude), 횟수(rate)과 균형(regularity)을 기록한다.
8. 시술자는 어떤 뼈의 크기, 비율, 균형이 바뀌는지 기록한다.
9. 시술자는 접형(sphenoid)과 후두(occiput)의 우선되는(preferred) 움직임(motion)이 있는지를 결정하면서 SBS에 특히 주목한다.

시술자는 CRI에서 발생하는 주기적인 느낌(rhythmic sensation)을 잘 식별하기 위해 환자에게 호흡을 중지할 것을 지시한다. 시술자는 또한 CRI의 진폭(amplitude)를 높이기 위해 충분한 호흡을 하게 하는데 그렇게 함으로써 더 편안한 느낌을 가질 수 있다.

천골 유지
Sacral Hold

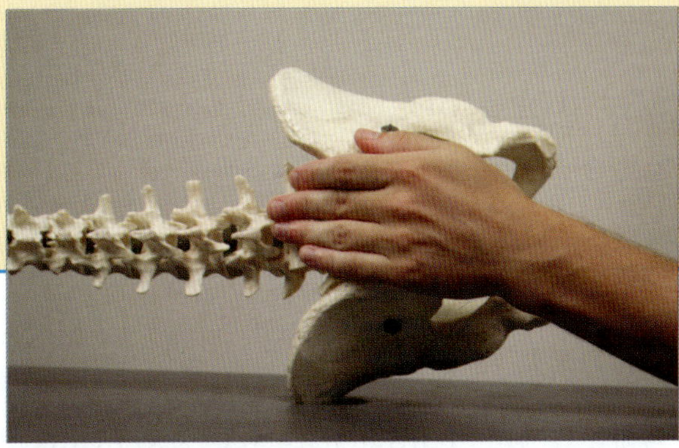

그림 18.14 1~4단계

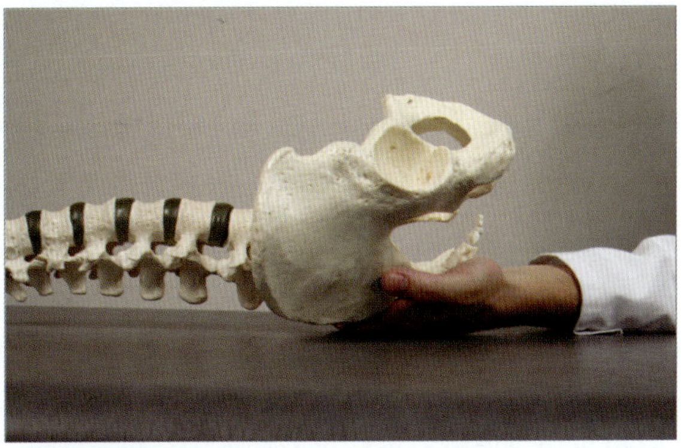

그림 18.15 1~4단계

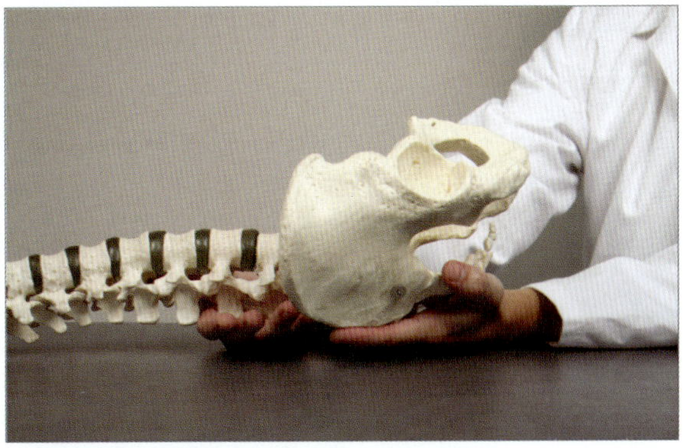

그림 18.16 요추와 천골에서의 손 위치

목적

목적은 CRI의 촉진에 의해 천골(sacrum)의 자유롭고 대칭적인 움직임(free and symmetric motion)을 이끌어내는 것이다.

기법

1. 환자는 반듯이 눕고 시술자는 천골에 꼬리 쪽 테이블 측면에 앉는다.
2. 환자는 무릎을 굽혀 시술자 쪽으로 둥글게 말도록 지시받는다.
3. 시술자는 환자의 다리 사이와 천골 아래로 소 끝 방향(caudad hand)을 밀어 넣고 환자는 자신의 무게(weight)를 이 손 위에 다 맡긴다.
4. 시술자는 손을 천골모양으로 만들며 정중천골능(median sacral crest)을 셋째 손가락과 넷째 손가락 사이에 놓고 손가락 끝은 기저(base)에 가까이 하고 손바닥은 첨부(apex)를 살짝 든다(그림 18.14 & 18.15).
5. 시술자는 팔꿈치를 테이블 아래로 누르면서 지렛대처럼 세운다.
6. 시술자는 두개천골 메카니즘을 촉진한다. 접골형 굴곡(sphenobasilar flexion)은 골반 들기(counternuatation)와 동시에 한다(천골기저(sacral base)는 뒤로 움직인다). 접골형기저면 신전(sphenobasilar extension)은 골반 숙이기(nutation)와 동시에 한다(천골기저는 앞으로 움직인다).
7. 시술자의 손은 천골 움직임을 대칭으로 충분하게 이루어지도록 한다.
8. 시술자는 이완(release)의 촉진(palpation)까지 계속 천골 움직임을 시행하는데, 이러한 이완은 천골 조직(sacral tissues)의 부드럽고 따뜻한 느낌과 동반된다.
9. 시술자는 천골 움직임의 질과 양을 재조사하여 이 치료법의 효과를 평가한다.

시술자는 또한 손 머리 방향(cephalad hand)을 사용할 수 있는데, 손 머리 방향을 환자의 요추(lumbar) 부분에 밀어 넣거나(그림 18.16), 전완(forearm)을 상전장골극(anterior superior iliac spines, ASIS)을 가로 질러 놓는다. 나머지 손(additional hand)의 위치는 천골이 각각의 부분과 어떻게 관계하는지에 관해 시술자에게 많은 정보를 제공해준다.

후두골의 감압

Decompression of the Occipital Condyles

목적

목적은 두개골 7신경(VII)이 표준화된(정상) 기능(normalized function)을 가능하게 하며 설하관(hypoglossal canal)에 상호막 긴장(reciprocal tension membrane)을 균형하는 것이다.

기법

1. 환자는 반듯이 눕고 시술자는 두 전완(forearms)을 지렛대처럼 테이블 위에 고정하고 테이블 머리 쪽에 앉는다.
2. 환자의 머리는 시술자의 손바닥 위에 눕히고 시술자의 검지와 중지(혹은 중지와 약지)는 환자의 과상돌기(condylar process)에 접근시킨다(연부조직과 C1이 허락하는 한 후두 위에 끝방향(caudad)를 멀게 하라)(**그림 18.17~18.19**).
3. 양 손의 손가락은 후두기저(the base of the occiput)에 부드러운 측면 머리 방향으로(cephalad) 힘을 가한다.
4. 그 힘은 이완을 느낄 때까지 유지한다.
5. 후두기저(basioccipital region)에 뚜렷이 나타나는 CRI의 횟수(rate)와 진폭amplitude)은 이 치료법의 효과를 평가하기 위해 재조사한다.

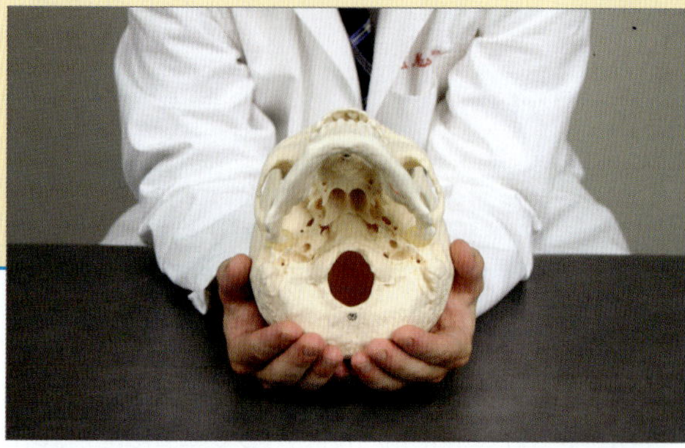

그림 18.17 1~2단계

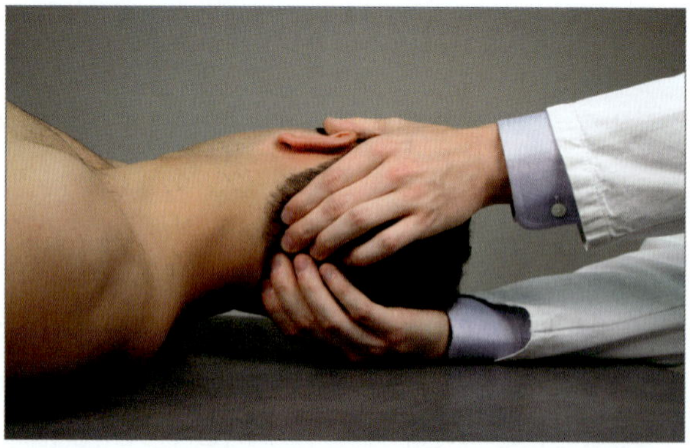

그림 18.18 1~2단계

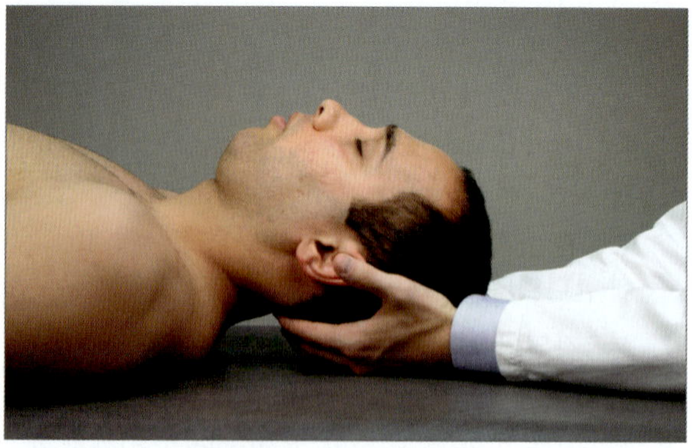

그림 18.19 1~2단계

후두환추 감압

Occipitoatlantal Decompression (8)

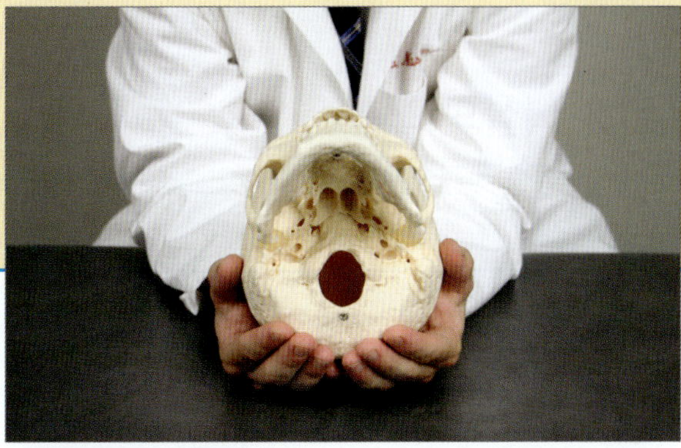

그림 18.20 1~2단계

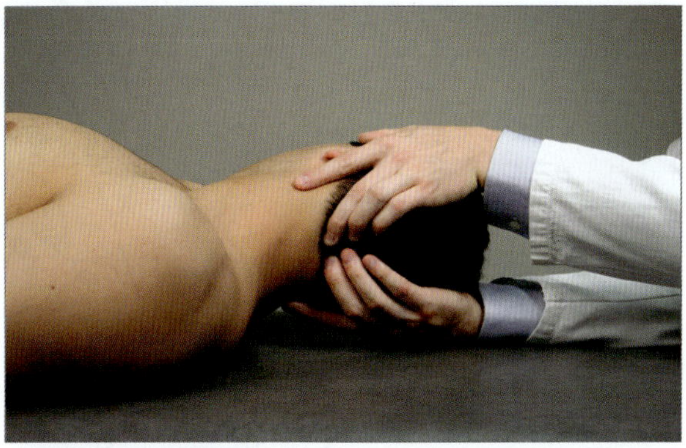

그림 18.21 1~2단계

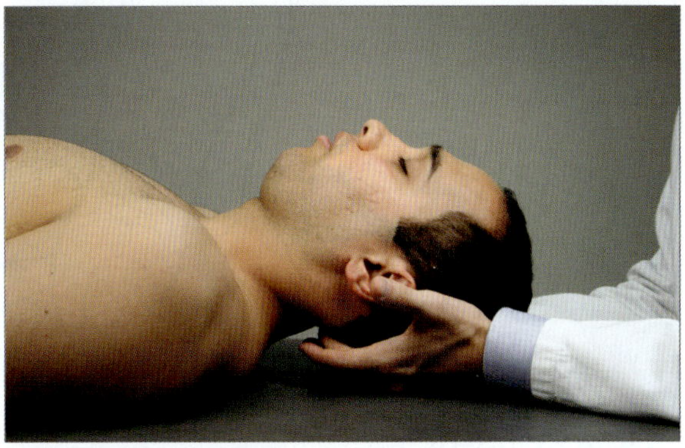

그림 18.22 1~2단계

목적

전후 축에 후두의 회전에서 기인되며, 환추면(facets of atlas)에 관절구(condyles)의 불량정렬(misalignment)에서 기인되는 후두 환추(Occipitoatlantal) 신체 장애를 치료한다. 일반적으로 이 치료법은 후두 관절구(occipital condyles)의 압박이 풀린 후에 이루어져야 한다.

기법

1. 환자는 반듯이 눕고 시술자는 양쪽(both) 전완(forearms)을 지렛대처럼 테이블 위에 고정하고 테이블 머리 쪽에 앉는다.
2. 시술자는 양쪽(both) 중지(middle finger) 면(pad)를 두개골 후면에 놓고 손가락이 환추(atlas)의 뒤쪽 아치(arches)에 바싹 붙일 때까지 이들 손가락을 후두 아래로 미끄러지듯 이동한다(그림 18.20~18.22).
3. 시술자는 관절구(condyles) 부분에서 환추면(the facets)을 분리시키기 위해 두 중지로 밑 방향으로(caudad) 압박(pressure)을 가한다.
4. 시술자가 밑 방향으로(caudad) 압박을 가하는 동안, 환자는 목(neck)을 굽히지 않도록 하면서 턱을 가슴에다 밀어 넣는다(이것은 후두환추 관절에 나타나는 상하(nodding) 운동이다).
5. 이 운동은 후두 관절구(occipital condyles)를 뒤쪽으로 이동시켜주고 그 부분의 인대(ligament)를 팽팽하게 하며 후두삼각(occipital triangle) 속의 수축된 근육을 쭉 펴게 한다.
6. 시술자는 이러한 자세를 계속 유지하고 환자는 최대한 한 번 이상 깊은 호흡을 한다.
7. 후두기저(basioccipital region)에 뚜렷이 나타나는 CRI의 횟수(rate)와 진폭(amplitude)은 이 치료법의 효과를 평가하기 위해 재조사한다. 후두기저 운동 검사는 표준화(normalization)를 위해 또한 평가된다.

4번째 뇌실의 압축
Compression of the Fourth Ventricle

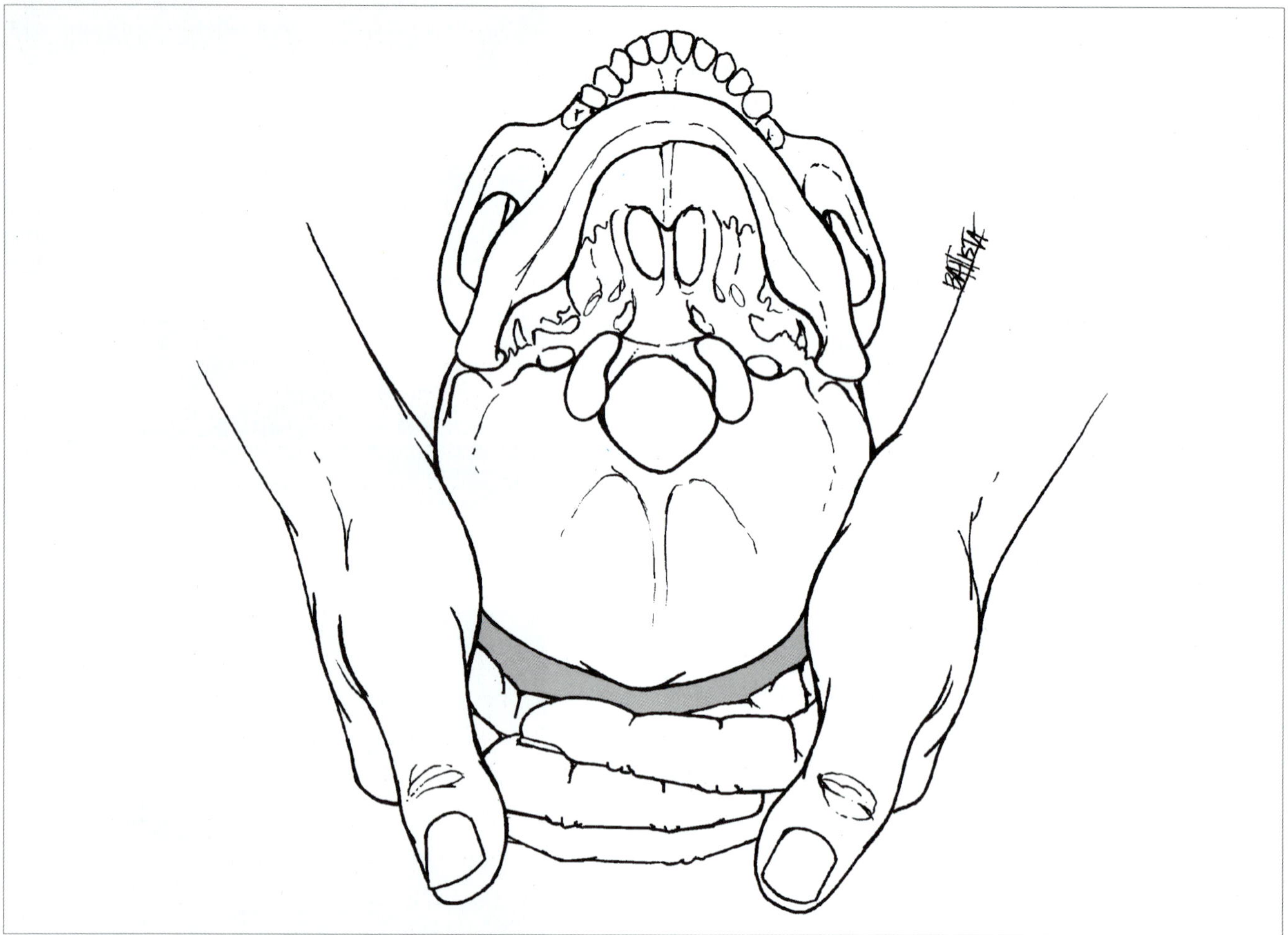

그림 18.23 1~3단계

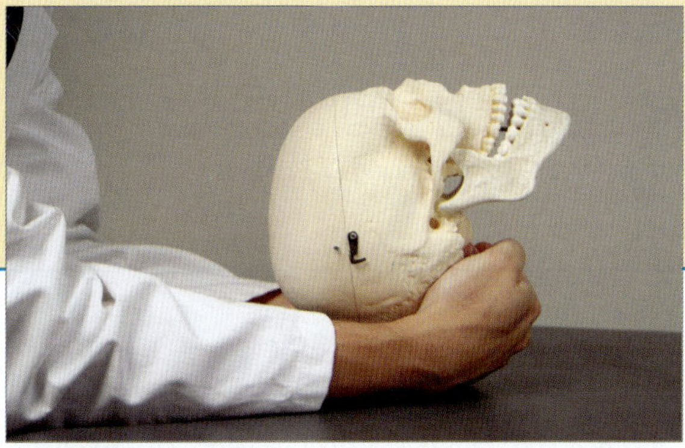
그림 18.24 1~3단계

목적

중증 환자를 위해 CV4의 압박으로 치료를 시작한다. 이러한 치료는 환자의 치료능력을 증가시키고, 환자에게 긴장을 풀어주고, CRI의 움직임을 향상시킨다.

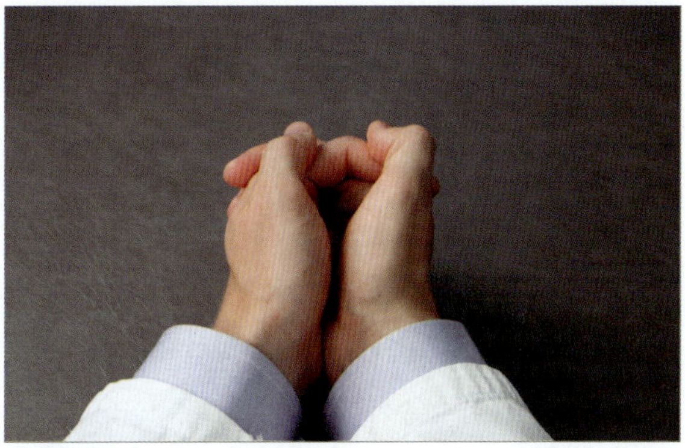
그림 18.25 위에서 본 손의 자세

기법

1. 환자는 반듯이 눕고 시술자는 양쪽(both) 전완(forearms)을 지렛대처럼 테이블 위에 고정하고 테이블 머리 쪽에 앉는다.
2. 시술자는 양손 손가락을 교차시키거나 깍지를 껴서 환자의 후두링(occipital squama)을 떠받친다.
3. 시술자는 모지구 후 공간(thenar eminences posteromedial)을 환자의 후두골유양돌기 봉합(occipitomastoid suture)에 놓는다. 만약 모지구 융기(thenar eminences)가 측두골(temporal bones)의 유양돌기(mastoid processes)위에 있다면, 뒤따르는 압박은 측두골을 좌우 양측으로 밖으로 회전하는데, 이것은 극도의 삐뚤어진 반응(untoward reactions)을 초래할 수 있다(**그림 18.23~18.26**).

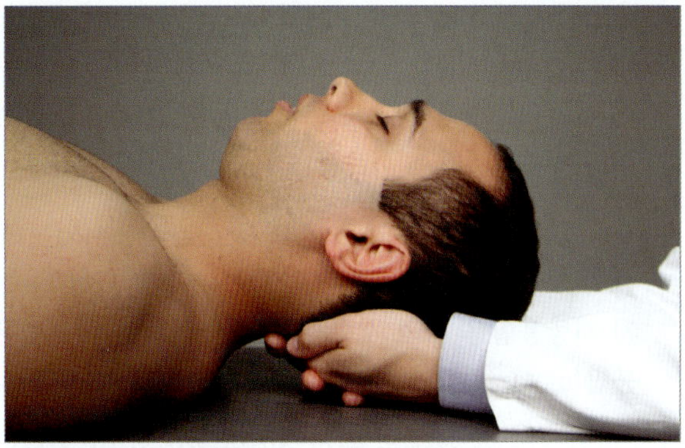
그림 18.26 1~3단계

4. 시술자는 후두과 신전으로 이동할 때 후두를 따라서 환자의 후두의 신전을 촉진한다.
5. 시술자는 양측면 내측 힘으로 환자의 후두(occiput)를 신전(extension)함으로써 굴곡(flexion)을 저지한다. 주의: 후두는 강제로 신전(extension)되지 않는다. 오히려 그것은 신전으로 이동을 못하게 된다. 그것은 마치 시술자가 신전(extension)에 의해 만들어진 느슨함을 유지하고 그곳에 그것을 잡고 있는 것과 같다.
6. 이 힘은 CRI의 진폭이 감소하고 still point가 도달되고 이완감(sense of release)(후두부분 속에 부드럽고 온화한 느낌)이 느껴질 때까지 유지된다.
7. CRI가 재개할 때, 시술자는 서서히 그 힘을 풀어주며 CRI가 새로운 느낌(excursion)을 경험하게 한다.
8. CRI의 횟수와 진폭은 이 치료법의 효과를 평가하도록 재검사한다.

두정골내 봉합 개방

Interparietal Sutural Opening (V-Spread)

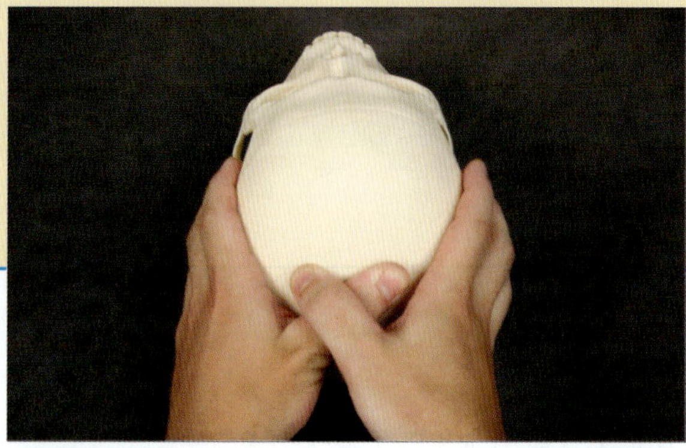

그림 18.27 1~3단계

목적

상시상정맥동(superior sagittal sinus)의 배출(drainage)을 높이면서 시상봉합(sagittal suture)에 자유로운 운동을 회복하는 것이다.

기법

1. 환자는 반듯이 눕고 시술자는 양쪽(both) 전완(forearms)을 지렛대처럼 테이블 위에 고정하고 테이블 머리 쪽에 앉는다.
2. 시술자의 엄지는 환자의 람다봉합 바로 상전(上前)에 있는 시상봉합(sagittal suture) 위에 교차시킨다.
3. 시술자의 나머지 손가락은 환자의 두정골(parietal bones)의 측면(lateral surfaces)을 받친다(그림 18.27~18.29).
4. 시술자의 교차된 엄지는 서서히 힘을 주며 시상봉합에서 떨어져 있는 두정골을 누른다. 시술자의 다른 손가락은 두정골의 외부 회전을 도와 시상봉합을 압박으로부터 풀어준다(이것은 부드럽고 따뜻한 느낌이 수반되고 신체적 늘어남(展性: spreading)과 운동이 증가된다).
5. 시술자는 엄지를 약 1~2cm 앞쪽으로 이동시키는데, 이러한 절차를 되풀이 한다. 시술자는 봉합접합점(bregma)까지 시상봉합을 따라 계속하여 움직인다(이 치료법은 전두봉합(metopic suture)을 따라 훨씬 앞쪽으로 움직인다).
6. CRI의 횟수와 진폭은 특히 시상봉합에서 이 치료법의 효과를 평가하기 위해 재조사된다.

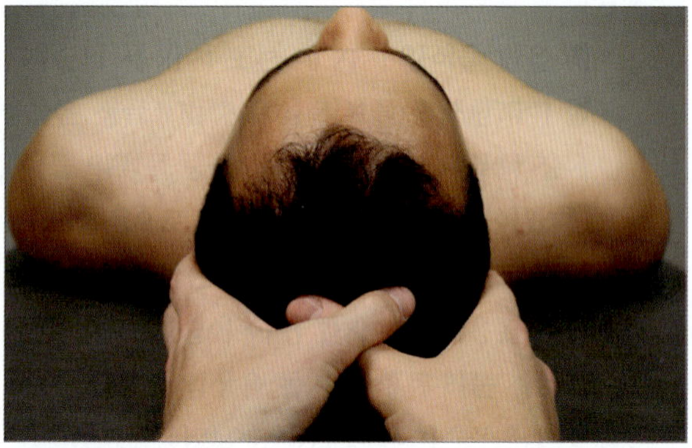

그림 18.28 1~3단계

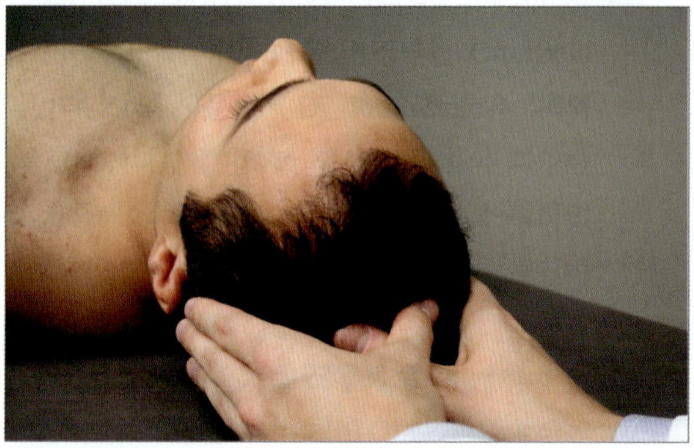

그림 18.29 1~3단계

봉합풀기(V자형 풀기, 수액 기술의 방향)

Sutural Spread(V-Spread, Direction-of-Fluid Technique)

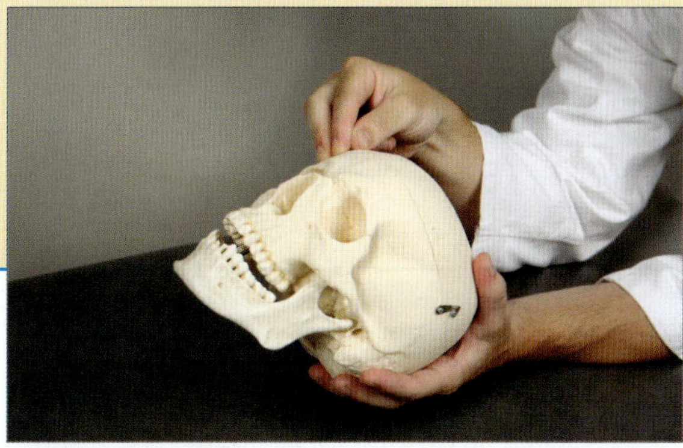

그림 18.30 1~3단계

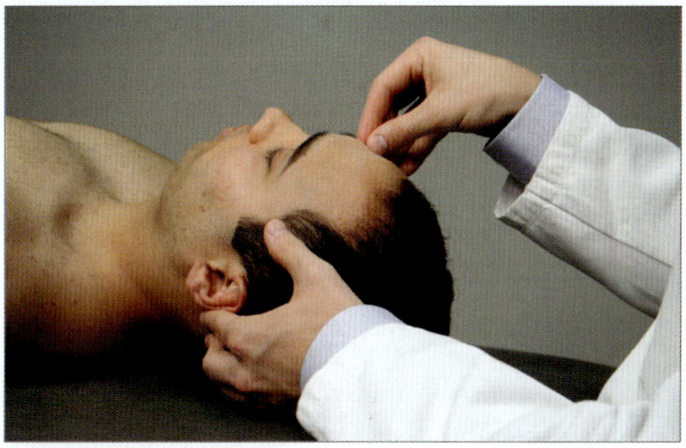

그림 18.31 1~3단계

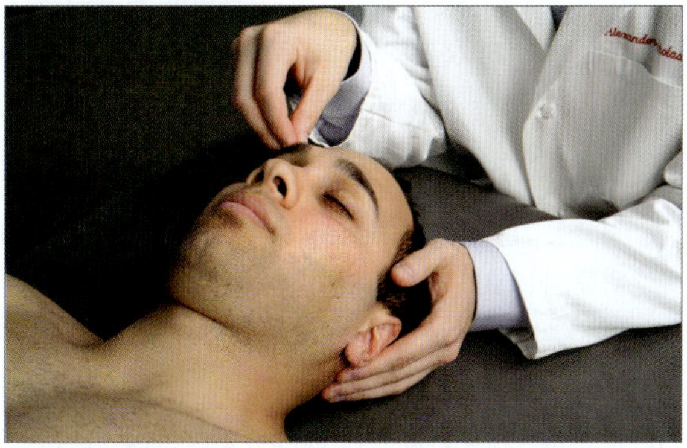

그림 18.32 1~3단계

목적

목적은 제한된 두개봉합(cranial suture)을 풀어주는 것이다(예: 좌측 후두골 유양돌기 봉합 left occipitomastoid suture).

기법

1. 환자는 반듯이 눕고 시술자는 양쪽(both) 팔꿈치(elbows)를 지렛대처럼 테이블 위에 고정하고 테이블 머리 쪽에 앉는다.
2. 시술자는 검지와 중지를 환자의 제한된 봉합(restricted suture)의 양 옆면에 위치시킨다.
3. 시술자는 다른 손의 한 두 손가락을 이완된(released) 그 봉합 반대쪽 지점(point)에 있는 환자의 두개골 위에 놓는다(그림 18.30~18.32).
4. 시술자는 봉합 반대쪽에 있는 손으로 제한된 봉합을 향해 가능한 가장 약한 힘으로 압을(impulse)을 가하며, 척수액을 흐르도록 한다. 목적은 뇌척수액(fluid)을 반대쪽으로 통과하도록 물리적으로 밀고 가는 것이 아니다. 그 대신 시술자는 그 제한(restriction)을 풀기위해 뇌척수액(cerebrospinal fluid)의 파동(fluctuatuon)을 이용한다. 시술자는 의도적으로을 이용하여 이 파(wave)를 착수한다; 이 방법은 근육조직을 최소로 수축시키며 그래서 가장 약한 힘이 적용된다.
5. 척수액(fluid wave)은 제한된 봉합(restricted suture)을 움직이게 하고, 처음으로 다시 돌아갈 수 있는데, 돌아온 파(returned wave)를 받아 제한된 봉합(restricted suture)쪽으로 다시 향하도록 해야 한다.
6. 이러한 앞뒤(back-and-forth)로 하는 동작(action)은 시술자가 그 봉합이 펴졌다고(spread) 느끼고 그 봉합을 관통하는 파(wave)가 처음 시작했던 손으로 돌아오기 전까지 몇 차례 주기로 반복될 수 있다.
7. 그 봉합에서 CRI의 횟수와 진폭은 이 치료법의 효과를 평가하기 위해 재조사되어야 한다.

정맥동 배출

Venous Sinus Drainage (6)

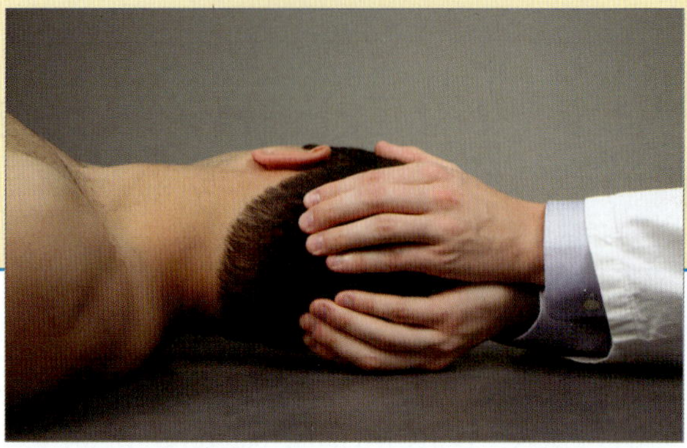

그림 18.34 1~2단계

목적

목적은 정맥동 동(洞 sinuses)을 이루고 있는 뇌막(dural membrances)에 영향을 줌으로써 두개골내 정맥 배출(intracranial venous drainage)을 증가시키는 것이다. 흉곽출구(cervical outlet), 후두환추 접골 장애(occipitoatlantal joint somatic dysfunctions)는 정맥동(venous sinuses)에서 배출(drainage)하도록 가장 먼저 치료되어야 한다.

기법

1. 환자는 반듯이 눕고 시술자는 양(both) 팔꿈치(elbows)를 지렛대처럼 테이블 위에 고정하고 테이블 머리 쪽에 앉는다.
2. 횡정맥동 동 배출(transverse sinus drainage)을 위해 시술자는 양손의 검지와 중지 수장면를 상항선(superior nuchal line)을 가로로 놓는다(푸른 선, 그림 18.33) (그림 18.34)
3. 이완(release)이 (손가락 아래 분명한 부드러운 감촉softing) 느낄 때까지 (환자의 머리 무게가 충분해야 하는) 최초한 압박으로 이 자세(position)는 유지된다.
4. 시술자는 양쪽 면이 풀릴 때까지 이러한 압박을 지속한다.
5. 정맥동(洞) 융합(confluences of sinuses)에 배출(drainage)을 위해, 시술자는 환자의 머리 뒤쪽을 감싸 받치고 한 손의 중지(middle finger)를 외두부융기(inion)에 놓는다(푸른 점, 그림 18.35) (그림 18.36).
6. 단계 4는 부드럽게 느낄 때까지 반복된다.

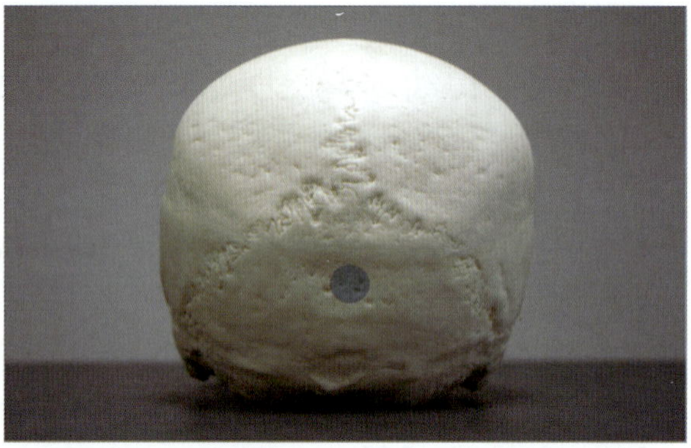

그림 18.35 정맥동 융합

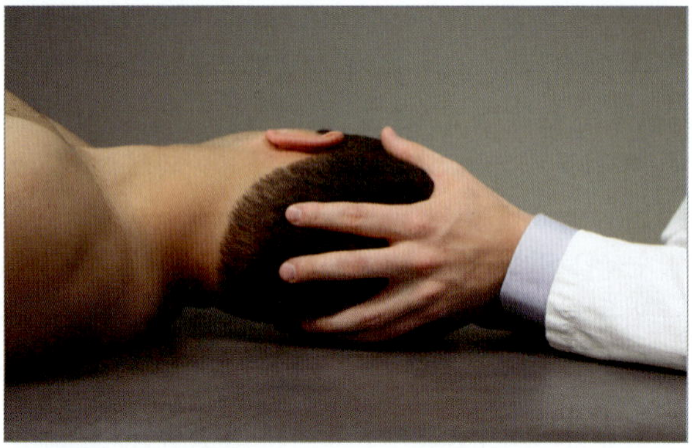

그림 18.36 5단계

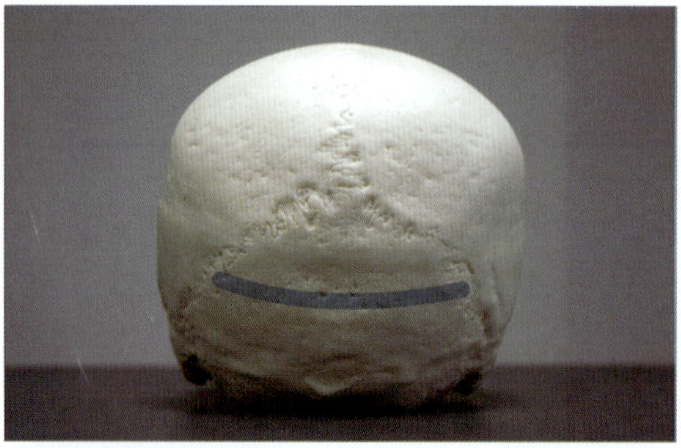

그림 18.33 횡정맥동

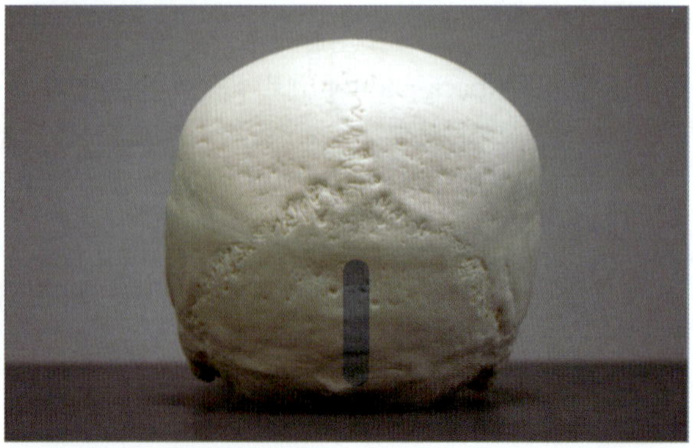

그림 18.37 후두 정맥동

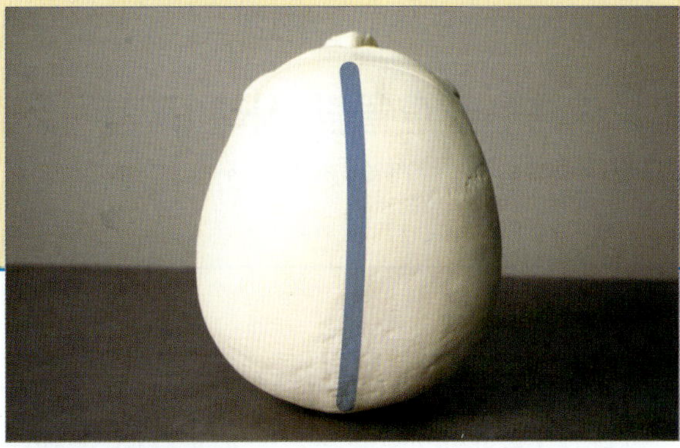
그림 18.39 7단계

7. 후두 정맥동(洞) 배출(occipital sinus drainage)을 위해, 시술자는 환자의 머리 뒤쪽을 감싸 안고 양손의 두 번째(검지)에서 네 번째 손가락(약지)을 외두부융기(inion)에서 후두하 조직(suboccipital tissues)까지 정중선(midline)을 따라 반대편에 놓는다(푸른 선, **그림 18.37**) (**그림 18.38**).
8. 단계 4는 부드럽게 느낄 때까지 반복된다.
9. 상시상동(superior sagittal sinus)의 배출(drainage)을 위해, 시술자는 교차된 두 엄지를 lambda에 위치시키고 시상봉합(the suture)을 풀기(disengage)위해 각 엄지로 힘을 반대쪽으로 쏟는다.
10. 일단 부분적 이완(local release)이 느껴지면, 시술자는 봉합접합점(bregma)을 향한 각 위치(location)에서 이완(release)을 점검하면서 교차된 엄지의 힘으로 상시상봉합(superior sagittal suture)을 따라 앞 윗쪽으로 움직인다(푸른 선, **그림 18.39**) (**그림 18.40**).
11. 일단 봉합접합선(bregma)에서 시술자는 양손의 둘째에서 넷째 손가락을 전두봉합(metopic suture)의 위치에 있는 전두골(frontal bone) 위 정중선(midline)을 따라 반대편에 놓는다(푸른 선, **그림 18.41**) (**그림 18.42**).
12. 시술자는 각 손가락을 반대 손 위에서 부드럽게 분리하면서 전두봉합을 풀면서(disengage) 전두골 앞쪽으로 계속한다.
13. CRI, 특히 뇌척수액 파동(fluid fluctuations)의 횟수와 진폭은 이 치료법의 효과를 평가하기 위해 재조사된다.

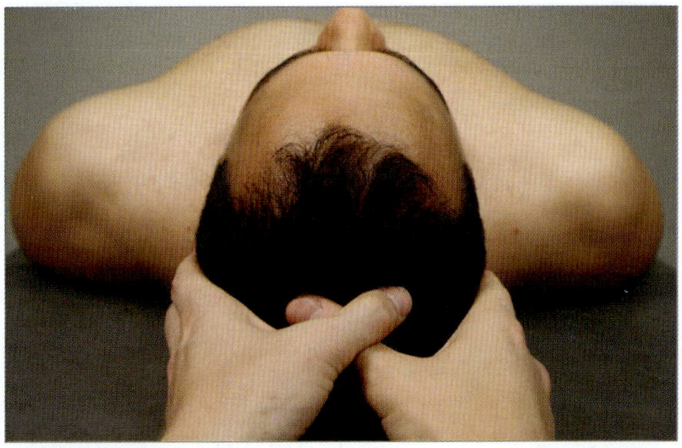
그림 18.40 9~10단계

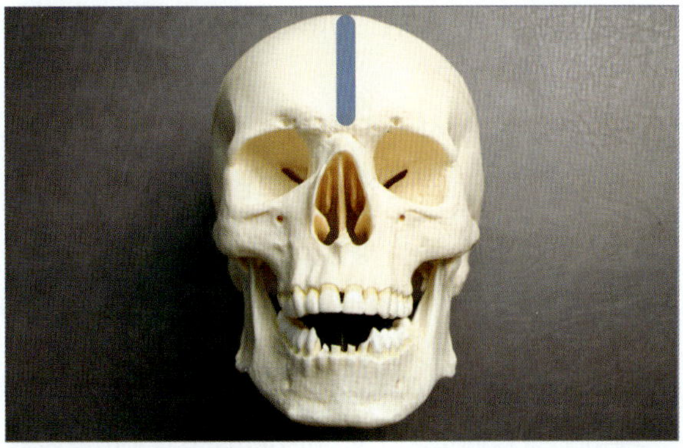
그림 18.41 전두봉합

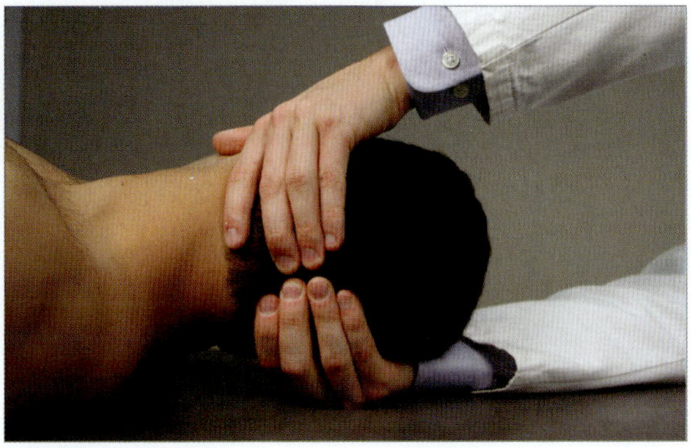
그림 18.38 7단계

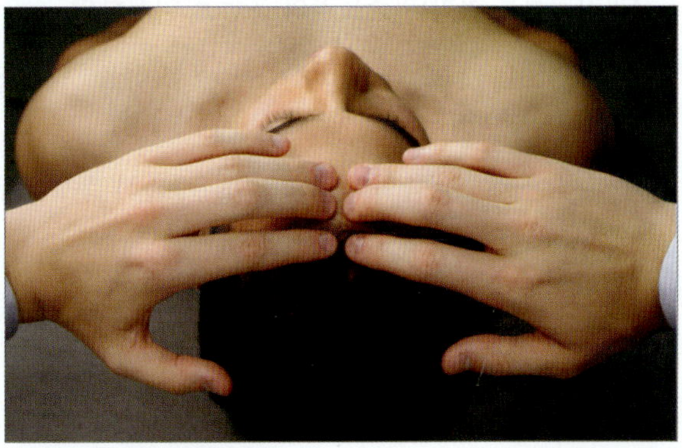
그림 18.42 11단계

반외측측두골 흔들림, 사례: 좌측두골 내-외회전

Unilateral Temporal Rocking Example: Left Temporal Bone in External or Internal Rotation

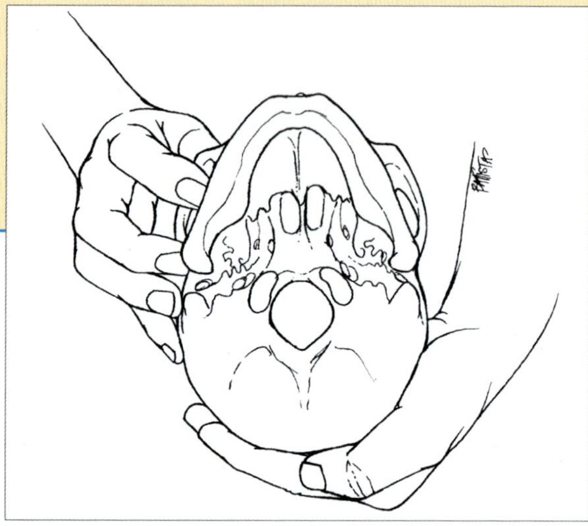

그림 18.43 1~5단계

목적

목적은 측두골(temporal bone)이 외/내 회전(external/internal rotation)에서 유지되고 있는 장애(dysfunction)를 치료하는 것이다.

기법

1. 환자는 반듯이 눕고 시술자는 양쪽(both) 전완(forearms)을 지렛대처럼 테이블 위에 고정하고 테이블 머리 쪽에 앉는다.
2. 시술자의 좌측 손은 환자의 후두(occiput)를 감싸 받친다.
3. 시술자의 우측 엄지와 검지는 환자의 우측두골(right temporal bone), 엄지 머리쪽(thumb cephalad), 검지 꼬리쪽(index finger caudad)의 관골부분(zygomatic portion)을 움켜잡는다.
4. 시술자의 우측 중지는 귀(ear)의 외이도(external acoustic meatus)에 둔다.
5. 시술자의 우측 약지와 소지는 환자의 유양돌기(mastoid process)의 하단 부분에 둔다(그림 18.43~45).
6. 두개골 운동의 굴곡 양상(phase) 동안, 시술자의 약지와 소지는 내측 압박(medial pressure)을 가한다. 이 압박은 시술자의 엄지와 검지로 환자의 관골 활(zygomatic arch)의 위쪽으로 들고(cephalad lifting)이 수반되며 측두골(temporal bone)의 외 회전(external rotation)을 조장한다.
7. 두개골 운동의 신전 양상(phase) 동안, 시술자의 손가락은 내 회전하는 환자의 측두골의 운동을 억제한다.
8. 대체 방법(alternative method)은 내 회전을 유도하고 외 회전을 억제한다.
9. 일차 호흡 메카니즘의 횟수와 진폭은, 특히 측두골에서 이 치료법의 효과를 평가하기 위해 재조사된다.

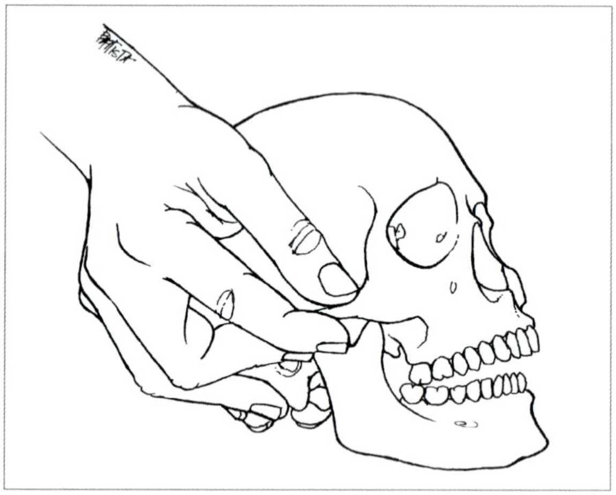

그림 18.44 1~5단계

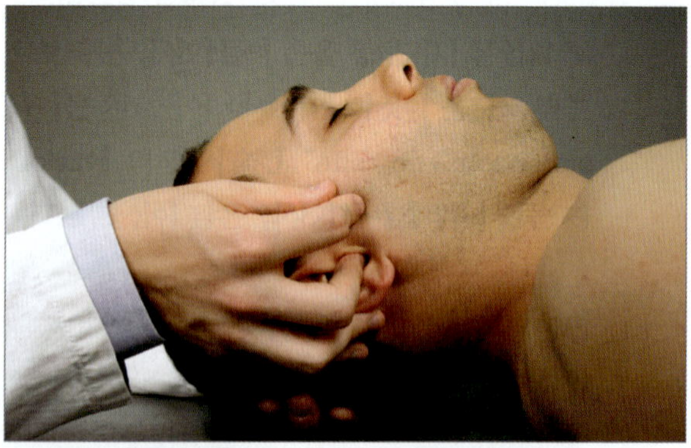

그림 18.45 1~5단계

전두골 들기

Frontal Lift (8)

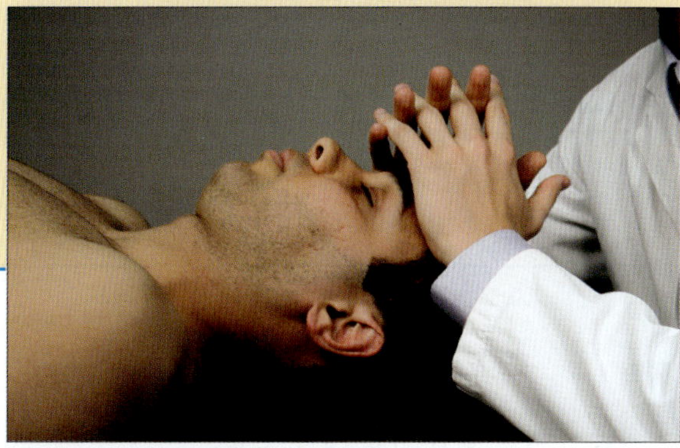

그림 18.46 1~3단계

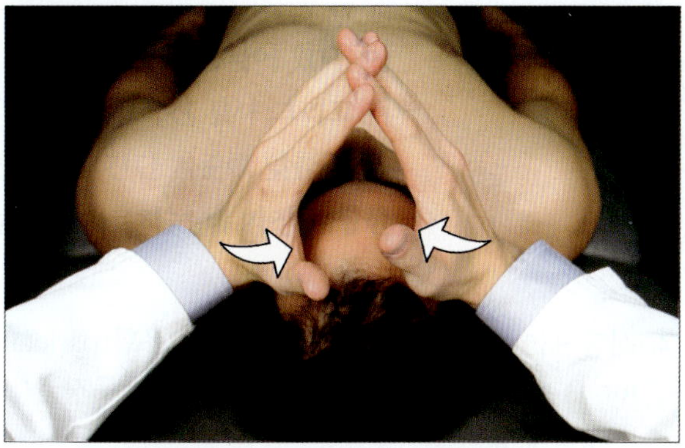

그림 18.47 4단계

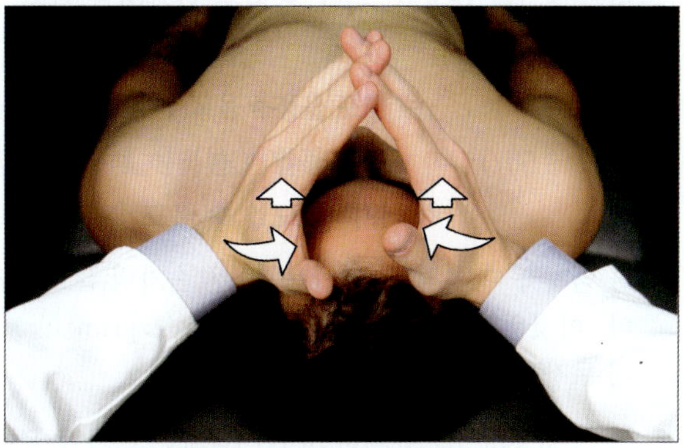

그림 18.48 5단계

목적

목적은 전두골 봉합 혹은 경막 연결(dural connection)과 관련하여 전두골(frontal bones)의 장애(dysfunctions)를 다루는 것이다[즉, 두정골 압축(frontoparietal compression), 전두비골 압축(frontonasal compression)].

기법

1. 환자는 반듯이 눕고 시술자는 양쪽(both) 전완(forearms)을 지렛대처럼 테이블 위에 고정하고 테이블 머리 쪽에 앉는다.
2. 시술자는 소지구(小持球) 융기(hypothenar eminences)를 전두골(frontal bone)의 측부각(lateral angles)에 위치시키고, 양손의 모지구 융기(thenar eminences)를 두정봉합(coronal suture)의 측면(lateral aspects) 앞으로 위치시킨다.
3. 시술자는 전두봉합(metopic suture) 위에 깍지를 낀다(interlace)(**그림 18.46**).
4. 시술자의 모지구(持球)와 소지구 융기는 전두골(frontal)을 두정골(parietal)에서 떼어내기(disengage) 위해 중앙으로(medially) 가볍게 압박을 가해서(화살표, **그림 18.47**) 전두골을 안으로 회전시킨다.
5. 시술자는 이러한 중앙 압축력(medial compressive force)을 유지하면서 봉합제한(sutural restictions)을 이완하기 위해 한 측면이나 양면에 가볍게 앞쪽으로 힘을 가한다(화살표, **그림 18.48**).
6. 시술자가 전두골의 측면 각이 외 회전(소지구 융기 아래 평창)으로 움직이는 것을 느낄 때까지 이러한 자세를 유지한다.
7. 시술자는 그 때 머리를 부드럽게 풀어준다.
8. 일차 호흡 메카니즘의 횟수와 진폭은, 특히 전두골에서 이 치료법의 효과를 평가하기 위해 재조사된다.

두정골 들기
Parietal Lift (8)

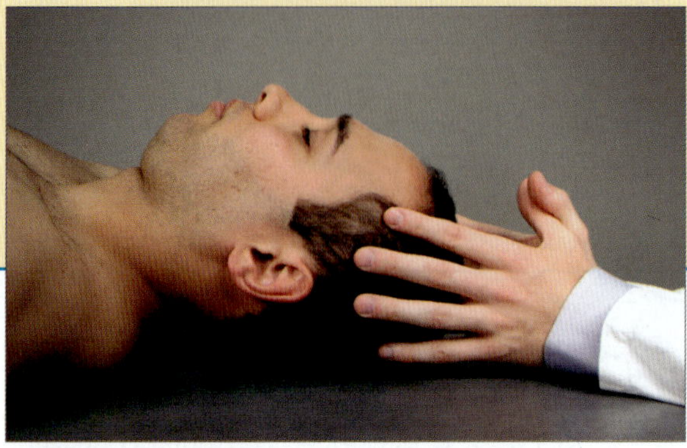

그림 18.49 1~3단계

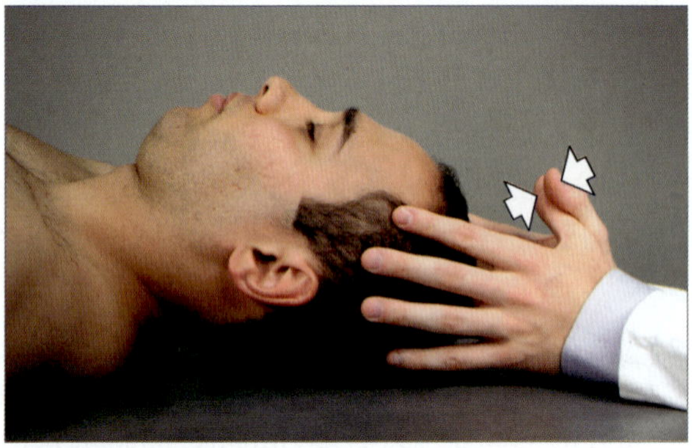

그림 18.50 4단계

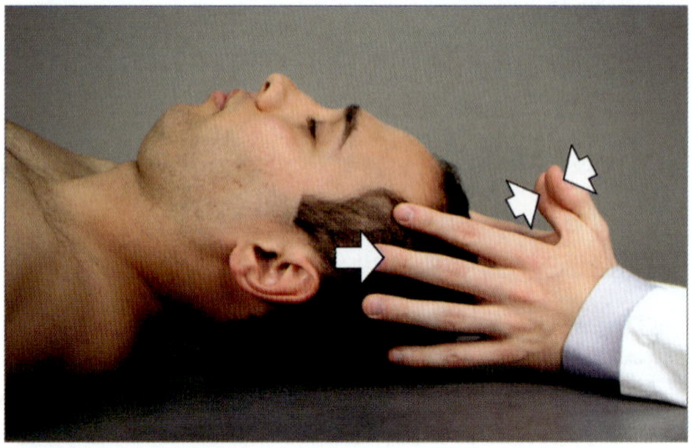

그림 18.51 6단계

목적

목적은 두정골 봉합 혹은 경막 연결(dural connection)과 관련하여 두정골(parietal)의 장애(dysfunction)를 다루는 것이다[즉, 두정-측두골(parietotemporal), 두정-전두골(parietofrontal)].

기법

1. 환자는 반듯이 눕고 시술자는 양쪽(both) 전완(forearms)을 지렛대처럼 테이블 위에 고정하고 테이블 머리 쪽에 앉는다.
2. 시술자는 손가락 끝을 두정골-인자 봉합(parietal-squamous sutures) 바로 위쪽(superior) 양 두정골(parietal bones)에 놓는다.
3. 시술자는 엄지를 시상봉합(sagittal suture) 바로 위에 교차시킨다(**그림 18.49**). 주의: 엄지는 환자에게 닿지 않아야 한다.
4. 시술자는 한쪽 엄지를 다른 엄지에 서로 누른다(화살표, **그림 18.50**) (한쪽 엄지는 위쪽으로 누르고 반면 다른 엄지는 그 엄지에 저항한다).
5. 한 엄지가 다른 엄지를 누르는 것은 손가락 끝으로 접근한다. 이것은 두정골-인자 봉합(parietal-squamous sutures)에 두정골의 내 회전을 일으킨다.
6. 압박(pressure)을 유지하면서, 시술자는 손가락 끝이 충분히 느낄 때까지 양손을 머리모양으로 올린다; 이러한 충분한 동작(fullness)은 두정골의 외회전이다(화살표, **그림 18.51**).
7. 시술자는 서서히 그 머리를 풀어 준다.
8. 일차 호흡 메카니즘의 횟수와 진폭은, 특히 전두골(frontal bones)에서 그 치료법의 효과를 평가하기 위해 재조사된다.

REFERENCES

1. Ward R (ed). Foundations for Osteopathic Medicine, 2nd ed. Philadelphia: Lippincott Williams & Wilkins, 2003.
2. Arbuckle B. The Selected Writings of Beryl E Arbuckle. Camp Hill, PA: National Osteopathic Institute and Cerebral Palsy Foundation.
3. Weaver C. The Cranial Vertebrae, J Am Osteopath Assoc 1936;35:328-336.
4. Greenman P. Principles of Manual Medicine, 3rd ed. Philadelphia: Lippincott Williams & Wilkins, 2003.
5. Nelson K, Sergueff N, Lipinsky C, et al. Cranial rhythmic impulse related to the Traube-Hering-Mayer oscillation: Comparing laser Doppler flowmetry and palpation. J Am Osteopath Assoc 2001;101:163-173.
6. DiGiovanna, E, Schiowitz S. An Osteopathic Approach to Diagnosis and Treatment. Philadelphia: Lippincott Williams & Wilkins, 2005.
7. Modified with permission from Agur AMR, Dalley AF. Grant's Atlas of Anatomy, 11th ed. Baltimore: Lippincott Williams & Wilkins, 2005.
8. Magoun H. Osteopathy in the Cranial Field, 3rd ed. Boise: Northwest Printing, 1976.